韓醫系 의 大光明

正統 辨證方藥正傳

이상화 저

* 방약합편, 증보방
* 석은 보유방
* 혜암 심서방약 합편
* 운증곽란 자신사이 후집험방

법문북스

讚

三室齋李常和

辨證方藥正傳

大韓乾坤　理氣復明

己丑元月　日　金九

三空齋座藏

傳曰：讀經書，誤一字，

尸號千萬，血流千里寃，

疫是誰之過邪？斯言登可忽，

卜諸人鬼伏，心——

知石李撰同書

辨證方藥正傳

族姪常和心存濟世韶劇
秉儒習醫博覽群書記全
活甚眾 晚作辨證方藥正傳挾

内雜之耕髓發前人之未

嘗又約而意賅嘉惠醫

琴廬功不勤余甚讚員歎

壽以諗之

戊子冬野林山人李始榮

濡臺於武橋西樓

辨證方藥正傳序

李三空齋醫學之巨擘也讀萬卷醫書喫緊喫要之餘其所彙輯者既有增補方藥合編又有麻疹經驗方及醫學指

南今又有辨證方藥正傳皆精力所到而正傳又其最也書止一冊而萬理備盡真醫門寶鑑其稍駢醫理者就此而

有究則當有倍功之奇矣不知醫理者依此而有所得焉

觀也試之者又謂其書曰此傳至矣他書不須道也皆不知醫書之慮矣不是罵

則安能有此傳之成也大抵人之疾病藥之效害千變萬化其妙不測如有毫釐不審則轉頭之間已誤人矣不是罵

懼而徒閱其書則又貟三空齋示其正傳而求探同之一言故遂書之如此

歲丙戌十月　勉石　完山　李　　揆　　同序

語曰藥不能活人病不能殺人者醫也殺人者亦醫也其為術豈不重且大歟是故自黃帝以來固不為有國之

大政焉五東之醫則函虛子謂從殷太師來蓋亦古矣而其講明磙達之蹟亦有斑斑可考者新羅神文王十三年置醫

醫學博士以素問難經甲乙經明堂經針經教學生景文王置國學以醫學為重高麗成宗六年十二牧各置醫

學博士光宗九年始設科制而兼取醫士文特設典醫寺以獎勵故其著書有診脉圖文宗十二年忠州牧進新雕醫

書忠烈王遣密直司事薛景成入元治安平公主疾奏效故東醫之名鳴于字內泊乎朝鮮置濟生院採鄉藥劑和以

便民諸道亦置醫學院又命藥局吏傳探索人之經驗者編輯鄉藥濟生集成方錢梓廣傳此實大東初有之大規

劃而世宗三十一年頒銅人經及脉經及胎產集許任之經驗方治腫方安景昌之辟瘟新編周命新之濟眾新編周命新之濟門

楊禮壽之醫林撮要廉重禮之胎產集許任之辟瘟方康命吉之濟眾新編東醫寶鑑而至若

寶鑑李景華之廣濟秘笈皆以太醫而著之者也以懦匠而明於斯術者則有若金河西朴守庵申舟邞丁茶山魏存

齋諸公而李東武則剏開四象醫學全有亨則已於三百年前挑成方書發明辨剖之學者可以凌駕於列國之醫界

而懷焉者論曰醫者非仁愛不可托也非廉潔淳良不可信也古今之醫其可託可任之託之信

者能幾人耶至于近古斯學並養無九方皋之神眼而按圖索驥者滔滔直是則豈不以舉世之人命任之託之信

之於無仁愛聰明廉潔者之手聽其戕賊也武庚友三空齋大人於仁術有獨造之地而歎斯道之不古惜人命之多橫

常呶呶講說不置而嘗著麻疹經驗方辨證方藥合編漢方醫學指南公于世今又著辨證方藥正傳詳明生成之理

條列四診之秘四診者望聞問切也難經云望而知之謂之神聞而知之謂之聖問而知之謂之工切脉而知之謂之

巧此書一出神聖工巧之醫將林立於斯界而人皆可以盡其天年矣之功之德豈有下於前古諸公也哉

歲甲申二月之望

退耕山人　權　相　老　書于葭莪園中

余自十四歲讀醫書五十餘年有所得於心者不能自秘而私之乃就古今醫書實有所蒐輯者有若干卷今又刪繁

撮要以為辨證方藥正傳一冊即陰陽五行變化人體生成構造臟腑經絡組織氣血精神化生察色辨音問證診脉

四診要訣五運六氣病機二百七十七字外感內傷辨證寒熱虛實表裏陰陽八條論治汗和下消吐清溫補八法前

方藥合編五百八十八方古今經驗秘方增補八百五十方金四物四物湯加減法尹草窗二陳湯平胃散加減法李

東垣補中益氣湯加減法馮氏六味地黃湯加減法之類是也一覽而可得其要領隨方而可治其百病真醫門之寶

鑑也余之平生精力亦可謂盡在是矣然此非余言皆古人之法方豈有自附已意以招其僭妄之譏乎

歲丙戌十月　三空齋　李　常　和　識

序 文 (머리말)

이번에 새로이 「增補 새 方藥合編」을 出刊하게 되었음은 愛用者 여러분들과 같이

기뻐하지 않을 수 없읍니다. 方藥合編은 이미 各色으로 半世紀 以前의 出刊物이 많아

各者가 거의 所藏하고 있으나 活字編輯 等이 너무나 舊態하여 視眼을 混亂하고 찾는

順序 等에 많은 불편을 쌓을 뿐더러 그 用量이 너무나 **미터法**으로 換算되지 못해 멀지않아

廢棄하지 않으면 안 될 實情입니다. 그것은 當局의 미터法 使用 强力한 推進에 따라

取해진 一然인 것입니다. 여기에 本教育部에서는 우리 醫門들의 必須의 册子인 本書

를 보다 刷新하고 時代的인 視覺과 感覺에 맞도록 編纂하지 않으면 안된다는 信望

에 立脚— 여기에 果敢히 本書를 펴 내게 되었음을 誇示하는 바입니다.

本書는 現世에서 너무나 방대한 册子로서 愛用者 諸位의 생각 以外로 많은 出版費

가 所要되었을 뿐더러 高度로 發達한 現代 우리 나라 出版界에서도 상당한 計劃下에

짜여져 完成된 實役으로 자랑할 수 있읍니다.

七○年度부터 漢字폐지 「한글」 전용화하라는 大統領의 지시에 따라 이 책자를

「한글」화할 계획으로 編纂되었으나 本書가 오래 前부터 漢字로 熟達한 册子임으로

漢字化함이 좋다는 一部助言에 따라 「한글」화하지 못했음이 初步者나 編輯者의 마음

에 아쉬움을 느끼면서、 代身 어려운 漢字풀이를 附錄하고 總處方名을 가나다順으로 編纂索引하여 閱覽上 便利하도록 하였고 用量에는 미터法과 척간法을 共用하여 新舊 用量單位에 혼란을 피하도록 防備하였고 各 處方에 對하여 應用하는 實例를 여러 醫書에서 총잡이 하여 될 수 있는 限 많이 列擧하였기에 對證投劑에 보람있을 것으로 믿으며 끝으로 本書의 더욱 값진 「寶玉」은 增補方에 李常和先生의 經驗方 九〇〇餘 方이 珠玉으로 첨부된 것이 醫門들의 應用에 더욱 더 힘입을 것으로 確信하면서 序 頭에 붙이는 바이다

編 輯 者 씀

衡量換算表

(무 게)

單 位	그 램 (g)	킬로그램 (kg)	톤 (t)	그레인	온 스 (oz)	파운드 (ld)	돈 중 (匁)	근 (斤)	관 (貫)
1 g	1	0.001	0.000001	15,432	0.03527	0.0022	0.26666	0.00166	0.000266
1 kg	1000	1	0.001	15,432	35,273	2.20459	266,666	1.6666	0.26666
1 t	1000000	1000	1		35273	2204.59	266666	1666.6	266.666
1그레인	0.06479	0.00006		1	0.00228	0.00014	0.01728	0.00108	0.00017
1온스	28.3495	0.02835	0.000028	437.4	1	0.0625	7.56	0.0473	0.00756
1파운드	453.592	0.45359	0.00045	7000	16	1	120.96	0.756	0.12095
1 匁	3.75	0.00375	0.000004	57.872	1.1323	0.00827	1	0.00625	0.001
1 斤	600	0.6	0.0006	9259.556	21.1647	1.32279	160	1	0.16
1 貫	3750	3.75	0.00375	57872	132.28	8.2672	1000	6.25	1

⊙ 우리생활에 필요한 조견표(早見表)

※ 척관법과 미트법의 단위환산

척 관	관(貫)	근(斤)	양(兩)	돈 중 (屯.錢.匁)	분(分)	리(哩)	모(毛)
미 트	3750 g	600 g	37.5 g	3.75 g	0.375 g	0.0375 g	0.00375 g

※ 단위例 ; 1분이 0.375의 뜻

樂性歌 目錄

處方索引（目次）

※頁字가 없는 것은 寶 혹은 象의 番號로 알고 찾으시오

五果 六種
松耳 ── 石耳
李甘 ── 杏仁
烏梅 ── 桃仁
栗子 ── 大棗

山果 十七種
梨 ── 木瓜
山查 ── 林檎
柿皮 ── 石榴
陳柿子 ── 青皮
柑子 ── 柚子
櫻桃 ── 白果
胡桃 ── 榛子
落花生 ── 覆盆子

夷果 五種
荔枝 ── 龍眼
橄欖 ── 榧子
海松子

瓜果 七種
甜瓜 ── 瓜
西瓜 ── 葡萄
薲薁 ── 獼猴桃

水果 三種
砂糖

— 25 —

藥性綱領

五色所主
青屬木入肝〇黃屬土入脾〇赤屬火入心〇白屬金入肺〇黑屬水入腎（備要）

五味所主
酸入肝能澀收〇苦入心能瀉燥〇甘入脾能和緩〇辛入肺能潤橫行〇鹹入腎能軟堅〇淡能利竅滲泄（備要）

升降浮沉之義
輕虛者浮而升重實者沉而降〇味薄者升而生（象秋）氣厚者浮而長（象夏）味厚者沉而藏（象冬）味平者化而成（象土）〇氣味俱薄者沉而降味薄氣厚者能浮能沉氣味俱厚者可降〇酸鹹無升辛甘無降寒無浮熱無沉（備要）

上下內外之別
根之在土中者半身以上上……

隨症治療法

風
- 中風　小續命湯（中）一
- 中腑　疏風湯（中）一
- 中臟二便閉　滋潤湯（下）一
- 中腑中臟　羌活愈風湯（中）七
- 救急　牛黃清心元（中）三
- 暴瘖　星香正氣散（下）四
- 痰　竹瀝湯（上）二
- 喎斜　地黃飲子（上）三
- 歪斜牽正　理氣祛風散（下）八
- 癱瘓　十全大補湯（上）三
- 熱症　涼膈散（下）二
- 痰　滌痰湯（下）三
- 鼻頭痛　犀角升麻湯（上）九
- 癱瘓加味　大補湯（上）三
- 癱瘓　四物湯（上）六八

- 盛症　導痰君子湯（下）三
- 熱症　防風通聖散（下）二
- 虛症　八味元（上）四〇
- 虛症　八寶廻春湯（上）五
- 調氣　烏藥順氣散（中）四
- 通治　木香保命丹（中）五
- 風痺　行濕流氣飲（下）一八
- 　　　大羌活湯（下）一〇
- 歷節風　萬金湯（上）四
- 　　　疏風活血飲（中）六
- 破傷風　九味羌活湯（中）一一
- 　　　瓜蔞枳實湯（下）六九

寒
- 太陽　九味羌活湯（中）一一
- 陽明　葛根解肌湯（中）一二
- 少陽　小柴胡湯（中）二五
- 太陰　理中湯（上）七
- 少陰　眞武湯（上）八
- 少陰　四逆湯（上）一〇
- 三陰　五積散（中）一三
- 表症　香葛湯（中）二〇
- 　　　香蘇散（中）一七
- 　　　十神湯（中）一八
- 　　　藿香正氣散（中）一四
- 　　　地黃湯（上）四
- 　　　蔘蘇飲（中）二六
- 　　　理陰煎（上）一
- 　　　人蔘養胃湯（中）一六
- 　　　不換金正氣散（中）一五
- 裡症　大柴胡湯（下）九
- 　　　小青龍湯（中）一九
- 　　　人蔘敗毒散（中）一

升半身以下下降○枝皆達
四肢○皮者達皮膚○為心
為幹者內行臟腑○質之輕
者上入心肺下入肝腎○中
空者發表○內實者攻裏○
枯燥者入氣○潤澤者入血

五味相克（備要）

酸傷筋（欲則筋緒）辛勝酸
○苦傷氣（苦能瀉氣）鹹
勝苦○甘傷肉（甘則縱緩）
酸勝甘○辛傷皮毛（疏散）
膵理）苦勝辛○鹹傷血（鹹
能滲泄）甘勝鹹（備要）

五病所禁

酸走筋筋得酸拘攣○苦走
骨骨得苦難舉○甘走肉肉
得甘壅氣○辛走氣氣得辛
益虛○鹹走血血得鹹凝濇
口渴○（備要）

五臟五味補瀉 ○（肝）

苦急急食甘以緩之（甘草）

○(腎)
子

○(肺)
苦氣逆急食苦以泄之(訶子)以辛瀉之(桑白皮)實則瀉子(澤瀉)欲收急食酸以收之(白芍藥)以酸補之(五味子)虛則補母(五味子)

○(脾)
苦濕急食苦以燥之(白朮)以苦瀉之(黃連)實則瀉子(桑白皮)欲緩急食甘以緩之(灸甘草)以甘補之(人蔘)虛則補母(炒鹽)

(澤瀉)虛則補母(生薑)

○(心)
苦緩急食酸以收之(五味子)以甘瀉之(甘草蔘茋)實則瀉子(甘草)欲栗急食醎以栗之(芒硝)以辛補之(灸甘草)

以酸瀉之(赤芍藥)實則瀉子(甘草)欲散急食辛以散之(川芎)以辛補之(細辛)虛則補母(地黃黃藥)

暑

中風
喝 人蔘白虎湯 下 一七
蒼朮白虎湯 中 七
苾藶湯 中 一四

暑
二香散 中 三四
消暑敗毒散 中 一九
藿香正氣散 中 一四
六和湯 中 三六
香薷散 中 三五

補氣
生脉散 上 一二
人蔘白虎湯 下 一六

煩渴
清暑益氣湯 上 一六
益元散 上 一三

吐瀉
春澤湯 下 一〇
人蔘白虎湯 下 七
六和湯 中 三六
縮脾飲 中 三七
五苓散 中 一四
白虎湯 下 三一
理中湯 上 六

伏暑
醒醐湯 上 七 雜方
酒蒸黃連丸 下 一七

注夏
夏 蔘歸益元湯 上 一四

暑 通治
生脉散 上 一二
香薷散 中 三五
四君子湯 上 二
香薷飲 中 一六
補中益氣湯 上 二二

濕

中暑
香薷散 中 三五

霧露
神朮散 中 三八

中暑
藿香正氣散 中 一四

風寒濕
五積散 中 一三
不換金正氣散 中 一五

濕勝
平胃散 下 一五

腫濕
五苓散 中 一六

濕溫
蒼朮白虎湯 下 一〇
柴苓湯 下 一七
白虎湯 下 一〇
五苓散 中 二三

濕熱
防風通聖散 下 四

濕痺
行濕流氣散 下 一八

通治
升陽除濕湯 下 八八

燥

通治
當歸承氣湯 下 一九
生血潤膚飲 中 三九

火

通治
當歸承氣湯 下 一九

上焦熱
九味清心元 下 二〇

下焦熱
五苓散 下 一〇
正氣散 下 九

心熱
五苓散 中 四〇
醒心散 中 四〇

積熱
凉膈散 下 二一

潮熱
補中益氣湯 上 二二
人蔘清肌散 中 四一

骨蒸
人蔘養榮湯 上 二六
茯苓補心湯 中 三三
四物湯 上 六八

虛熱
當歸熱血湯 上 一七
鎭陰煎 上 六七

五苓散 下 一〇
平胃散 下 二二

本草　隨症用藥例

本草

苦燥急食辛以潤之（黃藥
知母）以醎瀉之（澤瀉）實
則瀉子（芍藥）欲堅急食苦
以堅之（知母）以苦補之
（黃藥）虛則補母（五味子）
（本草）

風中六腑
手足不遂先發其表羌活防
風爲君隨證加藥然後行經
養血當歸秦艽獨活之類隨
經用之

風中五臟
耳聾目瞽先疎其裏三化湯
然後行經獨活防風柴胡白
芷川芎隨經用之

破傷中風
脈浮在表汗之脈沉在裏下
之背搐羌活防風前搐升麻
白芷兩傍搐柴胡防風右搐
加白芷

傷風惡風
防風爲君麻黃甘草佐之

症	方	上中下	頁
理陰	煎	上	一一
	十全大補湯	上	三三
氣虛熱	補中益氣湯	上	二三
	四君子湯	上	六四
血虛熱	滋陰降火湯	中	四二
陽虛惡寒	四君子湯	上	六四
陰虛惡寒	二陳湯	中	九九
陰虛	滋陰降火湯	中	四二
陰虛火動	清禽滋坎湯	上	一八
	六味地黃元	上	四○
	四物湯	上	六八

內傷

症	方	上中下	頁
食傷	平胃散	下	二三
	香砂平胃散	下	二四
	人蔘養胃湯	中	一六
	內消散	下	二六
	大和中飲	下	二五
	枳朮丸	下	二三
	消滯丸	下	二七

症	方	上中下	頁
	立效濟衆丹	下	三一
	千金廣濟丸	下	三○
痰滯	正傳加味二陳湯		
冷滯	厚朴溫中湯	中	一四三
	五積散	中	一三
宿滯	保和丸	下	三九
脾虛	香砂養胃湯	中	四三
	異功散	上	六四
倒飽	香砂六君子湯	上	二○
補	益錢氏異功散	上	一九
	蔘朮健脾湯	上	二一
	六君子湯	上	六九
	補中益氣湯	上	二三

症	方	上中下	頁
酒傷	對金飲子	下	二八
	小調中湯	下	六八
	大調中湯	下	三三
	八物湯	上	三二
勞傷	補中益氣湯	中	四五
	益胃升陽湯	中	四五
	黃芪建中湯	上	四三

症	方	上中下	頁
久熱	雙和湯	上	三一
熱凝	保和丸	下	三九
吞酸	香砂平胃散	下	二四
嘈雜	增味二陳湯	下	三二
噫氣	二陳湯	中	九九
類傷寒	太和丸	上	二六
	九仙王道糕	上	二七
調補	蔘苓白朮散	上	二五
	六君子湯	上	六九
	陶氏平胃散	下	二九

虛勞

症	方	上中下	頁
	大造丸	上	二六
	四物湯	上	六八
陰虛	滋陰降火湯	中	四二
	清禽滋坎湯	中	一八
陽虛	鹿茸大補湯	上	三○
	四君子湯	上	六四
	鹿茸附湯	上	二九
	益胃升陽湯	上	二三
陰陽虛雙	和湯	上	三一

傷寒惡寒
麻黃爲君防風甘草佐之

六經頭痛
須用川芎加引經藥○太陽蔓荊子○陽明白芷○太陰半夏○少陰細辛○厥陰吳茱萸○巔頂藁本

眉稜骨痛
羌活

風濕身痛
羌活白芷黃芩

咽痛頜腫
黃芩鼠粘子甘草桔梗

歧節腫痛
羌活

眼痛赤腫
黃連瀉火當歸佐之

眼暴昏暗
防風芩連瀉火當歸佐之

眼久昏暗
熟地黃當歸爲君羌防爲臣甘草甘菊之類佐之

風熱牙疼
喜冷惡熱生地黃當歸升麻黃連牡丹皮防風

心虛
- 八物湯 上 三三
- 十全大補湯 上 三三
- 人蔘養榮湯 上 三五
- 固眞飲子 上 三四
- 古庵心腎丸 上 三六
- 究原心腎丸 上 三七

肝虛
- 究原心腎丸 上 三七
- 拱辰丹 上 三六
- 四物湯 上 三八

脾虛
- 橘皮煎元 上 三一
- 雙和湯 上 六八
- 蔘苓白朮散 上 二五

腎虛
- 六味地黃元 上 四〇
- 八味地黃元 上 四〇
- 腎氣丸 上 四〇

通治（雙補）
- 增益歸茸丸 上 四五
- 小建中湯 上 四二
- 三神交濟丹 上 四〇
- 右歸飲 上 四七
- 大營煎 上 四六
- 貞元飲 上 四九
- 兩儀膏 上 四八
- 瓊玉膏 上 六一

霍亂
- 吐瀉：回生散 中 四四
- 轉筋：木萸散 中 二二
- 暑霍：香薷散 中 三六；六和湯 中 三五
- 食痺吐食：不換金正氣散 中 一五
- 虛：理中湯 上 六一；四物湯 上 六八；平胃散 下 四五

嘔吐
- 虛：比和飲 上 五〇
- 乾嘔吐：生薑橘皮湯 中 四六
- 惡心：二陳湯 中 九六
- 反胃：六君子湯 上 六九；蘇感元 下 九八
- 噎膈：神香散 中 四七

咳嗽
勞嗽
- 六味元 上 四〇
- 古庵心腎丸 上 三六
- 拱辰丹 上 三三
- 四物湯 上 六八
- 瓊玉膏 上 六一

寒嗽
- 蔘蘇飲 中 二六
- 理中湯 上 六
- 六君子湯 上 六九

風嗽
- 三拗湯 中 四八
- 二陳湯 中 九九

風寒嗽（三）
- 金水六君煎 上 五一
- 杏蘇散 中 四〇
- 五果茶 中 五〇
- 六安煎 中 四九
- 三拗湯 中 四八
- 蔘蘇飲 中 二六

鬱嗽
- 滋陰降火湯 中 四二
- 淸金降火湯 下 三三

熱嗽
- 瀉白散 下 一六
- 腎氣丸 上 四〇
- 辰砂益元散 下 三四

諸嗽門（藥性引用・咳喘積聚）

加減用藥

- 腎虛牙痰　桔梗升麻細辛吳茱萸
- 風濕諸病　須用羌活白朮
- 風冷諸病　須用川烏
- 風熱諸病　須用荊芥薄荷
- 一切嗽飲　須用半夏風加南星熱加黃芩濕加白朮陳皮寒加乾薑
- 諸欬嗽病　五味子為君痰用半夏喘加阿膠佐之不拘有熱無熱少加黃芩春加川芎芍藥夏加梔子知母秋加防風多加麻黃桂枝之類
- 諸嗽有痰　半夏白朮五味子防風枳殼甘草
- 諸嗽無痰　五味杏仁貝母生薑防風

諸嗽

- 濕　小調中湯下　六八
- 嗽　不換金正氣散中　一五
- 乾嗽　四物湯上　六八
- 火嗽　清金降火湯下　三四
- 氣嗽　蘇子降氣湯下　三三
- 嗽人蔘百合湯中　五四
- 血　四物湯上　六八
- 三子養親湯中　五三
- 火嗽蘇子降火湯中　八七
- 乾嗽加味四七湯下　七〇
- 夜嗽　六味地黃元上　四〇
- 肺實　白散下　三三
- 肺脹肺痿　小青龍湯中　二七
- 食積及嗽痰　二陳湯中　九九
- 酒嗽久嗽　腎氣湯下　四〇
- 水咳　小青龍湯中　二七
- 火喘　白虎湯下　七四

- 導痰湯下　三
- 滋陰降火湯中　四二
- 痰喘氣喘　千緡導痰湯下　三五
- 定喘化痰湯下　三六
- 蘇子導痰降氣湯　八七
- 陰虛喘　四物湯上　六八
- 神保元下　八二
- 胃虛喘生脉　理中湯中　一三
- 風寒嗽三　三拗湯中　四八
- 八味元上　四〇
- 哮吼定喘　定喘湯中　五五
- 霍香正氣散中　一四
- 咳逆　丁香柿蒂散上　五四
- 清上導痰湯下　五二
- 解表二陳湯中　五六
- 千緡導痰湯下　三五

積聚

- 痢後寒嗽　橘皮竹筎湯中　五七
- 人蔘復脉散上　五三
- 補中益氣湯上　二二
- 六鬱　六鬱湯下　三八
- 食積　平胃散下　三二
- 酒積　對金飲子下　二八
- 魚蟹積　香蘇散中　一七
- 果菜積　平胃散下　二二
- 水積　夏湯中　一〇〇
- 血積　桃仁承氣湯下　一三
- 蟲積　紫金錠解毒　三九
- 大七氣湯下　四一
- 保和丸下　一七
- 消積正氣散下　四〇
- 冷積　理中湯上　六
- 桂薑養胃湯中　一六
- 五積散中　一三

浮腫

黃芩瀉肺火

中焦濕熱　黃連瀉心

下焦濕熱　酒洗黃藥知母防己

下焦濕腫　酒洗漢防己龍膽草為君甘草黃藥為佐

腹中脹滿　須用薑製厚朴木香

腹中實熱　大黃芒硝

腹中窄狹　須用蒼朮

過傷飲食熱物　大黃為君冷物巴豆為丸散

宿食不消　須用黃連枳實

胸中痞塞　實用厚朴枳實虛用芍藥陳皮痰熱用黃連半夏寒用附

瘧

濕瘧　人蔘養胃湯　中一六

熱瘧　五苓散　下一○
　　　爭功散　下五○

痰瘧　小柴胡湯　中二五
　　　白虎湯　下七
　　　柴平湯　中七七

食瘧　二陳湯　中九九
　　　柴陳湯　中六九
　　　冷附湯　上五八
　　　四獸飲　上五七

暑瘧　露薑飲　中七○
　　　清脾飲　中七一
　　　平陳湯　中七二

勞瘧　清暑六和湯　中三六
　　　芎歸鱉甲散　中七三

風瘧　小柴胡湯　中二五
　　　瀉青丸　下一○六

虛瘧　補中益氣湯　上二二
　　　十全大補湯　上三三
　　　六君子湯　上六九
　　　橘煎皮元　上三九

久瘧　露薑養胃湯　中七四

癉瘧　橘皮煎元　上三九
　　　十將軍丸　下五一
　　　休瘧飲　上五九
　　　牛膝煎　中七八
　　　追瘧飲　中七九
　　　何人飲　上八○

瘴瘧　雙解飲子　中七五
　　　不換金正氣散　中

通治　六和湯　中三六
　　　正柴胡飲　中一五
　　　柴平湯　中二四
　　　茵朮湯　下五二
　　　加減清脾飲　中七六

邪祟　星香正氣散　中一四
　　　紫金錠解毒

身形　蘇合香元　中九○

益壽　瓊玉膏　上六一
　　　斑龍丸　上六二

老人尿數　腎氣丸　上四○

精

火動　黃連清心飲　中八○
　　　古庵心腎丸　上三六
　　　清心蓮子飲　中六四

濕痰　加味二陳湯　下五三

濕熱　四苓散　下一○
　　　大小分清飲　下八一

先天不足足過服冷藥　右歸飲　上四六
　　　八味元　上四○
　　　歸脾湯　上六六

固精　秘元煎　上六三

脊熱夢遺　清心元　中七

每觸遺精　歸脾湯　上六六

白淫　清心蓮子飲　中六四

氣

七氣　七氣湯　中八一

水瀉不止
減半
加桂惡熱加黃芩不痛芍藥
草佐之穀不和加防風
黃下之後重加木香藿香檳榔和之〇腹痛用芍藥惡寒

小便黃澁
黃藥澤瀉

小便不利
黃藥知母為君茯苓澤瀉為使

心煩口渴
乾薑茯苓天花粉烏梅禁半夏葛根

小便餘瀝
黃藥杜冲

莖中刺痛
生甘草稍

肌熱有痰
須用黃芩

虛熱有汗
須用黃藥地骨皮知母

尿血
四物湯上　六八
導赤散下　七八
八正散下　七九
清腸湯下　六三
（色傷）腎氣丸上　四〇
（老人）六味地黃丸上　四〇
（暑熱）升麻煎湯調

便血
（風清）不換金正氣散　中　一五
（熱紅）酒蒸黃連丸下　一七
（寒黯）平胃散合理中湯上　六
（勞傷）補中益氣湯上　二三
（內傷）平胃散下　二三
益胃升陽湯上　二三
厚朴平胃地榆湯下　六四
益元散下　一六

齒舌齦絲
袍散下　六六
牛黃膏下一二　六六

血汗
黃芪建中湯上　四五
八味元上　四〇
調胃承氣湯下　八

九竅出血

失血眩暈
十全大補湯上　三三
芎歸湯　一二
全生活血湯中一五六

不睡
溫膽湯中　九四
歸脾湯上　六六

夢
六君子湯上　六九

通治
四物湯上　六八

聲音　風寒失音
蔘蘇飲中　二六
二陳湯中　九九
小青龍湯上　二七
金水六君煎上　五一
三拗湯中　四八
荊蘇湯中　九五
八味元上　四〇

色傷
八味元上　四〇

病後腎氣
八味元上　四〇

中風
小續命湯中　一

產後
伏苓補心湯中　九三

老及虛人
十全大補湯上　三三

津液　自汗
玉屏風散中　九六
補中益氣湯上　二三
小建中湯上　四五
八物湯上　三三
人蔘養榮湯上　三五
當歸六貨湯下　六七

盜汗
十全大補湯上　三三
小柴胡湯中　二五
六味丸上　四〇

痰飲　風痰
導痰湯下　三
小青龍湯中　二七
痰半夏溫肺溫中　九七
和胃二陳煎中　九八

寒痰
五積散中　一三
理中湯上　六
二陳湯中　九九
八味元上　四〇

虚熱無汗　牧丹皮地骨皮

自汗盗汗　須用黄芪麻黄根

潮熱有時　須用黄芩午加黄連未加石膏申加柴胡酉加升麻戌加羌活夜加當歸

驚悸恍惚　須用茯神

一切氣痛　調胃香附木香破滯青皮枳殼泄氣牽牛蘿蔔子助氣木香藿香補氣人蔘黄蓍冷氣草蔻丁香

一切血痛　活血補血當歸阿膠川芎甘草凉血生地黄破血桃仁紅花蘇木茜根延胡索郁李仁止血髮灰棕灰

上部見血　須用防風牧丹皮剪草天麥門多爲使

濕　痰　二陳湯中　九

熱　痰　小調中湯下　六八／大調中湯下　六八

鬱　痰　瓜蔞枳實湯下　六九

氣　痰　四七湯中　八二／加味四七湯下　七○

食　痰　正傳加味二陳湯中　一四○／十六味流氣飲

酒　痰　小調中湯下　六八／對金飲子下　二八

驚　痰　滾痰丸下　七五

流　注　控涎丹下　七二

痰　厥　蘇子降氣湯中　八七／霍香正氣散中　一四

痰　塊　竹瀝達痰丸下　七三／開氣消痰湯下　七四

痰飲通治　二陳湯中　九／芎夏湯中　一○○

蛔　蟲　烏梅丸中　一○一／建理湯上　八三／理中湯上　八三／安蛔理中湯上　七○／蔘苓飲上　八四／溫臟丸中　一○二／練陳散中　一三○／六君子湯上　六九／滾痰丸下　七五／導痰湯下　三／小青龍湯中　二七

胸　痛　手拈散中　七六／(冷痛)厚朴溫中湯中　一四三／(食痛)養胃湯中　一六

不利　小便　萬全木通湯下　七七／導赤散下　七八／清心蓮子飲中　六四

不　通　八正散下　七九／四物湯上　六八

氣虛尿澁　補中益氣湯上　二二／(火動)滋陰降火湯中　四二／(精竭)八味元上　四○／(痰滯)導痰湯下　四二／(氣熱)導赤散下　七八／(血滯)神保元下　五四／(老人轉脬)二陳湯中　九九／(孕婦轉脬)蔘朮飲上　一一五

關　格　枳縮二陳湯下　八三

不禁縮　八正散下　七九／縮泉丸中　一○三／蔘芪湯上　七一／補中益氣湯上　七一／六味元上　四○／清心蓮子飲中　六四／導赤散下　七八／(脾肺虛)理中湯上　六六／歸脾湯上　六六／(肝腎虛)右歸飲上　四六

禹功攻散下　八二／大分清飲下　八一／補中益氣湯上　二二／滋腎丸下　八○／八物湯上　三三

中部見血
須用黃連芍藥爲使

下部見血
須用地榆爲使

新血紅色
生地黃炒梔子

陳血瘀色
熟地黃

諸瘡痛甚
苦寒爲君黃芩黃連佐以甘草計上下用根稍及引經藥○十二經皆用連翹○知母生地黃酒洗先爲用○蔘茋甘草當歸瀉心火助元氣止痛○解結用連翹當歸藥本○活血去血用蘇木紅花牧丹皮○脉沉病在裏宜加大黃利之○脉浮病在表宜行經連當歸人蔘木香檳榔黃蘗澤瀉○自腰已上至瘡所○枳殼引至瘡所○堅不潰者加出毒消腫○加肉桂入心引血化膿○加鼠粘子根黃藥子三棱莪茂昆布

小兒遺尿
　八味元 上 四○

熱淋
　鷄腸散 中 一○四
　大分清飲 中 八一
　八正散 下 七九
　導赤散 下 七八
　清心蓮子飲 中 六四

血淋
　增味導赤散 下 八五
　四物湯 上 六八

淋
　(氣淋) 益元散 下 一六
　(虛淋) 八物湯 上 三三
　(酒淋) 補中益氣湯 上 二三
　(冷淋) 八味元 上 四○

通治
　四苓散 下 一○五

赤白濁
　萆薢分清飲 中 一○五
　清心蓮子飲 中 六四
　二陳湯 中 九九
　四物湯 上 六八

莖中痒痛
　六味元 上 四○
　八味元 上 四○
　補中益氣湯 上 二三

交腸症
　清心蓮子飲 中 六四
　導赤散 下 七八
　龍膽瀉肝湯 下 一三七
　四物湯 上 六八
　補中益氣湯 上 二三

飲即小便
　補中益氣湯 上 二三

大便

滯泄
　胃苓湯 中 一六
　平胃散 下 八六
　藿香正氣散 中 一四

濕泄
　萬病五苓散 下 一○七
　胃風湯 中 一○六
　三白湯 中 九○

寒泄
　瀉濕湯 中 一○八
　五苓散 上 一○
　六柱散 上 七二
　理中湯 上 六

暑泄
　治中湯 上 六
　春澤湯 下 一○
　益元散 下 一
　香薷散 中 八七
　清暑六和湯 中 三五
　清暑益氣湯 上 三六
　胃苓湯 下 一六

風泄
　胃風湯 中 一○六
　升麻葛根湯 中 二二
　清暑益氣湯 上 一六
　錢氏白朮散 上 一二五
　四君子湯 上 六九

(火泄)
　益元散 下 一六
　柴苓湯 下 一四

虛泄
　瀉青丸 下 一○
　升陽除濕湯 下 八八
　蔘苓白朮散 上 二五
　錢氏白朮散 上 一二○
　四君子湯 上 六九
　錢氏異功散 上 一九

痰泄
　二陳湯 中 九九
　六君子湯 上 六四

滑泄
　補中益氣湯 上 二三
　六柱散 上 七三

酒傷晨泄
　理中湯 上 六

上身有瘡
須用黃芩防風羌活桔梗上
載黃連下身黃藥知母防風
用酒水各半煎○引藥入瘡
用角皂針

下部痔漏
蒼朮防風為君甘草芍為佐
之詳證加減

婦人胎前
有病以黃芩白朮安胎然後
用治病藥發熱及肌熱者芩
連蔘芪腹痛者白芍甘草

產後諸病
忌柴胡黃連芍藥瀉去半夏
加白茯苓喘嗽去人蔘腹脹
去甘草血痛加當歸桃仁

小兒驚搐
與破傷風同

心熱
搖頭咬牙額黃黃連甘草導
赤散

肝熱
目眩柴胡防風甘草瀉青丸

殘泄
酒蒸黃連丸下 一七
蒼朮防風湯下 三一
平胃散下 二二

脾腎泄
五德丸上 八九
二神丸上 七五
三神丸上 七五
胃關煎上 七六
腎氣丸上 四○
五積散中 一三

赤痢
黃芪建中湯上 四五
導赤地榆湯下 九一
茱連丸下 九二

赤白痢
真人養臟湯中 一○九
益元散下 一六
保和丸下 三九
六味地黃湯上 四○

膿血痢
黃芩芍藥湯下 九三

噤口痢
導滯湯下 九四
桃仁承氣湯下 一三
倉廩湯下 九五

風痢
蔘苓白朮散上 二五
倉廩湯下 九五

休息痢
補中益氣湯上 二三
蔘苓白朮散上 二五

寒痢
真人養臟湯中 一○九
當歸和血散下 四二

濕熱痢
五積散中 一三
不換金正氣散中 一五

氣痢
導滯湯下 九四
酒蒸黃連丸下 一七
黃芩芍藥湯下 九三

虛痢
補中益氣湯上 二三
錢氏異功散上 一九
理中湯上 六
調中理氣湯下 九六
六磨湯下 一○四

冷痢
胃關煎上 七六
理中湯上 六
四物湯上 四

久痢
實腸散上 七七

積痢（變水）
橘皮煎元上 三九
水煮木香膏中 一一一
補中益氣湯上 二三
蘇感丸下 九九
萬億丸下 九九
生熟飲子中 一一○
保和丸下 三九
神保丸下 五四

疫蟲五色痢
薑茶湯下 一○○
人蔘敗毒散中 一○

腹痛痢
香連丸下 一○

通治
六承氣湯下 八
倉廩湯下 九五
調胃承氣湯下 八

便閉
通幽湯下 一○三
三和散中 八八

血結閉
桃仁承氣湯下 一三

氣結閉
桔梗枳殼湯中 一三四
四磨湯下 一○四
當歸承氣湯下 一九

諸虛用藥例

脾熱　鼻上紅瀉黃散
肺熱　右腮紅瀉白散
腎熱　額上紅知母黃藥甘草

本

虛勞頭痛復熱加
虛而而欲吐加　枸杞葳蕤
虛而不安亦加　人蔘
虛而多夢加　人蔘　龍骨
虛而多熱加　地黃牡蠣地膚甘草
虛而冷加　當歸芎藭乾薑黃芪
虛而損加　鍾乳棘刺蓯蓉巴戟天

熱
閉防風通聖　下　四
　四物湯上　六八

老人秘濟
　凉膈散下　二一
　潤血　川煎上　七八
　血　安煎上　七九
　膠蜜湯上　八〇

二便閉防風通聖散下　四

頭
風消風散中　一二

痰
暈半夏白朮天麻湯 中　一一三

虛
暈補中益氣湯上　二三
　滋陰健脾湯上　八一
　清暈化痰湯中　一一四
　養血祛風湯中　一二三

熱　閉防風通聖
痰厥痛半夏白朮天麻湯
大承氣湯下　八

陰虛痛
　二陳湯中　九九
　六味元上　四〇

陽虛痛
　理中湯上　一一
　六味元上　四〇

頭風痛
　芎烏散中　一一九
　補中益氣湯上　二三

血虛痛當歸補血湯中　一一八

虛
（氣血痛）順氣和中湯中　一一七
（火邪痛）白虎湯下　七
（風寒痛）芎芷香蘇散中　一七
（熱痛）清上瀉火湯中　一二〇
（氣暈）七氣湯中　八一
（血暈）芎歸湯上　一二
（熱暈）防風通聖散下　四
（濕熱病）防風通聖散下

偏頭痛清上蠲痛湯中　一六
老人暈十全大補湯上　三三

面
消風湯中　一一二

陰虛面浮調胃承氣湯下　八
熱升麻黃連湯中　一二一

胃
關胃散上　七六
八味元上　四〇
蔘苓白朮 上　二五
歸脾湯上　六六
附子理中湯上　九
寒升麻附子湯中　一二二
荊防敗毒散中　一九
消胃散下　一二〇

風
升麻胃風湯中　一二三
實熱面浮大分清飲下　九
白虎湯下　七

風
熱犀角升麻湯中　九
清上防風湯中　一二四

（面戴陽）四逆湯上
（風刺）西施玉容散（雜方）

眉稜骨痛大承氣湯下　八
便燥血壅防風通聖散下　四
頭生白屑　二陳湯中　九九

—４１—

眼·鼻·耳·口舌·牙齒

（虛證加減）

- 虛而大熱加　黃芩天門多
- 虛而多忘加　茯神遠志
- 虛而口乾加　麥門多知母
- 虛而吸吸加　胡麻覆盆子栢子仁
- 蔘不冷不熱用龍齒冷熱皆用　冷用紫石英小草客熱用沙
- 虛而驚悸加　多氣加五味子
- 虛而微欬加　大棗
- 虛而身强腰不利加　杜冲
- 虛而中不利加　磁石
- 虛而勞小便赤加　黃芩
- 虛而冷加　桂心吳茱萸附子烏頭
- 虛而客熱加　地骨皮黃芪
- 虛而痰復有氣加

眼

- 內障
  - 補中益氣湯　上　三三
  - 十全大補湯　上　三三
- 外障
  - 四物龍膽湯　下　一○九
  - 石決明散　下　一○七
- 眼
  - 瀉清丸　下　一○六
- 眼
  - 洗肝明目湯　下　一○八
- 洗眼
  - 消風散　中　一一二
  - 洗眼湯　下　一一三
- 點眼
  - 風淚白殭蠶散　下　一一○
  - 珊瑚紫金膏雜方
- 眼　昏磣
  - 朱砂丸　下　一一二
- 眼　疼
  - 夏枯草散　下　一一一
- 通治
  - 七釘膏雜方
  - 四物湯　上　六八

耳

- 耳聾
  - 磁石羊腎丸　上　八二
  - 消風散　中　一一二
- 風熱耳鳴
  - 防風通聖散　下　四

鼻

- 瘄膿（高）
  - 荆子散　中　一二五
  - 荆芥連翹湯　中　一二六
- 鼻淵鼻衂
  - 消風湯　中　一一二
  - 柴陳湯　中　六九
  - 防風通聖散　下　四
- （鼻髓）鼻塞鼻痛
  - 清血四物湯　下　一一五
  - 補中益氣湯　上　二三
  - 麗澤通氣湯　中　一二七
  - 黃芩湯　下　一一四
  - 勝濕湯　上　一五
  - 瀉白散　下　三三
- 鼻痔鼻瘡
  - 蔘蘇飲　中　二六
  - 二陳湯　中　九九
  - 防風通聖散　下　四

口

- 肝熱口苦
  - 小柴胡湯　中　二五
- （心熱口苦）凉膈
  - 凉膈散　下　二一
- （腎熱口鹹）滋腎
  - 滋腎丸　下　八○
- 口糜
  - 理中湯　上　六（小兒口瘡亦可）
  - 凉膈散　下　二一
  - 補中益氣湯　上　二三
  - 牛黃凉膈元　下　二三
  - 回春凉膈散　下　一一六
  - 瀉白散　下　三三
  - 移熱　四物湯　中　六八

口舌

- 舌腫
  - 清心蓮子飲　中　六四
  - 凉膈散　下　二一
  - 補中益氣湯　上　二三
- 重舌
  - 四物湯　中　六八
  - 龍石散　下　一一九
  - 青黛散　下　一一八
- 肺熱口辛
  - 甘桔湯　中　一二八

牙齒

- 胃熱痛
  - 清胃散　下　一二○
  - 瀉胃散　下　一二一
- 瘀血痛
  - 犀角地黃湯　下　六○
  - 桃仁承氣湯　下　一三

【上段】

- 生薑半夏枳實
- 虛而小腸利加　桑螵蛸龍骨雞胵
- 虛而小腸不利加　茯苓澤瀉
- 虛而損溺白加　厚朴
- 髓竭不足加　生地黃當歸
- 肺氣不足加　天麥門多五味子
- 心氣不足加　人蔘茯神菖蒲
- 肺氣不足加　天麻川芎藭
- 脾驚不足加　白朮白芍藥益智
- 腎氣不足加　熟地黃遠志牧丹皮
- 膽氣不足加　細辛酸棗仁地榆
- 神昏不足加

咽喉　吹喉

- 痰熱痛　二陳湯中　九
- 風熱痛　犀角升麻湯中　九
- 齦腫痛　犀角升麻中　九
- 漱藥　玉池散下　二一
- 實乳蛾　涼膈散下　二四
- 咽腫痛　防風通聖散下四　牛黃涼膈元下　二三
- 青黛散下　一八
- 龍腦膏下　二七
- 龍石散下　一九
- 吹喉散下　二四
- (咽瘡)清火補陰湯中　二九
- 虛乳蛾　四物湯上　六八
- 千緡湯下　三三
- 咽痛　必用方甘桔梗湯下　一二五
- 荊防敗毒散中　一九
- 清火補陰湯中　二九
- 梨硼膏中　五一
- 甘桔湯中　二八

頸項　背　胸

- 梅核　亦治喉痺失音　荊蘇湯中　九五
- 加味四七湯下　七〇
- 四七湯中　八二
- 陰虛格陽　鎮陰煎上　六七
- 誤吞諸蟲　四物湯上　六八
- 項強　回首散下　一二八
- 背痛　三合湯下　一二九
- 四物湯上　六八
- 二陳湯中　九九
- 背寒　導痰湯下　三
- 蘇子降氣湯中　八七
- 心脾痛　手拈散中　一三〇
- 心腎痛　蟠葱散下　一三六
- 神保元下　五四

（胸痛）

- 七情痛　加味四七湯下　七〇
- 分心氣飲中　八三
- 血痛　失笑散下　一六〇
- 五積散中　一三
- 冷痛　建理湯上　八三
- 氣痛　蘇合丸中　九〇
- 蔘圓飲上　八四
- 扶陽助胃湯上　八五
- 厚朴溫中湯中　一四三
- 五積散中　一三
- 熱痛　連附六一湯中　一三一
- 大承氣湯下　八
- 食痛　小柴胡湯中　二五
- 行氣香蘇散中　一三二
- 香砂養胃湯中　四三
- 平胃散下　二二
- 悸痛　加味四七湯下　七〇
- 四七湯中　八二
- 痰痛　芎夏湯中　九
- 二陳湯中　九九
- 蟲痛　五苓散下　一〇〇
- 七氣湯中　八一
- (風痛)分心氣散中　八三

本

汗劑

朱砂預知子茯神

風寒暑濕之邪入于皮膚之間而未深宜發汗

- 辛而溫者　荊芥薄荷白芷陳皮半夏細辛蒼朮天麻生薑葱白
- 辛而熱者　蜀椒胡荽黄大蒜
- 辛而寒者
- 辛而平者　青皮防己秦艽
- 甘而溫者
- 甘而平者　葛根赤茯苓
- 甘而寒者　麻黄人蔘大棗
- 甘辛而溫者　桑白皮
- 甘辛而大熱者　防風當歸
- 苦而溫者　官桂桂枝

痰結痞（腎氣上攻）柴梗半夏湯　中　一三五
茯　散　下　一〇
水結胸　赤茯苓湯　中　一三六
虛痛　小建中湯　上　四五
（劫藥）倉卒散　中　一三三
（痰痞）桔梗枳殼湯　中　一三四
柴陳湯　中　六九
二陳湯　中　九九

乳

乳巖　十六味流氣飲　中　一四〇
乳癰　神效瓜蔞散　中　一三九
　　　加味芷貝散　中　一三八
乳核　清肝解鬱湯　中　一四一
　　　八物湯　上　三三
　　　芷貝散　中　一四二
消乳　四物湯　上　六八
下乳　通乳湯　中　一三七

腹附臍

寒痛　健理湯　上　八三

虛痛　小建中湯　上　四五
（實痛）大柴胡湯　下　四九
（食痛）平胃散　下　二三
（血痛）失笑散　下　一六〇
（痰痛）芎夏湯　下　一〇〇
（熱痛）黄芩芍藥湯　下　九三
理中湯　上　六
厚朴溫中湯　中　一三三
當歸四逆湯　中　一五二
臍築症理中湯　上　六
通治芍藥甘草湯　上　八六
泄　黄連湯　中　一四四
嘔吐　五積散　中　一三
臍腹　四逆湯　上　八
理中湯　上　六
腎虛痛　青蛾丸　上　八七
八味元　上　四〇
痰痛　二陳湯　中　九九
半夏湯　中　一〇〇
食痛　四物湯　上六八合

腰

二陳湯　中　九九
風痛　烏藥順氣散　中　一〇
並治寒濕及瘀血
挫閃如　五積散　中　一三
立安散　中　一四五
神湯　中　一四六

脅

氣痛　神保元　下　五四
左痛　小柴胡湯　中　二五
芎　散　中　一四七
右痛　推氣散　中　一四八
神保元　下　五四
兩脅痛　分心氣飲　中　八三
實痛　小柴胡湯　中　二五
虛痛　四物湯　上　六八
五積散　中　三一

皮

虛痛　五積散　中　三一
癮疹　清肌散　中　一四九
十神湯　中　一八

酸而溫者　飯醬
鹹而寒者
甘而寒者　青鹽滄鹽白米飲
辛而熱者　牙消
有大毒他皆吐藥之無毒者
有小毒藜蘆茈花烏附砒石
砒石〇諸藥常山膽礬瓜蒂
辛而鹹者　戎鹽
寒而鹹者　牙消
寒而酸鹹者
寒而甘鹹者　犀角
寒而苦者　滄鹽澤瀉
寒而苦酸者
寒而辛者　枳實

本
下劑
積聚陳莝座于中留結寒熱于
內必用下之

諸瘡
小青龍湯　中　二七
肺癰　八物湯　上　三三
（肝癰）小柴胡湯　中　二五
膿瘡　連翹敗毒散　中　一九
（腎癰）八味元　上　四〇
腎風瘡　活血驅風散　下　一五〇
（懸癰）（國）老膏　上　九六
附骨疽　通順散　中　一五四
　　　　二陳湯　中　九九
腎氣　腎氣丸　上　四〇
　　　四物湯　上　六八
諸瘡　升麻葛根湯　中　二三合
　　　人蔘敗毒散　中　一九

大風瘡　防風通聖散　下　四
楊梅瘡　仙遺粮湯　下　一四六
　　　　防風通聖散　下　四
（東治疥癬）
丹粉丸　下　一四七
癧癧　栀子清肝湯　下　一四八
　　　夏枯草散　內　一五五
結核　開氣消痰湯　下　一五七
　　　二陳湯　中　九九
結核　十六味流氣飲　中　一四〇
頭瘡　酒歸飲　下　一四九
　　　防風通聖散　下　四
陰蝕瘡　龍膽瀉肝湯　下　一三七
　　　　八正散　下　七九

婦人
毓麟珠　珠　上　一〇二
（積痰）二陳湯　中　九九
（虛寒）補中益氣湯　上　二二
血瘕　歸尤破癥湯　下　一五五
崩漏　益胃升陽湯　上　二三
　　　全生活血湯　中　一五六
壽脾煎　上　九九
蔘苓白朮散　上　二五
復元養榮湯　上　一〇〇

不調　經　散　上　九七
經遲　大營煎　上　四七
經閉　通經湯　下　一五四
四物湯　上　六八
四製香附丸　下　一五二
七製香附丸　下　一五三
（血枯）補中益氣湯　上　二二
　　　　加味歸脾湯　上　九八
（產後閉）十全大補湯　上　三三
（濕痰）導痰湯　下　三
（鬱火）歸脾湯　上　六六
（鬱怒）加味歸脾湯　上　九八
帶濁　秘元煎　上　六三
（經來身痛）五積散　中　一三

五臟虛下
求嗣　調經種玉湯　上　一〇一
　　　附益地黃湯　上　一〇三
舉元煎　上　六三
歸脾湯　上　六六
移元煎　上　六三
五臟虛　胃風湯　中　一〇六
　　　　五積散　中　一三
（瘦怯者）四物湯　上　六八
　　　　四製黃狗丸　上　一一四
（肥盛者）導痰湯　下　三
惡阻　保生湯　上　一〇五
　　　二陳湯　中　九九
胎漏　膠艾芎歸湯　上　一〇六

膩粉

- 寒而苦辛者　膩粉
- 寒而苦辛者　澤漆
- 寒而苦甘者
- 微寒而苦者　杏仁
- 寒而苦甘者　猪膽
- 大寒而苦者　牙消
- 大寒而苦者　汁羊蹄根苗／大黃牽牛瓜蒂苦瓠牛膽藍
- 大寒而苦甘者　大戟甘遂
- 大寒而苦鹹者　朴硝芒硝
- 溫而辛者　檳榔
- 溫而苦辛者　芫花
- 溫而甘者　石蜜

温而辛醎者
　皂角

熱而辛者
　巴豆

凉而醎者
　猪羊血

平而酸者
　郁李仁

平而苦者
　桃花〇下藥惟巴豆性熱非
　寒積不可輕用

本七方

病有遠近證有中外治有輕
重近者奇之遠者偶之汗不
以奇下不以偶補上治上制
以緩補下治下制以急近而
偶奇制小其服遠而奇偶制
大其服大則數少而數多
多則九之少則一之奇之不
去則偶之不
以取之所謂寒熱溫凉反從
其病也

小兒

症	方藥	統	番
食滯	理脾湯	下	一六三
鬱胃	全生活血湯	中	一五四
風痙	愈風湯	中	一五六
頭痛	芎〇湯	上	一一二
遺尿	四物湯	上	一五九
泄痢	當歸芍藥湯	下	六八
便秘	八物湯	上	三三
	四磨湯	上	一〇四
浮腫	加味逍遙散	中	六四
主治	補虛湯	上	一六
（凡產後雜症以末治之當先補氣血隨症加減）			
客忤中惡	蘇合香元	中	九〇
夜啼	抱龍丸	中	七五
	赤散	下	七八
驚風	蘇合香元	中	九〇

症	方藥	統	番
肝氣	瀉青丸	下	一七六
慢驚	錢氏白朮散	上	一二〇
	芍藥甘草湯	上	二三
	抱龍丸	中	七五
	牛黃抱龍丸	中	七六
	龍腦安神丸	中	一五六
痙瘲理	小續命湯	中	一〇一
	烏藥順氣散	中	七
諸熱	小兒清心元	中	一六八
	瀉青	下	一七六
	導赤散	下	一六
	天乙散	下	三三
癲癇	瀉青	下	一七六
	導赤散	下	一六
	六味地黃丸	上	四〇
疳疾	補中益氣湯	上	二二
	四君子湯	上	六
	水土丹	中	一六七
	肥兒丸	中	一六七
	五福化毒丹	中	一三八
	燒鍼		
吐瀉理	四君子湯	上	六
	平胃散	下	二三
	白虎湯	上	四
	異功散	上	六四

症	方藥	統	番
感胃	補中益氣湯	上	二二
	錢氏白朮散	上	一二〇
	人蔘羌活散	中	一六
	芍藥甘草湯	上	二三
痰喘	蘇蔘飲	中	二六
	清金降火湯	中	三三
	導痰湯	下	九
	抱龍丸	中	七五
泄痢理	安蛔理中湯	中	三四
	黃芩芍藥湯	下	三三
腹痛	六神丸	中	一
	黃芩芍藥湯	下	三三
	練陳湯	下	七
腹脹（實）	紫霜丸	中	六
	補中益氣湯	上	二二
（虛）	六君子湯	上	四〇
盤腸痛	蘇合香元	中	九〇
五軟	四君子湯	上	六
	補中益氣湯	上	二二
（五硬）	烏藥順氣散	中	七
解顱	八味元	上	四〇
	十全大補湯	上	三三
	腎氣元	上	四〇
	八物湯	上	三二

大方

君一臣二佐九制之大也君
一臣三佐五制之中也君一
臣二制之小也假如小承氣
湯二調胃承氣湯奇之小也
大承氣湯抵當湯奇之大方
也所謂因其攻裏而用之
也桂枝麻黃青龍葛根
青龍偶之大方也葛根
桂枝偶之小方也所謂因其
發表而用之也故曰汗不以奇
下不以偶

小方

小方有二有君一臣二之小
方病無兼證邪氣專一可一
二味治者宜之有分兩少而
頻服之小方也心肺及在上之
病者宜之徐徐細呷是也

緩方

緩方有五有甘以緩之之
方甘草糖蜜之屬是也病在胃
膈取其留戀也有丸以緩
之之方比之湯散其行遲慢
也有品件衆多之緩方藥衆
則遞相拘制不得各聘其性

頤填
- 補中益氣湯　上　二三

頤陷
- 瀉青丸　下　一○六
- 補中益氣湯　上　二三

龜胷
- 十全大補湯　上　三三

齒不生
- 腎氣元　上　三三
- 二陳湯　中　四○

丹毒
- 犀角地黃湯　下　三三
- 升麻葛根湯　中　二三

諸瘡
- 生犀四物湯　中　一○
- 五福化毒丹　中　四八
- 防風通聖散　下　七○

痘疹預防
- 稀痘兔紅丸　中　一七三
- 消毒保嬰丹　中　一七四

初熱（出痘）
- 升麻葛根湯　上　一七三
- 柴歸飲　中　一七二
- 抱龍丸　中　二六
- 蔘蘇飲　中　一七五
- 瀉青丸　下　二三

起脹貫膿（保元）
- 保元湯　上　二一
- 四物湯　上　六八

收靨
- 龍腦膏　下　一二七

通治
- 保元湯　上　二一
- 異功散　上　六四

解毒
- 柴歸飲　中　一七二
- 五福化毒丹　中　四八
- 犀角地黃湯　下　三三

驚搐（虛中有毒）
- 九味神功散　上　二二
- 辰砂益元散　上　一六
- 瀉青丸　下　一○六

嘔吐
- 異功散　上　六四
- 導赤散　下　六
- 理中湯　上　四

泄瀉
- 補中益氣湯　上　二三
- 五苓散　上　二五
- 白朮散　上　二五

煩渴（痰喘）
- 抱龍丸　中　二六
- 蔘苓白朮散　上　一五

寒戰咬牙
- 保元湯　上　二一

痘後瘡（尿澀導赤治倒靨）
- 犀角地黃湯　下　六八
- 十全大補湯　中　七三
- 四物湯　上　三三

孕痘安（眼瞖瀉）
- 甘桔湯　中　二三
- 瀉青丸　下　一○六
- 胎　元　丸　上　一○

宜食物（見下統）

麻疹初熱
- 升麻葛根湯　中　二三
- 犀角地黃湯　下　六○ （傷風）
- 人蔘白虎湯　下　一 （汗渴）
- 黃連解毒湯　下　二二 （煩燥）
- 辰砂益元散　下　一六 （譫語）

喘嗽
- 防風通聖散　下　四

咽痛
- 清金降火湯　下　三
- 甘桔湯　中　三四
- 防風通聖散　下　二八

嘔吐腹痛
- 黃芩芍藥湯　下　九三
- 白虎湯　下　七

血症
- 犀角地黃湯　下　六○
- 益元散　下　一六

通治
- 四物湯　上　一二
- 黃連解毒湯　下　六八
- 四君子湯　上　六○

孕麻
- 紫蘇飲　中　一六○

水痘
- 荊防敗毒散　中　一八一

複方

複方有三二方三方及數方
相合之複方如桂枝二越婢
一湯五積散之屬是也有本
方之外別加餘藥如調胃承
氣加連翹薄荷黃芩梔子爲
涼膈散之屬是也有分兩均
齊之複方如胃風湯各等分
之屬是也

急方

急方有四有急病急攻之急
方中風關格之病是也有湯
散蕩滌之急方下咽易散而
行速也有毒藥之急方氣毒性
能上涌下泄以奪病勢也有
氣味俱厚之急方氣味俱厚
直趨于下而力不衰也

也有無毒治病之緩方無毒
則性純功緩也有氣味俱薄
之緩方氣味俱薄則長子補
上治上比至其下藥力已衰
矣

奇方

奇方有二有獨用一物之方
病奇在上而近者宜之有藥
合陽數一三五七九奇方宜
下不宜汗

偶方

偶方有三有兩味相配之偶
方有古之二方相合之偶
皆病在下而遠者宜之有藥
合陰數二四六八十之偶方
宜汗不宜下

洩劑

洩可去閉葶藶大黃之屬是

本十劑

藥有十種是藥之大體審而
詳之庶所遺失矣

宣劑

宣可去壅生薑橘皮之屬是
也

通劑

通可去滯通草防已之屬是
也

補劑

補可去弱人蔘羊肉之屬是
也

輕劑

輕可去實麻黃葛根之屬是
也

重劑

重可去怯磁石鐵粉之屬是
也

滑劑

滑可去著多葵子榆白皮之
屬是也

澀劑

澀可去脫牡蠣龍骨之屬是
也

燥劑

燥可去濕桑白皮赤小豆之
屬是也

潤劑

潤可去枯白石英紫石英之
屬是也○制方之體欲成七
方十劑之用者必本于氣味
也寒熱溫涼四氣生于天酸
苦辛醎甘淡六味成乎地是
以有形爲味無形爲氣氣爲
陽味爲陰陽氣出上竅陰味

出下竅氣化則精生味化則
形長故地產養形形不足者
溫之以氣天產養精精不足
者補之以味辛甘發散爲陽
酸苦涌泄爲陰醎味涌泄爲
陰淡味滲泄爲陽辛散酸收
甘緩苦堅醎耎各隨五臟之
病而制藥性之品味

寶 六陳良藥

狼毒○枳實○陳皮○半夏
○麻黃○吳茱萸又荊芥
香薷○枳殼

寶 救急法

救急是急事也宜人人所講
故特詳之

中惡

但腹不鳴心腹煖切勿移屍
即令衆人圍繞打皷　燒火或
燒麝香安息香候醒方移○
先用銅器或瓦器盛熱湯用
厚衣襯腹上熨之冷則易○
半夏皂角末吹鼻心頭溫可
活

尸厥
竹管吹兩耳即甦急取蘇合
香元溫酒或薑湯調下

鬼魘
若元有燈不可吹滅如無燈
切不可用燈照痛咬足跟及
大拇指甲邊多唾其面

鬱冒卒死
藜蘆瓜蔕雄白礬等末少
許吹鼻或溫酒灌之

自縊死
自朝至暮雖已冷可治自暮
至朝難治心下微溫一日已
上猶活徐徐解之不可
截斷繩子安臥被中令一人
以手掩其口鼻勿令透氣
又令一人以脚踏其兩肩以
手挽其髮常令弦急勿使縱
緩一人以手摩按胷上數摩
動之一人摩將臂脛屈伸之
若已强直漸漸强屈之如此
一炊頃雖得氣從口出呼吸
眼開仍引按即活

溺水死
眼開仍引按即活

凍死
一宿尚可救急拯出先以刀
撬開口放筋一枚含之使
出水然後解去衣服多灸臍
中二三百壯令兩人以筆管
吹其兩耳皂角末綿裏納下
部須臾出水即活
炒灰囊盛熨心上冷則易口
開氣出後溫粥或溫酒薑湯
灌之若不先溫其心便火灸
則冷氣與爭必死矣

餓死
先以稀粥清稍稍嚥下令咽
腸潤過一日頻與稀粥過數
日乃與軟飯

壓死
急扶坐起將手提其髮半夏
末吹鼻薑汁同香油灌之

入井塚卒死
凡入枯井古塚先以鷄鴨毛
投之直下則無毒若徘徊不
下則有毒當以酒灑其中久
乃入若誤觸毒而死即取井
水巽面又調雄黃末二三錢

雷震死
蚯蚓搗融付臍上半日即活

蛇入七竅
急以刀傷蛇尾納川椒或胡
椒二三粒着即出後用雄
黃末調人蔘湯服制蛇毒○
爲蛇所繞熱湯淋無則令人
尿之

諸蟲入耳
以竹管吸出香油及醋皆可
灌之

誤吞金銀
砂仁煎服○若吞銅錢多食
胡桃

烟熏欲死
生蘿蔔汁飲無則取子研水
飲之亦可

乘船眩暈
童便或自己尿飲○若飲水
則死

匙着口中

寶 救飢捷法
荒饉之歲奔竄之際數日絕
粒便能致命良可哀哉今載

飢餓欲死
便閉口以舌攪上下齒取津
液而嚥之一日得三百六十
嚥便佳漸習乃可至千自然
不飢便三五日小疲極過此便
漸輕强若有水處卒無器便
以左手掬水呪曰丞椽吏
賜眞乏糧正赤黃行無過城
下諸醫以自防呪畢三叩齒
右手指三叩左手如此三遍
法日服三升便不飢○又取
松栢葉細切和水服一合一
日二三升最佳○又白茯苓
四兩白麵二兩右和得所
以黃蠟代油傳成煎餅飽食
一頓便絕食三日後飲脂麻
湯小潤腸胃

服之又濃煎鹽湯浸手足洗
昬瞀即甦

急鍼三里或灸匙頭七壯

(完)

增補方目錄

經曰觀天之道執天之行盡矣夫
之於卦則坎離也兩者相須彌滿六合物物得之況於人乎蓋精神生於道者也是以上古真人把握萬象仰觀日月
呼吸元氣運精脫骨換形執天機而行六氣分地紀而運五行食乳飲血省懶盲日夜流光獨立守神肌肉若
一故壽敝天地無有終時此其道生之要也夫道者能却老而全形神安而無疾夫水火用法家也坎離言交變也萬
億之書皆以修短壽夭皆自人為故經曰恬憺虛無真氣從之精神內守病安從來又曰以妄為常不時御神務快其
心逆於生樂起居無節故半百而衰也所以然者性命在乎人以化生性性之舍也是知智者明乎此理
氣者生之元也氣之制也形以氣充氣耗形病神依氣立氣納神存守真之士法於陰陽和於術數持滿御神務於
氣抱一以神為車以氣為馬神氣相合可以長生故曰精有主氣有元呼吸元氣合乎自然此之謂也智者明乎此理
吹嘘呼吸吐故納新熊經鳥伸導引按蹻所以調其氣也平氣定息握固凝想神宮內視五臟照徹所以守其氣也法
則天地順理陰陽交媾坎離濟用水火所以交其氣也神水華池含虛漱嗽通行榮衛人於玄宮泥九欲多櫛天鼓
閉息於暮陽不欲洗陰不欲覆頭欲冷足欲暖令忍怒以全陰喜以全陽泥九欲多櫛耳者腎之膓也城郭欲頻治面者神之
常欲鳴形欲常鑑津欲常嚥體欲常運食欲常小眼者神之鑑也常居頰修耳者體之膓也城郭欲頻治面者神之
庭也面不欲覆髮者腦之華也髮不欲減體者精之元也體不欲勞精者身之寶也精不欲耗補瀉六腑淘鍊五臟可
以固形可以全生此皆修真之要也故修真之要者水火欲其相養也是以可以通神明之出神明之出
有倫而不亂精神及其至也神之變無得而測也腎為作
皆在於心獨不觀心為君主之官得之所養則血脈之氣王而不衰生之本無得而攪也神之變無得而測也腎為作
強之官得其所養則骨髓之氣榮而不枯封藏之本無得而傾也精之處無得而奪也夫一身之間心居而守正腎下

而立始精神之居此宮不可太勞亦不可竭故精太勞則竭其屬在腎可以專守之也神太用則勞其藏在心靜而養

之惟精神專可以內守故眛者不知於此欲拂自然理謬為求補之術是以偏勝真以人助天其可得乎

攝生論

論曰內經謂法于陰陽和于術數飲食有節起居有常不妄作勞故能形與神俱而盡終其天年度百歲乃去今時之

人不然也以酒為漿以妄為常醉而入房以欲竭其精以耗散其真不知持滿不時御神務快其心逆于生樂起居無

節故半百而衰也且飲食起居乃人生日用之法從恣不能知節欲得精神脈天氣者不亦難乎又經曰飲食自倍腸

胃乃傷起居如驚神氣乃浮是以聖人春木旺以膏甘助脾夏火旺以膏辛助肺秋金用事膳

膏酸以助肝蠣蛐醎納膵水用事膳膏苦以助心坴麥羊肉苦以助心坴麥羊肉苦四時所謂因其不勝而助之也故飲食之

常保其生之要者五穀五果五畜五菜也脾胃待此而倉廩三焦待此而道路通榮衛待此

而以柔以強故經云五味相濟斯無五官之傷所以養其形也雖五味為之養形若味過于酸肝氣以津脾氣乃絕

味過于鹹大骨氣勞短肌心氣以抑味過于甘心氣喘滿色黑腎氣不衡味過于苦脾氣不濡胃氣乃厚味過于辛

脉沮弛精神乃殃所謂失五味之常而損其形也王注曰味有偏絕此之謂也欲食者養其形起居者調其

神是以聖人春三月夜卧早起被髮緩形見于發陳之時且日使志生夏三月夜卧早起無厭于日見于蕃秀之時

且日晚起去寒就溫見于閉藏之時且日早卧早起見于雞鳴之時且日早卧早起見于容平之時且日使志安寧以應秋冬三月早

卧晚起去寒就溫見于閉藏之時且日早卧早起見于春氣則太陽不生肝氣內變逆于夏氣則太陽不長心氣內

順四時起居法以調其神也經所謂逆于春氣則少陽不生肝氣內變逆于夏氣則太陽不長心氣內洞逆于秋氣

則太陰不收肺氣焦滿逆于冬則少陰不藏腎氣獨沉此失四時之氣所以傷其神也智者順四時不逆陰陽之道

不失五味損益之理故形與神俱久矣乃盡其天年而去與夫務快其心逆于生樂者何足與語此道哉故聖人行之

愚者佩之豈虛語哉

陰陽論

論曰天地者陰陽之本也陰陽者天地之道也萬物之綱紀變化之父母生殺之本始神明之府也故陰陽不測謂之

神神用無方謂之聖備不知此以謂天自運乎地自處乎足以語造化之全功我大哉乾元萬

物資生所以天為陽地為陰水為陰火為陽陰陽者男女之血氣水火者陰陽之徵兆也既濟陰陽變革然後萬

則柔有體而形資立焉經所謂天覆地載萬物悉備莫貴乎人人稟天地之氣生四時之法成故人生于地懸命于天

人生有形不離陰陽蓋人居天之下地之上氣交之中不明陰陽而望延年未之有也何則蒼天之氣不得無常也氣

是惟達道人可知也

陰陽變化　黃八

云二陰一陽之謂道老子曰萬物負陰而抱陽故偏陰偏陽謂之疾夫言一身之中外為陽內為陰氣為陽血為陰背

之不韙是謂非常則變矣王注曰且蒼天布氣尚不越于五行人在氣中外為陽內為陰惟水火

為陽腹為陰腑為陽臟為陰肝心脾肺腎五臟皆為陰膽胃大小腸膀胱三焦六腑皆為陽蓋陽中有陰陰中有陽豈

偏枯而為道裁經所謂治病必求其本者是明陰陽之大體水火之高下盛衰之補瀉遠近之大小陰陽之變通夫如

五行生剋

陰陽未判一氣混沌氣含陰陽則有清濁清則浮升濁則沈降自然之性也升則為陽降則為陰陰陽異位兩儀分焉

清濁之間是謂中氣中氣者陰陽升降之樞軸所謂土也樞軸運動清氣左旋升而化火濁氣右轉降而化水化火則

熱化水則寒方其半升未成火也名之曰木木之氣溫升而不已積溫成熱而化火矣方其半降未成水也名之曰金

金之氣涼降而不已積涼成寒而生水矣水火金木是名四象四象即陰陽之升降陰陽即中氣之浮沈分而名之則

曰四象合而言之不過陰陽分而言之不過中氣所變化矣四象輪旋一年而周陽升於歲半之前

陰降於歲半之後陽之半升則為春全升則為夏春生夏長木火之氣也故春溫而夏

熱秋收冬藏金水之氣也故秋涼而冬寒土無專位寄旺於四季之月各十八日而其司令之時則在六月之間土合

四象是謂五行也○一氣動則屈伸消息即陰

陽如一物上下左右即表裡

五行之理，有生有剋。木生火，火生土，土生金，金生水，水生木；木剋土，土剋水，水剋火，火剋金，金剋木。其相生相剋，皆以氣而不以質也。成質則不能生剋矣。蓋天地之位，北寒南熱，東溫西涼。陽升於南則熱氣成夏，陰降於西則涼氣成秋，降於北則寒氣成冬。春之溫、夏之熱、秋之涼、冬之寒，乃春之溫，土生金六。

為四象之母，實生四象。曰火生土者，以其寄宮在六月，火令之後，六月濕盛，濕為土氣也。其實水火交蒸，乃生濕氣。六月之時，火在土上，水在土下，寒熱相逼，是以濕動。濕者，水火之中氣，寄位於西南，南熱而西涼，故曰火生土、土生金也。

相剋者，制其太過也。木性發散，斂溫之以火氣，則木不過散；火性升炎，制之以水氣，則火不過炎；土性濕濕，制之以木氣，則土不過濕；金性收斂，溫之以火氣，則金不過收；水性降潤，滲之以土氣，則水不過潤。此氣化自然之妙也。

胎生氣化

兩精相搏合而成形。未形之先，爰有祖氣。人以氣化為芽，芽生而仁腐，故精不能生。所以生人者，精中之氣也。○其始娠也，一化四生，萬有未有不由氣也，故曰以氣化化之所由生源。精生天地之理，動極則靜，靜極則動；動則陽化陰生，則降，陽化陰則升。關尹子曰：無有升而不降，無有降而不升也。精之為水，升者為火。河圖之數，天一生水，地六成之，此陽之動極而靜，一陰生於午也；地二生火，天七成之，此陰之靜極而動，一陽生於子也。陰盛則下沈九地而為水，以其右降，故曰地生凡。陽盛則上浮九天而為火，以其左升，故曰天生之。陽得乎地者，親下，陰靜而右降，故曰地生凡。陽得乎天者，親上，陽動而左升，故曰天生之。天一生水，地四生金，天三生木，地八成之，陽自天生，及沈於地而為水先降於右而為金；地二生火，天七成之，陰自地生，及浮於天而為火先升於左而為木。

根則在於地，先生水之根，則在於天。二火三木，天地之陽；四金九土，天地之陰。是為祖氣。祖氣合陰陽，則有清濁。清者浮而善動，濁者沈重而善靜。動靜之交，是為丁壬。皇中皇運輜陽中之陰，沈靜而降，陰中之陽，浮動而升，則成火，水火旺則神發火位於南，曰中皇中皇運輜陽中之陰，沈靜而降，陰升則化神，陰之降也。自

物先生而後成，故以初氣生，天與地旋相生成者，孤陽不能成，獨陰不能成也。知天道則知人道矣。男子應乎天，女子應乎地。女以坎交離以離交坎，男以坎交離，女應離中之陽，是為壬水，男奇女偶，是為祖氣，陰陽未判，是為祖氣。

坎外陰而內陽，女子應離中之陰。沈靜而降，陰中之陽，浮動而升，則有清濁。清者浮而善動，濁者沈重而善靜。動靜之交，是自中皇運輜陽中之陰，沈靜而降，陰中之陽，浮動而升，則化火，水火旺則神發火位於南，曰中皇運輜陽之升也。自東而南，在東為木，陽之在東，神之未發也，而神之陽魂已具。魂藏於血，升則化神，陰之降也。自水位於北，陽之升也。

西而北、在西為金陰之、在西精之未凝也、精之陰以成魄、已成魄藏於氣降而生、精升降之間黃庭、四運土中之意在焉、是曰五神、五神既爰生五氣以為外衛、結五臟以為宮城、開五官以為門戶、腎以藏精、開竅於耳、生骨而榮髮、心以藏神、開竅於舌、生脉而榮色、肝以藏魂、開竅於目、生筋而榮爪、肺以藏魄、開竅於鼻、生皮而榮毛、脾以藏意、開竅於口、生肉而榮脣、氣而照之、血以濡之、曰邊月化、潛滋默長、十月而生、其成為人、其或男或女者、水火感應先後不齊也、壬水先來、丁火後至、則陽包陰而為男、易謂乾道成男、坤道成女者、氣秉之偏也、得乾父則成男、以得坤父則成女、乃秉母氣之全者、一氣又分左右、又分上下、五行各五、丁火先來、壬水後至、則陰包陽而為女、非秉父氣、乃母氣也、情狀絕殊者、氣秉之不均也、藏樞通天、分五態之人、太陰之人、秉水氣也、太陽之人、秉火氣也、少陰之人、秉金氣也、少陽之人、秉木氣也、是為二十五人、生人之大凡也、五行異情、各別而人之受氣又有偏虛備焉、二十五人備言五形之人、殊其滑濇、五臟五官、以及經脉骨肉皮毛、氣血數之乘除之否泰、凡氣數之與天運、既異乃與天地同、運命高下齊壽、推其原始、總由祖氣而分、祖氣不同、故精神異、其昏明、氣血殊、其滑濇、五臟骨皮毛爪髮腎有美惡之分、此氣化自然之妙也、祖氣乘於先天冲漠無形、而可見者、後天之氣也、富貴貧賤於此懸別、所謂命稟於生初也、人與天地同、清濁厚薄之迥異、因而性質無心而合、其通塞從違顯、而其精神漂越、見之夢寐、氣血鬱濁蒸為蟣蝨蚘蟲、甚至邑已明徵、神且先告昧者不知、及其否極、病生疾痛、兆未形而切身然後能覺、此愚夫之恒情也、

臟腑生成

人與天地相參也、陰陽肇其衷、有祖氣、祖氣者、人身之太極也、祖氣之內、含抱陰陽、陰陽之間、謂之中氣、中氣者、土也、土分戊己、中氣右旋、則為己土、戊土為胃、己土為脾、己土上行、陰升而化陽、陽升於左、則為肝升於上則為心、戊土下行、陽降而化陰、陰降於右、則為腎、肝屬木而心屬火、肺屬金而腎屬水、是人之五行也、五行之中各有陰陽、陰生五臟、陽生六腑、腎為癸水、膀胱為壬水、心為丁火、小腸為丙火、肝為乙木、膽為甲木、肺為辛金、大腸為庚金、五行各一、而火分君相二火、臟有心主君火之陰、腑有三焦相火之陽也、

氣血原本

肝藏血、肺藏氣、氣原於胃、血本於脾、蓋脾土左旋、生發之令、暢、故溫暖而生乙木、胃土右轉、收斂之政、行、故清涼而化辛金、午半陰生、陰生則降、三陰右降、則為肺金、肺金即心火之清降者也、故肺氣清涼而性收斂、子半陽生、陽生則升、三陽左升、則為肝木、肝木即腎水之溫升者也、故肝血溫暖而性發生、腎水溫升而化木者、緣己土之左旋也、是以脾為生血之本、心火清降而化金者、緣戊土之右轉也、是以胃為化氣之原、氣統於肺、凡臟腑經絡之氣、皆肺金之所宣布也、其在臟腑、則曰氣、而在經絡、則為衛、血統於肝、凡臟腑經絡之血、皆肝血之所流注也、其在臟腑、則曰血、而在經絡、則為榮、榮衛者、經絡之氣血也

精神化生

肝血溫升、升而不已、溫化為熱、則生心火、肺氣清降、降之不已、清化為寒、則為腎水、水之寒者、六府之悉凝也、陰極則陽生、故純陰之中、又含陽氣、火之熱者、六腑之盡發也、陽極則陰生、故純陽之中、又胎陰氣、陰中有陽、則水溫而精盈、陽中有陰、則氣清而神旺○靈樞本神、天之在我者德也、地之在我者氣也、德流氣薄而生者也、故生之來謂之精、兩精相搏謂之神、隨神往來者謂之魂、並精而出入者謂之魄、所以任物者謂之心、心有所憶謂之意、意之所存謂之志、因志而存變謂之思、因思而遠慕謂之慮、因慮而處物謂之智 神發於心、方其在肝、神未旺也、而已現其陽魂、精藏於腎、方其在肺、精未盈也、而先結其魄、素問曰、隨神往來者、謂之魂、并精而出入者、謂之魄、蓋陽氣方升、未能化神、先化其魂、陽氣全升、則魂變而為神、魂者、神之初氣、故隨神而往來、陰氣方降、未能生精、先生其魄、陰氣全降、則魄變為精、魄者、精之始基、故并精而出入也

黃氏曰、陰陽互根、五臟、陰也、而陽神、藏焉、非五臟之藏、則陽神飛矣、六腑、陽也、而陰精、化焉、非六腑之化、則陰精竭矣、蓋陰以吸陽、故神不上脫、陽以煦陰、故精不下流、陽盛之處、而一陰已生、陰盛之處、而一陽已化、故陽自至陰之位、而升之、使陰不下走、陰自至陽之位、而降之、使陽不上越、上下相包、陰平陽秘、是以難老、陰在內、陽之守也、陽在外、陰之衛也、陰能守則陽秘於內、陽能衛則陰固於外、陽如珠玉、陰如蚌璞、含珠如蚌、完玉以璞、而昧者不知、棄珠玉而珍蚌璞、是之謂倒置之民矣

肝竅於目心竅於舌脾竅於口肺竅於鼻腎竅於耳五臟之精氣上竅
陽自頭走足頭為六陽之所聚會五臟陰也陰極而陽生陽性清虛而親上清虛之極神明出焉五神奕露上開七竅
聲色臭味於此攸辨官竅者神氣之門戶也清陽上升則七竅空靈濁陰上逆則五官窒塞清升濁降一定之位人之
少壯清升而濁降故上實而下虛七竅空靈濁陰陷逆下虛而上實七竅之空靈者以其上虛五官之窒塞者以
其上實其下虛者以其實也其實者以其虛也○然下竅之虛實在

五氣分主

肝屬木其色青其臭臊其味酸其液淚其聲呼○心屬火其色赤其臭焦其味苦其聲笑其液汗○脾屬土其味甘其
聲歌其液涎其色黃其臭香○肺屬金其聲哭其液涕其色白其臭腥其味辛○腎屬水其液唾其色黑其臭腐其味
鹹其聲伸

蓋肝主五色五臟之色皆肝氣之所入也入心為赤入脾為黃入肺為白入腎為青假如中風肝為心則
心主五臭五臟之臭皆心氣之所入也自入為焦入脾為香入肺為腥入腎為腐假如心經傷則知其症
脾主五味五臟之味皆脾氣之所入也自入為甘入肺為辛入腎為鹹入肝為酸入心為苦假如飲食勞倦為脾邪入
肺主五聲五臟之聲皆肺氣之所入也自入為哭入腎為呻入肝為呼入心為言入脾為歌假如傷寒為肺邪入心則
腎主五液五臟之液皆腎氣之所入也自入為唾入肝為淚入心為汗入脾為涎入肺為涕假如中濕為腎邪則

知當譫語妄語也
知當喜喜苦味也
心則知當赤色也
知當汗出不可止也○關尹子曰木茂故華為五色火飛故達為五臭土和故滋為五味金堅故實為五聲水潛故蘊

為五液也

五味根原

木曰曲直，曲直作酸；火曰炎上，炎上則作苦；水曰潤下，潤下則作鹹；金曰從革，從革作辛；土爰稼穡，稼穡作甘。火性炎上，上則炎而不降，是以作苦。水性潤下，下則潤而不升，是以作鹹。金性收斂，從則降而革則升，是以作辛。木性升發，直則升而曲則降，是以作酸。

水火之交，濟水火，升降金木，隨木而左升則化火，隨金而右降則化水。火金水木之中氣，是土也，土者，水火金木之中氣也。四象之內，各含土氣，土鬱則傳於四臟而作諸味，調和五臟之原，職在中宮也。四象之酸苦辛鹹，皆土氣之中鬱也。

土者水火金木之中氣，左旋則化木火，右轉則化金水，實四象之父母也。不知火金水木之中氣，是土也。

木曰曲直，曲直作酸，火曰炎上，炎上作苦，金曰從革，從革作辛，水曰潤下，潤下作鹹，土爰稼穡，稼穡作甘。

四象之酸苦辛鹹，皆土氣之中鬱也。己土不升則陷而作酸，戊土不降則逆而作苦辛。緣土之內，各含土氣，土鬱則傳於四臟，陽性動而陰性止，動則運而止則鬱，陽盛而生病者千百，一陰盛而生病者，草木蠹人皆為病，蠹樹蠹則為蠹人，皆是此凡物之大情。

五情緣起

肝之氣風，其志為怒。心之氣熱，其志為喜。肺之氣燥，其志為悲。腎之氣寒，其志為恐。脾之氣濕，其志為思。蓋陽升而化火，則熱而為喜，陰降而化水，則寒而為恐。

方其半生，未能茂長，則鬱勃而為怒，既長而神氣暢達，是以喜也。當其半收，將至閉藏，則牢落而為悲，既藏而志意幽淪，是以恐也。

物情樂升而惡降，升則為得位，降則為失位，得位則喜，未得則怒，失位則恐，將失則悲，此木火生長，金水收藏，生意鬱滯而生憂恐，將至閉藏，故其志悲，腎之志恐，故其聲呻。

喜怒悲恐，土氣凝滯而不運，故其志為思。陰陽升降之機，總由土氣之回周。土氣迴周而變化也，土氣鬱結故長歌以寫懷也。

肝之志怒，故其聲呼，呼者，氣方升而未達也。心之志喜，故其聲笑，笑者，氣之沖和而發達也。肺之志悲，故其聲哭，哭者，氣方沈而將陷也。腎之志恐，故其聲呻，呻者，氣之沈陷而幽菀也。脾之志憂，故其聲歌，歌者，中氣鬱結，故長歌以寫懷也。

精華滋生

陰生於上胃為純陽而含陰氣有陰則降濁陰下降是以清虛而善容納陽生於下脾以純陰而含陽氣有陽則升清陽上升是以溫煖而善消磨水穀入胃脾陽消化渣滓下傳而為糞溺精華上奉而變血氣氣統於肺血統於肝肝血溫升則化陽神而產陰降則化陰精五臟皆有精悉受之於腎五臟皆有神悉受之於心肺藏氣肝藏血五臟皆有氣悉受之於肺總由土氣之所化生也土愛稼穡稼穡作甘者秉土氣也五穀香甘以養脾胃土氣充盈分輸四子己土左旋穀氣歸於心肺戊土右旋穀精歸於肝腎脾胃者倉廩之官水穀之海人有胃氣則生胃氣絕則死胃氣即水穀所化食為民天所關非細也

精粕傳導

水穀入胃消於脾陽水之消化較難於穀緣脾土磨化全賴於火火為土母火旺土燥力能剋水脾陽蒸動水穀精華化為霧氣游溢而上歸於肺家肺金清肅霧氣降灑化而為水如釜中沸騰氣蒸為霧也氣化之水有精有粗精者入於臟腑而為津液粗者入於膀胱而為溲溺溲溺通利則氣無停水糟粕後傳是以便乾○靈樞榮衛生會上焦如霧中焦如漚下焦如瀆水變化於中焦氣騰而上則為漚及其已化則氣騰而上盛於胸膈故如霧露水流而下盛於膀胱故如瀆水之決由於三焦○靈蘭秘典三焦者決瀆之官水道出焉蓋三焦之火秘則上溫脾胃而水道通三焦之火泄則下陷膀胱約水道閉○靈樞本輸三焦者足太陽少陰之所將太陽之別也上踝五寸別入腨腸出於委陽並太陽之正入絡膀胱約下焦實則閉癃虛則遺溺以水性蟄藏太陽寒水蟄藏三焦之火秘於腎臟則內溫而外清水府清通上竅常開是以氣化之水滲於膀胱若太陽寒水不能蟄藏三焦之火泄於膀胱膀胱熱癃水竅不開脾胃寒鬱但能消穀不能消水水不化氣上騰而為熱而外清水府清通上竅常開是以氣化之水滲於膀胱若太陽寒水不能蟄藏三焦之火泄於膀胱膀胱不入膀胱是以小便不利所謂實則癃閉者三焦之火泄於膀胱也

形體構造

肝主筋其榮爪○心主脈其榮色○脾主肉其榮唇○肺主皮其榮毛○腎主骨其榮髮凡人之身骨以立其體幹筋

以束其關節脉以通其榮衛肉以培其部分皮以固其肌膚皮毛者肺氣之所生也肺氣盛則皮毛緻密而潤澤肌膚

者脾土之所生也脾氣盛則肌肉豐滿而充實脉絡者心火之所生也心氣盛則脉絡陳通而條達筋膜者肝木之所

生也肝氣盛則筋膜滋榮而和暢髓骨者腎水之所生也腎氣盛則髓骨堅凝而輕利五氣皆備形成而體具矣

臟腑組織四要

前腎於人身經絡重見疊出而於臟腑則畧之華陀雖有內照圖然亦有難辨而未考者故考而分別之

前自氣管以下聯絡皆藏也後自食管以下聯絡皆腑也口之上下謂之唇名曰飛門言其運動如物之飛也口內居

者為舌舌乃心之苗其舌本又屬脾腎二經舌下有二隱竅名曰廉泉動而津液湧出下通於腎如腎水枯涸不能上

潮則口乾燥矣其上下齒牙為門戶名曰戶門雖屬手足陽明二經其本又屬乎腎以其腎主骨也故曰齒者骨之餘

也其喉間又小舌之下垂者名曰懸壅乃發生之機也再下有會厭名曰吸門居喉管之上其大如錢為聲音之關薄

而易起音快而便厚而遲起音慢而重項前硬骨謂之喉嚨主氣經曰喉嚨者氣之所以上下者也喉管有十二節長七寸

下連於肺經曰相傳之官也其形如華蓋六葉兩耳上有二十四孔主藏魄心居肺下形如未開蓮花其位居中而前

經曰心為君主之官主藏神週圍有脂膜裹之是為心包絡近下另有膈膜一層遮隔胸脊之前後以遮膈

下濁者也心下膈膜之上謂之膻中經曰膻中為氣之海週圍張大貼連胸脊其位居中而主持呼吸而條貫

百脉者也心系下連於肝經曰肝為將軍之官主藏魂

肝凡七葉而膽附於肝之短葉中經曰膽者清淨之府從左透膈膜而下通於脾脾者為倉廩之官主藏意一

蹄掩於太倉之上太倉即胃也刺法補遺篇云脾有一系從右透膈膜而下通於脾脾主磨水穀其位居中而下通於脾脾為作強之官主藏精與志一

系透膈膜循脊直下而通於腎腎有兩枚形如豇豆附於背脊第十四節兩傍腎間經曰七節之傍中有小心是也乃人身立命之根本此言五臟

左一枚陰水居右一枚相火居為其正中謂之命門經曰腎為作強之官主藏精與志一

○喉嚨後管為咽門咽以嚥物也咽下為胃管長一尺三寸下達賁門即胃之上口也下以透膜乃太倉胃也又謂之

皆通而相連者也

黃腸與脾相為表裏脾為運化之原胃為藏納之府主廳熟水穀乃為中焦胃下口為幽門謂微隱秘之慮水穀由

此而傳入小腸小腸承受化物經曰小腸受盛之官又謂之赤腸其下口謂之闌門謂住水穀泌清別濁分入大腸

膀胱也其泌之清者前以滲入膀胱膀胱與小腸脂膜相連有下竅而無上竅小腸泌之清者滲入之其中空慮善受

濕氣故津液藏而化為溺曰膀胱為州都之官氣化則能出矣大腸下竅有管直透前陰而溺出焉從其泌之

濁者後以轉入大腸而為糞大腸晉積十六曲故又名迴腸又名白腸二腸咸稟下焦決瀆之氣傳導淳穢從直腸而

出肛門直腸在肛門之上長七寸肛門又名魄門人死魄從此而去此言六府皆統而相連也

臟腑主病要藥

心者熱臟臟之主神明之舍也心者新也心主血脉血脉曰新新不停則平人否則病矣○機發心極俠在人中○臍

炎喜笑而口廳自黃咽癢甚則狂遇無汗流衂○虛則神昏夢飛而健忘驚悸不樂甚則胸腹腰脇痛牽○血滯經

閉可治○冷痰真痛難援○冷以犀角生地牛黃○溫則歸芍萆桂蓽白朮○瀉以黃連苦參秦艽○補則志菖茯

兔天麥門

小腸受盛之官化物出焉腸者暢也所以暢達胃中之氣也腸通暢則為平人否則病矣○機發心極俠在人中○臍

疔痛而成痢成者屬氣○腸激鳴而為淋為秘者屬風○熱入口渴生瘡火逆嘔脹有異○虛陷遺精懊懷隱曲

帶濁相同○冷凝水穀不化○血滯肩頷腫紅○補以牡蠣石斛○溫則巴戟小茴烏藥○凉以茅根通草○瀉以

金砂荔核白葱

肝者風臟也魂所藏也肝者幹也以其體狀有枝幹也○連膈膜而形有軟堅○名血海而歸於晝夜○風動筋脉踢

縮肢滿不便攤疽○氣逆頭頂眩痛積肥杯覆脇脹鏵○血枯食至聞腥○痰冷遺溺吐瀉○熱孕目赤驚狂脇痛肢

踢瀝痃癖○虛則關節不利腰連脚弱多懼怕○補以木果阿膠瀉必青皮芍藥柴胡○凉以鱉甲菊花○溫必木

香肉桂半夏

膽者為中清之府，十一經皆取決於膽，人之勇怯邪正於此擔之，故字從詹，膽者擔也，有膽量方足以擔天下之事○藏精汁而驗五瓜青紅○行榮衛而重三兩零數○氣痛心腸膈項不便或髮燥體枯面塵多傾○或顛癇吐沫口苦○熱壅鼻淵咽腫食怵痿覺難行○虛怯昏淚不眠善恐如人將捕左便五肋之中○血瘀生癭馬刀兩腋缺盆之路○補以胡黃龍膽○瀉必青皮柴胡○溫以橘半生薑○涼必黃連竹茹

脾者藏意與智，居心肺之下，故從卑，又脾者神也，神助胃氣，氣絕穀者危，其在此乎○中理五氣運布於體面○上應兩眉榮通於口唇者○肥甘熱泛口瘡舌強中消發疸○酒邑虛羸節緩腸澼食蠱○補瘀藏而臥立皆倦○手足冷而痰飲宜分○瀉必枳連滑石○溫必香附砂仁

胃腑為五穀之府，故字從田，田乃五穀所出以為五穀之市也，又胃者衛也，水穀入胃游溢精氣上出於肺暢達四肢布護周身足以衛外而為固也○清升濁降六腑大源○食化飲消五臟安堵○風中口喎喉痺頰汗膈塞腹大或時氣逆胸痞背疼喘哮息賁○風浮涕滯聲重癱疹瘡疥○熱著咽膈尻陰股膝皆痛鼻鼽鼽痔或成淵○血瘀鼻鼽腸風酒瘕食蠱○巴豆大黃立瀉○石息微欠伸溺頻肺癱或成癆○冷時身顫嘔涎○血燥掌熱乾咳○補以蔘芪阿膠五味○溫必陳皮半夏乾薑○涼以知毋瓜蔞吉更○瀉必葶藶桑皮蛤蚧

肺臟魄之所藏也，肺者沛也，分布清濁之氣，以行諸臟使沛然莫禦也○穀稻薯馬、魄藏於中○合皮榮毛、鼻應於外○膀胱連絡系膈○外應在皮而氣血津液潤燥不均○風摶耳鳴齒痛便音呵噫腹響脛枯甚則身鞕腰俯○冷則振寒皷頷翻胃吐清○血瘀鼻鼽腸風酒瘕食蠱○巴豆大黃立瀉○虛惡木

大腸傳道之官變化出焉總通於肺而心腎膀胱連系膈○丁香豆久從母○白术山藥是補、○秘臍滿口瘡肉結痔擁痢躄○虛則腸鳴身易瘦○冷則滑脫耳難聞○補以粟殼五倍棕櫚○瀉必硝黃續隨桃血或時欲食不食嘔吐清水○血壅鼻鼽目黃喉痺或時大指次指肩臑臂痛頻○氣秘腹滿切痛外沃皮膚堅硬○熱

仁○温以吳茱人蔘羌桂○凉必苓連槐花芽根

腎臟藏精與志為性命之根也、又腎者任也、主骨而性周身之事、故強弱係之、腎者引也、能引氣通於骨髓、納氣收血

化精而為封藏之本○壯志造無戍有、別號作強之官○候在腰而充骨髓○竅於耳而榮駐顏○

無覺或面浮咳嗽而月經不利○氣動機不欲食或喘惡奔豚而胠脊痛酸○熱則口燥舌乾咽痛甚則小腹脹而

背亦強○虛則心懸骨痿齒搖甚則蔘洩精而憂亦寒○血症口唾腸澼足心熱并濕必發黃疸○冷症胸痺而

股內痛并熱必然黑顏○補以熟地枸杞鹿茸○瀉必苦茗豬苓琥珀○温以沈香兔絲附子○凉必知母黃柏牡汗

膀胱津液藏焉病氣化則能出矣言其能得氣和而旁達四肢光澤肌膚也○應在毛髮系通心肺○驗於皮骨臟屬腎

臉○風博頭痛眼旋目淚惡心筋骨不利○氣滯項拔背強腰折尻痛尤拘○熱結腹滿而胞塞甚則狂發○

冷則多唾而帶下甚則瀝餘○虛症腦轉耳鳴膝痠擧止無力○血病鼻衄淋痔莖囊腫或皮吹○温以蓽茄茴香

烏藥○冷必生地防己地膚○温必血衰面黃而心下崩且煩○冷極陰痿而肢體厥且痺○瀉以烏藥只角○温必苁蓉胡

命門兩腎中間有一縷透氣穴父母交搆之後始生脈絡性命實寓於其中、二物（神氣）相融合而為一、融融郁郁、

種一團太和天理故曰先天有無窮之消息○配左腎以藏真精男女陰陽牝分○相君火以繫元氣疾病死生是

三焦上中下三焦之氣也焦者熱也滿腔中熱氣布護能通調水道也○升中清降下濁造化出納無窮○養精神柔

筋骨餘懷喜氣若烘○虛則引氣於肺而中寒澹胲甚則溺竅耳嗚○熱則上結於心而胸中煩滿甚則口渴咽腫

風若縈想小脂次脂肘臂肩臏肋外皆痛○氣為是動時秘泄耳後胸前目銳作痛○血凝痿痺泣流○冷敗汗

多憟慄藏○瀉心脾以去中焦之熱連栢豬牛相宜○補肺胃以濟中焦之寒蔘芪于术可供○下熱凉肝荊防地皮材

皆腎○下寒温腎付子補骨舌性重

經絡起止及氣血流注

手太陰肺脉起於中焦中府穴，橫出手大指小商穴止，歷胸次脂而交手陽明之大腸脉。〇手陽明大腸脉起於手大指之次指商陽穴，循臂外入缺盆上面挾鼻孔迎香穴止，而交於足陽明之胃脉。〇足陽明胃脉起於鼻額中承泣穴，至額顱循喉嚨下膈挾臍入氣衝，下足跗次指厲兌穴止，而交於足太陰之脾脉。〇足太陰脾脉起於足大指隱白穴上膝股之前入腹上膈連舌本注心中，循腋下大包穴止，而交於手少陰之心脉。〇手少陰心脉循腋挾咽出臑循臂內抵掌後入小指之次指撟名關衝穴止，而交於手太陽之小腸脉。〇手太陽小腸脉起於手小指少澤穴出手踝循臑外交肩上，入耳中聽宮穴止，而交於足太陽之膀胱脉。〇足太陽膀胱脉起於目內眥睛明穴從頭下項循背貫臀下腿後至足小指外側至陰穴止，而交於足少陰之腎脉。〇足少陰腎脉起於足小指循足心湧泉穴止，而交於手厥陰之心包脉。〇手厥陰心包脉起於胸中出脇下循臑內入肘中下臂入掌中注手中指中衝穴止，而交於手少陽之三焦脉。〇手少陽三焦脉起於手小指之次指關衝穴循手臂外貫肘上肩入耳後出耳前上眉尾絲竹空穴止，而交於足少陽之膽脉。〇足少陽膽脉起於目銳眥童子髎穴循耳後至肩合缺盆下胸中過季脇循足跗出四指竅陰穴止，而交於足厥陰之肝脉。〇足厥陰肝脉起於足大指大敦穴從膕股陰上過陰器抵小腹上入乳中期門穴止，而交於手太陰之肺脉是為十二經脉之一週也。

〇手之三陰經皆自臟走手而走手三陽皆自手走頭，足之三陽經皆自頭走足而走足三陰皆自足走腹，此經脉流注之次第也。

〇手之三陽在前太陽在後少陽在中，足之三陽陽明在前太陽在後少陽在中，手之三陰太陰在前少陰在後厥陰在中，足之三陰太陰在前少陰在後厥陰在中。

〇足之三陰之走胸手三陰之走手，皆屬其本藏而絡其所相表裡之府，手陽明與足太陰為表；足陽明與手太陰為表裡，足陽明與手太陰為表裡之藏，手陽明與足太陰為表

裡手太陽與手少陰為表裡六陽六陰分行於左右手足是謂二十四經也

氣血流注

肺寅大腸卯胃辰宮脾巳心午小腸未中膀胱申腎酉心包戌亥三焦子膽丑肝通

氣血多少

多氣多血經須記手經大腸足經胃多氣少血有六經三焦膽腎心脾肺多血心包絡膀胱小腸肝小異

十五絡歌

肺絡列缺大腸偏歷○胃曰豐隆脾絡公孫○膀胱飛陽腎絡大鐘○膽曰光明肝絡蠡溝○心包內關三焦外關○心曰通里小腸支正○任絡屏翳督長強○更有脾絡曰大包

列缺在腕後上三寸五
偏歷在腕側後一寸
豐隆在足外踝上八寸
公孫在足大指本節後一寸
飛陽在足外踝上七寸
大鐘在足跟後踵中大骨上兩筋間
光明在外踝上五寸
蠡溝在內踝上五寸
內關在掌後去腕二寸兩筋間
外關在腕後二寸兩骨間
通里在腕側後一寸
支正在腕後五寸
屏翳督長強在鳩尾下五分脊骶端
大包在淵腋間三寸布胸脅

○直行謂經傍行絡經有十二絡十五六難有兩蹻而無脾絡互註二十六難有兩蹻而無任督互註

奇經八脉

奇經者督任帶衝陽蹻陰蹻陽維陰維○督脉行身之後起於下極之俞并入脊裡上至風府入屬於腦諸陽脉之總督也故曰陽脉之海○任脉行身之前起於中極之下循腹裡上關元入目絡舌諸陰脉之承任故曰陰脉之海○衝脉起於氣衝挾臍上行至胸中而散諸經之海故曰十二經脉之海○帶脉起於脇季迴身一週環腰如帶○陽蹻起於跟中循外踝上入於風池主左右之陽也○陰蹻起於跟中循內踝上行交貫衝脉主一身左右之陰也皆所以使機關之蹻捷也○陽維起於諸陽會陰蹻陽維者足太陽之別陰蹻陰維者足少陰之別凡此八脉者奇經之絡也經

脉隆盛入於絡脉絡脉滿溢不拘於經內溉臟腑外湊腠理別道自行謂之奇經也詳象二九難

尺内斜上、至寸、陽維陷之脈、連外尺外斜上、至寸、陰維陷之脈、内寸、左右彈、陽蹻可決之、手之左右彈、陰蹻可

別尺之脈、陰陽之脈、左右彈、帶脈、當別入關、珠關脈也、直上直下、浮則為督、緊則為任、牢則為衝、實有餘之象也、故曰衝為

任牢則堅、實有餘之象也、故曰

宗榮衛氣

宗氣積於胸中、出於喉嚨、貫心脈、而行呼吸、決氣篇曰上焦開發、宣五穀味、熏膚充身澤毛、若霧露之溉者、是謂宗氣、宗之為言大也。

榮氣運行

水穀入胃化生氣血、氣之慓悍者、行於脈外、命之曰衛、血之專精者、行於脈中、命之曰榮、榮衛運行、一日一夜、周身五十度、人一呼脈再動、一吸脈再動、呼吸定息脈五動、閏而太息、脈六動、人之常也、一動脈行一寸、躭於同六動脈行六寸、二百七十息、人氣半周於身、脈行八十一尺、兩蹻督任是謂一周也、二百七十息、人氣半周於身、脈行八十一尺、此榮氣之行也、常於平旦寅時、從手太陰注手陽明、足陽明注足太陰、足太陰注手少陰、手少陰注手太陽、足太陽注足少陰、足少陰注手厥陰、手厥陰注手少陽、手少陽注足少陽、足少陽注足厥陰、足厥陰絡於胆、中、常於平旦寅時、從手太陰注手陽明、此榮氣之度也。

衛氣出入

衛氣晝行陽經二十五周、夜行陰臟二十五周、此衛氣之行也、常於平旦寅時、從足太陽之晴明始、陽氣出於目、目張則氣上行於頭、循項下足太陽、至小指之端、別入目内眥、下手太陽、小指之端、別入目銳眥、下足少陽、至小指次指之端

一難

動脈行六寸、靈樞脈度手之六陽、從手至頭、長五尺、五六三十尺、手之六陰、從手至胸、長三尺五寸、計二十一尺、足之六陽、從足至頭、長八尺、八六四十八尺、足之六陰、從足至胸、長六尺五寸、計三十九尺、蹻脈從足至目、長七尺五寸、計十五尺、督脈任脈長四尺五寸、計九尺、都合一百六十二尺、平人一日一夜、一萬三千五百息、脈行五十周於身、漏水百刻、一萬三千五百息、人氣五十周於身、脈行八千一百尺、此榮氣之行也

上循手少陽之分側下至名指之端別入耳前下足陽明至中指之端其至於足也人足心出內踝入足少陰經陰蹻者足少陰之別屬於目內眥自陰蹻而復合於目交於足太陽之睛是謂一周如此者二十五周日入陽盡而陰受氣矣於是內入於陰臟其入於陰也常從足少陰之經而注於腎腎注於心心注於肺肺注於肝肝注於脾脾復注於腎是謂一周如此者二十五周平旦陰盡而陽受氣矣於是外出於陽注於腎注於常從腎至足少陰之經而復合於目衛氣入於陰則寐出於陽則寤一日百刻周身五十度此衛氣之度也難經榮衛相隨之義言榮行脈中衛行脈外相附而行非謂其同行於一經也

形體名稱

頭、人之首也、凡物有巔頂皆曰頭○腦、頭骨之髓也、頭即天靈蓋、後合之骨曰頭○面、頭前髮際下頦以上總稱○頭角髕骨、即兩太陽骨也○月角、顴骨、即兩太陽骨也○囟、顛前之頭骨也、小兒初生未合謂之囟門、已合名曰囟骨○額、兩眉上髮際下、又名頭角、顙兩傍稜盧骨又名頷骨○眉稜骨、即頦○目、司視之竅也、目眥、目之開闔也○目胞、一名目窠、即兩目外衛之胞也○目綱、即上下目胞之兩瞼○目銳眥、乃近鬢前之眼角以其小而尖故又名小眥○目內眥、乃近鼻之內眼角以其大而圓故又名大眥○目裹、即目窠四圍之骨、乃目眶骨○目系、目睛入腦之系○瞳子、目睛之俗名、目珠○目睛、目之俗稱○鼻、司臭竅也、鼻柱、鼻梁上連兩目間即山根也○準頭、鼻之末竅也、俗名下把也○面王、鼻準之末竅○頞、兩目間之凹處、俗名山根○鼻孔、兩孔傍肉之高起○頰、耳前顴側兩傍之稱曲、頰車骨、下牙床骨也、頰車、耳下牙床骨一名牙床骨、總載諸齒能咀嚼食物故曰牙車、人中、頭下、上唇中深陷如破竹者穴名曰水溝○齒、口齗所生之骨也、牙、口中前小者曰齒後大者曰牙○舌、司味之竅也、舌本、舌根也○懸雍垂、張口視喉上似乳頭之小者俗名帝鐘、通氣息聲音之路也、居喉之後也、喉、通氣息聲音之路也、居咽之前、也肺之系也○咽、飲食之路也、居喉之後也、喉、嚨、喉肺之系也○嗌

也胃之系也。結喉、喉之管頭也，瘦者多外見，頸前肥者隱於肉內，多不見也。○胸、峽金下，腹之上，有骨有乳之處也。

兒也。鳩尾、即蔽心骨，其質係軟骨，在胸骨下歧骨陷中，胸下腹上之界內膜也。

胸前兩旁高處曰胸，胸前骨肉也，一名臆，胸前象心骨也，一云蔽心骨，俗名胸膈腹膜，臆之下、俗名肚，少腹臍。

之下臍、兒初生胞蒂落後四陷處，毛際、少腹下橫骨間叢毛之際也。下橫骨、俗名蓋骨基，橫骨之下兩股前相合共成。

之凹處前後兩陰之間，名下極穴、一名屏翳穴、一名會陰，即男女陰氣之所也。乳、男子陰囊中兩丸外包全部曰陰。

臂骨之末成片骨，亦名肩髆。臑、肩髃掌骨交接處，以其宛屈故名下髑髅，髑骨肩端橫接柱骨之上棱，接髃骨上端，俗名肩頭髃，即膞骨之。

肩髃也。○肩髃、肩端之骨，肩節解處也。髃骨、肩端之骨，即肩胛骨頭曰之上棱接柱骨，在膺上缺盆之外曰髃，肘下之骨。

臂骨。○腕骨、掌骨亦名肩髆，臂掌骨交接處，以其宛屈故名踝骨，掌骨手心即掌之象骨也。

歧骨、凡骨之兩义者皆名歧骨。指、第一指曰大指、一名巨指，第二曰食指，三曰將指，四曰無名指，五曰小指，爪甲、指末端之甲。

雍骨合湊成掌，非塊然一骨也。魚、即魚際在掌外側之高起處，其形如魚故名曰肱，肘踝骨、跟骨，手之象指之本也，掌之象骨名。

之中手背，即掌之背也。尻骨、凡骨之兩义者皆名歧骨，膞肩下內側對腋高起軟白肉也，肱上下之交接屈處曰肘，肘下至肋骨盡處。

傍骨也。脊骨、脊管骨俗名脊梁骨，即脊骨十四椎下十五六椎間至尻骨上也，腰下兩傍髁骨上之肉也，肭下。

後頸骨、俗名腦杓，枕骨、腦後骨之下龍起者，其不一或棱或平或長或圓完骨，其後之棱骨也。頸、頭莖之側項莖之。

後項骨、頭頭後莖骨，頭後莖骨之上三節圓骨也。○背後身大椎以下腰以上之通稱也，脊夾脊兩。

頸骨、即天柱骨，項骨、頭後莖骨之上三節圓骨也。

尻骨、腰以下十七椎至二十一椎五節之骨也，末節名尾閭骨、一名骶端、一名橛骨、一名窮骨，肛門、大腸。

下口也。下橫骨、在小腹中節上，其形如蓋故又名蓋骨，髁骨、髖骨即髀骨也，又名髖骨，在婦人稱交骨。○股、下身兩大肢上起。

大腿，下曰小腿，上下腿連接處曰膝，膝上之骨曰髀骨，髀之大骨也，伏兔、髀之前膝之上起肉。

處也。膝髁、膝之節解也，臏骨、膝之蓋骨也，連骸、膝外側二高骨也，腘、膝後屈陷中也，腨、下腿肚也，俗名。

腓腸、踝骨、腨骨之下、足跗之上、兩傍突起之高骨、在外者外踝、在內者內踝也〇足下體所以趨走者也、跗足背也、趾

足指也、趾者、所以別手足也、核骨、足六趾後、本節內側圓骨形突起者、三毛、大指爪甲後生毛處、聚毛、毛後橫紋處、踵

着於地足下面俗名腳底板也。

臟腑外候

人秉五氣、是生臟腑、受氣不同、臟腑亦別、強弱殊質、邪正異性、感而生病、千變不一、臟腑幽深、人不能見、相形察色、可以候外也〇靈樞本臟、臟腑者、所以參天地而副陰陽、運四時而化五節、五臟因有大小、高下、堅脆、端正、偏傾、六腑亦有大小、長短、厚薄、結直、緩急、吉凶、善惡之殊、由此分焉。

五臟赤色小理者心小、小則臟安、邪不能傷、易傷以憂、粗理者心大、大則憂不能傷、易傷於邪、無𩩲骬者心高、高則滿於肺中、悗而善忘、難開以言、𩩲骬小短舉者心下、下則臟外、易傷於寒、易恐以言、𩩲骬長者心下堅、堅則臟安守固、𩩲骬弱小以薄者心脆、脆則善病消癉熱中、𩩲骬直下不舉者心端正、端正則和利難傷、𩩲骬倚一方者心偏傾、偏傾則操持不一、無守司也。

〇白色小理者肺小、肺小則少飲、不病喘喝、粗理者肺大、肺大則多飲、善病胸痹、喉痹、逆氣、巨肩反膺陷喉者肺高、高則上氣、肩息咳、合腋張脅者肺下、下則居賁迫肺、善脅下痛、好肩背厚者肺堅、堅則不病咳上氣、肩脅薄者肺脆、脆則苦病消癉易傷、背膺厚者肺端正、端正則和利難傷、脅偏疏者肺偏傾、偏傾則胸偏痛也。

〇青色小理者肝小、肝小則臟安、無脅下之病、粗理者肝大、肝大則逼胃迫咽、迫咽則苦膈中、且脅下痛、膺腹好相得者肝高、高則上支賁切、脅悗為息賁、合脅兔骹者肝下、下則逼胃、脅下空、脅下空則易受邪、胸脅好者肝堅、堅則臟安難傷、脅骨弱者肝脆、脆則善病消癉易傷、膺腹好相得者肝端正、端正則和利難傷、脅骨偏舉者肝偏傾、偏傾則脅下痛也。

〇黃色小理者脾小、脾小則臟安、難傷於邪也、粗理者脾大、脾大則苦湊䏚而痛、不能疾行、揭唇者脾高、脾高則䏚引季脅而痛、唇下縱者脾下、脾下則下加於大腸、下加於大腸則臟苦受邪、唇堅者脾堅、脾堅則臟安難傷、唇大而不堅者脾脆、脆則善病消癉易傷、唇上下好者脾端正、端正則和利難傷、唇偏舉者脾偏傾、偏傾則善滿善脹也。

〇黑色小理者腎小、腎小則臟安難傷、粗理者腎大、腎大則善病腰痛、不可以俯仰、易傷以邪、耳高者腎高、腎高

則苦背痛不可以俛仰耳後陷者腎下腎下則腰尻痛不可以俛仰耳

薄不堅者腎脆腎脆則善病消癉易傷耳好前居牙車者腎端正腎端正則和利難傷耳偏傾者腎偏傾則

善病腰尻痛也凡此二十五變者人之所以強弱不同也○五臟皆小者小病苦焦心火愁憂大者緩於事難使

以憂皆高者好高舉措皆下者好出人下皆堅者無病皆脆者不離於病皆端正者和利得人心皆偏傾者邪心而

善盗不可以為人平反覆言語也

六腑之應肺合大腸大腸者皮其應也心合小腸小腸者脉其應也肝合膽膽者筋其應也脾合胃胃者肉其應也腎

合三焦膀胱腠理毫毛其應也○肺應皮皮厚者大腸厚皮薄者大腸薄皮緩腹裏大者大腸大而長皮急者小腸急

慈而短者大腸直皮肉不相離者大腸結也○心應脉皮厚者脉厚脉厚者小腸厚皮薄者脉薄脉薄者小腸

緩皮緩者脉緩脉緩者小腸大而長皮薄而脉冲小者小腸小而短諸陽經脉皆多紆屈者小腸結也○肝應爪爪厚色黄者膽厚

薄也堅皮堅者胃厚肉䐃多小理累者胃薄小而麋者胃不堅肉䐃不稱身者胃下胃下者下管約不利也○脾應肉肉䐃

䐃堅大者胃厚肉䐃麽者胃薄肉䐃小而麽者胃不堅肉䐃不稱身者胃下胃下者下管約不利肉䐃不堅者胃緩肉

緩也堅大者大腸厚無小理累者大腸薄皮薄而脉衝小者大腸結也○肺應皮皮厚者大腸厚○脾應肉肉

三焦膀胱直者三焦膀胱直皮急而無毫毛者三焦膀胱急毫毛美而粗者三焦膀胱厚稀毫毛者三焦膀胱薄

膀胱薄稀毫毛者三焦膀胱結也○靈樞師傳五臟視目大小廣頰以候大腸人

肩背喉喉見其外肝者主為將使之候欲知堅脆視目小大廣者膽橫剛強鼻孔在外膀胱漏泄鼻柱中央起三焦乃約此五臟六腑之候以知吉凶也

主為外使之遠聽視耳好惡以知其性也○六腑者胃為之海廣頬大頸張胸五穀乃容鼻隧以長以候大腸人

中長以候小腸目下裹大其膽乃橫剛強鼻孔在外膀胱漏泄鼻柱中央起三焦乃約此五臟六腑之外候也○凡

官骸美惡皆禀臟氣生死壽夭亦不外此靈樞五色明堂者鼻也闕者眉間也庭者顏也蕃者頰側也蔽者耳門也

五官之位其間欲方大去之十步皆見於外如是者壽必百歲故五官以辨闕庭以張明堂廣大藩蔽見外方壁高

基引垂居外譹韻諂明壽考之徵也若五官不辨闕庭不張小其明堂藩蔽不見又卑墻基墻下無基垂角去外如是

者、雖平常、殆加之以疾、百不一生。○靈樞天年、五臟堅固、血脉調和、肌肉解利、皮膚緻密、榮衛之行、不失其常、呼吸微徐、氣行以度、六腑化穀、津液布揚、各如其常、故能長久。又曰使道隧而長、墻基高而方、通調榮衛、三部三里起、骨高肉滿、百歲乃得終。五臟不堅、使道不長、空外以張、喘息暴疾、又卑墻基薄、脉小血少、其肉不石、故中壽而盡也。○靈樞壽夭剛柔、形與氣相任則壽、不相任則夭、皮與肉相果則壽、不相果則夭、形充而皮膚緩則壽、急者則夭、形充而顴不起者骨小、骨小者則夭、形充而䐃肉堅者肉堅、肉堅則壽、䐃肉不堅者肉脆、肉脆則夭、墻基卑高、不及其地者、墻基面部骨骸、地者肉也、骨不勝肉、不滿三十而死、其有因加疾者、不及二十而死也、平人而氣勝形者壽、病而形肉脫、氣勝形者死、形勝氣者危矣。此則官骸以測壽夭之法也。○經脉十二、根於臟腑、而一身毛髮、又秉經氣而生、觀之可以知氣血之盛衰焉。靈樞二十五人、足三陽之上者、皆行於頭、陽明之經、其榮髯也、少陽之經、其榮鬚也、太陽之經、其榮眉也、血氣盛則美而長、血氣小則惡而短、三經之下者、皆循陰器而行於足、陽明之血氣盛則下毛美長、血氣小則無毛、足指小肉而善寒、少陽之血氣盛則脛毛美長、外踝毛堅而厚、太陽之血氣盛則跟肉滿而踵堅、血氣小則跟痩而善轉筋。○手三陽之上者、亦行於頭、陽明之經、其榮髭也、少陽之經、其榮眉也、太陽之經、其榮鬚也、血氣盛則美而長、血氣小則惡而短、三經之下者、皆循臂腑而行於手、血氣盛則掌肉充滿而溫、血氣小則掌痩而多脉、知皮毛則知經脉、知經脉則知臟腑表裡一氣、內外合符、察微洞幽、不逾跡象、此亦精義入神之事也。

察色論

論曰、聲合五音、色合五行、聲色符合、然後定臟府之榮枯、若滋榮者、其氣生、如翠羽、雞冠、蟹腹、豕膏、烏羽是也、枯夭者其氣敗、如草茲、衃血、枳實、枯骨、炭煤是也。至如青赤見于春、赤黃見于夏、黃白見于長夏、白黑見于秋、黑青見于冬、是謂五臟之生者、以五行之相繼也。得肝脉色見青白、心脉色見赤黑、脾脉色見黃青、肺脉色見白赤、腎脉色見黑黃、是謂真臟之見者、以五行之相剋也。若乃肺風而眉白、心風而口赤、肝風而目青、脾風而鼻黃、腎風而肌黑、以風善行數變、故爾肝熱而左頰赤、肺熱而右頰赤、心熱而額赤、脾熱而鼻赤、腎熱而頤赤、以諸熱屬火、故爾以至青黑為痛、黃赤為熱、青白為寒、以九氣不同、故爾鼻青為腹痛、黑為水氣、白為無血、黃為留飲、赤為風熱、鮮明為無病、以五色取決于

鼻、故甫然審病者、又皆以脾胃為本、盖脾胃之黃、是謂天之氣地之正、病雖重而面黃必生者、以其真氣外榮也、然自非心清見曉于冥冥之中、不能至于此、故經曰、五色微診、可以目察、誠難、難經曰、望而知之謂之神、為見五色于外、故決死生也、

觀形察色

上工望而知之、中工問而知之、下工切而知之、○六十一難曰、望而知之謂之工、切脉而知之、謂之巧、神聖工巧、優劣懸殊、故四診之中、首推望○四十九難、肝主色○自入為青、入心為赤、入脾為黃、入肺為白、入腎為黑、五色者、五臟之氣所發、故五臟在中、上結五官、外現五色、肝官於目、心官於舌、脾官於口、腎官於耳、病生五臟、色現五官、○靈樞五使、肝病者眥青、心病者舌短顴赤、脾病者唇黃、肺病者喘息鼻張、腎病者顴與顏黑、○靈樞五閱五使、五色決于明堂、五臟次於中央、六腑挾其兩側、○凡六腑四肢百節、病則色徵於面按部而發、○靈樞五色、五臟安和、壯盛無疾、骨陷色天、則五臟不和、諸病乃作、不但五臟、○明堂骨高而起、平而直、潤澤以清真色以致病色不現、則

側、○衝面之中央、鼻之兩側、此○首高、於闕庭、闕者眉間也、庭額髮際下中間也、○關者印堂上即闕中者肺也、即明堂之部、即膻中之部、中央者心也、○直下者肝也、山根即年壽直下者肝也、山根即上壽、首面也、闕上者咽喉也、闕中者肺也、即明堂之部、中央者心也、○位也、○部肝左者膽也、延頤兩側陷中者大腸也、顴側者小腸也、○兩旁面王以上者小腸也、○面王以下者膀胱子處也、○者腎也、顴之上此、○顴之下者臍也、當腎者、挾臍者、次於下者肩也、○次下之巨分者股裡也、○巨屈者膝臏也、○此肢臟腑之現於面部也、○顴者肩也、○顴後者臂也、○臂下者手也、○目內眥上者膺乳也、○挾繩而上者背也、循牙車以下者股也、○中央者大腸也、挾繩而上者背也、○蕃者頰側耳門前也、顴後者臂臂下者手、目內眥上者膺乳、○

知之現於面色上下、以知病處、其益深其色下行、如雲徹散者病方已、色從外走內者、節之現於面部者也、左右殊方男女異位、浮澤為外沈濁為內、察其浮沈以知淺深、察其散摶以知遠近、視色上下左右、各隨其要以知病處、色從外走內者其病從外走內、內走外者病從內走外、○以狀銳為向、○為其相乘制也、腎乘心、心先病、腎為之應、他皆如是、○素問玉機真臟論、形氣相得、

謂之可治○色澤而浮謂之易已形氣相失謂之難治色夭不澤謂之難已○三部九候論五藏以敗其色必夭天則死

矣○靈樞本神心怵惕思慮則傷神神傷則恐懼自失破䐃脫肉毛悴色夭死於冬脾盛怒而不辭則傷意意傷則悗亂

亂四肢不舉毛悴色夭死於春肝悲哀動中則傷魂魂傷則狂忘不精陰縮而筋攣筋攣毛悴色夭死於秋肺喜

樂無極則傷魄魄傷則狂狂意不存人皮革焦毛悴色夭死於夏腎盛怒而不止則傷志志傷則喜忘其前言腰脊不可

以俯仰毛悴色夭死於季夏○五藏之外兼審經絡診要經終論太陽之脈其終也戴眼反折瘈瘲其色白絕汗乃出

色黃其上下之經盛而不仁則終矣少陰終者面黑齒長而垢腹脹閉上下不通而終矣太陰明終者口目動作善驚妄言

噦善嘔善噫則逆逆則面赤不逆則上下不通面黑皮毛焦而終矣厥陰終者中熱嗌乾善溺心煩甚則舌卷卵上縮

而終矣此十二經之所終也○靈樞經脈手太陰氣絕則皮毛焦太陰者行氣溫於皮毛者也故氣不榮則皮毛焦皮毛焦

枯毛折毛折者則毛先死丙篤丁死火勝金也○足太陰氣絕則脈不榮其脣舌脣舌者肌肉之本也脈不榮則肌肉軟卻舌萎

紫色者血先死壬篤癸死水勝火也○手少陰氣絕則脈不通脈不通則血不流血不流則色不澤故其面黑如漆

人中滿人中滿則脣反脣反者肉先死甲篤乙死木勝土也○足少陰氣絕則骨枯少陰者冬脈也伏行而濡於骨髓不

濡則肉不着骨骨肉不相親則肉軟而卻故齒長而垢髮無潤澤者骨先死戊篤己死土勝水也○足厥陰

氣絕則筋絕筋者聚於陰器而絡於舌本脈不榮則筋急引卵與舌故脣青舌卷卵縮則筋先死庚篤辛死金勝木也○

五陰氣俱絕則目系轉轉則目運目運者志先死志先死則遠一日半死矣○六陽氣俱絕則陰與陽相離離則腠理

發泄絕汗乃出大如貫珠轉出不流旦占夕死夕占旦死矣○經脈之外兼察絡脈絡脈十二者伏行於分肉之間深

而不見其常見者手太陰過於外踝之上無所隱故也諸脈之浮而常見者皆絡脈也凡診絡脈青則寒且痛赤則有熱

胃中寒手魚際之絡多青矣胃中有熱魚際之絡赤其暴黑者留久痺也其有赤有黑有青者寒熱氣也其青短者少

氣也○靈樞論疾診尺耳間青脈起者掣痛平人氣象論臂多青脈曰脫血○經絡論經有常色而絡無常變也陰絡之

色應其經陽絡之色變無常隨四時而行也寒多則凝泣凝泣則青黑熱多則淖澤淖澤則黃赤也經脈之外兼察眸子○

脉要精微論五色者，氣之華也。赤欲如白裹朱，不欲如赭；白欲如鵝羽，不欲如鹽；青欲如蒼璧之澤，不欲如藍；黃欲如羅裹雄黃，不欲如黃土；黑欲如重漆色，不欲如地蒼。五色之欲者，皆取其光澤；五色之不欲者，皆惡其枯槁也。○經曰：脉以應月，色以應日。色以視之易見也。如傷風闕庭必光澤，傷寒闕庭必暗晦。面青面黑為寒、為直中陰症，宜溫經。面赤為熱、為傳經裡症。若已發汗後面赤色者，視此表邪出不徹也，當重表之。又陰盛隔陽，合面赤色，是為戴陽之候，宜急溫之，以通陽氣。大抵黑色見者多凶、為病最重，黃色見者多吉、病雖重可治。

○五臟生成篇曰：面黃目青、面黃目赤、面黃目白、面黃目黑皆不死。面青目赤、面赤目白、面青目黑、面黑目白、面赤目青者皆死。言無土色也。蓋黃屬土，今惡症雖見黑色明潤者吉。又曰：五色之精微象現矣，其壽不久也。若五色則胃氣已絕，故不治。凡天庭印堂年壽等處黑枯槁者凶，赤非宜也。

○又曰：青如草茲者死，黃如枳實者死，黑如炱者死，赤如衃血者死，白如枯骨者死，此五色之見死也。青如翠羽者生，赤如雞冠者生，黃如蟹腹者生，白如豕膏者生，黑如烏羽者生，此五色之見生也，皆因發華於外，皆凶兆也。

○論疾診尺之狀，腹脹身大，大與膚脹等也。

○評熱病論諸有水者，微腫先見於目下。○靈樞水脹曰：水始起也，目窠上微腫，如新臥起之狀。

○論疾診尺：目赤色者病在心，白在肺，青在肝，黃在脾，黑在腎。黃色不可名者，病在胸中。○診目痛，赤脉從上下者，女子為小腹痛，男子為卵痛疝，女子為膀胱子處之病。

○靈樞五色：目赤色者病在心，白在肺，青在肝，黃在脾，黑在腎。其色上銳首空上向，下銳下向。○必不病而卒死，大要以浮澤為生，沉夭為死。凡精神之舒慘，氣血之通塞，無不徵之於色，見則上工知之。

○經曰：五色決於明堂，明堂者鼻也。故鼻頭色青者為腹中痛苦冷者死。微黑者有痰飲，黃色者為濕熱，一云亡血。赤者為風熱，明亮者為無病也。若傷寒鼻孔乾燥者，邪在陽明肌肉之中久必將衄血也。病人欲嚏而不能者寒也。鼻塞濁涕者風熱也。鼻孔乾燥黑如烟煤者，陽毒熱深也。鼻孔冷滑而黑者，陰毒冷極也。凡病中鼻黑烟煤乃大凶之兆。若見鼻孔煽張，為肺氣將絕之症也。若產婦鼻起

黑氣或鼻咽者為胃敗肺絕之危候古方用二味蔘蘇飲加附子多有得生者、

唇口者肌肉之本脾之華也故視其唇之色澤可以知病之淺深乾而焦者為邪在肌肉焦而黑者凶唇

口俱赤腫者肌肉熱甚也唇口俱青黑者冷極也口苦者膽熱也口燥咽乾者腎熱也口㗜難言者

或為痓為痰厥為中寒不相等也又狐惑症上唇有瘡為狐虫食其臟下唇有瘡為惑虫食其肚也若病中唇舌卷

唇吻反青環口黧黑或如魚口或氣出不返或口唇顫搖不止者皆難治也、

耳者腎之竅察耳之枯潤知腎之強弱故耳輪紅潤者生枯稿者難治薄而黑薄而青或焦如炭色者皆為腎

敗若耳聾及耳中痛皆屬少陽此邪在半表裡也當和解之若耳聾唇青舌踡此屬厥陰為最重也、

目者五臟精華之所注之能照物者腎水之精也熱則昏暗水足則明察秋毫如常而瞭然者邪未傳裡也若赤若黃

邪已入裡也若昏暗不明乃邪熱在內消爍腎水枯渴故目不能朗照忽思用承氣湯下之盖寒末有寒

甚而目不見者也凡開目欲見人者陽症也閉目不欲見人者陰症也目暝者將發黃也目睛黃者發黃也至于

目反上視橫目斜視眼眶忽然陷下者為五臟已絕之症也凡雜病忽然雙目不明者此氣脫也經云氣

脫者目不明此氣虛之候也丹溪用人蔘湯主之又云脫陰者目盲此血脫也邪熱則下之血虛則補之以救腎水也然

此症已為危險之候也、

舌者心之苗凡傷寒症津液如常此邪在表而未傳裡也見白苔而滑邪在少陽半表半裡之間也見黃胎而乾燥邪

已入裡胃腑熱甚也宜下之見黑胎黃刺破裂乾枯邪熱盛極腎水枯渴至重候也宜急下之若舌黑津潤不破裂

乾燥此直中寒症也宜溫之夫寒症舌黑本色也而熱症反黃反為黑何也盖熱極反無水化若燔紫然火

變成炭此危之候也凡舌腫脹或重舌木舌生芒刺舌胎黃爆皆熱甚也凡舌硬舌短縮舌踡神氣散亂語

言不清者皆危症也又陰陽易症吐舌數寸者危惡已甚也又驗產婦面赤舌青母活子死面青舌赤吐沫母死子

活唇口青黑母子俱死、

第一着他神氣色潤枯肥瘦起和眠○活潤死枯肥是實瘦為虛弱古今傳○欠體即知腰內苦攢尾頭眩

手不舉兮肩背痛行步難苦脚間疼○义手按胸內痛按中臍腹痛相連○但起不眠痰挾熱貪眠虛冷使之然○

面壁身踡多是冷仰身舒挺熱相煎○身面目黃脾濕熱唇青面黑冷同前○形健脉病人不久形病脉健亦將愈

色脉相生病自己色脉相勝不須醫○肥人沈結瘦浮矮促長疎莫違○欲癒之病目黃眼眥忽陷定知亡

耳目口鼻黑色起入口十死七難當○面黃目青酒亂唇青面腫著兩日強○面黑目白命門敗困陷八日死亦災殃

面色忽然望之青進之如黑卒難當○面赤目白喘息氣在外衰其身○面赤目青衆惡傷榮衛不通立須亡

口如魚口不能合氣出不返命飛揚○面青目直視及唇焦面腫著黑也難逃○目無精光齒齦黑面赤亦災殃

人中盡滿無紋定知命必傾○兩頰顴赤病必久口張氣直命難停○妄語錯亂及不語尸臭元知壽不高

頂筋舒展定知命三日須知命必傾○手足爪甲皆青黑能過八日定難醫○足趺趾腫膝如斗十日須知難保守

體重溺出時不止肉絕六日便高抬○手足甲青呼吸多筋絕九日定難過○脊痛腰重反覆難此是骨絕五日看

髮直如麻半日死尋衣語死十知麼

小兒壽夭辨

頭者諸陽之會髓之海也凡兒頭角豐隆髓海足也○背者五臟六腑腧穴皆附於背脊背下滿臟腑實也○腹者水

穀之海也腹皮寬厚水穀盈也○目為肝竅○耳為腎竅○鼻為肺竅○口為脾竅○七竅無虧形象全矣○故知肉實

於足腨小脚踝者陰衰於下○鼻孔乾燥肺枯○唇縮流津脾冷○髮稀者血衰○項軟者柱折○青紫之筋散見於

脾實○兼之脚健而壯項○肌肉溫潤榮衛和也而更腿奸如桃髮黑如漆表氣實也○諸陽皆起於頭顱破頯如桃髮黑如漆表氣實也○

筋強者肝足○骨堅者腎足○不妄言笑者心足○不多啼哭者肺足○不久眠睡者

小便清長大便滋潤裡氣實也○兼之形枯色灰者表虛○瀉利無時者裏虛○瘡疥啼哭及多笑語者皆陽火妄動之候已上皆為

固者多病風熱難養○兼之形枯色灰者表虛○瀉利無時者裏虛○瘡疥啼哭及多笑語者皆陽火妄動之候已上皆見於

大相其兒多病難養○凡聲音清亮者壽○有回音者壽○哭聲澁者病○散而無聲者夭

小兒面部形色賦

眉為風池○目下氣池○耳前上太陽○中太陰○下風門

察兒形色先分部位○左頰屬肝右頰屬肺○天庭高而心火地閣低而腎水○鼻在面中、脾應唇際○紅色見而熱

痰壅盛青色而肝風驚悸○如煤之黑為痛中中惡逆傳似橘子黃食傷脾虛吐利○白乃疳勞紫為熱盛○青遊

口角難醫黑掩太陽○年壽赤光多生膿血山根青黑逢災異○赤為貫瞳熱入腎經青達四白肝風入肺○

瀉痢帶赤防咳而青色忌疼痛方殷面青而唇口撮○面目竄肝風欲發面白唇紅動腹痛○紅色熔熔外感風

寒○黃氣浮浮中臟積滯○乍白乍黃疳積連綿忽青忽赤風頻縮必腹痛而多啼○兩頰似青黛知為客忤、二

乃傷神○風門黑主疒而青主風方廣光潤吉而上喘眉毛頻縮必腹痛目睛口張熱色必發○肝風將發面若塗朱兮、心火燃眉○

暖風寒可知伸縮就冷煩熱何疑○肚大腳小脾困成疳目睛口張熱色必發○五體以頭為尊、一面惟神是主○況

聲之輕重不同、啼之乾濕頻異○呵欠連綿知病之欲作乍然驚叫識火之將煒○此察症之規繩幸舉举而不悖、

面上諸候形證歌

痢疾眉頭皺驚風面頰紅渴來唇帶赤毒熱眼瞳瞳○山根若見脉橫青此病明知兩度驚赤黑困疲時吐瀉色紅啼

夜不曾停○青脉生于左太陽須驚兩度見推想○赤是傷寒微燥熱黑青知是乳多傷○右邊青脉不須多有則煩驚

怎奈何○紅赤為風擂眼目黑青三日見闔羅○如或白虫兼黑色靈丹繼服病難安○四肢脹痛不為祥下氣沖胸无

難過○蛔虫出口有三般口鼻青兼黑色暗多唇青惡逆病難差○忽作鴉聲心氣惡惡此時端的命

可驚○氣喘汗流身不熱手拿胸膛定遭殃○先望孩兒眼次看背上冷如冰○陽男擂左無妨事擂右令人甚

滑腸○女擂右邊猶可治若逢擂左疾非輕○歪斜口眼終為害縱有仙丹也莫平○眼中赤脉寶難量大數元來

一不祥○最怕亂紋鋪目下更嫌赤脉貫瞳光○囟門腫起定為風此候應知最是凶○忽陷成坑如盞足未過七日

命須終、

四象論（靈樞通天篇及陰陽二十五人篇）

四象者太陽人少陽人太陰人少陰人四態人即靈樞通天篇五態之人除陰陽和平人者也古人以陰陽和平人為準惟陰陽不和則病矣臨病辨其寒熱虛實之情則四象自在其中故不曰四象而曰五態既曰五態則亦不無左右上下氣血多少之分故立陰陽二十五人篇從外知內之法全具備焉最近古李濟馬氏但取四象而立法論治以補前人之所未備已知其全而兼得其備者則可謂至矣近或醫家不知其全真偏詐曰盛者無奈故畧論其病則將以何法治之乎是固不能應其無窮之變也然世多偏信儘覺全真其偏是若有陰陽和平人概以供參考焉世保元曰人稟臟理有四不同吳必以四不同為法裁太陽之人居處自若喜誇張而妄好強舉措慶正腑有厚薄者名曰少陽人腎大而脾小者名曰少陰人世畧無五臟無脫而氣易脫以清熱補陰為主少陽之人審小有聰明長短直緩急之不同可謂有萬不同矣肝大而肺小者名曰太陽人肝小而肺大而厚薄腎小者名曰太陰人脾大而腎小無難華雖敗而無反悔其狀妄自尊大其病多陽少陰以溫補為主陰陽和平之人無為懼懼與時變化潭而不治其狀愉愉然因而自實好外交而務虛華其狀立則好仰行則好搖其病多陽少陰既曰太陽人居處自若喜誇張而妄而蕱止不發藏而不露其狀黯黯腘然未傳其病血濁氣澁以通利為主少陰之人多貪小利妒嫉無恩其狀立則蹊險行則似伏其病血易脫而氣易敗以溫補為主陰陽和平之人無則躁視其病則似邪正瀉實補虛以平為期

豆然其病

聞聲音辨　詳衆圖書集成聲音及外診門

三曰九候論五邑微診可以目察五臟相音可以意識聲音者氣之所發氣者肺之所司○關尹子曰金堅故實為五聲也○六節藏象論五氣入鼻藏於心肺上使五色修明聲音能彰○五臟別論心肺有病鼻為之不利○靈樞本神肺氣虛則鼻塞不利肺氣實則喘喝胸盈仰息故肺病則見之於氣病則見之於聲然五臟皆有氣則五臟皆有聲氣虛則傳於五臟即為五音聞聲而五音以辨即五臟攸分矣○四十九難肺主聲入肝為呼司於肺而傳於五藏即為五氣五氣發於五臟以生五音五氣所發是謂五聲肝主聲入肝為怒入心為言入脾為歌蓋入為哭五氣發於五臟五音以生五氣入心為呼心秉火氣在志為喜在聲為笑脾秉土氣在音為徵在志為憂在聲為歌肺秉金氣在音為商在志為喜在聲為哭肺秉金氣在音為宮在志為憂在聲為歌肝秉木氣在音為角在志為怒

志為悲、在聲為哭。腎秉水氣、在志為恐、在聲為呻。○宣明五氣論、五氣所病、心為噫、肺為咳、肝為語、脾為吞、腎為欠為嚏、胃為氣逆為噦為恐。○靈樞經脈、足陽明病、則苦呻、數欠、灑灑惡寒、足太陰病、則舌本強、善噫、足少陰病、則飢不欲食、咳唾則有血、喝喝而喘、喝、渴同。足少陰病、則舌乾、善噫○靈樞口問、寒氣客於胃、厥逆從下上散、復出於胃、故為噦○陰陽別論、二陽一陰發病、主驚駭背痛、善噫善欠、名曰風厥○靈樞口問、寒氣客於胃、厥逆從下上散、復出於胃、故為噦○陰陽別論、二陽一陰

發病主驚駭、陽明者、胃脈也、厥陰者、肝脈也、二陽一陰者、手足陽明也、厥陰也、土金木、火發病皆主驚駭者、手之陽明則金勝木也、足之陽明則木勝土也、手之厥陰則子傳母也、足之厥陰則木勝土也、諸聲之中、莫重於噦○三部九候論、若有七診之病。

病深者其聲噦、凡聲不離氣、氣盛則聲宏、氣怯則聲細、氣塞則聲沈、氣散則聲飄、氣壅則聲濁、氣結則聲細、氣滯則聲散○靈樞憂恚無言、因憂恚而無音者、何道之塞、咽喉者、水穀之道也、喉嚨者、氣之所以上下者、會厭者、音聲之戶也、口唇者、音聲之扇也、舌者、音聲之機也、懸雍者、音聲之關也、頏顙者、分氣之所泄也○脈要精微論、五臟者、中之守也、中盛臟滿、聲如從甕中言、中氣之濕也、言遲者、風也、言而微、終日乃復言者、

此氣奪也衣被不欲言語善惡不避親疎者神明之亂即風狂也出言懶怯先輕後重者內傷元氣不足也出言壯厲

先重後輕外感邪盛也攢眉呻吟者苦頭痛也叫喊以手捫

腮唇者齒痛也呻吟不能行起及行遲者腰脚痛也呻吟以手捫

致也中年人聲濁痰火也時獨言語不接續者鄭聲氣虛也

中腕痛也呻吟不能轉身者腰痛也搖頭以手捫心下汩汩有聲者喉中病也

啾啾然細而長者頭中病也小兒驚風口不能言心熱也聲惡不輟者為鴉聲死也

不和濕也莊子曰強哭者雖悲不哀強親者雖笑不和故語不可偽也聲不可偽神氣之黙喻也由五聲而知五氣

而見譫語者百無一生故古之言音者於鐃鈸琴瑟無情之物而情達焉聽者審音知其情狀而悉其善惡敗脱也陽虛

氣而氣通於神以神氣之激發為五聲較之金石絲竹尤為明白析子曰體痛者口不能不呼心悅者顏不

能不笑莊子曰強哭者雖悲不哀強親者雖笑不和故語不可偽也神氣之黙喻也由五

而測五神譫子所謂語不靈而聲靈者此也

聽聲詩

第二聽聲清與濁辨他真語及狂言○聲濁即知痰壅滯聲清寒內是其源○言語真誠非實熱狂言號叫熱深堅○稱

神說鬼蹒牆屋胸膈停痰症號顛○更有病困循日久音聲遽失命歸泉。

醫門辨證訣

凡看證之法先辨內傷外感次辨表裡得其大概然後切脉問症與我心中符合斯用藥無有不當口鼻之氣可以察

內傷外感身體動靜可以觀表裡口鼻者氣之門戶也外感則邪氣有餘則口鼻之氣粗疾出疾入內傷則

為正氣虛正氣虛則口鼻之氣微徐出徐入此決內外之大法也動靜者表裡之分也凡發熱而默默者此邪在表

也若動而躁及譫語者此邪在裡也而裡症之中復有陰陽之分也凡病人臥着其向裡向外睡仰睡覆睡伸脚踡脚

睡向裡者陰也向外者陽也仰者多熱覆者多寒伸脚者為熱踡脚者為寒又觀其能受衣被與否其人衣被全覆

脚不露身必惡寒既惡寒非表症即直中矣若揭去衣被揚手露脚身必惡熱既惡熱邪必入腑矣此以身體動靜並

占其寒熱也。然又有陽極似陰，其人衣被全覆，昏昏而睡，復有陰極似陽，假渴煩燥，欲坐臥泥水中，此乃真熱假寒、真寒假熱之象，尤不可不辨。

靈樞師傳：臨病人問所便，中暑消癉則便寒，中之屬便熱，問居四診之一，中工用藥寒熱全憑此法，藥之寒熱一違病人所便，則藥下而病增矣。但寒熱有上下，凡上熱下寒，口嗜寒冷，及其入腹痛滿泄利者，便於上而不便於下也，從其上之便是庸工。其便之上下厥有外候，胃中熱則消穀，令人懸心善飢，臍以上皮熱；腸中熱則出黃如糜，臍以下皮熱。胃中寒則腹脹，腸中寒則腸鳴飧泄。胃中熱腸中寒則疾飢，小腹痛脹飧泄也。

○靈樞論疾診尺，肘所獨熱者腰以上熱，肘前獨熱者膺前熱，肘後獨熱者肩背熱，臂中獨熱者腰腹熱，掌中熱者腹中熱，掌中寒者腹中寒。○凡身熱而肢寒者，四肢也，陽衰而陰不達也，陽鬱不發則生外熱，寒者土敗火泄不能下蟄於癸水也。朝涼而暮熱者，日夕陰盛而陽氣不藏也。陽氣外泄則外熱，此臟腑寒熱之外候也。

問其身上之寒熱，問其飲食所便之寒熱，察之則無微不彰矣。飲食者，能消而不能受者，脾以濕土主令，胃從燥金化氣，燥盛則胃能受而脾不能消，能受而不能消者，火盛而土燥也，能消而不能受者，水盛而土濕也。嗜飲滋潤者，火盛而土燥也。火盛土燥則善消宿食，不能容也，能消而不食者，能消而不飢者，陽明之燥減也。

胃逆則嘔噦，朝食而暮吐者，胃逆而脾陷也。水穀並入於二腸，則水穀之難化，較甚於穀水穀消磨而為氣，上歸肺部，氣降生津，由經絡而滲膀胱，是為小便，水注於前則穀傳於後而大便堅硬，陽衰土濕但能消穀，不能化水，水穀並入於二腸則

而小便澁，木性上達，水盛土濕，脾氣下陷，抑乙木升達之性，鬱怒衝突則生痛脹，衝而其達則下決膀道而為溏泄，小

便之利木泄也，水入二腸則不入膀胱，故乙木陷而不能泄也，淋瀝之家，小便偏澀，雖溺邑紅濁，糞粒堅小而實，緣脾土濕寒水鬱不能疏泄

鬱陷生風熱傳於下竅無關於中焦也○晝夜者陰陽之消息也百病晝則增劇夜則安靜是陽病有餘氣病而血

病也夜則增劇晝則安靜是陰病有餘乃血病而氣不病也晝則發熱煩躁夜亦發熱煩躁是重陽無陰當急瀉其陽○晝夜

則發熱煩躁是陽氣下陷入陰中也名曰熱入血室晝則發熱煩躁夜亦發熱煩躁是重陽無陰當急瀉其陽○晝

其陰○夜則惡寒晝則安靜是陰血上入于陽中也晝則惡寒夜亦惡寒是重陰無陽當急補其陽○晝

則惡寒夜則煩躁飲食不入名曰陰陽交錯死矣○痎瘧者陰血之動靜也其性收斂收斂失政少陽不藏則膽木虛

五臟則陰陽靜而為痎陽衰土濕陽明不降則衛氣升逆而廢眠衛秉金氣其性收斂收斂失政少陽不藏則膽木虛

飄而生驚悸虛勞之家驚悸不寐者陰血之動也○痛癢者氣血之閉痹也一證之見必有至理內面五臟六腑外面四肢九

則為癢內外感傷諸病筋脉痛楚而皮膚搔癢者皆經氣壅滯氣阻而不行則為痛而不暢

竅凡寒熱痛癢飲食寤寐聲邑臭味情志形神之類質問詳悉合而審之病如洞垣間法在於善辨辨極其徽則問致

其詳問極其細則解達至理

身

大抵病人身輕自能轉側者為輕若身體沉重不能轉側者為重然中濕風濕感寒皆主身重疼痛須以兼症辨之若

陰症身重必厥冷而踡臥無熱惡寒閉目不能向明懶見人也又陰毒身痛如被杖身重如山而不能轉側也大抵熱

則流通身輕無痛寒則凝塞故身重而痛也若手足抽搐角弓反張痙也若頭重視身此天柱骨倒而元氣敗也若頭

搖不止髮直如粧搖頭上竄皆熱症也凡病中循衣摸床揚手撮空此神去而魂亂也凡病人皮膚潤澤者生枯槁者

苞若大肉盡脫九候雖調猶難治也

胃

凡看傷寒欲知邪之傳如不傳先看目舌次問病人胸前痛脹與否若不痛滿知邪氣在表若脹滿未經下者即半表

半裡症也已下過而痛甚者恐成結胸也故胸者可以知邪之傳與不傳也

腹

腹者至陰也乃裡症之中可以辨邪之實與不實也既問胸前明白次則以手按其腹若未痛脹脹滿者知邪未曾入裡入裡必脹痛若邪在表及半表半裡腹焉得痛脹乎若痛脹不減及裡痛不止此裡病之實方可攻之若腹脹脹時減痛則綿綿此裡症猶未實也但可清之故腹者可以知邪之實與不實也若直中腹痛則不由陽經傳來此為冷氣在內脉必沉遲慈當溫之、

小腹

小腹者陰中之陰也乃裡症之裡可以知邪之必結實也既問胸腹復以手按其小腹蓋小腹藏糟粕之處邪至此必結實若小腹未硬痛者知非裡實也若邪已入裡小腹必硬痛而小便自利大便黑色蓄血症也宜桃仁承氣攻之若小腹繞臍硬痛小便數而短者燥糞結症也當以大承氣攻之若小腹脹滿大便如常恐膀溺瀦瀦不通宜利其小便凡看病先觀形色次及其目口鼻唇舌身軀次問胸腹及小腹則病症病情了然矣、

小兒簡易辨症

小兒熱症有七　面腮紅　大便祕　小便黃　渴不止　上氣急　足心熱　眼紅赤此皆實熱症　忌用補溫劑

小兒寒症有七　面㿠白　糞青白　肚虛脹　眼珠青　吐瀉無度　足脛冷　睡露睛此皆虛寒　忌用寒冷劑

發搐時候及證治

男發搐目右視有聲左視無聲〇女發搐目左視有聲右視無聲相勝故也更看發搐時候、
早晨發搐因寅卯辰時潮熱目上視手足動搖口流熱涎頭筋惡此肝木大旺當補腎抑肝補腎地黃湯抑肝瀉青丸、
日午發搐因巳午未時潮熱心神驚悸目上視白睛赤色牙關緊忌口流涎沫手足動搖此心火大旺也當補肝瀉心補肝地黃湯瀉心導赤散、
日晚發搐因申酉戌時潮熱發搐而喘目微斜視睡則露睛手足清冷大便下薄淡黃色此是肺病當補脾抑心補脾益黃散抑心導赤散、

夜間發搐因亥子丑時潮熱不堪而臥不穩身體溫而無壯熱目睛緊斜視喉中有痰犬便銀褐色乳食不消多睡

不醒當補脾抑心導赤散涼驚丸

傷風發搐口中氣出熱呵欠煩悶手足動搖當發散大青膏主之小兒稟素怯者多病此慎之

傷食發搐身體溫多睡或吐不欲食而搐當先定搐退餘用白餅子後服安神丸

百日內發搐有真假二證真者不過二三次必死假者不為重真者內生驚癇假者外傷風冷血氣未實不能勝邪乃

發搐也要知假者口中氣出熱也宜發散大青膏主之並用塗顖法與沐體法

五臟所屬之症

肝者足厥陰木也實則目赤大叫呵欠煩悶虛則呵欠咬牙有風則目竄視有熱則目直視甚則白膜遮睛主怒則

狂急大叫哭甚則咽腫熱則大小便難手尋衣領手亂撚物甚則撮空摸狀此喪魂視物不轉或目

合不開或目開或哭而無淚或不哭而淚出皆肝絕也

心者手少陰火也實則叫哭發熱飲水虛則咬牙悸不安血足而面色紅潤則易養熱甚則津枯而口渴神亂而

臥不安喜伏地或搐又為重舌木舌弄舌舌出不收又為丹瘤斑疹瘡疥皆心之病也如心病久而汗出髮潤

或舌出不收暴瘖神氏清亂口張氣直斑疹變黑皆心絕也

脾者足太陰土也為水穀之海實則困睡身熱飲水虛則吐瀉生風傷食則為腫為脹為黃疸為吐瀉故脾病則腹痛

脾冷則肚大筋青脾熱則口臭渴脾虛則肉瘦而黃不喜飲食或多食而瘦或吐蛔唇縮皆脾絕也

脾者足太陰土也實則悶亂喘促虛則吐瀉困睡氣長出衣被飲食寒溫不中皆能傷脾而為喘嗽氣逆肺受風則嚏噴而流

食久則成疳成癖如脾病久而大肉消瘦肚大筋青或遍身虛浮或吐瀉不食或多食而瘦或吐蛔唇縮皆脾絕也

肺者手太陰金也實則悶亂喘促虛則哽氣長出衣被飲食寒溫不中皆能傷肺而為喘嗽氣逆肺受風則噴嚏而流

清涕受寒則鼻塞呼吸不利受熱則鼻乾或衄血疳則鼻下赤爛喘不止則面浮咳不止則胸骨高而成龜胸或咳血不止或鼻孔黑燥或扇張或鼻息軒睡或瀉痢不休肛門如

則消渴如肺病久而咳嗽喘促或肩息或龜胸或咳血不止或鼻孔黑燥或扇張或鼻息軒睡或瀉痢不休肛門如

竹籠或面目虛浮上喘氣逆皆臟絕也

腎者足少陰水也虛則目畏明目中白睛多其顴色胱白骨髓不滿兒必畏寒多為五軟之證尻骨不成則坐遲髁骨不成則行遲真陽不足則齒遲血脈不榮則髮稀心氣不足語遲熱則耳中出膿生瘡如腎病久目下黑目中

如見鬼狀或骨瘦弱臥不能起或反目二便遺失者皆腎絕也

問證詩

一問寒熱二問汗〇問其寒熱多火少火以審陰陽細辨真假〇二問頭身四問便〇問其頭痛與不痛以辨邪正下不痛為正虛痛為邪盛〇三問頭身又問身痛不痛以別表裏痛者為寒熱表病〇四問便問其大便小便清白黃赤以辨寒熱虛實〇五問飲食六問胸〇問其飲食喜熱喜寒及口中有味無味以辨寒熱虛實〇問其胸膈寬舒與否以察其病〇六問胸問其胸中煩悶與否有欬人瘦陰虛火動情〇七聾八渴俱當辨〇問其耳聾與不聾以辨病之新舊虛實〇八渴問其渴與不渴欲飲水者為實熱不欲飲者為虛寒〇九問舊病十問因〇問其舊病新病以辨其病之由來〇十問因問其病因以辨其病之所從起〇婦人尤必問經期〇婦人以經為本必問其經期〇遲速閉崩皆可考〇再添片語告兒科〇天花麻疹全占驗〇問其新舊以辨病之深淺〇五心煩熱更有欬人瘦陰虛火動情〇除此三件見雜證如癰如痢必有名〇從頭

至足須詳問證候參差仔細辨

脈之名義 醫家四要

診脈大法

經曰上焦開發宣五穀味熏膚充身澤毛若霧露之溉是謂氣中焦受氣取汁變化而赤是謂血壅遏營氣令無所避是謂脈天脈者氣血之先也非氣非血而主宰乎氣血之神所以行氣行血者也故脈貴有神人稟陰陽五行之氣以生于足三陽三陰十二經脈絡一身往來流通無所間斷應乎兩手六部者也

診脈大法

經云診法常以平旦陰氣未動陽氣未散飲食未進經脈未盛絡脈調均血氣未亂故乃可診有過之脈凡診先以三指齊按所以察其大綱如陰陽表裏上下去來長短覆溢之類是也後以一指單按所以察其部分每部下指先定經指齊按所以察其部分每部下指先定經

問經詩、脉之名義、診脈大法

二七

— 99 —

脈時脈以審胃氣分表裏寒熱虛實辨氣分血分陰陽盛衰臟腑所屬浮候中候沈候察其何部之偏異以決盛衰死
生之候在上上病在下下病在左左病在右右病

診脈三要

滑伯仁曰診脈之要有三一曰舉二曰按三曰尋輕手得之曰舉重手按之曰按不輕不重委曲求之曰尋初持脈輕
手候之脈見皮膚之間者陽也腑也心肺之應也重手按之脈行於肉下者陰也臟也肝腎之應也不輕不重而取之
應乎血分之間者陰陽相適中和之應脾胃之候也若浮中沈之不見則委曲求之若隱若現則陰陽伏匿之脈也

察脈六字

經曰上下去來至止六字為脈之神機也不別六字則陰陽虛實不可別也上者為陽下者為陰來者為陽
至者為陽止者為陰上者自尺部上至寸口陽生於陰也下者自寸口下至尺部陰生於陽也來者自骨肉之分而出
於皮毛際氣之升也去者自皮膚之際而還於骨肉之分氣之降也至者應指之謂止者間斷之謂也

寸口脈法

飲食入胃腐化消磨手太陰肺散其精華流溢經絡以化氣血而周流於氣口以成尺寸氣口者肺經之動脈掌後
高骨為關關前為寸關後為尺尺為陰而寸為陽關者陰陽之分尺寸在太淵之分尺中在經
渠之分心與小腸候於左寸肺與大腸候於右寸肝膽候於左關脾胃候於右關腎與膀胱候於左尺心主三焦隨水
下墊候於右尺素問脈要精微論尺內兩傍則季脇也尺外以候腎尺裏以候腹中部左外以候肝內以候膈右外
以候胃內以候脾兩關部也上部右外以候肺內以候胷中左外以候心內以候膻中兩寸部也前以候前後以候
後上竟上者胷喉中事也下竟下者少腹腰股膝脛足中事也謹調尺寸而表裏上下於此得矣。○此部以浮沈
蓋肺主臟氣以朝百脈會於寸口○氣口十二經之盛衰悉見於此靈樞經脈紀
五十度畢次日寅初復會於寸口寸口者脈之大會也。○肺平旦寅初肺氣流布起於寸口運行十二經之盛衰悉見於此靈樞經脈紀
脈者尚不可見也其虛實也以氣口知之此氣口所以獨為五臟主也。行氣於三陽自手徒頭大腸蛛溺經
行頭上則為至。故與心肺同候於兩寸

氣口人迎

氣口者手太陰肺之動脉也在魚際之下人迎者足陽明胃之動脉也在結喉之旁〇寸口主裏在頸結喉兩旁〇太陰行氣於三陰故寸口可以候五臟陽明行氣於三陽故人迎可以候六腑〇太陰之首陽明主六腑之長也臟陰盛則人迎小而寸口大虛則人迎大而寸口小腑陽襄則人迎小而寸口大旺則寸口小而人迎大盛〇人迎盛者傷於寒氣口盛者傷於食以氣口主裏傷於內故緊盛人迎主表傷於寒則陽鬱於五色人迎盛緊者傷於寒氣口盛緊者傷於食則陰鬱於內故緊盛此診寸口人迎之法也〇氣口人迎其在如右而後人以關前左為人迎右為氣口此亦有驗未知何是而何非也〇外故盛緊此診寸口人迎之法也

三部九候

三部九候之說有二一曰寸關尺三部各有浮中沈三候三三為九候一曰上部之動脉在頭中部之動脉在手下部之動脉在足是為三部一部各有三候是為九候素問三部九候論上部之天兩額之動脉膀胱脉所行上部之地兩頰之動脉胃脉所行上部之人耳前曲車下陷中動脉小腸脉所行中部之天手寸口之動脉肺脉所行中部之地合谷之動脉大腸脉所行中部之人銳骨端之動脉心脉所行下部之天五里之動脉肝脉所行下部之地太谿之動脉腎脉所行下部之人箕門之動脉脾脉所行故上部之天以候頭角之氣上部之地以候口齒之氣上部之人以候耳目之氣中部之天以候肺中部之地以候胸中之氣中部之人以候心下部之天以候肝下部之地以候腎下部之人以候脾胃之氣人以候耳目之氣

十二經脉

手太陰肺脉動中部雲門〇中部在乳上三寸〇上部在乳上五分曰雲門〇手陽明大腸脉動合谷陽谿〇合谷在大指次指岐間〇足陽明胃脉動衝陽〇衝陽在足趺上〇手太陽小腸脉在天窓〇足太陰脾脉動箕門衝門〇箕門在股內〇足少陰腎脉動太谿〇手少陽三焦脉動和髎〇足厥陰肝脉動太衝五里〇太衝在足大指本節後〇足少陽膽脉動聽會

極泉〇太衝五里在足大陰股本節〇手厥陰心包脉動勞宮〇手太陽小腸脉在天窓〇足太陽膀胱脉在委中〇足少陰腎脉動太谿〇手少陰心脉動

喻腨〇足厥陰肝脉動太衝五里〇

左margin: 增釋方藥巨傳 ... 氣口人迎、三部九候、十二經脉

二七

諸脉辨法

古人有言脉有神機微妙莫顯腦中了了指下難明況腦中昧昧而思指下全生其可得乎○若不比類而晰其似對舉而別其殊辨焉至而定名窮平脉而昭治分六氣而測證按運政以觀應審眞藏以知死臨視憑何治安奚賴故逐條具使一覽無遺比類之脉也洪與虛皆浮而有力虛皆浮洪而無力○沈與伏皆沈沈行筋間重按即見伏則推筋着肉乃見數與緊皆急數以六至為名緊則弦急彈如切繩○遲與緩皆慢遲則三至極其遲緩則

至和緩不迫○實與牢皆弦大實長實則浮中沈三取皆得牢則但以沈取乃得○洪與實皆有力洪脉重按則衰實脉按之益強○革與牢皆大而長革則浮取以見牢則沈取以見濡與弱皆細小濡則浮而細小弱則沈而細小細脉浮沈皆細微皆無力細則指下分明去來無絕微則若存若無模糊難見○實與牢皆弦長實則浮中沈三取皆得牢則但以沈取乃得

脉按之益強○革與牢皆大而長革則浮取以得牢則沈取以見濡與弱皆細小濡則浮而細小弱則沈而細小細脉浮沈皆細微皆無力細則指下分明去來無絕微則若存若無模糊難見與動皆無頭尾短為陰脉其來遲滯動為陽脉其來

數滑○促結代皆有止促則數而時止結則緩而時止代則止有定數不能自還良久復來止有定數大與散皆浮大散則散漫無拘去來無定大則浮取似洪沈取似濡雖似虛狀而更為粗大氣血之心火飛

騰君主失職逆臣僭越十二宮家政令不行○對舉者所以明相反之脉浮者脉之升降也遲數者脉之慢也濇者脉之剛柔也洪微者脉之盛衰也緊緩者脉之張弛也牢革者脉之內外也動伏者脉之出入也促結者脉之進退也弦弱者脉之

濇者脉之通滯也虛實者脉之盈縮也濡弱者脉之陰陽也散者脉之盛衰也散石者脉之兼至者

為革沈而成一脉者也浮而細且軟為濡沈而細且軟若有若無為微浮而大且弦且長為合衆脉而為一脉者也浮而細且軟為濡沈而細極軟若有若無為微浮而大且弦且長之合

為革沈而且長且大浮中沈皆有力為實、

諸脉主病

諸脉主病浮主表外邪六氣有力表實無力表虛浮緩風濕浮虛傷暑浮散勞極浮洪虛熱浮大陽實浮小氣小浮濇血虛浮芤失血浮數風熱浮緊風寒浮滑風痰○沈陰主裡七情氣食沈大裡實沈小裡虛沈

遲裡冷沈緩裡濕沈伏痰食沈伏閉鬱沈弦飲痰沈牢冷積○遲寒主藏陰冷相干有力寒痛無力虛寒數熱主腑數細陰傷有力實熱無力虛熱○虛主諸虛實主諸實濡病陽虛弱則陰虛牢疝癥瘕心

力寒痛無力虛寒數熱主腑數細陰傷有力實熱無力虛熱○虛主諸虛實主諸實濡病陽虛弱則陰虛牢疝癥瘕心

腹寒痛革傷精血半產漏瀉散主虛極伏主陰補陽芤主失血當理絡傷○緩則主脾病生平濕疾

此痙為陽火其病不一脈號離經陰氣欲絕寒傷熱病脈不忌疾餘病見之皆為不吉○促為陽鬱漸加則死結為陰

鬱者痰結滯弦關主飲水侮乘脾寸弦頭痛尺弦腹痛○長則氣治短則氣病洪為感滿氣壅火炎動主熱痛驚狂汗

崩○滑主痰病關滑痰食寸主吐逆尺滑濁血○濇為濕痹尺傷精血寸渴津液關膈液亡○代則氣之臟氣不續跌

打損傷奪氣痛瘡女胎三月脈代勿訝大則病進小則病退內傷外感細心領會

臟腑脉象

五臟為陰六腑為陽陰陽既殊脈象攸分○肝弦心洪脾緩肺濇腎沈而其甚者為臟微十難一脈十變虛實

賊微正五邪剛柔相干之意也假令心脈急甚者肝邪干心也微急者膽邪干小腸也○心脈大甚者心邪自干心也微

大者小腸邪自干小腸也○心脈沈甚者腎邪干心也微沈者膀胱邪干小腸也○心脈緩甚者脾邪干心也微緩者胃邪干小腸也○心脈濇甚者肺邪干心也微濇者大腸邪

干小腸也心脈微甚者腎邪干心也其他臟腑依此類推六十之變可以意識○膽與

是為二十五變○命門三焦之竅也○大抵腑脈浮數臟脈沈遲脈法浮為在表沈為在裏數為在腑遲

為在臟是也○蓋陽外陰內臟氣外濟則陰陽平而脈息調腑病則氣不內交是以但浮而不沈臟

病則氣不外濟是以但沈而不浮是乃陰陽消長之理也

臟腑平脉

平脈者各部之本脈也腑則浮取臟則沈取陽脈屬腑陰脈屬臟然陰中有陽腑中有陰臟亦有沈臟亦有浮故脈

有權不可執一○足厥陰肝沈而弦長足少陰腎沈石而滑足太陰脾中和而緩足少陽膽弦大而浮足陽明胃浮長

而濇足太陽膀胱洪滑而長手少陰心洪大而散手太陰肺浮濇而短手厥陰心包浮太而散手少陽三焦洪大而急

手陽明大腸浮短而滑手太陽小腸洪大而緊凡肝弦心洪脾緩肺毛腎石俱要中和太過固病不及亦病大過者脈

來強實病在外不及者脈來虛微病在中

時令應脉

時令者、四時之緩脉與之應也、十二月大寒至春分為初之氣厥陰風木主令、經云厥陰之至、其脉弦、春分至小滿為

二之氣少陰君火主令、經云少陰之至、其脉鈎、小滿至六月大暑為三之氣少陽相火主令、經云少陽之至、其脉大而

浮、大暑至秋分為四之氣太陰濕土主令、經云太陰之至、其脉沈、秋分至小雪為五之氣陽明燥金主令、經曰陽明之

至、其脉短而濇、小雪至太寒為六之氣太陽寒水主令、經云太陽之至、其脉大而長

六氣分合

左關之沈候立春十五日雨水五日中候雨水十日驚蟄五日浮、驚蟄五日春分十五日、初之氣厥陰風木主令、

右寸之沈清明十五日、穀雨五日中、穀雨十日立夏五日小滿十五日、二之氣少陰君火主令、○

右尺之沈芒種十五日夏至五日中夏至十日小暑五日浮、小暑五日大暑十五日、三之氣少陽相火主令、○

沈立秋十五日處暑五日白露十日白露五日秋分十五日、四之氣太陰濕土主令、○右關之

十五日霜降五日中霜降十日立冬五日浮、立冬五日小雪十五日、五之氣陽明燥金主令、○左尺之沈寒露

冬至五日中、冬至十日小寒五日大寒十五日六之氣太陽寒水主令、○左尺之沈大寒十五日

則未至而至從節前十三日為度不及之紀則至而未至從節後十三日為度太過之歲從左尺浮分起立春不及之紀

歲從左關中分起立春依次推之、此六氣之至理而方書之所未發者也、必於平旦清心調息逐部細究則時令之病

可以前知診得六部俱平則已、若有獨大獨小獨浮獨沈獨長獨短獨滑下、○以七診之法、各部不同、依法斷之、則

無不應驗假令左關中候脉獨大已至芒種後夏至邊有濕熱之症蓋弦主風而火主熱也、且左關為風木之位故也、

如尺沈分脉獨緩滯而實大已知兩水後驚蟄邊有風熱之病蓋緩滯主濕實大主熱六脉俱沈滯惟右寸脉得容

和緩清淨無滯已知霜降後立冬必俞其餘據此而推之、百無一失矣、○夫按政運者、所以明不應之脉蓋不應者、

沈細也有其診則見矣凡值此不應乃歲運合宜不必求治若誤治之反伐天和○土運為南政土位居中南面而行

令故也其餘四運以臣受令故為北政也○甲已二年為土運南政如遇少陰司天則兩寸不應厥陰司天則右寸不

應厥陰在泉則右尺不應太陰在泉則左尺不應、厥陰司天則右尺不應太陰司天則左尺不應少陰司天則兩寸不應厥陰在泉則兩寸不應○乙丙丁戊庚辛壬癸八年皆為北政、如遇少陰司天則兩尺不應、○如尺當不應而反浮大寸當不應而反沉細寸當不應而反沉細、是謂尺寸反、反者死、○如尺當不應而反浮大而反沉細左當不應而反浮大右當不應而反沉細是謂左右反反者死、○如右當不應而反沉大左當不應而反浮大右當不應而反沉細是謂左右反、反經云左右反者死、

六經脈象

仲景云太陽脈浮浮緩中風浮緊傷寒脈浮而緊風寒症具兩辭之○陽明脈長其病在經陽明長洪在經熱其脈長而實其熱入腑也○少陽為病其脈必弦陽若微結其脈則細○陽脈細結不但陽症似陰陽脈亦似陰脈○太陰脈遲而實其熱入腑也沈細而數陰症當辨少陰脈細陰邪脈也沈細而數陽症當辨厥陰脈細陰邪脈也沈細而數陰症當辨厥陰脈細陰邪脈也從陽化陽症當別

榮衛脈象

平脈篇曰衛氣盛名曰高營氣盛名曰章高章相搏名曰綱○高者衛氣盛也章者營氣盛也綱者營衛俱盛有餘之象也○衛氣弱名曰惵營氣弱名曰卑惵卑相搏名曰損○惵者衛氣弱也卑者營氣弱也損者營衛俱弱不足之象也○衛氣和名曰緩營氣和名曰遲遲緩相搏名曰沈○緩則陽氣長遲則陰氣盛陰陽相包言榮衛並行剛柔相得名曰強也○陽氣長者言胃氣有餘也陰氣盛者言周流剛柔相得者二氣和平也此皆脾胃之氣所致也如此則其人之健旺可知也

脈分四時

內經曰春日之浮如魚之遊在波夏日在膚泛泛乎萬物有餘秋日下膚蟄蟲將去冬日在骨蟄蟲周密君子居室知內者按而紀之知外者終而始之此六者持脈之大法也春不沈夏不弦秋不數冬不濇是謂四塞春夏而脈沈濇秋冬而脈浮大名曰逆四時春得秋脈夏得冬脈秋得夏脈冬得長夏脈名曰陰出之陽不治、

脈分四方

東南之地四時皆春其氣暄和民脈多緩南極之地四時皆夏其氣蒸炎民脈多軟西極之地四時皆秋其氣清肅民

六經脈象、榮衛脈象、脈分四時、脈分四方

脉多勁北極之地四時皆冬其氣凝冽民脉多石東南卑濕其脉軟緩居於污澤亦如東南西北高燥其脉剛勁居於
高巔亦如西北南人北脉取氣必剛北人南脉取氣必柔不可執一以看聲色

男女異脉

天不足西北陽南而陰北故男子寸盛而尺弱肯乎天也地不滿東南陽北而陰南故女子尺盛而寸弱肯乎地也男
子以陽為主寸脉常旺於尺女子以陰為主尺脉常旺於寸是其常也反常則為病經曰左大順男右大順女

老少異脉

老弱者脉宜緩弱若過旺者病也少壯者脉宜充實若過弱者病也然老人脉旺而非燥者此天稟之厚引年之壽名曰
壽脉若燥疾而有表無裡則為孤陽非吉脉也壯者脉細而和緩三部同等此天稟之靜清逸之士名曰陰脉若細小
勁直前後不等非吉脉也

脉有常變

平人病人之脉皆有常變也平人之脉有清濁者有滑濇者有浮沈者有盛衰者有緩急者皆稟氣然也有純陰而清
微如無脉者有純陽而洪大者是貴脉也病人之脉有恢緩惔疾乍進乍退病去病來病減病增
病變脉變之不同凡診脉者必先識平脉然後能識病脉先識常脉以後可以察變脉

脉有反關

反關脉者不行於寸口由肺列缺穴斜行臂側入大腸陽谿穴而上食指故名反關有一手反關有兩手反關此得之
有生之初非病也其三部定位九候淺深與平常應見於寸口無異脉經云第乘兄位故崔紫虛四字脉訣曰平人無
脉移于外絡兄位弟乘陽谿列缺此千百人中僅一二人耳

病危當驗

夫病在危篤當候足之三部衝陽為胃之動脉也太谿者腎之動脉也太衝者肝之動脉也候衝陽以驗胃氣候太谿
以驗腎氣候太衝以驗肝氣胃為生氣之母腎為生氣之根肝為生氣之機病雖危篤三部不衰尚可甦生若三候絕

二七一

者、不可挽回、女人尤以太衝為主、以肝為血海而又為生氣之始也。○部位稍脉

脉無神根

脉無神根包二、以尺中為根、人之有腎、如樹木之有根、水為天一之元、先天命根也、王叔和曰、寸闋雖無、尺猶未絕、何憂殞滅、謂其有根也、若腎脉敗、是謂無根也、以沈候為根、經曰、諸浮脉、無根者皆死、此謂有表無裡、謂之孤陽、不生天造化、所以亘萬古而不息者、一陰一陽互為其根也、陰既絕矣、孤陽豈能獨存乎、一說似乎不同、實則一致、兩尺為腎部、三部沈候亦皆腎根、然則兩尺之無根、與沈候之無根、總屬腎水絕矣、故脉貴有神、是即有根之謂、脉若無根、譬如樹之無根、安得枝葉之不枯槁哉、

重陰重陽

寸浮太陽又兼疾脉、此至陽中之陽、名曰重陽、尺沈細陰又兼遲脉、陰中之陰、名曰重陰、上部重陽、下部重陰、陽亢陰下、隔顛狂乃成、經曰重陰者顛、重陽者狂、六脉有表無裡、如濡脉之類、此名脫陰、六脉有裡無表、如弱脉之類、謂之脫此名脫陽、六脉俱暴脫、此名陰陽脫、經云脫陽者見鬼、脫陰者目盲、陰陽俱脫者、危、

覆溢關格

溢者、肘上於魚際、世人多有此脉、同而病異、不可一例論也、有兩手上魚者、有一手上魚者、若平人神氣充實而有此脉者、天稟之厚、元神充足、上溢於魚際、其人必壽、若素無此脉、猝見此脉者、病脉也、三難脉有不及、太過、有溢有覆、有關有格何謂也、然關之前者、陽之動也、脉當九分而浮、過者法曰太過、減者法曰不及、遂上魚為溢、為外關內格、此陰乘之脉也、關以後者、陰之動也、脉當一寸而沈、過者法曰太過、減者法曰不及、遂入尺為覆、為內關外格、此陽乘之脉也、陰乘陽偏勝、自下至上、陽氣不得營於尺、故遂偏勝、陰氣熱而鼻衄、溢於胸、陰內寒而腹滿、吐食、陰不得降、陰氣乘陽、關外、乃陽氣不得入、而寒冷、陽不得降、故曰內關外格此陽乘之脉也、○

太素脉說

○拒之而復之、下拒而偏覆、於內而為關格、孤覆陽微、乃從真上、臟之脉、無胃氣之和、由緩溢其外、而得之而必矣、此即大小便秘如水之由內熱、而大而內溢、其死也必矣、○覆溢是其真臟之脉、人不病而死也

脉法倡自岐黄,不過則病情決死生而已,安得有太素而徵休咎也,此皆出於好奇之一端,然亦有可採者,如脉形圓淨至數分明,謂之清脉;脉形散澷,至數模糊,謂之濁脉。質清脉濁外富內貧,質濁脉清外貧內富,脉清而長富貴而壽,脉濁而促貧賤而夭,此則可取,而窮通禍福之說,似近於索隱行怪之弊耳。

五臟平脉

內經曰:肝脉之來,耎而招招,如循長竿末稍,曰肝平。○心脉之來,累累如連珠,如循琅玕,曰心平。○脾脉之來,和柔相離,如鷄踐地,曰脾平。○肺脉之來,厭厭聶聶,如落榆莢,曰肺平。○腎脉之來,喘喘累累如鈎,按之而堅,曰腎平。

五臟病脉

肝脉之來,盈實而滑,如循長竿,曰肝病。○心脉之來,喘喘連屬,其中微曲,曰心病。○脾脉之來,實而盈數,如鷄舉足,曰脾病。○肺脉之來,不上不下,如循鷄羽,曰肺病。○腎脉之來,如引葛,按之益堅,曰腎病。

五臟真脉

真臟脉者,所以明不治之脉也。蓋人以胃氣為本,胃氣脉者,脉來中和意思忻忻,悠悠揚揚,難以名狀是也。太過者固病,不及者亦病,但得真臟脉而全無胃氣和緩者死矣。○真肝脉至,中外急,如循刀刃,責責然,如按琴瑟弦。○真心脉至,堅而搏,如循薏苡子累累然。○真脾脉至,弱而乍數乍疎。○真肺脉至,大而虛,如以毛羽中人膚。○真腎脉至,搏而絕,如彈石辟辟然。凡診真臟脉見者死。

五臟死脉

肝至懸絕十八日死,心至懸絕九日死,肺至懸絕十二日死,脾至懸絕四日死,腎至懸絕七日死。

○肝脉之来急而益勁，如新張弓弦曰肝死。

○心脉之来前曲後居，如操帶鉤曰心死。

○脾脉之来銳堅如鳥之喙如鳥之距如屋之漏如水之流曰脾死。

○肺脉之来如物之浮如風吹毛曰肺死。

○腎脉之来發如奪索辟如彈石曰腎死。

（脾毛無胃氣則……胜毛無胃氣絕矣）

病脉宜忌

病之與脉有宜不宜陰陽順逆吉凶可推○中風之病脉宜浮遲堅大惡疾其凶可知○傷寒熱病脉喜浮洪沈微澀小證反必凶汗後脉靜身凉則安汗後脉躁熱甚陰陽證見命必危殆陰雖困無害○勞倦傷脾脉當虛弱自汗脉躁死不可却○癧脉宜弦遲多寒弦數多熱數則難○嘔吐及胃浮滑者昌沈數細澀腸結則亡○霍亂之候脉代勿訝舌卷囊縮厥伏可嗟○嗽脉多浮浮濡易治沈伏而緊三消之脉數大者生細微短澀應手可驚○小急疾但弦無胃必死不失○心腹之痛其類有九遲細速愈浮大延久○疝症屬肝脉死期將至○喘息擡肩浮滑則順沈澀澀肢寒切為逆症○火熱之症洪數為宜微弱無神根本脫離○骨蒸發熱脉數而虛熱而澀小必殞其軀○勞極諸虛浮軟微弱○小便淋閉鼻衄黃實太可療澀小知亡○癲乃重陰狂乃重陽浮洪吉宜弦忌生忌惡者死○五臟為積六腑為聚實強可生沈細難愈○中惡腹脹緊細乃生浮大為何邪氣已深○鬼祟之脉左右不齊乍大乍小乍數乍遲○攤痪未潰洪大脉宜及其已潰洪大最忌○肺癰已成寸數而實肺痿之症數而無力○癰疽浮數脉宜短澀數大相逢氣損血失○腸癰實熱滑數相宜沈細無根其死可必○病在中乎脉虛為害病在外乎脉虛為蚨○腹中積久脉虛者死○身表熱甚脉靜者死○頭痛宜浮切忌短澀○腸澼腸毒不怕沈微弱偏秘數急五温病煩熱脉細可怕○婦人有子陰搏陽別。○少陰動甚其胎已結滑疾而散胎必三月按之不散五月可別左大順男右大順女男腹如箕女腹如斧欲産之脉離經是真新産之婦脉宜小緩實弦牢大其凶不免

脉决死期

内經曰脉來浮合如數、一息十至以上者、是經氣予不足也、微見九日、十日死。

脉至如火薪然、是心精之予奪也、草乾而死。

脉至如散葉、是肝氣予虛也、木葉落而死。

脉至如泥丸、是胃精予不足也、榆莢落而死。

脉至如橫格、是膽氣予虛也、禾熟而死。

脉至如弦縷、是胞精予不足也、病善言、下霜而死、不言可治。

脉至如交漆、交漆者、左右傍至也、微見三十日死。

脉至如湧泉、浮鼓肌中、太陽氣予不足也、少氣味、韭英而死。

脉至如頹土之狀、按之不得、是肌氣予不足也、五色先見黑、白壘發死。

脉至如懸雍、懸雍者、浮揣切之益大、是十二俞之予不足也、水凝而死。

脉至如偃刀、偃刀者、浮之小急、按之堅大急、五藏菀熱、寒熱獨並於腎也、如此其人不得坐、立春而死。

脉至如丸滑不直手、不直手者、按之不可得也、是大腸氣予不足也、棗葉生而死。

脉至如華者、令人善恐、不欲坐臥、行立常聽、是小腸氣予不足也、季秋而死。

七怪死脉

雀啄連來三五啄、屋漏半日一點滴、魚翔似有又似無、蝦游靜中忽一躍、彈石硬來尋即散、搭指散亂為解索、釜沸為七怪、謂如釜水火燃沸、有出無入、陰陽絕、七脉一見休下藥。

以上四診、醫學指南、後增釜沸為七怪。

四言脉訣

人身之脉　本乎榮衛
榮者陰血　衛者陽氣
榮行脉中　衛行脉外
脉不自行　隨氣而至
氣動脉應　陰陽之義
氣如橐籥　血如波瀾
血脉氣息　上下循環
此經屬肺　上系吭嗌
脉之大會　息之出入
十二經中　皆有動脉
惟手太陰經　可得而息
初持脉時　令仰其掌
掌後高骨　是謂關上
關前為陽　關後為陰
陽寸陰尺　先後推尋
兩手各有　寸關與尺
左手為陽　右手為陰
男子之脉
浮取為陽　沉取為陰
數躁為陽　遲慢為陰
有力為陽　無力為陰
長大為陽　短小為陰

男子之脈，左大為順；女子之脈，右大為順。
男尺恒虛，女尺恒盛。
凡診病脈，平旦為進；虛靜藏神，調息經審。

一呼一吸，合為一息；四至五至，平和之則。
三至為遲，遲則為冷；六至為數，數即熱症。
轉遲轉冷，轉數轉熱；在人消息，在人差別。
遲數既得，即辨浮沈；浮沈遲數，辨內外因。

有內外因，外因於天，內因於人。
天則陰陽，風雨晦明；人喜怒憂，思恐悲驚。
外因之浮，則為表證；沈裏遲寒，數則熱盛。
內因浮脉，虛風所為；沈氣遲冷，數熱何疑。
浮數表熱，沈數裏熱；浮遲表虛，沈遲冷結。

表裏陰陽，風氣冷熱，辨內外因，脈證參別。

浮為心肺，沈屬腎肝；脾胃中州，浮沈之間。
惟有腎脉，獨沈之極；按之至骨，皮毛相得。

寸候胸上，關候膈下，尺候於臍。
察其六部，的在何處，一部兩經，一臟一腑。
左寸屬心，合於小腸；關為肝膽，尺候三焦。
右寸屬肺，大腸同條；關則脾胃，尺候命門。
尺腎膀胱，左命三焦，右命三焦。
上下中央，三部分之。

脈理浩繁，總括於四。
六難七難，專衍其義；析而言之，七表八裏。
又有九道，離為七八。

浮脉法天，輕手可得；泛泛在上，如水漂木。
有力洪大，來盛去悠；無力虛大，遲而且柔。
虛甚則散，渙漫不收；有邊無中，其名曰芤。
浮小為濡，綿浮水面；濡甚則微，弱則忽忽。
不任尋按，過於本位。

沈脉法地，近于筋骨；深深在下，沈極為伏。
有力為牢，實大弦長；牢甚則實，幅幅而強。
無力為弱，柔小如綿；弱甚則細，如蛛絲然。

滑脉流利，往來轉旋；滑如走珠，便知七表。
既知七表，更知八裏，九道之形。

數脉屬陽，六至一息；七疾八極，九至為脫。
浮大者洪，沈大牢實；往來流利，是謂之滑。
有力為緊，彈如轉索；數見寸口，有止為促。
數見關中，有止為結；遲止定期，代則難回。

代止不然，止難回之。
勿診關中，一氣貫通，焉能間斷。

伏按至骨，不可相無；不可相有，相引曰長。
短則不及，來去乖張。

牢比弦緊，轉堅轉勁，動則動搖。
促結俱止，促數結遲，細脉一線。
三脈皆止，當審毫釐。

小而有力　弦大虚扎

病衆之脉　可決死生　脉曰漫漫不似　其脉為散　急疾曰改　脉最易見　即脉求病　病無不明

可保無虞　然有應病

中風脉浮　右寸氣口　左寸人迎　氣口內停　人迎外感　內傷外感　按此搜尋

陽證見陰　命必危殆　傷寒熱病　其或沈滑　勿以風治　其或沈滑而微而虚　扶危治病　風未可療　聖人惡之

陰小而惡　此非風寒　乃濕温脉　陰陽俱感　病熱之極　陰濇而弱　沈之而細　或濇或細　是皆中濕

病久之脉　虚微無力　脾脉虚弱　汗出脉躁　死證可察　弦細扎弦　浮濇而滑　沈之而細　弦數多熱　代散則絕

熱厥脉伏　或是痿病　濡細則濕　似乎不弦　細診可得　風寒濕氣　合而為痺　浮濇而緊　三脉乃備　皆沈而弦　脚氣之脉

痃瘕寒痛　其狀有四　浮弦為風　濡弱濕氣　遲濇因寒　洪數熱氣　風汗濕温　熱下寒氣　風浮寒緊　濕細暑虚

延弦而滑　虚脉則無血　便秘必難　治寒暑濕　竇則悶胸　指下刺逆冷　下既明　治風汗濕温　無積不惑　尺脉虚弱　緩濇而緊　病為是痛

結腸者亡　滑數為嘔　代者霍亂　微滑者生　氣齊生氣　先理痰氣　次隨症治　嘔吐反胃　浮滑者昌　洪而數促　脉必遲微　厥逆遲微　手温並佳

治暑濕瀉　分其小便　虚脱固腸　固有不捽　滑而不勻　風浮寒緊　緩濇而數浸　弦數緊濇　沈細暑虚

是則可嗟　或沈弦滑　岡有或伏　必是吐瀉　夏月泄瀉　嘔吐反胃　浮滑者昌　脉應暑濕　喘脉浮濇　弦必暑虚

四肢若寒　沈濇難藥　欬嗽所因　數熱緩温　房勞濇難　右關濡者　飲食傷脾　左關弦短

疲極肝衰、浮短肺傷、法當欬嗽、五臟之嗽、各視本部、浮緊虛寒、沈數實熱、洪滑多痰、弦濇少血。

形盛脉細、不足以息、沈伏而緊、皆是死脉、惟有浮大、而嗽者生。

便知是氣、沈極則伏、濇弱難治、外症內脉、眾考稱停。

下部在尺、脉象顯然、心或沈滑、沈弦細動、下手脉沈、心痛在寸、腹痛在關。

痰蓄心狂、心中驚悸、氣兼痰飲、飲食之悸、脉必代結。

鬼祟之脉、左右不齊、乍大乍小、乍長乍短、此皆邪脉、神志昏亂。

渴飲無餘、鼻頭色黄、細微短濇、遺精白濁、當驗於尺。

皆是虷脉、小便必難、應手謹驚、便血則虷、數則赤黄、燥屎赤溺。

陰脉沈遲、隨其上下、小便清濇、脉或沈数、數大難治、水腫之症、有陰有陽。

脾制於肝、洪数熱濇、遲弱陰寒、浮為虛滿、緊則中實、為有痰結、弦伏中實、濇則氣劣。

沈扎邑赤、其邑青白、數大可治、結在膀胱、諸症失血。

沈濇而微、速愈者希、胸痞痞氣、胸膈痞塞、症屬虛弱、骨蒸勞熱、熱兼發熱、必頊其軀。

五臟為積、六腑為聚、脾積痞氣、肝積肥氣、奔豚屬腎、肺積息賁、心積伏梁、沈惡囪黑。

沈小者死、生死之別、病同脉異、聚結有云、積在本位、中央之黄、浮毛邑白。

食不消化、浮滑而疾、噫氣殊臭、胸膈痞塞、骨蒸勞熱、熱而濇小、是為食異。

脉必洪数、其或微濇、症屬虛弱、脉数而虛、熱兼發熱、必頊其軀、勞極諸虛、浮軟微弱。

土敗雙弦、火炎則数、加汗加欬、頭痛陽弦、浮風沈寒、熱兼發熱、濕細而堅、氣虛頭痛。

雖弦必濇、痰厥則滑、腎厥堅實、非藥可除、頭痛陽弦、浮風沈寒、風熱洪数、男子久病。

脉弱則死、脉強則生、攤疽浮数、惡寒發熱、若有痛處、攤疽所發、未潰膿時、脉宜洪大、及其已潰。

洪大始戒，脉數發熱，而疼者陽，不數不熱，不疼陰瘡，桑癰之脉，弦洪相搏，細沈而直，肺肝俱數。

寸數而實，肺癰已成，數而無力，肺痿之形，肺癰宜短濇，死者浮大，不白而赤，諸虛脉細。

或緩而實，手分左右，虛分血氣，右手脉弱，或數或大，血虛須酌，左手弱遲，陽虛之勢，遲緊未臚。

脉若緊指，真氣虛極，陰虛兼數，腸癰難知，數而不熱，腸癰何疑。

下以少陰，洪數臟成，尺按不絕，此為有孕，沉細無根，其死可知，陰陽別於上，血氣和調，有子之象。

手之少陰，其脉動甚，尺按不絕，或診三部，浮沈一止，當問月水，腎為胞門，婦人有病，左手取，而無疾，或寸脉微。

關滑尺數，往來流利，如雀之啄，少陰屬心，心主血脉，大小滑濇，小兒滑脉。

此孕之脉，所以不月，滑疾不散，胎必三月，但疾不散，五月可別，男女之別，以左右取，左疾為男。

右疾為女，沉實在右，浮大在左，右女左男，可以預判，離經六至，沉細而滑。

新產之脉，小緩為虛，實大弦牢，其凶可明，血瘕弦惡，而大者生，虛小弱者，即是死形，半產漏下。

革脉主之，弱即血耗，立見傾危，診小兒脉，浮沈弦急，浮表沈裏，惟有婦人，脉症憑，小兒驚宿。

各依脉形，以審症治，與丈夫異，要知嬰稚，貴識症形，問始之詳，脉難盡憑，望聞問切，神聖工巧。

壞者昧昧，明者了了，病脉診法，若乃持脉，尤所當知，謂如春弦，夏名鈎脉，秋則為毛，冬主腎水。

惡者昧昧，病見於外，病徵不及，病決在內，四時各異，意思欣欣，悠悠揚揚，久按有神，是謂之本。

冬則為石，實強太過，病見於外，緩而和勻，不疾不徐，不大不小，不浮不沈，意思欣欣，秋主肺金，冬主腎水。

胃氣者何，脉之中和，過與不及，皆是偏傾，肝脉弦長，春主肝木，夏主心火，脾土乘旺，則在長夏，秋主肺金。

五臟脉象，與五運配，肝惡如張弦，又如循刀，如按琴瑟，浮大如散，心和且滑，如循琅玕。

難以名狀，過與不及，皆以胃氣，而為之本，浮大如散，益堅而滑，如循琅玕。

病則益數，受病於肝，如雞舉足，死則帶鈎，後踞前曲，浮濇而無，藹藹如蓋，此肺之平，按之益大，病如循羽。

才丁不上

死則消索　吹毛颶颶　沉濟而滑　腎平則若　上大下銳　滑如雀啄　腎之病脈　啄啄連屬

連屬之中　然而微曲　來而解索　去如彈石　已死之腎　在人審識　脾者中州　平和不見　然亦可察

中大而緩　來如雀啄　如漏漏水　原乃見此　又有肥瘦　修長侏儒　肥浮瘦瘦　短促長疏

性慢之人　五至為平　性緩之人　四至則　身長之人　下指宜疏　身短之人　下指宜密　北方之人

每見實強　南方之人　恒多軟弱　少壯脈大　老年脈虛　酒後脈數　飯後脈洪　遠行脈疾　久飢脈空

室女尼姑　脈多濡弱　純陽之子　脈多洪數　各分診法　不可一途　脈有反關　動在臂後　別由列缺

不干證綜　難盡者意　難窮者理　得之於心　應之於指

病機論

論曰察病機之要理，施品味之性用，然後明病之本焉。故治病不求其本，無以去深藏之大患。故五運六氣為病，颼燥寒暑皆因于外以知之。變也，經言盛者瀉之，虛者補之，欲令要道必行，桴鼓相應，猶拔刺，雪污，工巧神聖可得備焉。靈樞曰刺深猶可拔，污深猶可雪，歧伯曰審察病機，無失氣宜，此之謂也。

五運主病

諸風掉眩皆屬肝木

掉，搖也。眩，昏亂旋運也。所謂風氣甚而頭目眩運者，由風木旺，必是金衰不能制木，而木復生火，風火皆屬陽，多為兼化。陽主乎動，兩動相搏則為之旋轉，故火本動也，焰得風則自然旋轉。如春分至小滿為二之氣乃君火之位，且大寒至春分前七十三日為初之氣乃風木之位，故春分之後風火相搏則多起飄風，俗謂之旋風是也。四時皆有之，由五運六氣千變萬化衝蕩擊搏，推之無窮，安得失時而便謂之無也。但有微甚而已。人或乘車躍馬，登舟環舞而眩運者，其動不正而左右紆曲，故經曰曲直動搖，風之用也。眩運而嘔吐者，風熱甚故也。

諸痛痒瘡瘍皆屬心火

人近火氣者微熱則痒，熱甚則痛，附近則灼，而為瘡皆火之用也。或痒痛如針刺，輕者或作㾦疿，一本猶飛迸火星灼之

然也痒者美疾也故火旺於夏而萬物蕃鮮榮美也冬之以火漬之以湯而痒甚者微熱之所使也因而痒去者

熱令皮膚緩腠理開通陽氣得泄熱散而去故也或夏熱皮膚痒而以冷水沃之不去者寒能收歛腠理閉密陽

氣鬱結不能散越治法之綱要達此兩者能事畢矣

則痒去者爬令皮膚辛辣而屬金金化辛能散故金化辛見則火力分而群矣或云痛為實痒為虛者非謂虛為寒也正

謂熱之微甚也或疑瘡瘍皆屬火而反腐出膿水者何也猶穀肉菓菜熱極則腐爛而潰為汙水也潰而腐爛者鹹寒水

之化也所謂五行之理過極則勝已者反來制之故火過熱極則反兼於水化又如塩能固物令不腐爛者鹹寒水

化制其火熱使不腐爛故得久固也萬物皆然

諸濕腫滿皆屬脾土

地之體也土濕極甚則痞塞腫滿物濕亦然故長夏屬土則庶物隆盛也

諸氣膹鬱病痿皆屬肺金

膹謂膹滿也鬱謂奔迫也痿謂手足痿弱無力以運動也大抵肺主氣氣為陽陽主輕清而升故肺居上部病則其氣膹滿奔迫不能上升至於手足痿弱不能收持由肺金本燥燥之為病血液衰少不能榮養百骸故也經曰手指

得血而能攝掌得血而能握足得血而能步故秋金旺則霧氣凝鬱而草木萎落病之象也萎猶痿也

諸寒收引皆屬腎水

收歛引急寒之用也故冬寒則拘縮矣

六氣為病

風類

諸暴強直支痛緛戾裏急筋縮皆屬於風

○暴卒暴也強勁有力而不柔和也直筋勁強也支痛支持也堅固支持筋攣不柔而痛也緛戾緛縮也戾乖戾失常而病也然燥金主於緊歛短縮勁切風木為病反見燥金之化由亢則害承乃制也況

風能勝濕而為燥也、風病勢甚而成筋緩者、燥之甚也、故諸風甚者皆兼於燥。○亢則害承乃制、亢則害承乃制、或以亢勝則害承為句非也、

極之害者害物也、亢害隨之故有勝之之害也、承猶隨也、謂隨之之下有防之之意也、亢者更平其不勝者也、如素問火氣之下水氣承之、不勝者銷交相隨然不過防之而已、一或亢而為害則隨之者制之、

制起而剋勝之故曰亢則害承為句非也、亢則害承乃制、亢則真化虛虛則真化虛、亢則真化虛、制者剋勝之也、蓋物之亢極者必立至其窮也、

諸病喘嘔嘔吐酸暴注下迫轉筋小便渾濁腹脹大鼓之如鼓癰疽瘍疹瘤氣結核吐下霍亂瞀鬱腫脹鼻塞鼽衄血溢

血洩淋閟身熱惡寒戰慄驚惑悲笑讝妄衄衊血汗皆屬於熱少陰君火乃真心小腸之氣也、
○喘火氣甚為夏熱衰為冬寒故病寒則氣衰而息微熱則氣甚而息麤又寒水為陰主乎遲緩熱火為陽主乎急數故寒則息遲氣微熱則息數氣麤而為喘也、○嘔胃膈熱甚則為嘔火氣炎上之象也、○吐酸者肝木之味也、由火盛制金不能平木則肝木自甚故為酸如飲食熱則易於酸矣但或言吐酸為寒者誤也、又如酒之味苦而性熱能養心火故令人色赤氣粗脉洪大而數語讝妄歌唱悲笑喜怒如狂胃昧健忘煩渴吐酸皆熱症也、○下迫後重裏急窘迫急痛也火性急速而能燥物故也、○轉筋經云轉反戾也、熱氣燥於筋則攣瘛而痛火主燔灼燥動故也或以為寒客於筋者誤也蓋寒雖主於收引然止為厥逆禁固伸而不能舒曲而不能伸安得反戾而為轉筋也所謂轉筋者多因熱甚霍亂吐瀉所致以脾胃土衰則肝木自甚而病轉筋也、大發渴則為熱明矣。○轉筋寧瘛而痛火主燔灼燥動故小便渾濁天氣熱則水渾濁寒則清潔水體清而火體濁故也又如清水為湯則自渾濁也○腹脹大鼓之如鼓氣為陽陽為熱氣甚則水

○凡霍亂轉筋而不渴者未之有也或不因吐瀉但外冒於寒而腠理閉密陽氣鬱結怫熱內作熱燥於筋則轉筋也、熱證明矣夫轉筋者

陰故也或以為寒客於筋者誤也、故謂轉筋以湯漬之而使腠理開洩陽氣散則愈也故湯漬之而愈俗反疑為寒者誤也○小便渾濁天氣熱則水

重裏急窘迫急痛也火性急速而能燥物故也○轉筋經云轉反戾也

熱凡霍亂轉筋

也由火盛制金

惡數故寒則息

渾濁寒則清潔水體清而火體濁故也又如清水為湯則自渾濁也○腹脹大鼓之如鼓氣為陽陽為熱氣甚則如

也故謂轉筋以湯漬之而使腠理開洩陽氣散則愈也○瘤氣赤瘤丹

是也○經曰熱盛血則為癰膿也○疽深而惡也○瘍有頭小瘡也○疹浮小癮疹也○瘤氣赤瘤丹

燥熱勝氣也火之色也○結核火氣熱甚則鬱結堅硬如菓中核也不必潰發但令熱氣散則自消矣○吐下霍亂

三焦為水穀傳化之道路熱氣熱甚則傳化失常而吐瀉霍亂火性燥動故也或云熱無吐瀉止是停寒者誤也大法

吐瀉煩渴渴為熱不渴為寒或熱吐瀉始得之亦有不止則亡液而後必渴或寒本不渴若不渴或寒本不渴若亡津液過多則亦燥而渴也但寒者脉當沈細而遲熱者脉當實大而數或損氣亡液過極則反遲緩雖甚亦為熱矣又曰瀉白為寒青黃紅赤黑皆為熱也盖瀉白者肺之色也由寒水甚而制火故亡青者肝木之色也由火甚制金則金肺白甚故色白也如濁水凝水則自然清瑩而明白利色青者肝木之色也由火甚制金不能平木則肝木自甚故色青也或言利色白青也如濁水凝水則自然清瑩而明白利青也熱者誤也○熱甚則氣亂昏昧也○瘚怫鬱也結縕壅塞而氣不通暢所謂熱甚則腠理閉密而為瘚怫鬱也結也如煉物熱極相合而不能離故熱甚則怫鬱結縕極甚而反兼水化制之故也○瞀昏也熱氣甚則濁亂昏昧也○腫脹熱勝于內則氣鬱而為腫也陽熱氣盛則腹脹也火主長而高茂形貌彰顯舒榮皆腠理閉密而之故也○鼻塞也火主䐜膹腫脹故熱客陽明而鼻中䐜脹則窒塞也或謂寒主閉藏令反屬熱者謂火熱亢極則反兼水化制之故也○鼽者鼻出清涕也夫五行之理微則當其本化甚則兼其鬼賊故經曰亢則害承乃制也土主濕濕極則反兼風化制之風大則反涼而毀折也金主清涼秋涼極則反熱而燥萬物者莫能乎火以火煉金熱極而反化為水又身熱極則反汗出也水體柔順而反則火主濕陰雲兩而安靜土濕極則反兼而生榮風大則反涼故風注于鼻而鼽嚏也或言鼽為肺寒者誤也彼但見鼻出清涕而不知熱極則反出液也故病寒則出液澄澈清冷俗云水液澄澈清冷皆屬于寒是也○嚏鼻中因癢而氣噴作于聲也鼻為肺竅癢為火化心火邪熱干于陽明而上出于鼻則嚏也或故為熱客足厥陰之經延入孔竅結極甚而氣血不能宣通則痿痺而神無所用故遺尿不禁者為冷豈知熱甚客于腎部干於足厥陰之經延入孔竅結極甚而氣血不能宣通則痿痺而神無所用故淋小便澀痛也熱客膀胱鬱結極甚而不能滲泄故也或曰小便澀而不通者為熱小便遺而不禁者為寒誤也殊不知熱甚客于腎部干於足厥陰之經○血泄熱客下焦而大小便血也○衄者陽熱怫鬱干於足陽明而上熱甚則血妄行為鼻衄也○血溢者上出也心養於血故熱甚則血有餘而妄行或謂嘔吐紫凝血為寒者誤也此非冷凝由熱甚則水化制之故甚則水化制之故赤兼黑而為紫也○鈒者陽熱怫鬱干於足陽明而上熱甚則血妄行為鼻衄也愈甚也

液滲入膀胱而旋溺遺失不能收禁也○閟俗作秘大腸燥澀緊歛故也謂之

風熱結者謂火甚制金不能平木則肝木自旺故也或大便遍而閟者燥熱在于腸胃之外而濕熱在內故也義同

泄痢後重之義見下迫論中○身熱惡寒為熱在皮膚寒在骨髓者皆誤也仲景法曰無陽病寒不可發汗又曰身熱惡寒

在表或言身熱即愈然則豈有寒者歟又如熱生癰腫疥瘡而惡寒者亦由邪熱在於表也雖甬甫不可汗之○戰慄

汗泄熱去身涼即愈然則陽動陰靜而水火相反故厥逆禁固屈伸不便為病寒也然寒慄者由火甚似水實非有寒為寒

動搖火之象也陽動陰靜豈有寒者歟如熱極而戰反兼水化制之故寒慄也亦由邪熱在於表也或言惡寒者未明變

化之道也此由心火熱甚亢極而戰慄則戰慄愈矣或平人胃極寒而戰慄者由火主閉藏而陽氣不能散越則慄慄內作

故也○驚心卒動而不寧也火主于動故心火熱甚雖甬甫止為熱極於裏乃火極似水則喜驚也反兼腎水之恐

者亢則害承乃制故也所謂恐則喜驚者恐則傷腎而水之神也○惑疑豫濁亂而志不一也○

相火參差而惑亂故火實則水衰失志而志者腎之志也心火熱極而反兼水化制之故

主於熱喜喜痛故悲腦者心煩熱躁亂而非清淨也所以悲哭而五液俱出者火熱亢極而反兼水化制之故

也○笑蕃茂鮮淑舒榮彰顯而也之化也故喜為心火之志也喜極而笑者猶燔燎火喜而五液俱出者火熱亢極而反

之甚也○譫多言也言為心聲火猶火燔而鳴故也○悲金肺之志也心火

之微也若熱甚則雖睡寤而神昏不清則譫妄而咬牙皆然所謂寐則榮衛不能宣行于外而氣鬱于內

是故裏熱躁也夫上善若水下愚如火故六欲七情上善遠之而下愚遷之其夢中喜怒哀樂好惡愛之七情非分

而過其不可勝者麻則內熱鬱甚故也凡八夢者乃俗云夢中之夢離道愈遠夢之覺者尚為道之夢也故成道是

為大覺則六欲七情干也古人言夢者神迷也病熱而能遷七情者水衰道遠故也

清明而內濁昧其主動亂故心火熱甚則腎水衰而志不精一虛妄見聞而自為問答則神昏矣常見如鬼神也或

以鬼神為陰而見之則為陰極脫陽而無陽氣者妄意之言也○衄鐵血汗血出也浮者濁也心火熱極則血有餘

熱氣上甚則為血溢熱勢亢極則燥而汙濁害承乃制則色兼黑而為紫也、

濕類

諸痙強直積飲痞膈中滿霍亂吐下、體重跗腫肉如泥按之不起皆屬於濕脾胃太陰濕土乃

○諸痙強直筋勁強直而不柔和也土主安靜故也陰痙曰柔痙陽痙曰強痙亢則害承乃制故濕過極則反兼風化之然兼化者虛象而實非風也○積飲留飲蓄而不散也水得燥則消散得濕則不消以為積飲痞膈而傳化失○痞與否同不通泰也○中滿濕為積飲痞膈而土濕太過甚則霍亂吐瀉也○體重輕清為天重濁為地故土濕為病則體重宜也○霍亂吐下濕為病也○浮腫肉如泥按之不起泥之象也○土過濕則為泥濕為病也積飲痞膈中滿霍亂吐下證重故甚則跗腫矣、

火類

諸熱瞀瘛暴瘖冒昧躁擾狂越罵詈驚駭胕腫疼酸氣逆衝上禁慄如喪神守嚏嘔瘡瘍喉痹耳鳴及聾嘔涌溢食不

下、目昧不明暴注瞤瘛暴病暴死皆屬于火炒陽相火之熱乃心○瞀昏也如酒醉而心火熱甚則神濁昏也君火同○瘛動也惕跳動瘛火之體也○暴瘖卒瘂也金肺主聲故五行惟金響金應于乾乾為天天為陽為健為動金本燥為涸為欲為勁切為剛潔故諸能嘁者無越於此也凡諸聲聲者由其形氣之鼓擊也鼓擊者乃健動之用也所謂物寒則能嘁者水實制火火不兑金也其或火旺水衰熱乘金肺而神濁氣鬱則暴瘖而無聲也故經言內奪而厥則為瘖俳此腎虛也非者瘂也○冒昧非藏○冒昧暗也氣熱則神濁胃昧火之體也○躁擾躁動煩熱擾亂而不寧火之體也熱甚於外則支體躁擾甚于內則神志躁動反復癲狂懊憹煩心不得眠也○狂越狂者狂亂而無正定也越者乖越禮法而失常也夫外清內濁動亂參差火之體也或云重陽者狂重陰者癲則與素問之說不同也○罵詈言為心之聲也罵詈言之惡也夫水數

乃失志而狂越也或云重陽者狂、重陰者癲、則與素問之說不同也○罵詈言為心之聲也、罵詈言之惡也、夫水

一道近而善火數二道遠而惡水者內清明而外不彰器之方圓物之氣味五臭五色從而不違靜順清平潤下而

善利萬物滌洗濁穢以為清淨故上善若水水火反則下愚如火也火者外明耀而內煩濁炳萬物為赤為熱

為苦為焦以從其已躁亂炎炎上而烈害萬物燔爍群明以為昏昧水生于金而復潤毋燥火生于木而反害毋

形故易曰潤萬物者莫潤乎水又言離火為戈兵故火上有水下不能制火也是知

水善火惡而今病陽盛則水弱火強制金不能平木而善去惡發署不避親疎者笑怒而狂本火熱之所

生也○驚駭驚愕者水善而酸也○腫熱熱鬱滯陽氣鬱滯春笑怒而火熱之所

而為○兼化故為酸疼也○疼酸疼也由火實制金不能平木則木旺

火化心火主于腫脹故熱客上焦而咽嗌腫脹也○疼酸疼也由火化中禁俗作為五

臟神華太陽真火晃耀于目則鼻塞身熱為病俗謂熱氣鬱滯再經衰而或嚏者由火熱已退而為五

虛熱為癢癢發之則嚏也或風熱滯脉浮而無他證者瘫滯開通而愈或有痛處

嚏如喪神守者神能御形而及禁慄則如喪失保守形體之神也○嚏蟲中氣噴作于聲而為肺竅為

火化心火邪熱干于陽明發于鼻而癢則嚏也或故以物擾之癢而嚏者屬火故也或視日而嚏者由目為

而為○氣逆衝上火氣炎上故也○胕腫熱鬱滯陽氣鬱滯故也○疼酸疼也由火實制金不能平木則木旺

○嚏如喪神守者神能御形而及禁慄則如喪失保守形體之神也○嚏蟲中因癢而氣噴作于聲君火義同○

之經若火虛水實火實而熱客上焦而甚其咽嗌腫脹也○耳鳴有聲非妄聞也耳經言陽氣萬物盛

塞也火主腫脹故熱客上焦而咽嗌腫脹也○耳鳴有聲非妄聞也鼓其聽戶隨其脉氣微甚而作諸音聲也

因嚏而痛甚不可忍者則嘔之氣攻衝結痛而不得通利故也○嘔瘡瘍君火化同○喉痹痹不仁也或有痛處

躍故耳也○襲之為病俗醫卒以慄悍燥烈之藥制之往往謂腎水虛冷故也夫豈知水火之陰陽心腎氣少陽

榮衛之盛衰猶權衡也一上則必一下是故高者抑之下者舉之此平治之道也○目昧不明目赤腫痛翳膜皆熱

皆為熱也及目膜俗謂之眼黑亦為熱也或平曰目無所見者熱氣鬱之甚也或言目昧為肝腎之虛冷者誤也是

以妄謂熱甚目瞑眼黑也豈由寒氣又如仲景言傷寒病熱極則不識人乃曰盲也○暴注辛瀉君火義同○瞤瘛瘍

經言熱甚目瞑眼黑也豈由寒氣又如仲景言傷寒病熱極則不識人乃曰盲也○暴注辛瀉君火義同○瞤瘛瘍

豈能同虛而為冷者歟或通言肝腎之中陰實陽虛而無由目昧也俗妄謂肝腎之氣衰少當熱肝之氣衰少當涼腎當涼

以妄謂肝主于目腎主瞳子故妄言目昧為虛而冷也然腎水冬陰也則當熱肝木春陽也虛則當涼肝之

皆為熱也及目膜俗謂之眼黑亦為熱也或平曰目無所見者熱氣鬱之甚也或言目昧為肝腎之虛令者誤也是

跳動也火主動故夏熱則脉洪大而長閏瘈之類也況脉者心火之所養也○暴病暴死火性疾速故也斯由平日衣服飲食安處動止精魂神志性情好惡不循其宜而失其常久則氣變與火而為病也或心火暴甚而腎水衰弱不能制之熱氣怫鬱心神昏冒則筋骨不用卒倒而無所知是為僵仆也○嘔湧溢食不下胃膈熱甚傳化失常也

燥類

諸澀枯涸乾勁皴揭皆屬于燥

○澀物濕則滑澤乾則澀滯燥濕相反故如偏身中外澀滯皆屬燥金之化故秋脉澀濇澀也或麻者亦由澀也由水液衰少而燥澀氣行壅滯而不得滑澤通利氣強攻衝而為麻也○枯不榮生也涸無水液也乾不滋潤也勁不柔和也春秋相反故大法身表熱為熱在表渴飲水為熱在裏身熱飲水表裏俱有熱身涼不渴表裏俱無熱○皴揭皮膚啟裂也乾為天而為燥金坤為地而為濕土天地相反燥濕異用故燥金主於緊斂所以秋脉緊細而微濕土主於縱緩所以六月其脉緩大而長也如地濕則縱緩滑澤乾則緊斂皴揭之理明見焉俗云皴揭揭為風者由風能勝濕而為燥也

寒類

諸病上下所出水液澄徹清冷癥瘕㿗疝堅痞腹滿急痛下痢清白食已不饑吐利腥穢屈伸不便厥逆禁固皆屬於寒

○澄徹清冷淡而不渾濁也水體清淨而其氣寒冷故水穀不化而吐利清冷水液為病寒也如天氣寒則濁水自澄清也○癥腹中堅硬按之應手謂之癥也聖惠方謂癥徵也然水體柔順而今反堅硬如地者亢則害承乃制也故病濕過極則為痓反兼風化制之也病燥過極則反濕筋脉勁急反兼金化制之也病熱過極則反出五液或為戰慄惡寒反兼水化制之也其為治者但當瀉其過甚之氣以為病本不可反誤治其兼化者乃天機造化抑高之道雖在渺冥恍惚之間而有自然之理亦非顯形而有氣也病雖為邪而造化之道在其中矣余每讀至此數句必為之嘆然再三不忍夫五行之理甚而無以制之則造化息矣如春木

旺而多風大則反涼是兼金化制其木也大涼之下天氣反溫乃火化承于金也夏火熱極而體反出液是反

兼水化制其火也因而濕雲兩乃土化制承于水也兩濕過極而兼烈風乃木化承土化制

金化承于木也木極而涼乃萬物反燥乃火化制其金也因而以為冬寒乃水化承于火也寒極則水凝如地乃土化制

其水也凝凍極而起東風乃木化承土而周歲也○瘕腹中雖硬而忽聚忽散無有常準故聖惠方云以

其病瘕未及癥也經注曰血內凝而成瘕也○癥疝少腹控卵引腫忽忽絞痛

也○經注曰血脈凝泣而反為癰也又經言五臟皆有疝但脈急皆為疝○堅痃腹滿惡忌痛寒主病寒拘縮故惡忌痛也

寒極則血脈凝泣而反兼土化制之故腫痍而腹滿也或熱則痍堅結連少腹堅結痛者不可言為寒也○下利清白

也○寒主拘縮故也寒極而土化制之故腫滿也經言丈夫癩疝婦人少腹腫痛皆肝足厥

陰之脈也經注曰寒氣兼而為泣也又經言血不流而寒霜故血內凝而成瘕也○瘕腹控卵引腫忌痛

而淵今言惡者非惡數而泄也由緊脈主病寒惡之象者寒也然則脈當短小

殺穀而腹熱脹滿雖數日不食而不飢窘者不可言為寒也○胃膈潤澤而無燥熱執則或邪熱不

病熱雖甚而無困倦病愈而由由倦無力由實熱之氣去也○吐利腥穢腸胃寒而傳化失常故我子能制鬼賊則已當

自實故寒勝火衰金旺而吐利腥穢者金之臭也由是熱則吐利酸臭寒則吐利腥穢則易酸

以救病之象也○屈伸木便厥逆蓋固陰水主于清淨故病寒則四肢逆冷而禁止堅固舒卷不便利也故冬脈沈短

水寒則清淨白也○食已不飢窘熱則消穀善飢故病寒則食已不飢亦不

六氣從化

運氣要旨泰著原病式及醫學指南

內外感傷千變不窮溯委窮源不過六氣六氣了徹百病莫逃義則至簡究之在人

天有六氣地有五行六氣者風寒暑濕燥火也五行者木火土金水也在天成象在地成形六氣乃五行之魂五行即

六氣之魄人為天地之中氣兼天氣而生六腑兼地氣而生五臟六氣五行皆備於人身○內傷者病於人氣之偏

外感者因天地之氣偏而人氣感之內外感傷總此六氣其在天者初之氣厥陰風木在人則肝之經應之二之氣

少陰君火在人則心之經應之三之氣少陽相火在人則三焦之經應之四之氣太陰濕土在人則脾之經應之五

之氣陽明燥金在人則大腸之經應之六之氣太陽寒水在人則膀胱之經應之天人同氣也經有十二六氣總焉

足厥陰以風木主令手厥陰心包火也從母化氣而為風手少陽以相火主令足少陽膽木也從子化氣而為暑手

少陰以君火主令足少陰腎水也從妻化氣而為熱足太陽寒水主令手太陽小腸火也從夫化氣而為寒足太

陰以濕土主令手太陰肺金也從母化氣而為濕陽明燥金主令足陽明胃土也從子化氣而為燥盖癸水而為暑足

少陰君火司氣而足少陰癸水在從化之例丙火下隆而化壬水故手少陰火也木氣方盛而金氣已虛故足少陽

而木氣已虛子壯母衰故足少陽甲木而化相火金之化土也土氣方盛而金氣已虛子壯母衰故足陽明戊土而

升而化下火故手少陰君火下隆而化壬水故手厥陰丙火在從化之例丙火初萌母強子弱故手少陰火既旺

太陽丙火在奉令之條木之化火也木氣初萌母強子弱故手太陰

陰以辛金而化氣於濕土金氣方盛而土氣已虛子壯母衰故足太陰己土而化氣於燥金母氣用事子弱不能司

權則子從母化子氣用事母虛不能當令則母從子化所謂將來者進成功者退自然理也

六氣偏見

人之六氣不病則不見凡一經病則一經之氣偏見平人六氣調和無風無火無濕無燥無熱無寒故一氣不至獨見

病則或風或火或濕或燥或熱或寒六氣不能交爭是以一氣獨見如厥陰病則風盛少陰病則熱盛少陽病則暑

盛太陰病則濕盛陽明病則燥盛太陽病則寒盛此氣之偏盛也厥陰病則風盛者土金之虛也少

陰熱盛少陽暑盛者金水之虛也太陰濕盛者水木之虛也陽明燥盛者木火之虛也太陽寒盛者火土之虛也此

六氣之性實則克其所勝而侮所不勝虛則己所不勝者乘之而己所能勝者亦來侮之究之一氣之偏盛亦緣於虛

陰能生則陽氣左升而木榮其風盛者生意之不遂也火盛者長氣之不旺也陽

明能收則陰氣右降而金肅其燥盛者收令之失政也土之

維四象之中氣木火之能生長者太陰己土之陽升也金水之能收藏者陽明戊土之陰降也中氣旺則戊土運轉

而土和中氣衰則脾胃濕盛而不運土生於火而火滅於水土燥則克水土濕則水氣泛濫侮土而滅火水泛土濕木氣不達則生意盤塞但能賊土不能生火而培土此土氣所以困敗也血藏於肝而化於脾太陰土濕則肝血枯而腸火炎未嘗不病但足太陰以濕土主令足陽明從燥金化氣濕為本氣而燥氣不適濕氣之旺陰易盛而陽易衰土燥為病者除陽明承氣症外不多見其他內外感傷盡緣土濕也

本氣衰旺

經有十二司氣者六經從化者六經從化者不司氣化總以司化者為主故十二經總統於六氣病則或見司化者之本氣或司化者而見從化之氣或從化者見司化之氣全視乎本氣之衰旺焉手少陰以君火司化足少陰以水化而化熱者常也而足少陰病寒是從化者見其本氣以水性原寒手少陰之病熱是司化者見其本氣以君火原熱也足太陽以寒水司化手太陽以火化而化寒者常也而手太陽之病熱是從化者見其本氣以火性原熱足太陽之病寒是司化者見其本氣以寒水原寒也少陽以相火司化而病暑者常也而手少陽之病寒是從化者見其本氣以水化而最易病寒厥陰以風木司化而病風者常也而手厥陰之病熱是從化者見其本氣以相火化氣而最易病熱足陽明以燥金司化足太陰以濕土化氣而化燥者常也而足太陰之病濕是從化者見其本氣以土性本濕手陽明之病燥是司化者見其本氣以金性本燥也大抵足太陽雖以寒化而最易病熱手少陽雖以火化而火令不足化寒者常也而手太陰之病濕足陽明從土化濕者常有七八足陽明從金化燥者未必二三也

厥陰風木

風者厥陰木氣之所化也在天為風在地為木在人為肝足厥陰以風木主令手厥陰心主以火而化氣於風木緣木實生火風木方盛子氣初胎而火令未旺也冬水閉藏一得春風鼓動陽從地起生意乃萌然土氣不升固賴木氣之升而木氣不達實賴土氣之升蓋厥陰肝木生於腎水而長於脾土水寒則肝木生氣不達而風恬而風怙而克脾土風土濕不能生長木氣則木鬱而風生木以發達為性己土濕陷抑遏乙木發達之氣生意不遂故鬱怒而克脾土

動而生疎泄。凡腹痛下利、亡汗失血之證，皆風木之疎泄也。肝藏血而華色，主筋而榮爪，風動則血耗而色枯、爪脆而筋急。凡眥青爪斷、筋縮之症，皆風木之枯燥也。及其傳化乘除，千變不窮，故風木者，五臟之賊，百病之長。凡病之起，無不因於木氣之鬱，以肝木主生，而人之生氣不足者，十常八九，木氣抑而不生，是以病也。木為水火之中氣，病則土木鬱迫，水火不交，外燥而內濕，上熱而下寒。手厥陰火也，木氣暢遂，則厥陰心主從令而化風，木氣抑鬱，則厥陰心主自見其本氣，是以厥陰之病，下之則寒濕俱盛，上之則風熱兼作，其氣之自然也。

少陽相火

暑者，少陽相火之氣也。在天為暑，在地為火，在人為三焦。手少陽以相火主令，足少陽膽以甲木而化氣於相火。緣火生於木，相火既旺，母氣傳子，而木令已衰也。三焦之火，隨太陽膀胱之經下行，以溫水藏，出膕中，貫腨腸而入外踝。君火升於足而降於手，相火升於手而降於足。少陽之火降，水得此火，以後通調，故三焦得此火以溫水藏，水得此火以後通調。《素問·靈蘭秘典》：三焦者，決瀆之官，水道出焉；膀胱者，州都之官，津液藏焉，火化則能出。蓋水性蟄藏，而火性疎泄，閉蟄則善藏，疎泄則善出。《靈樞·本輸》：三焦者，入絡膀胱，約下焦，實則閉癃，虛則遺溺。遺溺者，水道之不歛而善出，閉癃者，水道之不利而善藏，相火下蟄，水藏溫暖而水府清利，則出不至於遺溺，藏不至於閉癃，而水道調矣。其不升而遺溺者，由於三焦之下陷，升則升而不遺溺。相火之降，由於肺胃，肺胃主降，故相火隨之下潛也。戊土不降，辛金逆行，收氣失政，故相火上炎。足少陽雖從三焦化火，而原屬甲木，病則兼見其本氣。然少陽之氣，逆行則克辛金，甲木上侵則賊戊土，手足陽明，其性本燥，燥熱鬱蒸，故少陽之病，多傳陽明。然少陽之氣，陰方長而陽方消，其火雖盛而亦易衰。陰消陽長則壯，陰長陽消則病。病於相火之衰者，十之八九，內傷驚悸之證，皆相火之衰也。病於相火之旺者，十之二三而已。傷寒少陽

少陰君火

熱者，少陰君火之所化也。在天為熱，在地為火，在人為心。少陰以君火主令，手少陰心火也，足少陰腎水也。水火異氣

而以君火統之，緣火位於上而生於下，坎陽升則上交離位而化火，火升於水，是以癸水發於丁火，水化而為火，則寒從熱化，故少陰之氣，水火並統，而總以丁火名也。君火雖司氣化於手，而實陽盛則上交離位而化火，癸水所恃者，生土而鎮之。但土雖克水，而百病之作，率由土濕，土濕則火敗故足少陰之氣於下，丁火遂為寒灰，以丁火雖司氣化，而制勝之權終在癸水所

證其餘則生土而鎮之，但土雖克水，而百病之作，率由土濕，土濕則不能克水反被水侮，寒水侮土者，惟火敗而水泛濫而不交也見心家之熱必顧腎家之寒，蓋水火本交，彼此相交則為一家，不交之方其上熱必有下寒，以水火分離而不交，故少陰一病，水泛濫而火衰，乃至於上熱者惟火實之過，至於上熱者相火

而離析分崩逆為氷炭究之火不勝水則上熱不適下寒則暖腎家之氣故補肝之血則宜溫補心之血則宜清補肺之氣則宜涼補腎之氣則宜暖此一定之法也，則心火上熱則清心家之血，腎水下寒，則暖腎家之氣，故補肝之血則宜溫補

腎之氣則宜暖此一定之法也，

太陰濕土

濕者太陰土氣之所化也，在天為濕，在地為土，在人為脾，太陰以濕土主令，辛金從土而化濕，陽明以燥金主令，戊土

從金而化燥，己土之濕為本氣，故胃家之濕，病則土燥者少而土濕者多也，太陰主升，己土升則癸水與乙木皆升，土之所以升者脾陽之發生也，陽虛則土濕而不升己土不升則水木陷矣，火金

在上木在下火金降於戊土木升於己土戊土不降則火金上逆己土不升則水木下陷其原總由於濕盛也，子華子曰陰陽交則生濕濕者水火之中氣上濕則化火而為熱下濕則化水而為寒然上亦有濕寒下亦有濕熱

濕旺氣鬱津液不行則生濕濕者泛溢而化濕寒飲此濕寒之在上者濕旺水鬱膀胱不利火熱

流溢而為白淫火盛者梗澀而薰蒸而生熱疾火衰者泛溢而化濕寒之在下者便黃者土邑之下鬱而生熱木氣不達侵逼土位以其鬱熱傳

線陽根温升而化乙木木中溫氣生火之母升則上達而生熱木氣不達侵逼土位以其鬱熱傳其所勝其勢然也陰易盛而陽易衰故濕氣恒長而燥氣恒消

之於土位己土受之於是侵淫膀胱五行之性病則傳其所勝其勢然也陰易盛而陽易衰故濕氣恒長而燥氣恒消

陰盛則病，陽絕則死，理之至淺，而未嘗難知。或以陽衰土濕，下寒上熱，補陰助濕，泄火伐陽，無不夭枉於滋潤，此無他，悉由於六氣之未明，誠醫家之大患，病家之厄運也。

陽明燥金

燥者，陽明金氣之所化也。在天為燥，在地為金，在人為大腸。陽明以燥金主令，胃土從令而化燥；太陰以濕土主令，肺金從令而化濕。胃土之燥，子氣而非本氣，子氣不敵本氣之旺，故陰盛之家，胃陽恒虛。肺金之濕，母氣而非本氣，母氣不敵本氣之旺，故陽盛之家，肺陰恒虛。

太陰性濕，陽明性燥，燥濕調停，在乎中氣。中氣旺則辛金化氣於濕土而肺不傷燥，戊土化氣於燥金而胃不傷濕；中氣衰則陰陽不交而燥濕偏見。濕勝其燥，則飲少而食減，溺澀而便滑；燥勝其濕，則疾飢而善渴，水利而便堅。

陰易進而陽易退，濕勝者常多，燥勝者常少。辛金化濕者，十之八九；戊土化燥者，百不一二。陽明雖燥，病則太陰每勝而陽明每負，土燥而水虧者，傷寒陽明承氣證外，絕無而僅有。是以仲景垂法，以少陰負趺陽者為順。緣火勝則土燥，水勝則土濕，濕則中氣不運，升降反作，清陽下陷，濁陰上逆，人之死者為水侮土，土敗則土能勝水則中氣不敗，未有中氣不敗而人死者也。

是以下之濕為陰，陰性親下，故根起於脾土而標見於肘腕；燥居其下者，陽性親下，故根起於大腸而標見於膝踝。膈之家，若羊矢其腸，則胃燥；濕則腸滑而為溏。下燥則化火而為熱上，下濕則化水而為寒下。陰邪居下，清邪居上，一定之位也。然上之燥亦因於下之濕，中風之家，血枯筋縮，其膝踝則濕而肘腕則未嘗非燥使已。土不濕則木榮，血暢骨弱筋柔，風自何來？醫家識燥濕之消長，則仲景之消長可階而升矣。

太陽寒水

寒者，太陽寒水之所化也。在天為寒，在地為水，在人為膀胱。太陽以寒水主令，足太陽膀胱水也，手太陽小腸火也。水火異氣，而以寒水統之，緣水位於下而生於上。離中之陰，水之根也，離陰降而下交坎位而化水，水降於火，是以丙火化氣於壬水而為寒。水火化而為水，則應從寒化，故太陽之氣，水火並統，而獨以寒水名也。水性本寒，少陽三焦之火，隨太陽而下行，水得此火以後，應當不寒者，癸水非壬水也，蓋水以蟄藏為性，火秘於內，水斂於外，是謂平人。

木火主裡，自內而生長，故裡氣常溫；金水主表，自外而收藏，故氣清而外歛。人之經絡，厥陰主裡，春氣內生也，次則少陽明。藏也，陽藏則外清而內溫，陽泄則外熱而內寒，水外易寒而內寒為熱，火內易寒而內愈熱，寒生氣外。根是以死也，癸水溫而壬水寒則治，癸水溫而壬水化於丙火故，太陽之腑而壬水熱則病，癸水熱則多熱，以丁火化於癸水故，少陰明燥金法，百合五味湯，百合石膏麥門冬五味子。○治太陽寒水法，茯苓甘草薑附湯，甘草白茯苓白术澤瀉。○治少陰相火法，柴胡芍藥湯，柴胡黃芩甘草半夏白芍藥人參生薑大棗。○治太陰濕土法，木甘芍澤湯，甘草白茯苓白术澤瀉乾薑附子。○治木法，桂枝阿膠湯，甘草白芍藥黃芩。○治少陰病，水勝火負最易病熱，若有下寒當加川椒附子。○治少陽病，水熱則多熱，獨黃芩黃連白芍藥丹皮。若有上熱，當加黃連。○治少陰病者，獨黃芩黃連白芍藥丹皮少陰病，水勝火負最易病熱，若有下寒當加乾薑附子。○治厥陰風。胡芩藥湯柴胡黃芩甘草半夏白芍藥人參生薑大棗，最易化生濕熱，以化氣於丙火而受制於濕土也。若有濕熱當用梔子石膏之類。

氣宜論

論曰：治病必明六化分治，五味五色所主，五臟所宜，五行之運行數，六氣之臨御化，然後陰陽三才之數。故數之可數者，人中之陰陽也。然所合之數，可得見也。夫陰陽者，數之可十，推之可萬，故天地陰陽者，不以數推以象之謂也。經曰：天之氣經于牛女戊分，鈴天之氣經于心尾己分，奎天之氣經于危室柳鬼，素天之氣經于亢氐昴畢，玄天之氣經于張翼婁胃。所謂戊己分者，奎壁角軫，則天地之門戶也。是以將前三數與天象俱，終始之六氣所司之高下，在泉淺深之勝復左右之間，同與不同，三紀太過不及之理，故可分天地之化產，民病之氣。宜太陽司天之政，故歲宜以苦燥之溫之，甚者發之泄之，又宜以酸收之，陽明司天之政，故歲宜以苦汗之清之散之，又宜以酸少陽司天之政，故歲宜以苦發之泄之，其者發之泄之，不發不泄則溫氣外溢，觀氣寒溫以調其氣太陰司天之政，故歲宜酸鹹以調其上，甚則以苦泄之，少陰司天之政，故歲宜鹹以軟之，而調其上，甚則以苦發之，以酸收之，而安其下，甚則以苦泄之。肉潰皮坼而水血交流，厥陰司天之政，故歲宜以辛調之，以酸潤之，人必折其鬱氣，先資其化源，是以迎而奪之，王氣之發也，故云六氣有餘。

歷熱遠熱用溫遠熱用寒遠寒用涼遠涼食宜同法此其道也故王注曰夏寒甚則可以熱犯熱寒不甚則不可犯也
者甚之所以不遠熱則熱至其寒則寒至其寒不遠熱熱不攻而犯寒犯熱內賊其病益甚故無者生之有
若有表症若有裏症故法云發表不遠熱攻裏不遠寒不發不攻而犯寒犯熱使寒熱內賊故無者生矣
瘍瘂昧昏鬱注下瞤瘛腫脹吐嘔饑血衄血頭痛骨節變臑腹滿急痛下利之病生矣熱至則身熱吐下霍亂癰疽瘡瘍
之疾也暴暗冒昧目不識人躁擾狂越譫妄驚駭肌痛血溢血泄淋閟之病生矣至則堅痞腹滿急甚甚故無者生之有
復此謂至也倘不知斯寒熱內賊失氣之宜因不知四時五行生長收藏之道亦常有不明六
是以六氣上司九宮中司九元下司九宣三數俱明各分主客勝復淫治剋伐正絕人長術不通氣宜無失
病機者寒暑燥濕風火金木水火土萬病悉自此而生矣故謹察病機之本得治之要者乃能愈疾亦常有不明六
氣五行之所宜氣味厚薄之所用人身為病之所由而能必獲其效者歟年哉

方劑論

論曰流傳在乎病主治在乎人三者並明則可以語七方十劑宣通補瀉輕重澀滑燥濕是十劑也大小
緩急奇偶複是七方也是以製方之體欲成七方十劑之用者必本于氣味生焉其寒熱溫涼四氣者生乎
天酸苦辛鹹甘淡六味者成乎地氣味生成而陰陽造化之機存焉是以一物之中氣味兼有一藥之內性不無故
有形者謂之味無形者謂之氣若有形以無形以治之喘惡昏昧乃生有形以無形治之開腸洞泄乃起經所謂陰味出
下竅陽氣出上竅王注曰味形故下流便瀉之竅氣陽為氣上出呼吸之門故陽為氣陰為味味歸形形歸氣氣
精精歸化精食氣形食味化生精氣生形故味傷形氣傷精精化為氣形不足者溫之以氣味者是溫之以
氣天產養精精不足者補之以味形精交養充實雖有苛疾不能為害故地產養形形不足者溫之以
是補之以腎是以人為萬物之靈備萬物之養飲和食得以化津液以淫筋脉以行榮衛故經所謂陰之所生本在五

味氣味合而服之以補養益氣所以為全生之術故五穀五畜五菜五果甘苦酸鹹此為補養之要也何則穀入於

口而聚於胃胃為水穀之海而惡藥藥之所入不若穀氣之先達故治病之法必以穀氣為先是以聖人論真邪之

氣者謂汗生于穀不歸于藥石辨死生之候者謂安穀則生過期不惟數于五臟先明胃氣為本以此知五味能養

形也雖毒藥攻邪如國之用兵蓋出於不得已也是以聖人發表不遠熱攻裡不遠寒辛甘發散為陽酸苦涌泄為陰

故辛散酸收甘緩苦堅鹹軟隨五臟之病症施藥性之品味然後分奇偶大小緩急之制也故奇偶為七方四治之法

四劑者犬小緩急也經謂氣有多少病有盛衰治有緩急方有大小故奇偶大小緩急之制也君二臣四偶之制也故奇偶者七方四治之法

君二臣三奇之制也君二臣六偶之制也又曰奇方云君一臣二奇之制也君二臣三奇之制也君二臣四君二臣六偶之制也

四治之法奇遇四制何以明之假令小承氣承氣之小方也大承氣抵當湯為奇之大方也如此經所謂近者奇

下而為之用者如此桂枝麻黃為偶之小方也葛根青龍之大方也所謂因其發而用之者如此經所謂近者奇

之遠者偶之遠身之表者為遠身之裡者為近不以者不以也所謂因其發而用之者也如此經所謂近者奇

制以急急則氣味厚緩則氣味薄故味厚者為陰薄為陰之陽味厚則泄薄則通氣薄則發泄厚則發熱王注曰陰

者也王注曰味辛溫平薄則泄通氣通者為陽薄為陽之陰故附子乾薑味甘溫大熱為純陽之藥為氣厚者也下

香木香味辛溫平薄則泄陽氣炎上故氣厚則發熱味薄則發泄味薄為陽之陰故氣薄則泄厚則發熱王注曰陰

氣潤下故味辛溫薄則發泄陽氣炎上故氣厚則發熱味薄為陽小故汗出是以論氣味之薄厚王注曰陰

之大小故醫診位遠數多則其氣緩不能速達于下必大劑而數少則其氣銳下咽之後冷體既消熱性

偶之大小故醫診肝位遠數多則其氣緩可以小取其逆忌可以走下也心肺位近數少則其氣銳王注曰若

不能發散于上必小劑而數多之是謂寒熱溫涼反從其病也是以論氣味從其味反佐之

常數也若奇之不去則偶之偶之不去則反佐以取之是謂寒熱溫涼反從其病也是以論氣味從其味反佐而

同其氣令聲氣相應復令寒熱衆令使其終異而始同燥潤而敗堅剛必折柔脆自消兩故逆者正治從者反治從

小從多觀其可也王注曰若調寒熱之逆冷服下咽之後冷體既消熱性便發由是病氣遂愈嘔噦煩燥皆除情且不違以

王注曰若調寒熱之逆冷服下咽之後冷體既消熱性便發由是病氣遂愈嘔噦煩燥皆除情且不違以

致大益此加人尿豬膽汁鹹苦寒物于白通湯熱劑中要其氣相從可去格拒之寒也經所謂熱因寒用

塞因塞用通因通用必伏其所主而先其所因其終則異可使破積可使潰堅可使氣和可使必已此之謂

也若病所遠而中道氣味之者食而過之無越其制度王注曰何如病在腎而心之氣味飼而冷是仍惡過之不飼以

氣味腎藥凌心肺益衰與上下遠近例同是以聖人治上不犯下治下不犯上治中上下俱無犯故經所謂誅罰無

過命曰大惑此之謂也有中外不相及其治其主病皆論標本不令妄攻也故從所來者為本其所受者為標是以內

者內調其外治外者調之不言其治外而後治其內者治之內經所謂上淫于下所勝平之外淫于內者為本此之謂

也若從內之外或于外治內者調之有中外而後治其外者治之繽得下利清穀身疼痛者急當救裏身疼痛後

削其枝葉也是故病發有餘先而後治其本故仲景曰傷寒醫下之續得下利清穀身疼痛者急當救裏身疼痛

清便自調者急當救表救裏四逆湯救表桂枝湯故知標本者萬舉萬全不知標本是謂妄行此之謂也

表是謂病發本而標之先治其本而後治其標此以寒為本也故知先救裏清便自調然後救表與桂枝湯以救

雖本草曰上藥一百二十種為君應天中藥一百二十種為臣應人下藥一百二十種為使應地若治病有新久方

品之說也經所謂有毒無毒所治為主適其小大為制也故主病者為君佐君者為臣應臣者為使非上中下三

下三品之謂也王注曰但能破積愈疾解脫死則為良方非必以先毒為是後毒乃非有毒無毒服有約病有新久

病輕重大小有毒無毒宜合常制矣大毒治病十去其六常毒治病十去其七小毒治病十去其八無毒治病十去其九穀

有大小之何疑于攻治哉此之謂也故非調氣而得者治之奈何有毒無毒何先何後願聞其道王注曰夫病生

肉果菜食養盡之無使過之傷其正也不盡行復如法王注謂前四約也病不盡再行之毒之大小如約而

止必無大過矣是以聖人重身之毒有故無損亦無損也故藥之性味本以藥治疾誠能處以中庸以疾適當且

如半而止之何其有四焉一者始因氣動而內有所成為積聚癥瘕瘤氣癭起結核癲癎之類是也二者不因氣動而生病于內為留飲澼食飢飽勞損宿食

腫瘡揚疥疽痔癉瘕浮腫曰赤爆胗胕腫痛擇之類是也三者不因氣動而外有所成為癰

霍亂恐恐喜怒想暴憂結之類是也四者不因氣動而病生于外為瘴氣賊魅虫毒蜚尸鬼聲衝逆陰風寒暑濕研刺射剝撲之類是也如此四類者有獨治外而可愈大小承氣陷胸抵當湯三化神佑之類是也有兼治內而愈者大小柴胡通聖洗心涼膈黃連之群毒之類是也有獨治外而愈者善應膏拔毒散點眼藥生肌散之類是也有兼治外而愈者撥雲散苦蔘散千金內托散之

之劑盪滌臟腑或射敷掃塗抹于外者是也有先治內後治外而愈者煙膏丹毒瘡瘍痒疹麻豆之類悉因三焦相火熱甚于內必先疎啓其中清涼苦寒而先以發散其外發之不已量其淺深峻近之有齊毒而攻擊者暴病大小便不利來以通經利氣之藥之類是也凡此之類方法所施或勝或復寒者熱之調引者痰滯氣搐胃虛脾弱氣不往來以通經利氣之藥之類是也凡此之類方法所施或勝或復寒者熱之

之溫者清之散者收之抑者折之燥者潤之惡者緩之剛者柔者瀉之堅者削之留者攻之安者除之勞者溫之結者散之燥者濡之逸者行之驚者平之之爆之針劫其下開之適可為故故各安其氣必靜則病氣衰去歸其所宗此治之大體也是以聖人法無定體體纏布施藥不執方合宜而用故論言治寒以熱治熱以寒而方士不能廢繩墨而更其道也有病熱者寒之而寒二者皆在新病復生寒熱病之新者而熱者取之以寒而寒者取之以陽所謂求其本以制陽光故曰注曰謂治之而病不衰退反因熱而生寒取之以陰所謂求其本以制陽光故王注曰謂熱之而寒者取腎病不必齊以寒但益心之陽寒亦通行滋腎之陰熱之猶可此論五味所歸五臟其屬也夫取心者不必齊以熱取腎者不必齊以寒但益心之陽寒亦通行滋腎之陰熱之猶可此論五味所歸五臟寒熱溫涼之主也嗚呼聖人之道久塞而後之人不能之也王注曰言七方十劑之法也方有七劑有十方不七不足以盡固非聖人之道就能至于是耶是以治病之本須明氣味之厚薄七方十劑之法也方有七劑有十方不七不足以盡腎病調和三焦火三焦病補腎臟安〇胃與命門通津液胃虛八味補右腎方之變劑不十不足以盡劑之用方不對病非方也劑不蠲疾非劑也七方十劑條列于古方第一段界藥例中

臟腑相通詩

臟腑相通有補瀉心病溫膽膽補心〇肝疎大腸腸平肝脾瀉小腸腸潤脾〇肺利膀胱分清濁膀胱清肺兼用吐〇

保生大通

中和集曰喜怒哀樂未發謂之中發而皆中節謂之和未發謂之靜定中謹其所存也故曰中存而無體故謂天下之大本發而中節謂之動謹其所發也故曰和發無不中故謂天下之達道也誠能致中於一身則本然之體虛而靈動而靜靜而覺故能應天下無窮之變也故老子曰人能常清靜天地悉皆歸即子思所謂致中和天地位萬物育同一意中也和也感通之妙用也應變之樞機也又曰身心世事謂之四緣一切世人皆為紫料惟委順者能應物身寂然洞然委世混然委事自然何謂順順天命故能應機既能委又能順兼能應則四緣脫灑作是見者常應常靜常清靜矣何則轉變世則順天時故能應世事故能應機世事混然委事自然委心洞然委世混然委事自然又曰順天理故能應天時故能應機既能委又能順兼能應人心順天道故能應

鏡自然鏡事去而鏡自照無差形法而
法則鏡如鏡之照形意則意無清靜矣
一曰節飲食飲食無節損傷脾胃連及四臟故內經云陰之五宮生在五味謂其節中陰之五宮傷在五味謂其不節故
陰符曰萬物人之盜謂萬物能養人之身而又能傷人之命也
二曰慎風寒風則傷衛寒則傷榮侵淫經絡傳入臟腑諸疾蜂起故古之人謹避風寒如避矢石
三曰惜精神太極頌曰神者氣之主氣者形之主形者生之主故內經曰恬憺虛無真氣從之精神內守病安從來又云精神不蔽壽命無窮

道家以消盡陰翳煉就純陽方得轉凡成聖霞舉飛昇故云陽精若壯千年壽陰氣如強必斃傷又云陰氣未消終是死陽精若在必長生故為醫者要知保扶陽氣為本人至晚年陽氣衰故手足不煖下元虛憊動作艱難蓋人有一息氣在則不死氣者陽所生也故陽氣盡必死人於無病時常灸氣海關元命關中脘更服壯元丹保命延壽丹雖未得長生亦可保百年壽矣今人只是愛趨死路而不知愛護陽遷或遇明眼之醫略啟扶陽之說不驚則笑或至臨死尚不知覺乃有不服藥之意矣今斷乎其不可行也

生亦有火病難服熱藥所延之醫惡皆趨承附和不言此摇頭左右顧眄不待壽方而已有火即云中尚且難人而丹藥艾之說斷乎其不可行也

醫有徹始徹終之理

或問曰醫道至繁何以得其要領而馭繁也余曰病不在人身之外而在人身之中子試靜坐內觀從頭直推

想自胸至足從足跟想至頭從皮肉推想內至筋骨臟腑則全書之目錄在其中矣凡病之來不過內傷外感

與不內外傷三者而已內傷者氣病血病傷食以及喜怒憂思悲恐驚是也外感者風寒暑濕燥火是也不內外傷者跌

打損傷五絕之類是也病有三因不外此矣至于變症百端不過寒熱虛實表裏陰陽八字盡之則變而不變矣又有

似症如火似水水似火金似木木似金虛似實實似虛不可以不辨明乎此則病無遁情矣學者讀書之餘閉目凝神

時刻將此數語細加領會自應一旦豁然融會貫通徹始徹終了無疑義以之司命奚愧焉

內傷外感致病十九字

人身之病不離乎內傷外感而內傷外感中只一十九字盡之矣如風寒暑濕燥火外感也喜怒憂思悲恐驚與夫陽

虛陰虛傷食也總計之共二十九字而千變萬化之病于以出焉然病即變化而總不離乎一十九字一十九字

總之一內傷外感而已所謂知其要者一言而終不知其要者流散無窮此道中必須提綱挈領然後拯救有方也

火字辨

從來火字內經有壯火少火之名後人則曰天火人火君火相火龍火雷火種種不一而朱丹溪復以虛實二字括之

可謂善言火矣乃人人宗其說而于治火卒無定見何也是殆未確歟予因易數字以辨之夫實火者六淫之

邪飲食之傷自外而入勢猶賊也賊至則驅之如消散清涼攻伐等

藥皆可按法取用蓋刀鎗戈劍原為驅賊設也子逆則安之如補氣滋水理脾等藥皆可按法施治蓋飲食器用原為養

子設也夫子者奉身之本也若以驅賊者驅其子則無以為養生命之本矣人固不可認賊作子更不可認子作賊

病機一十九條言火者十之八言寒者十之二若不明辨精功恐後學卒至模糊余故反復詳言以立施治之法、

外火　風寒暑濕燥火及傷熱飲食賊火也可驅而不可留、

内火　七情色慾勞役耗神子火也子可養而不可害、

○驅賊火有四法

○一曰發　風寒擁閉火邪內鬱宜升發之（如升陽散火湯之）類是也○二曰清　內熱極盛宜用寒涼如黃連解毒湯清之類是也○三曰攻　火氣鬱結大便不通法當攻下此釜底抽薪之法如承氣湯之類是也○四曰制　熱氣拂鬱清之不去攻之不可此本來真水有虧不能制火所謂寒之不寒是無水也當滋其腎如地黄湯之類可用也

○養子火有四法

○一曰達　肝經氣結五鬱相因當順其性而升之所謂木鬱則達之如逍遥散之類是也此以一方治木鬱而諸鬱皆群也○二曰滋　虛火上炎必滋其水所謂壯水之主以鎮陽光如六味湯之類是也○三曰溫　勞役神疲元氣受傷陰火乘其土位經曰勞者溫之又曰甘溫能除大熱如補中益氣湯之類是也○四曰引　腎氣虛寒遍其無根失守之火浮於上當以辛熱雜於壯水藥中導之下行所謂導龍入海引火歸元如分水湯（即八味湯）之類是也

以上治火法中、賊則宜攻子則宜養是也、然有邪盛正虛之時而用攻補兼行之法、或滋水制火之法徃徃取效、是知養子之法可借為驅賊之方、斷無以驅賊之法代養子之理、蓋養正則邪自除理之所有、伐正而能補身理之所無、

世人妄用溫補以養賊者固多、而恣行攻伐以代子者更復不少、此皆不得火字真詮而貽禍斯民也、可不慎歟、

寒熱虛實表裡陰陽辨病情有綱要既不外此則辨症於八字而已、

一、實症病中無汗腹脹不減痛而拒按病久稟厚脉實有力也、

一、虛症病中多汗腹脹或減復如故痛而喜按之則痛止病久稟弱脉虛無力也、

一、熱症口渴而能消水喜冷飲食煩躁溺短赤便結脉數也、

一、寒症口不渴或假渴而不能消水喜飲熱湯手足厥冷溺清長便溏脉遲也、

一、表症發熱惡寒頭疼鼻塞舌上無胎脉息浮也、

一、裡症潮熱惡熱腹痛口燥舌胎黃黑脉息沈也、

一、陰症寒者為陰虛者為陰在裡者為陰寒邪客表陽中之陰寒邪入裡陰中之陰也、

一、陽症熱者為陽實者為陽在表者為陽熱邪達表陽中之陽熱邪入裡陰中之陽也、

一、真陰真陽之別則又不同假如脉數無力虛火時炎口燥唇焦內熱便結氣逆上衝此真陰不足也用六味湯○脉大無力四肢倦怠唇淡口和肌冷便溏飲食不化此真陽不足也用八味湯○寒熱虛實表裡陰陽之別總不外此、

然病中有熱症而喜熱飲者同氣相求也○有寒症而喜冷飲却不能飲之假渴之象也○有熱症而大便溏泄者挾熱下利也○有寒症而大便硬者名曰陰結也○有熱症而手足厥冷者所謂熱甚厥亦甚熱微厥亦微者○有寒症而反煩躁欲坐臥泥水之中者名曰陰躁也○有熱症而為實症者熱邪傳裡也○有無汗而為虛症者津液不足也○有惡寒而為裡症者直中於寒也○有惡熱口渴而為表症者溫熱之病自裡達表也此乃陰陽變化之理為治病之權衡不可不早辨也、

醫門八法

論病之原以內傷外感四字括之論病之情則以寒熱虛實表裡陰陽八字統之而論治病之方則又以汗和下消吐清溫補八法盡之蓋一法之中八法備焉八法之中百法備焉病變雖多而法歸于一也、

論汗法

汗者散也經云邪在皮毛者汗而發之又云體若燔炭汗出而散是也、

一、當汗而不汗誤人者何也風寒初客於人頭痛發熱而惡寒鼻塞聲重而體痛法當汗之若失時不汗或汗不如法以致腠理閉塞榮衛不通病邪深入流傳經絡者有之此當汗不汗之過也、

一、不當汗而汗誤人者何也亦有頭痛發熱與傷寒同而其人倦怠無力者又有傷食病胸膈滿悶含酸噯腐日晡潮熱氣口脉緊之症又有勞心好色真陰虧損內熱晡熱脉細數而無力者又有內癰內癰瘀血凝結以及風溫濕溫中暑自汗諸症皆有寒熱與外感風寒似同而實異若誤汗之變症百出所謂不當汗而汗誤人者此也、

一、當汗不可汗而妄汗誤人者何也夫症在外感應汗之例而其人臍之上下左右或有動氣者又脉沈咽燥病已入
裡者又少陰症但厥無汗者又少陰中寒厥逆踡卧者又寸脉弱者又尺脉弱者又諸亡血者又有淋疾者又有諸
瘡者又病在傷寒少陽者又壞病虛人及女人經水適來適斷者皆不可汗若妄汗之變症百出所謂當汗不可汗
而妄汗誤人者此也、

一、不可汗而又不可以不汗者何也有動氣理中湯去白术而加汗藥保元氣而除病氣又熱邪入裡而表未解者有
麻黃石膏之例有葛根黃連黃苓之例是清涼解表法也有太陽症脉沈細者少陰症反發熱者有麻黃附子細辛
之例是溫中解表法也又少陽中風用柴胡湯加桂枝是和解中兼表法也有湯虛者用補中益氣湯加表藥陰虛
者芎歸湯加表藥其法精且密矣總而言之凡一切陽虛者皆宜補中發汗一切陰虛者皆宜養陰發汗挾熱者皆
宜清涼發汗挾寒者皆宜溫經發汗傷食者則宜消導發汗感重而體實者汗之宜重麻黃湯感輕而體虛者汗之
宜輕香蘇散又東南之地不比西北隆冬開花少霜雪人禀常弱腠理空疎凡用汗藥只須對症不必過重不用兩
傷寒初起專用香蘇散加荆防川芎蒹荊等藥一劑愈甚則兩服無有不安而麻黃峻材數十年來不用兩餘
可見地土不同用藥迥別其有陰虛陽虛挾寒挾熱無食而為病者即按前法治之但師古人用藥之意而未嘗盡泥
其方隨時隨症酌量處治往往有驗此汗之之道也、

一、當汗而汗之不中其經不辨其藥知發而不知斂以誤人者何也三陽之病淺深不同治有次第假如症在太陽而
發散陽明已隔一層病在太陽陽明而和解少陽則引賊入門矣假如病在二經而專治一經已遺一經病在三經
而偏治一經即遺二經矣假如病在一經或兼治二經或兼治三經則邪過經矣況太陽無汗麻黃為最太陽有汗桂
枝可先萬根專主陽明柴胡專主少陽此皆的當不易之藥至於九味羌活乃兩感熱症三陽並治之法初非
為太陽一經設也又柴葛解肌湯乃治春溫夏熱之症自裡達表其症不惡寒而口渴若新感風寒惡寒而口不渴
者非所宜也又傷風自汗用桂枝湯傷暑自汗則不可用若誤用之則熱愈甚而病必增劇若遇暑症而妄行發
散復傷津液名曰重暍多致不救古人設為白术防風倒以治風誤設益元散香需飲以治暑俾不犯三陽禁忌者貟

有以也又人知發汗退熱之法而不知斂汗退熱之法汗不出則散之汗出多則斂之斂也者非五味酸棗之謂其

調致病有因出汗有法治得其宜汗自斂耳譬如風傷衛自汗出者以桂枝湯和榮衛祛風邪而汗自止若熱邪傳

裡令人出汗者乃熱氣薰蒸如釜中炊煑水氣傍流非虛也惡用白虎湯清之若邪已結聚不大便者則用承氣湯

下之熱氣退而汗自收矣此與傷暑自汗畧同但暑傷氣為虛邪只有

之外更有攻下之法也復有發散太過遂至汗多亡陽身瞤動欲擗地者宜用真武湯此救逆之良藥與中寒之

汗自出者同類並稱又與熱症汗出者大相不同矣其他少陽症頭微汗或盜汗出者小柴胡湯水氣症頭汗出者小

半夏加茯苓湯至于虛人自汗盜汗等症則歸脾補中八珍十全按法而用委曲尋繹各盡其妙而後即安所謂汗

之必中其經必得其藥知發而知斂者此也

論和法

傷寒在表者可汗在裡者可下其在半表半裡者惟有和之一法小柴胡湯加減是也

一、當和而不和誤人者何也夫病當耳聾脇痛寒熱往來之際應用柴胡湯和解之而或以麻黃桂枝發表誤矣或以大黃芒硝攻裡則尤誤矣又因其胸滿腸痛而吐下之則在少陽有三禁焉汗吐下是也且非惟汗吐下在所當禁即妄用他藥均為無益而反有害矣此所謂當和而不和者也

一、不當和而誤人者何也如病邪在表未入少陽誤用柴胡湯謂之引賊入門輕則為瘧重則傳入心胞漸變神昏譫語諸症蠭集僅以少陽誤用柴胡湯治之則病不解至於內傷勞倦氣虛血虛癥瘕瘀血諸症皆令寒熱往來似瘧非瘧若不辨明症候切實用藥而借此平穩之法巧為藏拙誤人非淺所

一、當和而不知寒熱之多寡者何也夫傷寒之邪在表為寒在裡為熱在半表半裡則為寒熱交界之所然有偏于表者則寒多而用藥須奧之相稱庶陰陽和平而邪氣頓解否則寒多而益其寒熱多而助其熱

一、當和而和不知稟質之虛實者何也夫客邪在表譬如賊甫入門豈敢遽登我堂而入吾室必窺其堂奧空虛乃乘

隙而進是以小柴胡用人參者所以補正氣使正氣旺則邪無所容自然得汗而群盖由是門入復由是門出也亦有
表邪失汗腠理緻密賊無出路由此而傳入少陽熱氣漸盛此不關本氣之虛故有不用人參而群自愈者是知

病有虛實法在變通不可誤也

一、當和而不知臟腑之燥濕者何也如病在少陽而口不渴大渴如常是津液未傷清潤之劑不宜太過而半夏生
薑皆可用也若口大渴大便漸結是邪氣將入于陰津液漸小則辛燥之藥可除而花粉葳蕤有必用矣所謂臟腑
有燥濕不同者此也

一、當和而不知邪氣之兼并者何也如邪在少陽而太陽陽症未罷是少陽兼表邪也小柴胡中須加表藥有柴胡
加桂枝之例矣又如邪在少陽而兼裡熱則便閉譫語燥渴之症生矣小柴胡中須兼裡藥仲景有柴胡
加芒硝之例矣又三陽合病合目則汗面垢譫語遺尿者用白虎湯和解之盖三陽同病必連胃腑故以辛涼之藥
內清本腑外徹肌膚令三經之邪一同群散是又崇以清劑為和矣所謂邪有兼併者此也由是推之有清而和
者有溫而和者有消而和者有補而和者有燥而和者有潤而和者有兼表而和者有兼攻而和者和之義則一而
和之法變化無窮焉知斯義者則溫熱之治瘟疫之方時行痎瘧之病皆從此推廣之不難應手而愈矣

論下法

一、當下而不知下者何也攻其邪也病在表則汗之在半表半裡則和之在裡則下之而已

一、當下不下誤人者何也少陰病得之二三日口燥咽乾者急下之少陰病六七日腹滿不大便者急下之下利脉滑
數不欲食按之心下硬者有宿食也急下之陽明病譫語不能食者胃有燥屎也可下之陽明病發熱汗多者急下
之少陰病下利清水色純青心下必痛口乾燥者急下之傷寒六七日目中不了了睛不和無表症大便難者急下
之此皆在當下之例若失時不下則津液枯竭身如枯木勢難挽回矣

一、不當下而下者何也如傷寒表症未罷病邪雖已入裡而散漫于三陰經絡之間尚未結
實若遽下之亦成痞氣況有陰結之症大便反硬得溫則行如開冰解凍之象又雜症中有年高血燥不行者有新
產血枯不行者有病後亡津液者有亡血者有日久不大便腹無所苦別無他症者若誤下之變症蜂起矣所謂不

一、當下而下者此也、

一、當下而不可下者何也病有熱邪傳裡已成可下症而其人臍之上下左右或有動氣則不可以下又咽中閉塞者不可下之則下輕上重水漿不入踡卧身疼下利日數十行又脈微弱者不可下脈浮大按之無力者不可下脈遲者不可下喘而胸滿者不可下欲吐欲嘔者不可下病人陽氣素微者不可下之嘔病全素胃弱不能食者不可下病中能食實無燥糞也又不可下小便清者不可下病人腹滿時減復如故者不可下若誤下之變症百出矣所謂當下不可下而妄下誤人者此也、

一、當下不可下而又不得不下者何也夫以羸弱之人虛細之脈一旦熱邪乘之是為正虛邪盛最難措手古人有清法焉有潤法焉有導法焉有少少微和之法焉有先補後攻先攻後補之法焉有攻補並行之法焉如三黃解毒清之也麻仁梨汁潤之也蜜煎猪膽汁土苽根導之也涼膈散大柴胡湯少少和之也更有脈虛體弱不能勝任者則先補之而後攻之或以人參湯送下三黃枳朮丸又或以人參茈蔞枳實攻補並行而不悖蓋補之而後攻之或暫攻之而後補之之或維持調護於其中俾邪氣潛消而正氣安固不愧為王者之師矣又有雜症中大便不通其用藥之法可參者如老人久病人新產婦人每多大便閉結之症丹溪用四物湯東垣用通幽湯予嘗合而酌之加以蓯蓉枸杞栢子仁芝麻松子仁人乳梨汁蜂蜜之類隨手取效文薯於四物湯加升麻及前滋潤藥治老人血枯拘攣數至圊而不能者往往有驗此皆委曲疏通之法若果人虛雖傳經邪熱不妨借用寧得猛然一性敗壞真元至成洞瀉雖曰天命豈非人事哉所謂當下之貴得其法者此也、

一、當下而下而不知淺深不分便溺與蓄血不論湯丸以誤人者何也如仲景大承氣湯必痞滿燥實兼全者乃可用之若僅痞滿而未燥實者仲景只用小承氣湯除去芒硝恐傷下焦陰血也燥實在下而痞滿輕者只用調胃承氣湯除去枳朴恐傷上焦陽氣也又太陽傷風誤下而傳太陰以致腹痛者則用桂枝湯加芍藥大實痛者桂枝湯加大黃是解表之中兼攻裡也又有邪從火陽來寒熱未除用大柴胡湯是和解之中兼攻裡也又結胸症項背強從胸至腹硬滿而痛手不可近者用大陷胸丸若不按不痛者只用小陷胸湯、

若寒食結胸用三白散熱藥攻之又水結胸頭汗出者用小半夏加茯苓湯水停脇下痛不可忍者用十棗湯凡結

胸陰陽二症服藥罔效者活人俱用枳實理中丸應手而愈又河澗三書云醫熱蓄冒神昏厥逆脉反滯濇有微細

欲絕之象世俗未明造化之理投以溫藥則不可救或者妄行攻下致殘陰暴絕勢大可危不下亦危宜用涼膈散

合解毒湯養陰退陽積熱藉以宣散則心胸和暢而脉漸以生此皆用藥淺深之次第也又如太陽症未罷口渴小

便短濇犬便如常此為溺濇不通用五苓散又太陰傳經熱結膀胱其人如狂小腹硬滿而痛溺蓄血之所由分

各半下之尤為穩當盖溺濇症大便如常燥糞蟲症小便不利蓄血小便自利大便黑巴也此便溺蓄血之

也血結膀胱病勢最急則用抵當湯稍輕者抵當丸結胸惡症悉具則用大陷胸湯稍輕者用湯液加酒洗大黃

胃推陳致新之法則皆用湯古人有言凡用下藥攻邪氣剤勝以熱淫于內用生地四物湯加其他蕩滌腸

湯丸之別也

一、雜症中不別寒熱積滯痰水蟲血癰膿以誤人者何也治傷食症腹痛便閉拒按者因於冷食用見睍丸因于熱食

用三黃枳朮丸若冷熱互傷則以二丸酌其所食之多寡而互用之應手取效又實熱老痰滾痰丸水腫實症神佐丸蟲

積剪紅丸血積花藥丹失笑丸癰疽牧丹皮散膿症立方各有攸宜此雜症攻下之良法也

論消法　消者去其壅也臟腑筋絡肌肉之間本無此物而忽有之即為消散乃得其平經云堅者削之是也、

一、當消而不消誤人者何也凡人起居有常飲食有節和平恬淡氣血周流谷神充暢病安從來一有不慎則六淫外

侵七情內動飲食停滯邪日留止則諸症生焉法當及時消導俾其速散氣行則愈耳尚遷延日久積氣盤踞堅牢

日漸強大有欲拔不能之勢雖有智者亦難為力此當消不消之過也、

一、不當消而不消者何也倘如氣虛中滿名之曰鼓脹皮膨急中空無物取其形如鼓之狀而因以名之此為敗症必須

填實庶平可消與蠱之為蟲為血肉有物者大相不同又如虛水腫土衰不能制水也非補土不可真陽大

廝火衰不能生土者非溫煖命門不可又有脾虛食不消者氣虛不能運化而生痰者腎虛水泛為痰者血枯而經

一、水斷絕者皆非消導所可行而或妄用之誤人多矣所謂不當消而消者此也、

一、當消而消之不得其法者何也夫積聚癥瘕之症有初中末之三法焉當其邪氣初客所積未堅則先消之後和之及其所積日久氣鬱漸甚濕熱相生宜因生漸大法從中治當祛濕熱之邪削而夏之以底于平但邪氣久客正氣必虛須以補瀉疊相為用如用歸脾湯送下蘆薈丸常用五味異功散佐以和中丸皆攻補並行中治之道也若夫塊消及半便從末治不使攻擊但補其氣調其血導達其經脉俾榮衛流通而塊自消矣凡攻病之藥皆損氣血不可過也此消之之法也、

一、消之而不明部分者何也心肝脾肺腎分佈五方胃大腸小腸膀胱三焦膽與膻中皆附着有常所而皮毛肌肉筋骨各有淺深凡用湯丸膏散必須按其部分而君臣佐使駕馭有方使不得移則病處當之不至誅伐無過矣此醫門第一義也而于消法為尤要不明乎此而妄行剋消則病未消而元氣已消其害可勝言哉、

一、積聚之原有氣血食積停痰蓄水癰膿蟲蠱勞瘵與夫痃癖癥瘕七疝胞痹腸覃石瘕以及前後二陰諸症各不同若不明辨為害非輕因約略而指數之夫積者成于五臟推之不移者也聚者成于六腑推之則移者也其忽聚忽散者氣也痛有定處而不散者血也得食則痛噯腐吞酸者食積也先足腫而後及腹者水也先腹滿而後及四肢者脹也痛引兩脇咳而吐涎者懸飲也咳而胸痛吐腥臭者肺癰也痛而嘔而腹吐膿者腸癰也當臍而痛小便如淋轉側作水聲腸癰也增寒壯熱飲食如常身有痛偏着一處者痰也嗜食甘咶或異物飢時則痛食則止蟲也蟲有九濕熱所生而為蛇為鱉蟲腹中如有物動而痛不可忍故也又嶺南之地以蟲食人施于飲食他方之蠱多因近池飲冷陰受蛇蠱之毒也病人咳嗽痰紅抑抑不樂畏見人喉癢而咳劇者勞瘵生蟲也痃如弓弦筋病也隱癖沈附着骨也癖則有塊可徵積之類也或有或無痛氣之類也小便如湯沃小便溫者胞痹也痛引睾丸疝也女人經水自行而腹塊漸大如懷子者腸覃也經水不行而腹塊漸大並非妊者石瘕也有妊可於脉之滑濇辨之也至於濕熱下墜則為陰蝕陰挺下脫陰蕈腫爛之類而虛火內爍庚金則為痔漏為懸癰為臟毒種種見症不一而足

務在明辨症候按法而消之也、

論吐法 吐者清上焦也、胸次之間咽喉之地、或有痰食壅塞膈者當吐之、經曰其高者因而越之是也、

當吐不吐誤人者何也 如纏喉鎖喉諸症皆風痰鬱火壅塞其間不急吐之則脹閉難忍矣 又有停痰蓄飲阻塞清道曰久生變 或食停胸膈妨碍飲食消化不及 無由轉輸脹疼痛者必須吐之 否則胸高滿悶纏火壅塞莫測矣 又有食停胸膈妨碍飲食、或頭眩心悸 或吞酸噯腐手足麻痺種種不齊宜用吐法導祛其痰諸症如失 又有胃脘癰嘔吐膿血者 經云嘔家有膿不須治嘔膿盡自愈 凡此皆當吐而吐者也、

一、不當吐而吐者何也 如少陽中風胸滿而煩此邪氣而非有物不可吐也 吐則驚悸也 少陰病始得之手足厥冷飲食入口則吐此膈上有寒飲不可吐也 病在太陽不可吐之 吐中有散然邪氣未除已為小逆也 此不當吐而吐者也、

一、當吐不可吐者何也 蓋凡病用吐必察其病之虛實 因人之性情不可吐也 夫病在上焦可吐之症而其人病勢危篤 或老弱氣衰者 或體質素虛弱者 婦人新產者皆不可吐也 若夫病久之人宿積已深 一行吐法心火自降相火冷冷汗自出者皆不可吐之 則為逆候 其虛而禁吐則 若諸亡血者有動氣者 四肢厥必強設犯房勞轉生虛症 反難救藥 更須戒怒凝神調息靜養越三旬而出戶 方為合法 若其人性氣剛暴好怒喜淫不守禁 將何恃以無恐 此又因性情而禁吐也 所謂當吐不可吐者此也、

一、不可吐而又不得不吐者何也 病人脉滑大胸膈痞鞕停痰胃脘積食非吐不除 食用瓜蒂散與橘紅淡鹽湯 痰以二陳湯用指探喉中而吐之 體質極虛者或以桔梗煎湯代之 斯為穩當而更有法焉 嘗治寒痰閉塞逆昏沈者 用半夏橘紅各八錢濃煎半盃 和薑汁成一杯 頻頻灌之 痰嘔聲如曳鋸溲便自遺者 更難任吐而稀涎皂角等藥 既不可用 亦不暇用 因以大劑參附薑葦濃煎之 藥隨灌隨吐 隨吐隨灌 久之藥力下咽胸膈流通甦 如此者又家嘗治風痰熱閉之症 以牛黃丸灌如前法 頸項內攻藥不得入者 以蘇合香丸灌如前法 風熱不語者 以辭語丹灌如前法 中暑不醒者 以消暑丸灌如參附大進立至數兩 其人漸甦 二月之間參藥數勸遂至平復

前法中惡不醒者以前法橘半薑汁灌如前法厭夢不醒者以肉桂三錢

煎水灌如前法喉閉風以杜牛膝搗汁雄黃丸等灌如前法俱獲全安如此者又家更有牙關緊急閉塞不通者

以搐鼻散吹鼻取嚏嚏出牙開或痰或食隨吐而出其人遂甦如此者尤家蓋因症用藥隨藥取吐其意

尤深此皆古人之成法而稱為變通者也治胸痛不能食按之反有涎吐下利止是以吐疾止

利也治妊婦轉胞小便不通用補中益氣湯隨服而探吐之往往有驗是以吐法通小便也以醋蒜吐蛔以狗油雄

黃同蒜蒂以吐蟲而通膈又以非汁去瘀血以治前症由此觀之症在危疑之際古人恒以通劑盡其神化莫測之

用況乎顯然易見者乎則甚實吐法之宜講也

論清法　清者清其熱也臟腑有熱則清之經云熱者寒之是也

一、當清不清誤人者何也夫六淫之邪除中寒寒濕外皆不免于病熱熱氣薰蒸或見於口舌唇齒之間或見於口渴

便溺之際的知其熱而不清則斑黃狂亂厥逆嘔諸症叢生不一而足此當清不清之誤也

一、不當清而清者何也有如勞力辛苦之人中氣太虛發熱倦怠心煩溺赤名曰虛火蓋春生之令不行無陽以護其

榮衛與外感熱症相隔霄壤又有陰虛勞瘵之症曰晡潮熱與夫產後血虛發熱煩燥症象白虎誤服白虎者難救

更有命門火衰浮陽上泛似乎火者又有陰盛隔陽假熱之症其人面赤煩躁欲坐臥泥水之中數日不大便或

舌黑而潤或脉反洪大峥然鼓擊干指下按之谿然而空者或口渴欲得冷飲而不能下或因下元虛冷煩飲熱

湯而自救世俗不識誤投涼藥下咽即危矣此不當清而清之誤也

一、清之而不分內傷外感者何也經云火鬱發之是也暑熱傷氣則補而清之清暑益氣湯

是也濕熱之火則或散或滲或下而清之開鬼門清淨府除陳莝是也燥熱之火則潤而清之通大便傷食積熱

則消而清之食去火自平也惟夫傷寒傳入胃腑熱勢如蒸自汗口渴飲冷而能消水者藉非白虎湯之類辟克有

濟也更有陽盛拒陰之症清藥不入到口隨吐則以薑汁此少為引或薑製黃連反佐以取之所謂寒因熱用是也

此外感實火之清法也若夫七情氣結喜怒憂思悲恐驚互相感觸火從內發治以越鞠丸開六鬱也主以逍遙散

調肝氣也意以一方治木鬱而諸鬱皆解矣經云怒則氣上喜則氣緩悲則氣消恐則氣下驚則氣亂思則氣結

逍遙一方以之治氣上氣結者固為相宜而於氣緩氣消氣下之症猶未合蓋氣虛氣血虛者必補其氣血虛者必

滋其血氣旺血充而七情之火悠焉以平至若真陰不足而火上炎者壯水之主以鎮陽光真陽不足而火上炎者

引火歸原以導龍入海此內傷虛火之治法也、

一、病因于火而以熱藥治之何也夫以外感之火邪火也人火也有形之火也人火得水則滅故可以水折而愈龍得水而愈奮飛雷因而益震

之火虛火也龍雷之火也無形之火也先天之火也不可以水折譬如龍得水而愈奮其宅是以虛火可補而不可瀉也其有專用六味而不

動陰濁沉晦之氣光焰燭天必俟雲收日出而龍雷各歸其宅耳是以虛火可補而不可瀉也其有專用六味而不用桂附者因其穴宅無水也補則同而引之者實不同耳蓋外感

之火以清內傷之火以補為清也、

一、清之而不量其人者何也夫以壯實之人而患實熱之病清之稍重尚為無礙若本體素虛臟腑本寒飲食素少腸

胃虛滑或產後病後房室之後即有熱症亦宜少少用之寧可不足不使有餘或餘熱未清即以輕藥代之庶幾

去人安尚清劑過多則療熱未已而寒生矣此清之貴量其人也、

一、清之而不量其症者何也夫以微熱之症而清之太微則病清之不除而清劑太過則寒症即至但不及猶可

再清太過則難醫藥矣且凡病清之而不去者猶有法焉壯水是也王太僕云大熱而甚寒之不寒是無水也當滋

其腎腎水者天真之水也取我天真之水以制外邪何邪不服何熱不除而又不可久恃必歸本于滋陰滋陰之法又不能

開胃扶脾以恢復元氣則蔘苓芪朮亦當酌量而用非曰清後必補但元氣無虧者可以不補元氣有虧者必須補之

候其飲食漸進精神煥慧然後止藥可也此清後必補之貴量其症也總而言之有外感之火有內傷之火外感為實內傷

為虛來路不同治法逈別寧曰熱者寒之遂足以畢醫家之能事也乎

論溫法

論溫法溫者溫其中也臟受寒侵必須溫劑經云寒者熱之是也

一、當溫不溫者何也天地殺厲之氣莫甚於傷寒其自表而入者初時即行溫散則病自除若不由表而直中陰經者、

溫之又或寒濕侵淫四肢拘急發為痛痹亦宜溫散此當溫而溫者也、

一、不當溫而溫者何也如傷寒邪熱傳裡口燥咽乾便閉讝語以及斑黃狂亂衄血諸症其不可溫也若

乃病熱已深厥逆漸進舌則乾枯反不知渴又或挾熱下利神昏氣弱或脉來濇滯反不應指色似烟薰形如枯木

近之無鸞望之似脫其之血液衰耗筋拘攣但張口齒舌乾燥而不可辭者此為真熱假寒之候世俗未明亢害

承制之理誤投熱劑下咽即敗矣更有鬱熱內蓄身反惡寒濕熱脹滿皮膚反冷中暑煩心脉虛自汗燥氣焚金痿

軟無力者皆不可溫又有陰虛脉細數陽乘而吐血者亦不可溫之則為逆候此所謂不當溫而溫者也、

一、當溫而溫之不得其法又何也假如冬令傷寒則溫而散之冬令傷風則溫而解之時當暑月而納涼飲冷暴受寒侵者亦當溫

傷則溫而消之至若中寒暴痛大便反硬溫藥不甚者則以熱劑下之時當暑月而恣食生冷壅閉則溫而開之冷食所

湯加人尿豬膽汁反佐以取之經云熱因寒用是也復有真虛挾寒命門火衰者必須補其真陽亦當溫之又陰盛格陽于外溫藥不效者則以白通

之體虛挾寒者溫而補之寒客中焦理中湯溫之寒客下焦四逆湯溫之又陰盛隔陽之

熱是無火也此心者指命門而言仙經所謂七節之旁中有小心是也書曰益心之陽寒亦通行滋腎之

陰熱之猶可是也然而醫家有溫熱之溫有溫存之溫人參芪歸朮和平之性溫存之溫也春日煦之陽存而盛熱之不

辛辣之性溫熱之溫也然夏日烈烈是也和煦之日人人可近燥烈之日非積雪凝寒不可近也更有表裡

皆寒之症始用溫藥裡寒頓除表邪未散復傳經絡以致始為寒中者後轉變為熱中者或有之藉非斟酌時

宜對症投劑是先以溫藥救之者繼以溫藥賊之矣亦有三陰直中初無表邪而溫劑太過遂令寒退熱生初終異

轍是下可以不謹所謂溫之貴得其法者此也、

一、溫之而不量其人者何也夫以氣虛無火之人陽氣素微一旦客寒乘之則溫劑宜重且多服亦可無傷若其人平

素火旺不喜辛溫或曾有陰虛失血之症不能用溫者即中新寒溫藥不宜太過病退則止不必盡劑斯為克當其

論補法

一、當補而補之不分氣血不辨寒熱者何也然而少火者生氣之原丹田者土氣之海補氣而不補火者非也不思少火用四物湯凡一切補血藥皆從此出也然

一、不當補而補者何也病有脉實症實不能任補者固無論矣即其人本體素虛而客邪初至病勢方張若其人必有脉浮大而濇面赤火炎身浮頭眩煩燥不寧此為出汗暈脫之機更有精神浮散徹夜不寐者其禍尤速法當養榮歸脾薑蜜加斂藥以收攝元神佛浮散之氣退藏於密庶幾有陰虛火亢氣逆上衝者不得眠者法當滋水以制之切忌苦寒瀉火之藥反傷真氣若誤清之去生遠矣古人有言虛有盛候反瀉含冤者此也此當補不補之誤也

一、不當補而補者何也經曰氣主煦之血主濡之氣用四君子湯凡一切補氣藥皆從此出也血用四物湯凡一切補血藥皆從此出也血之不分氣血不辨寒熱者何也然而少火者生氣之原丹田者土氣之海補氣而不補火者非也不思少火

當補不補誤人者何也夫虛者損之漸損者虛之積也初時不覺久則病成假如陽虛不補則氣日消陰虛不補則血日耗消且耗焉則天真榮衛之氣漸絕而虧損成矣雖欲補之將何及矣又有大虛之症內實不足外似有餘脉大而濇面赤火炎身浮頭眩煩燥不寧此為出汗暈脫之機更有精神浮散徹夜不寐者其禍尤速法當養榮歸脾脾薑蜜加斂藥以收攝元神俾浮散之氣退藏於密庶幾有救復有陰虛火亢氣逆上衝者不得眠者法當滋水以制之切忌苦寒瀉火之藥反傷真氣若誤清之去生遠矣古人有言虛有盛候反瀉含冤者此也此當補不補之誤也

脾薑蜜加斂藥以收攝元神俾浮散之氣退藏於密庶幾有救復有陰虛火亢氣逆上衝者不得眠者法當滋水以制之切忌苦寒瀉火之藥反傷真氣若誤清之去生遠矣古人有言虛有盛候反瀉含冤者此也此當補不補之誤也

免閉門留寇更有大實之症積熱在中脉反細濇神昏體倦甚至憎寒振慄欲着覆衣酷肖虛寒之象而其人必有脉浮大而濇面赤火炎身浮頭眩煩燥不寧此為出汗暈脫之機更有精神浮散徹夜不寐者其禍尤速法當養榮歸

唇焦口燥便開溺赤諸症與真虛者相隔天淵尚不明辨精切誤投補劑陋矣古人有言大實有羸狀誤補益疾者此也此不當補而補之之誤也

生氣壯火即食氣譬如傷暑之人四肢無力濕熱成痿不能舉動者火傷氣也人知補火亦不知清火亦

所以益氣補則同而寒熱不同也又如血熱之症宜補之清之和之血熱而吐者

謂之陽乘陰熱迫血而妄行也治用四生丸六味湯血寒而吐者謂之陰乘陽如天地凍水凝成氷也治用理中

湯加當歸醫家常須識此勿令誤也更有去血過多成升斗者無分寒熱皆當補益所謂血脫者益其氣乃陽生陰

長之至理蓋有形之血不能速生無形之氣所當急固以無形生有形先天造化本如是其此氣血寒之分也

一補之而不識開闔不知緩急者何也天地之理有開闔用藥之機有補瀉如補中湯用陳皮以

開之六味湯用澤瀉以導之古人用藥補正必兼瀉邪邪去則補自得力又況虛中挾邪正當開其一面

戕我人民被賊寇或縱或擒有收有放庶幾賊退民安而國本堅固更須酌其邪正之強弱而用藥多寡得宜

為合法是以古方中有補散並行者治中湯蔘附湯是也有清補並行者蔘連飲人蔘白虎湯是也更有當峻補者有當

邪未盡元氣雖虛不任重補則從容和緩以補之相其機宜循序漸進脈症相安漸為減藥穀肉果菜食養盡之以

緩補者有當平補者如極虛之人垂危之病非大劑湯液不能挽回予嘗用蔘附煎膏日服數兩而救陽微將脫之

至平康其有體質素虛別無大寒大熱之症欲服丸散以保真元者則用平和之藥調理氣血不敢妄使偏僻之方

久而孕勝反有傷也此開闔緩急之意也

一補之而不分五臟者何也夫五臟有正補之法有相生而補之之法難經曰損其肺者益其氣損其心者和其榮衛

損其脾者調其飲食適其寒溫損其肝者緩其中損其腎者益其精此正補也又如肺虛者補脾土生金也脾虛者

補命門火生土也心虛者補肝木生火也肝虛者補腎水生木也此相生而補之也更有根

本之說焉肺胎始兆形骸未成先生兩腎腎者先天之根本也因地一聲一事未知先求乳食是脾者後天之根本

也然而先天之中有水有火水曰真陰火曰真陽名之曰真則非氣非血而為氣血之母生身生命全賴乎此周子

曰無極之真二五之精妙合而溫凝而遂通隨吾神以為往來者此也古人深知此理用六味滋水八味

補火十補斑龍水火兼濟法非不善矣然而以假補真必盡其真者未曾盡喪庶幾有效若先天祖氣已蕩然無存雖有

靈芝亦難續命而況庶草乎至于後天根本尤當培養不可忽視經曰安穀則昌絕穀則亡又曰漿入胃則虛者

活古人診脉必曰胃氣制方則曰歸脾健脾者良有以也夫飲食入胃分佈五臟灌溉周身如兵家之糧

餉民間之烟火一有不繼兵民離散矣然而因致病者固多而增氣分令夭枉可不慎哉是知脾腎兩臟皆為根本

釀則飲積茲果乳酥濕從內受發為腫滿瀉利五味偏啗久而傷致病者亦復不必過嗜醇

也須知脾弱而腎不虛者則補脾不如補腎者以命門之火可生脾土也補腎不如補脾者以飲食之精自不能不注於腎

有方斯為善道故諺有之曰藥補不如食補我則曰食補不如精補精補不如神補節飲食惜精神用藥得宜病有

不痊焉者寡矣

傷寒綱領

凡看傷寒以傳經直中四字為綱領傳經者由太陽傳陽明由陽明傳少陽由少陽傳太陰由太陰傳少陰由少陰傳

厥陰此名循經傳也亦有越經傳者如寒邪初客太陽有不傳陽明經而傳少陽者有不傳陽明經而徑入陽明腑者

亦有由陽明不傳少陽而徑入本腑者亦有少陽不傳三陰而徑入胃腑者亦有傳一二經而止者亦有始終只在一

經者雖所傳各不同其為傳經則一也若夫直中者謂不由陽經傳入而徑中三陰者也中太陰則病淺中少陰則

病深中厥陰則愈深矣此其所當意溫也夫傳經之邪在表為寒入裡即為熱症不比直中之邪則但寒而無熱也先

明傳經直中廖寒熱之劑不至混投矣

傷寒主治四字論

傷寒主治四字者表裡寒熱也太陽陽明為表太陰少陰厥陰為裡少陽居表裡之間謂之半表半裡凡傷寒自陽經

傳入者為熱邪不由陽經傳入而直入陰經者謂之中寒則為寒邪此皆前人要旨也而予更即表裡寒熱四字舉八

言以晰之、任傷寒千變萬化、總不出此。夫傷寒症、有表寒、有裡寒、

熱、有表熱裡寒。何謂表寒、傷寒初客太陽、頭痛發熱而惡寒者、名曰外感、所謂體若燔炭、汗出而散者是也。陽明辭

肌、少陽和辭、其理一也。何謂裡寒、凡傷寒不由陽經傳入、而直入陰經、手足厥冷、脈微細、下利清穀者、名曰中寒、仲景

所謂惡溫之、宜四逆湯者是也。何謂表熱、與正傷寒同、但不惡寒而口渴、與正傷寒異耳、醞釀成熱、至春感溫而發者曰溫病、

至夏感熱氣而發者曰熱病、其症頭痛發熱、與正傷寒同、其在表、故用柴葛以辭肌、肉韞熱、故用黃芩知母以佐之、此活法也。何謂裡熱、凡傷寒有此、而溫熱與

夫春溫夏熱之症、病邪入裡皆為裡熱、其在太陰則津液消渴、則消渴、仲景下之、而用大

柴胡三承氣者是也。何謂表裡皆熱、如傷寒陽明症、傳于本經、而胃腑熱氣薰蒸、口渴譫語、此散漫之熱、

邪未結聚、治用白虎、外透肌膚、內清臟腑、俾表裡兩辭、不比邪氣結實、專在腸胃、可下而愈也。此正傷寒之

病、更多有此、不可不察。何謂表裡皆寒、其在太陰少陰則胃腑、厥陰則仲景用麻黃附子細辛湯是

也。何謂表寒裡熱、如兩感熱症、一日太陽與少陰同病、二日陽明與太陰同病、三日少陽與厥陰同病、為寒三陰

已成熱症、豈非表寒而裡熱乎、亦有火鬱在內、而加以外感寒、亦為表寒裡熱之候、更有火亢已極、反兼水化、內熱閉結

而外有惡寒之狀者、其表似寒而裡實熱、誤投熱劑下咽、即斃矣。何謂表熱裡寒、如入本體虛寒、而外感溫熱之邪、

為標本寒熱、不宜太過、更有陰盛在下、逼其無根失守之火、發揚于上、肌膚大熱、欲坐臥泥水之中、其表似熱、其

裡實寒、誤投寒劑入胃、即危矣。傷寒變症、萬有不齊、而總不外乎表裡寒熱四字、其表裡寒熱變化莫測、而總不外此

四言以為綱領。

經腑論

夫經者逕也、行于皮之肉、肉之中者也、腑者器也、所以盛水穀者也。傷寒諸書、以經為腑、混同立言、感人滋

甚、吾特設經腑論而詳辨之。夫邪之在三陽也、有太陽之經、有陽明之經、有少陽之經、凡三陽在經之邪、未入腑者可

汗而已。邪之在陰也、有太陰之經、有少陰之經、有厥陰之經、凡三陰之邪、已入腑者可下而已、所謂入腑指陽明

胃腑而言也三陽三陰之邪一入胃腑則無復傳矣胃者土也萬物歸土之義也傷寒論云有太陽陽明有正陽陽明

有少陽陽明此陽明即胃腑非陽明之經也假令邪在太陽不傳陽明邪在陽明經而徑入胃腑者名曰正陽陽明

不傳少陽而自入本腑者名曰正陽陽明邪在少陽經不傳三陰而徑入胃腑者名曰少陽陽明凡三陽之邪已入胃

腑俱下之勿疑矣雖然三陽入腑人所共知三陰入腑或能識夫三陽之經與腑尚近既曰

經則猶在徑路之間而未當歸併于一處也傷寒論云太陰病脉浮者可發汗宜桂枝湯少陰中風脉陽微陰浮者為

欲愈厥陰中風脉微浮為欲愈不浮為未愈為邪在于經故也然則以白虎湯治腑病何謂也夫以白虎治腑病者乃

大便令邪從內出此大小承氣調胃承氣所由設也然則以白虎湯內清胃腑外透肌膚令表裏兩解若邪

初入胃腑表裏皆熱熱勢散漫而無胃實不大便之症故用白虎湯之煩滿囊縮白虎不中與之而已矣

已結聚如太陰之大實痛少陰之咽乾口燥下利青黃水心下硬厥陰之煩滿囊縮白虎不中與之而已矣

此無他其腑既明則施治不致差舛然則太陽之邪自入本腑當用五苓散以桂枝解外邪以豬苓澤瀉

遺邪干腑而為口渴太陽病而兼有此症者名曰太陽傳本當用五苓散以桂枝解外邪以豬苓澤瀉

通其小便而愈也或問陽邪入陰復有還表向汗之時其信然乎予曰古人之言豈欺我哉夫經徑也猶三陽

之邪既有路以達三陰三陽之邪此循環之至理非若邪入陰中更無外出之路也當見病人體實

素厚有傳經而自愈者皆由汗解也傷寒論云其不再傳經不加異者七日太陽病衰頭痛稍愈八日陽明病衰

身熱稍歇九日少陽病衰耳聾微聞十日太陰病衰腹減思食十一日少陰病衰渴止舌乾已嚏也十二日厥陰病衰

浮用桂枝湯然則三陰亦可汗解與夫予曰不然讀仲景書舉一隅當以三隅反不可執一而

論也夫邪已入裏而復發其表是增其熱也故曰陰不得有汗邪雖入裏而復返乎表是邪外出矣故曰還陽而向汗

夫桂枝湯太陽傷風藥也今太陰用桂枝者實由太陽傷風為醫誤下而傳入太陰者也太陰脉當沉今反浮是症在

太陰脉在太陽太陽則太陽傷風之邪未盡入于陰太陰之邪大有還陽向汗之勢故用桂枝湯以微散之令其從太陽來者仍

自太陽出也推而論之若從太陽傷寒來得傷寒脉則桂枝可易麻黃仲景石膏湯之意可推也若從陽明來得

陽明脉則桂枝可易葛根仲景葛根黃連黃芩湯之意可推也若從少陽來得少陽脉則桂枝湯可易柴胡湯

為少陽傳入太陰之的方也然必腹中實痛乃為脾邪干胃甫用大黃下之否則只于本方加芍藥而和之而已傷寒

論云本太陽症傳入太陰而腹痛者桂枝湯加芍藥甘草大實痛者桂枝湯加大黃亦此意也太陰如此少陰厥

陰何獨不然仲景少陰篇內以四逆散治陽厥方用柴胡黃芩甘草枳實者人皆不得其解用柴胡以

導胃中之宿滯使邪氣不得乘機而內合以作胃實更用黃連苦苓疏通三陽之路俾其從此來者仍從此出

誠以熱邪遊行于少陰徑路之間尚未結聚成實內陷于胃腑之中則用黃連甘草以清傳經之熱用枳實以

不必擾動中宮而病勢已解此中用藥之微權而其用心亦良苦矣愚不自揣每遇陽邪入陰未結之症倣古

人三黃解毒之意而加以石膏柴胡丹皮之屬徃徃復效蓋三黃以除三陽之熱邪用石膏以守陽明之熱用柴胡

者亦望其返之古道而還陽向汗也大抵傷寒治法忌于解表而緩於攻裡非惟三陰之邪務從陰裡之症倣古

邪猶且徘徊觀望冀其還陽而之表必俟邪氣結實乃用承氣湯攻下之且戒曰欲行大承氣先與小承氣氣失

氣者無大承氣湯若不轉失氣者不苟下也有如此仲景又云病發于陽而反下之熱入因作結

胸病發于陰而醫者漫不知察反從而和之噫誤矣因作痞熱入者言三陰下早雖不至成結胸而必不免為痞氣矣噫嘻經腑之間可以

不辨哉

世人論傷寒輒曰陰症而不知有三說也有傳經之陰症陰中之熱症也有直中之陰症陰中之寒症也有房室之陰

症陰中之虛症也既犯房室而得熱症則灼熱極甚犯房室而得寒症則陰寒極甚清劑宜輕寒之甚溫劑宜

重斯無輕其乃世人混稱夾陰而醫者漫不知察反從而和之噫誤矣

時疫之症來路兩條去路三條治法五條盡矣何謂來路兩條疫有在天者有在人者如春應溫而反寒夏應熱而反

涼秋應涼而反熱冬應寒而反溫非其時而有其氣自人受之皆從經絡而入或為頭痛發熱咳嗽或為頸腫發頤大

頭天行之類斯在天之疫也若夫一人之病染及一室之病染及一鄉一鄉之病染及合邑此乃謂之穢氣相傳

染其氣息從口鼻而入其見症憎寒壯熱胸膈滿悶口吐黃涎乃在人之疫以氣相感與天無涉所謂來路兩條者

出也夫在天之疫從口鼻而入宜分寒熱用辛溫辛涼之藥以群穢之藥如神木散藿香正氣散之類俾其從口鼻入者仍

從經絡出也在人之疫從經路而入宜用芳香之藥普濟消毒飲之類俾其從口鼻入者仍從口鼻

下之其大便自行者則清之下後而有餘熱不盡者亦清之須令臟腑之邪從大便出也所謂去路三條者此也夫發散

群穢清中攻下共四法耳此謂治法有五何也大抵邪之所湊其氣必虛體虛受邪必須以補方能駛其間方能收效

萬全如氣虛補氣血虛補血古人所用蔘蘇飲人蔘白虎湯人蔘敗毒散黃龍湯四順清涼飲方內有人蔘當歸其意

可想而知矣于前四法中加以補法乃能左右咸宜縱橫如意邪氣退而元氣安所謂治法五條者此五法而

融會貫通其于治疫也何難之有

六氣相雜須辨論

世間之病人皆曰傷寒最難而非難也難莫難于六氣之相雜而互至耳六氣者風寒暑濕燥火是也然冬月致病只

三字風寒火是也春兼四字風寒濕火是也夏兼五字風寒暑濕火是也秋只四字風寒燥濕

則又天之變氣也大抵氣愈雜則其治愈難吾姑即夏間之五氣而明辨之五氣既明則其少者不煩言而群假如脉

浮緩自汗頭痛發熱而惡風者傷風也脉浮緊而無汗頭痛發熱而惡寒者傷寒也此隨時感冒雖在暑月木必有之

亦有納涼飲冷臟受寒而遂至嘔吐痛瀉脉沈遲于足厥冷口鼻氣冷此乃夏月中寒之候反因避暑太過而得之也

至于暑症乃夏月之正病然有傷暑中暑閉暑者病之輕者也其傷暑者汗出身熱而口渴也其中暑者病之重者

也其症汗太泄昏悶不醒茶熱燥煩心妄言也閉暑者內伏暑氣而外為風寒閉之也其症頭痛身痛發熱

惡寒者風寒也口渴煩心者暑也其有霍亂吐瀉而轉筋者則又因暑而停食伏飲以致之也然停食伏飲濕氣也或

身重軀痛腹滿悶泄痢無度皆濕也風寒暑濕四氣動而火隨之是為五氣所謂夏兼五字者以此然而名字分見

其為治也易五字互見其為治難假如風暑相搏名曰暑風其症多殊擱揭暑濕相搏名曰濕溫其症頭痛自汗譫語

身重腹滿足脛寒風熱相搏名曰風溫其症身重多眠鼻息鼾語言難出濕氣兼風名曰風濕濕氣兼寒名曰寒

濕其症骨節疼痛不能自側復有風寒挾濕發為剛柔二痙其症口噤身反張更有濕熱相攻發者名曰熱病天行

痿廢不能自收持此皆五氣相搏而互見者也又況冬月傷寒伏藏于筋骨之間至夏感熱而發者名曰四肢

不正之氣發作非時者名曰疫氣更有病氣相傳染沿門合境皆病者斯為傳染之疫為害尤多設此熱病疫病傳之

臟腑大便不通則燥氣隨之是五氣之中復兼六氣矣更有體虛勞倦之人病者紛紜錯雜之症不至混淆則

敗症悉具雖有善者亦莫如之何也引為己功而不自揣特著此論先指夏間五氣四氣之雜至者不難辨矣況傷寒一症表裏

繼以補益其中有幸全者則一見發熱不問是暑是濕紛然行表散散之不效隨用和解解之不去隨用清涼涼之不效

浪投劑傷生晻晻奈何醫者一見發熱傾危乎至則委之天數豈知致病之初認症投劑取效甚易及其日久病深

觸目洞然施治亦莫救世之一端也嗟呼五氣既明多者已辨則三氣四氣之雜至者不難辨矣況傷寒一症表裏

可分傳中可別上中下三焦可憑而又何難哉故曰傷寒非表而難於六氣之相雜而互至也

論中風

中風之症有中腑中臟中血脉之殊中腑者中在表也即仲景所謂太陽中風桂枝湯類是也外顯六經之形症即如

傷寒三陽三陰傳變之症也其見症既與傷寒同則其治法亦與傷寒傳變無異矣中臟者中在裏也如不語中心唇

緩中脾鼻塞中肺目瞀中肝耳聾中腎此乃風邪直入于裏而有閉與脫之分焉閉者牙關緊急兩手握固藥宜疏通

開竅熱閉牛黃丸冷閉橘半薑汁湯其熱閉極甚胸滿便結者或用三化湯以攻之脫者口張心絕眼合肝絕手撒

脾絕如鼾聲肺絕反目遺尿腎絕更有髮直搖頭上擅面赤如粧汗出如珠皆為脫絕之症此際須用理中湯加參兩餘

以溫補元氣若痰涎阻塞或用三生飲加人參以灌之庶救十中之一二中血脉者中在半表半裏也如口眼喎斜半

身不遂之屬是也藥宜和解用大秦艽湯加竹瀝薑汁鈎藤主之而有氣與血之分氣虛者偏于右佐以四君子湯血

虛者偏于左倍用四物湯氣血俱虛者左右并病佐以八珍湯此治中風之大法也、

中風寒熱辨

或謂寒邪中臟一于寒也風邪中臟而有寒有熱何也愚謂寒陰邪也陰主靜故其中人特為寒中而已矣風陽邪也

陽主動善行而數變故其中人或為寒中或為熱中初無定體也然其所以無定體者亦因乎人之臟腑本屬虛寒則為轉水相遭

者其人臟腑素有鬱熱則風乘火勢火借風威熱氣拂鬱不得宣通而風為熱矣

寒氣冷冽水凍冰凝真陽衰敗而風為寒矣為寒風多見閉症理宜疏導為先為熱風多見脫症理宜溫補為急夫

同一中臟而寒熱之別相隔千里其中所以為熱為寒之故舉世皆不求群則三化湯之寒三生飲之熱何以同出于

書而屹然並立是以醫道貴精思審處而自得之有非語言所能盡也

中風不語辨

或問不語有心脾腎三經之異又風寒客于會厭亦令不語何以辨之愚謂心者君主之官神明出焉若心經不語必

昏冒全不知人或兼直視搖頭等症蓋心不受邪受邪則始此敗症也若胞絡受邪則時昏時醒或時自喜笑若脾經

不語則入事明白或唇緩口角流涎語言蹇澀若腎經不語則腰足痿痺或耳聾遺尿以此為辨至若風寒客于會厭

不過喑而瘖瘂之屬口能收苦能轉樞機皆利但不發音其可用辛散而安、

真中類中辨

中風者真中風也類中風者似中風而非中風也然真中有兼類中者類中有兼真中者臨症最難分別不可無法以

處之大凡中風之症有中臟中血脈之分前論已詳言矣惟類中與真中最宜分別不可不審真中風者中于太

陽則與傷寒外感傳經相符若中血脈必有偏枯喎斜之症中臟雖為在裡亦必兼有經絡偏枯之症若類中者寒則因于

厥冷嘔瀉而暴痛也暑則赤日中行而卒倒也濕則痰涎壅盛而閉塞也火則面赤煩渴唇燥而便閉也食則因于過

飽而胸脹滿悶也氣則因于盛怒而開塞無音也惡則登塚入廟冷屋棲遲而卒然頭面青黯也虛則面色㿠白喜

恩輕微也見症各殊與真中之偏枯喎斜、固是不同其間或有相同者乃真中類中相兼也症既相兼必須一一辨明

察其多寡虛實並之虛辨其標本緩急之情審度得宜所古人經驗良方隨手而起矣、

雜症主治四字論

雜症主治四字者氣血痰鬱也丹溪治法氣用四君子湯血用四物湯痰用二陳湯鬱用越鞠丸衆差互用各盡其妙、

薛立齋從而廣之氣用補中而參以八味益氣之源也血用四物以參以六味壯水之主也痰用二陳而兼以六君補脾土以勝濕治痰之本也鬱用越鞠而兼以逍遙所謂一方治木鬱而諸鬱皆解也愚論之氣虛者宜四君輩而無實者則香蘇平胃之類可用也血虛者宜四物輩而血實者則手拈失笑之類可用二陳輩而自非頑痰膠固致生怪症者自非滾痰丸之類也此二少之贊可用越鞠逍遙輩而五鬱相混以致腹膨腫滿二便不通者自非神佑承氣之類弗濟也大抵尋常治法取其平善病勢強必須峻劑以攻之若一味退縮則病不除而不索脉氣不識情形攻害浪施為害尤烈務在平時將此氣血痰鬱四字反覆討論曲盡其情辨明虛實寒熱輕重緩急、一毫不爽則臨症灼然而于治療雜症之法思過半矣、

辨證方藥指針

大凡邪之所湊其氣必虛故傳曰欲救其死勿傷其生欲逐其寇勿傷其主欲補其正必兼瀉邪

凡診病用藥必先熟讀以上察病諸論治法諸論然後看現症及原因與我心中符合斯用藥庶無忘治誤人之患矣故曰知其要者、二言而終、一言即治病必求其本是也

外感諸病

外感者、風寒暑濕燥火也是謂六氣又謂六淫之邪又謂表邪又謂賊火皆是也

真中風

中風者真中風也、類中風者類似中風而實非中風也、然真中有兼類中者類中有兼真中者、不可不辨也

中府者 中在表也多着四肢外有六經之形症與傷寒六經傳變之症無異也○中太陽經脉緩有汗者桂枝湯增二

其人猝倒昏冒、不省人事、口噤背反張、小續命湯中、一星香正氣散中○四○上症悉具、但背不反張者、大羗活湯增一○中陽明經脉緩有汗、目痛鼻乾葛根湯中一二加桂枝○中少陽經寒熱往來脉緩有汗、小柴胡湯中二五加

桂枝○通用疎風散中二○

中藏者中在裡也多滯九竅○如不語中心○唇緩中脾○鼻塞中肺○目瞽中肝○耳聾中腎此風邪直入於裡也
其人眩仆昏冒不省人事或痰聲如曳鋸口噤背反張藥水不能下咽急用搐鼻散增三或以平安萬應丸增三
六三作末吹鼻取嚏嚏出牙開或痰或食隨吐而出然後用星香正氣散中四詳探下文寒熱閉脫而治之○若
吹鼻無嚏者不治

中三陰經按傷寒門施治小加治風之材

熱症閉症 其人素有積熱或蘊火暴厥風乘火勢火借風威多見閉症牙關緊急兩手握固法宜疎風開關急用搐
鼻散增三平安應丸增三六三吹鼻取嚏嚏出牙開用牛黃清心丸中七太乙紫金錠解毒門平安萬應丸增
三六三隨宜選用○若大便閉結腹脹滿悶火勢極盛者三化湯增四○煩燥極甚口舌生瘡二便閉結涼膈散
下二一○痰涎膠塞迷悶不清者亨歷散增五○病輕熱甚者防風通聖散下四○若真陰虧損脉浮數無力虛
火時炎口燥唇焦內熱便結六味湯上四。加玄蔘麥門牛膝二錢○若血液枯竭腹無脹痛大小便閉結涼膈湯上

寒症脫症 其人素挾虛寒或暴中新寒風水相遭氷微骨多有脫症又有肥盛之人形盛氣衰故亦有脫症○其症
手撒脾絕○眼合肝絕○口張心絕○聲如鼾肺絕○反目直視搖頭上竄髮直如粧汗
出如珠皆為脫絕之症多不救然忌用附子理中湯上九加人蔘一兩蔘歸茸湯增八蔘芪歸附湯增三六四二
生飲增六加人蔘一兩○幸得回甦繼用濟急湯增三六五獨蔘湯增二六加味四物湯增三六六○若痰涎
盛三生飲增六加人蔘一兩橘半湯增七導痰湯下三滌痰湯下三俱加竹瀝薑汁○若虛寒
極甚者兼服金液丹增九保命丹增一。四若虛極而精神浮散狂言亂語救絕至神丹增三八一○舊本虛
者八寶回春湯上五萬金湯上四恐或病重藥輕○牛黃清心丸蘇合丸平安萬應丸於虛脫者切不可用慎之

中府中藏 謂表裡兼病羌活愈風湯中三小續命湯中一隨宜選用○氣不和者烏藥順氣散中一。○有汗惡風加桂枝○無汗身熱不惡寒加石羔知毌○有汗身熱不惡風加葛根桂枝黃芩○無
續命湯中一○有汗惡風加桂枝○無汗身熱不惡寒加石羔知毌○有汗身熱不惡風加葛根桂枝黃芩○無
汗身凉加乾薑○六經混淆肢節攣痛加羌活連翹

中血脉者風中經絡也外無六經之形症內無便溺之阻隔但語言蹇澁口眼喎斜半身不遂之屬是也大秦艽湯增一〇病偏在左以補血為主上方倍加四物湯增三六六烏苓湯增數而無力者加減地黃湯增三六七〇若身無卒倒但語言蹇澁半身不遂者生血起廢湯增三六八〇左癱即左不遂加味大補湯上三四物湯上六〇病偏在右口眼喎斜語言蹇澁右半身不遂者犬秦艽湯增一以補氣為主上方倍加四君材蔘芪歸附湯增三六四蔘芪薑苓湯增一二最効〇若虛極生風及肥人形盛氣衰者至仁煎減三六九自汗厥冷者蔘芪歸附湯增三六四金液丹增九〇若脾虛生痰唇緩口角流涎語言蹇澁者加減君子湯上三七〇增方大補湯增三七七加味二陳湯增三七一〇右癱亦右不遂六君子湯上六九十全大補湯上三三獨活寄生湯上八八〇若病久變虛者或過服治風藥遂至全身不遂者全身湯增三七二〇凡治大病無論左右久病者及年高者又氣血素虛者隨症用以上諸方無用虎骨膠丸增一六二班龍固本丹增一四班龍延壽丹增一六六回復健康庶可完差矣〇俗方無用虎骨膠丸以上諸方無用虎骨膠丸以差為度多有得効者

口眼喎斜

口眼喎斜〇外無他症者牽正散下二理氣祛風散中八補正祛邪湯增六一二〇入室近火一頰熱而有汗一頰寒而無汗仍出外當風寒遂成口眼喎斜者和血急火湯增三〇素有鬱熱在內外感風寒頭面腫痛口渴心煩手足不仁口眼喎斜減火湯增三七四〇若胃中熱甚汗出不止小便頻數口眼喎斜頰頤緊急清陽湯增三七五〇口眼喎斜身欲頗仆腹中瀉之有聲脾虛有濕分水止鳴湯增三七六〇若人天稟素厚又素好燒酒過飲又一時臂不能舉動痰涎尤甚內熱晡熱肝鬱脾虛舒木生土湯增三七七〇若人天稟素厚骨痛喉中如有一物硬住不下兩暴怒致成口眼喎斜身無卒倒且善飲食脈洪大有力辟林湯增三七八〇口眼喎斜又方蓖麻子四十九粒去皮研爛作餅付左頰左喎付右頰正則洗去外敷天仙膏增三七六或有神効〇

暴瘖不語

暴瘖不語〇若痰迷心竅必神昏全不知人或兼直視搖頭等症蓋心不受邪受邪則殆多不救〇若胞絡受邪則時昏時醒或時自喜笑多無熱症牛黃清心丸中七神仙解語丹增一二〇若非心病及胞絡病則清心丸不可輕用慎之〇若風痰聚于脾經人事明白唇緩口角流涎語言蹇澁當導痰涎二陳湯中九九導痰湯下三導痰君子

湯下三滌痰湯下三倶加竹瀝薑汁并用神仙解語丹增二二

類中風八證

一火中、二虛中、三濕中、四寒中

一火中 火之自外來者名曰賊實火也火之自內出者名曰子虛火惱火中之症良由將息失宜心火暴盛腎水虛衰不能制之故卒然昏倒非外來實火也是內傷虛火也○假如惱動肝火加味逍遙散增二七救肝開鬱湯增一二四怒後腦痛吐痰舒怒益陰湯增三九五○心火鬱結面赤舌乾牛黃清心元中七平安萬應丸增三六三○肺火壅遏貝母瓜蔞散增八六○思慮傷脾勞倦脈弱加味歸脾湯上九八○腎水枯涸虛火上炎六味湯上四○○熱甚者滅火湯增三七四虛極者填陰湯增三九六○虛陽上泛面赤煩燥者八味湯上四○地黃飲子上二○餘詳雜症看熱風條

者增方大補湯增三七七○若心脾分病熱甚煩燥便閉涼膈散下二一○若風中醫經腰足痿痺或兼耳聲遺溺腎瀝湯上一○若陰虛火動地黃飲上四○若虛寒厥冷地黃飲子上二或用虎骨膠丸增一六二加鹿茸生薑金液丹增九○亦可○若風寒客於會厭口能收舌能轉皆如常但不發音必用方甘吉湯下一二五加半夏生薑一錢荊蘇湯中九五○以上諸症通用木香保命丹下五烏藥順氣散中一○班龍固本丹增一四秘傳順氣散增一五六味元上四○八味元上四○隨宜選用

二虛中 體虛過勞元氣耗傷父或肥盛氣衰以致痰壅氣浮卒然昏倒六君子湯上六四加減君子湯增三七○○氣虛下陷補中益氣湯上二二黃芽湯增八七○氣脫自汗蔘芪歸附湯增三六四○若操勞為虛中用痰生熱熱生風卒然昏倒無知也全身湯增三七二○餘詳雜症寒風條

三濕中 即痰中也凡人嗜食肥甘醇酒乳酪濕從內受或山嵐海瘴久兩陰晦遠行涉水坐卧濕地濕從外受濕生痰痰生熱熱生風卒然昏倒無知也二陳湯中九九加蒼朮○眼開手撒按上脱症啓迷湯增六一九加蓋朮二錢加味二陳湯增三七一○治生痰藥過多遂成全身不遂者全身湯增三七二○餘詳雜症寒風條

四寒中 暴中於寒卒然口鼻氣冷手足厥冷腹痛下利清穀身強口噤戰慄薑附湯增三三三附子理中湯上九加肉

桂川椒忌用金液丹 增九 ○餘參看寒風條

五暑中 凡人務農于赤日行旅于遠路暑氣逼迫卒然昏倒不省人事自汗面垢身熱煩渴脉虛干金却暑丹 增二八 平安萬應丸 增二六三 益元散 下一六 加味香薷飲 中三五 去厚朴加丹參茯苓黃連虛者加人參清暑益氣湯 上一三○ 若熱極體實者白虎湯 下七 加蒼朮五錢 ○餘參暑病條

六氣中 七情鬱結或怒動肝火以致氣逆壅塞卒然昏倒牙關緊急與中風相似但中風身熱脉浮中氣身涼脉沉且病有因由必須細究用木香調氣散 增二八 平安萬應丸 增二六三 八味順氣散 中八五 ○參看火中條 神木散 增七八 ○重者胸高滿悶牙關緊急厥暈不省平安萬應丸 增三

七食中 醉飽過度或著惱怒以致飲食填塞胸中卒然昏倒胸高腹脹萬億苑 下九九 溫白丸 補遺 蘇合丸 中九○ 甲日丸 增一○三○ 輕者保和湯 增七三 ○六三備惡丸 下一五一

八惡中 因登塚入廟冷屋樓遲以致陰邪侵襲卒然錯落妄語或頭面青黯脉乍數乍遲昏不知人急用生薑蔥白煎服平安萬應丸 增三六三 蘇合丸 中九 紫金錠辟毒方後以神朮散 增七八 調理○虛者六君子湯 上六四 加蒼朮藿香

風痺麻木 西醫謂之神經痛

風痺麻木 風寒濕三氣合而為痺痺者痛也麻者肌肉頑麻痛痒不仁也朮人肌肉頑麻痛痒不知總謂之風痺也○風氣勝者為行痺流走疼痛也○寒氣勝者為痛痺筋骨疼痛也○濕氣勝者為著痺腫重墜也○古人通用蠲痺湯 增一 加減○濕氣無風行濕流氣飲 下一八 虛而兼風萬金湯 上四○ 虛而兼寒三氣飲 上一六○ 虛寒極甚骨肉冰冷真火湯 增三九○ 中風後風濕相搏手足流走疼痛久而不愈解濕湯 增三八二○三氣入胃吞酸嘔吐咳嗽不寧胸膈飽悶兩足喘腹脹溏泄夜不能寐臥則足牽縮伸則痛甚傴僂久而不愈解濕湯 增三八二○三氣侵入心胞心下畏寒作痛惕惕善驚善嘔噯氣上則恐飲食不進攣痛腹方君子湯 增三八三○

以手按心下則漉漉有聲散痺湯增三八四〇三氣入於小腸溺澁如淋下身疼痛攻痺湯增三八五〇三氣犯於三焦一身上下走注作痛時作時止痰氣不清欲嗽不能咽膈痞悶二便秘澁理本湯增三八六〇氣血大虛三氣乘虛而入腦背手足腰脊牽引作痛時作時止頭重不舉痰唾稠濁口角流涎則喉中有痰聲補正逐邪湯增三八七〇肝臟血氣不足三氣侵人氣逆腦痛睡臥多驚飲食不思吞酸作嘔筋攣痛肝痺湯增三八八〇勞心好色下元虛寒復感寒濕腰脊重痛兩足痿痛腎痺湯增三八九〇悶吐痰不已不能下通肺痺湯增三九〇〇手足麻木四肢捲怠嗜臥人參益氣湯下三一萬金湯上五〇全身麻痺釋麻導氣湯增三九二〇婦人七情鬱結氣滯經絡手足麻痺開鬱舒經湯下三九四〇遍身骨痛一身上下自背至腰膝兩脛無不作痛不能起床起則痛不可忍睡臥必須按摩否則痛不能寐然飲食知味此風濕入於骨髓並袪煎增四〇三〇遍身上體疼痛難忍以下不痛乃上中二焦火鬱方逍遙散增四〇四〇遍身痛不可忍時加減元氣大虛三氣凝滯榮衛失常忘痛湯增三九九〇肌肉熱極體上如鼠走之狀唇口反裂皮膚發紅黑斑點此乃熱極生風化炎湯增三九九〇久病及虛人患痺斑龍固本丹增二四〇風濕痰瘀凝滯經絡止痛湯增四〇五〇肌肉熱極體上如鼠走之狀唇口反裂皮膚發紅黑斑點

肺氣虛脫三氣侵人咳嗽喘脹心膈痞〇兩腿麻木沉重遍身生塊痛不可當〇踈風活血湯中五〇全身麻痺釋麻

木香保命散下五
靈仙除痛飲中六
最效〇腳足麻木活廢湯增六一五〇手麻轉動湯增六一六〇通用保安萬靈丹

歷節風

一云痛風西醫名關節炎因氣血本虛飲酒過度勞力過傷汗出當風以致風寒濕氣偏着關節與氣血相搏疼痛非常又有疼痛如虎咬之狀者故名曰虎歷節風〇日輕夜重屬血虛踈風活血湯中五四物湯中六八加龜板蓁芃〇天陰兩濕而甚者屬氣虛受濕附子八物湯增一八金液丹增九〇陰陽未分大羌活湯下六靈仙除痛飲中六保安萬靈丹增二〇濕氣兼寒頭眩短氣欲吐肢節疼痛沉重浮腫桂芍知母湯增一九〇風濕偏着關節遍身骨節流走疼痛足不能履地神通飲增四〇〇氣虛受寒痛如椎碎四君子湯上六四加芎藭官桂附子〇氣血兩虛而挾痰火者八物湯上三二加羌活防已黃栢龜板〇酒痰留飲凝滯經絡氣短而脉沉滑

破傷風

導痰湯下三加蒼木二錢陳皮芍藥各一錢黃柏威靈仙各五分〇全身節痛者乃風痰凝滯二陳湯中九九加南星羌活蒼木白芷酒芩竹瀝薑汁挾瘀血者再加桃仁紅花〇上體痛者上方加酒芩羌活紅花〇下體痛加甚者上方合四物湯有火者加黃柏前胡澤瀉知母木香痛甚者加乳香沒藥兩腿痛甚加牛膝木果〇濕熱二陳湯加黃柏知母〇寒濕瀉靈丸增四〇一通用痛風丸增四〇二保安萬靈丹增二〇〇餘詳參諸書痛風條〇婦人七情六欝氣滯經絡手足麻痹開欝舒經湯下一三一

破傷風因跌打損傷破損皮肉又或失血過多外感風寒又久患大腫氣血脫盡因腫處引風遂至口噤背反張神昏不語牙關緊惡口吐涎沫此皆因破傷虛引風而發名破傷風惡寒發熱而在表者九味羌活湯中一一保安萬靈丹增二〇〇發汗後汗出不止防風當歸散增二一〇在半表裡無汗者羌麻湯增二二〇下後裡熱不辭者括石湯增二三三〇失血過多桂枝湯增二二加黃芪八錢當歸五錢〇虛極生風者當歸地黃湯增二五蔘養榮湯增二四十全大補湯上三三加附子蔘歸茸湯增八獨蔘湯增二六〇痰盛抽搐秖蔞只實湯下六九〇外他發痙各有因由不可與破傷風混同論治也

癩病

癩病紫白癜風一名大痳風一名大風瘡一名大麻風因風濕熱毒藏結于肌肉筋骨之間初起頭面身體先見紅點或皮肉頑麻久則眉毛脫落手足脫指眼瞎鼻崩遍體腫硬麻爛流膿流血臭穢難聞蘇丹地黃湯增三〇〇初起掃癩湯增四五八〇壯實者黃金湯增四五九〇飲酒過度濕茶熱攢辭癩湯增四六〇〇通治神授換骨丹增一七四〇紫白癜風疎風活血湯增八二七

傷寒類傷寒辨

傷寒者冬令感寒之正病外有六經之形症詳下文太陽經病類傷寒者亦有寒熱諸症與傷寒相類其原因與現症一二實有不同也世人一見發熱不問內傷外感寒熱虛實輒曰傷寒率甫發表表之不去即以和辭清涼諸法繼之遷延日久名之曰長感又曰染病亂藥試病間有僥倖得中則引為已功終不得僥倖而垂危則委之天數以入滅天大可悲矣若於初治得宜則豈有長感染病之名亦無傳經救逆之法矣業醫者必戒之慎之於其初也

類傷寒

溫病熱病　冬時感寒而不即發伏藏於肌膚之間醞釀成熱至春因溫氣觸而後發者曰溫病春猶不發至夏因熱氣感觸而後發者曰熱病其症亦有頭痛發熱與傷寒相似但無惡寒口渴為異矣柴葛解肌湯增四五〇餘按溫疫條

一中寒　四時之中無頭痛發熱卒然惡寒厥冷口鼻氣冷嘔吐泄瀉面青脈遲薑附湯增三二三〇餘按直中三陰條

一冬溫　冬時當寒不寒乃更溫煖因而衣被單薄以致感寒而病諸症亦與傷寒相似但無惡寒有口渴此表寒內熱加味香蘇散增三二〇加清解材九味羗活湯中一一〇餘按溫熱條

一時行寒疫感冒　夏秋之間天時暴寒人感之而即病者時行寒疫也亦有時非寒疫而其人乘風取冷遂至頭痛惡寒發熱名曰感冒與傷寒略同但較輕矣加味香蘇散增三二九味羗活湯中一一和解飲中二三〇裡寒者五

一傷暑　夏月有病頭痛發熱自汗煩渴脈虛也加味香蘇散中三五〇暑病與熱病相似但暑病自汗身熱脈虛熱病無汗身熱脈盛以此為別〇餘按暑病條

一濕溫　其人嘗傷於濕因而中暑濕相搏名曰濕溫其症頭痛發熱身重腹滿譫語自汗兩脛逆冷茯苓白朮湯增四〇七切忌發汗汗之則名為難治蒼朮白虎湯下七〇按傷寒發厥脛冷臂木冷濕溫發厥脛冷臂冷不冷

一風溫　因春溫妄行發散其症頭痛發熱身重默默但欲眠鼻息鼾語言難出四肢不收加減葳蕤湯增三二四〇若渴而身熱汗出者葳蕤根湯增四〇八〇若脈虛盲汗桂枝湯增二合人蔘白虎湯中七各半分

一風濕　發熱惡寒發熱身重難以轉側桂枝湯增三加白朮〇體痛發熱小便不利桂枝附子湯增二〇項脊肩背腰痛如折羗活勝濕湯增三一九味羗活湯中一一俱加白朮〇身重煩渴嘔吐敗毒散中一九去柴胡人蔘、加蒼朮二錢〇身體沉重流走刺痛小續命湯中一一去麻黃附子〇身重煩渴嘔吐

加天花粉〇肢體酸痛不能轉側盲汗身微腫小便利而大便難曰晡發熱脉浮虛而澁麻杏薏甘湯增四一

虛極加附子

一霍亂發熱惡寒腹痛吐瀉揮霍搖亂藿香正氣散中一四〇吐瀉不得者名乾霍亂平安萬應丸增三六三〇餘詳
霍亂條

一痙病項脊強頭動搖口噤背反張面目色赤是也無汗為剛痙有汗為柔痙小續命湯中一加減〇傷寒兼症

一傷食惡寒發熱頭疼身痛與傷寒相似但胸膈痞悶吞酸嗳腐氣口脉沉滑或沉濇保和湯增七三加梔子只實陶
氏平胃散下二九〇體虛者增方養胃湯增四一〇人蔘養胃湯中一六

一虛煩惡寒發熱似傷寒頭痛時止時作肢體倦怠語言懶惰遇大風寒亦乃不惡惟閉窗隙中些小賊風則大惡之
補中益氣湯上二二

一痰飲寒熱痰喘似傷寒頭項不痛但腦膈氣悶脉弦滑二陳湯中九九 導痰湯下三 挾風寒者加散材〇表熱極甚
柴胡半夏湯增四一二

一脚氣寒熱似傷寒但病起自脚兩脚腫痛兵蘇散下一三五千金續命湯增四一三〇無寒熱者按脚氣條

一癰疽寒熱似傷寒痛偏着一處或腫或赤脉浮數飲食如常內外癰疽俱有此症仙方活命飲增一六八連翹敗毒
散中一九〇餘各按部位辨外內施治詳後癰疽條

一畜血寒熱似傷寒其人或從高墜下或跌打損傷或盛怒叫號七情過度或過於作勞以致腦腹脇間有痛處着而
不移手不可按澤蘭湯增一〇〇當歸鬚散上諸傷門〇此與癰疽有別按下兼症中

正傷寒

太陽經症

太陽經症經者邪不傳入臟腑在於經絡之中故曰經病又曰表症其症頭痛項脊強肢體痛發熱惡寒咳喘脉浮
脉伏此皆經所主但有一二症即是不必悉具〇鼻鳴乾嘔惡風盲汗脉浮緩者傷風桂枝湯增二〇鼻塞聲重
惡寒無汗脉浮緊者傷寒麻黃湯增三一〇有汗忌麻黃〇無汗忌桂枝予以加味香蘇散增三二加減以代前

二方之用九味羌活湯中一二○表裡俱熱者陶氏沖和湯中一二○時行感冒不換金正氣散中一五和解飲
中二三○頭痛腦滿藿香正氣散中一四○頭身重痛人參敗毒散中一九○體實病重荊防敗毒散中一九○
心下有水氣氣逆乾嘔發熱而咳或喘或渴便秘溺利脇痛腹滿小青龍湯中二七○體實裡寒感濕五積
散中一三○體虛挾食人參養胃湯中一六○內傷七情外感風寒而咳嗽參蘇飲中二六○止嗽散增一○五加
荊防蘇葉生薑○風寒兩傷者謂傷寒見傷風脉傷風症惡寒無汗發熱煩燥脉浮緊大青龍湯增三七十神
湯中一八○輕者香葛湯中二○○傷風兼濕惡風身重香蘇散中一七○心下悸尺脉遲弱役補中益氣湯上四五○
房勞後傷寒理陰煎上一二○雙和湯上三二○虛極者補陰益氣煎上一○○身大熱而兼勞役補中益氣湯上
熱陽旦湯增五二○身大熱而脉伏不出者寒氣閉塞此實將汗之機加味香蘇散增三二○體虛脉弱而兼勞役表寒裡
引衣自蓋身如被杖口不燥而虛煩者表熱裡寒陰旦湯增五一○熱多寒小而脉微弱者桂枝越脾湯增四一六○身大熱而
房勞○雙和湯上三一○陰虛者補陰益氣煎上一○熱多寒小者桂枝附子湯增四一人參桂附湯增四二○少陽人太陽症大

四豢人詳以上四豢論○太陰人太陽症麻黃發表湯增三三○熱多寒小者熱多寒小湯增三二寒多熱小者表寒裡
小湯增三五○太陽人太陽症於適用方加五加皮五錢○少陰人太陽症川芎桂枝湯增三四加味補益湯增寒多熱
三九升陽益氣湯增四○身汗不止寒多熱小者桂枝附子湯增四一寒多熱小者加味補益湯增三二○少陽人太陽症
二五去半夏加桃仁紅花○病重者兩消湯增四二六○人參桂枝紅花湯增七六○小柴胡湯中

青龍湯增三七新定敗毒散增三六○餘詳參東醫壽世保元
小湯增三五○太陽人太陽症於適用方加五加皮五錢○少陰人太陽症川芎桂枝湯增三四加味補益湯增

婦人太陽症經水適來適斷切忌發汗加味香蘇散增三二○若安行發散熱邪乘虛而入血室寒熱往來晝則明瞭
夜則譫語如見鬼狀柴胡四物湯中一六三○若經盡熱退身涼胸滿或譫語桂枝紅花湯增七六○虛寒甚而寒多熱小者又直中三
二五去白朮隨宜合加味香蘇散增三二半分○其他諸症隨宜施治

孕婦太陽症亦不可發汗以安胎為主發表佐之芎蘇散中二一蔘蘇飲中二六○虛寒甚而寒多熱小者又直中三
陰者又臍之上下左右有動氣者理中湯上九去白朮隨宜合加味香蘇散增三二半分○其他諸症隨宜施治
皆以安胎為主○舊本表示涼膈散此則果有潮熱譫語燥渴腦滿腹脹便閉之症有病則病當之故用之無妨

不然禍不旋踵矣

産後太陽症、雖有外邪、亦不可妄施汗下、宜補血為主、以芎歸湯、四物湯、當歸補血湯等方、小加散材○如太陽症、加味香蘇散 增三二 加黃芪八錢當歸五錢○氣虛者補中益氣湯 上二二 ○感重體寶者五積散 中一三 去麻黃

小兒太陽經症萬全湯 增四四八 沉鑾丹 增二七六 ○感重熱甚咳嗽者加減敗毒散 增二九 ○全大補湯 上三三 加表藥○血虛者芎歸湯 上一二二 ○氣血兩虛者十

不可汗者、雖有太陽症臍之上下左右有動氣者○脈沉咽燥者○裡熱煩燥者○但厥無汗者○厥逆踡臥者○寸尺脈弱遲者○諸虛者○諸亡血者○有淋疾及諸瘡者○寒熱往來者○潮熱自汗者○婦人經水適來適斷○者○産後感寒者○孕婦傷寒者○過經不解者各推其因而治之不可妄施汗材詳參下文○加入參乾薑○

不得不汗者、雖外有太陽經病臍之上下左右有動氣理中湯 上一九 去白术加散材、加味香蘇散 增三二 加有腹痛泄瀉而熱者表裡俱病大羌活湯 下一六 ○裡寒甚者麻附細辛湯 增四六 ○其餘各於本條求之通用加味香蘇散 增三二 加減隨宜

救逆者本太陽症妄施汗吐下、仍不解變氣他症者、知其逆而救之、故曰救逆也○汗出不徹寒熱如瘧桂二麻一湯 增四一四 正柴胡飲 中二四 麻桂飲 中三一 ○汗後直熱身癢桂麻各半湯 增五三 ○發汗太過遂漏不止惡風溺澀、四肢拘急惡、桂枝附子湯 增二四 ○太陽症醫誤下之利遂不止喘而汗出葛根芩連湯 增四一七 ○汗下後仍頭痛發熱無汗、心下滿痛、小便不利九味羌活湯 中一一 加白术茯苓○太陽症為醫誤下病未解而微喘桂枝湯 增二 加厚朴杏仁○發汗未解煩燥不眠小便尚浮五苓散 中一 ○

苓甘草湯 增二一八 ○傷風解肌而未解煩渴引飲水入即吐者名水逆五苓散 中一 ○若喘若下利者勿用○太陽症妄以丸藥下之、熱不退而微煩梔子乾薑湯 增四一九 ○太陽中風脈浮緊症反惡寒無汗煩燥者大青龍湯 增三七 ○汗出而不解仍發熱心下悸頭眩身瞤動欲擗地真武湯 上七 ○若不渴者茯

得息者、八味李根湯 增四二○○汗後腹脹滿厚朴甘薑湯 增四二一 ○動氣在上妄行發散氣上衝心不得息者、○汗後嘔而下利大柴胡湯 下九 去大

黃加半夏生薑○汗吐下後晝夜不眠山棗仁湯增四二二

二錢○汗吐下後虛而噦、嘔而怫欝者桂枝湯增二加人蔘

陽明經病

葛根鮮肌湯增四三○目痛鼻乾不眠唇漱水不欲嚥脉長而微洪此經去太陽不遠亦有頭痛發熱太陽未罷尚有惡寒而脉

浮葛根湯增四三○惡寒有汗脉浮緩者桂枝湯增二加葛根○太陽已罷不惡寒而反惡熱口渴脉長而微洪

數者經病已入胃腑也禁汗吐詳衆下文陽明腑病條

少陽經病

目眩口苦耳聾腦滿脇痛寒熱往來乾嘔頭汗盜汗舌胎滑白脉弦是謂半表半裏小柴胡湯中二五加減

小柴胡湯增四四○此經有三禁汗吐下是也誤汗則譫語妄吐則心悸而驚妄下則下利不止水漿不入臨症

按兼症中施治

○餘衆合病條

三陽合病併病

傷寒傳經之別名有合病於陽者有合病於陰者或兩經同病或三經同病不傳他經者名曰合病若一經

病未已連及二經一經氣衰症減一經氣盛症重名曰併病

惡寒四肢煩疼微嘔心下支結者小柴胡湯中二五合桂枝湯增二○欝欝微煩嘔不止心下硬痛大柴胡湯下

腦滿痞硬氣上衝喉不得息者梔子豉湯下一一○加只實○發熱

不得不汗吐者太陽症未罷者梔子豉湯下一一○

太陽合陽明自利惡寒者升麻葛根湯中二二○不下利而胸滿喘惡九味羌活湯中一一○下利而無惡寒者葛根

湯增四九○若嘔者加半夏生薑○惡熱口渴譫語而不惡寒者白虎湯下七○頭痛兀兀下利辟合

若以上三方俱加生薑半夏

太陽合少陽下利黃芩湯增四九嘔者加半夏生薑○若無嘔吐下利者非合病小柴胡湯中二五合桂枝湯增二○

發熱口苦頭痛飢不欲食腹中時痛者芍藥甘草

陽明合少陽下利粘穢脉滑數保和湯增七三加梔子一錢五分只實一錢下利而嘔吐酸苦大柴胡湯下九去大黃

加芍藥〇下利極甚小柴胡湯中二五合升麻葛根湯中二二〇脉但弦者為木勝土尅難治小柴胡湯中二五

加人蔘白术茯苓

三陽合病腹脹滿口燥渴身重合目則熱汗自出面垢讝語遺溺白虎湯下七虛者加人蔘

太陽併陽明麻黃湯增三一合升麻葛根湯中二二〇太陽併少陽小柴胡湯中二五合九味羌活湯中一一或合麻黃湯增三一〇少陽併陽明小柴胡湯增五〇〇餘詳陽明腑病條

太陰經病 經病者未入三陰之臟猶在三陰經絡之間故曰經病自古三陰混同論治方藥多錯亂今細按而立三法焉

有傳經之熱症自少陽經而傳入太陰腹滿痛嗌乾自下利舌胎黃燥脉沉實陽經表症未盡小柴胡湯中二五去人蔘加芍藥〇腹滿大實痛便閉加大黃大柴胡湯下九〇下利而腹不滿痛者大柴胡湯下九去大黃加黃連

有誤下內陷之邪邪在陽經而為醫誤下傳入太陰而腹滿時痛者桂枝湯增二加倍芍藥〇腹滿實痛便閉者桂枝湯增二加大黃〇表熱頻躁熱入裡而腹脹便閉者轉屬陽明腑病詳下文陽明腑病條

有直中三陰之寒症初不自陽經傳入而無發熱惡熱口渴之症發病即時腹滿而吐或下利食不下及下利益甚脉沉細按直中三陰條〇或有因內傷飲食冷氣入脾亦有腹痛下利脑膈不快與直中相似必右手氣口脉盛按傷

少陰經病 傳經熱症口燥咽乾而渴或咽痛舌胎黃黑而燥或下利清水色純青心下硬或小腹硬滿而痛脉沉實小承氣湯下八〇咽痛加吉更甘草牛方子三錢〇下利清水色純青心下硬者胃有燥屎調胃承氣湯下八〇小腹硬滿而痛手不可按便閉而轉失氣大承氣湯下八〇有一毫三陽經症者加大柴胡湯下九〇

心下及小腹未硬痛但場熱下利黃連解毒湯下十二〇有一毫表症者加石羔柴胡牧丹〇已經汗下而無便閉

實熱之症神昏目不明者又熱氣怫欝清之不去下之不可者此本來真水有虧不能制火又渴而頻飲熱湯而

自救者皆無水也六味湯隨宜加減以差為度

厥陰經病　傳經熱症小腹滿痛厥逆舌蹺舌胎黑燥男人囊縮女人乳縮陰户惡痛引小腹煩燥消渴便閉轉失氣脉沉實大承氣湯 下八〇餘衆看太陰少陰及陽明腑病條

〇以上三陰病皆初自三陽經而傳入三陰經由漸入深經病連臟臟病歸腑至若厥逆舌蹺囊縮錐屬臟病燥渴消渴便閉皆因胃腑熱結而消受非肝脾腎臟另有一口而消渴者也蓋傳經傷寒初在陽經寒閉膜理榮衛閉塞鬱而為熱熱邪入裏是為陰中陽症理無轉熱變寒而其或有寒者因妄施汗吐下清過多內亡氣血津液以致虛而且寒者或補或溫兼症及救逆條求治不可與直中三陰症混同論治也〇餘詳衆陽明腑病條合加味

太陽腑病　外見太陽經病小腹硬滿而痛大便如常小便赤澀不通者膀胱蓄水也五苓散 下一三

香蘇散 增三二

若小腹硬滿而痛小便自利大便黑色其人如狂者膀胱蓄血也血自下者不治自愈表症未解加味香蘇散 增三二加桃仁紅花〇外已群但小腹惡結桃仁承氣湯 下一三

陽明腑病　此指陽明胃腑而言也三陽三陰經絡所受之邪失治而未群則必歸併於胃腑故總謂之陽明腑病也又謂之裏中之裏胃者土也萬物歸土更無所歸病一入胃無復可傳故曰裏中之裏也來路不同治法逈別詳見左記

其現症潮熱蒸蒸熱譫語狂言亂語甚則棄衣而走踰墙越屋不眠燥渴消渴自汗手足心腋下濈濈然汗出脣焦齒燥舌胎黃黑乾燥破裂芒刺腹脹痛便閉轉失氣脉沉數而實是也〇腹脹便閉小承氣湯 下八〇若表未解

太陽陽明本太陽症為醫誤下轉屬陽明燥渴譫語自汗潮熱白虎湯 下七〇太陽表熱兼陽明燥熱小便數而大便難者為脾約症脾約而便不閉桂枝湯 增二加芍藥便閉大實痛加大黃〇太陽陽明表未群者小柴胡湯 中二五〇經病已群胃熱散漫無便閉腹脹白虎湯丸 增四二五〇若因誤下而成結脑者按下結脑條

少陽陽明表未群者小柴胡湯 中二五〇腹滿脹痛便閉大柴胡湯 下九〇經病已群胃熱散漫無便閉腹脹白虎湯

下七

下七

正陽陽明 在表葛根湯增四三〇表裡俱熱、白虎湯下七〇協熱下利黃連辟毒湯下一二有表症加石羔柴胡牧丹〇腹脹便閉承氣湯下八加減

裡中裡症 經絡臟腑之病歸併于胃腑一處也其現症全在胃腑而心下硬痛下利清水色純青調胃承氣湯下八〇小腹硬滿而痛手不可按便閉轉失氣大承氣湯下八〇熱極譫語狂亂不知人者開知湯增四五四〇潮熱譫語燥渴腹便閉小承氣湯下八〇發狂如見鬼狀與鬼為鄰火齊湯增四五〇太陰之大實痛〇火陰之神昏目不明〇厥逆之舌踡囊縮消渴〇陽明之燥渴便閉皆用承氣湯然凡用汗吐下清必先察可否用承氣湯無犯八禁條〇若妄治而變成諸熱可下之症大便雖十日以上不通腹無所苦者又口雖燥渴頻飲熱湯者又脉浮數而無力者及諸虛者皆宜六味湯加減用之是為萬全之道也

承氣湯八禁
一、表不解
二、心下硬滿
三、合面赤色
四、病中能食
五、嘔多
六、脉遲
七、津液內竭
八、小便小

少陽腑病 口甚苦者為腑病然居半表半裡之間為陰陽交界之所又膽為清淨之府無出入之路故從中治標本小柴胡湯一方而已〇此經有三禁汗吐下是也惟有和解一法焉

三陰臟病 有傳經直中之分初自三陽經而傳入三陰經經病連臟〇如太陰之大實痛〇火陰之目不明〇厥陰之囊縮也然皆因胃腑熱極而後成故可下之而愈矣

直中太陰 初不自陽經傳入直中太陰之臟無絲熱頭痛卒然腹中冷痛下利清穀嘔吐清涎沫脉沉細或吐蚘虫附子理中湯上七吐蚘加官桂川椒〇直中六腑身冷面青腹鳴腦肠滿痛振寒救腑湯增四二八〇反發熱者麻附細辛湯增四六〇反發熱而吐瀉交作蔘苓湯增四二九〇振寒戰慄拒寒湯增四三一〇兩脇痛極如破寬肝湯增

直中少陰 寒邪拒陽藥不能下咽白通加豬膽汁湯增四七〇身僵不能動者溫臀湯增四三〇〇陰盛拒陽...

平登方彙三學
四三二
四三〇

直中厥陰身痛如被杖踡臥舌卷囊縮四肢厥冷、或假渴吐蛔脉沉細四逆湯(上八〇)唇青筋惄腹痛吐瀉囊縮甲青、腰不能俯仰、救命湯(增四三三)〇小腹痛兩足厥冷、止逆湯(增四三四)〇吐蛔者理中湯(上六)加川椒肉桂烏梅安蛔理中湯(上七〇)

兩感有傳經直中之一分、此表裡臟腑一時併病也〇傳經兩感、一日太陽少陰同病、頭痛發熱太陽、口乾燥煩渴少陰、舌乾口燥大羌活湯(下六)陶氏冲和湯(增四八)香葛湯(中二〇)二日陽明太陰同病、身熱譫語陽明、腹滿不欲食太陰葛根湯(增四三)加芍藥大實痛者、加大黃〇三日少陽厥陰同病耳聾脇痛少陽、囊縮煩渴厥陰、小柴胡湯(中二五)加芍藥大實痛、加大黃〇水漿不入昏不知人腹脹便閉大柴胡湯(下九)〇體實病重承氣湯(下)八此裡實熱者之治法也

直中兩感者、陰之類而間有表裡同病故曰兩感也〇腹痛吐利口鼻氣冷、理中湯(上六)冷極加桂附〇若兼惡寒反發熱……和辛湯(增四六)大羌活湯(下六)〇陰陽未分陶氏冲和湯(增四八)溺澀五苓散(下一〇)下利不止四肢厥冷四逆湯(上八〇)下利腹痛理中湯(上六)〇下利膿血理中湯(上六)加當歸白芍各五錢如不止桃花湯(增四四二)

傷寒兼症非傳經六經之正病、亦非直中已陰之正病、而實為傷寒所恒有之症、故皆以兼症名之也、有見于手經者有誤治變症者有調攝失宜而變症者有病氣互相干連而變症者臨症之時按法取之曲盡其情則傷寒無餘蘊矣

咳嗽太陽症嘔吐咳嗽麻黃杏仁飲(增六〇)止嗽散(增一〇五)加荊防蘇葉生薑〇感冒風寒鼻塞失音三拗湯(中四八)六安煎(中四九〇)少陽症腦滿脇痛寒熱往來咳嗽小柴胡湯(中二五)去參棗加乾薑五味子〇少陰症厥逆腹痛下利咳嗽四逆湯(上八〇)加五味乾薑〇咳而嘔渴心煩不眠猪苓湯(增四三五)〇咳嗽身熱臍腹滿痛便閉大柴胡湯(下嗽橘皮竹茹湯(中五七)〇咳而吐膿血小柴胡湯(中二五)加黃芩黑豆〇咳嗽氣逆而咳大柴胡湯(下九〇中滿而嘔大半夏湯(增四三六)〇汗下後胃寒不能食而咳嗽理中湯(上六)六君子湯(上六四)俱加五味細

辛〇感冒咳嗽面白鼻流清涕舒肺湯增五五一〇餘詳參虛勞咳嗽條及雜病咳嗽條

結腦 三陽經病醫誤下之、表邪乘虛內陷當心緊痛而煩、水漿不入、但能仰而不能俯、從腦至腹、硬滿而痛、手不可按、小陷腦湯增六五〇大實便閉大陷腦湯增六六〇心下硬滿、懊憹煩燥而渴、小柴胡湯中二五合小陷腦湯增六五〇但脉浮者不可下

水結腦 腦前脹滿轉側搖之則有水聲、半夏茯苓湯增四四〇

血結腦 衄血吐血者、用藥意止餘血、着於上焦、如結腦狀、於兼症用藥中、加乾葛桃仁紅花

寒實結腦 身不熱口不渴、心脹滿硬而痛、積理中九增四三七

三陰下早而虛滿、腦搐氣悶發熱而嘔者、又胃虛氣逆者半夏瀉心湯增六七桔梗枳角湯中一三四〇腦前痞滿而濡、脇脹痛、小柴胡湯中二五加乾薑牡蠣〇

表裡俱有桂枝人蔘湯增四三八 去大黃加芍藥〇

宿氣 素有宿積連於臍傍、更加新邪、脉微膚冷而燥、或吐或瀉、無時暫安、痛引陰根、此乃肝臟氣盡四逆湯上八〇少陰厥而發躁、三味蔘萸湯增四四一

臟結 傳經三陰及陽明病狂譫語按本條〇發汗亡陽、神昏譫語柴胡桂枝湯增五六至虛者獨蔘湯增二六〇下後腦煩、身重不能自轉側、柴胡龍骨牡蠣湯增四三九〇差後譫語者熱入心胞、知母麻黃湯增五七

譫語

鄭聲 氣虛而不能機變、言語重復聲音模糊、皆因汗下過多、氣脫精竭神昏舌短、脉微便滑、白通湯增四六七獨蔘湯增二六

戴陽 發汗過多、陽氣飛越、全面赤色、黑黯不明、身微熱、脉沉遲、理中湯上六陶氏益元湯增四六三〇如或陽症面赤、則必兼便閉、燥渴、狂譫、以此為別

振戰慄 振者跼動也、戰者戰搖也、慄者心跳也〇表症戰慄脉浮、羌活冲和湯中一二〇表裡俱熱、腹滿便閉、大柴胡湯上六四〇直中三陰及久病虛脫者、汗下亡陽者理中湯上六四〇下利身溫脉浮失而數、加味香蘇散增三二〇湯下九〇

逆湯上八獨蔘湯增二六

吐血衄血動陰血 三陽經病衄吐血者榮血周流病當解也俱於本經藥加乾葛赤芍丹蔘〇熱甚便閉大柴胡湯下九〇熱氣上攻生地四物湯上六八加大黃〇熱勢散漫燥渴譫語白虎湯

黃湯下六〇下七加玄蔘五錢〇陰虛六味湯上四七加凉血材

動陰血 熱極反厥冷醫者誤投熱藥沸動陰血或從耳目口鼻流出為難治〇其外症筋傷肉瞤按兼症施治

便膿血溺血 傳經熱症直中三陰便膿血按本條施治俱加當歸芍藥各五錢〇久而不止桃花湯增四二〇下如

魚腦爛腸除濕湯增五八

血溺如狂有三症〇陽毒血溺如狂黃連解毒湯下一二加石羔牧丹〇太陽腑病畜血症血溺如狂按本條〇

自利 傳經三陰及陽明腑病協熱下利直中三陰下利俱按本條〇下利黃赤黃芩湯增四九〇帶表口渴下利柴芩

湯下一四〇濕熱毒下膿血如魚腦爛桃黑豆汁除濕湯增五八〇老弱及久病者錢氏異功散上一九蔘苓白

术散上二五

自汗 初症自汗傷風加味香蘇散增三二〇汗後汗漏不止桂枝附子湯增二四逆湯上八〇熱極自汗白虎湯下七

便閉大柴胡湯下九〇承氣湯下八〇頭汗盜汗小柴胡湯中二五〇虛火時炎六味湯上四〇〇自汗身凉面白

獨蔘湯增二六〇溺清乾嘔甘草乾薑湯增五九〇單熱無寒骨節煩痛陽明邪變白虎湯下七加桂枝〇寒熱相等

風瘧溫瘧 汗吐下後餘熱未淨復感風而似瘧曰風瘧復感寒而似瘧曰溫瘧寒熱依時而作熱多寒小神昏譫語與

時行正瘧不同小柴胡湯中二五去半夏加黃連知母貝母柴胡四物湯中一六三去生地加白何首三錢〇單

寒無熱者太陽邪變柴胡桂薑湯增四六一〇單熱無寒者太陽陽明合病桂枝石羔湯

少陽邪變小柴胡湯中二五去半夏加天花粉知母〇寒熱大作戰慄汗出不散者太陽陽明

○服此後瘡愈甚者三陽合病也大柴胡湯 下九

發斑 陽毒發斑蓋因汗下失宜或誤用熱藥熱極燥渴黃連解毒湯 下一二 犀角大青湯 增六三 ○氣虛脉弱而腹滿便閉加人蔘

玄蔘○芭紫黑者胃爛白虎湯 下七 加玄蔘 五錢 ○昏悶不醒譫語便閉大柴胡湯 下九 ○無表症而腹滿便閉

大承氣湯 下八 ○咽痛吐腰血陽毒升麻湯 增四四

温毒發斑因時行瘟疫斑發俗謂猩紅熱是也其症憎寒壯熱發為斑疹升麻葛根湯 中二三 犀角大青湯 增六三 ○陽明症兼嘔吐泄利萍葛根芍

湯 增四四五 ○煩燥不得臥萍葛湯 增四四六 ○時氣傳染中無實熱加味逍遙散 增三七 去白术加玄蔘生地 五

錢○餘按傷寒各方多加玄蔘生地

陰毒發斑寒極似熱煩燥而外發斑點如蚊蚤咬痕口不渴或假渴而不能飲冷水舌雖黑而津潤脉沉遲無力理中

湯 上六 ○畏寒甲青冷汗自出頭面烘熱陰毒甘草湯 增四五○

發痙 痙者項脊強頭動搖口噤背反張是也無汗為剛痙有汗為柔痙小續命湯 中一 加減○頭低視下,肘膝相拘上

方加葛根升麻○眼目斜視一手一足搐搦小柴胡湯 中二五 加桂枝鈎藤○口噤腦滿脚攣惡臥不着席便

閉齘齒三一承氣湯 增六四 ○發熱脉沉細手足歓冷汗自出加桂枝理中湯 上九 加防風肉桂○肝血不足目

斜手搐加味逍遙散 增二七 加人蔘鈎藤○大病後產後氣血虛脱十全大補湯 上三三 加附子鈎藤藥歸

茸湯 增八○餘按中風虛風條○今云腦膜炎準此神效

發黃 熱邪入裡濕熱薰身面目發黃如橘子明潤身熱頭汗出,梔子栢皮湯 增六九 ○腹滿便閉茵陳蒿湯 增七

○小腹硬滿而痛小便自利大便黑色瘀血也茵陳蒿湯 增七 ○若身冷口不渴小便自

利大便溏泄至暗不明脉沉細茵陳术附湯 增七一 茵陳四逆湯 中六七 ○表未解而氣血虛弱消黃祛疸湯 增

一一○表已解而虛弱者治內消疸湯 增一一八

呃逆 內熱燥渴便閉胃火上衝大柴胡湯 下九 加生地○便不閉者白虎湯 下七 瀉心湯 增七二 梔豉湯 下一一 加枳

發斑 溫毒發斑、陰毒發斑、及發痙、發黃、呃逆

狂亂、動悸、陽極似陰、陰極似陽

實隨服探吐○胃虛膈熱橘皮竹茹湯中五七○三陰寒症厥冷附子理中湯上九加肉桂伏苓半夏丁香丁香

柿蔕散上五四○汗吐下後及久病氣血虛脫止呃湯增四四七○一方沙蔘一兩式水煎服二二貼○咳逆無

脈人蔘復脈湯上五三

狂亂

傳經三陰熱症陽明腑病潮熱譫語狂亂熱勢散漫白虎湯下七○下利青黃水芭純青者及腹滿便閉大承氣湯

下八○協熱下利黃連辟毒湯下一二○若清之不去攻之不可救胃自焚湯增六○三○太陽症熱結膀胱大

便如常小便閉澀其人如狂辰砂五苓散下一○○畜血膀胱小便如常大便黑色或便閉桃仁承氣湯下一三

○發汗過多遂至亡陽發為驚狂宜有慌亂恐懼之狀獨蔘湯增二六附子理中湯上九○三陰寒症陰盛格陽煩

燥如狂欲坐臥泥水之中或下利清穀舌黑津潤脉必沉細無力或脉反洪大按之空虛真武湯上七附子理中

湯上九臺附龍骨湯增一二八○方書以癲狂混同論治傷害非輕經言重陽者狂重陰者癲故

曰重陽重陰者癲是虛寒相併之謂也傷寒胃熱以外雜病如狂皆癲症實非狂也辛亥混治誤人詳參下文癲

狂條

動悸

發汗過多叉手冒心心下動悸欲得按桂枝甘草湯增五四○甚則身振振欲擗地撮空神昏陶氏升陽散火湯

中二八○陽氣虛脫腦脇滿蒲耳聾黃芪建中湯上四五

陽極似陰

陽熱極而失治反發厥冷似陰寒也脉反細澀而必數大承氣湯下八○有表症大柴胡湯下九○下利

青黃水芭純青心下硬脉必沉實有力或脉反細澀而必數大承氣湯下八○脇熱下利腸垢腹不硬痛黃連辟毒湯下一二○有身溫脉浮者有還陽向汗之勢也又

而腹不硬痛譫妄燥渴白虎湯下七○有表症大柴胡湯下九○神昏體倦形如枯柴與

之以水則噤不與則不思涼膈散下二一合黃連辟毒湯下一二○間有身溫脉浮者有還陽向汗之勢也又

陰極似陽

陰寒極而反發躁擾也口雖燥渴而不能飲冷水身雖煩燥欲坐臥泥水之中卧必踡足向壁舌雖黑而津

辟毒湯下一二加石羔柴胡牧丹○若腹不硬痛口燥唇焦內熱便秘溺澀而脉浮數身反厥冷形如枯柴者又

俱宜六味湯上四○加減以差為度

－ 176 －

潤、脉必沈遲細濇而無力、或脉洪大按之空虛、理中湯上六四逆湯上八獨參湯增二六〇若腹滿身重咽痛嘔逆神昏甲青、手足厥冷、冷汗自出、惟頭面烘熱煩燥、陰毒甘草湯增四五〇

奔豚 如江豚之上竄、氣自臍下直上衝心、是冷氣也、素有宿積在臍傍、臍之上下左右、有動氣者、醫者妄施汗下、而冲動積氣、上冲心而痛〇表症多者、不換金正氣散中一五加乾薑肉桂茯苓人參〇熱甚、柴胡桂枝湯增五六〇煩渴、竹葉石羔湯增四二三〇衄血煩渴、五苓散下一〇〇心下痞下利、清穀甘草瀉心湯增四六二〇咽乾鼻燥、筋惕肉瞤、身熱欲蹉、掌熱作渴、氣上冲心、飮食嘔吐、下利清穀、理中湯上六去白朮加茯苓肉桂〇腎氣衝心、有水聲湃浪、桂枝湯增二倍桂枝加茯苓

鬱冒 昏迷而神不清、俗謂昏憒是也、虛寒相併、頭痛眩冒、或腦痞、人參三白散增六八加川芎天麻〇傳經熱症、小便不利、大便乍難乍易、時有微熱、喘冒不得臥、腹滿便硬、大柴胡湯下九〇傳經至六七日、漸變神昏不語、形貌如醉、或睡中獨語一二句、與之以水則嚥、不與則不思、此乃熱入心胞、導赤散下七八合黃連解毒湯下一二

咽痛 表症咽痛、加味香蘇散增三二加甘草吉更牛方子二錢咳嗽咽痛、加味甘吉湯增一〇六〇傳經三陽三陰症兼咽痛、於本經藥、加吉更、熱甚加黃連玄參〇直中三陰、虛火上浮、又陰毒兼咽痛、於本經藥加吉更〇發汗過多、遂至亡陽、內損津液而兼咽痛、於救逆條適用方、加吉更甘草〇少陰咽痛、甘吉湯中一二八

筋惕肉瞤 發汗過多、津液枯少、筋肉失養、故惕惕而跳瞤瞤而動、眞武湯上七陶氏益元湯增四六三〇熱者、六味湯上四〇

浮腫 太陽風濕、身微腫、四苓五皮散下四三〇陽明風熱、耳前後腫、大柴胡湯下九〇差後腰以下腫、四苓五皮散下四三

百合病 行住坐臥、若有神靈、默默然意趣不樂〇若妄汗後則、百合知母湯增七四〇妄吐後則、百合鷄子湯增四五一〇妄下後則、百合滑赭湯增四五二〇不經汗吐下則、百合地黃湯增四五三

小便不利 傳經三陰、熱症、陽明腑病、風濕相搏、陽明中風、黃疸、小便不利者、各按本條施治〇因汗下過多、內亡津液六味湯上四〇〇元氣虛脫、獨參湯增二六

遺溺 陰症遺溺理中湯上六 四逆湯上八○三陽合病合目則汗面垢讝語遺溺白虎湯下七○雜病遺溺多屬氣虛

狐惑 按兼症施治

狐惑狐疑不決之狀上唇有瘡為惑虫食其腸下唇有瘡為狐虫食其肚雄黃丸增四六四

壞病 本經病若汗若吐若下若溫若針炎仍不解者緖病尚存又過經不解者又差後虛羸少氣者皆名壞症○表症多者知母麻黃湯增五七○寒熱往來小柴胡湯中二五溫膽湯沖九四○餘熱未解蔘胡芍藥湯下一五○虛煩尚欲吐竹葉石羔湯增四二三○汗下後又加大吐氣逆嘔吐飽悶腦中㣲滿時發厥昏暈欲死讝語如見鬼狀且知生入出入招魂湯增四六五○汗下後身重目不見人自利不止漸生甲湯增四二四○不問汗吐下及變生諸症用獨蔘湯增二六○取冷服千無一失云故亦用之累見奇効諸藥無效驚

瘥後餘症 差後十日或半月而昏沈小神錯落妄言或無寒熱似瘧或朝夕潮煩知母麻黃湯增五七又方補遺○無表邪陶氏導赤各半湯增四六七○大病後喜唾痰者理中湯上六○胃熱虛煩而嘔昏暈竹葉石羔湯增四二六○鱉音沉濁補中益氣湯上二二○差後腰痛獨活寄生湯上八八○盜汗八珍湯上三三加麥門黃芪二錢五味子一錢○狂妄辰砂益元散下一六○

勞復食復女勞復 大病差後勞役太旦或過度氣腦神氣病復如初補中益氣湯上二二麥門冬湯中二九加人蔘五錢或一兩

食復飲食過飽鉋擭傷脾胃吞酸噯腐胸膈痞悶病復如初保和湯增七三合梔豉湯下一一加只實陶氏平胃散下二九

女勞復早犯房事頭重不舉目中生花腰背卒痛小腹裡惡絞痛人蔘三白散增六八人蔘逍遙散中三○理陰煎上一一加芍藥玄蔘三錢附子一錢

陰陽易 男子病新差與女子交接其病遂遺於女子女子病新差與男子交接其病遂遺於男子其症頭重不舉目中生花腰背卒痛小腹裡惡絞痛吐舌數寸人蔘三白散增六八

嘔濁舌不可不講 舌者心之苗舌司臟腑寒熱之變凡傷寒舌上無苔津液如常邪在表而未傳裡也見白苔而滑

小陽症小柴胡湯中二五〇見黃胎而乾燥者邪已入胃腑,熱勢漫白虎湯下七〇邪已結聚腹脹便閉大柴胡湯下九承氣湯下八〇協熱下利黃連解毒湯下一二〇見黑胎黃刺破裂乾燥腹脹便閉脉沉實而滑大承氣湯下八〇虛火時炎內熱便結腹不脹痛脉浮數而無力六味湯上四〇加玄蔘牛膝〇若舌黑而津潤不破裂乾燥者寒症也口雖乾渴而不能飲冷身雖煩燥而卧必踡足理中湯上六真武湯上七四逆湯上八〇凡舌胎無論白黃黑乾燥者熱也〇津潤者寒也寒熱真假之別莫過於此故於上篇辨證中言之詳矣然人皆但知

瘟疫論

瘟疫論已詳前辨證中,分來路兩條去路三條,治法五條,發着施治〇大凡時氣流行,人人感之,而病者,此天行時疫也〇若病之癘氣互相傳染而為病者,其症必腦滿嘔吐黃涎沫從口鼻出者,仍從口鼻而傳染於左記方,但加生薑蒼朮藿香等芳香之材

方藥之愈疾而重視不知辨證之〇愈疾而無視故重言復言以俟業醫者之明辨

太陽經症

頭項痛腰背強發熱作渴玄霜湯增四七〇柴葛辟肌湯增四五荊防敗毒散中一九麻桂飲中三一十神湯中三三浮萍湯增四七三〇煩燥喘促無汗浮萍石羔湯增四七四神契香蘇散中三三

陽明經症

身熱目痛鼻乾不眠腦煩口渴毒零雪湯增四七一〇熱甚自汗煩渴白虎湯下七

少陽經症

腦滿脅痛耳聾作渴黃酥湯增四七二

太陰經症

腹滿嗌乾作渴紅雨湯增四七六

少陰經症

口燥舌乾煩熱作渴紫玉湯增四七五

厥陰經症

煩滿囊縮煩燥消渴蒼霖湯增四七七〇三陰寒疫按直中三陰條

時氣及病氣傳染

二陽三陰之邪歸併胃腑狂亂譫語燥渴活疫清涼散增八〇便閉加大黃咽痛加甘吉〇腹脹便閉白英湯增四七八〇餘按傷寒門施治

大頭瘟

頭痛發熱頭面頸項腫大或頤下腫大普濟消毒飲增六二〇熱甚防風通聖散下四〇以上諸症元氣素虛者或妄治變虛者諸用方,俱加人蔘隨宜〇若病氣漸退正氣大虛麥冬生地湯增七九

春瘟

即春傷於風發為溫病,經所謂冬不藏精者春必病溫,姜特春溫,內外諸病,多感於房勞辛苦之人,健康者末之有也○太陽經症不惡寒,有口渴,柴葛辭肌湯 增四五○感冒風寒,咳嗽,面白鼻流清涕,舒肺湯 增五一○氣虛者,加減補益湯 增四七九○發熱譫語,宜春湯 增四八○○發熱口渴,發斑狂躁,遠邪湯 增四八一○晝日安靜,夜間發熱,補夜湯 增四八二○夜則安靜,晝則發熱,助走湯 增四八三○日晡潮熱不惡寒,獨語如見鬼狀,清養湯 增四八四○寒熱如瘧,熱多寒少,口不嘔吐,破假湯 增四八五

暑病

經云因於暑必自汗,身熱煩渴,脈虛也,或避暑氣而乘風取冷,或過食生冷,遂至發熱惡寒無汗脈盛者,雖在三伏之時,乃非時感冒,實非傷暑也,切不可從時舍證,安用消暑之藥○煩熱口渴,益元散 下一六○煩渴小便不利,春澤湯 下一○○或挾食滯,香薷養胃湯 中三六香薷散 中三五○氣虛生脈散 上一二清暑益氣湯 上一三堤瑚湯 下一○雜方

暑症

感之輕者也,其症自汗,身熱煩渴,脈虛,六和湯 中三六香薷散 中三五○或挾食滯,香薷養胃湯 中三七霍香正氣散 中一四○氣虛生脈,茹霍湯 中一四二香薷飲 中一

中暑

感之重者也,因務農役行旅負販,馳驅於烈日之下,汗出如兩,昏倒不醒,煩心喘喝,妄語,千金卻暑丹 增四八○六和湯 中一醒後熱輕,益元散 下一六○熱重,白虎湯 下七○汗多亡液消渴,加人參○

團暑

內伏暑氣,外為風寒閉之,加味香蘇散 增三二二○熱極發狂,三聖湯 增四八七○感濕加蒼朮○熱極發狂,三聖湯 增四八八○六平安萬應丸 增三六三救喝湯 增四八八

注夏

冬時開箱取綿衣,衣暴熱氣,蘭鼻,須臾嘔吐,洒洒惡寒,翕翕發熱,惡食喜水,大便欲去不去,此症實脈虛為準,然尚未見,如此亦以好奇記之,舍時香薷飲 增六一四○注夏者自晚春至三夏,身體懶軟,飲食不進,只思睡眠,堅軟湯 增八一勝夏湯 增四八九補中益氣湯 上二二合生脈散 上一二蔘歸益元湯 上一四○小兒生水健脾湯 增八二

濕病

感冒霧露風雨,或坐臥濕地,或勞汗沾衣,或遠行渉水濕,從外感,頭痛身重,惡寒發熱,五積散 中一二神朮散 中二六味湯 上四○合生脈散 上一二

燥病

三八〇目下與足脛浮腫溺濇五苓散下一〇〇腰腹冷痛溺青便溏勝濕湯上一五生附除濕湯增三八〇或姿飲酒漿醴酪多食柑橘瓜果乳酥濕從內傷發爲腫滿泄利升陽除濕湯下八八〇濕熱柴苓湯下一四〇或冷泄瀉生附除濕湯增八三〇其他頭身腰脚重痛濕痺痙強拘攣痿軟痞滿浮腫各於本條求治

○熱極耗血結於膀胱小腹硬痛小便如常大便秘結數之圖而不能便其人如狂當歸承氣湯下一九生陰開結湯增一四七〇口燥舌乾夜臥不寐口舌生瘡心腎兩資湯增四九〇皮膚開裂搔之屑起血出痛楚生血潤肌膚飲中三九〇潤燥養榮湯補湯增四九〇皮膚屑起口渴飲冷散消湯增四九〇通用六味湯上一四〇加牛膝枸杞法肉麥門阿膠○其他臍病瘈瘲枯涸乾皺揭各於本條求治

火病

○煩勞過度喜樂無極火起於心額赤咽痛口舌生瘡九味清心丸下二〇牛黃清心元中七〇心駃火盛口燥舌乾齒紅目赤喜笑如狂加味逍遙散增二七〇肝火鬱結燥悶欲死吐痰黃塊肝腎兩舒湯增痛目赤左關脉盛加味逍遙散增二七〇救肝開鬱湯增一二四〇肝火鬱結燥悶腹脹口臭脾火也瀉黃散四九三〇目黃口苦坐臥不寧小便短濇臍火也龍膽瀉肝湯下一三七〇恩慮傷脾腹脹口臭脾火也滋腎丸增五〇三〇虛者加味歸脾湯上九八〇頰頷腫齦痛宣牙火胃火也清胃散下一二〇胃火太盛賁迫直瀉黃完穀不化緩流湯增四九二〇心胃火盛口舌紅腫不能言語善飢大渴清火安胃湯增四九四〇肺火壅遏鼻燥鼻衄乾咳瀉白散下三三〇上氣喘咳胸膈悶鬱貝母瓜蔞散增八六〇咽喉作痛便秘不通大腸火也滋腎丸增四二五〇頭眩瀉白濁小便痛三焦火也黃連解毒湯下一二〇陽事易動精溢淋漓命門火也滋腎丸下八〇房勞過度遺精白濁內火時炎腎火也六味湯上四〇引火湯增三五二〇熱結膀胱小腹硬痛小便不利五苓散下一〇八正散下七九〇過服金石熱藥目赤燥渴臍下假現青色將欲發狂救焚解毒湯增四九六〇心腎俱熱寒無常則戰慄熱則躁擾圍湯下一二〇血虛發熱煩燥症狀白虎當歸補血藥則不必盡泥其方也○心血空虛怔忡驚悸虛煩不寐醒心散中四〇以上實火之治法也湯上一七〇腎臟陽虛虛陽飛越面赤煩燥金匱腎氣湯上四〇〇除盛格陽真陽失守血隨而溢大衄大吐面

赤煩燥脉細肢冷鎭陰煎上六七以上虛火之治法也內傷虛火補正為主幸勿清涼攻伐〇餘詳衆虛勞條

內傷

喜怒憂思悲恐驚是謂七情過度所傷謂之七傷火坐久臥久立久行久視是謂五勞氣虛血虛邑慾勞役耗神陽虛
陰虛傷食自內受傷故總謂之內傷又謂之虛邪又謂之子火治法皆宜補正袪邪為主惟傷食一症自外入而內受
傷故治法或消或下如外感同法

食滯

多食厚味及堅硬難化之物以致食滯滿腹痛得食痛甚吞酸噯腐保和湯增七三至矣盡矣甚則甲日丸
增一〇三二三脉即止〇氣弱人蔘養胃湯中一六增方養胃湯增四一〇香砂養胃湯中四三〇虛寒厚朴溫
中湯中一四三〇通用平胃散下二四內消散下二六大和中飲下二三消
滯丸中二七立効濟衆丹下三一千金廣濟丸下三〇以上多煩無功〇痰挾宿食正傳加味二陳湯下七一保
和丸下三九〇食滯日久發熱不已凝神散上二四〇酒滯對金飮子下二八小調中湯大調中湯下六八蔘

消化不良

氣虛即陽虛寒不能消化也百倦怠懶語食已不飢不能食黃芽
湯上九補中益氣湯上二二金液丹增九〇血虛即陰虛精液不足燥而不能消化也或頭痛眉稜骨痛日輕夜
重四物湯上六八合保和湯增七三挾痰四物湯上六八金二陳湯中九〇虛火時炎口燥脣焦飢不欲食六味
湯上四〇荆防地黃湯增七七〇脾虛赤氣虛面黃體倦飢不欲食或思食而不能食養胃進食湯增四九七蔘
朮健脾湯上二一錢氏異功散上一九蔘苓白朮散上二五太和丸上二六九仙王道糕上二七〇脾腎虛而有
濕痰食則倒飽噯氣吞酸溫土湯增四九八香砂六君子湯上二〇增味二陳湯下三二挾挾宿食食小肌邑如
故正傳加味二陳湯下七一〇心中嘈雜不舒兩脇飽滿食則塡脹不能消化快膈湯增四九九〇飲食知味食
則飽悶不消金匱腎氣湯上四〇金液丹增九〇脾腎虛寒飲食不進回陽理氣湯增五四一

嘈雜

者躁擾不寧之狀得食則小安小頃燥擾不寧口燥脣焦香砂平胃散下二四〇挾痰火而脉滑數二陳湯中九
加山梔黃連〇脾虛挾痰氣促食小脉小而弱異功散上六四

五勞七傷

〇五勞七傷者，頭傾視久，曲運神機，憂愁思慮，則勞心傷心，其症煩心盜汗，不寐遺精，其脉散，天王補心丹 增五〇〇

〇盡心謀慮，志願未遂，抑鬱忿怒，馳驟久行，氣逆上而不下，則勞肝而傷肝，其症男子則溢夢驚悸，似瘧非瘧，女子則帶下淋漓，月經妄溢，其脉左關弦滑，補肝湯 上六八〇

〇飲食勞倦，深思久坐，非分妄想，深憂愁，則勞脾而傷脾，其症神疲食減，萎黃便泄，其脉或弱或濇或結，補中益氣湯 上二二〇 歸脾湯 上六六〇

〇形寒飲冷，悲哀動心，悲觀久臥，則勞而傷肺，其症咳嗽喘悶，內熱日晡顴未，其脉或浮濇或緊，加味救肺湯 上六六〇

〇形寒飲冷，悲哀動心，信久立或立行房，因而恐懼，或久坐濕地，或強力入水，或強力交戰，勞而傷腎，其症男子則遺精盜汗，腰膝痠軟，女子則白濁淋帶，經閉不行，滋腎丸 下八〇 加熟地杜冲牡蠣理陰煎 上一一 雙和湯 上三一 充髓湯 增五二七

六極

六極者，心血極則髮落善忘〇肝筋極則拘攣轉筋〇脾肉極則肌削痿黃〇肺氣極則短氣喘惡〇腎精極則目暗其聲〇腎骨極則齒浮足痿〇以上五勞七傷六極之為病也，然勞傷極症，總不離乎五臟之虛損，由淺而深齡而

虛勞

〇相衆虛勞條

凡虛損之症，自上而下者，一損損于肺，皮聚而毛落，二損損于心，血脉虛少，不能榮於五臟六腑也〇三損損于胃，肌肉消瘦，飲食不能為肌膚，食則泄瀉，經所謂過于胃者不可治者

自下而上者，一損損于腎，骨痿不能起於床，二損損于脾，肌肉消瘦，飲食不能為肌膚，盡脫飲食入口則，經所謂過于脾者不治者，此也〇三損損于胃，肌肉消瘦，飲食不能為肌膚

脉虛小不能榮於五臟六腑也〇二損損于肝，筋緩弛不能自收持，三損損于脾，陰陽俱敗必死，已後繼之而察之意也

心虛則神昏夢飛，健忘驚悸，怔忡不樂，甚則腦腹，腰脅痛，牽形神憔悴，血不華色，衛主生氣湯 增五〇 四益心湯 增

古庵心腎丸 上三六 究原心腎丸 上三七〇心膳虛悗不能獨虛仁熟散 上四四〇精神恍惚懶語如有所

肝虛則轉節不利，腰脚軟弱，驚恐懼，加味補肝湯 增五〇 六生熟二地湯 增五〇 七拱辰丹 上三八 八果腹湯 增五〇 九橘皮煎元 上三九

脾虛則不食，若飢食則飽悶，吞酸便溏，臍築痰黃吐痰不已益脾湯 增五〇

肺虛則咳嗽吐痰，久則氣怯，肺中生熱，短氣嗜臥，飲食不進，骨脊拘急疼痛，發痰夢遺精滑，潮熱自汗，腳膝無力，益肺

失腰腳沈重，定神湯 增五四三

湯增五一○　壯氣湯增五一一　延息湯增五一二

腎虛則心懸骨痠齒摇夢泄囊寒宂絲地黃湯增五一三　增益歸茸湯上四一六味湯上四○○虛陽上泛、八味湯、金

匱腎氣湯上四○斑龍丸上六二秘元煎上六三

胃虛則呵噫腹鳴腰俯胸脹悶疼痛噯腐吞酸見美味而作嗔、不欲食　增方君子湯增五一四生氣湯

增五一五　增方補益湯增五一六　八味順氣散中八五

氣虛

古云陽虛表虛裏寒、令云神經衰弱皆氣虛也○其症煩頭痛時作時止時作肢體倦怠語言懶惰飲食不進唇淡

口和肌冷惡寒、自汗盜汗、大便溏泄、小便短少清白日重夜輕脉浮大或虛軟而無力、或沉遲細弱黃芽湯增八

七回陽理氣湯增五四一補中益氣湯上二二益胃升陽湯上二三○虛而且寒天魂湯增八八○右歸飲上四六

○自汗黃芪建中湯上四五○氣虛下陷增方補益湯增五一六提膂湯增八四

八味湯、金匱腎氣湯上四○茸附湯上二九鹿茸大補湯上三○鎮陰煎上六七舉元煎上六五○氣脫宂髓湯

增九一○

血虛

古云陰虛火動內熱肌熱精液不足同血虛也○其症與氣虛大同而頭痛眉稜骨痛及眼眶痛見光則痛唇燥

舌乾咽乾或痛肌熱惡熱日晡潮熱或骨蒸勞熱或寒熱如瘧咳嗽吐痰吐血衂血便血尿血小便或赤或濇

逆衝上虛火時炎大便或秘或燥腹口離唇燥渴而不能飲冷水或煩渴熱湯而自救○輕夜重脉浮數而

無力或虛濇而微細地魄湯上六八補血湯增五一九○骨蒸勞熱人參清肌散中四一○日晡

潮熱寒熱如瘧加減地黃湯增九五○心勞吐血茯苓補心湯中九七貞元飲上四九○大營煎上四七○血脫烏

肝湯增九。○陰虛火動滋陰降火湯中四二清离滋坎湯上一八上二方藥味過涼似不宜于陰虛之人陰已

虛而更傷其陽恐或滋濕敗胃反伐生氣

氣血兩虛

氣血兩症互相兼見八珍湯上三三十全大補湯上三三雙補湯增五一八雙和湯上三一人參養榮湯上

三五固眞飲子上三四大造丸上二八增益歸茸丸上四一兩儀膏上四八二神交濟丹上四三延齡固本丹上

補遺方環玉膏上六一斑龍延壽丹增一六六烏壯元丸增九二戊巳丸增九三雙補丸上四二○若自下損上過

胃而泄瀉填坎湯增五六五

甲論咳嗽 夫虛勞之因多起於吐血吐血之因多起於咳嗽咳嗽之因多起於風寒風寒之因多起於不謹是知臺末之為丘山也故慎其終者必慎於其始也○假如初起頭痛發熱惡寒者屬太陽症及兼症咳嗽條○雜證咳嗽按下文咳嗽條○虛勞咳嗽每早朝尤甚而吐白沫或兼腦痛血痰海藏紫菀湯增九四 止嗽散增一○五月華丸增五二○日晡潮熱加減地黃湯增五一○終朝咳嗽吐痰氣逆不足以息延息湯增五一二○咳嗽吐痰久則氣急肺內生熱益肺湯增五一○脾氣虛而汗多食小補止嗽散增五 加減君子湯增五二六○肺燥而乾咳無痰止嗽散增一○五加莶蔞貝母知母栢子母子兩富湯增五二五○咳嗽咽痛失音啞者平補除虫丸增五二一○與上文勞傷條互相叅照○大抵虛勞日晡潮熱未退者寒熱如瘧未已者咽痛音啞者一側不能卧食則吐瀉者足三部脉絕者皆不可治 護肺湯增五二八○喉痒而咳氣喘不卧口鼻乾燥肺管內恍如虫行皮燥起眉健土除虫湯增五二○平氣湯增五三

乙論吐血 假如脉數內熱口苦乾燥迫血妄行四生丸增五二九 七生湯下六一 生地黃湯增五三一 花藥石散 上諸傷門○六味湯上四○滋腎養肺湯增五三六○怒氣逆上而吐血平肝止血湯增五三五○平氣湯增五三八○咳而三救命湯增五三四 滋腎養肺湯增五三六○加玄蔞地骨荊防靈兩湯增三五三 白茅湯增三五 四兩安湯增三三救命湯增五三四○加味逍遙散下六

丙論大吐血 成升斗者先用花藥石散 方諸傷門 無分寒熱獨蔘湯增二六 歸脾湯上六六 蔘歸茸湯增八 固氣生血湯增五增五三九○往往大吐血三台救命湯增五四○○失血後不謹內熱煩渴眼花耳鳴緩中湯增五四二○咳而體質素虛中寒吐血理中湯上六 救腑回陽湯增五三七

丁論咳嗽吐血 漸成骨蒸勞熱盜汗○胃強能食而便秘清骨散增二九○脾虛胃寒虛煩內熱溏脉虛回陽理氣湯增五四一 黃芽湯增八七○氣血兩虛骨蒸盜汗八物湯上六四○加黃芪麥門二錢五味子一錢人蔘百吐痰中帶血如絲化絲湯增五○二加味逍遙散下六二合湯中五四○諸症悉具難以名狀人蔘養榮湯上三五○餘衆照右氣虛血虛條

戊論肺痿肺癰、己論咽痛喉癬、庚論遺精、辛論經閉、壬論傳尸勞瘵

戊論肺痿肺癰 久咳不止胸中隱隱而痛時吐白沫臭腥味鹹者肺痿保和湯增九六○胃火薰肺遂至痿癰
咳嗽連聲不止生津起痿湯增五四四○咳引腦中痛時吐膿血加味吉更湯增九七○全肺湯增五四五○吐膿
腥臭者已潰也完肺湯增五四六○口稠痰腥臭甚惡養肺去痿湯增五四七○過於厚味咽乾舌燥吐痰唾
血喘悶腦痛不得安臥扶桑清肺湯增五四八

己論咽痛喉癬 俗名喉頭結核夫勞症至此精液氣血已為脫盡雖有靈芝亦難續命以況庶草乎然袖手待命人所
不忍六味湯上四○加玄蔘言更○咽痛百藥煎散增五四九○音啞通音煎增五五○○咽喉口舌生瘡柳華
散增九八

庚論遺精 夢而遺者玉池湯增九九十補丸增五五二○不夢而遺者秘精丸增五五三○餘衆看上勞傷條及下精
病條

辛論經閉 婦人經閉按下調經條○室女經閉成勞鬢髮焦枯咳嗽發熱天癸已竭尤為難治然足太谿脉如常庶幾
可救四物湯上六八六味湯上四○選宜隨症加減益母勝金丹增一○一附益地黃湯上一○三澤蘭湯增一
○○○浮腫通經丸增一九七○脹痛紅花湯增一九八○實熱腦滿四物涼膈散增一九九○虛熱栢子仁丸
增二○○○腹痛通經散增五五五○勞嗽牧丹皮湯增二○一○骨蒸人蔘柴胡湯增二○二○室女寡婦師
尼抑鬱經閉柴胡抑肝散增二○三○虛者養陰湯增二○四○餘隨症按各條施治

壬論傳尸勞瘵 西醫謂之肺病菌之傳染夫勞症之有菌如樹木之有蠹去其菌而後峻補氣血或救其十中之一二、
驅虫丸增一○二平補除虫丸增五二二○凡人自傷腎陰縱欲傷精兩脛痿痛腰背拘
急脚軟遺精盜汗精神倦怠飲食減小頭眩耳嗚先用祛祟煎增八二八繼用救瘵湯增八二九起瘵湯增八三
○腎病傳心、夜臥常驚時多恐怖心懸氣乏夢溢盜汗飲食無味口舌生瘡腦煩無力思睡唇若塗朱顙如抹
紅手足心熱液燥津乾起瘵至神煎增八三一安養湯增八三二○心勞傳肺咳嗽吐痰氣逆作喘臥則更甚鼻
口乾燥不聞香臭惡心欲嘔肌膚枯燥時作疼痛喉管之內恍如虫行皮膚起屑健土除虫湯增八三三護肺湯

二二

癸論補法

增五二八○肺病傳肝、兩目恍恍、面無血色、兩脇作痛、熱則含酸、寒則嘔吐、痰如鼻涕、或清、或黃、臭氣難聞、淚乾皆澁、睡臥不安、多驚善恐、療瘵湯增八三四 療瘵湯增八三五○溏泄、肚疼腹脹、空則雷鳴、唇口焦乾、毛髮乾枯、面色黃黑、神昏意懶、便如黑汁、痰如綠涕、二白散增八三六 援怯湯增八三七○腎水虛衰不能制火、每夜發熱如火、至五更身涼、時而有汗、時而無汗、覺骨髓內炎、飲食漸小、吐痰如米粥、涼髓煎增八三八○ 純陰湯增八三九

凡邪之所湊其氣必虛、究由虛致病者乎、經云損其肺者益其氣○損其心者、調其榮衛○損其脾者、調其飲食、適其寒溫○損其肝者、緩其中○損其腎者益其精、通用補天大造丸增五六四○餘於勞傷及本條中隨宜選用、詳辨何臟何腑之寒熱虛實、無失時宜、無伐天和、無失色脉、無實實虛虛之歎幸甚

咳嗽

大凡風寒初起、頭痛發熱惡寒、止咳散然未必盡泥其方、但師其引經加藥、於隨症適用方、加引經藥可也○鼻塞失音三拗湯中四八○外感風寒咳嗽鼻流清涕、舒肺湯增五一善散湯增八二五○中寒下利腹痛咳嗽、理中湯上六 蕩陰救命湯增五六六○咳而吐白沫稀痰金水六君煎上五一五果茶中五二○暑熱傷氣、自汗煩渴益元散下一六 熱極昏悶、蒼朮白虎湯下七○熱氣鬱結腦煩咳嗽、清金降火湯下三四○肺氣熱膹鬱、腦氣煩悶欲死、善泄湯增五六七○濕氣生痰痰涎稠濁、前方加夏茯桑白薑棗、虛者加減君子湯增五二六○燥氣焚肺乾咳、無痰前方加苽貝母知母栢子仁此以上外感之治法也○外感之邪、初病在肺咳不已、則移于五臟臟咳不已、則移于六腑、詳著十二經見症擇適用方、加引經藥治、無不驗之邪、初病在肺咳不能轉側、屬肝臟、前方加柴胡只甬赤芍○咳而兩脇痛陰引肩背、甚則不可以動、動則咳劇、屬脾臟、前方加葛根薏芢○咳而咽腫喉痺、屬心臟、前方加吉更牛方子○咳而右脇痛引肩背、甚則咳涎、屬腎臟、前方加黃芩半夏生薑○咳而嘔嘔甚則長虫出、屬胃腑前痓之邪屬膽腑、前方加黃連佐以黃苓○咳而遺尿、屬大腸、前方加白朮赤石旨○咳而放氣、屬小腸、前方加芍藥則咳涎、屬腎臟、前方加烏梅川椒乾薑○有熱佐以黃連○咳而嘔苦水、屬膽腑、前方加黃苓半夏生薑○咳而腰背痛甚則咳涎、屬腎臟

○咳而遺尿屬膀胱前方加茯苓半夏○久咳不止、三焦受之、其症腹滿不食、令人多涕唾、面目浮腫氣逆前方

合五味異功散 上六四 補母止嗽散 增五二五 加減君子湯 增五二六 此臟腑之治法也○又以內傷咳嗽治之若

夫七情鬱結氣火上冲、前方加香附貝母山梔○怒動肝火脇痛咳嗽救肝開鬱湯 增一二四 ○燥氣焚金咳嗽

吐痰小動則喘子母兩富湯 增五二三 貝母茯蔞散 增八六 咯痰動咳嗽喘惡胸痛潤燥湯 增一二二 ○腎經陰虛

火上炎六味湯 上四一 ○加麥門五味生精化痰湯 增七三 ○金水六君煎 上五一 ○腎虛感風寒補湯 增

嗽散 增五二五 ○內傷飲食口乾痞悶五更咳甚保和湯 增七三 ○脾虛汗多食少五味異功散 上六四 加吉更補母止

五六九○通治咳嗽薑苓味辛湯 增一三七 ○虛損漸成咳嗽不止按虛勞條施治○風寒咳嗽六安煎 中四九 杏蘇

湯 中五一 ○梨硼膏 中五一 ○勞嗽吐紅人參百合湯 中五四

哮喘

水土菜毒肉毒氣促而有痰聲如水雞聲曰哮氣促而連續不能以息曰喘○外感六氣皆令發喘各按兼症施

治解表二陳湯 中五六 紫蘇薑苓湯 增八四五 ○遇感風寒喘惡攮肩吐痰如湧喉中有水雞聲定喘平喘湯 增五七

○火壯之人間發喘惡欲死麻黃定喘湯 增五七三 ○痰氣上冲咽喉氣塞肺管作喘不能定息而無痰聲亦

無攮肩之症重用生脉散 上一二四 五倍救絕止喘湯 增一二○ ○上焦濕熱下焦濕寒清陽不升濁陰不降喘

惡脹滿紫蘇薑苓湯 增八四五 ○七情鬱結痰如梅核咯之不出嚥之不下痰滿虛火上炎喘惡舒鬱止喘氣湯 增一四

五七二 ○久咳之後忽然大喘痰如湧泉汗出如油救絕止喘湯 增一二○ ○腎經陰虛虛火上炎定喘化痰湯 下三六

○脾虛面白食小自汗異功散 上六四 加減君子湯 增五二六 ○痰壅氣惡干緃湯 下三 定喘化痰湯 下三六

蘇子導痰降氣湯 下三七 定喘湯 中五五 蘇子降氣湯 中八七 隨宜選用○若汗出髮潤呼長吸短吐血不得臥

身形

欲保身形一日清靜其次節食服藥瓊玉膏 上六一 斑龍丸 上六二 壯元丸 增九二 戊己丸 增九三

者皆不治○水土菜毒肉毒吐黃痰哮喘回春丹 增八二八

增一六六 隨宜選用

精病

思慮過度心動不寧以致夢遺其症口乾舌燥面紅額赤合目則遺寧心湯增五七　四黃連清心飲中八○清心蓮子飲中六四清心丸增七○三○縱慾過邑遂至夢遺腰足痠弱骨肉痠疼夜熱盜汗旺水湯增五七五○怒氣傷肝忽然夢遺久而不止凡有煩惱遺精尤甚其症脅悶面熱頭眩食巳倦怠躁躁脹安魂湯增五七六○陰痿思邑見邑聞淫易動易泄面黃體瘦夜熱盜汗強心湯增五七七○縱慾勞心思慮終宵以致夢遺其症口渴舌爛驚懼不安脚冷腰痠骨蒸潮熱神魂飛揚兩益湯增五七八○專攻書史誦讀不輟遂致夢遺衣被著莖則泄不著則不泄食減體倦絕夢湯增五七九○夜臥則脊心如火因以夢遺挽流湯增五八二黃連清心飲中八○小便不利大小分清飲下八一○痰挾宿食不消化則必夢遺泄玉池湯增九九○男女並無滑不固秘元煎上六三○精藏於腎而交於心則精溫而不泄精不交神乃病遺泄加味二陳湯下五三○精交感一聞聲音淫精流出交濟湯增六七五○赤白淫清心蓮子飲中六四○精清精冷炙求嗣條○虛脫者衆虛勞條

神病

蓋神有其名而無其形一曰元神二曰識神元神即元陽之神是謂先天神以生氣氣以生精精以成形故經曰陽氣者若天與日失其所則絕壽不彰書曰天無紅日六合盡冥壼人無元陽乾坤皆地獄是知陽氣者乃生身立命之本也二曰識神即知覺之神也是為後天妄動七情慳貪六慾耗損精氣神無所依遂成怔忡驚悸健忘不寐癲狂癡呆之為患遂至殺身喪命之本也故經戒之曰恬憺虛無真氣從之精神內守病安從來然恐或不謹有所生病不可無治故條列如左

怔忡者心中恍惚不安如人將捕心血不足四物安神湯中九二○或遇拂情之事或聽逆耳之言便覺心氣怔忡上冲有不能自主之勢似煩非煩乃心氣虛也制忡湯增五八一○怔忡日輕夜重欲睡不睡腎氣虛之心腎兩交湯增五八三○心常不安如人將捕膽氣怯也堅膽湯增五八四加味溫膽湯中九一

驚悸者忽然若有驚惕惕然心中不寧由於驚恐動心心被痰迷二陳湯中九九加龍齒茯神遠志○神不交精驚悸恐懼不能獨處金鼎湯增一二六仁熟湯上一四四兩靜湯增五八五○思慮傷心脾飲食不進倦怠脉弱歸脾

湯上六六

健忘者頓然忘其事也緣於心血衰小憂鬱過度損傷心包以致神舍不清轉盼遺忘歸脾湯 上六六 若肥人挾痰合

二陳湯中九九○老人神思昏迷天王補心丹增五○○

不寐思慮過度損傷心脾歸脾湯上六六加熟地五錢炒棗仁二錢○心腎不交心甚煩燥晝夜不寐兩濟湯增五八
○思慮憂鬱因而不寐肝氣太燥潤燥交心湯增五八六○夜不能寐輾轉不安小睡驚醒恐或鬼侵恍如捉拿

膽氣怯也兩益湯增五七八

癲症內經曰重陰者癲癲者痴呆之狀或笑或泣如醉如夢言語無序纖潔不知此因或疑妻妾或恐懼如人將捕通
宵不寐或憂思抑鬱或忿怒氣鬱或男女相思而終不得所欲乃至因而精氣消亡神無所依歸而浮散昏亂似狂
而實非狂此皆內傷不足之癲疾可補而不可瀉也○神雖昏迷臥必踡足向暗背明畏見人脉必沈
遲或浮大而按之無力薑附龍骨湯增一二八有痰加上熱加芍藥五錢○如見鬼狀或卒倒在頃刻救
風不語或自臥而跌在床下此皆正虛邪實祛痰至神煎增五八九○外見中風症兼以似癲非癲死在頃刻救絕

至神煎增五九○○脾胃虛寒所養水穀不能生精化生痰飲凝塞腦膈遂成癲疾祛癲湯增一二七○思慮過度
以傷心血或笑或泣或裸體而走或閉戶獨語喃喃不已歸神丹增五九一三味參歸湯增一二七○忿
怒氣上衝心○驚恐狂語喃喃有時叫罵歌唱吐痰如蜒蚰之涎者心火衰而胃微熱助心

癲肝火熾盛散花湯增六一○久而不愈獨語喃喃心神散亂花祛癲湯增五九二○思慮過度
平胃散增五九四○喜笑無端狂語妄言心神昏亂目有所見乃心熱也清心湯增五九五○身熱發癲胃所言淫亂
所喜懽愉逆其意遂其言則卒然狂妄如見鬼神心包也衛主湯增五九六○忍飢過勞忽然發癲胃氣傷而虛
火動救救疼痛胃湯增五九七○遇強賊及恐懼失神之事如痴如癲乃膽汁散而不收却驚丹增六○○○以上皆實驗
心丹增五九八銀朱丸增五九九無憂青增六○三○

婦人産後發癲乃氣脫血枯當歸補血湯上二七加炮薑川芎山查二錢獨參湯增二六參歸茸湯增八虛而且寒或

虛火上泛加炮薑附子吳實甘草〇以上諸症若誤用白虎承氣湯等及東西醫藥以熱狂為治者千方萬藥徒勞

無益更無回甦之道業醫者極加詳審俾無誤人之歡幸甚

狂症經曰重陽者狂狂者心肝火旺火極歸土而併胃氣升而不降故其發多喜怒叫喊罵詈不避親疎甚則登高

而歌棄衣而走惟傷寒陽明腑病及畜血有如狂者乃心氣虛而熱痰乘之化狂湯增一三〇〇便閉當

初用白虎承氣而即愈差後更發經年不愈不避水火親疎者按本條施治〇上症若氣血素虛者救胃自焚湯增六〇二〇

歸承氣湯下五八〇〇熱病發狂不知人者開知湯湯增四五四〇忿怒發狂持刀踰墻披髮亂動心肝胃火平熱湯增

六〇四〇過眼金石熱藥遺毒心肺或頑痰膠固遂至失志發狂滾痰丸下五六滾痰丸下七五柴胡犀角湯增

一二九〇其餘雜症發狂皆因內傷不足之癲症非狂也切勿用白虎承氣俾無冤鬼夜號也

癲疾者卒然昏倒仆地手足搐搦目斜口咼口吐涎沫叫喊作歡聲過則容色起居飲食如常定癎丸增一三一卻病

延壽丹增一三二〇卒倒作羊馬鳴吐痰如湧者痰迷心竅因寒而發回癎湯增大〇五〇作牛馬聲者

因火衰而痰入心胞濟顛湯增六〇六〇小兒因驚而發作豬羊聲者脾胃虛而命門火衰新增君子湯增六〇七〇祛根

風痰雍盛流注不定追風祛痰丸下五五紫霜丸中一七八消風散增二九四〇通用龍腦安神丸下五七〇

全治一碁酒增六一三〇雞曷膏增六一七

呆症者默默不語如痴如癲如醉如夢有時泣淚自下有時

時不眠逐呆湯增三五五〇終日不語不食或笑

或泣與食則不食與之糞穢則喜之肝欝脾敗洗心湯增大〇閉戶獨居口中喃喃數日不絕見炭則食之見

屎則不辭肝燥胃降轉呆湯增六〇九〇不因憂欝因起居失節一時成呆胃氣虛而痰迷之也啟心救胃湯增六

一〇

氣血氣者一身之主也內無七情所傷外無寒暑所犯則一氣周流百骸舒暢何氣病之有惟人內傷七情外受寒

暑致氣之變亂諸病叢生經曰喜則氣緩怒則氣上驚則氣亂思則氣結悲則氣消恐則氣下寒則氣

收熱則氣泄九氣不同為病亦異然總不外乎虛實二字實者邪氣實也虛者正氣虛也

氣病

經曰氣主煦之血主濡之氣病不煦則血凝滯而不濡是以治氣藥中必兼理血之材如當歸赤芍牛膝紅花等

藥亦可小佐○氣實者按卷末平胃散加減法○氣虛而為病精神短小自汗泄瀉四君子

湯上六四補中益氣湯上二二俱照卷末加減法遂用○忿怒氣上加味逍遙散增二七○思慮氣結加味歸脾

湯上九八○憂思忿怒心腹絞痛七氣湯中八一○氣滯不降腦痞膻臆鬱痰喘咳嗽下氣湯增一三三○橘皮氣雍

煎中八六○肝氣積聚滯結於臍腹左脅達鬱湯增一二一○氣鬱三和散中八四○梅核氣喉中如梗狀咯之不出

攻刺而痛流注不定沉香降氣散增一五七○婦人氣痛天香正氣散中八四○氣痛氣雍

嚥之不下四七湯中八二○寒暑二症按本條

血病

吐血咳血唾血咯血已詳虛勞條○鼻衄熱氣乘肺犀角地黃湯下六○加黃芩側栢藕節茅花莎草湯下五

仙露湯增六一八薄荷煎元下一二六七生湯下六一○目出血肝經積熱龍膽瀉肝湯下一三七若区陰虛火九竅出血

逼六味湯上四○加知母黃栢○耳出血腎經虛火六味湯上四○加龜板玄蔘沙蔘○齒縫出血胃熱清胃散

綠袍湯下六六○舌出血心熱牛黃膏下一六二○毛孔出血胃脘黃蓍建中湯上四五○九竅出血

胃虛十全大補湯上三三○失血眩暈全生活血湯中一五六○出血成升斗者無論何部及寒熱虛實獨蔘湯

增二六○交接出血男子作意交感盡情浪戰陰大泄精強不倒又戰精盡而繼之以血引陰奪命湯增六八

○女子思慮過度交接出血歸脾湯上六六伏龍肝浸水煎服○諸般因血為病者四物湯六味湯俱照卷末

加減法治之○便血溺血糞大小便條

痰病

痰者因風寒濕熱燥氣之偏勝水不升而火不降飲食精華不能下降而生精血因火氣炎上而凝濁成痰故

字從炎未生津液者化而為痰故或云痰者津液之別名也盖其為病因風生者痰唾浮弦佐以前故

旋覆之類因寒生者痰唾清冷脉必沉遲佐以乾薑官桂之類因濕生者痰唾濁碧佐以蒼朮砂仁之類因熱生

者痰唾膠黃脉必洪數滑實佐以芩連梔子之類因燥生者痰唾如線或如小珠或如膠漆咯之難出其脉濇

佐以蚘貝之類古人皆以二陳湯薑苓半夏湯為主

六十四

風痰咳嗽吐痰 二陳湯中九九 加旋覆花粉蘇子 ○鼻塞聲重咳嗽吐黃痰 散寒湯增六二○ ○水傳胁下發熱咳

小青龍湯中二七 ○類似中風 導痰湯下三 ○流走疼痛 加味四七湯下七 ○十六味流氣飲中一○ 通順散中

寒痰嘔吐冷涎白沫 控涎丹下七二 ○氣實者 控涎丹下七二 一五四 ○風痰咳喘上氣 蘇子降氣湯中八七 和胃二陳煎中九八 ○胃寒生痰日日嘔吐 麥朮苓

附湯增六二一 ○脾胃虛寒腸滑滲漉有聲飲水更甚吐痰如湧 散痰湯增六二二 助氣消痰湯增六二三 ○裏有

水氣腹痛下利 理中湯上六 加茯苓半夏 ○腎經陽虛虛陽上泛 金匱腎氣湯上四○ 脾胃虛寒小氣身重口吐

清痰加減運痰湯增六二四 ○飲食不進開竅消痰湯增六二七 ○小兒痰壅氣塞健運湯增六二五 ○肥火多痰

脾胃虛寒火土兩培丹增六三四

濕痰滑而易出多生于脾腦膈痞悶 薑苓半夏湯增一三六 ○痰挾宿食含酸噯腐 正傳加味二陳湯下七一 ○因驚

結滯生痰 釋驚湯增六二六 ○中氣虛而生痰飲食減小倦怠無力 六君子湯上六九 ○運痰湯增六二八 ○胃氣虛

怯飲積痛下咳唾引痛吐痰無休不敢用力弱 痰飲湯增六二九 芎夏湯中一○○ ○胃氣壅過飲溢四肢無汗身重

吐痰不止 啓閉湯增六三○ ○脾虛生痰腦膈飽悶咳逆虛轉 胃湯增六三一 ○小氣身重口吐清痰 燥土湯增六

六三二 ○濕從外受濕變爲痰肢節疼痛背心作慄臍下有悸 加味五苓散增六三三 ○飲酒過多濕熱生痰對金飲子下

熱痰腦膈煩悶口糜舌爛 大小調中湯下六八 ○噎塞煩悶 苽蔞實湯下六九 ○痰挾熱對金飲子加牛膝車前子一錢半歸源湯增

二八 ○熱氣入胃火熱生痰邑黃穢濁踈土湯增六三五 ○痰壅膈上大滿大寶氣塞不通降痰舒膈湯增六

燥痰多生于肺濇而難出 貝母苽蔞散增八六 ○腎經陰虛肺失滋養咽乾嗌塞咯痰動嗽潤燥湯增五五七 ○肝氣

頑結老痰粘塞咯之不出嚥之不下潤燥破痰湯增六三七 ○竹瀝達痰丸下七三 滾痰丸下七五 ○腎經陰虛水泛爲痰六味湯上四○ 加牛膝車前子

頑痰膠固致病無常或爲頭風目昏眩暈耳鳴或口眼瞤動眉稜耳輪瘙痒或牙床浮腫而痛痒不一或齒頰痒痛或

噯腐舍酸嘈雜嘔噦或咽嗌之不利嗽之不結嗽之不下邑似煤焰形如桃膠蜆肉或心下如停水雪心頭冷痛時作

或夢奇怪鬼魔之狀或足腕酸軟腰背窄痛或四肢骨節煩疼乃至于麻臂痛狀着挫閃或口糜舌爛甚為喉閉又

或繞頂結核似瘰非瘰或四肢流風腫硬似痛非痛或脑膈痞悶嘈雜煩悶有如烟氣上衝頭面烘熱或失志癲狂又

或中風癱瘓或為勞瘵荏苒之疾或為風痺及脚氣之候或怔忡驚悸如人將捕或喘嗽嘔吐或嘔冷涎綠水黑汁

甚為肺癰腸毒盖津液既凝為痰為飲而滋湧上焦故口燥咽乾流而之下則大小便閉面如枯骨毛髮焦乾婦人

或經閉不通驚癇搐搦治法宜先逐去敗痰然後看虚實調理○痰氣結核開鬱消痰湯下七四○遍身生

則大小塊累累如珠新增二陳湯增六三八消壘散增六三九○諸症悉具變生怪症實熱脉沉滑或沉數間

滑滾痰丸下七五○沉寒痼冷或下寒上熱黑錫丹增一○四○餘各按兼症及卷末二陳湯加減法施治於無名

雜病之治功過半矣

鬱症 經言五鬱木火金水土是為因也後人言六鬱氣血濕火痰食是為證也五鬱相因奚特六症血氣拂鬱諸病

蜂起是以治法皆順氣行血為先多用香附子川芎之類

木鬱者肝膽之氣鬱也氣血燥刑剋脾胃其症脑脇作痛寒熱如瘧脉必沉濇加味逍遙散增二七加木香兵郎交

感丹中八九○甚則畏寒畏熱頭痛煩疼胃脘飽悶心脇填脹咽膈痞悶食則痛楚舍酸吐食耳鳴眩暈開鬱至神

湯增六四一

火鬱是龍雷之虚火也其症目贖溺赤五心煩熱肌熱困倦脉必沉數火鬱湯增一○七加梔子香附蒼木川芎○甚

則脑背胁腹四肢填脹嘔逆咽腫口苦舌乾目赤頭眩煩悶懊憹汗濕皮毛痰稠粘發火湯增六四二○更有婦

人困臥終日痴呆不語因思慮氣結解鬱開結湯增六四三

金鬱是肺氣之燥也因水衰火旺咳嗽氣逆心胁脹滿痛引小腹舌乾嗌燥面塵邑白喘不能卧吐痰稠粘善泄湯增

五六七

水鬱因土濕木鬱水火相離邪水自旺症必遇寒心痛腰椎沉重關節不利難於屈伸有時厥逆痞堅腹滿面邑黃黑

脉沉細遲補火群鬱湯增六四五

土鬱者脾胃之濕盛也中氣不運升降失節水寒木鬱火熱金燥熱鬱而生痰鬱而血滯血滯而食不消化是所謂一有拂鬱諸病叢生其症周身關節流走作痛遇陰寒則尤其脉沉細緩神术散增七八加茯苓白芷川芎○甚則腹滿腸嗚心脇脹或嘔痰涎清水或瀉利浮腫善奮湯增六四六○熱鬱濕蒸化生痰涎腦膈多痰嘔吐氣悶則眩暈脉必沉滑薑苓半夏湯增一三六二陳湯中九九加海粉香附南星莪蔜○痰凝血鬱四肢無力能食而便黑脉沉芤結四物湯上六八加桃仁紅花香附牧丹玄胡○食鬱者食不消化腦膈滿悶吞酸噯腐氣口脉緊盛保和湯增七三加蒼术梔子神曲○五鬱相混歸併于濕土以致腹膨腫滿大小便閉熱實者承氣湯下八虛寒者萬億丸下九九○通治六鬱湯下三八

關格

關格陰陽相離使榮衛否塞氣血不相榮運此則五臟六腑皆受邪也故曰關格關格者不得盡其命而死也然不可無治故略論其槩○欲食不得食欲吐不得吐曰赤露睛胸脹氣逆肝氣過鬱開門湯增六四七○卒然食不得入便不得出腦脹煩悶窘迫欲死膽氣抑遏和辭湯增六四八○吐逆不得飲食大小便閉頭上自汗心小腸氣結脉必沉伏啓關散增六四九○氣逆上吐飲食不得入二便不得出腹痛難忍按之則小安脉必濇伏水火兩補湯增六五○○卒然大小便閉渴飲冷水隨吐飲小吐多面赤唇焦脉沉伏加味术桂湯增六五一○痰壅枳縮二陳湯下八三

霍亂

夏月多食生冷菓卒然心腹絞痛揮霍搖亂而不得吐瀉者此名乾霍亂多死平安萬應丸增三六三甲曰丸○得吐瀉則愈啓關散增六四九○心腹大痛上吐下瀉濕霍亂吐利腥穢所出水液澄澈清冷四肢厥冷不思飲冷脉沉遲而遲霍香正氣散增六四一加乾薑吳萸莫神术散增一○四加乾薑吳萸黃金液丹增一○九保命丹增一○四附子理中湯上九加桂枝生薑三錢砂仁二錢加味薑附湯補遺○利黃赤煩渴飲冷身熱自汗脉滑數神术散增七八○吐冷木黃散中四五金液丹增九保命丹增一○四加黃連香薷白扁豆回生散中四四無論乾濕寒熱轉筋厥冷

攪腸痧絞腸大痛，上吐下瀉，即發轉筋，如鼠走之狀，手足厥冷，爪甲青黑昏悶不省，俗云鼠法定虎列刺，多死病氣

相傳染，必須隔離忌用平安萬應丸增三六三甲日九增一〇三溫白丸補遺金液丹增九保命丹增一〇四〇無

烏痧脹卒然頭痛沉重完眼黑惡心吐瀉四肢厥冷指甲青黑遍體口不能言小腹絞痛死在須臾此等惡症

有數十種俗稱性疾又謂黑死病不可枚舉故以一症為例忌以開口捲舌視之舌下有紅黃紫黑泡等忌用針刺

破出血用雄黃末擦之內服平安萬應丸增三六三雷公救疫丹增一一三紫金錠辟毒

嘔吐噦

嘔吐噦胃氣逆而不降有物有聲為嘔有物無聲為吐有聲無物為噦皆屬胃氣上逆如惡心者胃傷六君子湯上

六九二陳湯中九九茯苓半夏湯補遺○乾嘔者胃逆二陳湯中九九加生薑生薑橘皮湯中四六○胃寒吐蛔者

胃冷理中湯上六加川椒烏梅○食滯胃熱嘔吐飲食腦腹脹痛保和湯增七三合神术散增二七加黃連吳茱萸

水香砂六君子湯上二○理中湯上六比和飲上五○吐苦水者膽熱也吐酸水者肝熱加味逍遙散增二七加黃連吳茱萸

皮湯增七五半夏乾薑等分服○嘔吐清涎沫理中湯上六○嘔噦脹滿痰飲噎膈神香散中四七○嘔噦腦滿虛煩不安大橘

反胃噎膈

反胃噎膈飲食入胃而即吐者肝鬱脾濕加味逍遙散增二七加黃連吳茱萸應手而愈○若安用消導攻伐之材反

傷胃氣食則必吐不能消下已成噎膈溼難潤燥湯增六五二○朝食暮吐暮食朝吐或食之一二日而盡情吐

出腎中水火兩衰兩生湯增六五三○有時而吐時而不吐則盡情吐出蓋因氣鬱婦人居多救肝開鬱湯增

一二○胃中嘈雜腹內微痛痰涎吐嘔曰而為常虫也健土殺虫湯增五二七○食後必吐出數口却不盡出

有時作聲膈上有痰血凝結荸薺散增六四四

水腫氣臌蠱脹

華陀有十水之名分屬臟腑若起於肝先面腫而漸及一身○起於心先胸腫○起

於肺先腳腫而上氣喘咳○起於腎先足跗腫○起於膽先面腫至足○起於脾先腹腫○起

起於胃先四肢腫○起於大腸時浮時減○起於膀胱先小腹腫然總不外乎脾虛不能制水腎虛不能行水也

故治法只有五皮散一方、非為其節用方藥、恐或有亂脈瀉水之藥、更難措手、誠理之至而仁少極也、又有氣鼓

是因至虛而浮、中空無物而膨脹、非填實則不能消、盡脹中實有物而非虛則血消之則平、奈何醫者一見

腫脹、不分水鼓盡脹、一以滲泄通利為事、削喪元氣、死而後已、誠可痛惜、予因略論如左

水腫 有表裏寒熱脾腎虛實之分○四肢腫腹不腫、表也、蓋苓湯 中一○五皮散 下四三○加減小便不利四苓五皮散

下四三○四肢腫腹亦腫、裏也○煩熱口燥腹脹便閉、脈數有力、喜冷惡熱、裏熱、七物厚朴湯 下四六 消脹飲子 下

四七 小便不利四苓五皮散 下四三 大異香散 下四三 三和湯 下四五○肌冷便溏小便清白、脈遲無力、喜熱畏

寒裏寒實脾飲 中六三八 壯原湯 上五五 復元丹 上五六 金液丹 增九 大小便不利中滿分消湯 中六二 脑腹填脹

木香順氣湯 中六三○一身浮腫、時加時減、面色萎黄虛白、脾虛聚水、健脾分水湯 增六五四 實脾飲 中五八○金

液丹 增九 補中治濕湯 中六○理中湯 上六 合五皮散 下四三○先喘而後腫、腎虛水熱者、六味湯

通苓桂阿膠湯 增一三九○腫脹喘惡分氣飲 中五九

氣鼓 因脾腎至虛而浮、中空無物而似鼓、必須填實則消、若用消削則必死、近所謂單腹鼓脹、腹脹時加時減按之不

痛腹皮膨惡按之、肉不如泥、團手而起、飲食知味、思食不厭、溺清便溏消、氣散 增一○九 金液丹 增九○先喘而

清暑六和湯 中三六○血熱生瘡、以後腫末小豆湯 下四二○食滯而腹脹滿悶、得食則腹痛、噯酸吞腐、氣口緊

盛保和湯 增七三 合五皮散 下四三○脾腎相兼、二方相間用○中氣不運、帶表苓桂浮萍湯 增一四○○小便不

忌不卧、二天同補煎 增六五五○胃脾腎虛氣喘作脹、小便不利、大便反溏、消脹湯 增八四一○脾腎同病、二方相

蠱脹 中實有物、非虛則血消之則平、又有食積成脹者、腹脹滿悶、得食則痛、噯腐吞酸、和中丸 增一二一○小腹脹痛、

四肢小浮、面白唇紅、飢時痛甚、口吐清涎、蠱脹消虫神奇湯 增一二三○單腹脹滿、四肢不腫、經年不死、虫脹逐

間服

穢消脹散增六五六追虫丸增一一二○腹滿脹痛拒按有塊小便自利大便黑色脉沉扎結血脹消瘀蕩穢湯增一一六人蔘芎夏湯中六一○以上三症相隔天淵且現代人禀常弱又因情慾過度實脹者絕無僅有新舊醫治皆以消削之藥混同治之得生者無幾幸須明辨俾無誤人之歎誠祝

產後浮腫乃虛氣作浮耳治水必死助氣分水湯增一一九○喘急不得臥六味湯上四〇加牛膝車前子一錢半若虛而且寒者金匱腎氣湯上四〇○氣血俱虛分水湯腎氣湯相間服○餘詳婦人門

積聚癥瘕痃癖積者五臟所生其痛不移其部癥者有塊可徵積之類也多屬血病聚者六腑所成忽聚忽散無有常處瘕者假也聚散無常聚之類也痃如弓弦筋扛起也癖則隱僻沉附着骨痼冷之類也○治積聚須分氣血痰食虫水初起消導為先太無神功散增六五八○日久則補瀉相兼和中丸增一一一分五積加減內有腎積奔豚氣自臍下直上衝心另用奔豚丸增六二○塊消及半不使攻伐但當調理脾胃理中湯上六桂薑養胃湯中一六香砂六君子湯上二〇○然方書又分氣血痰食虫水之證治故條列于下○血積與癥有塊可徵痛有定處不移其部能食而便秘色黑桃仁承氣湯下一三破瘀湯增一一二裡寒便溏脉遲黑錫丹增一〇八○氣聚與瘕忽聚忽散流走刺痛下氣湯增一三三大七氣湯下四一達欝湯增一二一神保丸下五四消積正元散下四〇○痰積嘔吐氣悶按之柔軟食小肌色如故薑苓半夏湯增一三六二陳湯中九九熱多便秘滾痰丸下七五寒多便滑黑錫丹增一〇八金液丹增九○食積脑膈滿悶得食則痛甚噯腐吞酸甲日丸增一〇三溫白元補遺保和丸下三九○虫積面白唇紅飢時則痛口吐清涎化虫丸增一一〇追虫丸增一一二珊篤寧新藥蛔極發厥腹痛欲死筋脉硬攣紫金錠解毒○水積多飲酒漿醴酪飲留脑膈轉側搖之則漉漉有聲芎夏湯中一〇〇半夏茯苓湯增四四〇○酒痰成積滾痰丸下七五脾虛加減君子湯增五二六○痃癖濕痰瘀血因寒凝結黑錫丹增一〇八金液丹增九

黃疸方書有五疸之名考其法與方皆外感之治法也○濕熱薰蒸面目皆黃小便黃赤出汗染衣黃如橘子栢皮間火氣而光彩消黃去疸湯增一一七最効溺澁茵陳五苓散下四八大分清飲下八一加減胃苓湯下四九○餘

消渴

詳參傷寒無症中〇初無發熱惡寒猝然發黃者皆內傷治內消疸湯增一一八最効〇酒疸飲酒過度飢飽失節勞役傷氣氣亦衰身目盡黃心中懊憹熱不能食常欲嘔吐腦腹脹滿旺膽消酒湯增六五九熱甚酒黃氣虛損四肢痠痛驚恐倦怠心腹脹滿股內濕痒溺澀餘瀝黃赤胃中虛熱分濁湯增六六一〇女勞疸鼻塞久戰腎俱黃口淡咽乾小便不利肺氣脫揚肺利濕湯增六六二〇心疸煩渴飲飲則水停心下時作水聲補上多汗身面盡黃惟兩目獨白如常瀉肝利濕湯增六六三〇肝疸兩目甚黃身面署黃氣逆發厥腰上多汗腰下無汗利肝分水湯增六六四〇脾疸身黃如秋葵黃汗染衣涕唾亦黃惡聞人語小便不利補火散肝皮增六六五〇腎疸身面俱黃溺澀食少喘不得卧濟水湯增六六五〇膽怯受濕腰怠小便不利清肺通水湯增六六八 瘦削

兩宜湯增六六七〇膀胱濕熱結聚成疸身面盡黃小便點滴不出小腹膨脹兩足浮腫清肺通水湯增六六八

〇水土疾萊肉毒回春丹增八二六

〇外感消渴按上外感條〇初無外感而漸發消渴屬內傷〇上消渴而多飲小便短澀氣喘痰嗽面紅虛浮口舌腫爛咽喉腫痛清上止消渴增六六九生津養血湯中六五 活潤生津湯中六二冬湯增一三五清心蓮子飲中六四蓮花飲增二九〇中消消穀善飢飲食無量否則腦中嘈雜如虫上鑽食則渴減不食則尤甚閉止渴湯增六七〇。生地八物湯增一一四服消渴藥尤甚脾臟虛熱消渴散增六七一〇下消飲一溲二口燥舌乾吐痰如蟹涎白沫氣喘不卧寧沸湯增六七三合治湯增二二五黃芪湯增二一五〇消渴而小便不利六味湯上一四〇加附子桂枝五分如溏新醫云糖溺症口吐清痰入水則化為清水面熱紅唇紅口舌不燥引龍湯增六七二加減清脾

瘧疾

方書有許多條別然今有金桂納不必研究但虛寒者兼用溫補藥金桂納食後日三服無不愈〇熱多寒小柴胡湯中二五孕功散下五〇正柴胡飲中二四追瘧飲中一七九牛膝煎中一七八〇兼傷暑清暑六和湯中三六〇寒多果附湯中六八麻桂飲中三一冷附湯上五八附子理中湯上九〇食滯成瘧清脾飲中七二加減清脾

陰陽脫、離魂、自汗盜汗、夢煩、失音、蛔蟲、邪祟

飲中七六　露薑養胃湯中七四　平陳湯中七一　〇濕痰盛柴平湯中六九　柴陳湯中六九　露薑飲中七〇　茵朮湯下五一

久瘧虛弱何人飲上六〇　〇補中益氣湯上二二　芎歸鱉甲湯中七三　鱉飲上五七　十將軍丸下五一

休瘧飲上五九〇瘴瘧及寒瘧雙解飲子中七五

陰陽脫　男子強力久戰樂極大泄精盡繼血氣喘而手足厥冷續陰救絕湯增五一九〇兔髓湯增二九〇女子盡情浪戰

虛火沸騰陰精下脫頭目昏暈只存遊氣回陽救陰湯增六七四　烏肝湯增九〇〇男女並無交感一聞聲音浪戰

精流出交濟湯增六七五

離魂　病久虛脫者又心腎兩傷者神思恍惚自已一身分而為兩攝魂湯增六七六〇男女相思杳不可見以致夢交

覺又遠隔日日思想夜夜成夢忽忽如失遂覺身分為兩心肝氣鬱結舒魂湯增六七七

自汗盜汗　外感自汗盜汗各按症施治〇惟氣虛自汗玉屏風散中九六　補中益氣湯上二二　十全大補湯上三三

黃芪建中湯上四五　人蔘養榮湯上三五　八物湯上三二　加黃芪麥門冬二錢　五味子一錢〇雜症盜汗陰虛當

歸六黃湯下六七八　八物湯上三二　加黃芪麥門冬二錢　五味子生棗仁一錢〇傷寒頭汗盜汗袋少陽經條

夢煩　心膽虛怯虛煩不眠睡則夢不祥溫膽湯中九四　思慮傷脾歸脾湯上六六　情慾過度精神浮散魂夢飛揚

人蔘養榮湯上三五〇頑痰膠固致生怔症夢奇怪鬼魔之狀滾痰丸下七五

失音　因外感風發熱惡寒解風寒則愈荊蘇湯中九五　風寒客于會厭聲音不揚甘吉湯下一二五　加半夏生薑

〇邑傷六味湯上□。〇大病後腎氣湯上四〇〇餘分其虛而治之

蛔蟲　便蟲飢時腹痛面白唇紅目睛大口吐清涎練陳湯下七六〇胃虛食小安蛔理中湯上七〇〇久不愈烏梅

丸中一〇一　溫臟丸中一〇二　建理湯上八三〇腸胃虛寒泄瀉理中湯上六　加川椒烏梅〇大便下蟲如絲治

蟲湯增八四四

邪祟　寒熱如瘧神昏譫語如見鬼狀脈乍大乍小乍數乍遲面邑青黃不澤為邪祟平安萬應丸增三六三　蘇合元中

。〇〇邪盛而氣血太虛助金祛邪湯增六七九

小便不利

膀胱熱極,赤澁不利萬全木通湯 下七七 導赤散 下七 八○心火上炎,口渴煩燥清心蓮子飲 中.六四○勞

力辛苦,虛煩氣乏補中益氣湯 上二二

小便不通

心火充極,心煩意燥惡死口渴飲冷點滴不出凉心利水湯 增六七八禹功散 下八二導赤散 下七八

大分清飲 下八一○小腸熱結眼睛突出百赤耳熱口渴引飲煩燥不寧導水湯 增六八○命門火衰小腹脹

而不痛無煩悶口渴但小便點滴不通,金匱腎氣湯 上四○腎膀胱陰虛眼睛突出腹脹如鼓膝以上堅硬皮

膚如裂飲食不下,口不燥渴純陰化陽湯 增六八一六味湯 上四○多加玄蔘牛膝車前○肺燥不能化水口中

甚渴中滿作脹加味生脉散 增六八二

小便不禁

腎氣虛寒,畏寒喜熱嘔黃體倦大便溏泄,小便遺失溫泉湯 增五六○八味湯 上四○縮泉丸 中.一○三蔘

芪湯 上七一○心火亢極喜冷惡熱面赤耳熱大便燥結溺澁作痛夜半遺溺加減蓮子飲 增五六一○肝氣鬱

結脇痛肢躁加味逍遙散 增二七○肝經濕熱乘虛下陷溺澁如淋龍膽瀉肝湯 下一三七○小兒遺溺雞腸散

中.一○四

淋疾

膏淋滴下濁液,如脂如膏,溺澁莖痛萆薢飲 增一四二澤瀉湯 增一四三五淋散 下八四○砂淋莖痛溺澁下如

砂石益元散 下一六調琥珀末若肝鬱肺燥救肝開鬱湯 增一二四加麥門 四錢人蔘 二錢五味子 一錢○溺孔

有如砂石痛楚化石湯 增六八七大便赤秘八正散 下七九○氣淋,無閉不通臍下妨悶脹痛假蘇散 增一四一

○血淋瘀血停蓄莖中割痛難忍生地四物湯 上六八加桃仁紅花藥石增味導赤散 下八五○勞役辛苦或

酒色過度莖不甚痛濁液淋漓小便澁數補中益氣湯 上二二○氣虛受濕身重溺澁禹治湯 增六八三○冷淋

腎膀胱虛冷溺清不利,喜熱惡冷金匱腎氣湯 上四○老人陰痿思邑或強力交戰或少年強忍久戰以致精

不出而內敗犬小便牽痛如淋如痢萆薢飲 增一四二去黃栢加遠志免絲化精湯 增六八四○通用根治五行

丹 增一七三

赤白濁

溺下白濁如米泔痛如刀割澁似針剌,溺澁便意因強忍久戰精不出而內敗散精湯 增六八五腎虛敗精滲

人膀胱溺清而下白濁玉池湯增九九○濕熱滲人膀胱溺澁赤濁萆薢分清飲中一○五

過導赤散下七八○清心蓮子飲中六四○濕熱乘虛下陷龍膽瀉肝湯下一三七

莖中痒痛勞役辛苦氣虛下陷補中益氣湯上二二八○濕熱乘虛下陷龍膽瀉肝湯下一三七

溺下赤濁似血非血似膏非膏溺管疼痛氣虛血壅斷血湯增六八六

大小腸交陰陽拂逆也大便前出小便後出女子或有而男子絕無也○氣虛補中益氣湯上二二○血虛四物湯上

六八○濕熱五苓散下一○○濕熱雍

血虛四物湯上

尿血心熱口燥舌乾阿膠散增一三四導赤散下七八○肝熱脇痛目赤加味逍遙散增二七○小便癃閉犬便亦秘

八正散下七九清腸湯下六三房色過傷六味湯上四○○老人癃閉金匱腎氣湯上四○俱加鹿角膠或鹿茸

尤好

泄瀉嘔吐泄瀉已見前霍亂條○滯泄食則腦腹脹痛吞酸噯腐保和湯增七三合神木散增七八○濕泄腹中雷鳴

下利濕沫三白湯中一○七胃苓湯下一○虛而且寒勝濕湯上一五小便不利萬病五苓散下九○○濕菜熱

鬱下利黃赤或如魚腸薑汁胃風湯中一○六瀉清丸下一○○久風陰泄完穀出蒼朮防風湯下八九○熱

氣拂鬱口溺赤寒熱如㾦柴苓湯下一一八○暑泄自汗煩渴身熱脉虛薷苓湯下八七○清暑

六和湯中三六瀉濕湯中一一○八滁酒過多滑泄不止酒蒸黃連丸下一一七醒醒止瀉湯增七○○○濕毒

泄多食瓜果生冷或食經宿腐敗物腹痛大泄百青屑黑肛門辣痛瀉如傾盆化毒湯增六九九○脾氣虛弱百

邑飲白食小下利理中湯上六升陽除濕湯下八八君苓湯下一○八桂散上七三五德丸上七四四柱散

二金液丹增九虛而且寒腹中冷痛喜熱畏寒附子理中湯上九金液丹增九○脾氣困乏飢渴思食食則飽悶

必大瀉以後快百黃體瘦填土湯增六八九若脾虛肝旺久而不愈上方加芍藥五錢胃關煎上七六○腎經陰虛

蔘湯增八四八○腎經陽虛五更天明依時作瀉填坎湯增五六五四神丸上七五○腎寒脾濕蔘苓寇人

虛火時炎口渴飲冷泄瀉無數完穀不化直下無留生陰止瀉湯增六九○○腹中大痛手不可按一時大瀉飲

食入胃直下完穀勢如奔馬、不可抑止、逆挽湯增六九二　○虫蝕泄瀉□黃體瘦善食易飢、不食則痛、一時作瀉連
虫而下、血暴膿包掃虫湯增六九二服必痛瀉下虫後服補脾調理

赤痢 素有濕熱在內、外感風寒暑濕之氣、惡寒身熱腹痛、裏急後重下利、白赤時氣流行相感、古云疫痢、倉廩湯下九
治痢散增一四四用此熱退後歸芍湯增一四五桂枝茯苓湯增三三六上方不問何痢以差為度未滿十貼無
不全安真神方、餘外不必多方複雜、然古人傳法未不可廢、故條列如下　○無大便但下赤白膿血如魚腦爛腸
裏急後重腹痛欲死、氣血暴脫、古云真臟痢、今之法定赤痢病毒互相傳染多死、忌用桂枝茯苓湯增三三六連
進以差為度無藥之地白蜜一二合冷水吞下此亦救治之一道虛脫者真人養臟湯中一○九歸芍湯增一四
○久不愈鴉膽子去殼大人四十九粒小兒隨宜用溫水吞下　○血痢無度援絕湯增一三八導赤地榆湯下
九一六神丸下一○二

積痢熱痢 素有宿積在內、更加食滯腦滿腹痛吞酸噯腐下利赤白導滯湯下九四萬億丸下九九○飲酒過度濕熱
薰蒸腹痛下利酒蒸黃連丸下一七繼用桂枝茯苓湯增三三六歸芍湯增一四五○口渴溺赤煩燥黃芩芍藥
湯下九三渴甚兼用益元散下一六治利散增一四四○腹滿脹痛全無大便但下膿血承氣湯下八○氣壅攻

虛痢寒痢 久病者或休息間發者、氣血素虛者、肢體倦怠食小虛煩補中益氣湯上二二八物湯上三二理中湯上六
刺而痛裏急後重木連丸下九二
倶加歸芍五錢寶腸散上七七水煮木香丸中一一一調中理氣湯下九六○腸胃虛寒臍腹冷痛身冷畏寒溺
清口淡下利赤白理中湯上六附子理中湯上九倶加歸芍五錢胃關煎上七六兼用金液丹增九最效

口噤痢 諸痢必須順氣行血、若遽用收濇之材、以致邪熱穢氣塞于胃脘嘔逆不食開噤散增一四六桂枝茯苓湯增
三三六

變痢 始病瘧疾日久變為痢疾正瘧湯增三二五○古方感應丸下九七蘇感丸下九八生熟飲子中一一○神保丸
下五四薑茶湯下一○○香連丸下一○二隨宜選用○人壯氣實者欲得速差治利煎增三六○一服足矣

大便不通 外感熱閉已詳前外感熱閉條○腎虛肺燥口乾舌燥咽腫頭眩面赤煩燥生陰開結湯增一四七○命門火衰寒氣凝結小腹作痛腦中噯氣畏寒而喜飲熱湯溫腸開閉湯增六九三○胃熱腎涸煩燥不寧口渴口渴舌燥目赤睛突汗出不止竹葉石羔湯增四二三○肝火鬱發腦中憤悶嘔吐作酸不思飲食大便不通散火湯增六九四磨湯下一○四○脾火壅過口乾喜食口乾唇裂食難忍按之益痛小便短澀通腸湯增六九五○心火鬱結舌下無津腦前汗出手足水冷煩悶發燥犬皆紅赤掃瘀湯增六九六○肺氣膹鬱咳嗽不寧口吐白沫無咽喉乾燥兩脚逆冷抑火湯增六九七○大腸氣虛飲食如常并無燥熱坐臥不寧其人如狂小便清長桃仁承氣湯下一所苦升清降濁湯增六九八○血畜膀胱小腹痛甚心中煩燥後重之症或至十餘日大便不通腹無○婦人新產血枯者老人血燥者數至圊而不能便生陰開結湯增一四七當歸補血湯上一七通幽湯下一九三濟川煎上七八潤血飲上七九膠蜜湯上八○蔘歸芪湯增一四七潤燥湯增八四上下相資湯增八五○陽衰脾濕糞如羊屎肉蓯蓉湯增八四七

便血 腸癖下血有如吹沫之贅當歸和血湯下一四二升陽除濕和血湯下一四三○腸風大便後直下鮮血清魂散○腸毒下血如魚腸或如荳汁芍藥甘草湯上八六○飲酒過度濕熱者酒蒸黃連丸下一七虛寒者巴黯厚朴煎下六五平胃地榆湯下六四益胃升陽湯上二三○通治結陰丹增三五七○餘詳痔漏條

外形 素有痰飲或櫛浴當風取涼風入腦項自頸以上耳目口鼻眉稜麻癢必欲暴綿○風熱上攻頭眩耳鳴皮膚麻癢或頭生白屑消風散中一一二○血虛頭面麻癢眉稜骨痛眼眶痛養血祛風湯中一一三

蘿風 風暈惡風自汗或怒動肝火或素有頭風乘虛而發甚則嘔吐或左脇不便加味逍遙散增二七○熱暈火氣上攻煩渴引飲或因夏月盛熱而發防風通聖散下四○○痰暈腦膈多痰嘔吐氣悶動則眩暈半夏白朮天麻湯中一一五加味天麻湯增八四二清暈化痰湯中八一○虛暈氣血兩虛食少體倦補中益氣湯上二二滋陰健脾湯

眩暈 眩或因血虛眉稜骨痛目不能開七氣湯中八一○虛暈氣血兩虛

眩暈

偏頭風半邊頭痛有風熱有血虛風熱筋脉抽搐或鼻塞常流濁涕清空膏增一四九 清上蠲痛湯中一六○

○血虛日輕夜重痛連眼角加味逍遙散增二七 當歸補血湯中一一八 芎藭散中一一九 通治散偏頭湯增七○一

○雷頭風頭痛起核塊或頭中雷鳴清震湯增一五○ ○防風通聖散下四○

羌活附子湯增一五一 芎芷香蘇散中一一七 ○熱極煩渴白虎湯下一二五 ○客寒犯腦腦痛多痰嘔吐氣悶動則

二清上瀉火湯中一二○

眩暈半夏白朮天麻湯中一一五 祛風定暈湯增三三五 加味天麻湯下八四二 芎藭導痰湯下一○五 年久不

愈却病延壽丹增一三三 ○腎厥頭痛足浮至春則頭痛便閉腹脹承氣湯下八○ ○痰厥頭痛重足浮腰膝痠軟陰虛則脉必數而無力六味湯上一四○ ○生氣不足至春則頭痛綿綿不休昏悶之極惡寒惡食減小升清固外

則脉必大而無力八味湯上一四○ ○氣虛則肢體倦怠語言懶怯頭痛時作日重夜輕補中益氣湯中一七 ○陽虛

愈却病延壽丹增一三三 ○頭痛而目不能開屬風熱清空膏增一四九 ○眉稜骨痛眼眶痛見光痛肝經血虛加味逍遙散增二七 陽

○頭面腫大頸腫發頤按瘟疫大頭瘟 ○破腦傷風按前破傷風條

氣大虛腦受邪侵發為真頭痛手足青至節補中益氣湯上一 川芎蔓荊子附子房勞後頭痛理陰煎上一

上八一防眩湯增一四八 祛風定暈湯增三三五 ○血暈產後有之芎歸湯上一一二 詳衆產後條

面病

面熱胃火上衝口渴升麻黃連湯中一二三 ○面腫胃有寒濕附子理中湯上九 升

麻附子湯中一二○ 痿黃白而虛浮消氣散增一○九 胃關煎上六七 ○面浮黃赤白虎湯下七 大分清飲下

八一 ○胃風食訖當風飲食不消形瘦腹大面腫惡風頭汗脑膈痞滿升麻胃風湯中一二三 清胃散下一二○

○面赤腫癢犀角升麻湯中九 清上防風湯中一二四 ○夏月勞汗當風或汗出不止慈以冷水洗面汗孔閉塞

乃生痤痱瘡腫升麻葛根湯中一二二 加白芷 ○面生瘍瘡清爛流濺痒痛不一蘇丹地黃湯增三○ 若脉浮大而

無力唇淡口和兼服金液丹增九 ○粉刺雀斑西施玉容散雜方 ○虛陽上泛合面赤巳是為戴陽之症衆傷寒

兼症中

目疾

兩目暴赤腫痛、兩角多眵、兩胞浮腫流淚不止肝臟風熱息氛湯增七○四○石決明目湯下

當歸湯增七○八四物龍膽湯下一○六○迎風熱淚羚羊角散增七○七○無時冷淚蒨花丸增七○八○迎風冷淚散下

一○八○四物龍膽湯下一○九洗眼湯下一三○○近視養火助明湯增七○七○無時冷淚蒨花丸增七○八○洗肝明目湯下

善明養目湯增七一一○迎風熱淚羚羊角散增七○七○無時冷淚當歸飲子增七一九○近視養火助明湯增七一○○磁朱丸下一一三○遠視目疾以後畏日

分陽虛內陷八味湯增七一二○陰火上沖目赤淚出日輕夜重六味湯上一四○加芍藥二錢半甘菊一錢半柴胡肉桂五

無羔安臟湯增七一二○加枸杞甘菊氣虛下陷補中益氣湯上二二十全大補湯上三三三○視正倒視兩目

烏梅山茰湯增七一七○瞳神縮小寒者桂枝葛蒲湯增七一三○瞳神散大陰虛火旺歛瞳湯增七一六○陽虛畏寒

增七二○○目珠突出芍棗柴胡湯增七二二○視一為二助肝益腦湯增七一三○○八○熱者救瞳湯增七一九○目珠塌陷葛蒲茯苓烏湯

年久不愈百藥無效還睛丸增一五三○磁朱丸下一一二○思慮傷脾兩目無羔忽然開而不閉欲視物則以手捲上瞼而

視歸脾湯上六六○驚悸肝膽氣結開目而不能闔辟結舒氣湯增一五○肝膽血虛病目之後開眼則有如

禽烏昆虫之飛走捉之則無加味四物湯增七三四○兩瞼赤爛防風通聖散下一四○加甘菊茯菾○婦人血壅經開

數月目赤疼痛如刺開雍湯增七二二○努肉攀睛磨翳丹增七三五○珊瑚紫金膏七針膏雜方○無論內外障

目疾

膽氣不舒兩耳忽然腫痛內流清水漸聾癥血聞如沸湯蟬鳴之聲身發寒熱潤膽湯增七二三或痒極疼痛膿

水淋漓柴芍茯苓湯增七二一○加味逍遙散增二七去白朮加荷葉木耳貝母香附葛蒲熱極便開防風通聖散

下四○平居無羔如有房事則耳內痒痛或流臭水六味湯上一四○加麥門二錢五味子一錢肉桂五分○聤耳

出膿蔓荊子散中一二五荊芥連翹湯中一二六○耳痛之後痛愈而嗚聾如前兩歸湯增七二五○發陽通氣湯

增七三四○耳聾七情鬱結氣火上衝達鬱湯增一二一湯淡壅盛耳漸重聽蔘味芍藥湯增七二六○大病後

及老人耳聾啟竅湯增七三七磁石羊腎丸上八二○婦人怒動肝火經行時耳痛出膿乳房脹悶寒熱往來小

便不利膽下滿築救肝開鬱湯增一二四加天花粉只角○外感耳痛耳聾詳外感條

鼻病

鼻淵鼻塞常流濁涕，川芎茶調散增一五四、取淵湯增七三六。〇鼻鼽鼻流清涕經年不愈，温肺止流湯增七三七、消風散中一二三。〇鼻塞不聞香臭，麗澤通氣湯中一二四。〇鼻痔鼻生瘜肉，辛夷清肺散增七三八。〇鼻瘡鼻孔乾燥生瘡，黃芩湯下一一四。〇鼻齄鼻頭紅腫，清血四物湯下一一五。〇今西醫學有畜膿症鼻塞不利，流涕臭穢孔連傍膿成，頭痛不利，五行丹增一七三，累驗必效。又俗方取生竹筩內充白鹽同水蛭三十合封固，燒存性細末，以竹管取小許吹入鼻孔，每日一回，二月以內全快實驗。

唇口舌

唇重唇上起小泡，唇縮不能開，瀉黃散增五〇三，虛者薏苡仁湯增七二九。〇唇腫瀉胃湯下一二二。〇唇瘡芍藥湯增七三〇。〇口辛肺熱瀉白湯下三三〇。〇口苦心熱涼膈散下二一〇。〇鹹腎熱滋腎丸下七五。〇勞力辛苦虛煩溺赤補中益氣湯上二二。〇以涼藥無效者虛火上泛理中湯上六、金液丹增九。〇口臭濕熱加減甘露飲增七三一。〇舌腫木舌柴胡湯中二五、加黃連三錢。〇口甘脾熱清胃散下一二〇。〇口糜舌爛熱涼膈散下二一七。〇腦膈煩悶回春凉膈散下一一六、牛黃凉膈元下一一七。〇舌生瘡黃連湯下一二〇。〇重舌及喉瘡青黛散下一一八、龍石散下一一九。〇舌腫木舌蓮花舌兩傍起數峰甘桔湯下一二五、加黃連牧丹生地下一一七。〇惱怒鬱結舌下幸強手大指次指不仁、兩臂麻木、皮膚赤暈大便閉結新增八珍湯增七三二。〇婦人難產驚恐吐舌不收助氣鎮心湯增七三三。〇外感舌踏舌出舌胎按傷寒條。

齒牙

風齒痛連頰腫頭痛家齒連痛荊防敗毒散中一九、加升麻熱極犀角升麻湯中一九。〇虫齒痛十二齒破損作痛安寧飲增七三九。〇牙床腫痛犀角升麻湯中九、熱極涼膈散下二一一。〇牙狀腐爛竹葉石羔湯增四二三。〇走馬牙疳齒根紅腫漸變紫黑臭穢平安萬應丸增三六。〇漱藥玉池散下一二三。〇餘問于專門齒科。

咽喉

咽能納物通乎地氣，喉能納氣通乎天氣，氣之呼吸食之出納人命係焉，咽喉之病挾熱者十之六七、挾寒者十之二三、風寒抱火者十之八九，治者宜致思焉。

喉痹

喉痹者痛也頭痛發熱惡寒咽喉腫痛甘吉湯下一二五破隙湯增七四〇清火補陰湯中一二九熱退而痛梨硼膏中五一〇中寒喉痹惡寒厥冷下利清穀理中湯上六四逆湯上八〇肺絕喉痹久服清降之藥以致痰涎壅于咽喉聲如曳鋸獨蔘湯增二六加橘紅一錢連進〇纏喉風腫痛脹紅絲纏繞口流涎沫食物難入甚則腫達于外頸如蛇纏平安萬應丸增三六三病勢極甚針破出血〇走馬喉風喉舌之間暴發暴腫轉腫大愈如走馬之勢〇纏舌喉風舌根腫硬兩傍爛爛〇雙單乳蛾腫狀如乳頭一邊生者名單蛾兩邊生者名雙蛾〇喉癰生于咽喉之間先痒後痛面赤耳熱咽喉乾燥釀成紅癰如疹痒痛極化癰湯增七四一潤喉湯七四二眼血綵相暴〇喉瘡上腭生瘡脾熱舌上生瘡心以上諸症主用甘吉湯下一二五隨症加材平安萬應丸增三〇喉疔生于喉間形如靴釘但差長甘吉湯多加甘葡〇堆腮癰生于腮下繞喉癰腫〇喉瘤生于兩傍形如圓六三最效辟毒雄黃丸增一五五牛黃清心丸中七紫金錠辟毒吹以冰片散增一二五龍腦膏下一二七吹喉散下一二四若虛火上泛者引火湯增七四三〇婦人經閉喉痹經血壅滯四物湯上六八加牛膝芫蔚子香附

頸項　〇餘按兼症施治

前日頸後日項〇外感項強按本條〇項強不能回顧回首散下一二八項強似拔不能回顧羌活勝濕湯增七〇項軟不能舉頭天柱骨倒而元氣敗也獨蔘湯增二六六味湯上四〇加五加皮五錢

背脊

背寒脊中常有一片水冷寒痛者導痰湯下三合蘇子降氣湯中八七〇背心一點痛焉藥順氣散中一〇合二陳湯中九九三合湯下一二九〇背傴僂豬腰子納甘遂末一錢封固煨食上吐下瀉而愈龜背亦驗〇脊強羌活勝濕湯增七四四

肩臂痛手足

氣血凝滯經絡痛不能舉舒經湯下一三三蒼蒿湯增八五〇痰滯經絡流注痛不能舉消痰茯苓丸增七四五〇濕痰壅遏經絡臂痛不能梳洗加減茯苓丸增七四六〇腫痛半夏苓术湯下一三二〇麻痹木香保命丹下五〇虛痛喜按喜溫建理湯上八三金液丹增九〇通治保安萬靈丹增三〇〇婦人七情六鬱氣滯經絡手足麻痹開鬱舒結湯下一三一

脑痛

外感脑痛按傷寒條〇脑痛連背咳嗽短氣葶蔁薤白湯 增七四七 痛連背心加半夏〇時作時止薏苡附子湯 增七四八〇氣寒氣短茯苓杏甘湯 增七四九〇脑痺氣結脇滿搶心枳薤桂枝湯 增七五〇〇虛痛喜按喜溫理中湯 上六 金液丹 增九〇風寒入肺脑滿氣喘甘吉湯 下一三五 加只實荊芥防風〇飲食填塞脑滿腹痛保和湯 增七三 加只實半夏

心痛

九種心痛實胃脘痛〇氣痛氣壅攻剌而痛走注不定沉香降氣散 增一五七 香蘇散 中一七 氣湯 中八一分心氣飲 中八三 加味四七湯 下七〇〇血痛痛有定處而不移轉側若刀錐之剌實者桃仁承氣湯 下一三 失笑散 下二六〇手拈散 中一三〇〇熱痛身熱腹痛口燥唇焦溺赤便閉其痛時作時止連附六一湯 中一三 清中湯 增一五八 神保丸 下五四〇寒痛身冷胃痛手足厥冷綿綿不休扶陽助胃湯 上八五 建理湯 上八三 厚朴溫中湯 中一四三 附子理中湯 上九〇虛痛心悸怔忡食下則痛食則痛止喜按喜溫歸脾湯 上六六 加元肉錢 山查二錢黃芽湯 增八七〇虛而挾痰增方君子湯 五一四〇飲痛乾嘔吐涎沫或咳嗽胃痛連脇以手搖之則漉漉有聲赤茯苓湯 中一三六 芎夏湯 中一〇〇〇食痛脑膈滿悶吞酸噯腐保和湯 增七三 行氣香蘇散 中一三二 香砂養胃湯 中四三〇虫痛口吐清涎面白唇紅飢時更甚化虫丸 增一五九 安蛔理中湯 上七〇 蔘圓飲 上八四 理中湯 上六 加川椒烏梅煉陳湯 下七六〇痋痛脑胃纍卒然心痛面色青黯脉乍大乍小昏憒譫語倉卒散 中一三三 平安萬應丸 增三六三 脑痺柴梗半夏湯 增一三五 柴陳湯 中六九

腹痛

火痛腹痛欲死手不可按汗出口渴口臭胃火也去來無定脾火也肛門乾燥便閉後重大膓火也溺澁如淋小膓火也小便閉澁如急膀胱火也陽强不倒口不渴而面未溺穀澁痛腎火也通用導火湯 增七五一 欲嘔吐上熱下寒黃連湯 中一四四〇寒痛綿綿不休喜按喜溫遇寒飲冷則痛甚木益火湯 增七五二 建理湯 上八三 厚朴溫中湯 中一四三〇虫痛得食則痛減飢時痛甚黃體瘦唇紅口吐清涎衛主湯 增七五三〇脾虛肝旺腹痛欲死脇脹口苦作嘔吞酸欲瀉不得芍藥甘草湯 上八六 新增甲已湯 增七五四〇食積痛食則痛甚脑膈滿悶吞酸噯腐保和湯 增七三 甲日丸 增一〇三 萬億丸 下九九 嘔吐泄瀉保和湯 增七三 合神木散 增七八〇

小腹痛附疝氣

當臍棄痛臍之上下左右有動氣理中湯 上六 去白术加白茯 五錢 桂枝三錢

○膀胱氣小腹如湯沃小便短澁俱宜蝠葱散 下一三六 加沙蔘小回香 五錢 煖肝煎 上九○ ○西醫謂明盲腸炎即腸癰其症起於小腹右便腸骨窩部卒然疼痛難忍或有一條扛起者曰虫樣突起炎周圍皆脹痛曰周圍炎身熱脉數左足屈而不伸小腸中生癰右足屈而不伸大腸中生癰泄毒至神湯 增八四三 干金丹皮散 增一

七一身冷脉遲加減寬中湯 增七五五 累用即效以除手術之勞苦是為一助耳

脇痛附肋膜炎

○氣痛怒動肝火或謀慮不決欝結脇痛加味逍遙散 增二七 救肝開欝湯 增一二四 小柴胡湯 中二五 俱加黃連牡蠣只角氣實者神保丸 下五四 ○瘀血痛因跌打損傷瘀血凝結每午後發痛按之益甚小柴胡湯 中二五 合四物湯 上六八 加桃紅乳没大便堅黑桃仁承氣湯 下一三○ 痰飲痛痰飲注入肝經咳引脇痛柴胡疎肝散 增一六○ 加只角香附青皮白芥子控涎丹 下七二 加南星川芎蒼术二陳湯煎水吞下 ○飲留脇下惡寒發熱脇痛咳嗽牽引古云留飲今云肋膜炎外氣多者小青龍湯 中二七 控涎丹 下七二 瀝瀝有聲芎夏湯 中一○○ 寒多加減寬中湯 增七五五 ○累驗熱多平安萬應丸 增三六三 兼脉芎夏湯 中一○○ 間服蜈蚣雞蜈蚣去頭翅足三錢川山甲皂角刺一錢半入布囊同雞水煎去藥服雞膏不過一點痛而不止八物湯 上八 加木香青皮桂心加梔子 ○實痛手足煩燥不得安臥拒按脹悶小柴胡湯 中二五 加芎歸芍藥蒼术青皮龍膽 ○虛痛綿綿不休耳目慌慌善恐如人將捕喜按喜溫四物湯 上六八 加柴胡青皮上八物湯加五六首快差 ○風寒痛寒熱往來惡寒柴胡湯 中二五 加只角更吉 ○乾脇痛虛甚損脇下常一點痛而不止 ○左脇痛肝氣不和柴胡疎肝散 增一六○ 枳芎散 中一四七 ○右脇痛肝邪移肺推氣散 中一四八 ○貪邑過惱風肺脹悶兩脇脹痛塡精益血湯 增七五六 ○兩脇痛分心氣飲 中八三

腰痛

有以下諸症之別皆標也醫虛其本也以補腎為主 ○風痛腰痛拘急牽引腿足其脉浮弦獨活湯 增七五九五 積散 中一三 加防風全虫焉藥順氣散 中一○ 加五加皮 五錢 ○寒痛腰冷如氷喜得熱慰脉沉遲或緊獨活湯

增七五九　桂枝鹽附湯增五五○青蛾丸上八七○濕痛如坐水中、身體沉重、如帶重物，蒼白二陳湯中九九○加獨

活　輕腰湯增七五七○外受寒濕腰重疼痛不能轉側，轉腰湯增七五八日輕夜重小便艱澁寬腰湯增七六三○加獨

濕熱痛腰重疼痛腰間發熱痿軟無力脉弦數，蒼白二陳湯中九九○加黃柏○瘀血跌打閃挫瘀積於內、轉側

若刀錐之刺大便黑色脉孔澁，澤蘭湯增一○○如神散中一四五立安散中一四六○閃挫腰痛牽引不能屈

伸　續腰湯增七六○○氣滯痛走注刺痛忽聚忽散脉弦急，七氣湯中八一○加白茯沉香乳香降氣散○腎虛痛、

腰痛自覺其中空虛無著，補虛利腰湯增七六二，二陳湯中九九○加草薢白芥子竹瀝薑汁○腎虛痛、

腰痛似折重按稍止温卧則小安脉細弱無力行動則如常，蒼白二陳湯中九九○加白茯沉香乳香降氣散○又久病後腰痛似折將成傴僂者寒濕入腎起居傴僂，寒濕入腎湯增七六一

痰痛腰腫而不甚痛坐卧則小安，蒼白二陳湯中九九○加補腎壯元丸增九二斑龍固本丹增一四○斑龍延壽丹增一六六

瘙癢倍四物湯上六八○加黃芩浮萍消風散中一二三久不愈而夜甚癢胡麻散增一六一○癮疹清飢散中一

四九十神湯中一八時氣感冒霍香正氣散中一四荊防敗毒散中一一九去芷硝加歸芍菖生小瘡及起屑胡麻散增一六

下一一六○瘰痺痛勞汗當風冷生小瘡疥防風通聖散下四一九○去芷硝加歸芍菖生小瘡及起屑胡麻散增一六

白芷○紫白癜風活血跌風散增七六四○瘰瘡風白駁風浸淫漸長皀白似癩但無瘡及起屑胡麻散增一六一○加樺皮五錢熱甚煩悶回春涼膈散

一外塗粗糠取油久久擦之○汗斑生茄子菜中斷擦硫黃末擦患處翌日洗浴每日一回限三四回快差○斑

食体症善食而肌肉消瘦蔘苓元增六七五○肉苛肌肉釋痒而雖近綿衣猶難近身，前胡散增七六六○贅疣

生牛肉擦瞽上久之牛肉棄埋下水溝數日勿洗不知中全無形跡

傷暑大病諸痿生於肺熱經曰五臟因肺熱葉焦為痿蓋肺熱則皮毛痿而咳嗽心熱則脉痿縱緩不任地肝熱

則筋痿口舌硬蠻脾熱則肉痿足不舉通用五痿湯增七六八○脾火固結善食善飢須使胃火不食

煩悶怔忡驚悸久則成痿兩足乏力不能動腹清胃生髓湯增七六八○脾火上衝心中

熱兩足乏力不能行走調脾湯增七六九○怒動肝火腦痛腸脹口渴飲冷不思飲食兩腿痿痛漸及遍體臂痛

疹詳傷寒○丹毒小兒居多故記小兒門乾濕癬神授換骨丹增一七四

皮膚

肌肉

痿症

脚氣

手麻、足軟筋痿不能行腹伐木湯增七七○○腎痿貪色及行役勞悴遂至兩足痿弱立則腿顫行則膝痛卧床

不起頗健飲食起痿降火湯增七七一○胃虛肺燥口渴飲冷面紅耳熱善食易飢兩足之力不能起立吐痰甚

多散餘湯增七七二○肥胖好飲自汗如雨四肢痿弱時或惡寒小便艱澀大便或溏或結飲食減小潤涸湯增

七七三○肝腎兩虛髓減骨枯虎潛丸增八○八

脚氣浮腫重墜消跗湯增七七四○濕熱腫痛清熱瀉濕湯下一三四惡寒發熱枳蘇散下一三五畏寒拘攣小續命湯

中一四蒸木果丸中一五一小便不利胃苓湯下八六氣逆沖上术萸湯中一五○四磨湯下一○四喘促腎

氣湯上四○乾脚氣兩脛漸枯細而辣痛四物湯上六八加牛膝木果六味湯上四○加五加皮五錢牛膝

木果一錢五分健骨除濕湯增五六二○若兼外感大防風湯上八九五積散中一三

鶴膝風

鶴膝風但膝頭腫痛或不腫而但痛初起大防風湯上八九有寒濕桂芍知母湯增一九保安萬靈丹增二○健骨至

神煎增三二六○骨重者水濕入骨蒸膝湯增四五六骨輕者風濕入骨散膝湯增四五七○下痢後膝痛三氣

飲上一六○若濕入腎遇陰寒則睾丸作痛難忍救疝丸湯增七七五寒濕入膀胱遇寒則睾丸作痛小

前陰

前陰痛引睾丸故曰疝症○寒疝小腹冷痛引睾丸或腫蟠葱散下一三六加回香沙蔘五錢當歸四逆湯

中一五二煖肝煎上九○寒濕入腎遇熱則睾丸作痛保丸湯增七七七熱結膀胱小便不利睾丸腫

便頻數辟寒湯增七七○若兼外感濕熱入腎遇熱而發不甚痛利氣丸湯增七七七熱結膀胱小便不利睾丸腫

大牽痛連于小腸相掣而痛疝散丸湯增七七八○衝疝氣上冲心二便不通痛引睾丸龍膽瀉肝湯下一三七氣

上衝肝兩脇脹滿按之尤痛睾丸引痛保丸湯增七七九橘核丸下一三九○血疝內有膿血小便不通大便邑

黑睾丸腫痛神聖代針散下一三八便閉桃仁承氣湯下一三九○癀疝陰囊腫大如升加味橘核丸增一六三去

鈴丸增一六四淋疾後囊腫牽痛則如常狀正祛疝湯增三二八瘕疝腹有癥痞熱痛時下白濁會卒湯中一三三○狐疝

立則腸下囊大卧則腸入腹順氣散增一六五○瘕疝陰囊腫時下白濁會卒湯中一三三○逐狐湯增三三○

立效散增三二一○小腸氣膀胱氣皆不引睾丸故記小腹痛奔豚氣按傷寒症○通治加味橘核丸增一六三

七○四

陰莖及弁諸症

見色倒戈起陽至神煎增三二七。起陰湯增八〇。強陽至神煎增三二九。壯元丹增九二。斑龍延壽丹增一六六。○早漏者火土既濟湯增七八〇。○望門破精者扶命生火丹增七八一。○色悁者宣志湯增七八二。○年未老而交美人捫弄依然不振沖鏈破敵湯增七八三。○虛陽妄動陽強不倒倒戈湯增三二二。○木腎莖九壯痛痒不知化木湯增九二。○莖中痒痛難忍氣虛補中益氣湯上九一。○虛陽妄動陽強不倒倒戈湯增三二二。○木腎陰冷壯元丸增九二。○囊偏腫大回香安腎湯上九一。○囊腫五苓散下一〇血虛四物湯上六八六味湯上四〇。○囊濕痒活血驅風湯下一五〇。○婦人諸疾詳婦人隱疾條○陰莖濕痒及陰痒草家益草陳腐者水煎熏洗神效

後陰

痔漏枯痔散增一六七。薏苡蒼术湯下一一。○血痔清源湯七八五腫痛下血茯苓石吉湯增八四九通治治痔則愈因氣脱下陷者補氣升腸湯增二七〇蔘芪湯上九二升陽除濕湯下八八。○大孔虫痒蟯虫鶴虱馬肝作末為丸服又松脂三斤精製沒藥槐角各六兩作末和丸任意服皆實驗○脱肛肛門翻出也因痔漏者錢煎服三二回治虫湯增七八六青蛙三四個全合即差。

癰疽

癰淺而大疽深而惡初起發熱惡寒而痛偏着一處或腫痛宜順氣行血通經保安萬靈丹增二〇平安萬應丸增三六三仙方活命飲增一六八托裏消毒飲上九三外付三仁膏下一四四○既成膿而未破代針散增七八八○潰後外貼神異膏萬應膏蜜母膏無憂膏消痰膏以上雜方○插瘡口藥神聖餅下一四五○內脱生肌加味十全大補湯上三三加黃芪五錢金銀花一錢滋腎保元湯上九五○插瘡口藥神物湯上三二○脾虛而毒氣上攻六君子湯上六九九○痰盛通順散中一三四合二陳湯中一九九○環跳穴痛○煩渴湯八

內癰

腦中隱隱作痛咳嗽吐膿腥臭手按痛處尤為氣惡全肺湯增五四五吉更湯中一五三○心癰巨闕穴傍壯隱隱已恐成附骨疽初起寒熱五積散中一三保安萬靈丹增二〇○懸癰肛門前腎囊後腫痛國老膏上九六○諸般瘡腫經年不愈者及梅毒等惡瘡以差為度長服五行丹增一七三無不全愈真神藥而亦無遺毒傳來百餘年間救活不知幾萬也痛面赤口渴身痛凉血飲增一六九○肝癰惱怒氣逆期門穴挑糠一腫痛宣欝化毒湯增七八九小柴胡湯中

二五 ○脾攤濕熱瘀血凝滯滿童門穴高上二寸

不足京門穴髀樞下側腰間 ○監微腫隱痛、小腹脇肋脹痛寒熱往來面白不渴五積散中一三八味元上四○ ○大腸

攤腹中痛甚手不可按右足屈而不伸腸內生攤清腸飲增七九○ ○小腸攤腹痛口渴左足屈而不伸便出膿血肛門如刀割此已潰爛能食者生

不能食者危關格救亡湯增七九一

左拒按難忍內化湯增七九一 ○胃脘攤中脘腫痛嘔吐膿血清胃射干湯增一

七二 ○外科治療現有西醫神秘之術不必加詳然但於潰後氣血虛脫者腫毒浸淫經絡臟腑不得外治者及 痛在右腹千金丹皮散增二七一 ○腹痛在

年久不愈者百藥無效者長服五行丹增一七三

瘰癧 楊梅瘡俗名梅毒五行丹增一七三萬病水增一七五秘傳水銀膏增三六一二十四味敗毒散增三六二仙遺

糧湯 下一四六粉丹丸下一四七 ○餘按外科正宗 ○頭瘡酒歸飲下一四九

瘰癧 繞項結核消瘰丸增七九四加味逍遙散增二七梔子清肝湯下一四八夏枯草散中一五五俱加玄蔘牡蠣貝

母消串湯增七九五轉敗湯增七九六 ○瘰十六味流氣飲中一四○ ○尋常結核痰核居多開氣消痰湯下

七四滾痰丸下七五 ○瘰癧馬刀瘿瘤柴芍半夏湯增八四六

婦人門

求嗣 天地氤氳萬物化醇、男女媾精子孫與焉、此乃天地好生大德、化生生生無有窮盡者也、男宜養精以節其慾、

使陽道常健女宜養血以平其氣使月事以常交相培養陽施而陰承陽化其氣陰成其形此乃造化之自然如

有不足則依左記施治

男子肌肉消瘦耳聾目昏腰膝痠軟遺精淋濁精滑精清陽痿精冷生髓毓麟丹增七九七壯元丹增九二斑龍固本

丹增一四斑龍延壽丹增一六六助氣湯增七九八 ○禽邑傷精虛熱自汗口燥舌乾虛火時炎養陰種玉湯增七

九九 ○精冷艱嗣五子衍宗丸增一九○ ○調經種玉湯上一○○肥胖不孕滌痰湯增二一八含下滌痰丸增二一九

婦人身瘦不孕養精種玉湯增二一七

導痰湯下三合六君子湯上六四○下部氷冷不孕溫臍肥湯增二二○腰痠

腹脹不孕升帶湯增二二二○腦滿不思食不孕并提湯增二二三○小腹惡疝不孕寅帶湯增二二一○嫉

妊不孕開鬱種玉湯增二二五○骨蒸夜熱不孕清骨滋腎湯增二二六○溺澀腹脹足浮不孕化水種子湯增二

二七○通治附益地黃湯上一○三毓獜珠上一○二四物黃狗膏上一○四妊子丸增二一六

經水不調付子宮岩

經行先期清經湯增一七六四物湯上六八加減益母勝金丹增一○一桂枝薑苓湯增五六三○經水

先期只二三點血兩地湯增一七九○經水後期薑苓阿膠湯增五七○血小大營煎上七四形瘦十全大補湯

上三三形肥胃虛食小六君子湯上六四○經水後期而血多溫經攝血湯增一七八○

先後無定期定經湯增一七九一月再行加味芎歸湯增八○六一月二三次經行面色青黃四物湯增一八二

阿膠艾葉○經水數月一行形肥食小蒼附六君子湯增八○一蒼附導痰湯增一九二形瘦面白益母勝金丹加

物湯增八○二十全大補湯上三三氣血形色如常每四季月一行助仙湯增一八○○經水過多形瘦面白益母勝金丹加

附六君子湯增八○二形瘦色白桂薑牡蠣湯增二○八加減四物湯增一八七思慮傷脾加味歸脾湯增一八二○經水將來腰

腹痛歸朮破癥湯下一五五宣鬱通經湯增一八三桂苓丹蔘湯增五八○思慮傷脾加味歸脾湯增一八二○經水將來腰

熱身痛烏藥順氣散中一○五五積散中一八四○歸地芍藥湯增六○三○經水忽來忽斷時痛時止加味四物湯增一八二○經水將來

痛及吊陰痛川練湯增八○七○經止後腹痛調肝散增一八九○經前腹痛吐血順氣湯增一八一○芎歸補血湯增二四五○經水忽來忽斷時痛時止加味四物湯

二結瘀紫黑芩桂丹蔘湯增五八七○經來溺道痛八物湯上三二加牛膝一錢半○經前大便下血順經兩安湯

補當歸丸增八○七○經來寒熱如瘧紫胡四物湯中一六三○經水色淡益母勝金丹增一○一當歸補血湯上一七○經來乳房脹

通用調經散上九七四製香附丸中一五二七製

經閉
香附丸中一五三四物湯見卷末加減法○子宮岩黃狗四物膏增五五八○金貴善實驗方
因憂思抑鬱致傷心肝脾補心湯增一九一益經湯增八〇九加味歸脾湯上一九八○內熱血枯毛髮焦乾補中益氣湯上二二十全大補湯上三三益母勝金丹增一〇一○痰鬱經閉形肥食小導痰湯下三蒼附導痰湯增一九二○形瘦熱鬱開鬱二陳湯增一九三○房勞虧傷腹中塊痛煩燥經閉眩暈咳嗽痰喘逍遙散增一九四○性惡多怒鬱熱加味逍遙散增二七四芩連四物湯增一九五○○婦經閉斷經益經湯增八〇九○血滯通經湯下○○○一五四○經閉浮腫調經湯增二〇四○經閉腹大如皷消瘀蕩穢湯增一九六○室女經閉按虛勞辛論○寒
婦師尼經閉養陰湯增二〇四

虛胎
腸覃經水自行而腹塊漸大如懷子桂枝桃仁湯增二〇五木香調氣散增二八〇石瘕經水不行而腹塊漸大如懷子加味溫經湯增二〇六和血通經散增八一〇見睍丸增二一四○室女鬼胎有以上症蕩邪湯增二一五鬼胎腹大如懷子終年不產百〇青

崩漏
血崩眩暈不省人事血色昏暗止崩湯增二〇七○血海大熱血崩清海丸增二一三○鬱結血崩開鬱止血湯增二〇九
黃不澤形瘦寒熱脈乍數乍遲乍短乍長蕩鬼湯增二一一○老人血崩當歸補血湯上一七○少婦血崩固氣湯增二〇九
○通用桂薑牡蠣湯上一九八○跌打血崩逐瘀止崩湯增二一二○全生活血湯中一五六秘元煎上六三壽脾煎上一九九蔘苓白术散上
二五加味歸脾湯上九八○復元養榮湯上一〇〇舉元煎增二一〇○因憂愁思慮不能攝血歸經歸脾湯上六

交感出血
若因行經時交接以致永久交接出血引精止血湯增二一〇
六加伏龍肝三錢

帶下
人壯氣實濕熱荊防敗毒散中一九加地膚子一兩○氣虛下陷補中益氣湯上二二六君子湯上六四俱加山
藥白片豆薏茯白术二錢秘元煎上六三硫麟珠上一〇二時下白物如涕唾完帶湯增八一二時下赤帶
似血非血清肝止淋湯增八一三○時下黑汁臭腥利火湯增八一四○時下黃水染衣退黃湯增八一五○時
下青色綠汁救肝開鬱湯增二二四加梔子三錢○通用妊子丸增二二六最效以乾柿水煎果呑下尤效

妊娠惡阻

妊娠中惡心嘔吐惡酸物生果見食憎惡惡寒微熱困倦欲臥順肝益氣湯增二二八 保生湯上一〇五合

六君子湯上六九加黃芩砂仁破故紙一錢

胎漏

因憂患傷氣氣脫去血過多助氣補漏湯增二二五 補中益氣湯上二二加砂仁防風一錢 勞力過傷亦用上二

方〇風熱極甚膠艾四物湯上一〇七 膠艾芎歸湯上一〇六〇膠艾芎歸二天湯增二二〇〇勞役過度補中益氣湯上二二加味逍遙散增二七〇怒動肝火加味逍遙散增二七〇口乾咽痛潤燥安胎湯增

胎動

小腹疼痛胎動不安如有下墜之狀安胎飲上一二二〇吐瀉腹痛胎動欲墜援土固胎湯增二二一〇口乾咽痛潤燥安胎湯增

〇跌打損傷救損安胎湯增二二三〇

保胎

妊娠胎不長因產母有宿疾或不慎起居不善調攝以致脾胃虧損氣血衰弱而胎不長法當去其宿疾補其脾胃培養氣血更加調攝得宜而胎自長也補脾胃異功散上一九培氣血加味八珍湯上一〇逐月養胎法曾經半產者為尤效〇一月肝脈養胎二月膽脈養胎三月胞絡脈養胎只有惡阻症依前法治之若氣血不足必須補養〇四月三焦脈養胎和氣飲增二五三〇五月脾脈養

一泰山盤石散增二五二〇

胎養飲增二五四〇六月胃脈養胎安胎如勝湯增二五五〇七月肺脈養胎清胎蔺全湯增二五六〇八月大腸脈養胎和胎調氣飲增二五七〇九月腎脈養胎順胎飲增二五八〇十月膀胱脈養胎保生無憂散增二

五九達生散中一五七

子腫

妊娠五六個月肢體倦怠飲食無味先足腫而漸及遍身俱腫加減補益湯增二二九 鯉魚湯上二一一 葻苓湯

中一四澤瀉湯下二五八平胃散下二二

子懸

有懷抱憂鬱以致胎動兩脇脹痛心煩如懸胎氣上逆緊塞于胸次之間甚則眩暈厥逆群懸湯增二三四 紫蘇

飲中一六〇

子煩

內熱口渴煩心悶亂也竹瀝湯中一五八淡竹葉湯增二三六〇氣滯痰凝嘔吐氣逆二陳湯中九九加黃芩

蘇梗只有白术〇脾胃虛弱食少體倦而虛煩六君子湯上六九加黃芩砂仁

子妊、子癇、子腫、子淋、子煩、子嗽、子瘖、子癇、中惡、半產

子妊 妊婦口渴飲冷身熱自汗、煩燥發狂方欲墜胎愈焚安胎湯增三三二

子癇 血虛受風以致口噤腰背反張羚羊角散增二三七○因中寒而肌冷便溏理中湯上六加防風釣鉤藤○脾虛挾痰面白食小六君子湯上六九血虛合四物湯上六八○怒動肝火加味逍遙散增二七 胎氣上逆兼服紫蘇飲中

子腫 妊婦腹中雷鳴扶氣止啼湯增二三八 四物湯上六八加白朮白茯○一法使妊婦俯伏如就地拾物狀、一二分 間有效

子淋 妊婦或房事過度心煩悶亂小便不利苓澤湯增二四三○氣虛下陷補中益氣湯上二二八味湯上四〇○血虛日輕夜重六味湯上四〇君苓湯下一〇○轉胞八九月因氣虛胎氣下陷壓脬小便不通腹脹補中益氣湯上二二蔘朮飲上一一五服後以手指探吐之

子煩 妊婦腹痛裡急後重下利赤白桂枝茯苓湯增三三六當歸芍藥湯下一五九調中理氣湯下九六○實熱香連丸下一○虛者胃風湯中一○六虛陷補中益氣湯上二二倍加歸芍○通治歸芍湯增一四五

子嗽 四五個月五心煩熱咳嗽氣逆胎動不安宣胎飲增二三九紫菀湯中一五九○外感風寒喘惡不食吉更散

子瘖 渴心煩氣壅塞咽鈴散增二四一○口渴心苦舌乾大便秘澀醒脾飲增二四三○痰多腦滿喘惡百合散增二四二○寒多熱小但寒無熱惡心頭痛百邑青白人蔘養胃湯中一六六君子湯上六九加蔘朮藿香

子癇 熱多寒小及但熱無寒口苦舌乾大便秘澀醒脾飲增二四三○挾食滯人蔘養胃湯中一六六君子湯上六九加白茯藿香○邪盛正虛驅邪湯增二四四○元氣虛弱補中益氣湯上二二

子瘖 五個月忽然失音不語、盖腎及胞絡之氣、因養胎而不能上達月足分娩則自愈四物湯上六八加白茯遠志 用數劑

中惡 忽然胎氣上沖、如見鬼神挾多吐涎、面青畏寒、目眩神亂氣惡消惡安胎湯增三三四 平安萬應丸增三六三

半產 末足月而落胎也。無故而腹痛下血芎歸補血湯增二四五倍加知母○勞役過度或房勞受傷八珍湯上三二

加黃芪二錢防風升麻一錢固氣填精湯增二四七補中益氣湯上二三○胎安定而下血不止人蔘黃芪湯上

六四○跌打損傷八珍湯上三二加阿膠艾葉理氣散瘀湯增二四八○怒動肝火兩脇脹利氣泄火湯增二

四九熱者金匱當歸散上一○九芎歸湯上一二二加益母草三錢安胎飲上一○八加味八珍湯上一○

既經半產而腹痛拒按當歸澤蘭湯增二四六當歸川芎湯增八二七去血過多心慌自汗聖愈湯上六八四

物加人蔘黃芪發熱當歸補血湯上一七○發熱煩燥大渴面赤脈洪而虛當歸補血

湯上一七脈沉而細四君子湯上六四俱加升麻一錢○汗出不止獨蔘湯上六○○氣血大虛胞陷下如欲產補中益氣湯上二二十

妊落胎之患大補地黃湯增二五○○快復健強至可 ○加乾薑附子五分○凡大產如茲熱自落小產如生斷其根蔕故氣血大傷若不大補則恐有每

暗產須知

婦人受胎在腹七日一變展轉相成各有相生令婦人墮胎在三五七月者多在二四六月者小因臟陰而

臍陽三月屬心五月屬脾七月屬肺當在五臟之脈陰常易戲故多墮耳此其可知者也惟一月墮人皆不知

有胎但謂不孕不知其已受胎而墮也一月屬肝盛怒則墮多洗下體亦墮既墮一次則肝脈受傷後次

亦必如期而墮令之無子者太半是此暗墮非盡不孕也凡初交之後最宜將息切勿交接以擾子宮勿怒勿

勞亦勿舉動勿洗浴而又常服養血順氣之藥胎可保矣 上方選用

臨產將護

臨產預服保生無憂散增二五九達生散中一五七氣血兩虛加味八珍湯上一一○○以待腰臍蓉痛甚

緊漿破血行時方用催生藥不可遽用又不可用力太早以致橫生倒產○大法血虛佛手散上一一一單鹿茸

湯上一一三○氣虛難產送子湯增二六○蔘歸茸湯增八○氣結心煩氣逆難產舒氣湯增二六三○感冒時

六三○胎死腹中母舌青黑若面青舌黑母亦難全療兒湯增二六四○胎死催產門不出平胃散下二三加朴硝

五錢救母湯增二六五牛膝湯下一五六○手足先出難產轉天湯增二

一六○萆麻子四十九粒研爛作餅付貼足心生男付左足生女付右足心

○胞衣不下送胞湯增二六六○氣血兩虛交骨不開難產降子湯增二六一○血脹胞衣腹滿脹痛不下失笑散下

産後腹痛、血暈、譫語發狂、發熱、發痙、頭身腰痛

産後腹痛 産後無論有病無病即用加減生化湯增八一六一二貼諸症不生若有惡露未下腹中塊痛手不可按轉側若刀錐之剌亦用生化湯徒益無損不得藥則失笑散下一六○起枕散下一六一當歸澤蘭湯增二四六○食滯膈滿悶吞酸噯腐又感風寒鼻塞聲重發熱惡寒口鼻氣冷俱用二香散增二六七○中氣虛寒腹中冷痛喜按喜溫加減生化湯增八一六加人蔘減芎桃當歸補血湯上一七加乾薑人蔘二錢○小腹痛甚忽聚忽散橘核丸增一六三腹寧湯增八一七加人蔘乾薑芎桃當歸補血湯上一七加乾薑三錢○氣血俱虛補虛湯上一一六合當歸補血湯上一七 諸症悉退

血暈 産後瘀血上衝眩暈不語惡心欲吐神魂恍惚加減生化湯增八一六○去血過多心慌自汗補氣群暈湯增二六八荊芥散增一六一○眩暈不語七珍散增二六九○蔘歸茸湯增八當歸補血湯上一七加人蔘乾薑川芎三錢 全生活血湯中一五六

譫語發狂 産後譫語發狂如見鬼狀腦腹脹痛惡露不行加減生化湯增八一六當歸澤蘭湯增二四六○氣血兩虛無所苦神昏發狂獨蔘湯增二六蔘歸茸湯增八當歸補血湯上一七加人蔘乾薑無力服蔘但加乾薑白朮○若誤認熱狂而用白虎承氣之類更無回甦之道慎之

發熱 外感風寒鼻塞聲重惡寒發熱五積散中一三去麻黃寒熱如瘧柴胡四物湯中一六三熱極煩渴服牛黃膏下一六二○邪熱乘虛入血室形貌如醉晝夜則明瞭夜則譫語如見鬼狀柴胡四物湯中一六三○血海大虛腹認實熱而用清涼之藥禍不旋踵

發痙 外感風寒狂然發熱心煩逍遙散中一六六生化湯增八一六○脾虛挾食六君子湯上六九加山查神曲○氣血兩虛汗當歸補血湯上一七○汗多發痙手足搐搦口噤反張不省人事十全大補湯上三三倍蔘芪加附子生化湯增八一六當歸補血湯上一七隨宜加減○或用愈風湯中一六四豆淋酒中一六五

頭身腰痛 下血不止頭身腰痛若有瘀血則轉側若刀錐之剌當歸澤蘭湯增二四六生化湯增八一六○氣血俱虛、

七一八

-220-

當歸補血湯上一七 合補虛湯上一一六

〇脫陰當歸黃芪湯上一一七〇補中益氣湯上二二二倍升麻補氣升腸湯增二七〇損脬遺溺完脬湯增二七

雜病 一蔘朮膏上一一九〇嘔吐止嘔湯增二七三〇泄瀉君苓湯下一一〇〇咳嗽小蔘蘇飲

中一六三〇喘促救脫活毋湯增二七三〇嘔吐當歸黃芪湯上一七〇獨蔘湯增八

生活血湯中一五六〇衄血荊芥散中一七三〇消渴當歸黃芪湯上一七〇蔘歸茸湯增一

分水湯增一一九〇浮腫喘促六味湯上四〇〇食滯理脾湯下一六三〇便秘歸芍湯增一〇四五〇浮腫助氣

七一二八〇產門不閉十全大補湯上三三倍蔘芪〇惡露不止腹痛拒按者生化湯增八一六 喜按喜溫當歸補

血湯上一七 合補虛湯上一一六 此通治產後之要藥

蓐勞 血氣損真元未復有所過勞不慎房幃頭眩身痛食少寒熱當歸補血湯上一七 合補虛湯上一一六 諸症悉

具當歸補血湯上一七 合人蔘養榮湯上三二五 當歸羊肉湯上一二七〇餘衆看虛勞條

乳汁不下 通乳湯中一三〇〇氣血兩虛通乳湯增三三七〇七情鬱結通肝生乳湯增三三八〇血虛乳小通脈湯
增六五七〇

乳癰乳岩 乳癰腰痛惡寒發熱保安萬靈丹增二〇神效栝蔞散中一三八加味芷貝散中一三九和乳湯增八一

八芷貝散中一四二〇潰後瘡口難合十全大補湯上三三倍蔘芪加金銀花一錢〇乳癌乳房結核腫痛多因

鬱結加味逍遙散增二七〇潰爛生無數瘡口化崑湯增八一九〇乳核乳房結核如碁子清肝群鬱湯中一四

一乳卸乳頭拖下長一二尺小柴胡湯中二五加羌活防風加味逍遙散增二七〇無論乳腫乳岩瘡口久不

前陰隂疾 有陰腫陰痒陰菌陰蝕陰挺下脫其症或如菌如蛇如帶如鷄冠九味蘆薈丸增三五九〇陰瘡五行丹增

合五行丹增一七三〇陰痒加味逍遙散增二七龍膽瀉肝湯下一三七思慮傷脾歸脾湯上六六氣虛下陷補中益氣湯上

〇血虛四物湯上六八〇陰冷八味湯上四〇〇

小兒門

小兒胎弱 胎弱者、稟受之氣不足也○肺氣不足皮毛稀生脉散上一二○心氣不足面無光彩益心湯增五○五○

脾氣不足手足薄削益脾湯增五○八○肝氣不足筋不束骨補肝湯增五○六○腎氣不足骨節柔軟六味湯
上四○加五加皮五錢牛膝木果一錢半加鹿茸尤好沉澄丹增二七六平安萬應丸增三六三○

胎毒 因孕母不謹、或情慾過度、或厚味姿飲、喜怒無常、皆為熱甚胎受熱精為胎毒癰癤濕瘡結核重
舌木舌鵝口瘡胎熱胎寒胎黃臍風百日咳發搐之疾○沉澄丹增二七六平安萬應丸增三六三

胎寒 孕母素有虛寒之疾、或因過服冷藥多食生冷胎受寒、生後昏昏多睡間或吮乳瀉白此胎中受寒也又或百
日內忽病戰慄口冷手足蹉曲不伸腹痛啼叫不止此生後受寒也括迷七氣湯增二七四助胃膏增二七五

胎熱 孕母多食辛辣煎炒灸煿之物或患熱病或因五志過極恣情縱慾胎氣受熱生後閉目面赤眼胞浮腫驚身呢
呢作聲或啼叫頻驚身熱尿赤沉澄丹增二七六

胎搐 即惡驚風孕母或有卒驚大恐母氣傳子生後頻頻驚搐身熱面青目赤手足搐搦項脊強背反張、口噤合目多
啼不乳天麻湯增二七九平安萬應丸增三六三六味湯上四○

盤腸氣 因胎氣鬱積癰塞臟腑抵心而痛有聲瀝瀝如猫吐惡乾啼口開手足俱冷調中散增二八○沉澄丹增二七六
平安萬應丸增三六三初生二三日忽然不乳多啼撮口出白沫宣風散增三三九有吐乳不食食則隨吐沉澄丹增二七六

不乳臍突疝痛 初生一二三日忽然不乳而痛○臍突因多啼突出如吹起之狀○臍瘡臍不完合出水也俱用枯

胎黃胎肥胎瘦臍瘡 胎黃生後身面俱黃身熱目開溺黃便閉多啼不乳茵陳地黃湯增三四○母子俱服○胎肥初生時
肌肉肥厚而紅面黃眼黑喘咳多痰漸至瘦弱身熱便閉大連翹飲增三一○胎瘦初生時身面目俱無精光

臍突急驚風 因卒驚大恐症似中風故曰驚風然胎熱胎搐之所致非驚恐之為病則驚風之名似為不當抑考其症忽然
血色肌瘦便白氣喫調元散增三四一

面青口噤驚啼發厥過則容邑如故良久復作身熱面赤口渴氣熱便溺青黃沉瀜丹增二七六平安萬應丸增三六三牛黃抱龍丸中一七六抱龍丸中一七五瀉青丸下一〇六小兒清心元中一六八

歸茸湯增八活兒湯增八二〇

錢氏白术散上一二〇舁弓反張驚悸搐搦氣下上六獨蔘湯增二六蔘

因吐瀉日久中氣大虛漸至肌冷發厥昏睡露睛目上視手足瘈瘲筋拘攣理中湯上六獨蔘湯增二六蔘

刻安兒至寶湯增八二二〇切不可用清涼瀉火鎮驚之藥慎之〇按急慢驚風相隔天淵以一方治急慢云恐

不免輕生之過矣

大驚卒恐

忽被大驚卒恐最傷心膽經云驚則氣亂其症睡中驚跳怵惕或精神浮散身熱驚悸多啼音安神丸增二七七團蔘散增二七八獨蔘湯增二六實者加味逍遙散增二七

痙病

不特此痙病似驚風左記諸症皆有身熱驚啼之症若不明辨妄用驚風之藥多致不救慎之〇痙病或因衣被寒溫不適或便溺滌除不謹以致身熱頭項強背反張目上視手足搐搦惡風自汗為柔痙桂枝防風湯增二八〇頭低視下桂枝葛根湯增二八二〇目斜視一邊搐小續命湯中一烏藥順氣散中一〇通用柴胡防風湯〇汗多亡陽防風當歸散增二八三〇惡寒無汗為剛痙茮蔓桂枝湯增二八四目下視加葛根斜視加柴胡〇煩燥不寧羚羊角散增二八五沉瀜丹增二七六〇手足厥冷附子散增二八六理中湯上六獨蔘湯增二六〇骨露筋浮當歸四逆湯增二八七〇餘互參傷寒兼症痙病條

暑症

因夏月感冒暑氣以致面垢身熱自汗煩渴不安唇焦色赤氣出如火便閉溺赤却暑丹增二八九益元散下一六〇餘按前傷暑條

暑瘧

其症初起呵欠煩悶發熱口渴面帶黃白頭額有汗一哭汗出其熱漸退不久復熱喉中痰盛或嘔痰出寒熱往來每日或間日如此清脾飲中一七六金桂衲陴宜用

痢疾

乳食不節保護失宜下為滑泄久為腸澼其症眉緊多啼腹痛裏急後重下利赤白治利散增一四四黃芩芍藥湯下九三沉瀜丹增二七六〇因疳勞身熱肛門開而如竹筒下利如赤糖水無度肥兒湯水土湯中一六七通

慢驚風、大驚卒恐、痙病、暑病、痢疾

八七

223

中毒
用桂枝茯苓湯增三三六〇餘按前痢疾條

中氣虛而外感不淨之氣以口吐青黃白沫甴青黃氣喘惡腹痛轉側不安手足痠軟此症但神無異狀平安萬應丸增三六三攝生湯增二九一〇或中穢惡及毒物腦膈脹滿卒倒厥冷兩手握固上氣喘惡平安萬應丸增三六三返魂湯增二九一蘇合丸中九〇

咳嗽
初起甴赤唇紅氣粗發熱咳嗽痰鳴眼胞微浮額上出汗加減敗毒散增二九〇無汗鼻塞蔘蘇飲中二六六安煎中四九杏蘇湯增二九五〇〇久咳不已氣逆人蔘五味子湯增二九五〇或用涼藥過多以致聲音不亮眼反手擔金粟丹增三四二〇汗多甴白氣脫獨蔘湯增二六或加鹿茸

丹毒
或因胎毒或因熱毒時氣初起身熱驚啼如針刺之狀詳察全身有斑點微腫紅赤如丹其痛非常先自腹後散四肢易治先自四肢後及腹者難治急用沆瀣丹增二七六平安萬應丸增三六三霍香正氣散中一四加樺皮一兩〇大人犀角消毒飲下一三〇小兒清火消丹湯增五五四

癰疽
內有胎毒或因熱毒內陷癰疽忽自平腹脹便閉口噤手擔平安萬應丸增三六三牛黃解毒丹中一七一生料四物湯收斂之藥熱毒內陷癰疽忽自平腹脹便閉口噤手擔平安萬應丸增三六三五福化毒丹中一七八犀角地黃湯下六〇隨宜選用

霍亂
先傷飲食後感風寒暑濕之氣以致心腹絞痛亂腦高滿悶不得吐瀉平安萬應丸增三六三甲巳丸增一〇三上吐下瀉霍香正氣散中一四

時疫發熱
外感時行不正之氣以致頭痛身熱不乳腦高腹脹嘔吐青黃水或下利青黃與他症爲異兩目上吊驚搐發痙太極丸增二九三沆瀣丹增二七六人蔘羌活散中一六九若用治驚之藥必死〇發熱初生後每三十二日一發熱驚啼是爲變蒸不治自愈若熱極則沆瀣丹增二七六〇肝熱目赤大叫呵欠煩悶瀉青丸下一〇六久而成疳白膜遮睛水土湯肥兒湯中二六七〇心熱口渴神昏口舌微爛不能安卧導赤散下七八天乙丸中一七九小兒清心丸中一六八〇脾熱困睡身熱口渴飲冷口臭弄舌小兒清心丸中一六八瀉黃散增五〇一虛

百日咳

初生百日內咳嗽謂之百日咳○今以咳嗽失治而久不愈者謂之百日咳若失治而經年則可名一年咳耶未知可否○若發熱鼻塞而咳嗽加減敗毒散增二九○凡小兒多陽小陰熱久不退者六味湯加玄蔘二錢牛膝車前子一錢半最效熱極痰盛尤為神奇○以上皆有發熱驚搐之症必須詳辨等之謂也

熱面白吐瀉錢氏白朮散上一二○虛煩補中益氣湯上二二○肺熱鼻乾無涕或衄血咳嗽瀉白散下三三○腎熱目多白睛耳中流膿六味湯上四○蔘歸茸湯多有得効者或用獨蔘而愈者此非蔘茸為咳嗽之聖藥蓋邪客久客正氣必虛養正則邪自除正此○日久氣虛面白多汗入蔘五味子湯增二九○久不止而虛脫錢氏白朮散下三三○胎熱鬱結身熱驚啼喘急沉瀁丹增二七六○

痰喘附肺炎

痰壅氣喘導痰湯下三○肺熱咳嗽喘急瀉白散下三三○近有肺炎云者即痰喘之重症平安萬應丸增三六三二服幾危者即甦真神丹醫家不可缺焉但藥品高貴難得必須預備

抱龍丸中一七五○

吐瀉

身熱驚啼不乳吐瀉便青或乳不消化口熱唇燥沉瀁丹增二七六○小吐而多出乳消色黃發熱煩渴益元散增二七六○食滯泄瀉身熱足冷便黃蔘臭酸保和湯增七三○沉瀁丹增二七六○神朮散增七八○胃虛吐瀉面色黃白六君子湯上六四○加車前神曲○裡寒吐瀉乳食不消而色白多吐而小出眼慢神昏額上汗出溫中止泄湯增八二三○重者理中湯上六○加藿香霍連湯增二九七清熱止泄湯增八二○

黃白六君子湯上六四○寒者燒針丸中一一八○初生吐乳丁香陳皮三分薑三水煎服○氣脫者蔘慢驚條

瘧疾

因多食肥甘或因乳哺失節或大病後吐瀉脾胃虛損津液消亡其症身熱體瘦腹大筋青面色痿黃小便如米泔形瘦腹大好食泥土益黃散增三四三○脾疳肥兒湯水土湯中一六七○肝疳白膜遮睛六味湯上四○加青皮○心疳煩赤身熱肥兒湯中一六七○肺疳氣喘口鼻生瘡益黃散增三四三○腎疳體極瘦而腹大身生瘡不齒根臭爛地黃湯上四○筋疳瀉血而瘦○骨疳喜臥冷地俱宜水土湯中五福化毒丸中一七八○

一六七〇內疳目腫腹脹利色無常或青或白木香丸增三四四〇外疳壘下赤爛鼻頭亦瘡久不結痂繞耳亦

消渴

腫蘭香散增三四五〇通治肥兒湯水土湯中一六七集聖丹增三四六隨症加減最好

上消渴而多飲蓮花飲增二九八生津養血湯中六五〇中消消穀善飢貪食無厭人蔘白虎湯下七〇下消飲

一回而溲二回小便渾濁色如脂膏六味湯上四〇加茨仁麥門一錢蓮肉七分知母五味子五分〇久病作渴

引飲七味白术散上一二〇

水腫腹脹

按前水腫皷脹條〇實脹腹痛拒按沉瀣丹增二七七消脹飲增二九九萬億丸下九九紫霜丸中一七七

虛脹面目㿇黃時浮時減六君子湯上六九

腹痛

上腹痛身熱口渴芍藥甘草湯上八六〇下利腹痛黃芩芍藥湯下九三〇胃寒腹痛下利清穀肌冷面白

理中湯上六〇蛔痛面白唇紅飢時更甚口吐清涎安蛔理中湯上七〇練陳湯下七六〇惟傷食居多按前傷

食條

夜啼

臟寒面青手冷口不吮乳而啼加減當歸散增三〇。〇心熱煩燥不寧面赤唇紅舌撓見燈則啼導赤散下七

八加麥門燈心甚則加黃連草龍膽星抱龍丸中一七五〇神不安而啼者睡中驚悸面色紫黑又吐瀉後及

大病後夜啼俱宜用安神丸增三〇一

群顱

謂頭縫開解而不合其症多愁目白睛多面色㿠白頭重不能自轉側六味湯上四〇。加五加皮五錢牛膝

木果一錢半十全大補湯上三三俱加鹿茸尤好若過三年則不治外用封顱法增三〇二

頗顱

囪門腫起多因乳哺失節損傷脾胃或寒熱之氣蘊積衝上毛髮短黃自汗骨蒸〇熱腫柔軟沉瀣丹增二七六

頗齗

囪門陷下成坑大病後吐瀉後元氣大脫獨蔘湯增二六蔘歸茸湯增二八若有身熱則錢氏白术散上一二〇加

瀉青丸下一〇六〇寒腫堅硬蔘蘇飲中二六補中益氣湯上二二〇外用封囪法增三〇二

天柱骨倒

項無力而不能舉頭起坐大病後吐瀉後因氣脫而或有此症獨蔘湯增二二八蔘歸茸湯增二六十全大補

人蔘四五錢衆看慢驚救之然若與枕骨同陷者百無一生

湯上三三加鹿茸或加附子而救之

五軟 頭項軟天柱骨弱不能舉頭○身體軟全體瘦搭不能獨立○口軟虛舌出口懶於言語○肌肉軟肉瘦皮寬肌肉虛羸之狀○手足軟則懶於擡足軟則懶於坎此皆先天不足之症六味湯上四○十全大補湯上三三○若面俱加鹿茸尤好,獨蔘湯增二六 蔘歸茸湯增八

五硬 手硬○脚硬○腰硬○肉硬○項硬六君子湯上六九 加乾薑官桂柴胡升麻或用烏藥順氣散中一○○若面上及肚上露筋青惡不治

龜胸龜背 因督脉為病或因肺燥痰壅六味湯上四○加五加皮五錢牛膝木果一錢半多見神効○痰盛兼用二陳湯中九九○咳嗽瀉白散下三三○腦痛兼服杏仁煎增三四七○背痛兼服松蘂丹增三四八○或上六味湯又加鹿茸或六君子湯上六九 加薑桂白花蛇○花蛇를써이 成膏長服至數百尾見効者衆○猪腰子割剖入甘遂末一錢外以紙裹埋火煨熟分二三回食之洞瀉為度

齒牙 不生者,腎氣未充六味湯上四○加鹿茸○氣血俱虛十全大補湯上三三 加鹿茸○齒根臭爛沈澁丹增二七六五福化毒丹中一七八

痘疹 現有種痘法,杜絕小兒鬼關之路可謂天人共快者也,然間有種痘而終不免痘者故略論如左

痘疹預防 痘疹麻疹,皆因胎熱毒伏藏於臟腑之間外因時行溫熱之氣觸砌而發預先服藥以鮮胎熱胎毒則可以免可以輕稀痘免紅丸中一七三 消毒保嬰丹中一七四

初熱 兩眼含淚,眼睛如水口鼻氣粗,睡中驚惕兩耳紋現惡熱不惡寒,升麻葛根湯中二二 柴歸飲中一七二○咳嗽痰盛蘇飲中二六○熱甚驚啼抱龍丸中一七五 沈澁丹增二七六○目赤大叫瀉青丸下一○六○始發斑

見標 痘粒平塌頭白保元湯上二二○頭紅四物湯上六八○痘粒頭黑鹿茸當歸隨宜用保元湯加鹿茸尤好

收靨 熱毒未鮮痘粒潰爛膿血淋漓龍腦膏下一二二○氣虛面白食小異功散上六四

群毒、驚搐、吐瀉、痘後雜症、水痘、麻疹、初熱、順症、陰症、逆症

群毒 痘後口舌齒根爛瘡、五福化毒丹中一七八〇血熱衄吐及便溺血犀角地黃湯下六〇〇心血空虛驚跳怵惕、龍腦安神丸下五七〇餘熱未群、九味神功散上一二二

驚搐 初熱時、加減敗毒散增二九〇〇目赤大叫瀉青丸下一〇六〇口渴神昏不得安臥導赤散下七八

吐瀉 疹後吐瀉多因脾胃虛寒、虛者異功散上六四寒者參苓白术散上二五理中湯上六〇〇氣虛下陷補中益氣湯

痘後雜症 煩渴參苓白术散上二五保元湯上一二〇寒戰咬牙、保元湯上一二〇溺澀導赤散下七八〇音啞、甘吉湯中一二八〇血虛四物湯上六八〇氣血兩虛十全大補湯上三三〇孕婦痘、疹安胎飲上一二三為主〇食物禁忌見下統末

水痘 似痘疹而無結痂收靨但瘡爛淋漓層生疊出小麥湯增三四九麥冬湯中一八一〇出沒無定加丹砂三解湯
增三五〇

麻疹 預防消毒保嬰丹中一七四

初熱 發熱諸症與傷寒相似、但眼睛如水、有淚汪汪眼眶多眵惡心乾嘔思欲飲水或吐瀉不思食溺澀便秘為異升麻葛根湯中二二加玄參蘇蔥白

順症 未出三日發熱吐瀉耳後頂上腰腿先出漸及遍體紅活現露先出者先沒漸次消盡能食者順症、只用燈心茶

陰症 未出發熱乾霍亂身極熱隱於皮膚欲出未出升麻葛根湯中二二加麻黃一錢有汗勿加〇已出發熱喘促三
增三〇三
拗湯中四八加石羔茶葉小許

逆症 未出發熱面青內託散增三〇四合消毒飲增三〇五〇未出而身極熱隱伏不出或出者色顯不明與肉平而不起粒出沒而喘嗽下利升麻葛湯中二二加石羔黃芩重者麻黃湯增三一〇疹色紫赤乾燥灰黯大渴引飲益元散下一六生料四物湯上六八加黃芩紅花黃連麥門湯增三〇六大熱不退加玄參牛旁子升麻柴胡〇疹

八二

身熱、挾傷風寒、自汗煩渴、煩燥譫語、咳嗽、咽痛失音

身熱 初熱三日後發疹而身猶大熱金銀花煎湯下牛黃五○○發斑後熱極加味消毒飲增三○九○出不快升麻葛根湯中二二加黃連地骨皮○發斑後身熱不退多屬血虛四物湯上六○隨宜加材滋陰補血湯增三○○果有實熱煩渴溺米便閉黃連解毒湯下一二加大黃

邑紫黑葛根麥門湯增三○●

兼煩渴人蔘白虎湯下七　累用見效緩則不救○既出又沒或出未盡或下利腹痛二仙湯增三○　○八若心慌叫哭不止者死○出而旋沒如蚊蚤咬痕疹邑灰白理中湯上六○消斑後循衣摸床譫語神昏熱志者死或多用六味湯上四○加玄蔘麥門冬救之○如熱輕者黃連解毒湯下一二消毒飲增三○五

挾傷風寒 麻疹外感風寒內傷生冷痃欲吐而不出升麻葛根湯中二二加麻黃或蘇葉○溺澁不通五苓散下一○疹大連翹飲增三一一加牛旁金銀防風調益元散下一六○大熱煩渴人蔘白虎湯下七○消斑後感風寒發熱消毒飲增三○五○體瘦肌黃而生瘡

自汗煩渴 自汗發熱口渴飲冷為順庇而若自汗太過頂渴極甚黃連解毒湯下一二加地骨皮玄蔘人蔘白虎湯下七○疹出未盡升麻葛根湯中二二加花粉麥門○飲水過多嘔吐泄瀉或溺澁陰囊浮腫或腹脹或脇痛五苓散下一○加木通車前子○咳嗽喘促清肺飲增三一二

煩燥譫語 未出盡升麻葛根湯中二二加黃連地骨皮玄蔘○已出而燥譫開欝導氣湯增三一三○六重者人蔘渴譫語升麻葛根湯中二二○已出而咳譫黃連解毒湯下一二調益元散下一六○陰血不足清之不愈六味

咳嗽 未出而咳升麻葛根湯中二二加麻黃蔘蘇飲中二六○已出而咳涼膈散下二二○加吉葈地骨皮咳而失音麥凉膈散下二二　調兒茶散增三一四○消斑後咳嗽口乾痰喘王氏辟毒湯增三一五　清金降火湯下三四　防風通

咽痛失音 未出時升麻葛根湯中二二合甘吉湯下一二五○已出後及消斑後甘吉湯調兒茶散增三一六　清金降聖散下四○久而不愈咽痛出血麥門冬清肺飲增三一六

火湯　下三四

吐瀉　初熱嘔吐、五苓散下一○○已出後煩渴嘔吐、人蔘白虎湯下七○乾嘔、五苓散下一○加竹茹、煩悶加蘇葉香

附腹痛調益元散下一六○泄瀉熱毒因瀉而泄不須治按他兼症施治

因胃熱蛔動上膈攪心而痛或心慌叫哭或窒塞而斑亦不能出蛔從口鼻出上蛔黃芩湯增三二七○下腹痛

甚蛔從大便出下蛔黃芩湯增三二八.

痢疾　正出時黃連解毒湯下一二加歸芍　五錢挾滯加查芽一錢前後下利只用清熱之材不可用收溢之藥照前剌

痰條

血熱妄行　發熱時鈕吐太過六味湯上四○。加玄蔘犀角地黃湯下六○。已出熱極鈕吐黃連解毒湯下一二加玄

蔘梔子○消斑後鈕吐涼膈散下二一。加梔子生地○齒根出血六味湯上四○。犀角地黃湯下六○。方痛時

便血升葛湯中二二合犀角地黃湯下六○。尿血升葛湯加木通○諸般出血通用犀角地黃湯下六○。

雜症　不能食正痛不食、無妨○消斑後不食四物湯上六八○加神曲砂仁○疳瘡口舌生瘡五福化毒丹中一七○

唇吻爛瘡加味吉更湯增三一九黃連解毒湯下一二○疹後腫瘡解毒內託散增三二○○挾丹毒涼膈散下

瘙遍身浮腫加味五苓散下一○浮腫溺澁五苓散下一○加木通車前子○面目

疹後脹滿胃苓湯下八六○疹後瘧疾柴苓湯下一一○內傷飲食保

和湯增七三○疹後餘症倍四物湯、加黃芩一錢多服甚好

3

重要本草圖譜

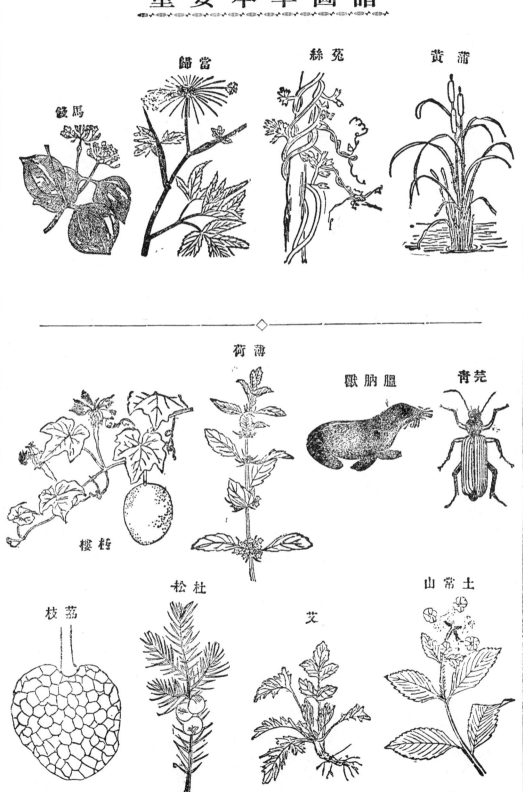

馬錢　當歸　菟絲　蒲黃

薄荷　臘肭獸　青芫

栝樓

荔枝　杜松　艾　土常山

4

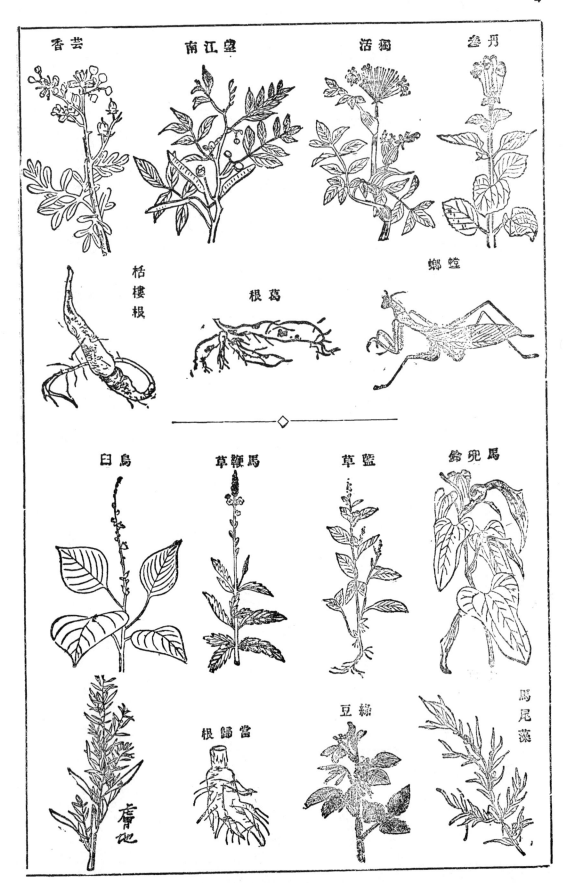

芸香　　皇江南　　獨活　　丹參

栝樓根　　　葛根　　螳螂

烏臼　　馬鞭草　　藍草　　馬兜鈴

地膚　　當歸根　　綠豆　　馬尾藻

5

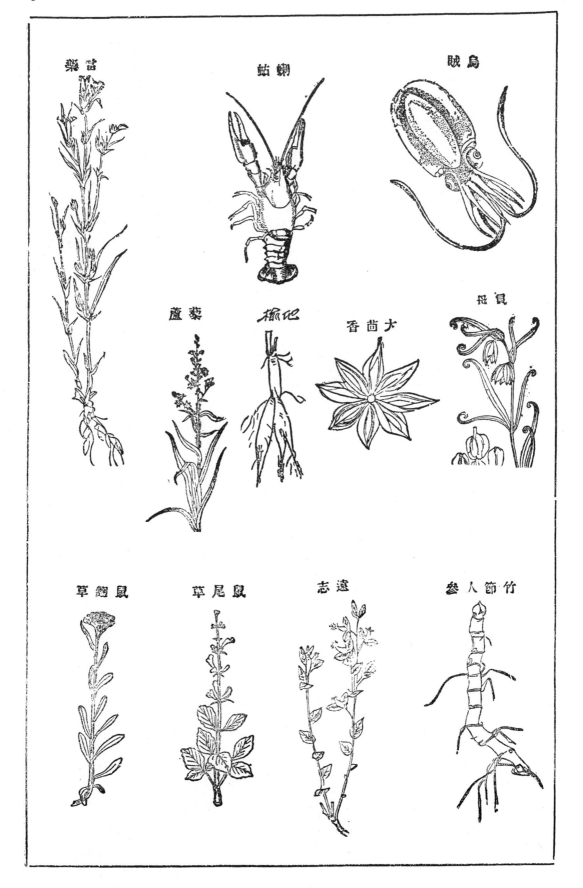

富藥　蝲蛄　鳥賊

藜蘆　秕棚　大茴香　貝母

鼠麴草　鼠尾草　遠志　竹節人参

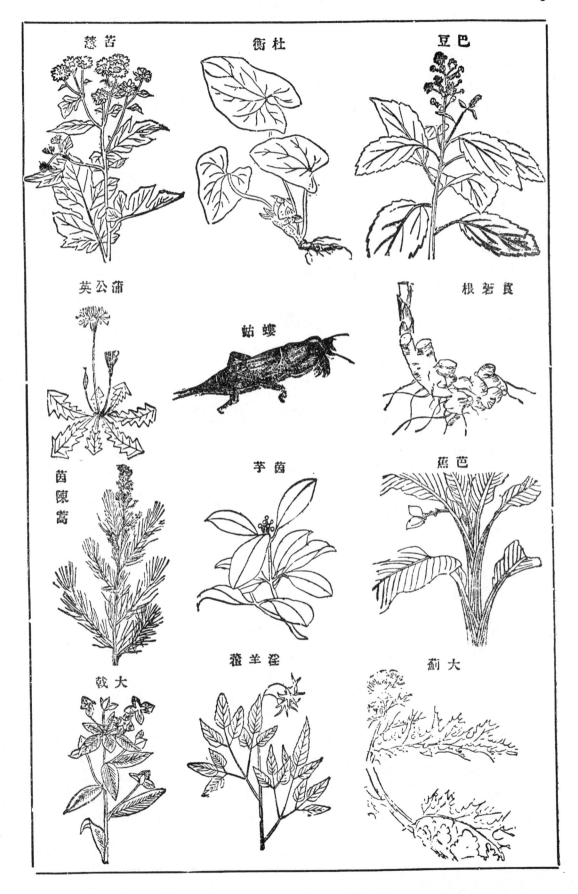

苦慈　　　　杜衡　　　　巴豆

蒲公英　　　螻蛄　　　良姜根

茵陳蒿　　　茵芋　　　芭蕉

大戟　　　淫羊藿　　　大薊

衡 量 換 算 表

(무 게)

單 位	그 램 (g)	킬로그램 (kg)	톤 (t)	그레인	온 스 (oz)	파운드 (ld)	돈 중 (匁)	근 (斤)	관 (貫)
1 g	1	0.001	0.000001	15,432	0.03527	0.0022	0.26666	0.00166	0.000266
1 kg	1000	1	0.001	15,432	35,273	2.20459	266,666	1.6666	0.26666
1 t	1000000	1000	1		35273	2204.59	266666	1666.6	266.666
1그레인	0.06479	0.00006		1	0.00228	0.00014	0.01728	0.00108	0.00017
1온스	28.3495	0.028350	0.000028	437.4	1	0.0625	7.56	0.0473	0.00756
1파운드	453.592	0.45359	0.00045	7000	16	1	120.96	0.756	0.12095
1 匁	3.75	0.00375	0.000004	57.872	0.1323	0.00827	1	0.00625	0.001
1 斤	600	0.6	0.0006	9259.556	21.1647	1.32279	160	1	0.16
1 貫	3750	3.75	0.00375	57872	132.28	8.2672	1000	6.25	1

◉ 우리생활에 필요한 조견표(早見表)

※ 척관법과 미터법의 단위환산

척 관	관(貫)	근(斤)	양(兩)	돈 중 (屯.錢.匁)	분(分)	리(哩)	모(毛)
미 터	3750g	600g	37.5g	3.75g	0.375g	0.0375g	0.00375g

※ 단위例 : 1분이 0.375의 뜻

方藥合編源因(방약합편원인)

아! 돌아가신 부친 惠庵公께서 지으신 方藥醫書는 대단히 많으나, 다 설명을 기록하지 않고, 다만 병을 치료하는 사람으로 하여금 신기한 方法中에서도 빠르게 치료할 수 있도록 하였으니, 이것은 타인을 위하여 힘써 일하고 자기 자신을 잊어버리는 것과 같은 것이다.

方藥醫書中에 「活套」라는 한 가지 글이 있어 이 글이 간략하고 용도가 넓고 조리가 밝아서 사람이 한번만 보아도 다 증세를 살펴서 치료할 수 있으므로, 비록 본디 전공한 사람이 아니라도 한권 간직하고 싶지 않는 사람이 없었지만 인쇄 발행하여 공급하지 못한데 대해 괴로와 했었다. 이에 마을 사람들이 인쇄할 계획으로 책을 가지고 와서 선친께 여쭈니, 선친께서 말씀하시기를 「책은 진실로 전해야 하는 것이나, 활용은 사람의 솜씨에 달려 있으니, 반드시 널리 퍼뜨리는데 분주할 필요는 없으나 또 사람들이 本草學을 읽지 않고 다만 법만 운운한다면 어찌 活套의 활용을 다 하였다고 만족하겠는가? 여기 나의 뜻은 세상을 구제하는데 진실하여 오히려 의심스럽고 비슷한 병을 잘못 치료할까 염려하는 바이다. 그러나 마을 사람들의 간청이 더욱 열렬하여서 세상에 보답하는 뜻을 결국 막을 수가 없었다」라고 하셨다. 이때 선친의 연세가 벌써 77세가 되어 자신이 뽑아 기록할 수가 없어서 不肖 小生에게 시켜 글의 보기를 써서 전하시니, 이것은 마치 汪忍庵의 本草備要와 醫方集解를 合한 편찬 방법과 비슷하다. 이는 損益本草를 먼저 싣고 用藥綱領과 救急禁忌등 10여종을 더하여 「方藥合編」이라고 이름지었다. 이 일이 절반도 다 이루어지지 못하여, 선친께서 우연히 병환에 걸려서 말씀하시기를 「나의 병은 낫지 않을 것이다. 약으로는 생명을 더 연장할 수 없으니, 良醫十全은 죽고 사는 것을 알아내는데 있다」라고 말씀하시고, 결국 약을 복용하지 않으시고 이 해 8月 17日에 별세하시었다.

아! 슬프다. 대를 이은 자식으로서 대대로 물려 오는 사업을 이어받았으나 오히려 선친의 저서를 읽는데도 全力을 다하지 못하였는데 더군다나 송구스럽게도 선친이 전한 글을 뽑아 기록하겠는가? 그러나 마을 사람들이 가려낸 원고를 책 판목에 넣으니 또한 선친의 업적을 생각하지 않을 수 없었다.

이미 장사지낸 후 2月에 졸곡을 하고 눈물을 닦고 돌아왔다. 인쇄의 잘못도 면하기가 어렵고 아울러 깊은 지식도 없었고, 선친의 平素 뜻이 醫名을 世上에 나타내고 싶지 않았음을 추모하면서 方藥合編 발간에 대한 내력을 간략하게 서술하고 寓舍에서 감동하여 先親의 뜻을 사모할 따름이다.

끝으로 이 책을 살펴 보는이는 小生의 선친이 남기신 장한 뜻을 되새겨주기 바라는 바이다.

龍集 21年 甲申 12月 上旬

公의 不肖子는 피 눈물을 흘리면서 삼가 쓰다.

醫方活套原序 (의방활투원서)

내가 과거 이미 편집된 여러 醫書에서 가히 때때로 쓰이는 것을 합한 것은 醫學부문의 指南針이 될 것이다. 발행한 지가 얼마 되지는 않았는데도 독자들은 왕왕 잘 되었다고 칭찬을 하고 있으나, 특히 본디 의학을 전공하지 못한 사람은 오히려 감히 널리 응용하지 못할 뿐더러, 어찌할 줄을 모르고 헤매는 일이 많아 여기 마을 친구들이 나에게 완벽한 것을 요구한 바가 있으니, 나는 말한다. 가엾다! 지금 무릇 天下萬事에 있어서 그 운행의 법칙은 전할 수 있으나 그 솜씨는 전하기가 어려운 것이니 어찌 가히 一時의 나 혼자의 의견을 가지고 天下의 온갖 변화를 궁구할 수 있겠는가. 가령 그 사람으로 하여금 퍽 설명하여 밝게 해줄 능력이 없으면 비록 기교는 있다 하더라도 그 기교를 어찌 더 설명할 것이며, 알릴 수도 없으니 또한 이에 감히 모든 처방의 더욱 효과적인 것을 모으지도 못하였을 것이므로 「活套」의 萬에 一이라도 되겠는가, 그 약으로 말한다면 증세에 따라서 마땅히 가감해야 하고 그 치료로 말한다면 병에 임할 때에 先後가 있어 或 병은 열가지라도 同一한 처방을 쓸 수도 있고 或 하나의 처방에도 여러 방제를 합할 수도 있어서 의학에 대한 초보자로서는 그 예로 들어 놓은 처방을 채용할 수 없으므로 部門을 나누어 다음과 같이 三統으로 만들고 또 補, 和, 攻의 세 가지 품목으로 나타내고, 별도로 지침을 만들어 배우는 사람으로 하여금 책을 펴면 치료를 알맞게 겸할 수 있도록 되어 있으므로 이는 비록 古人이 전한 것은 아나나 역시 가히 증세에 대해서 投藥하는 一例가 되는 것이다. 이로 인하여 이치를 미루어 생각한 것이니 널리 응용하여서 入門이 되기를 바란다. 편집이 이미 이루어졌으니 넉넉하지는 못하나마 副本으로서 구하여 읽는다면 어찌 大方家에게 資質만을 청하여 거기에 의지할 뿐이라고만 하겠는가.

己巳年 7月 下旬

惠 庵 游藝室에서 쓰다

序　文

　의학이라면 二大 潮流가 있다. 이는 말할 것도 없이 하나는 東洋의 漢醫學이요, 다른 하나는 西洋의 近代醫學인 것이다. 오늘날에 있어서는 西洋 科學이 급속한 발전을 하여 그것이 물밀듯이 東洋에 들어와서 東洋에도 科學이 있었느냐 하는 듯이 東洋 全域을 휩쓸고 말았다. 이 때문에 東洋의 漢醫學은 西洋 醫學의 압박을 받아 순조롭게 자라지 못하고 간신히 그의 生命만을 이어 왔던 것이다. 한편 돌이켜 생각해 보건대 세상 물정은 다 제각기의 특성이 있는 법이어서 콩과 팥은 다같이 콩과 식물이지만, 콩은 콩대로 팥은 팥대로의 독특한 값어치가 있는 것과 같이, 동양 의학은 동양의학으로서 독특한 생명이 있고 서양 의학은 서양 의학으로서의 독특한 생명이 있으며 또 제각기 長點과 短點이 있는 것이다. 여기 그의 治療에 있어서도 限界가 있어서, 漢醫學으로서 치료하기 어려운 질병을 新醫學의 힘을 빌어서 치료할 수 있는 것이 있고, 新醫學으로서는 난치인 질병을 漢醫學으로 쉽게 치료되는 것도 있어 兩者의 長點을 잘 活用한다는 것은 賢明한 일인 것이니 여기 漢醫學이 치료 부문에 있어서 중요한 하나의 위치를 차지하고 있다는 것을 알게 되는 것이다. 한편 치료에 所要되는 藥物에 있어서는 어떠한가? 新醫學의 약물은 化學物質인데 比하여 漢醫學에 所要되는 약물은 鑛物質도 少數있기는 하나 主로 動植物이어서 우리들의 食生活과 가깝기 때문에 自然스럽고 人體에 끼치는 영향이 좋아 이 점으로 보아서는 신약보다는 優勢의 위치에 놓여 있다고 할 수 있는 것이다. 그럼에도 不拘하고 西洋文物이 東洋에 수입되자 西洋의 것에만, 의존하고 東洋 古來의 것은 돌보지 않아 漢方醫學은 蔑視를 당한 처지에 이르렀던 것이니 可歎할 일이 아닐 수 없었다. 그러나 오랜 歷史와 傳統을 지닌 漢醫學은 龍飛御天歌에 나타난 精神인

　　「불휘 기픈 남ᄀᆞᆫ ᄇᆞᄅᆞ매 아니 뮐씨, 곶 됴코 여름하ᄂᆞ니 시미 기픈 므른 ᄀᆞᄆᆞ래 아니 그칠씨 내히 이러 바ᄅᆞ래 가ᄂᆞ니.」

와 같이 새롭게 생기를 되찾아 발전하게 되었고 지금 世界的인 硏究과제가 되어 그의 발상지인 中國은 물론이요, 日本, 독일, 프랑스, 미국 等 地에서 활발한 연구가 계속되고 있다. 이에 우리들은 더욱 더 漢醫學의 연구를 거듭함과 同時에 조상때 부터 전해 내려온 연구물 서적 등을 널리 온 세상에 이해시켜 한의학의 올바른 인식을 되찾아야 하겠다..

그러나 여기에 어려운 문제가 있다. 이것은 곧 이해하기 어려운 漢文과 漢字인 것이다. 大衆的으로 온 世上에 퍼기 위해서는 알기 쉽고 이해하기 쉬운 말이어야 하겠음을 着眼한 本人은 지금까지 적잖은 한의학 서적을 발간하여 좁게는 개인을 돕고 널리는 온 인류를 위한다는 생각으로 微力이나마 진력해 왔다. 이제 이 方藥合篇에 있어서는 그 序文에도 있듯이 어떻게 하면 더욱 活用이 잘 될 것인가 하는 취지에 따라 생각한 나머지 本人은 그 十분의 一이라도 보답하고자 지난번에 「補增 새 方藥合篇」을 간행한 바 있고, 시대적 변천에 따라 어려운 한자 및 한문으로 되어있는 原文의 독해 여부와 활용과는 밀접한 상관 관계가 있음을 깨닫고 느낀 바가 있어 現 시대에 적용해야 한다는 뜻을 품고 다시 이의 재 편찬에 착수한 것으로서 ① 漢文을 전연 피하였고 ② 사용에 어려운 漢字를 피하였고 ③ 어려운 낱말은 가급적으로 풀이하여 썼고 ④ 語文一致가 되도록 하였고 ⑤ 새 도량형법을 사용하였고 ⑥ 증에 대한 낱말 풀이에 있어서는 東醫 寶鑑原本 其他 저명한 先賢들의 저서를 동원하여 說明을 첨가하였으며, 증을 바로잡아 치료에 도움이 되도록 하였으니 이른바 이 책은 알기 쉽고 이해하기 쉽다는 것이 특징이다. 그러나 잘 활용되고 안 됨은 사람들의 마음과 솜씨에 달린 것이니 醫門에 뜻을 둔 여러분들의 도움을 얻어 十倍의 효과가 발휘된다면 이는 本人뿐만 아니라 온 국민은 물론이거니와, 인류사회에 크게 도움되는 일이라 하겠다.

편 집 자 씀

17

方藥合編(處方順序)目次

※아라비아 숫자는 페이지가 아니고、上中下行의 寶혹은 象을 뜻한 것임

☆

☆

上行끝

中行끝

下行끝

其他目錄

李常和先生增補方目錄

藥性綱領 (약성강령)

五色의 藥物과 五臟의 關係

藥物의 빛갈이 푸른 것은 木에 속하고 肝으로 들어간다. 붉은 것은 火에 속하고 心(심장)으로 들어간다. 누른 것은 土에 속하고 脾로 들어간다. 흰것은 金에 속하고 肺로 들어간다. 검은 것은 水에 속하고 腎(콩팥)으로 들어간다. (備要)

五味의 藥物과 五臟의 關係

藥物의 맛이 신 것은 肝으로 들어가서 깔깔하게 한다. 쓴 것은 心으로 들어가서 건조하지 않도록 한다. 단 것은 脾로 들어가서 누그럽게 한다. 매운 것은 肺로 들어가서 윤택하게 한다. 짠 것은 腎으로 들어가서 연하게 한다. 담담한 것은 구멍을 날카롭게 하여 잘빠져 나가도록 한다. (備要)

升降浮沉의 의의

藥物의 질이 가볍고 허한 것은 약의 효과가 위로 떠 올라가고, 무겁고 실한 것은 아래로 가라앉는다. 약 맛이 박한 것은 위로 올라 生長한다 (봄과 여름을 상상한다), 氣가 후한 것은 위로 떠서 성장한다 (여름을 상상한다), 맛이 후한 것은 아래로 가라앉아 저

隨證治法 (수증치료법)

風

濕生痰, 痰生熱, 熱生風으로, 정신, 근육, 감각에 이상 생긴 것으로서 전풍에 風), 중풍, 비풍(痺風), 頭風, 皮風 등 一切를 일컫는다.

中風 (중풍)

졸도하여 人事不省하고 반신불수, 언어장애, 마목, 어지러움등의 증세로서 初期 中期에 담이없고 피부가 實할 때

小續命湯 (中一)

中腑 (중부)

四肢에 마비가 오고 맥이 표면으로 뜨고 風寒을 싫어할 때

疎風湯 (中二)

中臟二便閉 (중장이변폐)

말이 어둔하고 코가 막히고

喎斜 (괘사) △俗音 와사

暴瘖 (폭음)

突然히 昏倒하여 말이 막혀 벙어리 같이 되었을때

腎瀝湯 (上一)
地黃飮子 (上二)
導痰湯 (下三)
凉膈散 (下二)
十全大補湯 (上三三)

救急 (구급)

중풍 졸도하여 救急을 要할 때

牛黃淸心元 (中七)
星香正氣散 (中四)

羗活愈風湯 (中三)

中腑中臟 (중부중장)

中腑症과 中臟症이 함께 온 것. 먼저 본약을 쓴후 조리할때

滋潤湯 (下一)

눈이 안보이고 大小便이 통하지 않을때

主로 顔面神經에 마비가 와서 입과 눈이 돌아간 것, 위와 간에 속한 병이다.

牽正散 (下二)
理氣祛風散 (中八)

鼻頭痛 (비두통)

콧등 끝이 몹시 아플때

犀角地黃湯 (中九)

癱瘓 (탄탄)

左手足의 마비(癱)는 血虛, 右手足 마비(瘓)는 氣虛의 탓이다.

加味大補湯 (上三)
十全大補湯 (上三三)
四物湯 (上六八)
六君子湯 (上六九)
獨活寄生湯 (上八八)

痰盛 (담성)

中風에 가래가 성하여 코를 골고 가르렁 거리는 것

導痰湯 (下三)
導痰君子湯 (下三)

약성강령 (藥性綱領)

장되며(겨울을 상징한다)、약맛이 평한 것은 변화하여 성취한다(土用을 상징한다)、약물의 기와 맛이 다 박한 것은 그약의 효과가 위로 떠 올라가고 맛이 후하고 기가 박한 것은 아래로 가라앉으며 맛이 박하고 기가 위로 올로뜨기도 하며 맛이 박하고 기가 다 후한 것은 위로뜨기도 하고 맛이 신 것과 짠 것은 위로 오르지 못하고、약의 성질이 찬 것은 뜨거운 것은 아래로 갈아앉지 못한다. (備要)

上下內外의 구별

뿌리가 약물인 경우는 그 뿌리의 윗절반은 그약의 효과가 인체의 상부로 올라가고 아랫절반은 인체의 하부로 내려간다.

가지가 약물인 경우는 그약의 효력이 인체의 사지로 가고 껍질인 경우는 그약의 효력이 인체의 피부로 가고 심이나 줄기가 약물인 경우는 그약의 효력이 인체의 내부 즉 오장과 육부로 들어간다.

속이 빈 것이 약물인 경우는 그약효는 인체의 표면으로 내뻗고 속이 꽉찬 것은 인체의 내부로 들어가서 공격을 한다.

바삭바삭한 약물은 기(氣)로 들어가고 윤기가 짙은 약물은 피(血)로 들어간다. (備要)

五味의 相克
오미의 상극

藥性綱領

약맛이 신 것은 힘줄을 상운다 (거두어들이는 작용을 하면 힘줄이 오그라들게 된다). 매운 것은 신 것을 겨낸다.

약맛이 쓴 것은 기(氣)를 상운다 (쓴 것은 기를 뺀다).

약맛이 단 것은 살을 상운다 (매운 것은 피부의 털구멍을 발산시킨다). 쓴 것은 매운 것을 이긴다.

약맛이 짠 것은 피를 상운다 (짠 것은 잘 스며 새 나간다). 단 것은 짠 것을 이긴다.

五味의 所禁 (오미의 소금)

약맛이 신 것은 힘줄로 달려드니 힘줄이 신 것을 얻어 만나면 당겨 수축한다.

약맛이 쓴 것은 뼈로 달려드니 뼈가 쓴 것을 만나면 기동하기가 곤난해진다.

약맛이 단 것은 살로 달려드니 살이 단 것을 만나면 기(氣)가 옹색해진다.

약맛이 매운 것은 기(氣)로 달려드니 기가 매운 것을 얻어 만나면 더욱 허해진다.

약맛이 짠 것은 피(血)로 달려드니 피가 짠 것을 얻어 만나면 어리고 깔깔해지고 입이 마른다.

五臟과 五味의 補瀉 (오장과 오미의 보사)

陰厥病 맥이 더디고 몸이 아프고 四肢가 冷한 證

陰症 (음증) 위장장애를 수반하는 傷寒

四逆湯 (上八)

五積散 (中一三)

不金換正氣散 (中一五)

人蔘養胃湯 (中一六)

理陰煎 (上一一)

藿香正氣散 (中一四)

六味地黃湯 (上四○)

表症 (표증) 感氣로 表證인 者

香蘇散 (中一七)

香葛湯 (中二○)

十神湯 (中一八)

蔘蘇飮 (中二六)

人蔘敗毒散 (中一九)

小靑龍湯 (中二七)

裡症 (이증)

邪氣가 內部로 들어간 裏實證

陰症一般

大柴胡湯 (下九)

大承氣湯 (下八)

小承氣湯 (下八)

調胃承氣湯 (下八)

半表裏 (반표리) 少陽病과 共通되어 寒熱이 往來하는 證

小柴胡湯 (中二五)

陰極似陽 (음극사양) 實은 陰證인데 극도에 達하여 陽證과 같은 假面을 쓰고 나오는 症

四逆湯 (上八)

理中湯 (上六)

陽極似陰 (양극사음) 實은 陽證인데 극도에 達하여 陰證과 같은 假面을 쓰고 나오는 症

大柴胡湯 (下九)

白虎湯 (下七)

大承氣湯 (下八)

煩躁 (번조)

사기를 띤 열이 가슴에 머물러 답답해서 견디지 못하는 證

梔豉湯 (下一一)

煩渴 (번갈) 속이 갑갑하고 갈증을 느끼되 小便은 不利하다.

五苓散 (下一○)

四苓散 (下一○)

煩熱 (번열) 煩渴과 같으나 그보다는 渴症은 덜하고 熱症은 더하다

辰砂五苓散 (下一○)

動悸 (동계) 傷寒등 熱病의 경과중에 不安하고 가슴이 두근거리는 症

辰砂五苓散 (下一○)

發狂 (발광) 熱病에 속열이 심하여 發狂할 때

陶氏升陽散火湯 (中二八)

大承氣湯 (下八)

辰砂五苓散 (下一○)

肝(간)

을 먹음이 급박할 때에는 급히 단 것을 먹음으로써 완화해진다 (예, 甘草)
신 것으로써 약화시킨다 (예 赤芍藥)
충실하면 그 아들(子)을 약화시켜야 한다 (예, 甘草)
발산시키려면 급히 매운 것을 먹음으로써 발산이 된다 (예, 川芎)
매운 것으로써 보를 해야할 것이다 (예, 細辛)
허하면 그 어머니(母)를 補해야 한나 (예, 地黃 黃藥)

心(심)

괴로와서 늘어질 때에는 급히 신 것을 먹음으로써 거두어진다 (예, 五味子)
단 것으로 약화시킨다 (예, 甘草 蔘芪)
실(實)하면 아들(子)을 약화시킨다 (예, 甘草)
허하면 그 어머니(母)를 補해야 한다 (예, 생강)
습기로써 괴로울 때에는 급히 짠 것을 먹음으로써 건조해진다 (예, 白尤)
쓴 것으로써 약화시켜야 한다 (예, 黃連)
너무 충실하면 그 아들(子)을 약화시킨다 (예, 桑白皮)
완화하게 하고싶으면 급히 단 것을

藥性綱領

譫語(섬어)
속열이 심하여 헛소리를 할 때
黃連解毒湯 (下一二)
辰砂益元散 (下一六)
調胃承氣湯 (下八)

血結(혈결)
瘀血로서 大便이 딴딴하고 안 나오는 症
桃仁承氣湯 (下二三)

戴陽(대양)
上熱下寒, 즉 속이 虛寒한 탓이다.

戰慄(전율)
몸이 떨린다. 대개 惡寒을 겸하게 된다.
理中湯 (上六)
四逆湯 (上八)
理中湯 (上六)

自利(자리)
自下利이니 열을 띤 설사이다.

寒門

柴苓湯 (下一四)

虛利(허리)
虛寒하여 설사하는 것
錢氏異功散 (上一九)
白尤散 (上一二〇)

壞症(괴증)
감기가 아직 남아 있는데 또 風寒을 重복으로 느껴 다른 症으로 변하는 것
蔘胡芍藥湯 (下二五)

痞氣(비기)
心下部에 氣가 모여 더부럭한 것
桔梗枳殼湯 (中二四)

吐蛔(토회)
蛔虫을 吐하게 될때 寒證과 熱證이 있는 수가 있다.
寒· 安蛔理中湯 (上七〇)
熱· 小柴胡湯 (中二五)

結胸(결흉)
胸部에 結氣가 되어 갑갑한

寒門

五積散 (中二三)

臟腑停寒(장부정한)
오장육부의 虛寒證
附子理中湯 (上九)
四柱散 (上七二)

勞復(노복)
감기후에 과로하여 再發된 證

食復(식복)
감기후에 胃가 허약한데 食傷이 되어 往來하고 좀처럼 熱이 나는 것
麥門冬湯 (中二九)
陶氏平胃散 (下二九)

女勞復(여로복)
감기후 극도로 女子와 관계하여 衰弱한데다 往來하고 좀처럼 回復이 안 되는 것
人蔘逍遙散 (中三〇)

孕婦傷寒(잉부상한)
姙娠한 婦人의 感氣 또는 毒感
表· 芎蘇散 (中二一)

寒門

먹음으로써 완화해진다(예、炙甘草)

肺(폐)
기(氣)가 거슬러 불순함으로써 괴로울 때에는 급히 쓴 것을 먹음으로써 된다(예、訶子)
매운 것으로써 발설한다(예 桑白皮)
너무 충실하면 그 아들(子)을 약화시켜야 한다(예、澤瀉)
거두어 들이고 싶으면 급히 신 것을 먹음으로써 거두어진다(예、白芍藥)
신것으로써 보(補)를 한다(예 五味藥)
허하면 그 어머니(母)를 보해야 한다(예、五味子)
다(예、炒鹽)
허하면 그 어머니(母)를 보해야 한

腎(신)
건조해서 괴로울 때에는 급히 매운 것을 먹음으로써 윤택해진다(예 黃蘗 知母)
충실하면 그 아들(子、肝)을 약화시켜야 한다(예、芍藥)
견고하게 하고 싶으면 급히 쓴 것을 먹음으로써 여물어진다(예、知母)
쓴것으로써 보한다 예(黃蘗)
허하면 그 어머니(母)를 보해야 한다 예(예、五味子)(本草)

隨症用藥例(本草)
수증용약례

風이 六腑에 적중되었
(종세에 따라 약을 쓰는 보기)

裏(리)
裏·紫蘇飲(中一六○)
熱·涼膈散(下二一)
寒·理中湯(上八)

中寒(중한)
寒邪가 三陰에 的中하여 갑자기 입을 다물고 인사불성하며 사지가 뻣뻣해지고 당기는 위급한 증이다.
附子理中湯(上九)

感冒(감모)
普通感氣를 말한다.
九味羌活湯(中一)
和解飲(中二三)
升麻葛根湯(中二二)
正柴胡飲(中二四)
麻桂飲(中三一)

內傷外感(내상외감)
안으로는 음식으로 상하여 피로하고 밖으로는 감기가 들어 內外 모두 病들었을 때 主로 補하게 된다.
補中益氣湯(上二○)
白尤散(上二一)

地黃湯(上四○)
補陰益氣湯(上一○)
理陰煎(上一一)
雙和湯(上三二)

食積類傷寒(식적유상한)
음식물이 소화가 안되고 쌓여서 감기 증세와 흡사한 것
陶氏平胃散(上二九)

瘟疫(온역)
現今의 腸티브스 또는 파라티브스이다.
荊防敗毒散(中一九)
十神湯(中二二)
神契香蘇散(中三三)
麻桂飲(中三一)

大頭瘟(대두온)
主로 頭部의 丹毒
荊防敗毒散(中一九)
防風通聖散(下四)

暑(서)
더위로 인한 병

中暑(중성)
더위로 먹은데
二香散(中三四)
六和湯(中三六)
茹藿湯(中一四)

中暍(중갈)
熱邪가 들어와 陽明病 속열 이 생긴것
人蔘白虎湯(下七)
芩尤白虎湯(下七)

補氣(보기)
더위에 지쳐 元氣를 잃고 곤할때
生脈散(上一二)
淸暑益氣湯(上一三)

暑濕(서체)
더위운데다 食滯를 兼한것
香薷養胃湯(中一六)

暑風(서풍)
여름 감기
二香散(中三四)

을 때

手足이 마음대로 움직이지 않으면 먼저 밖으로 내뿜도록 해야하니 姜活과 防風을 주약으로하고 약물을 加味한 후에 경락을 통행시키고 피를 기르는 當歸、秦艽、獨活 따위는 경락에 따라 쓴다.

風이 五臟에 적중되었을 때

귀가 멀고 눈이 어두우면 먼저 三化湯으로 그 속을 소통한 뒤에, 경락을 통행시키는 獨活、防風、柴胡、白芷、川芎을 경락에 따라 쓴다.

破傷中風 (파상중풍)

脈이 뜨면 병이 표면에 있으니 땀을 나게하고 脈이 가라앉으면 병이 속에 있으니 便을 내리게 한다. 등이 당기면 羌活、防風을 사용하고 앞이 당기면 升麻、白芷를 쓰며 양 옆구리가 당기면 柴胡防風을 쓰고 오른쪽이 당기면 白芷를 加味한다.

傷風하여 惡風한 데 (오풍)

防風을 主藥으로 하고 麻黃、甘草로 보좌시킨다.

傷寒하여 오한하는 데

麻黃을 主藥으로 하고 防風、甘草를 보좌약으로 한다.

六經頭痛 (육경두통)

모름지기 川芎을 쓰고 거기에 경락

隨症用藥例

煩渴 (번갈)

더위를 먹은후 갈증이 심하고 답답한 것

醒醐湯 (上雜方 P二○二)
人蔘白虎湯 (下七)
春澤湯 (下一○)
益元散 (下一六)

人蔘羌活散 (中一一九)
香薷散 (中三五)
六和湯 (中三六)
藿香正氣散 (中一四)
消暑敗毒散 (中一九)

吐瀉 (토사)

急性胃腸炎을 이르켜 구토하고 설사하는 것

香薷散 (中三五)
四君子湯 (上六四)

伏暑 (복서)

理中湯 (上六)
茹藘湯 (中一四)
縮脾飮 (中三七)
淸暑六和湯 (中三六)
六和湯 (中三六)

濕門

注夏 (주하)

여름을 탄다. 食欲이 없고 기운이 없는 것

生脈散 (上一二)
補中益氣湯 (上二二)
蔘歸益元湯 (上一四)

通治 (통치)

通治方이라 하더라도 寒熱은 가려야 한다. 虛實

香平湯 (下二三)

濕 (습)

濕氣로 인한병

霧露 (무로)

안개와 이슬을 맞아 병이 된 것

神尤散 (中三八)

中濕 (중습)

濕門

한번 먹으 더위가 채내에 잠복하고 있는 것

酒蒸黃連丸 (下一七)

風寒濕 (풍한습)

風氣、寒氣、濕氣의 세가지가 同時에 들어와서 병이 된 것

五苓散 (下一○)
勝濕湯 (上一五)

濕氣를 계속 받아 病이 된 것

三氣飮 (上一六)
五積散 (中二三)

腫濕 (종습)

습기가 원인이 되어 浮腫을 이룬 것

不換金正氣散 (中一五)
平胃散 (下二三)
藿香正氣散 (中一四)
柴苓湯 (下一四)
補中益氣湯 (上二二)

濕溫 (습온)

夏節에 流行되는 毒感 또는 티브스로 煩渴이 심함

蒼朮白虎湯 (下七)
白虎湯 (下七)

濕門

으로 끌고가는 藥을 加味한다.

太陽에는 蔓荊子, 陽明에 白芷, 太陰에 半夏, 少陰에 細辛, 厥陰에는 吳茱萸 머리꼭대기에는 藁本을 쓴다.

眉稜骨痛 (미릉골통) (눈섭자리의 뼈가 아풀 경우) 羌活, 白芷, 黃芩을 쓴다.

風濕으로 身痛한데 羌活을 쓴다.

嗌痛領腫 (애통영종) (목구멍이 아프고 고개가 부었을 경우) 黃芩, 鼠粘子, 甘草, 桔梗을 쓴다.

肢節腫痛 (지절종통) (사지의 관절이 붓고 아풀 경우) 羌活을 쓴다.

眼暴赤腫 (안폭적종) (눈이 심하게 붉고 부었을 경우) 防風, 黃芩, 黃連으로 火를 없애고 當歸로 보좌시킨다.

眼久昏暗 (안구혼암) (눈이 오래도록 어두울 경우) 熱地黃, 當歸를 主藥으로 하고 羌活 防風을 主藥 다음으로 쓰고 甘草, 甘菊같은 것으로 보좌한다.

[燥門]

濕熱 (습열) 五苓散 (下一○) 濕과 熱로 인한 炎症

濕痺 (습비) 防風通聖散 (下四) 날씨가 흐리거나 비가 오면 더해지는 神經痛 行濕流氣飮 (下一八)

通治 (통치) 濕病에 쓰는 一般的인 通治方 升陽除濕湯 (下八八) 五苓散 (下一○) 平胃散 (下二三)

燥 (조) 과로 혹은 중병후 혹은 榮養不足 등으로 피가 허약하여 건조해지는 병

通治 (통치) 裏實·當歸承氣湯 (下一九) 血虛·生血潤膚飮 (中三九)

[火門]

火 (화) 火는 熱을 말하며 여기서는 主로 체내의 열이다.

上焦熱 (상초열) 上部의 熱主로 心熱 九味淸心元 (下二○)

下焦熱 (하초열) 主로 膀胱熱 八正散 (下七九) 五苓散 (下一○)

心熱 (심열) 心虛한 虛熱이다. 補해야 한다. 醒心散 (中四○)

積熱 (적열) 쌓이고 쌓인 實熱이니 빼내 주어야 한다. 凉膈散 (下二一)

潮熱 (조열) 少陽病의 往來寒熱 같으나 一定한 시간에 오고 그보다 더 虛하다.

[火門]

虛熱 (허열) 氣血의 虛熱 補해야 한다.
- 逍遙散 (中一六六)
- 補中益氣湯 (上二二)
- 蔘蘇飮 (中二六)
- 人蔘養榮湯 (上三五)
- 茯苓補心湯 (中九三)
- 人蔘淸肌散 (中四一)
- 四物湯 (上六八)

骨蒸 (골증) 慢性 消耗性 熱型이다.
- 當歸補血湯 (上一七)
- 鎮陰煎 (上六七)
- 理陰煎 (上二一)
- 十全大補湯 (上三三)

氣虛熱 (기허열) 元氣가 不足해서 오는 內熱
- 補中益氣湯 (上二二)
- 四君子湯 (上六四)

血虛熱 (혈허열)

風熱牙疼 (풍열아동)
(풍과 열로 인하여 어금니가 아플 경우)
찬 것을 즐기고 뜨거운 것을 싫어하기에는 生地黃, 當歸, 升麻, 黃連, 牧丹皮, 防風을 쓴다.

腎虛牙疼 (신허아동)
(콩팥이 허하여 어금니가 아플 경우)
桔梗 升麻 細辛 吳茱萸을 쓴다.

風濕諸病 (풍습제병)
(풍과 습기로 인한 모든 병)
모름지기 羌活 白朮을 쓴다.

風冷諸病 (풍냉제병)
(풍과 냉으로 인한 모든 병)
모름지기 川芎을 쓴다.

一切痰飮 (일체담음)
(모든 가래의 병)
모름지기 半夏를 쓰고 風에는 南星 熱에는 黃芩 濕에는 白朮 陳皮 한 기에는 乾干을 加한다.

風熱諸病 (풍열제병)
(풍과 열에 의한 모든 병)
모름지기 荊芥 박하를 쓴다.

해수병
모든 咳嗽病
五味子를 主藥으로 쓰고 담(痰)에

血虛하여 虛火가 움직이는 것
滋陰降火湯 (中四二)

陽虛惡寒 (양허오한)
元陽不足에서 오는 惡寒
四君子湯 (上六四)

陰虛惡寒 (음허오한)
血虛에서 오는 惡寒
二陳湯 (中九九)

陰虛 (음허)
眞陰不足
滋陰降火湯 (中四二)
靑离滋坎湯 (上一八)

陰虛火動 (음허화등)
眞陰水氣의 不足으로 火氣가 설치는 것

內傷 (내상)

食傷 (식상)
음식으로 상한 것
飮食傷이니 主로 急慢性胃

腸病、滯症等
平胃散 (下二一)
香砂平胃散 (下二四)
人蔘養胃湯 (中一六)
內消散 (下二六)
枳朮丸 (下二三)
大和中飮 (下二五)
消滯散 (下二七)
立効濟衆丹 (下三一)
千金廣濟丸 (下三〇)

痰滯 (담체)
담이 위에 체해 있는 것, 위액 분비 과다증, 위 안에 수분이 과한 것 등이다.
正傳加味二陳湯 (下七一)
枳朮丸 (下二三)

冷滯 (냉체)
胃虛寒者의 식체、소화불량
厚朴溫中湯 (中一四三)
五積散 (中一三)

宿滯 (숙체)

묵은 체증
保和丸 (下三九)

脾虛 (비허)
食欲不振 消化不良 元氣不足
異功散 (上六四)
香砂養胃湯 (中四三)

倒飽 (도포)
消化되는 時間이 길고 배가 부르고 곤함.
香砂六君子湯 (上二〇)

補益 (보익)
元氣를 補하고 식욕을 증진하는 것
錢氏異功散 (上一九)
蔘朮健脾湯 (上二一)
六君子湯 (上六九)
補中益氣湯 (上二二)

酒傷 (주상)
술에 상한 것、위산과다증이 된 것
對金飮子 (下二八)
小調中湯 (下六八)

는 半夏를 쓰며 천식에는 阿膠로 보좌하고, 열이 있거나 없거나 간에 黃芩을 조금 더하며 봄에는 川芎, 芍藥을 여름에는 梔子를 가을에는 防風 겨울에는 麻黃 桂枝 따위를 加味한다.

諸嗽有痰（제수유담）
（모든 기침에 담이 있을때는 半夏、白朮、五味子、防風、枳殼、甘草를 쓴다.

諸嗽無痰（제수무담）
（모든 기침에 가래가 없을 때는 五味子、杏仁、貝母、生干、防風을 쓴다.

有聲有痰（유성유담）
（소리도 나고 담도 있을 때는 半夏、白朮、五味子、防風을 쓴다.

（소리도 나고 가래도 있을 경우）

寒喘痰急（한천담급）
（한기를 띤 천식과 가래로써 호흡이 급할 경우）麻黃, 杏仁을 쓴다.

熱喘咳嗽（열천해수）
（열을 띤 천식과 기침）桑白皮、黃芩、訶子를 쓴다.

水飮濕喘 (수음습천)
(가래와 습기로 인한 천식)
白礬과 皂莢과 葶藶을 쓴다.

熱喘燥喘 (열천조천)
(열을 띤 천식과 건조를 띤 천식)
阿膠와 五味子와 麥門冬을 쓴다.

氣短虛喘 (기단허천)
(기가 짧고 몸이 허해서 생긴 천식)
人蔘、黃芪、五味子를 쓴다.

諸瘧寒熱 (제학한열)
(모든 학질에서 한기가 났다가 열이 났다가 할 경우)
柴胡를 主藥으로 삼는다.

脾胃困倦 (비위곤권)
(비위가 곤할 경우)
人蔘、黃芪、蒼朮를 쓴다.

不思飮食 (불사음식)
(음식 생각이 없을 경우)
木香、藿香을 쓴다.

脾胃有濕 (비위유습)
(비위에 수분이 많이 쌓여 있을 경우)
들어눕기를 즐기고 담이 있을 때는
白朮、蒼朮、茯苓、猪苓、半夏、防風을 쓴다.

究原心腎丸 (上三七)

肝虛 (간허)
肝血이 허한 것
拱辰丹 (上三八)
四物湯 (上六八)
雙和湯 (上三一)

脾虛 (비허)
비장이 허하여 식사부진한 것
橘皮煎元 (上三九)
蔘苓白朮散 (上二五)

腎虛 (신허)
腎水不足
六味地黃元 (上四○)
八味地黃元 (上四○)
腎氣丸 (上四○)
增益歸茸丸 (上四○)

通治 (통치)
雙補丸 (上四二)
小建中湯 (上四五)
二神交濟丹 (上四三)

右歸飮 (上四六)
大營煎 (上四七)
貞元飮 (上四九)
兩儀膏 (上四八)
瓊玉膏 (上六一)

霍亂 (곽란)
急性胃腸炎 또는 食物中毒

不換金正氣散 (中一五)

吐瀉 (토사)
嘔吐와 泄瀉를 겸한 急性胃腸炎
回生散 (中四四)

轉筋 (전근)
筋肉에 경련이 일어나 당기고 꼬이는 것
木萸散 (中四五)
平胃散 (下二二)
理中湯 (上六)
四物湯 (上六八)

暑霍 (서곽)
夏節、飮食傷에 의한 곽란증
六和湯 (中三六)

香薷散 (中三五)

食痺吐食 (식비토식)
위가 아프고 구토증이 나는 것
不換金正氣散 (中一五)

嘔吐 (구토)

虛嘔 (허구)
위가 허해서 구역질 나는 것
比和飮 (上五○)

乾嘔 (건구)
헛구역、터름 소리만 적위된 폐물이 올라오지는 않는 것
生薑橘皮湯 (中四六)
二陳湯 (中九九)
理中湯 (上六)
六君子湯 (上六九)

惡心 (오심)
매스껍고、토할 듯한 현상
二陳湯 (中九九)

反胃 (반위)
먹은 것이 금방 되올라 오

上焦濕熱 (상초습열) (가슴 윗부분의 습기와 열) 黃芩으로 肺의 열을 없앤다.

中焦濕熱 (중초습열) (가슴과 배꼽 사이에 생긴 습기와 열) 黃連으로 심장의 火를 없앤다.

下焦濕熱 (하초습열) (배꼽 아래 부분에 생긴 습기와 열) 술로 씻은 黃栢과 知母, 防己를 쓴다.

下焦濕腫 (하초습종) (배꼽하이 습기로 인한 종기) 술로 씻은 漢防己, 龍膽草를 主藥으로 하고 甘草와 黃栢을 보좌약으로 한다.

腹中脹滿 (복중창만) (배속이 꽉차고 배부른 경우) 모름지기 생강즙을 적신 厚朴과 木香을 쓴다.

腹中窄狹 (복중착협) (배속이 비좁은 느낌이 있을 경우) 모름지기 蒼朮을 쓴다.

腹中實熱 (복중실열) (배속에 참된 열이 있을 경우)

噎膈 (열격) (食道 또는 胃에 연결된 부분이나 幽門에 痙攣이 일거나 或은 좁아져서 음식물이 넘어가지 않는 것) 蘇感元(下九八) 神香散(中四七)

咳嗽 (해수) 기침, 대개는 가래를 겸한다

勞嗽 (노수) 허로해서 나는 기침, 肺結核의 기침 六味元(上四〇) 古庵心腎丸(上三六) 拱辰丹(上三八) 六君子湯(上六九) 四物湯(上六八) 瓊玉膏(上六一)

風嗽 (풍수) 風邪가 肺를 상하여 기침이 된 것 蔘蘇飲(中二六)

寒嗽 (한수) 寒邪가 肺를 상하여 기침이 된 것 二陳湯(中九九) 三拗湯(中四八) 理中湯(上六) 蔘蘇飲(中二六)

風寒嗽 (풍한수) 風寒邪가 肺를 상하여 기침이 이 된 것 三拗湯(中四八) 金水六君煎(上五一) 六安煎(中四九) 五果茶(中五二) 杏蘇散(中五〇) 四物湯(上六八)

鬱嗽 (울수) 腎水가 고갈하여 火로 나는 마른 기침, 慢性氣管支炎, 肺結核 清金降火湯(下三四) 滋陰降火湯(中四二) 瀉白散(下三三)

腎氣丸(上四〇)

熱嗽 (열수) 肺經에 實熱性기침 가래가 굳고 잘 안 떨어지는 것 辰砂益元散(下一六) 小調中湯(下六八)

濕嗽 (습수) 습기가 肺를 상하여 나는 기침, 가래가 묽다. 五苓散(下一〇) 不換金正氣散(中一五)

乾嗽 (건수) 乾咳이니 마른기침이다. 가래가 없고 목이 간지럽다.

火嗽 (화수) 肺經 實火性기침, 清熱을 要한다. 四物湯(上六八) 清金降火湯(下三四)

氣嗽 (기수) 七氣가 쌓이고 상하여 나는 기침, 담이 어리거나 혹 버들솜같거나 或 梅核氣를 느

大黃과 芒硝를 쓴다。

飮食熱物에 過傷된 데
大黃을 主藥으로 하고 찬 것에 상한 데는 巴豆劑의 환약이나 가루약을 쓴다。

宿食不消 (숙식불소)
(묵은 음식물이 소화 안 되는 경우)
모름지기 黃連과 枳實을 쓴다。

胸中痞塞 (흥중비색)
(가슴속이 더부룩하고 꽉 막혔을 경우)
충실한 증세에는 厚朴과 枳實을 쓰고 허약한 증세에는 芍藥과 陳皮를 쓰며 담이 있고 열이 있을 때는 黃連과 半夏를 쓰고 찬 때에는 附子와 乾薑을 쓴다。

胸中煩熱 (흥중번열)
(가슴속이 복잡하고 열이 있을 경우)
모름지기 梔子仁과 茯苓을 쓴다。

六鬱痞滿 (육울비만)
(여섯가지 울증으로서 더부룩하게 차 있을 경우)
공통으로 香附子와 川芎을 쓰며 습기일 때는 蒼朮을 더하고, 가래일 때는 陳皮를 더하고, 열로서 그럴 때는 梔子를 더하고, 먹은 음식이 소화가 안되어 답답할 때는 神麯을 더하고,

---

끈다。神經性이므로 노이로제 特히 女子에 많고 목구멍에 붙어 뱉어도 나오지 않고 넘기려 해도 넘어가지 않는다。

咳嗽門

血嗽 (혈수)
肺結核의 血痰、肺티스토마의 血痰 또는 婦人月經不順에서 오는 代償性血痰의 血咳수
三子養親湯 (中五三)
加味四七湯 (下七〇)
蘇子降氣湯 (中八七)
人蔘百合湯 (中五四)
四物湯 (上六八)
小青龍湯 (中二七)

肺脹肺痿 (폐창폐위)
四物湯 (上六八)

肺實 (폐실)
肺經實證의 기침
瀉白散 (下三三)

夜嗽 (야수)

咳嗽門

夜間에 더심한 기침
六味地黃湯 (上四〇)

食積及痰嗽 (식적급담수)
소화불량과 담으로 이한 기침
二陳湯 (中九九)

酒嗽久嗽 (주수구수)
알콜中毒者의 만성기관지염의 기침
腎氣湯 (上四〇)

水咳 (수해)
肺經水毒으로 이한 기침
小青龍湯 (中二七)

痰喘氣喘 (담천기천)
痰聲이 있는 천식과 七情이 상한 氣鬱로 나는 천식
四物湯 (上六八)
定喘化痰湯 (下三六)
千緡導痰湯 (下三五)
蘇子降氣湯 (中八七)
蘇子導痰降氣湯 (下三七)
三拗湯 (中四八)
神保元 (下五四)

咳嗽門

四七湯 (中八一)

火喘 (화천)
實火에서 오는 것과 陰虛火動하는 것이 있다。
白虎湯 (下七)
導痰湯 (下三)
滋陰降火湯 (中四二)

陰虛喘 (음허천)
血虛로 이한 천식
四物湯 (上六八)
生脈散 (上一三)
理中湯 (上六)

胃虛喘 (위허천)
胃腸虛弱에서 오는 천식
三拗湯 (中四八)
八味元 (上四〇)
小青龍湯 (中二七)

風寒喘 (풍한천)
風寒으로 이한 감기에서 오는 천식
藿香正氣散 (中一四)

피가 통하지 않아 더부럭할 때는 桃仁을 더한다.

諸氣刺痛 (제기자통)
(모든 기병으로 찌른 듯이 아플 경우) 枳殼과 香附子를 쓰고 경락을 인도하는 약을 더한다.

諸血刺痛 (제혈자통)
(모든 혈증으로 찌른듯이 아플 경우)

脇痛寒熱 (협통한열)
모름지기 當歸를 쓰되 병의 상하와 위치에 따라 물통이와 끝을 가려서 쓴다.
(옆구리가 아프고 한열이 왕래할 경우) 모름지기 柴胡를 쓴다.

胃脘寒痛 (위완한통)
(위완이 차와서 아플 경우) 모름지기 草豆蔲와 吳茱萸를 쓴다.

小腹疝痛 (소복산통)
(아랫배가 차와서 아플 경우) 모름지기 靑皮와 川練子를 쓴다.

臍腹疼痛 (제복동통)
(배꼽 배가 아플 경우) 熱地黃과 烏藥을 加한다.

諸㿉腹痛 (제퇴복통)
(모든 이증에 배가 아플 경우)

咳吼 (효후)
천식의 一種으로 그르렁거리는 것

定喘湯 (中五五)

淸上補下丸 (上五二)

解表二陳湯 (中五六)

千緡導痰湯 (下三五)

咳逆 (해역)
딸국질하는 것인데 胃가 冷한 탓이다.

丁香柿蔕散 (上五四)

橘皮竹茹湯 (中五七)

人蔘復脈湯 (上五三)

痢後寒噦 (이후한열)
痢疾後에 몸이 虛冷하여 나는 딸국질

補中益氣湯 (上二二)

積聚 (적취)

六鬱 (육울)
만성위장병, 간장병 등으로 인한 뱃속의 덩이 惡性消化器系의 疾病

積聚門

氣、濕、熱、痰、血、食鬱이다.

六鬱湯 (下三八)

食積 (식적)
음식이 상하여 소화되지 않고 있는 것

平胃散 (下二一)

酒積 (주적)
술에 상하여 얼굴 黃黑하고、時時로 구역질 나는 것

對金飮子 (下二八)

魚蟹積 (어해적)
생선과 게가 소화되지 않고 적취를 이룬 것

香蘇散 (中一七)

果菜積 (과채적)
과일이나 채소로 체적을 이룬 것

平胃散 (下二一)

水積 (수적)
痰飮(水毒)이 모여 적취를 이룬 것

苓夏湯 (中一○○)

浮腫門

血積 (혈적)
瘀血이 모여 적취를 이룬 것

桃仁承氣湯 (下一三)

蟲積 (충적)
체내에 虫이 모여서 적취를 이룬 것

紫金錠 (上解毒門 P一七九)

積聚 (적취)
積은 陰(臟)에 속하고、聚는 陽(腑)에 속하니、積은 所가 一定하고、聚는 場所가 一定하지 않는다.

冷積 (냉적)
胃또는 腹部등의 寒冷에 의한 적취

理中湯 (上六)

大七氣湯 (下四一)

保和丸 (下三九)

消積正元散 (下四○)

桂薑養胃湯 (中一六)

五積散 (中一三)

浮腫 (부종)

14

下劑를 쓴 후에 白芍藥과 甘草를 主藥으로 하고 當歸와 白朮을 보좌약으로 한다. 이증便을 보고 大便을 뒤에 볼 때에는 黃栢을 主藥으로 하고 地楡로 보좌한다. 또 먼저 大便을 보고 뒤에 이증便을 볼 때에는 黃芩을 主藥으로 하고 當歸를 보좌약으로 쓴다. 大便을 쌀 듯이 급하면 芒硝와 大黃으로 내려보내고 뒤가 무거우면 木香과 檳香을 더한다. 오열에는 黃芩을 더하고 복통에는 芍藥을 쓰고 오한에는 桂枝를 더하며 배가 아프지 않으면 芍藥을 절반 덜어낸다.

心煩口渴 (심번구갈)
黃栢과 知母를 主藥으로 하고 茯苓과 澤瀉를 보좌약으로 쓴다.

小便不利 (소변불리)
(소변이 잘 통하지 않을 경우)
黃栢과 澤瀉를 쓴다.

小便黃澁 (소변황삽)
(소변 빛깔이 누르고 잘 안 나올 경우)
芍藥, 甘草를 主藥으로 하며 먹은 음식중 곡식이 소화가 안 되면 防風을 더한다.

水瀉不止 (수사부지)
(물똥 설사가 그치지 않을 경우)
모름지기 白朮, 茯苓을 主藥으로 하고 芍藥, 甘草, 澤瀉를 쓴다.

腎臟性 또는 心臟性浮腫

陰水 (음수)
浮腫이 陰證인 경우
實脾散 (中五八)
壯原湯 (上五五)
復元丹 (上五六)
金匱地黃湯 (上四〇)
理中湯 (上六)

腫喘 (종천)
천식에서 오는 부종
分心氣飮 (中八三)

暑腫 (서종)
浮腫이 더위 먹은데서 온 것
淸暑六和湯 (中三六)

瘡腫 (창종)
종창으로 인한 부총(신장염)
赤小豆湯 (下四二)

風腫 (풍종)
붓는 경우
무러리흠 또는 筋肉이
大羌活散 (下六)

浮腫門

脹滿 (창만)

通治 (통치)
통용되는 처방
補中治濕湯 (中六〇)
藿苓湯 (中一四)
四苓五皮散 (下四三)
腹膜炎, 肝硬變症, 癌腫性 浮腫腹水 등

穀脹 (곡창)
飮食傷에서 온 脹滿
大異香散 (下四四)

氣脹 (기창)
氣가 체해서 脹病이 된 것
三和湯 (下四五)

血脹 (혈창)
피가 돌지않고 체하여 脹病이 된 것
人蔘芎歸湯 (中六一)

寒脹 (한창)
寒冷으로 인하여 배부른 것
大小便이 쾌치 못한다.

脹滿門

中滿分消湯 (中六一)

熱脹 (열창)
속열로 인하여 배부른 것
七物厚朴湯 (下四六)

蠱脹 (고창)
寄生虫으로 인한 脹病, 肝디스토性 腹水는 이에 속한다.
消脹飮子 (下四七)

濁氣 (탁기)
濁氣로 인한 脹病
木香順氣散 (中六三)

消渴 (소갈)
上消 中消 下消로 나뉘나, 現今의 당뇨병이다.

上消 (상소)
心肺經證이 나타나는 糖尿病
淸心蓮子飮 (中六四)
生津養血湯 (中六五)
人蔘白虎湯 (下七)
錢氏白朮湯 (上二二〇)

消渴門

（섭장이 번거럽고 입이 마를 경우）

半夏와 葛根을 쓰며

乾干、茯苓、天花粉、烏梅를 쓰고

小便餘瀝（소변여력）
黃栢과 杜冲을 쓴다.
（소변할때 잘 그치지 않을 경우）

莖中刺痛（경중자통）
生甘草 뿌리 말단을 쓴다.
（음경속이 찌른 듯이 아플 경우）

肌熱有痰（기열유담）
黃芩을 쓴다.
（살갗열에 담이 있을 경우）

虛熱有汗（허열유한）
모름지기 黃芩을 쓴다.
黃芩、地骨皮、知母를 쓴다.
（허열로 담이 나올 경우）

虛熱無汗（허열무한）
모름지기 黃芩、地骨皮、知母를 쓴다.
（허열이 있으면서 땀이 나지 않을 경우）

自汗盜汗（자한도한）
益元散（下一六）
牧丹皮와 地骨皮를 쓴다.
（절로 나는 땀과 잠이 들었을 때만 나는 땀）
모름지기 黃芪와 麻黃根을 쓴다.

黃疸門

中消（중소）
胃經證이 나타나는 糖尿病
調胃承氣湯（下八）

下消（하소）
腎經證이 나타나는 糖尿病
六味地黃元（上四〇）

實熱（실열）
裏熱、實證의 糖尿病
人蔘白虎湯（下七）

通治（통치）
四物湯（上六八）
加減八味元（上四〇）
生血潤膚飲（中三九）
活血潤燥生津飲（中六六）

豫防癰疽（예방용저）
당뇨병 환자에 흔히 생기는 종기를 예방한다.

益元散（下一六）

黃疸（황달）
寒濕이 內熱과 합쳐져서 황달、간장병、담낭염등을 발생시킨다.

黃疸門

濕熱（습열）
습기와 열로 인한 황달
茵蔯五苓散（下四八）
大分淸飲（下八一）
加減胃苓湯（下四九）

酒疸（주달）
술로 인하여 생긴 황달인데 心中과 足下에 열이나고 소변이 잘 안 나온다.
酒蒸黃連丸（下一七）

女疸（여달）
一名 女勞疸 色疸이라고 하는데 大熱過色에서 오는 黃疸로서 이마 위가 검어지고 手足이 열나고 어두워질 무렵에 방광이 急해진다.
滋腎丸（下八〇）

陰黃（음황）
陰的 黃疸인데 몸과 얼굴이 누르고 四肢와 몸이무 접고 등이 차고 몸이 싸늘하다.
陰的 黃疸인데 함께 누르고
茵蔯四逆湯（中六七）

瘧疾門

瘧疾（학질）
마라리아 또는 腎盂炎
六味元（上四〇）
八味元（上四〇）
君苓湯（下一〇）
理中湯（上六）

太陽（태양）
大陽病證을 나타내는 학질로서 머리가 아프고 허리와 등마루가 뻣뻣하다.
五積散（中一三）
果附湯（中六八）

陽明（양명）
陽明病證을 나타내는 학질로서 煩渴을 수반한다.
柴苓湯（下一四）

少陽（소양）
少陽病證을 나타내는 학질로서 寒熱이 往來한다.
烏藥順氣散（中一〇）
敗毒散（中一九）
蔘蘇飲（中二六）

潮熱有時(조열유시)
(날마다 제시간에 꼭 일어나는 열은 그 시각이 있는 것이다)

공통으로 黃芩을 쓰되, 낮 열두시 전후에는 黃連을, 낮 두시 전후에는 石膏를, 오후 네시 전후에는 柴胡를, 오후 여섯시 전후에는 升麻를, 오후 여덟시, 열시 전후에는 羌活을, 밤에 여덟시, 열시 전후에는 當歸를 더하여 쓴다.

驚悸恍惚(경계황홀)
(놀라 가슴이 두근거리고 정신이 어질어질할 경우)
모름지기 茯神을 쓴다.

一切氣痛(일체기통)
위장을 조화시키는 데는 香附子, 木香을 쓰고 氣滯를 깨뜨리는 데는 青皮와 枳殼을 쓰며, 氣를 瀉下시킬 때는 牽牛와 蘿蔔子를 쓰고, 氣(기)를 돋우는 데에는 木香과 藿香을 쓰며, 氣(기)를 보하는 데에는 人蔘, 黃芪를 쓰고, 찬 기에는 草豆蔻와 丁香을 쓴다.

一切血痛(일체혈통)
피를 보하고 활동적으로 하는 데는 當歸, 阿膠, 川芎, 甘草를 쓰고, 피가 뜨거울 때는 生地黃을 쓰며 피를 파괴시키는 데는 桃仁, 紅花, 蘇木, 茜根, 延胡索, 郁李仁을 쓰고, 지혈에는 머리카락을 태운 재와 棕櫚皮를 태운 재를 쓴다.

瘧疾門

太陰(태음)
太陰病證을 나타내는 학질로서 腹部가 마찰 冷하다.
理中湯(上六)
異功散(上六四)
人蔘養胃湯(中一六)
麻桂飲(中三一)

少陰(소음)
少陰病證을 나타내는 학질로서 元氣不足으로 인하여 잠자고 싶다.
眞武湯(上七)
五苓散(下一〇)

厥陰(궐음)
厥陰病證을 나타내는 학질로서 小腹이 急迫하고 四肢가 厥冷한 것이 특징이다.
四逆湯(上八)
小建中湯(上四五)
小柴胡湯(中二五)
白虎湯(下七)

寒瘧(한학)
陰證을 나타내는 학질로서 寒氣는 많고 熱氣는 적다. 三陰病證의 학질과 共通的 질환한다.
補陰益氣煎(上一〇)
果附湯(中六八)
爭功散(下五〇)

食瘧(식학)
一名 胃瘧이라 하는데 음식으로 상하여 寒熱이 섞여 있으므로 먹을 수가 없고 먹으면 먹은 것을 토한다.
露薑飲(中七〇)
人蔘養胃湯(中一六)
清脾飲(中七二)
平陳湯(中七一)

濕瘧(습학)
濕痰으로 인한 학질인데 寒熱이 서로 짝지은 것이다.
五苓散(下一〇)
小柴胡湯(中二五)

熱瘧(열학)
半表半裏 또는 裏熱로 인한 裏熱性학질로서 暑熱로 인한 것이다.
白虎湯(下七)
小柴胡湯(中二五)
爭功散(下五〇)

暑瘧(서학)
더위로 인한 학질이다.
清暑六和湯(中三六)

勞瘧(노학)
慢性的인 학질인데 몇해를 지나는 수가 있고 寒熱이 미미하다.
芎歸鱉甲散(中七三)
露薑飲(中七〇)

風瘧(풍학)
風水로 王風이니 肝實證의 학질로서 先熱後寒인 것이다.
小柴胡湯(中二五)
瀉青丸(下一〇六)

痰瘧(담학)
痰飮으로 인한 학질로서 머리가 아프고 살이 뛰고 음식물을 토하고 거품침을 구역질한다.
柴平湯(中七七)
二陳湯(中九九)
柴陳湯(中六九)
冷附湯(上五八)
四獸飲(上五七)

瘧疾門
瘧疾門

瘧疾門

上部見血(상부견혈)
(목)윗부분에 피가 나오는 경우
모름지기 防風 牧丹皮 剪草 天門冬 麥門冬을 主藥에 보좌하여 쓴다.

中部見血(중부견혈)
(신체의 중간 부분에서 피가 나오는 경우)
모름지기 黃連, 芍藥을 主藥에 보좌하여 쓴다.

下部見血(하부견혈)
(신체 아랫부분에서 피가 나오는 경우)
모름지기 地黃를 主藥에 심부름군 역할로 쓴다.

新血紅色(신혈홍색)
(생생한 붉은 피일 경우)
生地黃과 炒梔子를 쓴다.

陳血瘀色(진혈어색)
(묵어서 검은 피일 경우)
熟地黃을 쓴다.

제창
諸瘡으로 심히 아픈데
차고 쓴 맛을 가진 黃芩 黃連을 主藥으로 하고, 甘草를 보좌약으로하며 종기의 상하 위치에 따라 약물의 말단 뿌리와 줄기부분을 가려서 쓴다. 十二經에 모두 連翹를 쓴다.

虛瘧(허학)
신체 허약으로 인한 학질
六君子湯(上六九)
補中益氣湯(上二二)
十全大補湯(上三三)
橘皮煎元(上三九)

久瘧(구학)
慢性的인 학질
露薑養胃湯(中七四)
橘皮煎元(上三九)
十將軍丸(下五一)
休瘧飲(上五九)
牛膝煎(中七八)
追瘧飲(中七九)
何人飲(上六〇)

瘴瘧(장학)
山川瘴嵐의 蒸毒으로 인한 학질로서 정신이 옳지 못함
雙解飲子(中七五)
不換金正氣散(中一五)

邪祟門·身形門

通治(통치)
六和湯(中三六)
正柴胡飲(中二四)
柴平湯(中七七)
茵芃湯(下五二)
加減淸脾飲(中七六)

邪祟(사수)
정신 옳지 못하여 보고, 듣고, 말하고, 움직이는 것이 모두 虛妄한 것으로서, 氣血이 극히 虛하고 神光이 부족하고 痰火를 낀 탓이다.

通治(통치)
星香正氣散(中一四)
蘇合香元(中九〇)
紫金錠(上解毒門 P一七九)

身形(신형)
신체의 形氣를 말하는 데 근본을 의미한다.

益壽(익수)
건강을 도와 長壽하는 것이다.

精門

老人尿數(노인요삭)
老人이 腎氣가 衰弱하여 小便을 자주 보는 경우
瓊玉膏(上六一)
斑龍丸(上六二)
腎氣丸(上四〇)

精(정)
精液에 관한 명

火動(화동)
心火가 움직여서 無意識中에 정액을 싸는 것
黃連淸心飲(中八〇)
古庵心腎丸(上三六)
淸心蓮子湯(中六四)

濕痰(습담)
濕痰으로 인하여 정을 흘리는 것
加味二陳湯(下五三)

濕熱(습열)
濕熱로 인하여 정액을 흘리는 것
四苓散(下一〇)

知母와 生地黃은 술에 씻어 쓴다.

蔘芪와 甘草 當歸로 심장의 火를 없애고 원기를 돕고 통증을 멈춘다.

맺힌 것을 풀어내는데에는 蘇木紅 花 牧丹皮를 쓴다.

맥이 가라앉고 병이 표면에 있을 때에는 大黃을 쓴다.

맥이 뜨고 병이 표면에 있을 때 경락을 통하여야하니 芩連 當歸 人蔘 本香 檳榔柳 黃栢 澤瀉를 쓴다.

허리위 머리부분에 발생된 때에는 枳殼을 더하여 종기부분에 도달하게 한다.

肉桂를 더하면 심장으로 들어가서 피를 끌어 화농하게 한다. 단단하여 흩어지지 않을 때는 王瓜根 三稜 蓬朮 昆布를 더한다.

上身有瘡(상신유창)

(신체의 상부에 종창이 있을 경우)

모름지기 黃芩 防風 羌活 黃連 桔梗으로 윗 부분에 종기가 있을 때는 黃栢 知母 防風을 쓰되 술과 물을 각각 반씩 넣어 다린다. 약을 끌어 종기로 들어가게 하는데는 皂角刺를 쓴다.

下部痔漏(하부치루)

(하초에 생긴 치루)

蒼朮 防風을 주약으로하고 甘草 芍藥으로 보좌하며 증세에 따라 더하고 뺀다.

婦人胎前(부인태전)

大小分淸飮(下八一)

先天不足過服 冷藥(선천부족 과복냉약)

타고난 근본 체질이 허약한 데다 冷한 약을 먹어서 정액이 冷해진 것

右歸飮(上四六)

八味元(上四〇)

固精(고정)

정액 기관이 허해서 정액이 덧없이 흘러나오는 것을 굳게 하는 것

秘元煎(上六三)

每觸遺精(매촉유정)

걸핏하면 정액이 나오는 것

歸脾湯(上六六)

脊熱夢遺(척열몽유)

등마루의 열(心熱)로 인하여 夢中에 정액을 흘리는 것

淸心元(中七)

白淫(백음)

생각이 무궁하고 소원이 제대로 안 되거나, 혹 房事가 過度하여 精水와 같은 白物

精門

淸心蓮子湯(中六四)

이 小便을 따라 나온다.

[氣](기)

氣는 사람의 根本이니 呼吸의 根本이요 不足하거나 체해 있어서는 안 된다.

七氣(칠기)

喜、怒、悲、思、憂、驚、恐의 七氣가 어리고 맺혀서 병이 되었을 때

七氣湯(中八一)

分心氣飮(中八三)

四七湯(中六二)

四磨湯(下一〇四)

九氣(구기)

九氣(喜、怒、悲、恐、寒、笑、驚、勞、思)에 의해서 병이 났을 때

正氣天香湯(中八四)

中氣(중기)

사람과 다투다가 暴怒氣逆하여 정신없이 넘어지는 것

八味順氣散(中八五)

氣門

星香正氣散(中四)

上氣、逆氣(상기, 역기)

내쉬는 숨은 많고 마시는 것은 적어서 숨이 促迫하여 위로 치솟는 것인데 얼굴이 붉어지고 피를 토할 수도 있다.

滋陰降火湯(中四二)

八物湯(上三二)

蘇子降氣湯(中八七)

短氣(단기)

氣가 짧아서 接續이 안 되니 氣가 急해져서 短促해진다.

腎氣丸(上四〇)

人蔘養榮湯(上三五)

少氣(소기)

氣가 부족하여 숨쉬는 것이 弱하고 말소리에 힘이 없고 게으러진다.

四君子湯(上六四)

貞元飮(上四九)

擧元煎(上六五)

氣門

(부인이 태를 낳기 전)

병이 있으면 黄芩 白朮로 胎(태)를 편안히 한 후 병에 따른 약을 써야하니 열이 나고 또 피부에 열이 나는 사람은 黄芩 黄連 人蔘 黄芪들 쓰고 배가 아픈 사람은 白芍藥 甘草를 쓴다.

産後諸病 (산후제병)

柴胡 黄連 芍藥을 금하고 갈증에는 半夏를 제거하고 白茯苓을 더하며 기침에는 人蔘을 제거하고, 배가 부른데는 甘草를 제거하며 죽은피로 아픈데에는 當歸 桃仁을 더한다.

破傷風 치료법과 같다.

小兒驚搐 (소아경축)

(소아가 놀라 근육이 당길 경우)

머리를 흔들고 이를 갈며 이마가 누르니 黄連과 甘草와 導赤散을 쓴다.

心熱 (심열)

肝熱 (간열)

눈이 잘 안 보이니, 柴胡 防風 甘草와 瀉青丸을 쓴다.

脾熱 (비열)

코의 윗부분이 붉으니 瀉黄散을 쓴다.

肺熱 (폐열)

오른쪽 뺨이 붉으니 瀉白散을 사용한다.

氣門

生脈散(上二一)

補中益氣湯(上二二)

益胃升陽湯(上二三)

氣滯 (기체)

氣가 움직이지 안하는 것인데 대개 加 神經으로 인한 것이다.

橘皮一物湯(中八六)

氣痛 (기통)

대개 찌르는듯이 날카롭게 아프다.

神保元(下五四)

三和散(中八八)

桔梗湯(中一五三)

蟠葱散(下一三六)

氣鬱 (기울)

氣가 鬱하면 濕氣가 체하고 濕이 체하면 熱을 기르므로 氣鬱病은 많이 浮腫과 脹滿症을 兼하게 되며, 或 더부럭하기도 하고 아프기도 한다.

交感丹(中八九)

五苓散(下一○)

芎夏湯(中一○○)

神門

通治 (통치)

蘇合香元(中九○)

[神] (신)

心은 一身의 君主요, 神明이 여기서 나오니 神이 편안하면 수명이 연장된다.

二陳湯(中九九)

膽虛 (담허)

담(쓸개)이 허하면 무서워서 혼자 자지를 못한다.

仁熟散(上四四)

驚悸 (경계)

驚은 심장이 卒地에 움직여서 不安한 것이요, 悸는 심장이 뛰어서 두근거리는 것인데 여원사람은 대개 血虛한 까닭이요, 살진 사람은 대개 痰이 있는 까닭이다.

加味溫膽湯(中九一)

加味四七湯(下七○)

神門

怔忡 (정충)

怔은 두려워하는 것이요 忡은 근심하는 것인데 심장이 뛰어서 不安하고 누가 잡으러 오는 것 같은 기분이 나는 것으로서 이것은 심장이 虛하고 驚悸가 오래된 탓이다.

四物安神湯(中九二)

十全大補湯(上三三)

理陰煎(上二一)

逍遙散(中一六六)

健忘 (건망)

事物을 잘 잊어버리는 것인데, 이것은 腸胃가 實하고 心肺가 虛하여 怔忡이 오래된 탓이다.

歸脾湯(上六六)

癲癇 (전간)

癲은 大人, 癇은 小兒의 것으로 病名은 다르나 다 간질병인 것으로서 胎中에 그 어머니가 크게 놀란 탓인데 生後에 痰이 가슴위로 넘칠 때마다 人事不省이 되고 넘어졌다가 痰(거품)을 吐하

腎熱(신열)
이마 위가 붉으니 知母 黃柏 甘草를 쓴다.

諸虛用藥例(제허용약례)
(모든 허증에 약쓰는 보기)

△(허)하여 피로하고 머리가 아프고 백가 아플 때에는 枸杞子와 薏苡을 더한다.

△(허)하여 토하고 싶을 때는 人蔘을 더한다.

△(허)하여 불안한 데에는 人蔘을 加味한다.

△(허)하여 꿈이 많을 때는 龍骨을 더한다.

△(허)하여 열이 많이 날때는 地骨皮 甘草를 더한다.

△(허)하여 몸이 냉할 때에는 當歸 川芎 乾干 黃芪를 더한다.

△(허)하여 몸에 축이 났을 때에는 石鍾乳 棘剌 蓯蓉 巴戟天을 더한다.

△(허)하여 열이 아주 많이 날때에는 黃芩 天門冬을 더한다.

△(허)하여 잘 잊어버릴 때는 茯神 遠志를 더한다.

△(허)하여 입이 마를 때에는 麥門冬 知母를 더한다.

△(허)하여 氣가 吸吸한 데는 胡麻 覆盆子를 더한다.

△(허)하여 氣가 지나치게 성하고 기침이 조금 있을 때는 五味子와 大棗를 더한다.

△(허)하여 놀라고 마음이 두근

癲狂(전광)
癲은 陽虛陰實 많이 즐거워하며 人事不省하여 넘어지는 것이요, 狂은 陰虛陽實 많이 성내며 妄言妄動하는 정신분열증이다.

牛黃淸心丸(中七)
防風通聖散(下四)
桃仁承氣湯(下一三)
當歸承氣湯(下五八)

龍腦安神丸(下五七)
追風祛痰丸(下五五)

면 깨어나는 증세를 반복하는 병이다.

[血](혈)

衄血(육혈)
출혈과 빈혈
莎芎散(下五九)
薄荷煎元(下一二六)
犀角地黃湯(下六〇)

積熱吐血(적열토혈)
犀角地黃湯(下六〇)
薄荷煎元(下一二六)
莎芎散(下五九)

痰熱로 인하여 피를 토하는 것

陽虛吐血(양허토혈)
양기 부족으로 피를 토하는 것
小調中湯(下六八)
蘇子降氣湯(中八七)
七生湯(下六一)
桃仁承氣湯(下一三)

咳唾咯血(해타객혈)
咳는 咳血, 기침이 심하여 피가 나오는 것으로서 肺에 근원이 있고 唾血은 침에 따라서 나오는 것으로서 腎에 근본이 있고 咯血은 가래같은 것으로서 肺痿症이며 소리를 내면서 나오는 것인데 피부스러기 或 실같은 것이다.

勞傷吐血(노상토혈)
지나친 노동과 지나친 色傷으로 인하여 피를 토하는 것
歸脾湯(上六六)
茯苓補心湯(中九三)
四君子湯(上六四)
理中湯(上六)
滋陰降火湯(中四二)
八物湯(上三二)
六君子湯(上九六)
加味逍遙散(下六二)

陰虛吐血(음허토혈)
陰이 虛함으로서 火가 설쳐 피를 토하는 것
滋陰降火湯(中四二)
六味地黃湯(上四〇)
鎮陰煎(上六七)

積血吐血(적혈토혈)
피가 쌓여 어혈이 되어 피

尿血(요혈)
小便에 피가 섞여 나오는 것
四物湯(上六八)
道赤散(下七八)
八正散(下七九)
清腸湯(下六三)

血門
血門
血門

거리며 차운데에는 紫石英 小草를 더하고 열이 있다가 없다가 하면 沙蔘을 더하고 차가운 것도 더운 것도 아닐 때에는 龍齒를 더한다.

△虛(허)하여 몸이 뻣뻣하고 허리 가운데가 잘 움직이지 않으면 磁石과 杜冲을 더한다.

△虛(허)하여 많이 찰 때에는 桂心을 吳茱萸 附子 烏頭를 더한다.

△虛(허)하여 붙어온 열이면 地骨皮와 黃芪를 더한다.

△虛(허)하여 오줌이 붉을 때에는 黃芪를 더한다.

△虛(허)하여 담이 있을 때는 生干 半夏 枳實을 더한다.

△虛(허)하여 소변이 잘 소통되는 때에는 桑螵蛸 龍骨 鷄肶胵을 더한다.

△虛(허)하여 소변이 잘 안될 때에는 茯苓 澤瀉를 더한다.

△虛(허)하여 상하고 오줌이 흰데에는 厚朴을 더한다.

△골수가 마르고 부족한 때에는 生地黃 當歸를 더한다.

△폐의 기운이 모자라는 데에는 天門冬과 五味子를 더한다.

△심장의 기운이 부족한데에는 人蔘 茯神 菖蒲를 더한다.

△폐의 기운이 부족한데에는 天麻 川芎을 더한다.

△비장의 기운이 부족한 데에는 白朮 白芍藥 益智仁을 더한다.

△신장의 기운이 부족한데에는 熟地黃 遠志 牧丹皮를 더한다.

△쓸개의 기운이 부족한데에는 細辛 酸棗仁 地楡를 더한다.

血門

便血 (변혈)

피가 大便 보기 전에 나오는 것과 大便後에 나오는 것이 있다.

- 色傷・腎氣丸 (上四○)
- 老人・六味地黃湯 (上四○)
- 暑熱・益元散 (下一六) (升麻煎湯調)
- 平胃地楡湯 (下六四)
- 厚朴湯 (下六五)
- 血靑色・益胃升陽湯 (上二三)
- 不換金正氣散 (中一五)
- 熱紅色・酒蒸黃連丸 (下一七)
- 寒黯者・平胃散合理中湯 (下二三) (上六)
- 內傷者・平胃散 (下二三)
- 勞傷者・補中益氣湯 (上二二)

齒舌衄 (치설육)

피가 잇뿌리와 혀에서 나오는 것

- 緣袍散 (下六六)

血汗 (혈한)

땀에서 붉으스럼한 것이 나오는 것인데 膽熱의 탓이다.

- 黃芪建中湯 (上四五)
- 八味元 (上四○)
- 牛黃膏 (下一六二)
- 調胃承氣湯 (下八)
- 八味元 (上四○)

九竅出血 (구규출혈)

갑자기 크게 놀라며 신체의 아홉 구멍에서 出血하는 수가 있다.

- 十全大補湯 (上三三)
- 芎歸湯 (上一一二)

失血眩暈 (실혈현운)

失血過多로 貧血症을 이르키면 어지러워진다.

- 全生活血湯 (中一五六)

通治 (통치)

- 四物湯 (上六八)

夢門

夢 (몽) 〈꿈〉

不睡 (불수)

不眠症이다.

- 溫膽湯 (中九四)
- 歸脾湯 (上六六)
- 六君子湯 (上六九)

聲音門

聲音 (성음) 〈목소리병〉

風寒失音 (풍한실음)

風寒에 傷하여 목소리가 쉬는 것

- 蔘蘇飮 (中二六)
- 二陳湯 (中九九)
- 小靑龍湯 (中二七)
- 金水六君煎 (上五一)
- 三拗湯 (中四八)
- 荊蘇湯 (中九五)

色傷 (색상)

房勞가 극심하면 피를 토하기도 하고 목도 쉰다. 이것은 腎이 상한 탓이다.

- 八味元 (上四○)

病後 (병후)

- 八味元 (上四○)

△정신이 아득하고 부족한 데에는
朱砂 預知子 茯神을 더한다.

汗劑（한제）

바람 추위 더위 습기의 나쁜 기운
이 피부 사이에 들어왔을 때는 반드시 땀을 낸다.
앉았을 때는 반드시 땀을 낸다.

辛溫藥（매우면서 따뜻한 약）· 蜀椒
生干 葱白
薄荷 白芷 陳皮 半夏 細辛 蒼朮 天麻
胡椒 吳茱萸 大蒜
辛熱藥（매우면서 뜨거운 약）· 荊芥
辛平藥（매우면서 평한 약）· 青皮 防
己 秦艽
甘溫藥（달면서 따뜻한 약）· 麻黃 人
蔘 大棗
甘平藥（달면서 평한 약）· 葛根
茯苓
甘辛溫藥（달면서 차가운 약）· 桑白皮 赤
甘辛溫藥（달고 매우면서 따뜻한 약）
防風 當歸
甘辛大熱藥（달고 매우면서 열이 많
은 약）· 官桂 桂枝
甘溫藥（쓰면서 따뜻한 약）· 厚朴 桔
梗
苦寒藥（쓰면서 찬약）· 黄芩 知母
枳實 苦蔘 地骨皮 柴胡 前胡
苦甘平藥（쓰고 달고 평탄한 약）· 升
麻
苦辛微溫藥（쓰고 매우면서 따뜻한
약）· 羌活 獨活
酸微寒藥（시면서 약간 찬약）· 芍藥
辛酸寒藥（맵고 시면서 찬약）· 浮萍
이상은 모두 발산하는 약물이다.

腎氣湯（上四〇）
各種重病을 앓고 난 후에 腎
水가 고갈하여 목이 쉬운다.

中風（중풍）

小續命湯（中一）
中風으로 인하여 中樞性 言
語障碍가 생겨 말을 못하는
것

産後（산후）

産後氣血이 허하여 목이 쉬
는 것
茯苓補心湯（中九三）
氣血虛弱으로 인하여 소리
가 안나오는 사람
十全大補湯（上三三）

老人及虛人（노인급허인）

津液（진액）

인체의 혈액에 필적하는 중
요한 액체

自汗（자한）

氣血이 허해서 나오는 소위
식은 땀이다.
玉屏風散（中九六）

補中益氣湯（上二二）
小建中湯（上四五）
八物湯（上三二）
人蔘養胃湯（上三五）

盜汗（도한）

잠자는 동안에만 나고, 깨
면 그치는 땀
當歸六黃湯（下六七）
小柴胡湯（中二五）
六味丸（上四〇）
十全大補湯（上三三）

痰飮（담음）

痰은 津液이 열로 인하여 탁
하고 차진 것이고, 飮은 마
신 水分이 제대로 소화되지
않은 묽은 것인데 두가지가
다 발병의 원인체이다.

風痰（풍담）

中風, 頭風을 일으켜서 반
신불수 어지러움 경련증 등
을 초래한다.
導痰湯（下三）
小青龍湯（中二七）

寒痰（한담）

四肢가 不自由하고 아프며
차가운 증을 나타내고 담빛
이 희다.
半夏溫肺湯（中九七）
和胃二陳煎（中九八）
五積散（中一三）
理中湯（上六）
二陳湯（中九九）
八味元（上四〇）

濕痰（습담）

濕痰이 몸이 무겁고 연하고
倦怠症이 생긴다.
二陳湯（中九九）

熱痰（열담）

即 火痰이니 煩熱과 燥熱이
있어 顔面이 벌겋게 달아오
를 때도 있고, 눈이 누렇기도 하
며, 눈이 짓무르고 목이 쉬
며, 가슴이 갑갑하고 不安하
며, 甚하면 癲狂을 발생시
킨다.
小調中湯（下六八）
大調中湯（下六八）

津液門
痰飮門
痰飮門

병이 속으로 들어갔을 때에는 중지하며 더 쓸 필요가 없다.

吐劑(토제)

병이 胸膈 中脘 이상에 있을 때는 모두 토해낸다.

苦寒藥(쓰면서 차운 약)・瓜蔕 梔子 茶末 豆豉 黃連 苦蔘 大黃 黃芩 常

辛苦寒藥(맵고 쓰면서 차운 약)・瓜蔕

甘寒藥(달면서 차운 약)・桐油

甘溫藥(달면서 따스한 약)・牛肉

甘苦寒藥(달고 쓰면서 차운 약)・地黃 人蔘蘆

山 藜蘆 鬱金

苦溫藥(쓰면서 따스한 약)・青木香

桔梗蘆 遠志 厚朴

薄荷 莞花 松蘿

辛苦溫藥(맵고 쓰면서 따스한 약)・

辛溫藥(매우면서 따스한 약)・萊菔子 穀精草 葱根鬚 杜衡 皂莢

辛寒藥(매우면서 차운 약)・膽礬 石綠 石青

辛溫藥(매우면서 따스한 약)・膽礬 蝎稍 烏梅 附子尖 烏頭 輕粉

酸平藥(시면서 평탄한 약)・銅綠

甘酸平藥(달고 시면서 평탄한 약)・牙硝 砒石

辛熱藥(맵고 뜨거운 약)・砒石

甘寒藥(달고 차운 약)・牙硝

赤小豆

이상 모든 약 중에서 常山 藜蘆 莞花 烏頭附子는 小毒이 있고 藜蘆 莞花 烏頭附子 砒石은 大毒이 있고 기타는 토하면서도 독이 없다.

痰飲門

鬱痰(울담)

火痰이 心肺 사이에 머물러 있어서 咽乾, 口燥, 咳嗽, 喘促을 이르킨다.

瓜蔞枳實湯(下六九)

四七湯(中八一)

氣痰(기담)

七情所致로 痰이 목구멍에 체하여 梅核氣를 이룬다.

加味四七湯(下七〇)

十六味流氣飮(中一四〇)

食痰(식담)

食滯에서 온 것으로서 消化가 안되고 或 어혈을 끼고 或 덩이도 생기고 더부럭하기도 하다.

正傳加味二陳湯(下七二)

酒痰(주담)

酒毒에 傷하여 음식을 토하기도 하고 신물을 토하기도 한다.

小調中湯(下六八)

對金飮子(下二八)

痰飲門

驚痰(경담)

놀라서 생긴痰, 胸腹속에 덩어리가 생겨 치밀면 아파서 견딜 수 없다. 婦人들에 많다.

滾痰丸(下七五)

流注(유주)

침과 비슷한 묽은 痰이, 心膈 上下에 고여 있다가 가슴 등 팔 허리 사타구리등에 흘러 들어가서 아파서 경딜 수가 없고, 온갖 병을 일으켜 中風으로 오인하는 수도 있다.

控涎丹(下七二)

通順散(中一五四)

痰厥(담궐)

內虛하여 寒氣를 받아 痰氣가 막혀 手足이 寒冷하고 마비되고 昏倒하며 맥이 가라앉고 가늘다.

星香正氣散(中一四)

蘇子降氣湯(中八七)

痰塊(담괴)

蟲門

人身 上中下에 망울이 생긴 것은 痰飮이 돌아다니다가 모여서 맺힌 것인데 대개 아프지 않다.

竹瀝達痰丸(下七三)

開氣消痰湯(中七四)

痰飲通治(담음통치)

二陳湯(中九九)

芎夏湯(中一〇〇)

六君子湯(上六九)

滾痰丸(下七五)

導痰湯(下三)

小青龍湯(中二七)

蟲(충)

여기서는 주로 蛔虫을 말한다.

蛔厥(회궐)

心痛이 고요하다가 다시 번거럽고 또 금방 그치고, 음식을 먹으면 구역질하는 것은 蛔厥인 것이다. 虛寒症이 있을 때는 寒藥을 써서는 안되고 實證에는 驅蛔을 할

下劑 (하제) 〔내루는 약〕

복부에 음식물이 모이고 寒熱이 쌓여서 오래 묵고 여물어지면 반드시 下劑를 써야 한다.

- 寒鹹藥〔차우며 짠 약〕·戎鹽
- 寒酸鹹藥〔차면서 시고 짠 약〕·犀角
- 寒甘鹹藥〔차면서 달고 짠 약〕·滄鹽

澤瀉

- 寒苦酸藥〔차면서 쓰고 신 약〕·枳實
- 寒苦辛藥〔차면서 쓰고 매운약〕·賦粉
- 寒苦辛藥〔차면서 쓰고 매운약〕·澤

漆

- 寒苦甘藥〔차면서 쓰고 단 약〕·杏仁
- 微寒苦藥〔조금 차면서 쓴 약〕·猪膽
- 大寒甘藥〔매우 차면서 단 약〕·牙硝
- 大寒苦藥〔매우 차면서 쓴 약〕·大黃

牽牛 瓜蔕 苦瓠 牛膽 藍汁 羊蹄 根苗

- 大寒苦鹹藥〔대단히 차면서 쓰고 짠 약〕·朴硝 芒硝
- 大戰 甘遂
- 大寒苦鹹甘藥〔매우 차면서 쓰고 단약〕·石蜜

莞花

- 温辛辛藥〔따스면서 매운 약〕·檳柳
- 温苦辛藥〔따스면서 쓰고 매운약〕·皂角
- 温甘草〔따스면서 단 약〕·石蜜
- 温辛鹹藥〔따스면서 맵고 짠약〕·皂

角

- 平酸藥〔평탄하면서 신약〕·郁李仁
- 平苦藥〔평탄하면서 쓴 약〕·桃花

血

- 凉鹹藥〔서늘하면서 짠약〕·猪血羊
- 熱辛辛藥〔뜨거우면서 매운 약〕·巴豆

성질이 뜨거우므로 藥中에서는 오직 巴豆만이 차와서 쌓인 寒積

小便門

수 있지마는 虛證에는 安蛔를 해야 한다.

烏梅丸 (中一〇一)
建理湯 (上八三)
安蛔理中湯 (上七〇)
蔘圓飲 (上八四)
理中湯 (上六)
温臟丸 (中一〇二)
練陳湯 (下七六)

胸痛 (흉통)

蛔虫으로 가슴이 나쁜 것

手拈散 (中一三〇)

冷痛·厚朴溫中湯 (中一四三)

食痛·養胃湯 (中一六)

小便 (소변) 〈소변병〉

不利 (불리)

소변이 잘 안 나오는 것

萬全木通湯 (下七七)
導赤散 (下七八)
淸心蓮子飮 (中六四)

小便門

四物湯 (上六八)

不通 (불통)

소변이 막혀 통하지 않는 것

八正散 (下七九)
禹功散 (下八二)
大分淸飮 (下八一)
補中益氣湯 (上二二)
滋腎丸 (下八〇)
八物湯 (上三二)

火動·滋陰降火湯 (中四二)
氣熱·導赤散 (下七八)
痰滯·導痰湯 (下三)
精竭·八味元 (上四〇)

老人轉脬·六味元 (上四〇)
孕婦轉脬·蔘朮飮 (上一一五)
血滯·神保元 (中九九)
二陳湯 (中九九)

氣虛尿澁 (기허뇨삽)

元氣가 허하여 小便이 잘 안 나오는 것

導赤散 (下七八)
萬全木通湯 (下七七)

小便門

補中益氣湯 (上二二)

關格 (관격)

關은 小便을 못하는 것이고 格은 吐逆하는 것으로서, 上下가 함께 病든 것으로서, 심히 위독한 증세이다.

枳縮二陳湯 (下八三)
八正散 (下七九)

不禁 (불금)

소변이 시도 때도 없이 자꾸 나오는 것

縮泉丸 (中一〇三)
蔘芪湯 (上七一)
補中益氣湯 (上二二)
六味元 (上四〇)
理中湯 (上六)
歸脾湯 (上六六)
右歸飮 (上四六)
八味元 (上四〇)

脾肺虛·理中湯 (上六)
肝腎虛·右歸飮 (上四六)
八味元 (上四〇)

小兒遺尿 (소아유뇨)

어린이가 小便을 가리지 못하고 마구 흘리는 것이니 夜

이 아니면 경솔하게 써서는 안된다.

七方 (칠방) (本草)

병에는 먼 것(간 콩팥 또는 피부)과 가까운 것(심장 허파 또는 내부)이 있고, 증세에는 가벼운 것과 무거운 것이 있다. 가까운 병은 奇方(기방)으로 치료하고, 먼곳에 있는 병은 偶方(우방)으로 치료하며, 땀내야 하는 것은 奇方으로 하지 않고 내루어야 하는 것은 偶方으로 하지 않는다. 신체의 上部를 보하거나 上部를 치료하는 것은 緩方(완방)으로써 제어하고 下部를 보하거나 下部를 치료하는 것은 急方(급방)으로써 제어한다. 近病으로서 奇方으로 제어함은 小方으로 복용하는 것이고 遠病으로서 奇方偶方으로 복용함은 大方으로 복용하는 것이다. 大로 하면 수(數)를 많게 하고 少로 하면 수(數)를 적게 한다. 奇方으로써 제거되지 않으면 偶方으로 하고 偶方으로써 제거되지 않으면 反佐로써 제거한다. 이른바 寒熱溫凉은 그 병에 반대로 좇아 치료하는 것이다.

大方 (대방, 약 가지 수가 많거나 분량이 많은 처방)

君一, 臣二, 佐九는 制의 大方이요 君一, 臣三, 佐五는 制의 中方이요 君一, 臣二는 制의 小方이다. 奇方으로써 제거되지 않으면 偶方으로 하고 偶方으로써 제거되지 않으면 反佐로써 제거한다.

氣湯은 가령 예를 든다면 奇方中의 小方이요 大承氣湯 調胃承氣湯承

小便門

尿症도 이에 속하는 것으로서 방광이 허한 탓이다.

鷄腸散 (中一○四)

熱淋 (열림)
炎症으로서 오줌이 방울방울 떨어지는 것

大分淸飮 (下八一)
八正散 (下七九)
導赤散 (下七八)
淸心蓮子飮 (中六四)

血淋 (혈림)
염증으로서 피가 소변을 따라 나오는 것

增味導赤散 (下八五)
四物湯 (上六八)
氣淋・益元散 (下一六)
虛淋・八物湯 (上三三)
酒淋・補中益氣湯 (上二二)
冷淋・八味元 (上四○)

通治
五苓散 (下八四)

小便門

四苓散 (下一○)

赤白濁 (적백탁)
小便이 赤濁 或은 白濁되는 것은 濕氣의 탓이다.

白濁・萆薢分淸飮 (中一○五)
赤濁・淸心蓮子飮 (中六四)
肥白濁人・二陳湯 (中九九)
瘦人赤白濁・四物湯 (上六八)

莖中痒痛 (경중양통)
尿道가 가렵고 아픈 경우이다.

六味元 (上四○)
八味元 (上四○)
補中益氣湯 (上二二)
淸心蓮子飮 (中六四)
導赤散 (下七八)
龍膽瀉肝湯 (下一三七)

交腸症 (교장증)
膣로 小便이 나오는 증세이다.

大便門

五苓散 (下一○)
四苓散 (下一○)
四物湯 (上六八)
補中益氣湯 (上二二)

飮卽小便 (음즉소변)
마시면 곧 小便하는 것

補中益氣湯 (上二二)

大便 (대변)
大便에 관한 病, 즉 泄瀉痢疾, 便秘 등

滯泄 (체설)
飮食傷으로 滯氣를 받아 泄瀉가 되는 것

養胃湯 (中一六)
胃苓湯 (下八六)
平胃散 (下二二)
藿香正氣散 (中一四)

濕泄 (습설)
寒濕을 받아 물쏟는 것같이 나오는 泄瀉로서 洞泄 또는 濡泄이라고도 하는 것으로 배가 아프지는 않는다.

抵當湯은 奇方中의 大方인 것이다。
이것은 이른바 내부를 공격하는 데
에 쓰이기 때문이다。

桂枝湯 麻黃湯 靑龍湯은 偶方中의 小方이
요, 葛根湯은 靑龍湯은 偶方中의
大方이다。이것을 이른바 신체의 표
면으로 발산시키는데 쓰이기 때문인
것이다。 그러므로 땀을 나게하는데는
奇方으로 하지 않고 便을 내루는데는
偶方으로 하지 않는다고 하였다。

小方 (소방, 약의 가지수가
아주 적거나 분량이 적은
처방)

小方에는 두 가지가 있다。그 하나
는 君一、臣二의 小方이요 또다른 하
나는 병에 다른 증세를 결함이 없고
나쁜 사기가 한가지로만 있어서 약물
한 두가지만 가지고 치료할 수 있는
것에 적당하고 분량이 적어서 한번
먹을수 있는 小方이니 심장 폐장 및
상부병 환자에 적절하며 서서히 가늘
게 넘어 삼키는 것이다。

緩方 (완방、 무리없이 완화
하게 치료하는 처방)

緩方에는 다섯가지가 있다。
① 단것으로써 누그럽게 하는 처방
인데 甘草 糖蜜 따위가 이것이다。
② 병이 흉격에 있을때 약 기운이
그곳에 오래 머물러 있게하기 위하여
환약으로써 완화하게 하는 것이니 따
라서 탕약이나 가루로 빻은 산약에 비
해서 그 약기운도는 것이 느리니라。

大便門

胃風湯 (中一〇六)
胃苓湯 (下八六)
三白湯 (中一〇七)
萬病五苓散 (下九〇)
瀉濕湯 (中一〇八)
五苓散 (下一〇)

寒泄 (한설)
大便이 오리똥 같고 自利不
渴하며 오한、복통、배부르
고、우뢰소리와 함께 完穀
그대로 나온다。

四柱散 (上七二)
六柱散 (上七二)
理中湯 (下六)
治中湯 (上六)
春澤湯 (下一〇)

暑泄 (서설)
더위를 먹어 저절로 땀나고
목마르고 小便이 붉고 물똥
으로 설사한다。

薷苓湯 (下八七)
香薷散 (中三五)

大便門

清暑六和湯 (中三六)
益元散 (下一六)
清暑益氣湯 (上二三)
升麻葛根湯 (中二二)
柴苓湯 (下一四)

火泄
益元散 (下一六)

風泄 (풍설)
바람을 싫어하고 저절로 땀
나고 맑은 피가 섞인 설사
를 한다。

胃風湯 (中一〇六)
瀉青丸 (下一〇六)

虛泄 (허설)
몸이 곤하고 힘이 없으며 먹
으면 곧 싸며 腹痛은 없다。

升陽除濕湯 (下八八)
錢氏異功散 (上一九)
君苓湯 (下一〇)
四君子湯 (上六九)
錢氏白朮散 (上一二〇)
蔘苓白朮散 (上二五)

大便門

痰泄 (담설)
설사가 나다가 안나다가 많
았다가 적었다가 한다。

二陳湯 (中九九)
六君子湯 (上六四)

滑泄 (활설)
오랫동안 泄瀉가 그치지 않
아 肛門이 열려 그대로 내
어놓는 설사이며 氣는 아래
로 빠져 내려가 무기력하다

八柱散 (上七三)
補中益氣湯 (上二二)

酒傷晨泄 (주상신설)
술에 傷하여 새벽 四시 쯤이
면 반드시 泄瀉를 한다。

理中湯 (上六)
平胃散 (下二二)
酒蒸黃連丸 (下一七)

飱泄 (손설)
먹은 음식이 消化되지 않은
채 모두 나오는 泄瀉이다。

蒼朮防風湯 (下八九)

③ 약품의 가지수가 많아서 되는 緩
方이니 약물이 많으면 약물간의 특성
이 서로 걸리고 제약을 받아 각기 그
성질을 발휘 못하여 緩方이 되는 것
이다.

④ 독없이 이 병을 치료하는 것이 緩
方이 되는 것이니 기와 맛이 함께 엷으
면 약성이 순진하여 효과가 누그러지
는 것이다.

⑤ 기와 맛이 함께 엷어 緩方이 되
는 것이 있으니 기와 맛이 함께 엷으
하나 거기에 비해서 치료하는데 대단
는 약의 힘이 빠져서 下部에 이르러서
方이 된다.

急方(급방, 급성병 등에서
속효를 요구하는 처방)

급방에는 네가지가 있다.

① 급병에는 급히 공격을 하는 것인
데 급방中에서 중풍이나 關格病이 이
것이다.

② 湯 散 즉 탕조의 급방이니 약물
이 목에 넘어가서 쉽게 흩어지고 약
기운이 도는 것이 빠른 것이다.

③ 독약의 급방으로써 독성이 위로
치솟고 아래로 새지 못하여 병세를
잡아 없애게 한다.

④ 氣와 맛이 함께 후한 것이 급방
인데 氣와 맛이 함께 두터우면 아래
쪽으로 달리는 힘이 강하다.

奇方(기방, 단방 또는 기수
로 약물을 배합하는 처방)

기방에 두가지가 있다.

脾腎泄(비신설)
一名 晨泄이라고도 하며 每
日 새벽 四시경에 一回씩 泄
瀉를·하니 이것은 腎虛하여
陰氣를 느낀 탓이다.

五德丸(上七四)

四神丸(上七五)
二神丸(上七五)
三神丸(上七五)
胃關煎(上七六)
腎氣丸(上四○)
五積散(中一三)
黃芪建中湯(上四五)

赤痢(적리)
이질에 피가 섞인 것인데
小腸 濕熱의 탓이다.

黃芩芍藥湯(下九三)
導赤地楡湯(下九一)
茱連丸(下九二)

赤白痢(적백리)
赤白이 섞인 이질, 冷과 熱
이 조화되지 못한 탓이다.

眞人養臟湯(中一○九)

膿血痢(농혈리)
膿血이 찐득하고 속이 급하
고 뒤가 무겁다.

益元散(下一六)
保和丸(下三九)
六味地黃湯(上四○)

桃仁承氣湯(下一三)
導滯湯(下九三)
黃芩芍藥湯(下九三)
倉廩湯(下九五)
蔘苓白朮散(上二五)

噤口痢(금구리)
痢疾에 飲食을 전혀 받아들
이지 않는 것

風痢(풍리)
바람을 싫어하고 코가 막히
고 몸이 무겁고 얼굴이 푸
르고 淸水를 설사한다.

倉廩湯(下九五)
胃風湯(中一○六)

休息痢(휴식리)
泄痢가 나왔다 그쳤다 하는

것인데 氣血이 허한 탓이다

八物湯(上三二)
補中益氣湯(上二二)
蔘苓白朮散(上二五)
眞人養臟湯(中一○九)

寒痢(한리)
배가 차고, 腸이 울고 아프
며 大便色이 오리똥 같이
희다.

理中湯(上六)
不換金正氣散(中一五)
五積散(中一三)

濕痢(습리)
腸이 濕을 받아 배부르고,
몸이 무거우며 黑豆汁같은
便이나 或은 赤黑 혼탁한 便
이 나오는 것으로서 胃證이
다.

熱痢(열리)
暑痢와 같으며 伏暑에 인한
것으로서 차고 얼굴에
때가 끼인 것같고, 或 기름
을 바른 것같기도 하며, 이

當歸和血湯(下一四二)

① 약물에 한가지만 쓰는 기방에서는 병이 신체의 상부에 있고 가까운 변에 마땅하다.

② 약물 수가 양수에 맞도록 一三五七九의 기수로 짜여진 기방이다. 병을 내루는 것에 적당하고 땀내는 데에는 적당치 못하다.

偶方 (우방、 두가지 약물을 배합한 것 즉 우수로 된 것)

우방에는 세가지가 있다.

① 두가지 약물이 서로 배합하는 것이 우방이다.

② 옛날法에 二方을 합하는 우방이 있다. 이것은 다 병이 신체의 하부에 있고 먼 곳의 병에 마땅하다.

③ 약물 수가 음수인 二四六八十으로 짜여 있는 우방이니 땀을 내는데에 마땅하고 변을 내루는 데에는 적당치 못하다.

複方 (복방、 두가지 이상의 처방을 합한 처방)

복방에 세가지가 있다.

① 二方 三方 또는 數方이 서로 합치는 복방인데 예를 들면 桂枝 二越婢 또는 五積散 따위이다.

② 本方에다가 별도로 다른 약을 더한 것인데 예를들면 調胃承氣湯에 連翹薄荷黃芩梔子 등의 凉膈散을 합방하는 따위가 이것이다.

③ 분량이 평균된 복방이니 예를 들면 胃風湯을 각 등분으로 하는 것 따위가 이것이다.

氣痢 (기리)

大便의 모양이 계장(蟹漿)과 같고 당기고 금박하다.

黃芩芍藥湯(下九三)
酒蒸黃連丸(下一七)
導滯湯(下九四)
倉廩湯(下九五)
茱連丸(下九二)
六磨湯(下一○四)

虛痢 (허리)

氣虛하여 곤하고 消化不良의 이질이다.

調中理氣湯(下九六)
補中益氣湯(上二二)
錢氏異功散(上一九)
理中湯(上六)
眞人養臟湯(中一○九)
四物湯(上六八)

冷痢 (냉리)

脾腎의 虛寒에서 온다.

가 마르고 갈증이 심하여 물을 찾는다.

久痢 (구리)

痢疾이 十中 七八할은 나았으나 腸이 弱해져서 大便이 충실치 못한 것

胃關煎(上七六)
實腸散(上七七)
橘皮煎元(上三九)
水煮木香膏(中一二)
變水・補中益氣湯(上二二)
薑茶湯(下一○○)

積痢 (적리)

積滯에서 온 痢疾、色이 누르거나 물고기의 내장과 같고、배부르고 아프며 뒤가 무거워서 一日 百餘回나 便을 본다.

感應丸(下九七)
蘇感丸(下九八)
萬億丸(下九九)
生熟飮子(中一一○)
保和丸(下三九)
神保丸(下五四)

疫蟲五色痢 (역충오색리)

이질大便에 五色이 함께 나…

오는 것은 비위에 음식물이 쌓인 것과 四氣(濕、熱、冷)가 合倂한 것인데 大便은 고르고 或은 짓물은…

腹痛痢 (복통리)

이질腹痛은 肺經의 氣가 大腸 사이에 박혀 있는 것으로서 人蔘 黃芪는 금물이다.

香連丸(下一○一)
人蔘敗毒散(中一九)

通治 (통치)

虛實寒熱을 가려 쓴다.

六神丸(下一○二)
倉廩湯(下九五)
大承氣湯(下八)
調胃承氣湯(下八)

便閉 (변폐)

大便이 막히면 헛배가 불러진다.

通幽湯(下一○三)
三和散(中八八)

十劑 (십제)

약물의 효과에 의한 분류인데 宣、通、補、洩、輕、重、滑、澁、燥、潤의 열가지가 있다. 이것은 자세한 것이 유실되어 좀 애매하다.

宣劑 (선제)
막힌 것을 없애는 것이니 生干 橘皮 따위가 이것이다.

通劑 (통제)
체증을 통하게 하는 것이니 通草 防己 같은 것이 이것이다.

補劑 (보제)
허약한 사람을 보하는 것이니 人蔘 羊肉 따위가 이것이다.

洩劑 (설제)
폐색한 증세를 제거하는 것이니 葶藶子 大黃 등이 이것이다.

輕劑 (경제)
가벼운 약은 충실한 증세를 제거하는 것이니 麻黃 葛根 따위가 이에 속한다.

重劑 (중제)
質이 무거운 약은 겁나는 증세를 치료하는 것이니 자석과 철분 따위이다.

滑劑 (활제)
미끄러운 성질을 가진 약은 부착한

大便門

血結閉 (혈결폐)
腹中에 瘀血이 차서 大便이 막히는 것
桃仁承氣湯(下一三)
當歸承氣湯(下一九)

氣結閉 (기결폐)
氣滯로 인하여 大便이 막히는 것
四磨湯(下一〇四)
桔梗枳殼湯(下一三四)

熱閉 (열폐)
腸胃熱이 맺혀서 大便이 막히는 것
四物湯(上六八)
防風通聖散(下四)

二便閉
防風通聖散(下四)
凉膈散(下二一)

老人秘 (노인비)
津液이 不足하여 변비되는 것
濟川煎(上七八)

頭門

【頭】 (두)
潤血飮(上七九)
膠蜜湯(上八〇)

頭門

頭風 (두풍)
頭部의 病, 여기서는 주로 頭痛을 말한다.
痰飮에 起因되거나 或 머리 감을 때 빗질하거나 바람맞이에 오래 눕거나 하여, 머리로 들어가서 頭部가 마비되고 어지러우며 귀, 눈, 입, 코, 눈습자리 등에 이상이 생기고 마비 不仁한 상태를 말한다.
消風散(中一一一)
養血祛風湯(中一一三)

痰暈 (담운)
痰이 성하고 구토증이 나고 머리가 무겁고 어지러운 증세이다.
半夏白朮天麻湯(中一一五)
清暈化痰湯(中一一四)

虛暈 (허운)
虛해서 어지러운 것

氣虛・補中益氣湯(上二二)
心脾虛・滋陰健脾湯(上八一)

氣暈 (기운)
七情過傷으로 인하여 氣가 움직이지 않아 담이 심장구멍으로 들어가 눈을 뜰 수 없이 어지러운 것
七氣湯(中八一)

熱暈 (열운)
火熱이 위로 치밀어 답답하고 갈증이 나고 어지러운 것
防風通聖散(下四)

血暈 (혈운)
血虛에서 오는 어지러움
芎歸湯(上一二二)

老人暈 (노인운)
老衰하여 氣血不足으로 인한 어지러움
十全大補湯(上三三)

偏頭痛 (편두통)
頭部의 半쪽만 차고 아픈 것

병을 치료하는 것이니 冬葵子 桑白皮 따위가 이것이다.

澁劑 (삽제)

뜲고 꺽꺽한 약은 활탈(滑脫)한 증세를 제거하는 것이니 牡蠣 龍骨이 이것이다.

燥劑 (조제)

건조한 바삭바삭한 약은 습기를 제거하는 것이니 桑白皮와 赤小豆 따위가 이것이다.

潤劑 (윤제)

습기가 충분한 약은 마른 것을 제거하고자 하는 것이니 白石英 紫石英 따위가 되는 것이다.

制方의 형태는 七方十劑를 이루는 것인데 그 쓰이는 것은 반드시 氣와 맛에 토대가 되는 것이다. 寒、熱、溫、凉의 네가지 氣와 酸、苦、辛、鹹、甘、淡의 여섯가지 맛은 하늘에서 생기고 땅에서 이루어진다. 그러므로 형태가 있는 것은 맛이 되고 형태가 없는 것은 氣로 된다. 氣는 陽이 되고 맛은 陰이 된다. 陰은 인체의 하부의 구멍에서 나오고 陽은 인체의 상부의 구멍에서 나온다. 氣가 변화하면 精이 생기고 맛이 변화하면 형태가 성장한다. 그러므로 땅은 생산하여 형태가 성장하여 형태를 기르내니 形이 부족한 것은 氣로써 따뜻하게 하며 精이 부족한 것은 맛으로써 보하여 준다. 맵고 달고 발산하는 것으로 陽이 되고 시고 쓰고 통하하는 것은 陰이 된다.

頭門

淸上蠲痛湯(中一一六)
二陳湯(中九九)
四物湯(上六八)
大承氣湯(下八)

痰厥痛 (담궐통)

頭痛發作時에 두 볼이 푸르고 누르고 어지러워 눈뜨기 싫고 말하기를 싫어하고 身體가 가라앉고 무겁고 吐할 것 같으니 이것은 厥陰과 太陰의 合倂이며 이런 것을 痰厥頭痛이라 한다.

半夏白朮天麻湯(中一一五)

芎辛導痰湯(下一○五)

二陳湯(中九九)

六安煎(中四九)

陰虛痛 (음허통)

腎虛에서 오는 頭痛

八味元(上四○)
六味元(上四○)

陽虛痛 (양허통)

脾胃虛寒에서 오는 頭痛

頭門

理中湯(上六)
理陰煎(上二一)
補中益氣湯(上二二)

氣虛痛・順氣和中湯(中一一七)

血虛痛 (혈허통)

血虛에서 오는 頭痛
當歸補血湯(中一一八)
芎烏散(中一一九)

熱厥痛 (열궐통)

實熱證으로 冬節大寒에도 風寒을 좋아하고 아픈 것이 그치며 연기나 불을 보기만 해도 재발한다.

淸上瀉火湯(中一二○)

火邪痛 (화사통)

陽明病 發熱頭痛이다.
白虎湯(下七)

風寒痛 (풍한통)

風寒으로 인한 감기두통이다.
芎芷香蘇散(中一七)

面門

濕熱痛 (습열통)

心胸이 번거로운 頭痛이다. 溫熱
防風通聖散(下四)

便燥血壅 (변조혈옹)

大便이 乾燥하여 피가 막혀 돌지 않아 일어나는 頭痛
大承氣湯(下八)

眉稜骨痛 (미릉골통)

눈구자리 뼈가 아픈 것인데 이는 담으로 인한 것이다.
二陳湯(中九九)

頭生白屑 (두생백설)

머리에 생긴 비듬
消風散(中一二一)

面 (면) 〈얼굴의 病〉

面熱 (면열)

얼굴이 달아 올라서 붉은 것은 胃腸熱의 탓이다.
升麻黃連湯(中一二二)
調胃承氣湯(下八)

고 새는 것은 陰이 되고
고 새는 것은 陰으로 되고 짠 맛과 통하
과 스머들고 새는 것은 양이 된다.
매운 것은 흩어지고 신 것은 수축하고
단 것은 누거럽게 하고 쓴 것은 여물게
하고 짠 것은 연하게 하는데 그것은
각각 오장의 병에 따르면서 약 성질
의 성품과 맛을 제어하게 된다.

藥物의 調製法

한약재는 천연 생약이므로 여러가
지 방법으로 조제를 해야 한다.

無用物의 제거

去皮 (거피) • 겉껍질을 벗기는 것. (예, 桂皮 猪苓…)
去心 • 약물의 心을 제거하는 것. (예, 牧丹皮 麥門冬)
去節 (거절) • 마디부분을 제거하는 것. (예, 麻黃)
去皮心 • 껍질과 중심부를 제거하는 것. (예, 巴豆)
去皮尖 (거피첨) • 얇은 껍질과 뾰족한 끝을 제거하는 것. (예, 杏仁 桃仁)
去皮臍 (거피제) • 껍질과 배꼽을 제거하는 것.
去汗 (거한) • 炒 (초)하여 휘발 성분을 제거하는 것. (예, 附子)
去油 • 기름을 빼는 것. (예, 川椒)
去蘆 • 뿌리의 꼭대기를 제거하는 것. (예, 白朮 蒼朮 川芎)
去毛 • 털을 제거하는 것, (예, 人蔘 知母)

面寒 (면한) : 얼굴이 차가운 것 胃가 虛寒한 탓이다.
附子理中湯 (中一二一)
升麻附子湯 (中一二一)

陰虛面浮 (음허면부) : 虛症 (脾虛、腎虛)에서 오는 얼굴의 부종
歸脾湯 (上六六)
蔘苓白朮散 (上二五)
八味元 (上四○)
胃關煎 (上七六)

實熱面浮 (실열면부) : 체내의 實熱로 얼굴이 붓는 것
白虎湯 (下七)
大分淸飮 (下八一)

胃風 (위풍) : 위장의 風熱毒으로 얼굴이 붓는 것
升麻胃風湯 (中二二三)
消風散 (中一一二)

風熱 (풍열) : 外風內熱로 인하여 머리와 얼굴이 아픈 것
犀角升麻湯 (中九)
淸上防風湯 (中一二四)
荆防敗毒散 (中一九)
淸胃散 (下一二○)

面戴陽 (면대양) : 얼굴이 붉은것은 陽氣가 떠 올라서 담담하게 차있고 下虛한 까닭이다.
四逆湯 (上八)

風刺 (풍자) : 風으로 인하여 얼굴이 따가운 것
西施玉容散 (P一九七上)

眼 (안)

內障 (내장) : 눈에 관한 병 겉으로 보아서는 이상이 없는 것 같으나 눈동자에 은은하게 靑白한 것이 있기도 하

고 없기도 하는데 동자속이 昏暗하여 보이지 않게 되는데 이것은 肝病이다.
補中益氣湯 (上二二)
十全大補湯 (上三三)

外障 (외장) : 外障의 근본은 肺病이다. 赤脈이 가리는 것은 열이 많거나 便이 實하다.
瀉靑丸 (下一○六)
四物龍膽湯 (下一○九)
石決明散 (下一○七)
消風散 (中一一二)
洗肝明目湯 (下一○八)

風淚 (풍루) : 바람을 만나면 눈물 흐르는 것
白殭蚕散 (下一一○)

眼疼 (안동) : 눈이 붉고 아픈 症은 肝熱의 탓이다.
夏枯草散 (下一一一)

去足·곤충 따위의 발을 제거하는 것. (예, 반묘)

去頭足尾·머리 발 꼬리를 제거하는 것.(예, 오공)

去翅·곤충의 날개를 제거하는 것.(예, 斑猫 蛇虫)

약제의 切刻분쇄

맷돌, 삭도, 절구, 연등으로 短片 또는 가는 날으로 만드는 것

切(절)·잘게 써는 것.(예, 芍藥生干川芎)

劈(벽)·손톱으로 쪼개는 것.(예, 大棗 百合)

碎(쇄)·부수어 분말로 하는 것.(예, 石膏)

搗(도)·절구에 찧는 것.(예, 半夏)

咬咀(교저)·콩알만한 크기로 섞어 자르는 것

製(제)·法製의 뜻

片製(편제)·얇게 썰어 말린 것

荒製(황제)·거칠게 썰은 것

再製(재제)·다시 가늘게 자르는 것

綿裏(면리)·솜에 싸는 것

法製(법제)

한약은 옛부터 약의 효과를 위하여 그약의 손상됨이 없도록 물, 불, 술, 소금, 아이오줌, 꿀 따위로써 가공하여 왔다. 이것을 법제라 한다.

炙(자)·대꼬챙이에 꿰어 숯불에 굽는 것. 예, 甘草 별갑

燒(소)·약물을 숯불 위에 검게 태우는 것

煆(하)·태우는 것

眼昏(안혼)
눈이 어두운 것
磁朱丸(下一二二)

洗眼(세안)
눈을 씻는 약
洗眼湯(下一二三)

點眼(점안)
눈에 넣는 약

通治(통치)
四物湯(上六八)
七鍼膏(上一九六)
珊瑚紫合膏(P上一九四)

耳 (이) 〈귓병〉

耳聾(이롱)
귀가 들리지 않는 것
磁石羊腎丸(上八一)
消風散(中一二)

風熱耳鳴(풍열이명)
風熱로 인하여 귀에 온갖 소리가 나는 것

耳門

聤膿(정농)
귀에서 고름이 나오는 것
防風通聖散(下四)
蔓荊子散(中一二五)
荊芥連翹湯(中一二六)
補中益氣湯(上二二)
麗澤通氣湯(中一二七)

鼻 (비) 〈콧병〉

鼻淵鼻衄(비연비구)
鼻淵은 탁한 코가 흘러나오는 것이요 鼻衄는 맑은 콧물이 흘러 나오는 것이다.
消風湯(中一二)
柴陳湯(中六九)
防風通聖散(下四)

鼻齆(비사)
코끝이 붉은 것, 甚하면 紫黑色으로 된다. 血熱이 肺에 들어간 탓이다.
清血四物湯(下一一五)

鼻塞鼻痛(비색비통)
코가 막히고 아픈 증세
蔘蘇飮(中二六)

鼻門

二陳湯(中九九)
補中益氣湯(上二二)
麗澤通氣湯(中一二七)
補中益氣湯(上二二)

鼻瘡鼻痔(비창비치)
鼻瘡은 코가 마르고 허는 것이요, 鼻痔는 코안에 군살이 나는 것인데 鼻瘡보다 甚한 것이며 다 肺熱의 탓이다.
瀉白散(下三三)
勝濕湯(上一五)
黃芩湯(下一一四)
防風通聖散(下四)

口舌 (구설)
입과 혀에 관한 병

肺熱口辛(폐열구신)
肺에 熱이 있으면 입이 매워진다.
甘桔湯(中一二八)
瀉白散(下三三)

心熱口苦(심열구고)
심장열로서 입이 쓴 것
凉膈散(下二一)

口舌門

炮(포)·젖은 종이에 싸서 잿불속에 묻어 익힌다. 예, 附子

炒(초)·철판 또는 토기를 이용하여 볶는 것

熬(오)·炒(초)하여 조려서 물기를 제거하는 것. 예, 巴豆

浸(침)·熱湯, 물, 초, 술, 쌀뜨물 등에 담그는 것. 예, 白朮(쌀뜨물에)

泡(포)·浸과 같다.

漬(지)·浸과 같다.

洗(세)·물 또는 술로 씻어내는 것.
예, 우슬(酒洗)

蒸(증)·시루에 찌는 것. 예, 大黃

煮(자)·湯 그릇에 다리는 것. 예, 赤小豆

煎(전)·湯 그릇에 다려서 줄이는것

研(연)·유발 또는 종지에서 갈아 가루로 하는 것. 예, 雄黃

膏(고)·졸이고 졸여 고약같이 만드는 것

焙(배)·불에 쬐어 말리는 것

露(로)·맑은 밤에 바깥에 두는 것

飛(비)·물에 담구었던 것을 水分이 증발하도록 하는 것

製(제)·초, 술, 꿀, 물, 소금물, 아이오줌, 생강즙 등에 담구는 것

六陳良藥(육진양약)

생약은 원칙적으로 신품이 좋으나 오래 묵을수록 좋은 것도 있다. 狼毒 枳實 陳皮 半夏 麻黃 吳茱萸 荊芥 香薷 枳殼을 여기에 첨가하기도 한다.

救急法(구급법)

口舌門

腎熱口鹹(신열구함)
腎熱로서 입이 짜운 것
滋腎丸(下八〇)

肝熱口苦(간열구고)
肺熱로서 입이 신 것
小柴胡湯(中二五)

口糜(구미)
입안이 허는 것
移熱湯(下七八)
瀉白散(下三三)
回春凉膈散(下一一六)
牛黃凉膈散(下一二三)
凉膈散(下二一)
(小兒口瘡에도 좋다)

陰證·理中湯(上六)
血虛·四物湯(上六八)
氣虛·補中益氣湯(上二二)

舌腫(설종)
혀가 붓는 것은 心脾熱壅의 탓이인데 木舌이라고 하고 이 증세이다.
黃連湯(下一一七)

牙齒門

清心蓮子飲(中六四)

重舌(중설)
혀밑에 작은 혀같은 것이 나는 증세
青黛散(下一一八)
龍石散(下一一九)

牙齒(아치)〈잇병〉

胃熱痛(위열통)
胃熱이 위로 치밀어 이가 아프고 잇몸이 붓고 곪기도 한다.
清胃散(下一二〇)
瀉胃散(下一二三)

瘀血痛(어혈통)
風熱로 인하여 어혈이 생기고 이가 아픈 것
犀角地黃湯(下六〇)
桃仁承氣湯(下一三)

痰熱痛(담열통)
담으로 인하여 열이 생기고 따라서 이가 아픈 것

咽喉門

二陳湯(中九九)

風熱痛(풍열통)
外風과 內熱이 서로 두들겨서 이가 아픈 것
犀角升麻湯(中九)
凉膈散(下二一)

齦腫(은종)
잇몸이 붓고 或 곪는 것
玉池散(下一二二)

漱藥(수약)
양치질 하는 약

咽喉(인후)〈목구멍병〉

實乳蛾(실유아)
會厭(聲音의 門戶) 兩傍에 腫이 생긴 것을 雙乳蛾, 한쪽에만 생긴 것을 單乳蛾라 하는데 이것은 다 相火의 所致이다. 즉 實證에 속하는 것(편도선염)이다.
凉膈散(下二一)
防風通聖散(下四)

급한 것을 구해내는 것은 급한 일이다. 여기에 자세히 설명한다.

中惡 (증오)

갑자기 눈에 귀신이 보여 넘어지고 코로 피가 나오며 자칫하면 생명을 잃게 된다. 이 증세는 시궐과 같으나 다만 배속이 울지 않고 心腹에 따뜻한 맛이 있으니 절대로 이동시키지 말고 뭇사람을 치고 환자의 주위를 돌면서 북을 치고 불을 피우며 혹은 사향과 안식향을 태워 환자가 깨어난 뒤에 이동시켜야 한다. 먼저 구리쇠로 만든 옹기에 더운물을 담아 북부 옷위로 다림질하고 차위지면 더운 것으로 바꾼다. 급히 半夏 분말이나 皂角분말을 코속에 불어넣는데 심장부분과 머리부분이 따뜻해지면 살아나게 된다.

尸厥 (시궐)

中惡의 一종인데, 초상집이나 묘지에 갔다가 졸지에 사기에 부딪혀 수족이 궐냉하고 얼굴이 푸르고 검어지고 입을 다물고 정신없이 넘어져 헛소리를 한다. 대나무 대롱으로 양 귓속을 불어 주고 蘇合香元을 따뜻한 술이나 생강탕으로 먹여 준다.

鬼〇 (귀염)

사람이 귀신에게 가위를 눌려 졸지 죽는 상태에 빠지는 것이다.

虛乳蛾 (허유아)

虛症의 會厭 종기이다.

四物湯 (上六八)
千緡湯 (下三五)

咽腫 (인종)

咽喉에 炎症이 생겨 붓고 아픈 것

牛黃凉膈元 (下一二三)
青黛散 (下一一八)
龍腦膏 (下一二七)
龍石散 (下一一九)
吹喉散 (下一二四)

梅核 (매핵)

七情氣鬱로 가래가 쌓이고 모여서 梅核과 같이 덩어리로 되어 목구멍에 걸려서 뱉어도 나오지 아니하고 넘기려 해도 아니 넘어간다.

荊蘇湯 (中九五)
加味四七湯 (下七〇)
四七湯 (中八二)

咽瘡 (인창)

목구멍의 종창 胃實熱의 탓이다.

清火補陰湯 (中一二九)

陰虛格陽 (음허격양)

陰이 허하여 陽이 멋대로 설쳐 위로 치밀어 올린 열로 인하여 목구멍이 아픈 것

鎮陰煎 (上六七)

咽痛 (인통)

목구멍이 아픈 것 風邪로 인한 열의 탓이다.

必用方甘桔湯 (下一二五)
清火補陰湯 (中一二九)
荊防敗毒散 (中一九)

誤吞諸蟲 (오함제충)

여러가지 벌레를 잘못하여 입안에 넣었을 경우

四物湯 (上六八)

〔頸項〕 (경항)

〔項〕 (항) 〈목병〉

項強 (항강)

목이 뻣뻣한 것、이것은 습기의 탓이다.

回首散 (下一二八)

〔背〕 (배) 〈등〉

利硼膏 (中五一) (喉痺失音도 치료 한다)
甘桔湯 (中一二八)

背痛 (배통)

등이 아픈 것

三合湯 (下一二九)
四物湯 (上六八)
二陳湯 (中九九)

背寒 (배한)

등이 추운 것

導痰湯 (下三)
蘇子降氣湯 (中八七)

〔胸〕 (흉) 〈가슴〉病

心脾痛 (심비통)

心痛은 神經性에서 온 것으로서 心脾痛은 음식에서 온 것이 있으므로 통증이 함께 일어나고 대나무로 깎듯이 아프다.

手拈散 (中一三〇)

咽喉門

頸項門

背門·胸門

胸門

만약 급히 소리내어 부르면 도리어 죽는 수가 많다. 당초에 등불이 켜있었으면 불을 끄지 말 것이며 등불이 켜있지 않았으면 절대로 켜지 말아야 한다. 그 발굽치와 엄지손가락 손톱 끝을 되게 물고 그 얼굴에 침을 뱉어 주면 곧 살아난다.

그래도 살아나지 않으면 조금 이동 시킨 뒤에 서서히 불러 볼 것이며 또 붓대롱으로 양 귓구멍을 불고 半夏분 말이나 皂角분말을 조금 코속에 불어 넣어주면 깨어난다.

鬱冒卒死 (울모졸사)

무병한 사람이 졸지에 죽은 사람처럼 몸을 움직이지 못하고 눈을 감으며 혹 의식이 약간 있다 하더라도 말소리를 듣기 싫어하고 남자보다 부인들에 이런 症이 혼히 있고 수시간이 지난후에 깨어나는 수가 있다.

倉公散(黎蘆 瓜蒂 雄黃 白礬 등의 분말)을 조금씩 코에 불어 넣거나 혹 은 따스한 술을 조금 넣어준다.

自縊死 (자액사)

스스로 목을 매어 죽는 것 죽은 것이 아침부터 저녁까지에 이르런 것은 비록 몸이 냉해도 치료가 가능하고, 적녁부터 아침까지 이르런 것은 치료하기가 어렵다. 心下(심장 아래)가 약간 따스하면 죽은지가 一日 이상이 되었더라도 살릴 수 있으니 목맨 것을 서서히 풀어 안아서 내루게 할 것이요, 줄을 끊어서는 안된다.

胸門

心腎痛 (심신통)
신장에 傳하는 病으로서 등과 더불어 당겨 곱사처럼 어지고 心下가 急痛되는 것
蟠葱散 (下一三六)
神保元 (下五四)

七情痛 (칠정통)
七情에 의하여 氣가 맺혀 아픈 것
加味四七湯 (下七○)
分心氣飲 (中八三)

血痛 (혈통)
피가 잘 돌지 못하여 瘀血이 되거나 열이 나서 아픈 것
五積散 (中一三)
失笑散 (下一六○)

氣痛 (기통)
氣가 체하여 아픈 것 이것은 대개 날카롭게 아픔
蘇合丸 (中九○)

冷痛 (냉통)
冷에서 오는 胸痛

胸門

建理湯 (上八三)
扶陽助胃湯 (上八五)
蔘圓飲 (上八四)
厚朴溫中湯 (中一四三)
五積散 (中一三)

熱痛 (열통)
熱에서 오는 胸痛
連附六一湯 (中一三一)
大承氣湯 (下八)
小柴胡湯 (中二五)

食痛 (식통)
食傷에서 오는 胸痛
行氣香蘇散 (中一三二)
平胃散 (下二二)
香砂養胃湯 (中四三)

悸痛 (계통)
氣鬱로 인하여 가슴이 두근거리면서 아픈 것
加味四七湯 (下七○)
四七湯 (中八二)
七氣湯 (中八一)

胸門

痰痛 (담통)
痰飲에서 오는 胸痛
芎夏湯 (中一○○)
五積散 (下一○)

蟲痛 (충통)
회충에서 오는 胸痛
二陳湯 (中九九)

風痛 (풍통)
風傷에서 오는 胸痛
分心氣飲 (中八三)

腎氣上攻 (신기상공)
腎氣가 위로 치밀어 가슴이 아픈 것
五積散 (下一○)

虛痛 (허통)
虛에서 가슴이 아픈 것
二陳湯 (中九九)
小建中湯 (上四五)

劫藥 (겁약)
아픈 것을 그치게 하는 약
(진통제)

편안히 바로 눕히고 이불을 덮어주고 한 사람으로 하여금 손바닥으로 그 입과 코를 가리어 氣가 통하지 못하도록 할 것이고 또 손으로는 그 다리로는 그 양어깨를 밟고 손으로는 긴 머리털을 당겨서 緊急하게 할 것이고 늦추지 말아야 한다. 또 한 사람으로 하여금 그 가슴위를 안마하면서 움직이고 또 한 사람으로 하여금 팔과 다리 종아리를 안마하며 굴신을 시킨다. 이 때에 만약 벌써 몸이 뻣뻣해졌으면 점점 강하게 굴신을 시킨다. 이와 같이하여 一시간쯤 지나면 氣가 입으로 따라 나오고 一시간쯤 지나도 계속하여 안마를 해야 하고, 눈을 뜨더라도 눈이 하여 안마를 해야 하고 사람은 곧 살아난다.

溺水死 (익수사)

물에 빠져 죽은 경우

물에 빠져 죽은 것은 하루밤을 경과해도 구할수 있으니 급히 구해내야 한다. 먼저 칼로 입을 잡아젖혀 열고 탄력있는 줄을 한개 입안에 넣어서 머물고 있도록 하여 물을 토할수 있게 한 후에 의복을 벗기고 배꼽을 二, 三百장 뜸을 많이 뜨고 두 사람으로 하여금 붓대롱으로써 그 양귀를 불고 皂角분말을 솜에 싸서 下部항문에 밀어 넣어두면 조금 있다가 물이 토해 나오고 곧 살아난다.

凍死 (동사)

(얼어서 사지가 뻣뻣하고 입을 다물고 죽은 것)

倉卒散 (中一三三)

胸痞 (흉비)

가슴이 가득 차고 아프지는 않는 것

桔梗枳殼湯 (中一三四)

痰結痞 (담결비)

痰으로 인하여 가슴이 아프기도 하고 더부룩하기도 한 것

柴陳湯 (中六九)

柴梗半夏湯 (中一三五)

水結胸 (수결흉)

傷寒에 마신 물이 가슴에 머물러 있어 心下가 여물고 아픈 것을 水結胸이라 한다. 그 증세는 머리에 땀이 좀 나고 큰 열은 없고, 비비면 물소리가 골골 난다.

赤茯苓湯 (中一三六)

乳 (유) 〈젖病〉

下乳 (하유)

젖이 나오게 하는 약

通乳湯 (中一三七)

乳巖 (유암)

乳核이 五~七年이 되면 外部는 붓고 紫黑色이 되고 內部는 짓물 腫瘡이 되고 오 붉해지는 것을 말한다.

十六味流氣飮 (中一四〇)

乳癰 (유옹)

乳房의 종기

神效瓜蔞散 (中一三八)

加味芷貝散 (中一三九)

八物湯 (上三二)

乳核 (유핵)

憂怒가 쌓여 乳房에 핵이 맺혀 아프지도 않고 가렵지도 않다.

清肝解鬱湯 (中一四一)

芷貝散 (中一四二)

消乳 (소유)

젖을 삭게 하는 약

四物湯 (上六八)

△麥芽을 加하면 좋다

腹附臍門 (복부제)

寒痛 (한통)

寒氣에서 오는 腹痛

理中湯 (上六)

五積散 (中一三)

厚朴溫中湯 (中一五二)

當歸四逆湯 (上八二)

建理湯 (上八三)

熱痛 (열통)

열에서 오는 腹痛

黃芩芍藥湯 (下九三)

痰痛 (담통)

痰飮에서 오는 腹痛

芎夏湯 (中一〇〇)

血痛 (혈통)

瘀血에서 오는 腹痛

失笑散 (下一六〇)

食痛 (식통)

食傷에서 오는 腹痛

平胃散 (下二一)

乳門　乳門　腹附臍門

조금이라도 숨기운이 있으면 불태운 뜻뜻한 재를 주머니에 넣어 심장 위에 다림질을 하고 식으면 따신 것으로 바꾼다. 이를 계속하면 입을 열고 기가 나오는데 그 뒤에 따스한 죽이나 고기는 따슨 술이나 생강탕을 먹여준다. 만약 먼저 그 찬것을 먹여 문득 冷氣와 火氣가 서로 투쟁을 하여 반드시 죽는다.

餓死 (아사)
굶어서 죽는 경우 굶어서 죽어 가는데에는 갑작스럽게 밥이나 찬 따위를 먹으면 반드시 죽게 되니 이럴 때에는 먼저 묽은 죽 물로써 조금씩 먹여서 목구멍과 창자를 윤활하게 하고 하루쯤 지나서 연한 밥을 먹이고 수일을 지난 후에 한밥을 먹이면 살아난다.

壓死 (압사)
무엇에 눌려서 죽음 급히 붙들어 앉히고 손으로 그 머리털을 잡아당기고 牛夏분말을 코에 불어넣고 생강즙을 참기름에 섞어서 먹여준다.

入井塚卒死 (입정총졸사)
샘이나 무덤 굴속에 들어가 죽는 것 무릇 사람이 물이 마른 샘이나 무덤굴 속에 들어갈 때에는 먼저 닭털이나 오리털을 던져 바로 곧게 내려가면 독이 없지만 만약 빙빙 돌게 내려가지 않으면 독이 있는 것이니

臍築症 (제축증)
배꼽 밑이 쌓인 築症은 生氣

腹附臍門

實痛 (실통)
속이 지나치게 實해서 배가 아픈 것

大柴胡湯 (下九)

虛痛 (허통)
虛寒에서 오는 腹痛

小建中湯 (上四五)

理中湯 (上六)

臍腹 (제복)
배꼽을 中心으로 배가 아픈 것

四逆湯 (上八)

五積散 (中一三)

嘔泄 (구설)
구역질이 나고 설사하면서 배가 아픈 것

黃連湯 (中一四四)

通治 (통치)
芍藥甘草湯 (上八六)

腰門

腰 (요) 〈허리병〉

理中湯 (上六)

가 끊어져 腎氣로써 아픈 것이다.

腎虛痛 (신허통)
腎虛 精血不足에서 오는 腰痛

靑蛾丸 (上八七)

八味元 (上四○)

痰痛 (담통)
痰飮에서 오는 腰痛

芎夏湯 (中一○○)

二陳湯 (中九九)

食痛 (식통)
飮食에서 오는 腰痛, 즉 술에 취하여 濕熱이 虛를 타고 腎에 들어가니 腎腰痛이 되는 것이다.

四物湯 (上六八) 合

二陳湯 (中九九)

風痛 (풍통)

脅門

風이 腎을 상하여 오는 腰痛인데 이것은 右痛은 당기며 양쪽 발이 뻣뻣하고 左痛 或 급박하다.

挫閃 (좌섬)
물건을 들어 올리다가 或 낮은 곳에서 떨어져 허리를 다친 것

烏藥順氣散 (中一○)

五積散 (中一三)

如神湯 (中一四五)

立安散 (中一四六)

五積散 (中一三)
(寒濕및瘀血을함께치료한다)

氣痛 (기통)
氣滯에서 오는 脅痛

神保元 (下五四)

脅 (협) 〈옆구리 아픈 것〉

小柴胡湯 (中二五)

左痛 (좌통)
左脅痛

枳芎散 (中一四七)

小柴胡湯 (中二五)

그때에는 마땅히 술을 그 속에 뿌리고 오래 있으면 독이 들어가면 된다. 만약 잘 못하여 독에 접촉되어서 죽으면 즉각 샘물을 길러 가지고 얼굴에 뿌리고, 또 雄黃분말 두서너돈(약 10g)을 샘물에 타서 먹인다. 또 진하게 다린 소금물에 手足을 담그고 가슴과 옆구리를 씻으면 곧 깨어난다.

雷震死 (뇌진사)
벼락에 맞아 죽는 것임. 벼락에 맞았을 때에는 곧 지렁이를 찧어서 배꼽에 붙이면 반나절 되어서 곧 살아난다.

蛇入七竅 (사입칠규)
뱀이 사람의 일곱구멍 즉 귀나, 눈이나, 코나, 입으로 들어간 것임. 이것은 주로 여름철 야외에서 생기는 일이 흔하겠는데 뱀은 꼬리를 잡고 당겨도 뒤로는 빠져나오지 않은 것이니 이럴 때에는 그 꼬리에 상처를 내어 川椒나 胡椒 두서너알을 상처된 속에 밀어 넣고 싸서두면 곧 나오게 되는데 그 뒤에 雄黃분말을 人蔘湯에 섞어 마시면 뱀의 독을 제압한다. 뱀에게 감겨 풀리지 아니할 때에는 열랑으로 씻으면 풀리는데 그것이 없으면 사람의 오줌으로 씻어도 된다.

諸蟲入耳 (제충입이)
벌레가 귀속에 들어갔을 경우 무슨 벌레든지 귀에 들어갔을 때에는 참기름이나 는 대나무 대롱을 귀구멍에 대고 힘껏 빨아 당기면 나온다.

右痛 (우통)
右 脅痛

推氣散 (中一四八)

神保元 (下五四)

兩脇痛 (양협통)
양쪽이 함께 아픈 脅痛

分心氣飲 (中八三)

實痛 (실통)
實證에서 오는 脅痛

小柴胡湯 (中二五)

虛痛 (허통)
虛證에서 오는 脅痛

四物湯 (上六八)

五積散 (中三一)

皮 (피) 〈피부병〉

癮疹 (은진)
두두러기

清肌散 (中一四九)

十神湯 (中一八)

防風通聖散 (下四)

皮門

升麻葛根湯 (中二二)

荊防敗毒散 (中一九)

回春凉膈散 (下一一六)

烏藥順氣散 (中一〇)

癍疹 (발진)
色點만 있고 낱알이 없는 것을 斑이라 하고 표면에 나타난 작은 낱알이 있는 것을 疹이라 하며 出沒無常하다. 여기서는 유행성인 것(溫毒)을 말하고 있다.

人蔘白虎湯 (下七)

升麻葛根湯 (中二二)

內傷發癍 (내상발반)
胃氣極虛에서 온다.

黃芪建中湯 (上四五)

陰症發癍 (음증발반)
가슴, 등, 手足에 드물게 發症하고 조금 붉어 모기나 벼룩에게 물린 形狀이다.

理中湯 (上六)

八味元 (上四〇)

皮門

丹毒 (단독)
人身이 갑자기 붉어져서 丹이 칠한 듯이 되고, 定處가 없이 퍼지는 위급한 병이다

犀角消毒飲 (下一三〇)

黃連解毒湯 (下二一)

犀角升麻湯 (中九)

虛痒 (허양)
血虛에서 오는 가려운 症

四物湯 (上六八)

麻痒 (마양)
氣虛에서 오는 마비가 가려운 症

消風散 (中一二一)

麻木 (마목)
麻는 麻痺, 木은 强直으로서 氣虛와 濕痰死血에서 오는 것이니 筋肉이 마음대로 움직이지 못하는 것을 말한다.

開結舒經湯 (下一三一)

二陳湯 (中九九)

四物湯 (上六八)

皮門

초를 귀에 넣어도 된다.

誤呑金銀 (오탄금은)
잘못하여 금부치 은부치를 넘어 키는 것
砂仁을 다려 먹인다. 만약 동전(銅錢)을 삼켰을 때에는 胡桃를 많이 먹인다.

烟熏欲死 (연훈욕사)
연기 불기운을 마셔서 죽으려 하는 경우
생무우즙을 내어 마신다. 만약 무우가 없으면 무우씨를 갈아 물로 마셔도 좋다.

乘船眩暈 (승선현운)
배머리 앉는것 어린아이의 소변이나 자기의 소변을 마신다.

匙着口中 (시착구중)
어린아이 입속에 들어붙었을 경우 급히 足三里(穴名)에 침을 놓고 손가락에 七장 쯤으로 뜬다.

救飢捷法 (구기첩법)
굶주림을 구해내는 쉬운 방법
흉년이나 난세 때에 수일 동안이나 양식이 떨어져 문득 굶어 죽게 되는 것은 가히 애석한 일이다. 지금 그 손쉬운 구조 방법을 실어둔다.

飢餓欲死 (기아욕사)
굶주려서 죽으려 할 경우

氣虛麻木 (기허마목)
元氣가 虛하여 濕痰이 생겨 서 마비가 되고 뻣뻣하며 감각이 없는 것
補中益氣湯 (上二二)
香蘇散 (中一七)

[手] (수)

氣滯臂痛 (기체비통)
氣滯에서 오는 臂痛
舒經湯 (下一二二)

痰滯臂痛 (담체비통)
痰滯에서 오는 臂痛
半夏芩朮湯 (下一二一)
麻痺・木香保命丹 (下五)
虛症・建理湯 (上八三)

[足] (족)

濕熱脚氣 (습체각기)
濕滯에서 오는 脚氣病
清熱瀉濕湯 (下一二四)

風濕 (풍습)
風濕에서 오는 脚氣病

濕滯 (습체)
濕滯(水毒)에서 오는 脚氣病
胃苓湯 (下八六)
五積散 (下一○)

寒濕 (한습)
寒氣와 濕氣가 서로 두들겨 서 생긴 脚氣痛
五積散 (中一三)
小續命湯 (中一)

血熱 (혈열)
血液로 인한 熱로서 생긴 脚氣痛
四物湯 (上六八)

痰滯 (담체)
痰飲이 체하여 빠져 나가지 못한데서 오는 脚氣痛
五積散 (中一三)

大羌活湯 (下六)
疏風活血湯 (中五)
檳蘇散 (下一三五)
獨活寄生湯 (上八八)

衝上 (충상)
脚氣가 위로 치밀어 가슴이 답답하고 천식 구토증이 나고 저절로 땀이 나고, 寒熱이 왕래하는 危症이다
木萸湯 (中一五○)
紫蘇飲 (中一六○)
四磨湯 (下一○四)

入心 (입심)
脚氣가 心臟에 치밀어 들어간 것인데 가슴이 두근거리고 정신이 몽롱하고 헛소리를 하게 된다. 危症이다.
三和散 (中八八)

入肺 (입폐)
脚氣가 치밀어 肺에 들어간 것인데 천식이 생기고 호흡이 곤난해지고 부종도 생긴다.
小青龍湯 (中二七)

入腎 (입신)
脚氣가 腎에 들어간 것인데 허리와 다리가 붓고 小便이 안 나오고 얼굴이 검어진다.
五積散 (中一三)

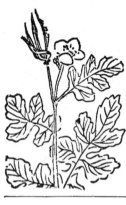

白屈菜

문득 입을 달고 혀로써 윗니 아랫니에 대고 요란하게 혼들어서 진액(침)을 취하여 넘어 삼키는데 하루에 三百六十번에 이르르면 좋다。점점 익혀저서 千번에 이르르면 自然히 배가 고프지 않다。三~五日은 다소 피곤해지나 이 고비를 경과하면 점점 몸이 가벼워지고 강해진다。만약 물이 있는 곳에서 졸지에 그릇이 없으면 손으로 물을 움켜 쥐고 呪文(주문)을 읽는데 「丞椽吏之賜眞乏糧正赤黃行無過城下諸醫以自防」(승연리지석진핍량정적황행무과성하제의이자방)이라고하고 주문읽기가 끝나면 세번이를 마주치고 오른쪽 손가락을 세번 뚜드리고 왼쪽 손가락도 이와같이 세번하고 물을 마신다。잔이나 그릇이 있으면 물을 담아 그렇게 하면 더욱 좋다。이런 방법으로 하루에 물을 서되를 복용하면 배가 고프지 아니한다。또 白茯苓四兩、白麪二兩중을 화합한 것을 밀로써 기름 대신 넣고 다려 떡을 만들어 배불리 먹고、식사를 끊은 三日뒤에 脂麻湯을 조금 마시면 창자와 위가 윤택해진다。

足門

八味元(上四〇)

四氣流注(사기유주)
濕、氣、冷、寒의 四氣가 五臟의 虛를 타고 흘러들어가 부종、마비、구토、寒熱 等의 危症을 이루는 脚氣

四蒸木瓜丸(中一五一)

逎治(통치)
不換金正氣散(中一五)
五積散(中一三)
烏藥順氣散(中一〇)

麻痺(마비)
脚氣性、中風性에 依한 마비、特히 手足의 마비

木香保命丹(下五)

鶴膝風(학슬풍)
양쪽 무릎이 크게 붓고、무릎뼈가 鶴膝의 다리와 같으며、당기고 아파 걷지를 못하는 것으로 膝關節炎에 해당한다.

大防風湯(上八九)
三氣飮(上一六)

前陰門

五積散(中一三)
八味元(上四〇)

前陰(전음) 〈생식기의 병〉

寒疝(한산)
睾丸이 차고 맺혀서 여물기가 돌과 같고 陰莖이 일어나지 아니하고 아프다.

蟠葱散(下一三六)
煖肝煎(上九〇)
當歸四逆湯(中一五二)
小建中湯(上四五)
理中湯(上六)
五積散(中一三)

筋疝(근산)
房勞와 邪術로 陰莖이 붓고 아프고 음경에서 피가 나오기도 하고 힘줄이 오그려지거나 늘어지기도하고 或 정액과같은 白物이 오줌을 따라 나오기도 한다.

龍膽瀉肝湯(下一三七)
清心蓮子湯(中六四)

前陰門

血疝(혈산)
모양이 누른 외같고 小腹쪽 겉에 위치한다。熏氣를 받는 계절에 房勞하거나 情欲이 넘쳐도 정액을 싸지 않아 氣血이 넘쳐 脬囊을 스며들어 종기가 된 것이다.

神聖代針散(下一三八)
桃仁承氣湯(下二二)

氣疝(기산)
氣의 鬱滯에서 오는 것인데 腎兪穴에서 陰囊까지 뻐친다.

蟠葱散(下一三六)

狐疝(호산)
睾丸脫腸、누우면 배속으로 들어가고 일어서면 丸으로 내려온다。모양은 눕혀 놓은 기와같다.

二陳湯(中九九)

㿉疝(퇴산)
음낭크기가 되와 말같고 가렵지도 아프지도 않고 일반서 말하는 퇴산불알이다.

前陰門

奔豚疝 (분돈산)
臍下動氣가 甚한 것인데 이것은 腎積을 말하는 것이니 腎積疝氣이다. 이것은 眞氣가 虛하여 맺힌 물과 기가 서로 두들긴 탓이다.
- 橘核丸(下一三九)
- 神保元(下五四)
- 五苓散(下一一〇)
- 理中湯(上六)

劫藥 (겁약)
응급 止痛藥이다.
- 梔附湯(中一三三)
- 神聖代針散(下一三八)

通治 (통치)
- 二陳湯(中九九)
- 五苓散(下一一〇)

偏墜 (편추)
한쪽이 오리알만큼 커져서 당기며 아프다. 왼쪽 것은 瘀血과 怒火에 속하고 오른쪽 것은 濕痰食積에 의한다.

前陰門

陰冷 (음냉)
下焦의 元氣가 虛하여 生殖器가 어름같이 찬것
- 茴香安腎丸(上九一)
- 八味元(上四〇)

囊腫 (낭종)
陰囊이 부어 커지되 아프지는 않다. 즉 陰囊水腫이다.
- 五苓散(下一一〇)合
- 三仙湯(下一四〇)

囊濕 (낭습)
陰囊이 濕하고 가려운 것인데 腎臟風이라고 한다. 血이 不足한 탓이다. 精
- 活血驅風散(下一五〇)

陰戶出 (음호출)
婦人陰中이 突出한 것이 버섯갈기도 하고 닭벼슬같기도 하다. 이것은 肝鬱과 脾虛에서 오는 것이다.
- 補中益氣湯(上二二)
- 歸脾湯(上六六)
- 龍膽瀉肝湯(下一三七)

後陰門

陰戶腫 (음호종)
陰門에 腫氣가 생기고 寒熱이 往來한다.
- 柴胡四物湯(中一六三)

濕痒 (습양)
陰門이 濕하고 가려운 것
- 四物湯(上六八)
- 加味逍遙湯(下六二)
- 歸脾湯(上六六)
- 加味逍遙散(下六二)

後陰 (후음)
肛門病

痔瘻 (치루)
痔核이 터져서 瘻孔이 생긴 것
- 秦艽蒼朮湯(下一四一)

虛痔 (허치)
虛證에서 오는 痔疾, 主로 痔瘻를 이른다.
- 腎氣丸(上四〇)
- 補中益氣湯(上二二)
- 十全大補湯(上三三)

後陰門

日久 (일구)
만성적인 痔疾(痔瘻)
- 蔘苓白朮散(上二五)
- 益胃升陽湯(上二二)

腸風 (장풍)
大便前에 出血하며 色갈이 맑고 近血이라 하여 肝腎에서 나오는 것인데 血痔라고도 한다.
- 當歸和血湯(下一四二)
- 胃風湯(中一〇六)
- 升陽除濕和血湯(下一四三)

腸熱 (장열)
大便後에 出血하며 色갈이 검고 탁하며 遠血이라 하여 心肺血인데 腸毒이라 하며 腸胃에 熱이 쌓인 탓이다.
- 平胃散(下二三)
- 敗毒散(中一九)
- 四物湯(上六八)
- 黃連解毒散(下二一)

腸毒 (장독)

濕毒으로 因한 下血인데 大便後에 나오며 배는 아프지 않다.

黃連湯(下二七)

脫肛 (탈항)

肛門이 빠져 나오는 것인데 虛症에서 오는 것이다.

蔘芪湯(上九二)
補中益氣湯(上二二)
四物湯(上六八)
六味地黃湯(上四〇)
升陽除濕湯(下八八)
八味元(上四〇)

[癰疽] (옹전)

初發 (초발)

腫氣가 처음 생길 때

連翹敗毒散(中一九)
三仁膏(下一四四)
托裏消毒飮(上九三)

始終 (시종)

全期間을 通하여 쓸 수 있는 약

國老膏(上九六)

潰後 (궤후)

종기가 터진 후에 쓰는 약

加味十全湯(上九四)
十全大補湯(上三三)

滋腎 (자신)

潰後煩渴 (궤후번갈)

종기가 터진 후 답답하고 갈증이 있을 경우

八物湯(上三二)

毒氣上攻 (독기상공)

종기가 터지는 虛症이니 毒氣가 위로 치밀어, 머리가 아프고 얼굴이 붉어도 實症은 아니다.

六君子湯(上六九)

痰盛 (담성)

通順散(中一五四)

貼藥 (첩약)

종기난 곳에 붙이는 약

神異膏(上雜方)(P一八四)
無憂膏(上雜方)(P一八五)
雲母膏(上雜方)(P一八六)
萬應膏(上雜方)(P一九〇)
消痰膏(上雜方)(P一九二)

挿藥 (삽약)

종기 터진 구멍에 비벼 넣는 십지약

神聖餠(下一四五)

肺癰 (폐옹)

中脘(穴名)가 은은하게 아프고 喘息하며 찹쌀풀같은 膿血을 吐하면서 추위 떨지만 한편 열이 나고 목이 건조한다.

桔梗湯(中一五三)
蔘蘇飮(中二六)
小靑龍湯(中二七)

肝癰 (간옹)

期門(穴名)이 은은하게 아

프고 그 위의 살이 조금 붓는다.

小柴胡湯(中二五)

腎癰 (신옹)

京門(穴名)이 은은하게 아프고 그 위의 살이 약하고 붓는다.

八味元(上四〇)

懸癰 (현옹)

肛門前後에 종기가 생겨 처음에는 솔씨만한 것이 가렵다가 점차로 커져서 蓮子만 하고 數十日後 赤腫하고 복숭아씨만큼 크게되고, 터지면 그곳에서 大小便이 나오며 難治病이다.

附骨疽 (부골저)

아픈 자리가 깊어서 어루만져도 無益하고 筋骨안이 아프므로 밖으로는 全然 赤腫이 突起하지 않는다.

通順散(中一五四)合
二陳湯(中九九)

【諸瘡】(제창) 모든 종창

大風瘡 (대풍창)
癩病(나병), 즉 문둥병
防風通聖散(下四)

楊梅瘡 (양매창)
매독(梅毒)
仙遺粮湯(下一四六)
丹粉丸(下一四七)
防風通聖散(下四)
(疥癬도 치료함)

瘰癧 (나력) 연주창
栀子淸肝湯(下一四八)
夏枯草散(中一五五)

結核 (결핵)

하나만 홀로 튀어 나온 작은 핵을 結核이라 한다. 이것은 火氣熱甚하여 氣가 막혀 맺혀져서 여물어져 果實의 핵과 같이 된 것이니 熱氣가 흩어지면 核이 저절로 消滅된다. 대개 濕痰이 流注한 것인데 主로 목에 생기고

되어 오랫동안 홀아비 노릇을 한 탓으로 情欲이 발동하므로 敗精이 되어 陰莖으로 흘러 들어가 종창이 생기고 붉게 붓고 짓무른 것이다.

瘿瘤 (영류)
氣血이 어리고 체하여 생기고, 근심과 성냄이 心肺를 상하여 목과 어깨에 많이나는 것으로서 決破하면 위태롭다.

二陳湯(中九九)
開氣消痰湯(下七四)

팔 가슴 전신에 생기는 수도 있다.

頭瘡 (두창) 머리에 나는 종창
酒歸飮(下一四九)
防風通聖散(下四)

十六味流氣飮(中一四○)

陰蝕瘡 (음식창)
무릇 陰瘡은 三종류로 분류하니, ① 濕陰瘡 ② 妬精瘡 ③ 陰蝕瘡이다.
① 濕陰瘡(습음창)·腎虛한 것을 틈타고 風濕 나쁜 氣가 들어와 가렵고 종창이 되어 진물이 나오며 음과 같은 모양이다.
② 妬精瘡(투정창)·壯年이

③ 陰蝕瘡(음식창)·下疳瘡(하감창)이라고도 한다. 이는 열이 下焦에 쌓인 탓으로 經絡이 깔깔하고 체했거나 或子宮에 敗精이 머물러 있었거나 或月經도 물러 있었거나 性交한 뒤 또 씻어버리지 않아 邪氣를 띤 오물로 인하여 陰蒸부터 睾丸까지 잇달아 붓고 아프고 小便이 임질같고 오래되어서 짓무르고 살까지 침식하고 고름피가 그치지 않고 드디어 下疳瘡으로 되는 것인데 오래 낫지 않으면 楊梅瘡으로 된다.

고 피부가 얇아 치료하기가 어렵다.

腎風瘡 (신풍창)
初發時에 두발이 時時로 열이 나고 발뒤꿈치가 아프고 종아리나 무릎 위에 흔히 나며 음과 비슷하다.
連翹敗毒散(中一九)
八物湯(上三二)

諸瘡 (제창)
升麻葛根湯(中二三)合 人蔘敗毒散(中一九)
四物湯(上六八)
腎氣丸(上四○)
活血驅風散(下一五○)
龍膽瀉肝湯(下一三七)
八正散(下七九)

臁瘡 (겸창)
두다리에 나서 종기가 짓무르고 냄새가 나며 걸음걸기가 힘든다. 瘡이 臁骨(칼뼈) 上에 나는 고로 살이 적

【婦人】(부인) 婦人病

不調 (부조) 月經不順
調經散(上九七)
四製香附丸(下一五二)
四物湯(上六八)

七製香附丸(下一五三)

經遲(경지)
月經 예정일보다 月經이 늦어지는 것

大營煎(上四七)

血閉(혈폐)
月經이 막혀 나오지 않는 것

通經湯(下一五四)

加味歸脾湯(上九八)

血枯經閉(혈고경폐)
피가 말라 月經이 막히는 것

補中益氣湯(上二二)

産後閉(산후폐)
産後에 月無이 막히는 것

十全大補湯(上三三)

濕痰(습담)
濕痰으로 인하여 나오는 것

導痰湯(下三)

鬱火(울화)
체한 火氣로 인하여 月經이

婦人門

歸脾湯(上六六) 막힌 것

鬱怒(울노)
怒氣가 체하여 月經이 막힌 것

加味歸脾湯(上九八)

經來身痛(경래신통)
月經때가 되면 몸이 아픈 것

五積散(中一三)

帶濁(대탁)
帶下症

秘元煎(上六三)

毓麟珠(上一○二)

積痰帶下(적담대하)
痰이 쌓인데서 오는 대하증

二陳湯(中九九)

虛寒帶下(허한대하)
虛寒에서 오는 대하증

補中益氣湯(上二二)

血瘕(혈하)
子宮內에 생긴 핏덩이

婦人門

歸朮破癥湯(下一五五)

崩漏(붕루)
子宮에서 쏟아져 나오는 것

益胃升陽湯(上二二)

全生活血湯(中一五六)

壽脾煎(上九九)

蔘苓白朮散(上二五)

復元養榮湯(上一○○)

舉元煎(上六六)

歸脾湯(上六六)

秘元煎(上六三)

五臟虛下(오장허하)
오장이 허하여 出血하는 것

胃風湯(中一○六)

五積散(中一三)

求嗣(구사)
胎를 갖도록 하는 것

調經種玉湯(上一○一)

附益地黃湯(上一○三)

毓麟珠(上一○二)

四物黃狗丸(上一○四)

婦人門

瘦怯者의 不妊
여위고 虛怯한 사람이 임신 못하는 때

四物湯(上六八)

肥盛者의 不妊
살지고 盛한 사람이 임신못 하는 때

導痰湯(下三)

惡阻(오조)
입덧, 임신구토症인데 姙娠 二~三月이 되면 구토증이 나고 음식 냄새도 맡기 싫은 증세이다.

保生湯(上一○五)

二陳湯(中九九)

胎漏(태루)
임신中의 下血인데 胎는 움직이지 않는 것이니 腹痛은 없고 이것은 氣虛有熱 或胎中性交에서 오는 것인데 방치하면 낙태한다.

膠艾芎歸湯(上一○六)

膠艾四物湯(上一○七)

婦人門

婦人門

胎動 (태동)
임신 中의 下血인데 胎가 움직여 복통이 있다。 곧 낙태한다。 … 방치하면

- 補中益氣湯 (上二二) (勞傷도 치료된다)
- 安胎飮 (上一○八)
- 八物湯 (上三二)
- 金匱當歸散 (上一○九)

半産 (반산)
流産하는 것

- 芎歸湯 (上一二二)

妊娠通治 (임신통치)
- 加味八珍湯 (上一一○)
- 芎歸湯 (上一二二)

妊娠禁忌 (임신금기)

保産 (보산) 下統 (P二○○)
- 達生散 (中一五七) 難産을 예방하고 胎를 보호하는 것
- 芎歸湯 (上一二二)

婦人門

小腹常墜 (소복상추)
姙娠中인데 … 下腹이 항상 아래로 처지는 것, 氣가 허한 탓

- 佛手散 (上一二一)
- 紫蘇飮 (中一○六)
- 補中益氣湯 (上二二)

催産 (최산)
出産을 촉진시키는 것

- 紫蘇飮 (中一○六)
- 單鹿茸湯 (上一二三)
- 佛手散 (上一二一)
- 藿香正氣散 (中一四)

下死胎 (하사태)
死胎를 내리는 것

- 平胃散 (下二二)

胞衣不下 (포의불하)
胎兒를 싸고 있던 막과 그 태반(胎盤)이 내리지 않고 있는 것

- 牛膝湯 (下一五六)
- 芎歸湯 (上一二二)

婦人門

子癎 (자간)
姙娠中風인데 목과 등이 뻣뻣해지고 경련이 일어나고 입을 다물고 말이 어둔하고 담이 성하며 정신이 없어 人事不省이 되는 것

- 羚羊角湯 (下一五七)
- 四物湯 (上六八)

子煩 (자번)
姙娠婦가 가슴속이 煩거롭고 답답하여 견디지 못하는 증

- 竹瀝湯 (中一五八)

子腫 (자종)
姙娠婦浮腫으로 배부르고 숨가쁘며 氣가 치밀어서 不安한 증인데 受胎 五~六개월에 많다.

- 鯉魚湯 (上一一四)
- 藿苓湯 (中一四)
- 澤瀉湯 (下一五八)
- 平胃散 (下二二)

子淋 (자림)
熱이 방광에 쌓이고 或胎氣가 막히고 꽉 차서 小便이 방울방울 떨어지는 것 一名 子滿이다.

婦人門

孕婦轉脬 (잉부전포)
姙娠婦의 膀胱이 胎兒로 눌려서 小便이 통하지 않는 것

- 補中益氣湯 (上二二)
- 芎歸湯 (上一二二)
- 蔘朮飮 (上一一五)
- 六味元 (上四○)
- 八味元 (上四○)
- 君苓湯 (下一○)

子嗽 (자수)
風寒으로 상하여 생긴 오래 그치지 않은 胎中 기침

- 紫菀湯 (中一五九)

子痢 (자리)
姙娠婦의 下痢가 赤白하고 腹中이 急痛하여 裏急後重한 것

- 當歸芍藥湯 (下一五九)
- 調中理氣湯 (下九六)
- 胃風湯 (中一○六)

香連丸(下一○一)

子瘧 (자학)
妊娠婦의 마라리아
人蔘養胃湯(中一六)
八物湯(上三二)

子懸 (자현)
妊娠婦의 胎氣가 不和하고
위로 치밀어 心胸이 가득하
고 아픈 것
紫蘇飮(中一六○)
四物湯(上六八)

子癎 (자음)
妊娠의 不語症, 즉 목이 쉬
어 말을 못하는 것

傷寒 (상한)
妊娠婦의 감기
芎蘇散(中二二)
小柴胡湯(中二五)
(妊娠婦傷寒에는 安胎爲主
로하고 胃氣를 돌보며 不可
汗 不可下 不可利의 原則에
依한 것이고 勿論 姙娠금기
약은 피해야 한다)

婦人門

産後虛勞 (산후허로)
산후에 氣血이 허하고 파로
하는 것
補虛湯(上一六)
當歸羊肉湯(上一一七)
十全大補湯(上三三)

兒枕痛 (아침통)
胎兒옆에 形成되어 있던 피덩
이가 産後에 덜 나와 아픈
증세
失笑散(下一六○)
起枕散(下一六一)
血虛·四物湯(上六八)
胃虛·六君子湯(上六九)

血崩 (혈붕)
産後에 피가 쏟아져 나오는
症
芎歸湯(上一二二)
四物湯(上六八)

血暈 (혈운)
血虛에서 오는 어지러움
荊芥散(中一六一)

婦人門

芎歸湯(上一二二)
全生活血氣湯(中一五六)
花蘂石散(上諸傷)P一七二

衄血 (육혈)
産後에 나오는 코피
犀角地黃湯(下六○)
荊芥散(中一六一)

喘嗽 (천수)
産後의 喘嗽는 榮血이 不足
한 탓인데 危殆한 症勢이다
小蔘蘇飮(中一六二)
芎歸湯(上一二二)

不語 (불어)
敗血이 心臟을 막아 心氣가
막힌 까닭에 혀가 굳어 말
을 못한다.
茯苓補心湯(中九三)

譫語 (섬어)
산후에 헛소리를 하는 증
蘇合元(中九○)
八物湯(上三二)

婦人門

發熱 (발열)
産後에 熱이 나는 것
柴胡四物湯(中一六三)
牛黃膏(下一六二)

熱入血室 (열입혈실)
熱이 子宮으로 들어간 것
小柴胡湯(中二五)

感冒風寒 (감모풍한)
五積散(中一三)

血虛發熱 (혈허발열)
逍遙散(中一六六)

陰脫 (음탈)
子宮下垂, 氣血이 弱한 탓
이다.
當歸黃芪湯(上一一八)
四物湯(上六八)
八物湯(上三二)
補中益氣湯(上二二)
失笑散(下一六○)
八物湯(上三二)
芎歸湯(中一一二)

婦人門

婦人門

食滯 (식체)
產後 飲食에 체한 것, 氣가 허한 탓이다.
理脾湯 (下一六三)
五積散 (中一三)

鬱冒 (울모)
產後에 亡血하여 心神을 기르지 못하며 人事不省이 되고 눈을 감고 意識이 없는 것.
全生活血湯 (中一五六)

風痙 (풍치)
發熱로 인하여 혀가 不自由하고 입술이 급박하고 手足이 틀리는데 이것은 血虛의 탓이다.
愈風湯 (中一六四)
豆淋酒 (中一六五)
八物湯 (上三二)
四物湯 (上六八)

頭痛 (두통)
產後의 頭痛은 血虛와 敗血作硬에서 온 것이다.
四物湯 (上六八)
芎歸湯 (上一一一)

婦人門

遺尿 (유뇨)
產後에 虛하여 無意識中에 小便을 흘리는 것
蔘朮膏 (上一一九)

泄痢 (설리)
產後의 설사와 이증
當歸芍藥湯 (下一五九)
四物湯 (上六八)

便秘 (변비)
產後의 변비인데 이것은 血虛와 津液에서 오는 것이다
芎歸湯 (上一一一)
四磨湯 (下一○四)
八物湯 (上三二)
加味逍遙散 (下六二)

浮腫 (부종)
產後의 浮腫, 이것은 氣虛한 까닭이다.
理中湯 (上六)
四君子湯 (上六四)

小兒門

主治 (주치)
產後主治藥
補虛湯 (上一二六)
產後治法 비록 雜症이 있더라도 氣血을 보하는데에 主力을 쓴고 그 다음에 症에 따라 加減하여 雜症을 치료해야 한다.

[小兒] (소아) 〈소아과〉

客忤中惡 (객오중오)
客忤·小兒의 神氣가 軟弱한데다가 문득, 물건, 사람, 사당, 절 등의 낯선것에 놀란것으로 그 증세는 입에서 靑黃白의 거품을 吐하고 或 水穀을 설사하고 얼굴이 五色으로 변하며 배가 아프고 경련이 일어나서 그 상태가 경기와 간질같으나 단 눈을 치뜨지는 않는다. 中惡·그 상태는 卒然 心腹이 따갑게 아프고 답답하여 못견디고 人中이 靑黑하다.

夜啼 (야제)
밤에 우는 것, 黃昏때 심한 것은 客忤에서 오는 것이요 上半夜에 심한 것은 寒에서 오는 것이요, 젖먹을 때에 심한 것은 口瘡重舌에서 오는 것이다.
蘇合香元 (中九○)

小兒門

夜啼
導赤散 (下七八)
抱龍丸 (中一七五)

肝氣 (간기)
肝主筋이니 筋肉이 당기고 푸른 똥을 눈다.
芍藥甘草湯 (上八六)

驚風 (경풍)
急驚이니 갑자기 이상한 소리를 듣거나 或 짐승의 울리는 소리를 듣고 놀라서 열이 나며 입술이 붉고 이를 악물고 痰涎이 생겨서 침을 흘리고 눈을 치뜨며 驚搐하여 手足에 경련이 일어난다.
蘇合香元 (中九○)
瀉靑丸 (下一○六)
龍腦安神丸 (下五七)
牛黃抱龍丸 (中一七六)
抱龍丸 (中一七五)

慢驚 (만경)

大病 或 오랜 토사後 및 寒冷한 약을 지나치게 먹은데서 오는데, 그 증세는 눈을 흐리게 뜨고 자며 맑은 정신이 없고 또 눈을 위로 치뜨고보며 手足에 시시로 경련이 일어나고 얼굴이 青白하고 全身과 四肢가 冷하고 눈을 흘겨보기 때문에 흰자가 드러나고 大便은 푸르고 小便은 희며 대체로 昏睡狀態로 들어가게 되고 無氣力하다.

錢氏白朮散(上二〇)

痓痙 (치경)

痓痙은 手足이 어름같이 차고 痓痙은 몸이 뻣뻣한 것인데 痓痙은 驚風類에 속한다.
그 증세는 머리를 흔들고, 입을 다물고 경련이 일어나고 몸이 뻣뻣하고 허리가 뒤벼지는데 극히 危急症이다.

理中湯(上六)
小續命湯(中一)
烏藥順氣散(中一〇)

小兒門

癲癇 (전간)

大人은 癲, 小兒는 癇이라 하나 내용은 같은 것이다. 發作할 때는 갑자기 어지러워 넘어지며 정신없이 가만 있다가 거품침을 토하면서 깨어나는 일을 가끔 반복한다.

紫霜丸(中一七七)

諸熱 (제열)

모든 熱에 一般的으로 쓰이는 약

小兒淸心元(中一六八)
天乙丸(中一七九)

肝熱 (간열)

손으로 옷깃을 어루만지고 물건을 비비며 왼쪽 볼이 벌겋다.

瀉靑丸(下一〇六)

心熱 (심열)

口中의 氣가 따스하고 얼굴을 가려가지고 누우며 눈을 치뜨고 이마가 붉고 머리를 흔들고 이를 악문다.

導赤散(下七八)

小兒門

肺熱 (폐열)

기침이 나고 寒熱이 往來하고 열이 심하며 물을 마시고 천식하며 답답하고 오르고 코가 마르고 입맛이 담담하고 입술이 희고 양눈이 짓무르고 코를 비비고 눈을 뜨고 척추가 튀어나오고 손톱을 깨물고 타는 것처럼 목이 마르고 저절로 땀나며 밥통이 부르고 창자가 울며 등이가 생기고 열이 나고 或

瀉白散(下二三)

腎虛熱 (신허열)

눈을 내리뜨고 밝은 데를 두려워하며 턱 밑이 붉다. 짠것, 신것, 숯, 쌀, 진흙 등을 즐겨 먹으며 물을 많이 마시려 한다. 처음에는 입에 냄새가 나고 다음에는 이가 검어지고 잇몸이 짓무르고 熱血이 솟아 나오고 심하면 이가 빠진다.

六味地黃湯(上四〇)
氣虛熱·四君子湯(上六四)
脾虛熱·錢氏白朮散(上二〇)
內傷發熱·補中益氣湯(上二二)
水虛土實·水土丹(中一六七)
肥兒丸(中一六七)
五福化毒丹(中一七八)
八物湯(上三三)

小兒門

疳疾 (감질)

二〇세 以下는 疳 二〇세 以上은 勞라하는데 이것은 다 氣血이 허하여 臟腑가 상한 것이다. 그 증세는 머리의 피붓빛이 거칠고 毛髮이 까닭이다. 타고 드물고 볼이 쭈그러지는축 하는 것은 위장의 虛熱 탓이고 눈을 감고 정신없

吐瀉 (토사)

小兒吐瀉에서 便이 누른 것은 뜨거운 젖에 상한 것이고 便이 푸른 것은 冷한 젖에 상한 것이고 便이 흰 것은 젖이 머물고 있는 것이고 정신없이 눈을 뜨고 자고 눈을 감고 정신없

小兒門

小兒門

이 자는 축하는 것은 위장의 實熱 탓이다.

燒針丸(中一八○)
理中湯(上六)
四君子湯(上六四)
平胃散(下二二)
白虎湯(下七)
異功散(上六四)
補中益氣湯(上二二)
錢氏白朮湯(上一二○)

感冒(감모)
小兒의 보통 감기

人蔘羌活散(中一六九)
芍藥甘草湯(上八六)
蔘蘇飮(中一二六)

痰喘(담천)
小兒가 담이 성하고 숨가쁘게 하는 천식

瀉白散(下二三)
導痰湯(下三)
清金降火湯(下三四)
抱龍丸(中一七五)

小兒門

泄痢(설리)
小兒의 설사와 이질

黃芩芍藥湯(下九三)
益元散(下一六)
六神丸(下一○二)

腹痛(복통)
小兒의 배가 아플때

黃芩芍藥湯(下九三)
理中湯(上六)
安蛔理中湯(上七○)
練陳湯(下七六)

腹脹(복창)
小兒의 배부를 증, 허증과 실증이 있다.

實證·紫霜丸(中一七七)
虛證·六君子湯(上六九)

盤腸痛(반장통)
小兒가 배가 아파서 허리를 굽히고 헛울음(乾啼)을 우는데 이마에 땀이 나고 冷하고 或大便이 푸른 것인데, 이것은 小腸에 寒氣가 맺혀 있는 탓이다.

蘇合香元(中九○)

小兒門

五軟(오연)
머리와 목, 손, 다리, 몸, 筋骨이 연한 것이다.

補中益氣湯(上二二)
腎氣丸(上四○)
四君子湯(上六四)

五硬(오경)
머리와 목, 손, 다리, 몸, 입의 다섯군데가 어름같이 찬 것인데 肝이 風邪를 받은 탓이다.

烏藥順氣散(中一○)

解顱(해로)
頭盖骨片이 긴밀히 合하지 못하고 열린 것으로서, 腦髓가 不足한 탓이다.

八味元(上四○)
十全大湯補(上三三)
腎氣元(上四○)
八物湯(上三二)

顖塡(신전)
정수리(百會)가 불어나는 것인데 이것은 小兒가 젖을때 맞추어 못먹었거나 或寒熱가 脾에 침입하여 그 氣가

小兒門

위로 치밀어 생기기도 하고 또 肝에 風熱이 盛하여 그것이 교대로 공격하여 생기고 그때에는 땀이 나기도 하는데 毛髮이 누르고 짧다.

顖陷(신함)
정수리(百會)가 구덩이 된 것인데 이것은 臟腑에 熱이 있어서 목이 말라 물을 많이 마셔서 설사를 하여서 血이 허약해진 까닭이다.

補中益氣湯(上二二)
瀉青丸(下一○六)

齒不生(치불생)
타고난 체질의 허약과 榮養不足으로 이가 나지 못하는 것

補中益氣湯(上二二)
十全大補湯(上三三)

龜胸(귀흉)
가슴이 높고 脹滿해져 그 모양이 거북과 같이 되는 것으로 肺熱로 인한기도 하고 或乳母가 五辛 및 술과 국을 많이 먹어서 생기기도 하고 或여름에 뜨거운 젖을

十全大補湯(上三三)
腎氣元(上四○)

50

을 많이 먹어서 생기기도 한다.

瀉白散 (下三三三)

二陳湯 (中九九)

丹毒 (단독)
熱毒의 氣가 風과 서로 두들기다가 風이 타올라 赤腫하는 것인데 一名 赤遊風이라 한다. 風이 腎에 들어가든가 배로 들어가면 殺人한다. 小兒丹毒이 百日內에 發生하면 반드시 죽으니, 급히 구하여야 한다.

犀角解毒飮 (下一三○)

升麻葛根湯 (中二二)

犀角地黃湯 (下六○)

諸瘡 (제창)
生後 一個月以內의 것은 胎毒이 熱은 症이요 一, 二歲 後에 나는 것은 胎毒이 깊은 症이다.

五福化毒丹 (中一七八)

生料四物湯 (中一七○)

牛黃解毒丹 (中一七一)

小兒門

防風通聖散 (下四)

犀角地黃湯 (下六○)

痘疹預防 (두진예방)
種痘로 예방하고 或다음 藥方도 쓴다.

稀痘兎紅丸 (中一七三)

消毒保嬰丹 (中一七四)

初熱 (초열)
天然痘의 初期 發熱

升麻葛根湯 (上二二)

柴歸飮 (中一七一)

蔘蘇飮 (中二六)

抱龍丸 (中一七五)

瀉靑丸 (下一○六)

出痘促進에는
保元湯 (上二二)

起脹貫膿 (기창관농)
痘가 나와서 부풀어 오르고 그것에 고름이 채이는 것

保元湯 (上二二)

四物湯 (上六八)

小兒門

收靨 (수염)
天然痘의 고름이 거두어지고 딱지가 앉은 것 寒症인 경우

理中湯 (上六)

龍腦膏 (下一二七)

異功散 (上六四)

通治 (통치)

保元湯 (上二二)

柴歸飮 (中一七一)

解毒 (해독)
痘疹毒을 풀어주는 약

五福化毒丹 (中一七八)

龍腦安神丸 (下五七)

犀角地黃湯 (下六○)

虛中有毒 (허중유독)
九味神功散 (上二二)

驚搐 (경축)
痘毒에 의하여 놀라고 당기는 것은 心肝의 熱때문이다.

瀉靑丸 (下一○六)

導赤丸 (下七八)

嘔吐 (구토)

小兒門

痘初熱로 吐하는 것은 無妨하나 痘出後는 不吉하다.

泄瀉 (설사)
痘가 나온 뒤의 설사는 극히 나쁘고 부풀어 오른 뒤는 더욱 나쁘다.

異功散 (上六四)

蔘苓白朮散 (上二五)

補中益氣湯 (上二二)

痰喘(담천)者는
抱龍丸 (中一七五)

煩渴 (번갈)
痘瘡에 답답하고 갈증이 생긴 것은 脾胃가 虛弱하고 津液이 적어진 까닭이다.

蔘苓白朮散 (上二五)

保元湯 (上二二)

寒戰咬牙 (한전교아)
七日前에 추워 떠는 것은 表虛症이요, 咬牙(이를 악무는 것)하는 것은 裏虛한 때문이다. 또 七日後에 추워

小兒門

小兒門

떠는 것은 氣症이요 咬牙하는 것은 血虛의 탓이다.

保元湯 (上一二一) (收靨이 되다가 中止되는 症도 고친다)

失血 (실혈)
痘疹에 熱이 盛하여 피를 토하고 코피를 흘리고 大小便으로 피를 흘리는 것
犀角地黃湯 (下六○)

尿澁 (요삽)
痘疹에 小便이 잘 나오지 않는 것
導赤散 (下七八)

痘後瘖 (두후음)
痘疹後에 말소리가 안 나오는 것
四物湯 (上六八)
十全大補湯 (上三三)
甘桔湯 (中一二八)

眼瞖 (안예)
痘後에 餘毒이 눈으로 들어가 막이 생겨 눈을 가리는 것

小兒門

瀉青丸 (下一○六)

孕痘 (잉두)
姙娠婦가 天然痘을 앓는 것
安胎飮 (上一二三)

宜食物 (의식물)
天然痘에 마땅한 음식물
下統 (P一○二)

麻疹 (마진)
홍역, 홍진

麻疹初熱 (마진초열)
홍역 초기, 시작할 때의 熱
升麻葛根湯 (中二二)
犀角地黃湯 (下六○)

小便不利, 泄瀉 (소변불리, 설사)
四苓散 (下一○)

汗渴 (한갈)
홍역에 땀이 나고 갈증이 있는 것
人蔘白虎湯 (下七)

煩躁 (번조)
홍역에 답답하여 못견디는

小兒門

黃連解毒湯 (下二二)

譫語 (섬어)
홍역에 헛소리하는 것
辰砂益元散 (下一六)

喘嗽 (천수)
홍역에 천식이 있고 기침이 나는 것
蔘蘇飮 (中二六)

咽痛 (인통)
홍역에 목구멍이 아픈 것
防風通聖散 (下四)
甘桔湯 (中一二八)

泄瀉 (설사)
홍역 때의 설사
清金降火湯 (下三四)

痢疾 (이질)
홍역 때의 이질
柴苓湯 (下一四)

黃芩芍藥湯 (下九三)

嘔吐腹痛 (구토복통)

其他門

홍역 때의 구토와 설사

血症 (혈증)
홍역 때의 出血
白虎湯 (下七)
益元散 (下一六)
犀角地黃湯 (下六○)
黃連解毒湯 (下二二)

通治 (통치)
四物湯 (上六八)
四君子湯 (上六四)

孕麻 (잉마)
姙娠婦가 麻疹을 앓은 것
紫蘇飮 (中一六○)

水痘 (수두)
홍역에 부풀어 물을 실른 것
麥湯散 (中一八一)

其他門 (기타문)

解毒 (해독) 一九五頁

救急法 (구급법) …四○頁

參考重要經穴圖

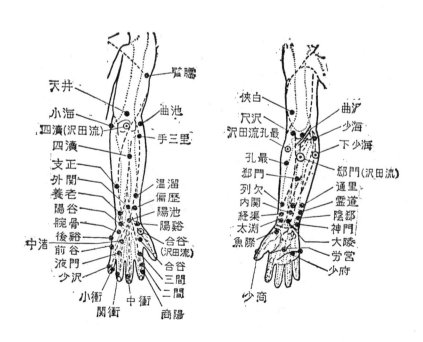

惠庵心書方藥合編 (헤암심서방약합편)

上一層은 藥物學(新編)
下三層은 醫方活套의 古本에 依함

處方片

本草目錄

山草 (산초) 四十三種

1 人蔘 (인삼)

성질은 약간 따스하고 맛은 달다.

원기를 보하고 갈증을 멎게하고 진액을 생기게 하며, 榮血과 衛氣를 조절한다.

△생것으로 쓰면 서늘하고 익은 것을 쓰면 따스하다. (氣中血藥)(入門) △細辛을 싫어하고, 五靈脂, 皂角, 黑豆, 紫石英을 두려워하고, 鹵鹹를 반대하고, 鐵을 꺼린다. △氣를 보하는 데는 人蔘을 쓰고, 피가 허한 데도 人蔘을 쓴다. △人蔘은 五臟의 陽을 보하고 沙蔘은 五臟의 陰을 보한다. △元氣를 회복하는 데에 어찌 근거가 될 바탕이 없겠는가! △升麻를 얻으면 肺火 脾火를 축출하고, 茯苓을 얻으면 腎火를 축출하고, 麥門冬을 얻으면 脈에 생기를 더하게 하고, 乾干을 얻으면 氣를 보하고 黃芪, 甘草를 얻으면 大熱이 난다 사람에게 아주 좋은 약이다. (本草) 焙

上統 (상통)

1, 腎瀝湯 (신력탕) 實

主治·신장풍으로 말이어 둔하게 된 것을 치료한다.

△[活套]·재차 다려서 二되(三,六ℓ)로 만들어 三回로 갈라 먹는다(千金). △혹은 十첩으로 나눠서 쓰기도 한다.

- 羊腎 一具 (양신)
- 生薑 二兩 (생강)(八〇g)
- 磁石碎 一兩七錢 (자석)(五八g)
- 玄蔘 (현삼)
- 白芍藥 (백작약)
- 白茯苓 各二錢半 (백복령)(各五g)
- 黃芪 (황기)

中統 (중통)

1, 小,續命湯 (소속명탕) 實

主治·모든 中風症에서 초기에는 많이 氣中기를 막론하고 담이 없고 表皮가 實한 것 [活套]·중풍 초기에는 「星香正氣散」을 먼저 一,二첩 복용한 뒤에 그 虛實을 살펴서 약을 쓴다. 風을 치료하는데, 中腑手足이 마비되었을 때는 먼저 表面을 다스리는 약을 담은 뒤에 「愈風湯」을 써서 조리한

- 防風 一錢半 (방풍)(六g)
- 防己 (방기)
- 官桂 薑三片 (관계)
- 杏仁 棗二枚 (행인)
- 黃芩 (황금)
- 白芍藥 (백작약)
- 人蔘 (인삼)
- 川芎 (천궁)

下統 (하통)

1, 滋潤湯 (자윤탕) 實

主治·風이 臟에, 적중하여 大便이 막혔을 때, 小便이 붉은 李仁 四g 或은 黑丑 二g을 타서 복용한다. 虛한 사람은 써서 안된다.

加減·[活套]·변비에는 郁李仁 ...

- 當歸 (당귀)
- 生地黃 (생지황)
- 枳殼 (지각)
- 厚朴 (후박)
- 檳榔 (빈랑)
- 大黃 (대황)
- 麻仁 (마인)
- 杏仁 各四g (행인)(各一錢)

하여 쓴다。（備要）
△허약한 자는 蔘蘆로써 藜蘆、瓜蔕 代用으로 하며 가래가 가슴에 축적했을 때에는 蔘蘆湯에 竹瀝을 더해가지고 마셔서 吐해낸다。（本草）

다。（本草）
△尾(미)·꼬리·주로 下氣에 쓰며 橘皮生干과 함께 달려 마신다。
△一日용량 五~二〇g
△葉(엽、잎사귀)·주로 산후 감기에 白桔梗과 함께 달려 마신다。

2 甘草(감초) 一名、國老
성질은 따스하고 맛은 달고 독이 없으며 모든 약을 화합시킨다。생것은 火氣를 빠지게 하고 구운 것은 따뜻하게 해 준다。

△足太陰、厥陰、手足十二經으로 들어간다。
△遠志、大戟、莞花、甘遂、海藻를 미워하고 猪肉、菘菜를 꺼린다。（入門）△百藥의 독을 풀어 준다。△약의 기운이 위로 올라갈 수도 있고 아래로 내려갈 수도 있어 너그럽게 하여 하고 목구멍 아픈 것을 없애고 正氣를 완화시키며 그 성질은 急한 것을 완화하게 하고 陰血을 기르니 그 질은 火를 和하게 하고 모든 다 약을 화하게 하므로 熱藥이 부지 않게 하므로 열약이 이것을 얻으면 그 열을 완화시키고 寒藥이 것을 얻으면 그 차가움을 완화시켜서 寒熱이 서로 섞여서 平安하게 된다

△一日용량 日~一〇g
△稍(초)·흉격의 열과 음경의 통증을 치료한다。
△頭(두)·주로 癰疽에 쓰이고、토하는 약에 들어간다。（本草）

2、地黃飮子（지황음자 實）

川芎(천궁)
桂心(계심)
人蔘(인삼)
當歸(당귀)
甘草 各二兩(四〇g)(감초)
防風(방풍)
地骨皮 五錢(二〇g)(지골피)
熟地黃(숙지황)
巴戟(파극)

芍藥 磁石을 없애고 丹蔘을 五兩(二〇〇g) 獨活 牛膝 各一兩半(六〇g) 麥門多 四個 杏仁十二兩(八〇g)을 加味한다。

主治·中風에서 혀가 굳어 말을 할 수 없고 발을 못 쓰며 腎臟이 허하고 氣가 극하고 腎臟이 허하며 발을 못 쓰고 말을 할 수 없어서 혀가 굳어 中風에

麻黃(마황)
加減·一方에는 防己를 없애고、附子를 없애는 대신에 當歸、石膏를 넣고、열이 있을 때는 二兩을 쓴다。

甘草 各一錢(감초)

附子 炮五分(二g)、六經이 이 마비되어 요란하여 四肢의 관절을 加味한다。이 당기고 꼬일 때는 薏苡仁을 더한다。（本草）、△手足

羌活 七分(三g)(강활)
紅花 酒焙(二·二g)(홍화)

2、牽正散（견정산 實）

白附子(백부자)
白殭蠶(백강잠)
全蝎 各等分 모두 生으로(전갈)

主治·中風喎斜症에 분말로 하여 八g씩을 뜨거운 술에 타서 마신다。

2、疎風湯（소풍탕 實）

羌活(강활)
防風(방풍)
當歸 薑三片(당귀)
川芎(천궁)
赤茯苓(적복령)

主治·風이 六腑에 적중하여 手足이 마비된 데에는 먼저 마땅히 表皮를 풀어 준 후에 風湯을 써서 調理한다。
加減·[活套] 허한데는 人蔘을 더하고 찬데는 附子를 더하고 열이 있을 때는

3、導痰湯（도담탕 實）

半夏 二錢(八g)(반하)
南星 炮(남성)
橘皮(귤피)

主治·中風에서 가래가 성하고 말이 깔깔하고 어지러운 것을 치료한다。
加減·[活套] 熱導痰湯은 黃芩 黃連을 더한 것이다。

55

△中國으로부터 건너와서 한경도에서 생산된다. (寶鑑)

3 黃芪 (단너삼뿌리)

성질은 약간 따스하고 맛은 달다. 元氣를 보하고 피부를 보하여 헛땀을 멋게 한다. 종창을 치료하고 농을 배출하고 살이 살아나도록 하고 허한 것을 보해주는데 공이 크다.

△足太陰 手少陽 足少陰 命門으로 들어간다. (本草) △表증에는 생것을 쓰고 虛한 것을 보하는 데는 꿀로 구어 쓴다. △下部를 보하는 데는 소금으로 炒하라는 설은 잘못이다. 氣가 상승하면 腎이 陰을 받아 崩漏 帶下 증등이 자연 중지된다. (備要) △龜甲 白蘇皮를 싫어하고 防風을 얻으면 그 공이 더욱 크다. 이것은 서로 두려워 하면서도 서로 상대방을 부려먹는 까닭이다. △모든 脾를 썩썩하게 해주고, 氣를 더해 주고 농을 배출시키고 피를 활발하게 하니 종창있는 사람에게 다시 없는 좋은 약이 되는 것이다. 담이 이나지 않으면 땀을 내주고 너무 나면 그것을 그치도록 한다. 小兒의 온갖 병과 婦人의 崩漏 대하증 等 질병을 치료한다. (本草) △四君子 湯에 白朮 白茯苓을 빼고 黃芪를 더한 것은, 保元湯이라 하는데, 白朮은 습기를 조하게 하고 白茯苓은 水分을 금기되는 것이다. (備要) △寧越에 생...

加味大補湯 (가미대보탕) 寶

山茱萸(산수유)
肉蓯蓉(육종용)
石斛(석곡)
遠志(원지)
五味子(오미자)
白茯苓(백복령)
麥門冬(맥문동) 各一錢
附子(부자) 炮
官桂(관계)
石菖蒲(석창포) 各五分

薑三片
棗二枚
薄荷少許
空心腹

石斛：허한 사람과 노인에게는 熟地黃을 더한다. △허해서 생긴 火가 위로 오른 것에는 黃連을 조금 더해서 끓어 올린다. △빈속에 복용한다.

石膏：허하고 노인에게는 熟地黃을 배로 하고 人蔘을 더한다. △活套

山茱萸：도로 되어 허밑까지 이르지 못하는 것을 치료한다.

羌活愈風湯 (강활유풍탕) 寶

陳皮(진피)
半夏(반하)
香附子(향부자) 各三, 各八分
烏藥(오약)
白芷(백지)
桂枝(계지)
細辛(세신)
甘草(감초) 各一二g 各三分
蒼朮(창출)
石膏(석고)

主治・風이 五臟六腑에 왔을 때는, 먼저 本藥을 쓴 뒤에 이것을 써서 조리한다.

黃芩을 더한다. 活用・고혈압증

△「枳風導痰湯」羌活白朮을 더한 것 △「寧...」

△「導痰君子湯」・白朮 全蝎白附子를 더하고 人蔘을 배로 넣은 것이며 氣虛에 쓴다. 活用・담으로 인한 四肢 관절통, 癲病癎疾

防風通聖散 (방풍통성산) 寶

枳殼(지각) 薑五片
赤茯苓(적복령)
甘草(감초) 各一錢 四g
滑石(활석) 一錢七分
甘草(감초) 一錢二分
石膏(석고)
黃芩(황금) 一錢二分
桔梗(길경) 各七分

人蔘, 菖蒲, 竹茹를 各二g씩
遠志菖蒲黃連黃芩朱砂를 더한 것이다. △「滌痰湯」・

主治・모든 풍열로 인한 종창 或은 과음, 머리에 생긴 비듬, 얼굴과 코가 붉은 것과 풍열로 인한 종창, 마른 옴, 얼굴과 코에 생긴 종창 혹은 風熱로 인한 종창, 或은 종창이 빠진 것과 가마 헌데, 문둥병, 或은 大小便이 맺혀서 통...

산되는 것으로서 껍질이 누르고 살이
희고 연하고 솜처럼 피는 것이 품질
이 좋다.
△一日용량 八~二○g

4 薺苨 (제니) (게로기)

성질은 차고 맛은 달며, 해수와 같
증과 종창을 치료하고 百藥의 독을
풀며 뱀에 물린 상처와 화살을 맞아
서 상한 상처에 붙인다.
△人蔘과 비슷하나 잎이 작고 桔梗
과 비슷해도 심이 없다.(本草)
△一日용량 一○~二○g

5 桔梗 (길경) (도랏)

성질은 약간 따스하고 맛은 쓰다.
肺氣의 급촉과 목구멍의 종통을 치료
하고 약의 기운을 끌고 위로 올라가
서 가슴이 옹색한 것을 치료한다.
△도랑은 약간 따스하고 조금 독이
있는데 一說에서는 독이 없고 대단히
차다고 하였다.
△少陰에 들어간다.
△手太陰 기분과 足
少陰에 들어간다.
△草龍膽 白芨을 두려워하고 돼지
고기를 꺼린다.△꼭대기에 달린 蘆
頭를 떼어 버리고 쌀 뜨물에 담갔다가
쓴다.△甘草와 같이 쓰면 이것은 마
치 배와 노의 관계에 놓인 것과 같은
약제가 된다.

6 黃精 (황정) (죽대뿌리)

△一日용량 六~一二g

黃芪 蜜炙 (황기)
人蔘 (인삼)
白朮 (백출)
白茯苓 (백봉령)
當歸 酒洗 (당귀)
川芎 (천궁)
白芍藥 (백작약)
熟地黃 各二・八g (숙지황)
烏藥 (오약)
牛膝 酒洗 (우슬)
杜冲 酒炒 (두충)

主治・左右
반신불수와
氣血이 크게
허한 것을 치
료한다.
加減・〔活套〕
극도로 허할
때에는 중량
을 배로 한다
活用・風으로
인한 지각마
비

生地黃 各三g (생지황)
羌活 (강활)
防風 (방풍)
當歸 (당귀)
蔓荊子 (만형자)
川芎 (천궁)
細辛 (세신)
黃芪 (황기)
枳殼 (지각)
人蔘 (인삼)
麻黃 (마황)

△또 안팎의
사기가 제거
되어 없어졌
으면 마땅히
이 약을 복용
하여 모든 經
絡에 돌도록
하며 간장과
신장의 허한
것을 치료하
고 음양을 길
러 조리함이
오래되면 大
風은 다사라
져 없어지고
맑은 것과 탁
한 것은 나뉘
고 氣血이 조
화된다.△물
로 다려 아침
과 저녁에 복
용한다.
活用・중풍예
방, 류마티스
성 신경통

防風 (방풍)
川芎 (천궁)
當歸 (당귀) 薑五片
赤芍藥 (적작약)
麻黃 (마황)
大黃 (대황)
薄荷 (박하)
連翹 (연교)
芒硝 各二g 各四分半 (망초)
荊芥 (형개)
白朮 (백출)

△두드러
기와 가려운
데에는 金銀
花、玄蔘、蚛
退를 加하면

加減・〔活套〕
「酒製通聖散」
・滑石芒硝를
제거하고 술
로 볶은 것이
다.

하지 않는 것
을 치료하고
아울러 주독
을 풀어 준
다.

성질은 평탄하고 맛은 달고 독이 없다. 五臟六腑를 편안히 하고 五勞 七傷(낱말 해설 참조)을 빠짐없이 보한다.

△黃精은 太陽의 정기를 타고 난 약초이므로 黃精을 먹으면 오래 살고 鉤吻은 太陰의 정기를 타고 난 약초이므로 鉤吻을 먹으면 즉각 죽는다. △물로 씻어 쪄서 말리거나, 혹은 아홉번 찌고 아홉번 말려서 쓴다. (上尸虫, 中尸虫, 下尸虫)을 내몬다. △三尸虫 별명이니 두 가지가 전연 같지 않아 △陳藏器가 말하기를 鉤吻의 의심할 필요가 없다고 하였다. (景岳) △一 日用量 八~一六g △平安道에서 생산한다. (寶鑑)

7 知母 (지모)

성질이 차고 맛은 쓰고 맵다. 번열과 갈증을 없애고 뼈가 쑤시면서 나는 열을 제거한다. 오래된 학질과 부종을 치료하며 가래를 없애고 기침을 멎게 한다.

△腎經의 주약으로서 足陽明 手太陰 기분으로 들어간다.

△껍질과 털을 벗겨 버린다. 쇠를 꺼린다. 黃栢 및 술을 얻으면 좋아지고 소금과 蓬砂에 伏한다. (本草) △복약에 넣을 때에는 소금물로 볶거나 或은 굴을 발라 볶는다. △無根의 腎臟火를 빠지게 하고 땀이 나면서 아픈 뼈의 열을 치료하고 허

4, 萬金湯(만금탕寶)

木瓜(목과)　薑三片　棗二枚
防風(방풍)
羌活(강활)
獨活(독활)
薏苡仁(의이인) 各五分
附子(부자) 炮
沈香(침향)
木香(목향)
肉桂(육계)
甘草(감초) 各三分　各一、二g

白芷(백지)
甘菊(감국)
薄荷(박하)
枸杞子(구기자)
柴胡(시호)
知母(지모)
地骨皮(지골피)
獨活(독활)
杜冲(두충)
秦艽(진교, 진범)　薑三片

5, 木香保命丹(목향보명단 內局寶)

梔子(치자) 各、一、五g
木香(목향)
白附子(백부자) 生
桂皮(계피)
杜冲(두충)
厚朴(후박)
藁本(고본)
獨活(독활)
羌活(강활)
海東皮(해동피)

主治·모든 中風의 모든 증세를 치료한다.

△분말로 하여 꿀로 彈子 크기의 丸을 지어 朱砂로 입혀서 한 개씩을 잘게 씹어 따뜻한 술로 먹는다.

로해서 나는 열을 멋게 하고 근원이
되는 음을 돕는다. (本草) △黃海道에
서 많이 생산한다. (寶鑑) △一日용량
八~一六g

8 肉蓯蓉 (육종용)

성질은 약간 따스하고 맛은 달고
시고 짜다. 精血을 보하며 五장을 윤
택하게 하므로 번비증에 쓰이고 허리
와 무릎을 따스하게 하므로 男子의
유정과 女子의 대하증을 치료한다.
만약 突然히 이것을 사용하면 되려
대변이 지나치게 원활해진다.
△말의 정액이 떨어진 땅에서 난
것이다. △쇠를 꺼린다. △술에 하룻
밤동안 담가 두었다가 그 껍질 비늘
올 떼어 버리고 시루에 찌거나 혹은
乳汁을 발라 구어 쓴다. △대개 肉蓯
蓉을 복용함으로써 腎(콩팥)을 치료
할수 있으나 심장에는 반드시 방해
가 온다.
△鎖陽(쇄양)・쇄양은 곧 肉蓯蓉의
일종이다.(入門에서는 肉蓯蓉의 뿌리
라 하였다) 마을한 음탕한 婦人이
이것을 먹고 음 나아갔더니 그 효력
(陰)의 기운이 활콕 일어나 그 효력
이 肉蓯蓉보다 百倍나 낫다고 하였다.
(本草) △一日용량 八~一六g

9 天麻 (천마) (수자해좆)

성질은 평탄하고 맛은 맵다. 風으
로 일어나는 반신불수, 언어장애, 두

續斷 속단

杜冲 두충

主治・風으로
서 허한 것,
手足風을 치
료한다. △손
가락이
無力
한 데에는 半
劑를 넘지 않
는다.

防風 방풍

白茯苓 백복령

加減・〔活套〕
기가 허하고
마비된 때에
는 人蔘을 배
로하고 조금
附子를 더하
여 經을 통하
게 한다. △風
痰으로 인하
여 따갑게 아
픈데는 穿山
甲을 흙으로
볶은 것 二g
와 全蝎 三~
五개를 더한
다.

牛膝 우슬

人蔘 인삼

細辛 세신

桂皮 계피

活用・신경통

當歸 당귀

甘草 감초 各八分

川芎 천궁

黃芩 황금

白芍藥 백작약

甘草 감초 各一、六g

肉桂 육계 (○、八g)

主治・卒中風
으로서 人事
나고 관절이
움직이게 된
것이다.
△〔保元〕에
當歸 防風을 더한
것이다.

星香正氣散 (성향정기산 四)

藿香正氣散 一四 加

南星 남성

木香 목향 各一錢

加減・〔活套〕・과식으로 졸도
한 때에는 山楂肉,
神麯, 檳
榔, 枳實을 더한다. △더위
를 먹어서 못견딜 때에는 香薷
白扁豆黃連을 더한다.
△風으로 견디지 못할 때에는
淸心元을 타서 먹는다.

白芷 백지

甘菊 감국

牛膝 우슬 酒浸

白花蛇 백화사 酒炒

全蝎 전갈 炒

天麻 천마

威靈仙 위령선 酒洗

當歸 당귀

蔓荆子 만형자

虎骨 호골 酒浸酥炙

天南星 천남성 漿水煮

롱、현운(眩暈)과 小兒의 간질、경련을 치료한다。△肝經의 기분에 들어간다。△겻불 쩌서 말린다。△內部로부터 外部로 달하는 작용이 있다。(本草) △一日용량 八~一○g

10 赤箭 (적전) (수자해좃)

성질은 따스하고 맛은 쓰다。풍을 진압시키고 도깨비와 虫毒의 악기를 없애고 疝症과 종기를 제거한다。△赤箭은 곧 天麻의 싹이다。이것은 外部로부터 內部로 들어가는 작용이 있다。△이 풀은 바람이 불 때에는 움직이지 아니하고 바람이 불지 않을 때에는 흔들린다。 △一日용량 六~一○g

11 白朮 (백출) (삽주뿌리)

성질은 따스하고 맛은 달고 쓰다。비위를 건강하게 하여 설사를 중지시키고 체내의 과도한 습기를 없애는 동시에 痰으로 인한 痞滿症을 치료한다。 △手太陽 手少陽 足三陰 足陽明으로 들어간다。△쌀뜨물에 담가 꼭대기에 붙은 싹을 떼어 버리고 쓴다。조한 것을 윤택하게 해야 할 경우에는 젖을 넣어 윤택하게 저어 쓰고 위장이 허할 경우에는 황토로 볶아 쓴다。

5、八寶廻春湯 (팔보회춘탕 寶)

獨活 독활
秦艽 (진범)
熟地黃 各一、六g 숙지황

白芍藥 分 (一錢二分) (五g) 백작약
黃芪 八分 (三、二g) 황기
白朮 六分 (二、四g) 백출
白茯神 백복신
半夏 各五g 반하
附子 부자
人蔘 인삼

主治・모든 풍 허한 모든 증세 풍을 제거하고 氣를 제화하롭게 하고 피를 활발하게 하는 큰 경험이 있었는 것이다。

△八味는 풍을 제거하고、八味는 氣를 화하게하고 八味는 피를 활발하게 한다。

5、疎風活血湯 (소풍활혈탕 寶)

當歸 당귀
川芎 천궁
威靈仙 위령선
白芷 백지
防己 방기
黃栢 황백
南星 남성
蒼朮 창출
羌活 강활
薑五片

主治・四肢百節이 찔린 듯이 따갑게 아픈 것이것은 風과 습기와 가래와 죽은 피로 인한 것인데、그 아픈 자리는 或 붓기도 하고 或 붉기도 하는 것이다。

加減・(活套) 손과 팔이 붓고 아픈 데는 桂枝를 배로 하고、薏苡仁을 더한다。 △다리가 아픈 데는 牛膝 木果 全蝎을 더한다。 活用・관절류마티스・신경통.

6、大羌活湯 (대강활탕 寶)

防風 방풍
山藥 산약
甘草 감초 酥炙
赤箭 各五錢 (二○g) 적전
朱砂 牛은 衣로 한 七錢牛 (三○g) 주사
麝香 一錢牛 (六g) 사향

升麻 各六g 승마
羌活 강활
獨活 一錢 (四g) 독활
蒼朮 창출

主治・風과濕기가 서로 두들겨서 四肢의 관절이 붓고 아프고 굴신을 못하는 것을 치료한다.

△氣가 극도로 되었을 때에는 蘇合香을 같이 먹는다。 活用・담으로 인하여 정신이 몽롱한 것.

△복숭아 오얏 배추 참새고기를 꺼린다.
△옛날에는 蒼朮 白朮이라는 이름의 구별이 없었는데 陶弘景이가 처음으로 분류하였다.(本草) △一日 용량 10~20g

12 蒼朮 (창출)

성질이 따스하고 맛은 약간 달고 쓰다. 땀을 내주고 습기를 제거하고 내부를 너그럽게 해 주므로 가래의 적취를 없애고 또 山嵐의 악한 瘴氣를 치료한다.
△足陽明 足太陰 手太陰 手陽明 手太陽으로 들어간다.
△찹쌀 뜨물에 담가 기름을 빼어 버린다. △꺼리는 것은 白朮과 同一하다. (本草) △성질이 웅장하여 약의 힘이 위로 올라간다.(寶鑑) △一日용량 8~20g

13 狗脊 (구척) (교비뿌리)

성질은 약간 따스하고 맛은 쓰고 약간 달다. 술로 쩌서 모든 마비 허리 등 무릎 등의 통증에 쓴다. △莎草를 미워한다. △金色의 털을 불에 그을려 없애고 쓴다.(本草) △一日용량 10~18g

14 貫衆 (관중)

성질은 차고 독이 있다. 배숙에 생긴 여문 덩어리를 없애고 또 회충 조

麻黃 마황
黃芩 황금
防己 방기
杏仁 행인
川芎 천궁
當歸 당귀
陳皮 진피
防風 방풍
肉桂 육계
乾薑 건강
香附子 향부자

薑三片
棗二枚

桂枝 계지 (各四g) 各一錢
紅花 홍화 (二、五g) 三分

6. 靈仙除痛飲 (영선제통음) (寶)

麻黃 마황
赤芍藥 적작약 (各四g) (各四 一錢)

主治·四肢의 관절이 아프고 붓는 것을 치료한다. 이것은 습기에 속한 것인데 風寒을 겸한 것으로 濕熱을 발생하여, 그 濕熱이 四肢의 관절 사이에 흘러 간 것이들다.

防風 방풍
荊芥 형개
羌活 강활
獨活 독활
威靈仙 위령선
白芷 백지

防己 방기
威靈仙 위령선
當歸 당귀
白朮 백출
甘草 감초 (各二、八 각칠분) g
澤瀉 택사
赤茯苓 적복령

7. 白虎湯 (백호탕) (寶)

石膏 석고 (二〇g) 五錢
知母 지모 (二錢) (八g)
甘草 감초 (二、八g) 七分

主治·陽明病 땀이 많고 갈증이 나고, 번거롭고 맥이 洪大 즉 넓고 큰 것을 치료한 加減·〔人蔘

61

충 따위 충과 옻(漆瘡)과 骨硬과 出
血症을 치료한다.
△一名黑狗脊
△一日용량 六~一二g

15 巴戟 (파극)

성질은 약간 따스하고 맛은 맵고
달다. 몸이 허하고 손상한 것을 보하
고 남자의 정액이 빨리 나온다든지,
꿈을 꾸다가 정액이 흐른다든가 하는
것을 치료하고 筋骨을 힘차게 해준다
△腎經의 血分에 들어간다. △雷丸
과 丹蔘을 미워한다. △심을 빼내고
술에 하룻밤 동안 담갔다가 쓴다.
(本草) △一日용량 六~一二g

16 遠志 (원지) (아기풀뿌리)

성질이 따스하고 맛은 쓴다. 심장
이 두근거리는 것이라든지 잘 놀라는
증세가 일어나지 못하도록 한다. 또
사람의 정신을 안정시키고 마음을 진
정시키며 총명한 힘을 더해 준다.
△腎經氣分으로 들어가며 心經약은
아닌 것이다. △甘草 다린 물에 하루
밤 동안 담갔다가 심을 빼고 푹 말리
거나 불에 말리거나 한다. △珍珠와
藜蘆를 두려워한다. △小草(소초)·
遠志의 싹의 이름이 굼대
며 精氣을 더하고 허로하여서 굼대
흘리는 정액의 병적 증세를 멎게 한
다.(本草) △一日용량 四~八g

熟地黃 숙지황
生乾地黃 생건지황
甘草 감초 各四分 (各一·六g)
沉香 침향
烏藥 오약
川烏 천오 各二·三分

6、理中湯 (이중탕寶)

人蔘 인삼
白朮 백출
乾薑 건강 炮 各二錢 (各八g)
甘草 감초 炙 一錢 (四g)

主治・太陰복통으로서 저절로 설사하
고, 갈증은 없는 것.
加減・〔治中湯〕・陳皮靑
皮를 더한 것이다. △〔活
套〕
〔建中湯〕・小建中湯(上四

蒼朮 창출
片芩 편금 酒炒
枳實 지실
桔梗 길경
乾葛 건갈
川芎 천궁 各一g
當歸尾 당귀미
升麻 승마
甘草 감초 各一·二 各三分

7、牛黃涼膈元 (우황청심원寶)

山藥 산약 七錢 (二八g)

主治・卒中風으로 人事가
없고 가래와

粳米 경미 半合 (二〇g)

한 것이다.
〔蒼朮白虎湯〕・蒼朮四g을 더
白虎湯・人蔘四g을 더
假陰
活用・溫病, 뇌염, 두통, 齒痛

枳實 지실 (各一錢)
厚朴 후박
大黃 대황 四錢 (一六g)

8、小承氣湯 (소승기탕寶)

主治・傷寒裏
活用・肥滿性
체질, 고혈압, 변비
△〔大承氣湯〕・大黃一六g, 厚
朴枳實芒硝各八g이다.
煎法・먼저 枳實 厚朴을 다리고
절반쯤 다렸을 때에 大黃을 넣
고 더 다려 七分쯤 다렸을 때에
찌꺼기를 짜내어 버리고 芒硝를
넣고 재차 조금 더 따린다.
主治・陽明病 대표적인 약으로
서 大熱 大實 大滿하여 급히
내려 주어야 할 者를 치료한다
活用・小承氣湯의 것과 같으나
그 경우보다 더 심한 데에 쓰
인다.
〔調胃承氣湯〕・大黃一六g 芒

17 淫羊藿 (음양곽) (삼지구엽풀)

성질은 따뜻하고 맛은 맵다. 男子로서 중요한 陽氣와 女子로 중요한 陰氣를 흥분시키고 힘줄과 뼈를 튼튼하게 하고 지혜와 힘을 더해 준다. 성품은 조금 차다.

△一名 仙靈脾라 한다. 或은 조금 따뜻하다 하는 설이 있다. 手足陽明과 三焦命門으로 들어간다. △술을 얻으면 좋아진다. △羊이 이 풀을 먹으면 하루에 百번 교미한다. (本草) △一日용량 八~一六g

18 仙茅 (선모)

성질은 약간 따스고 맛은 맵고 간독이 있다. 허리와 발의 마비와 허로해서 몸이 축나고 상한 것을 치료하고 이것을 복용함으로서 陽氣가 일고 성해진다.

△쇠를 꺼린다. 검은 콩 삶은 물에 하룻밤 동안 담가 두었다가 술에 저어 찌든가 或은 쌀뜨물에 담가 붉게 우러나는 집액을 버리고 쓴다. △十斤의 乳石이 一斤의 仙茅보다 못하다 (本草) △一日용량 六~一二

19 玄蔘 (현삼)

성질은 약간 차고 맛은 쓰다. 相火를 맑게하고 종기와 뼈의 열을 사라지게 하고 腎臟을 보한다.

十五)를 合한 것이다.

冷하고 쌍인 氣가 위로 올리는 것을 치료한다. 〔五苓散〕(下十)을 合한 것은 〔理苓湯〕· 五苓散(下十)을 合한 것을 치료한다.

陰虛에는 人蔘二〇~二八g을 더한다. 陰疝에는 理苓湯에 茵陳을 더하고 泄瀉에는 肉豆蔲·車前子를 더한다.

△回충이 쌍인 데는 肉桂·附子·花椒·烏梅를 더한다.

活用·胃病, 胃下垂症, 위산과다증, 위확장, 위궤양, 위암, 胃冷, 위의 無力症, 小兒의 울음, 便血, 寒氣로 인한 산증, 酒傷, 음.

7. 眞武湯 (진무탕 寶)

白朮(백출) 二錢
附子(부자) 炮(各三錢)
白芍藥(백작약)
白茯苓(백복령)
薑 五片
官桂(관계)
阿膠(아교) 炒(六,八g)
白芍藥(백작약)
麥門冬(맥문동)
黃芩(황금)

主治·少陰病 배가 꽉차아 아프고 小便은 잘 나오고 或 잘 안되고 설사하고, 或은 구토하는 것을 치료한다. 옛이름은 玄武湯이다. 〔活套〕眞武湯이다. 加減·〔活套〕脈이 가라앉고 가늘고 힘이 없을 때에 힘

活用·늑막염, 腸결핵, 血壓症, 는 二〇g 或 四〇g로 쓴다.

물에 복용한다. 두드러기에는 樺皮金銀花湯에 섞어서 복용한다. 물에 섞어서 복용한다. 活用·고혈압, 정신 불안증, 불면증, 전광.

甘草(감초) 炒(二〇g)
人蔘(인삼) 炒
蒲黃(포황) 炒
神麯(신곡) 炒(各二〇g)
犀角(서각)(八g)
大豆黃卷(대두황권) 炒
黃芩(황금)

침으로 막히고 정신이 아득하고 말이 안 되고, 입과 눈과 와사증으로 비틀어지고 手足이 不自由한 것을 치료한다. △또 한 足이 不自由, 등마루, 심장에 열 등증을 치료한다. 뜰어지고... 리는 것을 치료한다.

加減·〔活套〕허한 학질에는 人蔘과 생강을 섞어 마신다. △허한 학질과 어린...

硝八g 甘草四g이다. 煎法·大承氣湯과 같다. 主治·傷寒裏症에서 大便이 굳고 小便이 붉고 헛소리하는 것을 치료한다. 活用·胃氣不和, 惡寒없이 發熱하고, 口舌이 마르고 변비하는 것을 치료한다.

9. 大柴胡湯 (대시호탕 寶)

柴胡(시호)(一六g) 四錢
黃芩(황금)
白芍藥(백작약) 各二錢半(各一〇g)
大黃(대황)(八g) 二錢
枳實(지실)(六g) 一錢半
半夏(반하)(四g) 一錢
薑三片
棗二枚

主治·少陽病이 변해서 陽明病으로 되어 潮熱이 있어 몸에 열이 나고 오줌이 붉고 헛소리나고 大便이 굳는 것을 치료한다.

活用·假陰, 胃病, 담석증, 늑막염, 고혈압, 폐염, 담낭염, 히스테리, 불면증, 전광.

10. 五苓散 (오령산 寶)

63

△腎經의 가장 주요한 약이다。△黃芪 乾薑 대추 山茱萸를 미워하고 藜蘆를 반대하고 구리와 쇠를 꺼린다。△玄蔘은 긴요한 위치에 놓인 약으로서 모든 氣를 거느리고 오르내리며 엄숙하고 맑아 탁하지 않고 無根의 火를 다스리므로 아주 좋은 약으로 되어 있다。(本草) △경상도에서 난다고 한다。(寶鑑) △一日 용량 一○~二○

20 地楡(지유)

성질은 약간 차고 맛은 달고 짜다。피에 열이 생겼을 때에 쓰는데 이질과 女子下血과 기타 모든 出血을 치료하고 쇠칼로 입은 상처에 분말로하여 불이면 통증이 멎고 잘 치료가 된다。

△下焦에 들어간다。△麥門冬을 미워하고 丹砂 雄黃 硫黃에는 氣를 펴지 못한다。△一日용량 六~一二g (本草)

21 丹蔘(단삼)

성질은 약간 차고 맛은 쓰다。女子의 경도를 고르고 적취를 깨뜨리고 붕루를 치료한다。△심장과 심포 경락의 血分에 들어간다。△짠 물을 두려워하고 藜蘆를 반대한다。△장복하면 눈이 붉어지는 것은 성품이 열을 갖고 있기 때문이 대한다。

8、
四逆湯
(사역탕 寶)

신경통、기관지염、炎肺、마비、肺病、

甘草 炙 三錢(二g)
乾薑 炮 二錢半(一○g)
生附子 牛枚(六g)

主治・三陰脈이다。느리고 몸이 아픈 것과 四肢가 견딜 수 없을 정도로 냉한 것을 치료한다。活用・臍腹痛、토사광란、假

9、
附子理中湯
(부자이중탕 寶)

附子 炮
人蔘(인삼)
白朮(백출)
乾薑 炮
甘草 各一錢(g)

主治・속이 차고、입을 다물어 벌리지 못하고 몸이 뻣뻣한 것을 치료한다。加減・一方에는 吳茱萸、肉桂 厚朴를 더한다。〔活套〕理中湯 建理湯 等을 참고로 보라。

當歸(당귀)
防風(방풍)
朱砂(주사) 水飛
白朮(백출) 各一錢半(六g)
柴胡(시호)
桔梗(길경)
杏仁(행인)
白茯苓(백복령)
川芎(천궁) 各五g 各一錢二分半
牛黃(우황) 一錢二分(五g)
羚羊角(영양각) 각

主治・太陽人으로서 속이 번거럽고 小便이 잘 나오지 않는 것을 치료한다。△습

澤瀉(택사) 二錢半(一○g)
赤茯苓(적복령)
白朮(백출)
猪苓(저령) 各一錢半(六g)
肉桂(육계) 五分(二g)

加減・〔春澤湯〕・桂를 제거하고 人蔘을 더한 것인데、더위로 인한 열과 답답하는 것과 산후에 허하고 답답한 것을 치료한다。△〔四苓散〕・桂를 제거한 것인데 火로 인한 설사를 치료한다。△〔辰砂五苓散〕・辰砂二g을 더한 것인데 감기로 열이 나고 헛소리하는 것과 산후에 허하고 답답한 것을 치료한다。〔活套〕〔君苓湯〕・四君子湯을 合한 것이다。음이 허하여 붓는 것을 치료한다。〔胃苓湯〕・平胃散을 더한 것인데 습기로 인한 설사를 치료한다。△더위로서 설사나는 데는 香薷 白扁豆 陳皮 白朮에는 蒼朮陳皮를 더하기로 인한 설사에는 羌活 蒼朮檀香 烏梅 따위를 더한다。活用・갈증、소변불리、하초열、腎炎、방광염、전간 交腸症、습

다 현금 약간 차다 함은 그릇된 것
이 아닌가 의심스럽다. △단 한 가지
의 丹蔘이지만 그 약효는 四物湯과
같다. (本草) △一日용량 六〜一二g

22 紫草 (자초) (주치)

성질은 차고 맛은 쓴다. 인체의 아
홉구멍을 소통하고 수분을 잘 빠지게
하고 창만과 痘疹을 다스린다.
△手足厥陰에 들어간다. 음달에서
말리고 술에 씻어야 한다. △사람의
오줌과 말똥과 연기를 꺼린다.
△一日용량 四〜八g

△茸(용)·그 처음 나온 싹은 양기
를 언어 있으므로 痘瘡을 밖으로 내뿜
도록 한다. 오늘날 사람들은 이 이치
를 말하지 못하고 쓰고 있으나 그릇
된 일이다. (本草)

23 白芨 (백급) (대암풀)

성질은 평탄하고 약간 차고 맛은
쓰다. 종독과 헤어진 종창을 치료하
는 것이니 主로 외과약으로 쓰인다.
△肺經으로 들어간다. △杏仁을 두
려워하고 烏頭를 반대한다. (本草)

24 三七根 (삼칠근)

성품은 따스하고 맛은 쓴다. 전적
으로 혈증을 치료하는 것이니 토혈,
코피, 하출혈, 赤痢를 치료하고 혈증

四肢厥冷,

10、補陰益氣煎 (보음익기전 益)

熟地黃 三五錢至一〜二兩 (一〇〜四〇g)
山藥 酒炒各二錢 (各八g)
人蔘
當歸
陳皮 薑五片
甘草 各一錢 (各四g)
升麻 (三〜五分)
柴胡 (一〇.五〜二二分)

主治·음이 허하여 감기가 들어 寒熱이 往來하고 근육이 당기고 병과 학질로 변비와 陰이 나뿐 사기가 부로부터 체내로 侵入한 것에 신기한 효과가 있다. 加減의 부로부터 들어온 사기가 없을 때는 柴胡를 除去한다. △火가 위로 떠오를 때는 升麻를 제거한다.

11、理陰煎 (이음전)

活用·寒氣로 인한 학질

麝香 (사향)
龍腦 各一錢 (各四g) (용뇌)
石雄黃 八分 (석웅황)
乾薑 炮各三g (건강)
白斂 (백렴)
金箔 一百二十片중에서 四十片을爲衣한다 (금박)
大棗 二十枚를쪄서살을취하여갈아문지른다 (대조)

8、理氣祛風散 (이기거풍산 寶)

羌活 (강활)
獨活 (독활)
枳殼 (지각)

主治·中風과 口眼喎斜증을 치료한다.

기로 인한 설사

11、梔豉湯 (치시탕 寶)

梔子 (四g) 七枚 (치자)
豆豉 半合 (七〇〇g) (두시)

主治·땀을 흘리고 설사를 한 뒤에 虛煩한 것을 치료한다. 잠이 오지않으며 心下가 연한 것이 虛煩이다.

심중에 한스럽고 후회하며 염증, 肺炎

活用·열병, 不眠症, 입안의 염증, 肺炎

梔子를 다려 절반이 되었을 때에 豆豉를 넣고 재차 다려 七分에 이르도록 한다.

12、黃連解毒湯 (황련해독탕 寶)

黃連 (황련)
黃芩 (황금)
黃栢 (황백)
梔子 各五g 一錢二分半 (치자)

主治·감기로 서크게 열이 나고 답답하고 건조하고 잠잘 수 없는 병이 차도가 있은 뒤에 술을 마셔서 생긴 병과 일체의 熱毒을 치료한다.

加減·腸風에 脈이 洪大

에는 외부에 붙이거나 내부로 복용하
면 통증은 저절로 없어진다.
△陽明과 厥陰血分으로 들어간다.
(景岳)△그 분말로써 돼지의 피에
뿌려 보아서 그 피가 풀리는 것이 眞
品이다. △호랑이나 범에 물린 상처
도 낫게 한다.(本草)
△一日용량 八~一六g

25 黃連(황련)
(깡깡이풀)

성질은 약간 차고 맛은 쓰다. 주로
열을 깨끗이 하고 痞滿症을 제거하고
눈을 밝게 하고 이증과 설사를 中止시
킨다.
△心經에 들어간다. △心臟火에는
생것을 사용하고 간장과 쓸개의 火
에는 돼지 쓸개로 볶고 上焦火에
는 술로 볶고 中焦火에는 생강으로 볶
고 下焦火에는 소금물로 볶고
血分火에는 마른 옻으로 볶은 것으
로 볶고 氣分火에는 吳茱
萸로 볶고 식체火에는 흙으로 볶은
다. △菊花 玄蔘 白蘚皮 芫花 白彊蠶
冷水를 미워하고 欵冬花 牛膝을 두려
워하고 烏頭를 이겨내고 巴豆毒을 풀
고 돼지고기를 꺼린다. △古方에 黃
連猪肚丸이란 것이 있으니 어찌 단
지 돼지의 살은 꺼리면서 그 내장은
꺼리지 않겠느냐?(本草) △陶弘景의
「厚腸之說」이 있어서 詞間이 다시 증
언했는데 말하되 쓰고 찬 약은 설사증
은 그 성품이 냉하면서 조한 데도
세가 많으니 생각해 보면 黃連黃栢
은 그 성품이 냉하면서 조한 데도 後

熟地黃(二0g) 숙지황
主治・脾, 腎
이 허한데는
마땅히 따스
하게 운택하
게 해야 한다
이것은 곧 理
中湯의 變한
藥方이다.

當歸(十二g) 당귀
加減・藥方에
서 어리면
더한다, 차
와서 어리면
더한다. 柴胡를
더한다.

乾薑(八g) 건강
르고 크지 않
으면 麻黃을
더한다.
△脈이 빠

肉桂(二錢) 육계
가 성한데는
生薑 肉桂를
제거
하고 人蔘을 더한다.
人蔘附子를
더한다.(六味
回陽飮)・人蔘附子를 더한
이다.

甘草(各一錢) 감초
슬추워 떨리면
심하면 附子를 더하고 或은
細辛을 더하고 或은
울러 柴胡도 더하여 보조한다.
△설사에는 當歸를 버리고 吳
茱萸, 破古紙肉豆蔻附子를 더
한다. △체중에는 陳皮 香附子
를 더한다. △음이 허하고 火
가 성한데는 生薑 肉桂를 제거
하고 人蔘을 더한다.

活用・허열, 内傷外感

12、生脉散(생맥산)
寶

麥門冬(二錢)(八g) 문동
主治・더운여
름 끓인 물
대신에 항상

青皮 청피　陳皮 진피　烏藥 오약　桔梗 길경　南星 남성　半夏 반하　天麻 천마　川芎 천궁　白芷 백지　荊芥 형개　防風 방풍

薑五片

즉 넓고 큰데에는 四物湯을 合
한다.
[活套] 두드러기, 丹毒
内外충실한 열에는 升麻葛根湯
을 合하고 玄蔘, 荊芥, 防風,
蟬退 따위를 더한다.
活用・熱毒, 犬咬, 헛소리, 여
러 出血症, 丹毒

13、桃仁承氣湯(도인승기탕)
寶

大黃(二二g) 대황
主治・피가 맺혀
혀 덩이가 되
고 膀胱과 아
랫배가 맺혀
급박하고 便
이 껍고 헛소
리하는 것을
치료한다. △

桂心(계심)
혀 덩이가
물로 다린 뒤
에 芒硝를 넣
어 따스한 것을
복용한다. △
加減・[活套]
열이 창자와
위장에 맺혀
便秘한데는

芒硝(各八g) 망초

甘草(四g) 초

桃仁(十枚)(六g) 도인
留尖
檳榔, 或은
郁李仁 분말 타서
服用한다. △癲病狂病의 실열
에는 青礞石을 타서 복용한다.
活用・瘀血, 血結, 월경불순에
서 오는 질환, 齒痛, 痔核, 産
後발광증, 대하증

世 사람들이 위의 「厚腸之說」을 믿고 이질에 이것을 쓰고 있으니 이상하다 무릇 설사와 이질을 다스리는 者가 黃連을 쓰게 된 것은 「黃連一說」의 그릇됨이 이온 세상에서 전염되어서 그런 것인데 이와 같은 일은 좀처럼 씻어 없어지지 않아 이치에 어긋나면서도 세상사람들을 미혹시킨 것이니 대저 이질이 그것이 옳겠으나 본시 火邪(火邪)가 없는 허증인데도 함부로 黃連을 사용하면 한 사람도 살 수가 없으니 百에 에 걸려서 죽는 것은 대개 이런 종류에 연유한 것이니 한심하지 않은가! (景岳) △一回용량 健胃○.三~○.五g, 下痢 三~五g

26 胡黃連 (호황련)

성질은 대단히 차고 맛은 쓰다. 뼈가 쑤시고 아픈 것과 잠들었을 때에 나는 땀과 허약하여서 놀라는 것과, 小兒의 疳疾 및 이증 따위를 치료한다 △싫어하고 꺼리는 것은 黃連과 같다. 巴豆의 독을 풀어 준다. △심은 검고 겉은 누르고 꺾어서 먼지가 연기같이 나오는 것이 진품이다.(本草)

27 黃芩 (황금) (속서근풀)

성질은 차고 맛은 쓰다. 肺火를 빼낸다. 속이 꽉찬 黃芩은 大腸의 습기로 인한 열을 맑게 하고 황달, 설사,

13、清暑益氣湯 (청서익기탕) 〔實〕

陳皮 (진피)
白朮 (백출)
人蔘 (인삼) 各四錢
升麻 (승마) 各一錢
黃芪 (황기)
蒼朮 (창출) 一錢半

主治・긴 여름 철에 四肢가 곤하고 몸에 열이 나고 목답하고 설사하고 이증을 하며 저절로 땀나는 것을 치료한다.
活用・더위먹은 병、폐결핵

五味子 (오미자) 各一錢
人蔘 (인삼) 복용한다.
白芍藥 (백작약)
甘草 (감초) 各二、四

加減・黃芪甘草各四g을 或 生黃栢 八g을 더하면 사람에 氣力이 솟아 나오도록 한다. 〔活套〕香薷 白扁豆를 더하면 더욱 좋다. 或 醒醐湯을 合해도 좋다.
活用・당뇨병、더위먹은 병.

9、犀角升麻湯 (서각승마탕) 〔實〕

犀角 (서각) 一錢半
升麻 (승마) 一錢二分半
羌活 (강활)
防風 (방풍) 各一錢
白附子 (백부자) 炮
白芷 (백지)
黃芩 (황금) 各七分半

主治・中風에 서코와 이마 사이가 아픈 것을 열지 못하는 것과 윗뺨위가 풀과 같이 혈기가 없고 입을 박한 것은 足陽明 胃經이 風毒을、받아 피가 어리고 채해서 그런 것이다. △또 內外風熱로 인하여 아랫몸이 붓고 윗몸이 붓고 얼굴과 굴이 붓는 것, 丹毒을 치료한다. 〔活套〕히가 허해서

14、柴苓湯 (시령탕) 〔實〕

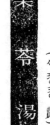

柴胡 (시호) 一錢六分
澤瀉 (택사) 一錢三分
白朮 (백출)
猪苓 (저령)
赤茯苓 (적복령) 各三、各五g
半夏 (반하) 各七分半
黃芩 (황금)
人蔘 (인삼)
甘草 (감초) 各二、四
桂心 (계심) 三分

薑三片

主治・傷寒陽症에서 몸에 열이 나고 맥이 빠르고 목마르고 저절로 설사나는 것을 치료한다.
加減・〔活套〕허해서 열이 나는 것과 답답하고 목마르는 것에는 熟地黃 六

活用・학질、신장염、肝硬化症, 더위로 인한 설사, 위장염

애질, 악창 등을 치료한다.
△속이 충실한 것을 子芩 條芩이라 한다.
△술에 볶으면 신체의 上部로 올라가고 아이의 오줌으로 볶으면 下部로 내려오고 그렇지 않을 때에는 생것을 사용한다.(本草)
△手太陰 血分 手少陽 陽明에 들어간다.(本草)
△파쳐를 미워하고 丹砂 牧丹皮 藜蘆를 두려워하고 厚朴 黃連을 얻으면 복통을 멎게하고 五味子 牡蠣를 얻으면 임신을 하고 黃芪를 얻으면 곱사 치료 약이 되고 돼지 쓸개를 얻으면 간과 쓸개의 火를 제거하고 黃芪를 얻으면 이증을 치료하고 芍藥을 얻으면 한열을 물리치고 柴胡를 얻으면 태를 편안하게 하고 桑白皮를 얻으면 폐염을 없애고 白尤을 얻으면 태를 편안하게 한다.(本草)
△一日용량 八~一六g

28 秦艽 (진범) (망초뿌리)
성질은 약간 차고 맛은 쓰고 맵다.
습비를 치료하는데 공이 크다. 또 腸風으로 인한 下血과 뼈가 몹시 아프고 나는 열과 四肢의 관절에 일어나는 통증을 치료한다.
△手足陽明과 간 및 쓸개로 들어간다. 우유를 두려워한다.(本草)
△一日용량 六~一二g

29 柴胡 (시호) (묏미나리)
성질은 약간 차고 맛은 약간 쓰다.
肝火를 없애고 한기와 열이 교대교대

神麯 (신곡)
澤瀉 (택사)(各二g)
黃栢 (황백) 酒炒
當歸 (당귀)
乾葛 (건갈)
青皮 (청피)
麥門冬 (맥문동)
甘草 (감초)(各一、二g)
五味子 (오미자) 九粒

14、蔘歸益元湯 寶 (삼귀익원탕)
當歸 (당귀)
主治・더위를 먹어 식욕이 감퇴되고, 맥이

甘草 (감초)(二g)
當歸 四g을 더 한다. g~二○g
活用・면상풍열 및 面腫 있음 의 부종
熱이 심한 데는 石膏를 더 한다.

10、烏藥順氣散 (오약순기산) 寶
麻黃 (마황)
陳皮 (진피)
烏藥 (오약)(各一錢半)
川芎 (천궁)
白芷 (백지)
白殭蠶 (백강잠)
枳殼 (지각)
桔梗 (길경)(各四g)
薑三片 棗二枚
主治・一切의 風疾에 먼저 이 약을 복용하여 氣道를 소통시키고 風藥을 복용시킨다. 또 左右 반신불수와 歷節風(관절통, 류마티스)을 치료한다.
加減・氣가허한데는 麻黃을 除去하고 六君子湯을 合하거나 或은 導痰湯을 合한다.
活用・뇌일혈・류마티스・中風

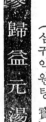

甘草 (감초)(五分)
麥門冬 (맥문동)(各四g)
枳殼 (지각)(八分)
知母 (지모)(三、二g)
黃芩 (황금)
白芍藥 (백작약)
柴胡 (시호)
人蔘 (인삼)
生地黃 (생지황)(一錢半)
薑三片

15、蔘胡芍藥湯 (삼호작약탕) 寶
主治・傷寒 十四日에 外部의 남은 열이 아직 다 사라지지 않는 것, 혹은 목이 마르고 大便이 답답하고 小便이 불쾌하고 이 누른 것을 치료한다.

16、益元散 (익원산) 寶

로 왔다가 갔다 하는 것과 옆구리의 고
통스러운 것과 학질을 치료한다.
△手足少陽 厥陰으로 들어가서 경
락을 통한다.(本草) △밖에서 들어온
감기에는 생것을 쓰고 내부에서 생긴
손상에는 술로 볶아 쓰고 기침과 汗
증에는 돼지 쓸개로 볶아 쓰고 간과 쓸개
의 火에는 꿀물로 볶아 쓴다.(入
門) △皂角을 미워하고 藜蘆를 두려
워하고 구리와 쇠를 꺼린다.
△海藏이 말하되 만약 藜蘆를 두려
도 柴胡를 사용한다면 죽지 않는다는
것을 어찌 장담하겠는가 하였다.(景
岳) △一日용량 一〇~三〇g

30 前胡 (전호) (사양채뿌리)

성질은 조금 차고 맛은 달고 쓰다.
기침이 나는 것과 가래가 가슴에 차
있는 답답한 것을 풀어 편안하게 해
주며, 한기와 열이 있어 아픈 두통과
가슴이 더부룩한 증세를 치료하여 견
디낼 수 있도록 해 준다.
△手足太陰 陽明에 들어간다.
△皂角을 미워하고 藜蘆를 두려워한다.
그 약효는 氣를 下部로 내려 주는데
있고, 氣가 내려가면 火가 下部로
내려가게 되니 가래도 따라서 下部로
내려가는 것이다.
△一日용량 一〇~三〇g

31 防風 (방풍) (병풍나무뿌리)

성질은 따쓰하고 조금 달고 맵다.

白芍藥 (백작약)
熟地黃 (숙지황)
白茯苓 (백복령)
麥門冬 各(四g) 各一錢
陳皮 (진피)
知母 (지모) 棗一枚
黃栢 並鹽炒 各七分 (各二,八g)
人蔘 (인삼) 五分 (二g)
甘草 (감초) 三分 (一,二g)
粳米 (경미자) 三~四g 一撮(촬)
五味子 (오미자) 十粒

한 것을 빠르고 무력한 것을 치
료한다.

乾薑 (건강) 五分 (二g)
甘草 (감초) 三分 (一, 二g)

11, 九味羌活湯 (구미강활탕 寶)

羌活 (강활)
防風 (방풍) 各一錢半 (各六g)
川芎 (천궁) 薑三片
白芷 (백지) 棗二枚
蒼朮 (창출) 葱白二本
黃芩 (황금)
生地黃 (생지황) 各一錢 (各五g)
細辛 (세신)

主治・四時를 불문하고 一名 羌活冲和
湯이라 한다. 머리가 아
프고 뼛마디가 아
프고 열이 나고, 차운
것을 싫어 하
지 않고, 맥은 浮
이 나고, 맥은 浮
며 긴장한데 이약을 써
緊한데 대용이 된다.
고 긴장한데
서 치료하는데
는 이약을 써
서 치료하는
데, 麻黃湯의
대용이 된다.
△有汗에는
桂枝湯을 먹
어야 하고, 無
汗에는 麻黃
湯을 먹어야
하는데
하는데 잘못
잘못 복용하

17, 酒蒸黃連丸 (주증황련환 寶)

黃連 (황련) 四兩 (一六〇g)

主治・한 번 먹은 것은
더위가
멀어지지 않
고 여러 해 묵은것을 치료한다
△黃連 一五〇g을 淸酒七合에
담가 쪄서 말리는데 술이 없어
질 정도로 하여 분말로 한 것
을 밀가루풀로 오동나무의 씨
크기로 丸을 만들어 먹는데 每回 三〇
丸씩을 白湯으로 먹는데 갈증
이 없을 정도로 한다.

滑石 (활석) 末(二四〇g)六兩
甘草 (감초) 末(四〇g)一兩

主治・一名 六一散, 一名
天水散이라
하는데 더위
증을 멎게 하
고 과술과 음식으로 인한 나쁜 사
기와 독을 풀어 준다.
加減・(溫六丸)・辰砂 四〇g을 더한 것이
辰砂益元
散・辰砂 四〇g을 더한 것이
다. 감기로서 열이 물러가지
않고 미친 듯이 헛소리 하는 것
을 치료한다.
活用・더윗병으로 인한 갈증,
暑泄・赤白色의 이질, 구토, 복
통

맷마디가 아프거나 감각이 없는 것을 치료하고 입을 꽉 다무는 증세와 머리가 어지러운 것들의 모든 風을 치료한다.

△手足太陽 및 陽明 太陰에 들어가고 또 肝經氣分으로 들어간다. △白飮乾薑 莞花 藜蘆를 두려워하고 草蘚를 미워하고 附子의 독을 죽이고 모든 독을 풀어 준다. △防風은 능히 黃芪를 얻으면 광증을 발생한다. 黃芪가 防風을 얻으면 그 효력이 더욱 큰 것은 서로 두려워하면서도 서로 상대를 부려먹기 때문이다. △파를 얻으면 온몸으로 퍼져가고 澤瀉 藁本을 얻으면 風을 치료하고 當歸 芍藥 陽起石 禹餘粮을 얻으면 부인의 子臟風을 치료한다. △防風은 머리가 두 갈래로 된 것을 먹으면 사람으로 하여금 미치게 하고 꼬리가 두 갈래로 된 것을 먹으면 고질병을 발생한다. (本草) △上焦의 나쁜 風이다.

32 羌活 (강활)(강호리)

성질은 조금 따스하고 맛은 맵다. 전신의 통증과 두통과 힘줄이 당기는 것과 뼈가 아픈 것과 관절이 쑤시는 것들의 風과 濕氣를 치료한다.

△羌活은 手足太陽 足厥陰 少陰의 內部 外部를 막론하고 그 경락에 다 가는 인도약을 끌고 가는 약이다. 혼란한 것을 다듬어서 바른 것과 빠가 아픈 것과

△一日용량 五~一五g (入門)

風을 제거하는데는 다시 없는 약이다.

15、勝濕湯 (승습탕) 寶

白朮(백출)(三錢 二二g)
主治・濕氣많은 땅에 앉거나 눕거나 或은 비와 이슬에 젖어서 몸이 무겁고 다리가 약해 지고 설사하는 것을 치료한다.

人蔘(인삼)
乾薑(건강)
白芍藥(백작약)
附子(부자) 炮
活用・신경통 근육류마티스 관절류마티스
桂枝(계지)
甘草(감초)
白茯苓(백복령)
各三錢 三g
薑五片
棗二枚

16、三氣飮 (삼기음) 益

熟地黃(숙지황)(三錢 二二g)
主治・風 寒 濕의 세가지 氣가 허한

12、葛根解肌湯 (갈근해기탕) 寶

甘草(감초)(各五分)
면 그 변화가 말할수 없으므로, 이 法은 陽病 즉 太陽病에 두루 쓸 수 있는 신기한 解表약이다. 活用・감기, 太陽病

葛根(갈근)
主治・陽明經病으로서 눈이 아프고 코가 마르고 누워 있지를 못하는 것을 치료하는 것인데, 이것은 살을 담을 내어서 풀어야 한다.

柴胡(시호)
黃芩(황금)
赤芍藥(적작약)
活用・감기, 옷병
羌活(강활)
石膏(석고)
升麻(승마)
薑三片
棗二枚

18、行濕流氣散 (행습유기산) 寶

薏苡仁(의이인)(六○g)
主治・風寒濕으로 인하여 마비가 되고 手足이 번거럽고 연한 것을 치료한다.

白茯苓(백복령)
蒼朮(창출)
羌活(강활)
防風(방풍)
川烏(천오) 炮各二兩

一兩半
[活套] 一○g씩을 따스 한 술이나 或은 파뿌리를 다린 물로 먹는다. △분말로 하여 매회에 八g씩을 파를 다린 물로 먹기도 하고, 또는 파뿌리를 다린 물로 만들어서 써도 좋다.

19、當歸承氣湯 (당귀승기탕) 寶

當歸(당귀)
大黃(대황)(各八錢 二錢)
主治・건조한 것을 치료하는 上等약이 당다. 다린 뒤에 芒硝를 넣어 저어 녹으면 服用한다.

芒硝(망초)(三g 七分)
[活套] 피가 맺혀 大便이

길로 돌려주는 주인공 역할을 하는 약으로서 큰 것에 안 통함이 없고 작은 것에 안 들어감이 없는 까닭에 一身의 온갖 관절통에 치료할 수가 없다. 羌活은 氣가 웅장하므로 足太陽에 들어가고 獨活은 氣가 작으므로 足少陰에 들어가니 이 두 가지는 함께 風을 치료하면서도 表(바깥) 裏(속) 치료의 차이가 있다.(本草) △羌活 獨活은 함께 강원도에서 생산한다.(寶鑑) △一日용량 八~一二g

33 獨活 (독활) (묏둘흡)

성질은 조금 따스하고 맛은 달고 쓴다. 목이 뻣뻣하여 떠기 어려운 증세, 와사증, 반신불수, 다리의 관절 근육의 통증의 원인인 습기와 마비와 風을 치료한다.

△足少陰經으로 들어가는 약이다. 獨活은 바람이 불어도 흔들리지 않아 風病을 치료하고 浮萍은 물에 가라앉지 않아 水分을 잘 빠지게 한다.(本草) △一日용량 八~一二g

34 升麻 (승마)

설질은 차고 맛은 달고 쓴다. 위장의 열을 맑게하여 거기에 있는 독을 풀어주는데 능하고 약기운이 위로 올라가서 목구멍의 통증과 입안의 종창과 잇발의 통증을 치료한다.

△足陽明 太陰經에 들어가는 약이

杜冲 두충 去絲
牛膝 우슬 薑三片
當歸 당귀
枸杞子 구기자
白茯苓 백복령
白芍藥 백작약
肉桂 육계
細辛 세신 獨活로代身해도된다
白芷 백지
附子 부자 炮
甘草 감초 (炙)各四g 各一錢

틈을 타고 체 내에 침입하 여, 힘줄과 뼈 가 마비되고 아픈 것과 鶴 膝風을 치료 한다.
加減·〔活套〕 膝風虛에는 人 蔘을 더한다 냉으로 마비 가 되어 굴 신을 못할때 穿山甲 全蝎 葱白을 조금 더하고 술을 조금 넣어 떳 떳하게 마시 고 땀을 낸 다.

13, 五積散 (오적산)(寶)

白芷 백지
桔梗 길경 各一錢 各四g
甘草 감초 五分(二一g)
蒼朮 창출 二錢(八g)
麻黃 마황
陳皮 진피 各一錢(各四g)
厚朴 후박 薑三片
桔梗 길경 葱三本
枳殼 지각
當歸 당귀

主治·風寒에 느끼고 상하 여 머리와 몸 이 아프고 四 肢가 극도로 냉하고, 가슴 과 배가 아프 고 구토와 설 사를 하고 냉 이 생긴 것을 치료한다.
加減·嘔吐에 는 麻黃을 버리고 茴香, 木香, 檳榔, 桃仁, 紅花를 더한다. △風 으로 붓고 아프거 나 죽은 피로 서 붓고 아픈 데는 麻黃을 버리고 生地黃 으로 腎이 상 하여 허리의 左右가 무상

20、九味清心元 (구미청심원)(寶)

甘草 감초 五分(二一g)
蒲黃 포황 二兩半(一〇〇g)
犀角 서각 二兩(八〇g)
黃芩 황금 一兩半(六〇g)
牛黃 우황 一兩二錢(四八g)
羚羊角 영양각
麝香 사향
龍腦 용뇌 各一兩(各四〇g)
石雄黃 석웅황 八錢(三二g)
金箔 금박 一二〇〇箔은 爲衣內中

막힌 것도 치 료한다.

主治·심장과 가슴에 열이 있는 것을 치료한다. △분말로 하 여 다린 꿀로 丸을 짓는데, 三八g으로 三 〇丸을 만들 어 金箔을 입 혀 매회 一丸 석을 끓인 물 로 먹는다.

36 白蘚皮 (백선피) (검화뿌리)

성질은 차고 맛은 쓰다. 열독에 의한 조그마한 발진이야 못고 치라. 〇위장이 약한 사람은 삼가야 한다.
△一日용량 六〜一〇g

35 苦蔘 (고삼) (쓴너삼뿌리)

△足少陰의 주약이며 足少陽으로 들어간다. 찹쌀 뜨물에 담갔다가 쩌서 볕살에 말린다. △貝母 兎絲子를 미워하고 藜蘆에 반대하고 수은에 굴복하고 雄黃과 焰硝를 제압한다. △능히 陰氣를 보하고 大風을 치료하니 어찌 風과 熱에
에 속하는 약이다. 주로 外科에 생기는 약이다. 주로 外科에 생기는 피부병, 눈습의 탈모증으로 인하여 생기는 下血증을 고치고 장풍으로 인한 下血증을 친다.

다. 〇(本草) △담으로 발산시키는 데는 생것을 쓰고 內部를 보하는 데는 볶고 땀을 그치게 하는 데는 꿀로 볶는다. 〇(入門) 〇人蔘 黃芪는 升麻가 아니면 위로 올라가지 못하고 葛根은 升麻가 아니면 陽明 (위장)의 땀을 발산시키지 못한다. 〇뭇술 검은 피가 속으로 들어갔을 때에는 犀角地黃湯을 쓰니 이것은 陽明經의 다시없는 좋은 약이다. 만약 犀角이 없을 경우에는 升麻로 대신한다. 〇(本草) △一日용량四〜一g

---

17、 當歸補血湯 (당귀보혈탕) 寶

黃芪 (기) 二〇g
當歸 (당귀) 八g
主治・비위가 허약하여 음식을 먹지 못하고 마음과 가슴이 답답하고 더부럭
한 것을 치료한다.
活用・허열, 빈혈, 산후출혈,
加減・〔活套〕체증에는 山楂神麴砂仁 따위를 더한다.

18、 清窩滋坎湯 (청이자감탕) 寶

熟地黃 (숙지황)
生乾地黃 (생건지황)
天門冬 (천문동)
主治・음이 허하여 火가 설치는 것과 날마다 제시간에 꼭 열이 어나는 잠을 이루었을 때 나는 땀으로 인
黃連 桂心 따위를 더하거나 人蔘을 배로 한다.

21、 涼膈散 (양격산) 寶

連翹 (연교) 二錢
大黃 (대황) 八g
芒硝 (망초)
甘草 (감초) 各二錢
薄荷 竹葉七片
黃芩 (황금) 各四g 蜜少許
梔子 (치자) 各二g
主治・열이 쌓여서 번거럽고 입과 혀에 중창이 생기고 창자와 위가 건조하고 大便 小便이 맺혀 나오지 않는 것을 치료한다.
加減・열이 쌓여서 잇몸이 부었는 데는 知母, 石膏, 升麻를 더한다.
煎法・반쯤 다렸을 때에 芒硝를 넣고 재차 더 다린

14、 藿香正氣散 (곽향정기산) 寶

甘草 (감초) 六分 (二、四g)
桂皮 (계피) 各七分
半夏 (반하)
白芷 (백지)
川芎 (천궁)
白茯苓 (백복령) 各二g 各八分
白芍藥 (백작약)
乾薑 (건강)
活用・傷寒陰症, 신경통, 류마티스, 冷積, 한기로 인한 설사 담석증, 한기복통, 허리아픈 것 寒疝, 월경불순 난산(難産)
회충의 움직일 때에는 烏梅花椒를 더한다. △산후에 체하고 瘀血로 배가 아플 때는 山楂神麴檳榔을 더한다.

22、 平胃散 (평위산) 寶

의 血症
心熱, 口苦, 잇몸의 부종 上部의 血症
活用・담으로 인한 心胸의 열, 다.

성질은 차고 맛은 쓰다. 독소에 의한 피부병의 음과 황달과 소변이 잘 안 나와 방울방울 떨어지는 증세와 마비와 수족이 마음대로 듣지 않는 증세를 치료하게 되는데 그 효과는 작지 않다.

△手太陰 陽明으로 들어간다. △海 螵蛸 桔梗 茯苓 萆薢를 미워한다.

37 延胡索 (연호색)

본명 玄胡索

성질은 따스하고 맛은 약간 맵다. 타박상을 입은 검은 피를 主로 치료하고, 心腹이 졸지에 아픈 통증을 다스리고 아울러 모든 血症 즉 피덩어리 월경불순을 고치고 낙태를 시킨다. △手足 太陰과 厥陰에 들어간다(本草) △초로 지져서 쓴다.(入門) △血中에서 氣가 체하여서 움직이지 않는 것을 돌리게 한다. 신체의 上下에서 일어나는 모든 통증에 써서 묘하게 낫는 것은 말할 여지도 없다.(本草) △만약 産後에 피가 허해서 아플 때에 쓰면 虛하든지, 氣가 못하다(景岳) △一日用量 六~八g

意思들은 오직 피부병 종창 약으로 천하게만 여긴다.(本草) △一日用量 四~一〇g

麥門冬 (맥문동) — 한 천식을 치료한다. △공복에 복용한다. 양기가 허하여 便滑한 데는 써서 안 된다. 加減・[活套] 가래가 성한 데는 橘皮와 貝母를 더한다.

當歸 (당귀)

白芍藥 (백작약)

山茱萸 (산수유)

山藥 (산약)

白茯苓 (백복령)

白朮 (백출) 各三g

牧丹皮 (목단피)

澤瀉 (택사)

黃柏 (황백) 蜜水炒

知母 (지모) 蜜水炒

主治・傷寒陰

藿香 (곽향) 六g半 — 症에서 몸이 아프고 表裏를 분별 못할 때에는, 이 약으로써 바른 經絡으로 인도하여 변동이 없도록 하는 약이다.

蘇葉 (소엽) 四g

白芷 (백지) — 活用・濕腫, 급성위장염 加減・[活套] △星星正氣散 ・南星木香을 더한 것이다.

大腹皮 (대복피)

白茯苓 (백복령)

厚朴 (후박) 薑三片 — 무릇 氣와 風이 적중하여 가래로 하는 것 지지 못하는 것과 과식으로 못 견디는 것에 대하여 먼저 이약 一~二첩을 씀으로 해서 그 氣를 바르게 한 연후에 따라서 치료한다. △茯苓 厚朴陳皮半夏를 四g으로 增量해서 지으면 厚朴陳皮半夏

白朮 (백출) 棗二枚

陳皮 (진피)

半夏 (반하) 製

桔梗 (길경)

甘草 (감초) 炙 各五分 各二g — 면 심히 묘해진다.

主治・脾를

蒼朮 (창출) 八g — 和하게 하고 胃를 건강하게 한다. 胃를 和하게 하고 氣가 平하고 면약을 中止해서는 안된다.

陳皮 (진피) 五g 四分 — 加減・[調胃]・白茯苓 白朮 丁香

厚朴 (후박) 四g 薑三片 — 시루 할 것이고 상서는 안된다.

甘草 (감초) 二g 六分 棗二枚 — 더한 것이다. 干을 더한 것이다. △[厚朴湯]・乾 ・五苓散을 合한 것이다. △[不換金正氣散]을 合한것이다. △[加味平胃散] △[活套] 麥芽를 더한 것이다. 食滯를 더한 것이다. △[香平散] △[活套] 식체에는 山楂 神麯 麥芽 등속 香需 檳榔 枳實 蘿菖 砂仁 草果 등속을 더한다. △[活套] 散을 더한 것인데 便血에는 山楂散을 치료한다. 체한 이증에는 枳殼 檳榔 黃連 各四g 木香二g 當歸 枳殼 地楡 各四g 荊芥 二・八g을 더한다. △[柴平 湯]・小柴胡湯을 合한 것인데 寒熱을 치료한다. 또 학질도 치료한다. △만약 설사라면 四苓散을 더하고 燈心車前子 등든 증세에는 白朮과 바꾸는데, 부인 태중의 모히 加減한다.

38 貝母(패모)

성질은 조금 차고 맛은 맵고 쓰다. 가슴의 답답증을 풀어 주고 복잡한 심정을 제거하며 폐옹(肺癰)과 폐위(肺痿)를 치료하여 가래와 기침이 없어지도록 한다.

△심을 제거하여 생강즙을 발라 불속에 넣어 구워 쓴다. △복숭아꽃을 싫어하고 秦艽과 礬石을 두려워하며 烏頭를 적대시한다.(景岳)

△一日용량 四~八g

39 山慈菰(산자고)(가채무릇)

맛은 맵고 쓰며 약간 독이 있다. 독창과 종기와 뱀에 물린 독과 두드러기등의 피붓병을 제거할 수 있다.

△一日용량 二~四g

40 白茅根(백모근)(띠뿌리)

성질은 차고 맛은 달다. 혈액 순환을 잘 시켜서 나쁜 피를 돌려 빼고 쓸데없는 열을 없애주며 토하는 피 코피를 치료한다.

△즉 白茅根은 곡식 대신에 사용된다. 소변을 잘 통하게하고 갈증과 황달을 치료하니 世上 사람들이 이것을 잘 모르기 때문에 약이 쓰고 차다 하여 人體의 조화하는 氣를 상하게 한다고만 하니 어찌 이것을 잘 안다고 할 것인가.(本草)

19, 錢氏異功散 (전씨이공산) 寶

甘草(감초) 炙(各二g)

人蔘(인삼) 白朮(백출) 白茯苓(백복령) 橘皮(귤피) 木香(목향) 各一錢
薑三片 棗二枚

主治·脾胃가 허약하고 음식을 먹히지 않고 심장과 가슴이 복잡하고 더부룩하고 한 것을 치료한다.

加減·〔活套〕 체증을 겸했을 때는 山楂肉神麴砂仁을 더한다. △설사에는 五苓散을 合한다. △虛로 인한 이질에는 檳榔吳茱萸黃連桂心을 더한다.

〔藿苓湯〕·四苓散을 合한 것인데 부종을 치료한다. 四肢의 관절통에는 木瓜를 더하고, 四肢의 아슬아슬한 추울 때는 桂枝를 더하고, △子懸에는 紫蘇의 줄거리를 치료한다. 천식에 또한 좋다.

〔茹藘湯〕·香薷八g 白扁豆四g을 더한 것인데 더위를 치료한다. △음식에 상하여 체증이 겼을 때는 山楂肉神麴檳榔枳實을 더한다. △외부로부터 들어온 감기에는 乾葛便香附子를 더하고, 두통에는 川芎을 더하고, 四肢의 관절통에는 桂枝를 더하고, 음식이 쌓인 것 △子懸에는 葛花良干草豆蔲 등속을 더한다.

活用·便血, 복통, 태중부종, 음식이 쌓인 것
(지출환) 寶

다만 半夏神麴 等의 藥을 꺼린다. △冷이 쌓인데는 乾干桂枝를 더한다. △주체(酒滯)에는 乾葛 或은 葛花 良干 草豆蔲 등속을 더한다.

15, 不換金正氣散 (불환금정기산) 寶

蒼朮(창출) 二錢(八g)
厚朴(후박) 陳皮(진피) 藿香(곽향) 半夏(반하) 各一錢
薑三片 棗二枚

主治·傷寒陰症에서 머리와 몸이 아프고 한기가 났다가 열이 났다가 하는 것과, 감기와 체증을 겸한 것과, 감기와 몸이 아픈 것도 치료한다.

活用·便血, 吐食

23, 枳朮丸 (지출환) 寶

白朮(백출) 二兩
枳實(지실) 麩炒 一兩

主治·속이 더부룩한 것을 더부룩한 것을 치료하고 음식을 소화시키는 데에 本을 치료한다.

仲景이 조금 지어 湯으로 썼는데 易老가 이르러서 고쳐 丸으로 한 것이다.

加減·〔橘半枳朮丸〕·橘皮半夏를 더한 것이다. △〔麴蘗枳朮丸〕·神麴麥芽를 더한 것이다.

丸法·蓮葉으로 밥을 싸서 그 밥을 蓮藥으로 지져 죽으로 만드나 蓮葉으로 지져지지 않도록 하거나 本藥을 분말로 한 것과 반죽을 하여 오동나무씨 크기로 丸을 만들어 끓인 물로 七〇丸씩을 먹는다.

活用·음식에 상한 것을 치료한다.

41 龍膽草 (용담초)(파남풀)

성질은 차고 맛은 쓰다. 下焦의 습기와 종기를 치료하고, 간장의 열을 제거하여 눈이 붉고 아픈 것을 낫게 한다.
△足厥陰과 少陽陰氣分에 들어간다.
△甘草 다린 물에 하룻밤 담그었다가 말리어서 쓴다. 술에 볶으면 위로 올라간다. 쇠를 싫어한다.(本草)△술 허한 사람은 술로 검게 볶아 쓴다.(湯液)
△一日용량 二〇~三〇g

42 細辛 (세신)(족도리풀뿌리)

성질은 따스하고 맛은 맵다. 모든 구멍을 통과시키고 후두통과 風과 습기에 인한 두통을 치료하는 데 긴요한 약이다.
△足厥陰 少陰血分에 들어가고, 少陰經에 인도 역활을 하는 약이다.
△黃芪 狼毒 山茱萸를 미워하고 생나물을 기피하며 消石 滑石을 두려워하고 藜蘆를 적대시한다.
△단방으로 분말을 사용할 때는 2g을 넘어서는 안된다.
△많이 먹으면 氣가 막혀 죽고 비록 죽더라도 상처는 없다.
△머리와 안면의 風으로 인한 통증에는 없어서 안 될 약이다.
△一日용량 一~四g(本草)

43 白薇 (백미)(이마존)

20、香砂六君子湯 [實] (향사육군자탕)

主治·음식 생각이 없고, 식후에는 배부르고 소화가 안 되어 못 견디는 것은 脾가 虛해서 그런 것인데 이것을 치료한다.
加減·[活套]

- 香附子(향부자)
- 白朮(백출)
- 白茯苓(백복령)
- 半夏(반하)
- 陳皮(진피)
- 白豆蔻(백두구)
- 厚朴(후박) 各一錢(各四g)
- 砂仁(사인)
- 人蔘(인삼) 薑三片
- 木香(목향) 棗二枚

16、人蔘養胃湯 [實] (인삼양위탕)

主治·傷寒陰症과 風寒으로 인한 감기로서, 내부가 상하여 병이 생기고 한기가 심하고, 열이 나며 몸이 아픈 것을 치료한다.
加減·[活套]

- 蒼朮(창출)(六g半)一錢半
- 陳皮(진피) 薑三片
- 厚朴(후박) 棗二枚
- 半夏(반하)製 梅一個 各一錢二分(各五g)
- 赤茯苓(적복령)
- 藿香(곽향)
- 人蔘(인삼) 各一錢(各四g)
- 草果(초과)
- 甘草(감초)炙 各五分(各二g)

24、香砂平胃散 [實] (향사평위산)

主治·음식에 서 상한 것을 치료한다.

- 蒼朮(창출)(八g)二錢
- 香附子(향부자)
- 陳皮(진피) 各一錢(各四g)
- 藿香(곽향)
- 枳實(지실) 各三二(二八g)
- 厚朴(후박)
- 砂仁(사인) 各七分(各三二(二八g))
- 木香(목향) 薑三片
- 甘草(감초) 各五分(各二g)

25、大和中飮 [實] (대화중음)

성질은 대단히 차고 맛은 쓰다。귀신과 온갖 나쁜 사기를 물리치고 風과 학질로 인해서 한기와 열 때문에 인사불성하게 된 것을 치료한다。
△陽明經으로 들어간다。
물로 쪄서 햇볕에 말리거나 혹은 술로 씻어 쓴다。△黃芪 大黃 乾干 대추 말린웃 山茱萸를 미워한다。(本草)
△一日용량 六~一〇g

益智仁(익지인)

44 當歸(당귀)(승검초뿌리)

芳草(방초)三十三種

성질은 따스하고 맛은 달고 맵다。주로 피를 생산하며 심장을 보하고 허한 것을 돕고 체내의 모든 나쁜 피를 축출한다。
△심장으로 들어가므로서 심장 피를 생산하고 비장으로 들어가므로서 비장 피를 감싸고 간장으로 들어가므로서 피를 저장하게 한다。△가래 치료에는 생강즙으로 구어서 쓰고 신체상부에는 술에 담그고 외부를 치료하는 데는 술로 씻는다。△蘭茹와 菖蒲를 미워하고 雄黃을 제압한다。△당귀의 머리부분은 피를 멈추는 작용을 하고、몸둥이 부분은 피를 기르며 끝부분은 피를 잘 돌게 한다。
△本草一日용량 一〇~二〇g

45 川芎(천궁)(궁궁)

21、蔘朮健脾湯 (삼출건비탕實)

甘草(감초) 各二g 各五分
人蔘(인삼)
白朮(백출)
白茯苓(백복령)
陳皮(진피)
厚朴(후박)
山査肉(산사육) 各一錢 各四g
枳實(지실)
白芍藥(백작약) 各八分 各三、二g

主治·脾를 건강히 하고 胃를 소화시켜서 보내준다。
加減·氣가 허한데는 人蔘을 배로 더한다。△배가 차고 설사하는 데는 桃仁을 더한다。피나는 이질에는 桃仁을 더한다。
△小便이 잘 안 나올 때는 猪苓 澤瀉를 더하고 草果를 배로 하고 黃芩 檳榔 各四g을 이슬 맞은 것이다。
△학질에는 柴胡末八g 黃芩 檳榔 各四g을 더하고 묵은 草果를 배로 하고 草果를 배로 더하고 小便이 잘 안 나올 때는 猪苓 澤瀉를 더한다。
△아이의 雜症에는 역시 앞에 기재한 各條에 의하여 따라 치료해도 半夏를 버리고 白朮로 바꾼다。
△蛔虫이 있는 데는 烏梅와 花椒를 더한다。
△〔桂薑養胃湯〕·桂枝 乾干 炮 各八g을 더한 것인데 냉이 쌓인 것을 치료한다。

豆豉 三〇~五〇알을 더하고、열이 심할 때는 또 山栀子 二~二、八g을 더한다。
△〔香薷蔘胃湯〕·香薷 白扁豆를 더한 것인데 더위를 치료한다。
△설사에는 澤瀉、車前子、猪苓類를 더한다。
△이질에는 神麯 枳殼 川黃連 各四g 唐木香二g 檳榔末四g을 같이 복용한다。이질에 묵은 것에는 桃仁을 더한다。
△蛔虫은 山楂肉 檳榔 使君子를 더하고 白朮로 바꾼다。

17、香蘇散 (향소산實)

香附子(향부자)
蘇葉(소엽) 各八g 各二錢

主治·四時의 감기로서 머리와 몸이 아프고 寒熱이 나고 바람에 나고 바람에 상하고 습기에...

26、內消散 (내소산實)

山査肉(산사육)
麥芽(맥아) 各八g 各二錢
陳皮(진피)
澤瀉(택사)
厚朴(후박) 各六g 各一錢半
枳實(지실) 各一錢 各四g
砂仁(사인) 五分 二g

主治·음식으로 체하여 소화가 되지 않고 쌓여 있는 것을 치료한다。
加減·위가 불쾌하면 木香 烏藥을 할 듯한 것에는 乾干을 더한다。△담이 많은 데는 半夏를 더한다。

白茯苓(백복령)
半夏(반하)
陳皮(진피)

主治·음식에 상해서 冷이 생기고、여문 것이 더부룩하게 꽉 차고 배가 부르면 서 아픈 것을 크게 느끼게 치료한다。

두통을 멎게하고 새로운 피를 생산하
여 묵은 피를 파헤치고 답답증을 열어
준다. 성질은 따스하고 맛은 약간 맵다.

△小陽에 들어가는 안내 역할을 하
는 약이고 手足 厥陰氣分으로 들어간
다. △黃連을 두려워 한다. △빛갈이
희고 기름이 없는 것이 품질이 좋다.
△안면風에 없어서는 안 되는 약이다.
단방으로 川芎만 오래 복용하면 몸이
몹시 축나기 쉽다. 뼈가 쑤시면서 아
프고 땀이 많은 데에는 더욱 기피해야
한다. △蘼蕪(미무)는 그 싹인데 머
리와 눈에 오는 風을 치료하고 三蟲
(上尸蟲, 中尸蟲, 下尸蟲)을 제거한
다. (本草) △1日용량 四~10g

46 蛇床子 (사상자) (배암도랏씨)

성질은 따스하고 맛은 약간 맵고
쓰다. 氣를 상쾌하게 내려주고 내부
를 뜨뜻하게하고 風을 없애고 체내의
나쁜 피와 종창, 음 따위의 가려운 피
붓병을 치료한다.

△腎命門 三焦氣分 약이다.
皮 貝母 巴豆를 미워하고 硫黄에 굴
복한다. △조금 볶아서 쓴다. △사람
의 양기를 성하도록 한다. △사상자
는 남자만 보하고 여자에게는 유익하
지 않다고 해서 이것을 버리고 먼 곳
에 보하는 것을 구하는 것은 어찌 눈
을 천대하고 귀를 귀하게 여기는 격
이 아니겠는가! (本草)

---

22. 補中益氣湯 (보중익기탕 寶)

黄芪 황기	一錢半
人蔘 인삼	
白朮 백출	
甘草 감초	各一錢 4g
當歸身 당귀신	
陳皮 진피	各五分 2g

主治・수고로
운 노동이 매
우 심한 것 或
은 식사시간
을 놓쳐 몸에
열이 나고 저
절로 땀이 나
는 것을 치료
한다.

加減・黃栢一、
二g、紅花〇、
八g을 더하
면 심장에 들
어가서 피를
길러낸다.△
저절로 땀나
는 때는 附
子麻黃根浮小
麥을 더한다.

甘草 감초	各五分
麥芽 맥아	棗二枚
神曲 신곡	
砂仁 사인	薑三片

---

18. 十神湯 (십신탕 寶)

香附子 향부자	
蘇葉 소엽	
升麻 승마	
赤藥芍 적작약	
麻黄 마황	薑三片
陳皮 진피	葱二本

主治・風과
寒으로 인한
감기로서 두
통, 寒熱、無
汗의 증세를
치료한다.

活用・두드러
기

甘草 감초	炙 五分 2g
陳皮 진피	一錢 4g
蒼朮 창출	一錢半 6g

에 상하고 장
질부사를 앓
는 것들을 치
료한다.

加減・手足 마
비가 습기로
인한 것은 廂
黃桂枝羗活白
芷木瓜를 더
한다.
△[芎香蘇散]
한 것이다.
(芎香蘇散)・川芎白芷를 더
한다.

---

27. 消滯丸 (소체환 寶)

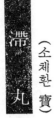

香附子 향부자 炒	
黑丑 흑축	頭末二兩 8〇g
蓬朮 봉출	
三稜 삼릉	
香附子 향부자	
乾薑 건강	各一錢 4g
砂仁 사인	
神麯 신곡	
山査肉 산사육	
枳實 지실	

主治・술、음
식、물、氣,
더부럭하고
꽉찬 것、배
부르고 부은
것, 쌓이고

△一日용량 六~十二g

47 藁本 (고본)

성질은 따스하고 맛은 쓴다. 風을 거둬 없애고 능히 한기와 습기를 치료하고 또 머리꼭대기의 통증을 치료한다.

△足太陽으로 들어간다. (本草)

△一日용량 四~八g

48 白芷 (백지) (구리대뿌리)

성질은 따스하고 맛은 맵다. 風熱로 인한 피부의 가려운 증세를 치료하고 종창의 농을 파헤쳐 배설시키고 거기에 피를 힘쓰게 하고 새살을 살아나게 한다.

△手陽明(大腸) 本經약으로써 升麻 와 함께 하면 手足 陽明 및 手太陰으로 간다. △旋覆花를 미워하고 雄黃과 硫黃을 제압한다. △신체의 아홉구멍을 통하게 하고 땀을 내게 하는데에는 차가 와서 항문이 빠져나오는 데는 訶子와 樗根白皮를 조금 더한다.

△一日용량 六~一〇g

49 白芍藥 (백작약) (함박꽃뿌리)

성질은 차고 맛은 시며 속이 조금 독이 있다. 血脈을 순통하여 속이 급한 것을 완화시키는 작용이 있어 복통과 이질을 치료하고 능히 거두어 들이기...

升麻 ^승마 酒洗
柴胡 ^시호 各、三g

증이 물로 變해 나오는데 한다. △코가 막힌 데는 麥門多 山梔子를 더한다. △이증 뒤에 윽지거리나 설사에는 訶子肉 豆蔻를 더한다. △아이 오줌 누는 데는 山樂五味子를 더한다. △오줌막힌 데는 附子竹茹생강을 더한다 △아이 아랫배가 축 처지는 데는 木瓜 鳥藥 香附子 靑皮 防風 川芎을 더하고 肺가 마비되고 氣가 허할 때는 全身이 가려운데는 桂枝를 조금 더한다. △或은 升麻를 빼고 파, 생강, 대추를 넣는다. 内外의 감기, 두통, 몸의 열 저절로 나는 땀을 치료한다.

오래된 이질을 치료하고 능히 거두어 들이기 이질을 치료하고 능히 거두어 들이기 어린 아이의

川芎 ^천궁
乾葛 ^건갈
白芷 ^백지
甘草 ^감초 各四g

[陶氏補中益氣湯] 人蔘 黃芪 當歸 柴胡 陳皮 羌活 防風 各二、八g 生地黃 川芎 羌活 防風 各二、八g 甘草二g을 더한다.

[活套] [補陰益氣煎] 黃芪白朮 熟地黃山藥을 더한 것이다. △담이 많은 데는 桂枝八g 防風四g 浮小麥 烏梅를 더한다. △氣가 허하여 小便이 갈갈한 데는 檳榔木香을 더하고

19、人蔘敗毒散 (인삼패독산) 寶

人蔘 ^인삼
柴胡 ^시호
前胡 ^전호
羌活 ^강활
獨活 ^독활
枳殼 ^지각

主治・감기가 들려 그때의 氣로 인해서 열이 나고 머리가 아프고 四肢와 몸이 아픈 것과 바람에 상하여 기침하고 코가 막히고 음성이 둔한 것을 치료한다.

加減・[人蔘 羌活散]・天麻 地骨皮를 各 조금씩을 더한 것이다.

五靈脂 ^오령지 各四〇g

린 물로 복용해도 좋다. 분말로 하여 八g씩을 生강다 아픈 것을소 멸시킨다.

(대금음자 寶)

加減・[活套]・乾葛八g 砂 仁・赤茯苓 神麴 各 △[活套]・良薑八 冷에는 더욱 좋다 草豆蔻四

28、對金飮子 寶

陳皮 ^진피 (一二g)
厚朴 ^후박
蒼朮 ^창출
甘草 ^감초 各三g

g을 더하면 또한 묘하다.

主治・술과 음식으로 상한 것을 치료한다.

薑三片

29、陶氏平胃散 (도씨평위산) 寶

蒼朮 ^창출 (六g)
厚朴 ^후박
陳皮 ^진피 一錢半
甘草 各七分

主治・음식이 삭지 않고 꼭 여 있어서 감기 비슷한 것을 치료한 다.

加減・[活套] 답답하게 차 있는 열에는

도하고 능히 보하기도 하나, 몸이 허하고 차운데는 사용하는 것을 기피해야 한다.

△手足 太陰經으로 血分으로 들어간다.
△꽃은 붉고 홋잎으로 山中에서 생산되는 것이 좋다 꽃이 흰 것은 보하고 붉은 것은 반대로 사를 한다. 대칼로 껍질을 벗기고 꿀로 쩌서 쓴다. 찬 것을 피해야 할 허한 사람은 술로 볶아 쓴다.(本草)
△一日用량 八~二〇g

50 赤芍藥 (적작약)

성질은 조금 차고 맛은 시다. 능히 피를 흩어버리기도 하고 체외로 빼내기도 한다. 또 피를 파피하여 經水를 통하도록 하며 부인 질병에 쓰기는 하나 피가 허한 때이기 때문에 조심해야 한다.

51 木香 (목향)

성질이 조금 따스하고 맛은 맵다. 氣를 다스리기에는 생것으로 쓰고 불을 보이지 말 것이며 만약 대장을 實하게 할 때는 구수에 싸서 구어쓴다.(本草)
△一日用량 四~六g

간장 기능을 활발하게 하고 心腹의 체한 기운과 쌓여 있는 덩어리를 치료하여 능히 위장을 화해시킨다.
△三焦氣分으로 들어간다.

或은 車前子 澤瀉를 더한다. 허하고 나오는 이증에서 밑이 무거운데는 檳榔 木香 黃連을 더하고 或은 吳茱萸를 더해서 복통하고 或은 大黃을 더하고 열이 있을 때는 桂心을 더한다. △氣가 虛하고 제시간에 꼭 나는 열에는 柴胡를 배로 하고 鼈甲을 더한다.

活用・더위먹은 병, 潮熱氣虛熱, 內傷外感, 허로 폐결핵, 늑막염, 복막염, 少氣, 氣虛마비, 脫肛症, 陰內脫出, 대하증 盜汗, 虛痢, 오랜 이증

桔梗 (길경) 風寒에 상하여 열이 나는 것을 치료한다.
梔子와 豆豉를 더한다.

川芎 (천궁)
赤茯苓 (적복령)
甘草 (감초) 各一錢(各四g)
薄荷少許
薑三片

△[荊防敗毒散]・荊芥 防風을 더한 것인데 瘟疫을 치료한다. 陽明에 속하는 瘟疫을 치료한다.
△[連翹敗毒散]・連翹 金銀花를 더한 것인데 종기가 처음 시작할 때에 추워지고 심하면 감기 비슷한 것을 치료한다.
△[消暑敗毒散]・香薷八g黃連 四g을 더한 것이다. △[活套] 더위 종독에는 人蔘・黃芩・黃連・惡實・山楂・金銀花를 症에 따라 더해서 좋다.

23、益胃升陽湯 (익위승양탕) 實

白朮(백출)一錢半(六g)
黃芪(황기)(四g)一錢
人蔘(인삼)一錢
神麴炒(신곡) 各七分半
當歸身(당귀신)

主治・內傷 음식으로 상한것의 모든 症勢, 피가 빠지는 것을 치료하고, 기를 더해준다. △옛 성인의 법에서는 먼저 위장 기운을 써 다스림으로써 生發의 氣를 돕는다고 하였다.
加減・〔活套〕

20、香葛湯 (향갈탕) 實

蒼朮(창출)

主治・음양을 불문하고 함께 걸리는 감 질로 상한 腸風.
活用・腸風. 모든종창, 五色이질, 피가

30、千金廣濟丸 (천금광제환 內局衆)

紫檀香(자단향)十兩(四〇〇g)
甘草(감초) 各二g 各五分
木香(목향)
乾薑(건강)
山査肉(산사육)
神麴(신곡)
草果(초과)六分(二,四g)
枳實(지실) 各七分(二,八g)
黃連(황련)
白朮(백출) 各一錢(各四g)
薑三片

主治・차고, 음식으로 상한 것과 곽란

52 甘松(감송)

성질은 따스하고 맛은 달며 향기가 질다. 체한 답답증을 다스려서 쾌하도록 하며 心腹의 통증을 낫게 하며 甘松삶은 물로 씻으면 피부의 향기가 좋아 기분이 통쾌하다.

△一日용량 一二∼四g.

53 良薑(양강)

성질은 뜨겁고 맛은 맵고 쓴다. 위장을 따스하게 하여 술과 음식으로 상한 것과 토하고 싸고 힘줄이 꼬이는 것을 치료한다. 또 기운을 아래로 잘 내려준다.

△足太陰 足陽明으로 들어간다. △그 씨를 「紅豆蔲」라 한다. 약효는 良薑과 같고 또 주독을 풀어 준다 (本草)

54 草豆蔲(초두구)

성질은 따스하고 맛은 맵다. 한기가 위를 침범하여 위가 차와져서 생긴 음식맛 모르는 것과 구토증과 心腹의 통증을 치료한다.

△太陰 陽明으로 들어간다. △草豆蔲 草果는 비록 한 종류이나 建寧省에서 나는 것을 草豆蔲라 하고 滇廣省에서 나는 것을 草果라 한다.(本草) △국수로 싸서 굽는다.

24、凝神散 (응신산 實)

主治·內傷으로 인하여 熱이 적중하며, 胃氣를 거두어 들여 힘못쓰게 하고 살결을 서늘하게 하는 것을 치료한다

- 陳皮(진피)
- 甘草(감초) 炙 各五分
- 升麻(승마)
- 柴胡(시호) 各一·三分
- 生黃芩(생황금) 二分 (一g)
- 人蔘(인삼)
- 白朮(백출)
- 白茯苓(백복령)
- 山藥(산약) 各一錢 (各四g)
- 白扁豆(백편두)

加減·[活套] 자궁출혈이 오래된 데는 人蔘 二三g∼三〇g로 갑절한다. 或 熟地黃乾干을 까맣게 볶은 것, 荊芥를 까맣게 볶은 것, 地楡 등속을 더한다.

21、芎蘇散 (궁소산 實)

主治·감기·이 부인의 감기에서 생긴 두기에서 두통 한열이 나는 것을 치료한다.

- 蘇葉(소엽)
- 白芍藥(백작약)
- 香附子(향부자)
- 升麻(승마)
- 乾葛(건갈)
- 陳皮(진피) 各一錢 (各四g)
- 川芎(천궁)
- 白芷(백지)
- 甘草(감초) 各一分 (各五g)
- 黃芩(황금)
- 薑三片
- 葱二本
- 鼓七枚

加減·[活套] 主治병에 체증을 겸한데는 神麯, 檳榔, 木瓜 등속을 더한다. 活用·감기

- 檳榔(빈랑) 八兩 (三〇g)
- 便香附(편향부) (各三〇g)
- 蒼朮(창출)
- 白檀香(백단향) 各六兩 (g)
- 乾薑(건강)
- 厚朴(후박) 各五兩 (各二〇g)
- 陳皮(진피)
- 神麯(신곡) 炒
- 蓽撥(필발)
- 丁香(정향) 去蓋
- 枳實(지실) 麩炒 各三兩 (各一二〇g)

과, 구역질아 나고 소변이 통하지 않는 關格症을 치료한다. [活套]·생강차로 복용하거나 或은 물로 다려 찌꺼기와 함께 복용한

丸法·분말로 한 것을 풀로 반죽을 하여 三八·五g를 三〇丸으로 만들어 朱砂를 입혀 복용한다.

△ 一日용량 四～六g

55 草果 (초과)

성질은 따스하고 맛은 맵다。 먹은 음식을 소화시키고 헛배부른 것을 없애며 학질을 물리치고 담을 축출하고 장질부사를 치료한다。 면(국수)으로 싸서 불에 구어 빻아 쓴다。(本草)
△一日용량 四～六g

56 白豆蔲 (백두구)

성질은 따스하고 맛은 맵다。 위를 조절하고 위를 따스게하여 소화력을 증진시키며 구역질이 나면서 토하는 구토증을 없애고 학질과 안질을 낫게 한다。 元氣
△一日용량 四～六g

57 砂仁 (사인) 一名 縮砂 (축사)

성질은 따스하고 맛은 맵다。 위장의 기운을 길러 식사를 잘 하도록 하고 經을 통하여 태(胎)를 편안하게 하
△다섯가지 主治 작용이 있는데 그 一은 폐경으로 들어가는 것이요 그 二는 가슴의 체를 흩어 주는 것이요 그 三은 차와서 아픈 복통을 사라지게 하는 것이요 그 四는 비위를 따스게 하는 것이요 그 五는 太陽經의 붉은 눈 핏줄을 걷어 없애는 것이다。(本草)
△껍질을 벗기고 볶아 갈아서 쓴다
△一日용량 一～八g

粳米 (경미)
知母 (지모)
生地黃 (생지황)　薑三片
甘草 (감초)　棗二枚
地骨皮 (지골피)　各五分
麥門冬 (맥문동)
竹葉 (죽엽) 各一、二g　各三分

25、蔘苓白朮散 寶 (삼령백출산 寶)

主治·大病후에 비위를 고르게 돕는데 쓴다。
人蔘 (인삼)
白朮 (백출)
白茯苓 (백복령)
△분말을 매회 八g씩을 대추 다린 물로 먹는다。
△썰은 것 四

봉、寒熱、기침을 치료한다。
△윗 것을 썰어 한 첩으로 만들고 생강, 파를 넣어 달여 복용한다。

前胡 (전호)
麥門冬 (맥문동) 各四 〔濟生方〕各一錢
加減·〔濟生前胡가 들어 있지 않다。〕黃芩
川芎 (천궁)
陳皮 (진피)
白芍藥 (백작약)
白朮 (백출) 各三、二g
蘇葉 (소엽) 六分 (二、四g)
乾葛 (건갈) 五分 (二、一g)　葱二本
甘草 (감초) 三分 (一、二)　薑三片

22、升麻葛根湯 寶 (승마갈근탕 寶)

葛根 (갈근) 二錢 (八g)　薑三片

麝香 (사향) 二兩 (四〇g)

31、立效濟衆丹 (입효제중단 內局衆)

主治·治法은 위와 같음。 丸法·분말로 丸을 만들어 朱砂를 입힌다。 庚戌年에 上(임금)에서 만들어 下(백성)로 내려 주었다。

檳榔 (빈랑)
紫檀香 (자단향)
乾薑 (건강) 各八〇〇g 各二十兩
蒼朮 (창출)
厚朴 (후박)
便香附 (변향부) 各六〇〇g 各十五兩
神麯炒 (신곡초)
陳皮 (진피)
半夏 (반하)

고 통증을 그치도록 한다.

△手足 太陰陽明太陽 足少陰으로 들어간다. 허파로 들어가고 人蔘과 白豆蔻를 얻으면 脾로 들어가고 黃柏 茯苓을 얻으면 腎으로 들어가고 赤石脂를 얻으면 大腸 小腸으로 들어간다. 구리와 쇠를 변화시키고 뼈를 여물게 한다. (本草) △白檀香 白豆蔻 益智仁을 얻으면 허파로 들어가고 △약한 불에 구어 빨는다.(入門) △一日용량 二~六g

58 益智仁 (익지인)

성질은 따스하고 맛은 맵다. 구토증을 치료하는 데에 긴요한 약이다. 그리고 정신을 안정시키고 氣를 더해 주어 무의식으로 흘리는 정액과 방울방울 떨어뜨리는 오줌의 병적 증세를 고친다.

△心은 脾의 어머니에 해당하는지라, 식사가 잘 되는 것은 脾가 화한 까닭이다. 火(心)는 능히 土(脾)를 낳으므로 마땅히 心藥을 脾胃中에 들어가게 하면 土中(脾胃中)에 火가 움직이는 것이니 보약중에 火를 행하는 약을 겸용은 하되 많이 복용해서는 안된다.(本草) △一日용량 五~六g

59 蓽撥 (필발)

성질은 따스하고 맛은 맵다. 잘 아래로 내려 주고 배속 적병과 焦의 산증과 곽란과 설사 이증을 치

山藥(산약) ○g을 생강 세쪽 대추 二개씩을 넣어 다려먹어도 좋다.
甘草(감초) 炙(各三g) 各三錢 加減·活套
薏苡仁(의이인)
蓮肉(연육)
桔梗(길경)
砂仁(사인)
白扁豆(백편두) 各一錢半(各六g) 더한다.

△氣가 아래로 빠져 내려 간데는 升麻 防風을 더한다.
볶은 것은 乾干, 까맣게 볶은 荊芥, 맑게 볶은 地楡, 까래된 下血에는
鳥梅를 더한다.
속이 더부룩하고 陳皮白豆蔻를 더한다. 꼭 차 있는 데는 薏苡仁을 빼고 하고

○ 活用·위장허약, 음식부진 인하출혈, 설사

白茯苓(백복령)
白朮(백출) 土炒四兩(一六○g)

〔26 太和丸 (태화환實)〕

主治·비위가 허하고 상하고 음식 생각이 없고 몸이 여위고 얼굴이 누른 것 굴이 누른 것

枳實(지실)
香附子(향부자) 各一錢(各四g)
黃連(황련) 炒
梔子(치자) 炒
赤茯苓(적복령)
陳皮(진피)
半夏(반하)

〔32 增味二陳湯 (증미이진탕實)〕

主治·위산과 다증을 치료한다.

木香(목향) 各五兩(各二○g)
青皮(청피)
胡椒(호초) 各十兩(各四○g)

秋麥(추맥) 留皮五錢(二○g)

〔23 和解飮 (화해음衆)〕

主治·보통감기는 말할 것도 없고 독감

白芍藥(백작약)
升麻(승마)
甘草(감초) 各一錢(各四g)
葱二本

로 인하여 생 ... 主治·장질부사, 四時의 감기를 치료한다. 加減·活套 △胃風으로 인하여

긴 얼굴의 부종에는 消風散을 合한다. △두드러기로 인한 風毒에는 山査肉, 牛蒡子, 樺皮, 荊芥, 金銀花 玄蔘을 더하고, 犀角·荊芥·防風 등속을 더하고, 或은 四物湯을 合한다. △감기에 걸리고, 天然痘 비슷한 증세로 의심스러울 때는, 먼저 이것으로써 加減을 하고 체증을 겸을 때는 山査肉·陳皮·神麯 등속을 더하고, 감기를 겸을 때는 蘇葉·忍冬 등속을 더한다. 차가왔다 가열이 났다가 하는 데는 柴胡를 더하고 열이 심한 데는 黃芩을 더한다. △天然痘 초기에는 蘇葉 등속을 더한다.

活用·丹毒, 두드러기, 피부병 파뿌리

료한다.
△手足 陽明으로 들어간다. △초에
하룻밤을 담갔다가 불에 구어 말린다
△많이 먹으면 눈이 어두어지고 허파
를 상운다. (本草)
△一日용량 三~五g

60 肉豆蔻 (육두구)

성질은 따스하고 맵다. 위장이 허
하고 냉한 것을 고치고 설사와 이질
이 멎지 않는 것을 치료하는 것이니
그 약효가 크다.
△手足陽明으로 들어간다. 초를 조
화시킨 밀가루 국수에 싸서 구어 익
혀 그것을 빼어 다시 종이로 싸고 방
망이로 두들겨서 기름을 빼 없애는
데 구리쇠에는 닿지 말아야 한다. (本草)
△一日용량 一~三g

61 破古紙 (파고지) 一名補骨脂

성질은 대단히 따스하고 맵고 맛은 맵고
쓰다. 소금 물과 술에 담가 볶아 쓰는
데 허리와 무릎의 痛症을 치료하고,
정력을 보하여 주어 정액을 흘리지
않토록 고정시키는 데 묘한 약이다.
△心包의 火를 命門의 火에 통하도
록 한다. △甘草를 미워하고 양고기
와 모든 피를 꺼리고 胡桃와 胡麻를
얼으면 좋아진다. (本草)
△一日용량 六~一五g

白芍藥 (백작약)
울 치료하여 가슴을 열어 쾌히하고, 답한 것을 맑게 하고 가래를 변화시켜 △분

麥芽 (맥아) 炒 (各一○g)
물로 만든 것을 다린 蓮葉을 다린 물에 털어 넣는다.

神麴 (신곡) 炒
게 하고 가래를 맑게 하고 답한 것을 변화시켜 △분말로 한 것을

當歸 (당귀)
물로 묵은 쌀로 만든 풀로 丸을 짓되 梧子 크기로 한다. 米 飮으로 一○○丸씩을 먹

便香附 (변향부) 炒

枳實 (지실) 各二兩
는다. [活套] ○丸을 一○二○첩으로 나누어 지어

龍眼肉 (용안육) 各八○g
없으면 益智仁으로 代用한다.

白豆蔻 (백두구) 各一兩三錢

半夏 (반하) (四八二g)
써도 좋다. △그 虛實冷熱을 보고 에 따라서 加

陳皮 (진피)
減한다.

黃連 (황련) 薑炒

24, 正柴胡湯 (정시호음 益)

忍冬 (인동) (二二g) 炒去節三錢 加減, 혹 껍질을 그대로 둔 蕎麥八g, 파뿌리 四개를 더한다. 도 아울러 치료한다.

生栗 (생률) 留皮 十枚

生薑 (생강) 一塊 (一○g) 肉神麴을 더한다.

柴胡 (시호) 三錢

白芍藥 (백작약) (八g) 二錢

陳皮 (진피) (六g) 一錢半

防風 (방풍)

甘草 (감초) 各一錢
薑三片

主治・風寒으로 감기에 걸리고, 열이 나고, 오슬오슬 추운 것과 두통, 한질을 치료한다. 加減・갈증에는 乾葛을 더한다.

25, 小柴胡湯 (소시호탕 寶)

川芎 (천궁) 薑三片

蒼朮 (창출) 各三二g

白芍藥 (백작약) 七分

神麴 (신곡) 炒 五分 (一二g)

甘草 (감초) 三分 (一二g)
△음식에 상한데는 山査 肉神麴을 더한다.

33, 瀉白散 (사백산 寶)

桑白皮 (상백피)

地骨皮 (지골피) 各二錢 (各八g)

甘草 (감초) 一錢 (四g)

○治・肺가 實한 것을 치료한다. 마른 기침과 물이 고갈되어 火가 타오르는 것을 치료한다. 加減・코의 종창에는 黃芩, 梔子, 薄荷를 더한다. △혹 桔梗, 梔子, 薄荷 知母 貝母麥門多 生地黃을 더한다.

34, 清金降火湯 (청금강화탕 寶)

62 薑黃 (강황)

성질은 대단히 뜨겁고 맛은 맵다.

능히 피를 깨뜨리고 종창을 소멸시키고 下氣하는 기운이 강해서 특히 心腹에 뭉쳐있는 덩어리를 파괴하여 아래로 축출시킨다.

△성질이 냉하지 않은데도 대단히 차다고 하는 說은 잘못이다. (入門) △능히 鬱金과 거의 같아도 氣와 맛은 좀더 격렬하다. (景岳)

△一日用量 四~六g

63 鬱金 (울금)

성질은 차고 맛은 쓰다. 모든 피를 파헤치고 오줌이 뚝뚝 떨어지면서 쾌하지 못한 것과 피가 나오는 것과 가슴에 맺힌 답답한 증세를 치료한다.

△景岳에서는 氣温이라고 하였다.

△火와 土에 속하고 水性분도 가지고 있다. 그 성질은 가벼워 위로 올라간다. (本草) △(增) 鬱金과 薑黃은 본시 다른 종류인데, 雲林에 同一한 종류라고 한 것은 잘못이다. △상인들은 鬱金이라고 속이고 있다. (備要)

△一日用量 六~一二g

64 莪朮 (아출) 一名 蓬朮

성질은 따스하고 맛은 쓰다. 근육…

山査肉 (산사육) 各二兩 四〇g
人蔘 (인삼)
甘草 (감초) 炙 (二八g) 七錢
木香 (목향) 各五錢 (二〇g)

27 九仙王道糕 (구선왕도고) 寶

主治・정신을 기르고, 元氣를 돕고 脾를 건강히 하고 입맛을 돋군다.

連肉 (연육)
山藥 (산약) 炒
白茯苓 (백복령)
薏苡仁 (의이인) 各四兩 (各一六〇g)
麥芽 (맥아) 炒
白扁豆 (백편두) 炒

柴胡 (시호) 三錢 (一二g)
黃芩 (황금) 二錢 (八g)
人蔘 (인삼)
半夏 (반하) 各一錢 薑三片 棗二枚 各四g
甘草 (감초) 五分 (二g)

主治・少陽病에 半表半裏 옆구리와 寒熱이 교대로 갔다왔다 하는 것을 치료한다. △一名 三禁湯이라 한다.

加減・음식으로 인한 학질에는 平胃散을 合한다. 혹 養胃湯을 合한다. 더하기도 한다.

에는 香薷 白扁豆를 더하고, 이 증을 겸한 데는 또 檳榔 黃芩을 더하고 설사를 겸한 데는 또 澤瀉 猪苓을 더한다.

活用・감기, 폐렴, 폐결핵, 늑막염, 학질, 肝炎, 口舌胸脇苦滿, 노이로제

26 蔘蘇飮 (삼소음) 寶

主治・風寒에 감기 들어, 생긴 두통, 열, 기침을 치료하고, 내부에서 七情으로 인하여 생긴 담과 이 성한 것과…

陳皮 (진피)
杏仁 (행인) 各六g 各一錢半
赤茯苓 (적복령)
半夏 (반하)
桔梗 (길경)
貝母 (패모)
前胡 (전호)
瓜蔞仁 (과루인)
黃芩 (황금)
石膏 (석고) 各四g 各一錢

主治・열로 인하여 기침 나는 것을 치료한다. 능히 폐와 위의 火를 덜어 주면 火가 아래로 내려가고 火가 내려가면 가래가 삭이고 기침이 멎게 된다.

薑三片

人蔘 (인삼)
蘇葉 (소엽) 薑三片
前胡 (전호) 棗二枚
枳殼 (지각) 八分 (三g)

이 성한 것과

이 당기는 뱃속의 적벽을 깨뜨리고、나쁜 피를 소멸시키고 經을 통하게 하여 심한 통증을 멎게 한다。
△肝줄기로 들어가고 氣中의 血症을 치료한다。△술과 초를 연으면 좋아진다。(本草) △완고한 적(積)이 아니면 쓰지 말 것이다。
△一日용량 四~六g이다。

65 三稜 (삼릉)(매자깃뿌리)
성질은 따스하고 맛은 쓰다。나쁜 피가 쌓여 있는 것과 氣가 체하여 요동을 하지 않아 심히 아픔을 치료하나 몸이 허약한 데는 쓰지 말아야 한다。
△肝經血分으로 들어간다。△一說에는 성질이 깔깔하고 서늘하다고 하였다。초에 담가서 쓰거나 혹은 국수에 싸 불에 구어 익혀 쓴다。(本草)
△一日용량 四~六g

66 香附子 (향부자)一名 莎根
성질이 평탄하고 맛은 달다。위안에 있는 묵은 음식물을 삭후고 답답한 증세를 열어 파 헤치고 경수를 조화하여 통증을 멎게 한다。
△肝과 三焦약인데 十二經八脈氣分으로 들어간다。△어린이의 오줌 초로 꺼린다。△生것을 그대로 쓰면 신체의 上部로도 가서 外部로 통하기도 하여 川芎 蒼朮을 얻으면 좋아진다。

28、大造丸 (대조환寶)

茨仁 감인 各二兩(各八〇g)
柿霜 시상 二兩(四〇g)
砂糖 사당 二十兩(八〇〇g)
生乾地黃 생하차지황 四兩(一六〇g) 主治・백이허하고 血氣가 쇠약한 것을
紫河車 자하차 一具 치료한다。△아이낳은 胎 한개를 물에 담가 깨끗이 씻어 내 무 그릇에 담아 흘러 내리는 물에 五分동안 담 가서 생기를 회복시킨다
龜板 구판
杜沖 두충
天門冬 천문동
黃栢 황백 酒炒 各一兩半(各六〇g)
牛膝 우슬 음 작은 옹기 그릇에 담아 나무 시루나 체의 上部로도 가서 外部로 통하기도

27、小青龍湯 (소청룡탕寶)

陳皮 진피 各一錢
赤茯苓 적복령 各四... 〇g (各四)
桔梗 길경 活用・胎中惡阻
枳殼 지각
甘草 감초 各三g(各七分半)
麻黃 마황
白芍藥 백작약
五味子 오미자 主治・傷寒에 서 表面이 풀리지 않는 것과、心下에 물이 있고 氣가 건조하여 헛구역질 이 나고、열 이나고 기침 이나고 기침

半夏 반하 一정한 시간에 나는 潮熱을 치료한다。
乾葛 건갈 性한 데는 三子를 더한다。肺熱에는 人蔘을 빼고 桑白皮 麥門冬을 더한다。△虛冷한 데는 人蔘을 빼고 桂枝를 더하고 한다。

35、千緡湯 (천민탕寶)

甘草 감초 三分(一、二g)
半夏 반하 七枚炮 主治・담으로 인한 천식을 치료한다。자성한 편 안하게 된다 것인데 담으로 인한 천식이 로 인한 천식
南星 남성 一錢炮(四g)
皂角 조각 炙 薑五片 加減・千緡導痰湯・陳皮赤 茯苓 枳殼 各四g를 더한 것이다。
甘草 감초 炙各一寸(各三센티)을 주먹으면

36、定喘化痰湯 (정천화담탕寶)

陳皮 진피 二錢(八g)
半夏 반하
南星 남성 炮各一錢半(各六g)
杏仁 행인 一錢(四g) 主治・기침과 담으로 인한 천식을 치료 한다。

하고 下部로 내려가 外部로 부철하기 도 한다。까맣게 볶으면 출혈을 멎게 하고 어린 사나이 오줌으로 볶으면 피로 들어가서 허약한 것을 보하고, 소금물로 볶으면 피로 들어가서 건조 한 것을 윤택하게 하고 술로 볶으면 經(경)을 통하게 되고 식초로 볶아 쓰면 가래를 소멸시키고 생강즙으로 볶아 쓰면 가래를 변화시켜 없앤다。(本草)
△一日용량 六~一六g

67 藿香(곽향)

성질은 따스하고 맵다。구토를 멎 게 하고 風과 寒氣를 발산시키고, 특 히 토사 곽란을 치료하는 주요한 약 이다。
△手足太陰으로 들어간다。(本草)
△一日용량 八~一六g

68 澤蘭葉(택란엽)

성질은 조금 따스하고 맛은 달고 쓰다。종기를 소멸시키고 타박상으로 인한 상처와 허약해서 생긴 부종을 치료한다。
△足太陰 厥陰으로 들어간다。△防 己를 부려 쓴다。△婦人에 대한 藥方 中에서 가장 긴급히 사용되는 약이다 (本草)
△一日용량 六~一二g

69 香薷(향유) 一名 香茹

성질은 조금 따스하고 맛은 맵다。

麥門冬 (맥문동) 或은 옹기시루 안에 넣어 쩌서 익혀 내

當歸身 (당귀신) 各四八g 各二兩二錢

人蔘 (인삼) (四〇g)

五味子 (오미자) (三g) 五錢 를 돌절구 앞에 저장한 즙과 고 루 섞는다。 즙은 먼저 적으로 건더기 즙은 별도로 저두 고

△윗 분말을 돌절구에서 천번이나 많이 찧어 紫河膏에 풀로 죽을 하여 짓찧어 梧子 크기로 丸을 지어 따스한 술 或은 소금 끓인 물로 一〇〇丸씩을 每日 一번씩 복용한다。

活用·허로

29、茸附湯 (용부탕 實)

活用·허로

附子 (부자) 炮(各一〇g)

鹿茸 (녹용) 薑七片

主治·氣가 虛하고 精血이 소모되어 생기는 潮熱과 盜汗을 치료한다。 活用·허로, 치루, 탈항증, 정력감퇴

五味子 (오미자)

細辛 (세신)

乾薑 (건강)

桂枝 (계지)

甘草 (감초) 炙(各四g) 各一錢

半夏 (반하) 製(各六g) 各一錢半 것을 치료한 다。活用·胸膜炎·肺炎·관절염 과 천식하는

五味子 (오미자)

甘草 (감초) (各三二g) 各八分

款冬花 (관동화)

人蔘 (인삼) 各二、八g 薑五片

28、陶氏升陽散火湯 (도씨승양산화탕 實)

人蔘 (인삼)

當歸 (당귀)

白芍藥 (백작약)

柴胡 (시호) 薑三片

黃芩 (황금) 棗二枚

主治·元氣가 허하여 헛것을 잡아 쥐고 肝熱이 肺를 되려 타고 나서 헛소리 하고 정신이 흐려진 것을 치료한다。加減·〔活套〕·虛熱이 있 고 맥이 미약 할 때에는 人蔘을 갑절로 하여 一二g

---

37、蘇子導痰降氣湯 (소자도담강기탕 實)

主治·담으로 인한 천식과 上氣하는 것 을 치료하는 것 을 치료한다。△肺의 火에 는 熟地黃二 〇g~一二g를 더한다。加減·陰虛에 는 熟地黃二 〇g~一二g 는 黃芩, 桑 白皮를 더한 다。

蘇子 (소자) (八g)

半夏 (반하)

當歸 (당귀) 各一錢半

南星 (남성)

陳皮 (진피) (各四g) 各一錢

前胡 (전호) 棗二枚 薑三片

더위에 상한 것과 토사 곽란과 변이 갈갈하여 쾌히 잘 통하지 않는 것을 치료하고 수종(水腫)을 고치고 心腹이 복잡하고 번그러운 것을 사라지게 한다.

△金과 水性에 속하고 신체의 上下로 다 통하는 힘이 있다. 오래 묵은 것이 좋다. △氣가 허한이는 많이 복용해서는 아니 된다. (本草) △줄거리를 버리고 생강즙으로 볶아 쓴다. (入門)

△一日용량 六~一二g

70 荊芥 (형개) (명가)

성질은 따스하고 맛은 조금 맵다.

풍과 열을 사라지게 하여 피부의 차가운 증세를 없애고, 또 머리와 눈을 맑게 하고 종창과 어혈(죽은피)로 인한 통증을 없애 준다.

△本名은 假蘇(가소)이다. △足厥陰氣分으로 들어간다. 비늘없는 물고기와 함께 먹으면 風을 일으키고 黃顙魚(황상어, 자가사리)와 생강 芥子를 함께 먹은 금방 죽는다. (本草) △혈증(血症)을 치료하려면 검게 볶는다. 梔子 乾薑 地楡 棕櫚皮 五靈脂 等을 까맣게 볶는 것은 흑색으로서 피를 빌리기 위한 것이다. △묵은 것이 좋다. △一日용량 八~一O g

71 薄荷 (박하) (영생이)

성질은 서늘하고 맛은 약간 맵다.

30、鹿茸大補湯 (녹용대보탕) 實

肉蓯蓉 (육종용)
杜沖 (두충) (各四g)
白芍藥 (백작약)
陳皮 (진피)
甘草 (감초) (各一錢)

主治・虛勞하고 氣가 적은 것과 一切의 허한 것과 손상한 것을 치료한다.
活用・빈혈, 폐결핵, 白血病, 치루, 病

白朮 (백출)
麥門冬 (맥문동)
白茯苓 (백복령)
甘草 (감초) (各一錢)
熟金 同煎
二O g으로 하고 熟地黃 二O g~二八 g을 더한다.

白朮 (백출)
附子 (부자) 炮
人蔘 (인삼)
肉桂 (육계)
半夏 (반하) 薑三片
石斛 (석곡) 棗二枚
五味子 (오미자) (各二、八g)

29、麥門冬湯 (맥문동탕) 實

麥門冬 (맥문동) (二錢) (八g)
甘草 (감초) 炙 (二錢)
粳米 (경미) (一合) (一O g)

主治・勞復으로 인하여 氣가 끊어지려 할 때 능히 죽음에서 일어나 되살아 나도록 한다.
加減・물 二盞에 먼저 粳米가 익도록 한 다음에 쌀을 버리고 약과 대추二개, 댓잎一五片을 넣는다. 人蔘을 넣으면 더욱 좋다.
活套・虛함이 심할 때는 人蔘을 二O~二八 g 或은 四O~八O g을 더한다.

厚朴 (후박)
赤茯苓 (적복령)
枳實 (지실) (各七分)
甘草 (감초) (五分) (二g)

38、六鬱湯 (육울탕) 實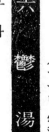

香附子 (향부자)
蒼朮 (창출)
神麯 (신곡)
梔子 (치자)
連翹 (연교)
陳皮 (진피)
薑三片

主治・모든 답답한 火를 열어 준다.
加減・氣로 답답한 데는 木香・檳榔을 더한다. △습기로 인한 답답증에는 白朮 羌活 防己를 더한다. △濕으로 인한 답답증에는 南星 爪蔞仁 海粉을 더한다. △피로 인한 답답증에는 牧丹

풍과 담을 사라지게 하여서 머리와 눈을 맑게하고 뼈가 쑤시 듯이 아픈데 도 복용할만한 것이다.

△手足厥陰氣分으로 들어간다. 모든 약을 끌고 營血(피)과 衛氣(기)로 들어가기 때문에 풍과 한기를 발산시 키게 되는 것이다. △고양이가 개 호랑이가 먹으면 잘 취하기 때문에 그들의 술이라고 한다.

△一日용량 四~八g

72 蘇葉 (소엽)

성질은 따스하고 맛은 맵다. 잎은 풍과 한기를 풀어 주고 줄거리는 氣를 아래로 내려 주어 창증을 없애어 편안 하게 한다.

△氣分으로 들어가고 橘皮 縮砂와 함께 어울리면 태를 안정시키고 藿香 烏藥과 어울리면 中을 따스게하고 香附子 麻黃과 함께 어울리면 땀을 내 주고, 川芎 當歸와 함께 어울리면 피를 조화시키고 木瓜 厚朴과 함께 어울리면 더위를 풀어 주고 곽란과 각기를 치료해 주며 桔梗 杏仁 蘿葍子와 함께 어울리면 가슴을 이롭게 하여 답답증을 헤쳐 주고 잎은 생것으로 먹을 수 있고, 모든 물고기와 국을 끓여 먹으면 그 고기의 독을 죽여 없앤다. (本草)

73 蘇子 (차조기씨)

△一日용량 四~一〇g

30、人蔘逍遙散 (인삼소요산實)

이로써 양기를 되찾고 진액이 생긴다.

主治・傷寒病 뒤에 女子로 인한 勞復과 허약한 者를 치료한다.

- 人蔘 (인삼)
- 當歸 (당귀) 各二錢
- 柴胡 (시호) 一錢五分
- 白朮 (백출)
- 白茯苓 (백복령)
- 白芍藥 (백작약) 各四g 各一錢
- 甘草 (감초) 二g 五分
- 蘇葉 (소엽) 各四g 各一錢
- 枳殼 (지각)
- 貝母 (패모)
- 赤茯苓 (적복령)
- 川芎 (천궁)

皮 桃仁 韭汁을 더한다. 음식으로 인한 담답증에는 山查肉 神麴 麥芽를 더한다. △一方에는 神麴 連翹 貝母 枳殼 蘇葉이 없고 砂仁半夏를 더한다.

31、雙和湯 (쌍화탕實)

主治・氣血

- 白芍藥 (백작약) 二〇g 二錢五分 와 함께 血이 상한 것이나 或은 房事後의 피로 或은 피로한 노동뒤의 大病後에 氣가 없고 저절로 땀나는 것을 치료한다. △
- 熟地黃 (숙지황)
- 黃芪 (황기) 薑三片
- 當歸 (당귀) 棗二枚

---

30 (계속)

- 甘草 (감초) 二g 五分
- 蘇葉 (소엽) 各四g 各一錢
- 枳殼 (지각)
- 貝母 (패모)
- 赤茯苓 (적복령)
- 川芎 (천궁) 一錢

을 더한다. 음식으로 인한 담답증에는 山查肉 神麴 麥芽를 더한다. △一方에는 貝母 枳殼 蘇葉이 없고 砂仁半夏를 더한다.

31、麻桂飮 (마계음益)

主治・감기와 장질부사와 음적인 여름의 한질을 치료한다. 무릇 음의 차가운

- 當歸 (당귀) 一〇~一六g 三~四錢
- 麻黃 (마황) 八~一二g 二~三錢

39、保和丸 (보화환實)

主治・一切의 음식으로 상한 것, 쌓여 있는 것, 더 부룩하고 덩이로 되어 있는 것을 치료한다. △一方에서는 山查 肉二〇〇g, 神麴 半夏를 각각 一二〇

- 白朮 (백출) 二〇〇g 五兩
- 陳皮 (진피)
- 半夏 (반하)
- 赤茯苓 (적복령)

성질은 따스하고 맛은 맵다. 담의 氣를 열어 주어 기침을 멎게 하고, 심장과 허파를 윤택하게 하여서 천식을 진정시킨다.

△氣를 아래로 내루는 작용은 橘皮와 同一하다. △물고기와 게의 독을 풀어 준다。(本草) △(增)약 점포에 있는 것은 대략 진품 아닌 것이 많으니 냄새를 맡아보고 차조기 냄새가 나거든 써야 한다. △一日用量 四~八g

74 大茴香 (대회향)

성질은 평탄하고 맛은 맵다. 한기와 습기로 인한 각기와 산증(疝症)으로 인한 방광의 통증을 그치게 하고 구토와 반위(反胃)를 치료한다. △手足少陰 太陽으로 들어간다. △一種인 八角茴香은 氣가 맹렬하여 전적으로 허리 아픈 데 쓰인다。(本草) (入門) △一日用量 二~四g

75 小茴香 (소회향)

성질은 따스하고 맛은 맵다. 한기와 습기로 인한 산증(疝症)을 제거하고 허리와 배가 아픈 것을 치료하고 겸하여 위를 따스하게 한다.

△우리 나라 곳곳에서 난다。(寶鑑) △一日用量 二~四g

32、八物湯 (팔물탕 寶)

川芎(천궁) 一錢(四g)
桂皮(계피)
甘草(감초) 各三g 各七分半

이것은 建中湯과 四物湯과의 合方이다
活用・外感內傷, 十二指腸潰瘍, 과로, 폐결핵

人蔘(인삼)
白朮(백출)
白茯苓(백복령)
甘草(감초)
熟地黃(숙지황)
白芍藥(백작약)
川芎(천궁)

主治・氣와 血 두 가지가 다 허한 것을 치료한다. △一名 八珍湯이라 한다.
加減・허한 임질에는 黃芪, 虎杖根, 牛膝, 黃芩을 더한다. 【活套】임부의 학질이 오래된 것에는 人蔘을 배로하고 黃芪를 배로하고 柴胡 條芩을 더한다. △담이 많은 데는 砂仁을 더한다. △담이 많은 데는 桂枝 黃芪 防風을 더한다. 두통에는 天...

32、十神湯 (십신탕 寶)

葛根(갈근) 二錢(八g)
赤芍藥(적작약)
升麻(승마)
白芷(백지)
川芎(천궁)
陳皮(진피)
甘草(감초) 一錢 炙(四g)
官桂(관계) 二三錢

主治・節氣가 바르지 못하여 장질부사가 망령스럽게 유행하는 것을 치료한다. △이것은 곧 升麻葛根湯에 芎芷香蘇散을 合하고 麻黃을 더한 것이다.
活用・감기・두드러기

사기가 흩어지지 않는 것이 이 약이 아니면 불가능하니, 더구나 여름에 불가할 것도 없다. 이것은 곧 麻黃湯桂枝湯 二方의 合方으로서 그의 神効함은 크게 초월한 것이다.
薑七片 隨宜(三g) 것도 좋다.

40、消積正元散 (소적정원산 寶)

神麴(신곡)
山查肉(산사육) 各三兩
香附子(향부자) 酒炒
連翹(연교)
厚朴(후박)
蘿葍子(나복자) 炒(各 g)
枳實(지실) 各二兩
麥芽(맥아)
黃連(황련) 酒炒
黃芩(황금) 炒(各四〇g) 各一兩

g、赤茯苓 陳皮 蘿葍子 麥芽를 各四〇g로 하고 있다.

丸法・분말로 하여 생강즙으로 丸을 만들되 梧子크기로 五〇~七〇개씩 늘 먹는다.

△【活套】... 을 넣어서 二〇첩 나눠 지어도 좋다. ...로 인한 답답증에는 檳榔 四g, 木香 二g 蓮葉을 손바닥 크기만한 것을 加味한다. 증에는 ... 黃連 없으면 黃芩을 뺀다. 열이 없으면 黃芩 黃連을 뺀다.

76 百合(백합)

성질은 조금 차고 맛은 달고 약간 쓰다. 심장과 쓸개를 편안하게 하고 해수와 부종과 종기에도 다 복용할만 한 약이다.

△꽃이 흰 것이 약에 사용된다.(備要)
△一日용량 一五~三〇g

濕草(습초) 四十九種

77 菊花(국화)(감국)

성질은 평탄하고 맛은 달다. 風과 熱을 제거하고 머리가 어지럽거나 눈알이 붉거나 눈물이 계속 흘러 내리는 것을 치료한다.

△土와 金性에 속하나 水火性도 있다.(本草) △정원에서 재배하는 맛이 달고 黃色의 꽃이 품질로서 좋다.(保元) △베게를 만들어서 쓰면 눈을 밝게 하고 △머리의 어지러움을 없애며 甘菊은 머리의 風을 제거하고 두발이 희지지 않는다. △野菊(야국)은 胃를 상하여 오직 종기가 난 데에 외부용으로만 사용한다.(本草)
△一日용량 九~一五g

78 艾葉(애엽)(사재발쑥)

성질은 따스하며 맛은 쓴다. 사악한 것과 귀신을 몰아내며 여자의 대하증과 胎中 漏血(누혈)을 치료하고

33、十全大補湯 (십전대보탕 寶)

當歸(당귀) 各五g 二分 活用·허로폐
결핵, 종창, 음탁,
麻蔘細辛을 더 한다.

八物湯 見上 加
黃芪(황기)
肉桂(육계) 各四g
棗二枚
薑三片

加減·[活套]·一切의 허손은 症에 따라 加減해야 한다.
主治·위와 같다. △종기의 사기가 아직 깨끗해지지 않았을 때는 金銀花 皂角刺穿山甲 등속을 더한다. 或 농이 흐르는 맑은 물이나 或 오래도록 아물지 않을 때는 人蔘 肉桂 黃芪를 배로 하고 생강附子 蓮肉 등속을 더한다.

麻黃(마황) 薑五片
蘇葉(소엽) 葱三本
香附子(향부자)
甘草(감초) 各一錢

33、神契香蘇散 (신계향소산 益)

香附子(향부자) 三錢
蘇葉(소엽) 八g
蒼朮(창출) 一錢半 六g
甘草(감초) 五分 二g

加減·甲己生은 乙庚生은 芍藥을 더하고 丙辛生은 麥門冬을 더하고 丁壬生은 羌活을 더하고, 戊癸生은 黃芩을 더한다.

主治·봄 運氣가 盛하고 壬申年에 行하는데 아직 아프지는 않지만 이 약을 먹고 예방을 하며, 아픔이 심할 때는 이 약을 먹고 땀을 내어 表皮를 풀어 준다.

白朮(백출) 一錢半 六g
神麴(신곡)
陳皮(진피)
赤茯苓(적복령)
海粉(해분) 各四g
玄胡索(현호색)
枳實(지실)
香附子(향부자)
青皮(청피)
砂仁(사인)
麥芽(맥아)
薑三片

主治·가래와 氣血이 답답하게 맺혀 있는 것과 음식이 쌓여 오르내리지 않는 것을 치료한다.

加減·一名 開鬱正元散이라 하여, 枳實이 없고 桔梗이 들어 있다.

心腹（섬복）의 통증을 멎게 한다。

△일설에는 성질이 뜨겁다고 한다。
△足三陰으로 들어간다。△쌀가루나
白茯苓을 조금 넣고 빻으면 가루로 만
들수 있다。△너무 오래동안 복용하
면 독이 생기고 열이 발생하여 위로
치밀 때는 甘豆湯이나 녹두즙을 마시
도록 한다。（本草）△오래 묵은 것이
품질이 좋다。（備要）
△一日용량 九〜一八g

79 茵陳（인진）（더위지기）

맛은 쓰다。황달을 치료하고 습기
를 제거하여 수분을 잘 통하게 하며
열을 잘 다스린다。
△약간 차가운 성질을 가지고 있다
△足太陽으로 들어간다。△불을 가까
이 하지 않아야 한다。（本草）
△一日용량 一〇〜二〇g

80 青蒿（청호）（제비쑥）

성질은 차고 맛은 쓰다。허해서 밤
에 진한 땀을 흘리거나 피로해서 뼈
를 쑤시는 듯한 통증을 치료한다。
△足少陽과 厥陰의 血分으로 들어
간다。△아이 오줌에 七日間 담그었
다가 햇볕에 말려 쓴다。△유황에 굴
복한다。
△一日용량 九〜二〇g

81 益母草（익모초）（암눈바얏）

성질은 조금 차고（一설에는 따스하

34、固眞飲子（고진음자）寶

主治・음양 두
쪽이 다 한것
과 氣血이 不
足한 것과 일
정한 시간에
열이 나고 저
절로 땀나는
것、或은 설
사하고 맥이

熟地黃（六g）一錢半
人蔘　　五味子 十粒
山藥
當歸
黃芪 蜜炒
黃栢 鹽酒炒各四
黃芪
陳皮　各一錢
白茯苓 各八分
杜冲 炒
甘草 炙（各三g）各七分

병에는 中年
된 사람이 항
상 복용할 만
한 것이다。
加減・〔活套〕
크게 虛한 데
는 人蔘과 熟
地黃을 배로
한다。△虛冷
에는 黃栢을
덜고 桂와 附
子를 더한다

34、二香散（이향산）寶

主治・더운바
람에 감기에
아프고 身熱、
頭痛、
설사나 구토나
는 것을 치료
한다。
加減・체증을
겸할 때는 山
査肉 神麴 檳
榔 枳實 草果
등속을 더한
다。

香附子
香薷 各八g 各二錢
蘇葉
陳皮
蒼朮 各四g 各一錢
厚朴
白扁豆
甘草 各二g 各五分
瓜二片
薑三片
葱二本

35、香薷散（향유산）寶

主治・一切의
더위에 병과
토사 곽란을

香薷 三錢（一二g）
甘草

41、大七氣湯（대칠기탕）寶

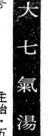

主治・五積六
聚와 心腹이
아프고 脹滿
하고 大便小
便이 잘 通하
지 않는 것을
치료한다。

三稜
蓬朮
青皮
陳皮
桔梗
藿香
益智仁
香附子
山査肉
甘草 各七分（一八g）各二錢
薑三片
棗二枚

다고 한다), 맛은 쓰다(一설에는 맵다고 한다). 부인의 산전후에 죽은 피를 제거하고 새로운 피를 만들어 내는데 제일 좋은 약이다. 월경을 고르고 임신케 하며 下出血을 막는다.

△약간 차가운 성질을 가지나 一說에는 맛이 맵고 따스한 성질을 갖고 있다고도 한다. 手足厥陰血分으로 들어간다. △유황 雄黃 砒石을 제압하며 철을 기피한다.(本草) △一日용량 10~20g

82 茺蔚子 (충울자) (암눈바앗씨)

성질은 조금 차고 (一설에는 따스하다) 맛은 맵고 달다. 눈을 밝게 하며 생것으로 먹으면 폐를 도우고 정액을 충만케 한다.

△향기가 날 정도로 약간 구워 쓰거나 혹은 쪄서 햇볕에 말려 껍질을 제거하고 속 알맹이를 쓴다.(本草) △一日용량 10~16g

83 夏枯草 (하고초) (제비꿀)

성질은 차고 맛은 쓴다. 음이나 혹 또는 복부에 맺힌 엉어리를 풀어 주며 맺힌 것과 습기로 인한 마비를 풀어 주는 작용을 한다. 濕痺(습비)를 치료한다.

△순수한 陽氣를 가지고 있기 때문에 陰氣와 만나면 말라버린다. 厥陰

35、人蔘·養榮湯 (인삼양영탕) 寶

破古紙 (파고지) 炒 各五分 (各二g)
山茱萸 (산수유)
澤瀉 (택사)
白朮 (백출)
白芍藥 (백작약) (二錢) 酒炒八g 하고
當歸 (당귀)
人蔘 (인삼)
白朮 (백출)
黃芪 (황기) 蜜炒
肉桂 (육계)
薑三片 棗二枚

主治·피로 손상 氣血이 不足하고 氣가 짧아서 적게 먹고 한 열이 나고 저절로 땀나는 것을 치료한다. 活用·폐결핵 절로 땀나는 것,

---

36、六和湯 (육화탕) 寶

藿香 (곽향)
赤茯苓 (적복령)
厚朴 (후박) (各六g) 各一錢半
香薷 (향유)

主治·더위에 상한 心脾와 구역질과 설사, 或은 곽란과 근육이 뒤틀어지는 것과 或은 부종 학질을 치료한다. 加減·[淸暑] 黃連四g(六和湯)을 더

42、赤小豆湯 (적소두탕) 寶

官桂 (관계)
甘草 (감초) (各四g) 各一錢
厚朴 (후박) 치료한다. 加減·더위의 설사에 맥이 異
白扁豆 (백편두) (各六g) 各一錢半 허한 데는 異功散을 合하고 白芍藥 車前子를 더하고 묵은 쌀 볶아 고 또 술을 조금 넣어 冷服한다. 것 一○○알과 鳥梅 燈心을 넣어

[活套] 더위의 곽란에는 生脈散을 合하고 神麯 檳榔 枳實 蘇葉 吳茱萸 木瓜 동속을 더하고, 더위와 욕지기에는 人蔘을 더하고, 더위와 열이 심한 데는 白豆蔲와 黃連을 더하고, 설사에는 猪苓과 澤瀉를 더하고, 갈증에는 乾葛을 더한다.

防己 (방기)
桑白皮 (상백피)
猪苓 (저령)
赤小豆 (적소두)

主治·나이 젊은 사람으로서 열나고 氣血이 생기고 氣가 변하여 뚱뚱 붓는 여러 瘡이 붓는 것을 치료한다.

商陸 (상륙)
當歸 (당귀)
澤瀉 (택사)
連翹 (연교)
薑五片

陰의 피를 기르는 작용이 있기 때문에 눈이 아픈 데에는 신기하게 치료된다. (本草) △一日용량 六~一二g

84 金沸草 (금불초) (하국)

성질은 조금 따스하고 맛은 맵다. 수분을 축출하여 담과 기침을 치료하며 눈을 밝게 하고 風도 치료한다.
△일명 旋覆花 (선복화) 라고도 한다
△肺와 大腸으로 들어간다. (本草)
△一日용량 六~一二g

85 青箱子 (청상자) (맨드디미)

성질은 약간 차고 맛은 쓰다. 간장에 열이 있어 적색과 청색을 구별 못할 때 이를 치료한다.
△厥陰으로 들어간다. △어린 아이는 맨드라미를 가지고 놀게 해서는 안 된다. 그 씨가 눈에 들어가면 고칠 수가 없다. (傳家寶)

86 紅花 (홍화) (닛)

성질은 따스하고 맛은 맵다. 열로서 생긴 나쁜 피를 풀어 주고 많이 쓰면 피를 깨뜨리고 월경을 통하게 하며 적게 쓰면 피를 길러준다.
△肝經血分으로 들어간다.
△子(자, 씨)는 두창에 얻으면 좋다. △초를

36、古庵心腎丸 (고암심신환 寶)

主治・신장이 허하여 열이 있고, 잘 때에 땀이 나고 정액을 무의식 중에 싸는 것을 치료한다.

陳皮 (진피)
甘草 炙 (감초) 各一錢 (各四g)
熟地黃 (숙지황)
五味子 (오미자) 各三g
防風 (방풍) 各七分半
遠志 (원지) 五分 (二g)
生乾地黃 (생건지황)
熟地黃 (숙지황)
山藥 (산약)
白茯神 (백복신) 各三兩 (各一二〇g)

加減・열이 없

37、縮脾飲 (축비음 寶)

主治・暑月에 飮食으로 상하여 冷이 생기고 배가 아프고 토사하는 것을 치료

甘草 (감초) 各五分 各二g
人蔘 (인삼) 棗二枚
杏仁 (행인)
半夏 (반하) 薑三片
縮砂 (축사)
木瓜 (목과) 各一錢 各四g
白扁豆 (백편두)
縮砂 (축사) 一錢半 (六g)
草果 (초과) 薑五片

한 것이다. △活套・토사에는 柴胡 四g을 더하고, 위의 학질에 縮脾飮 (中三七)을 合한다. △또 위의 이질에는 人蔘縮砂를 버리고 檳榔 木香 枳殼 枳實 등속을 더한다. △설사에는 猪苓澤瀉燈心 등속을 더한다. △더위의 곽란에는 神麴 檳榔 枳實 등, 麪疸에는 四苓散 茵蔯猪苓澤瀉를 더한다. △부종에는 (下一〇)을 合한다.

43、四苓五皮散 (사령오피산 寶)

主治・浮腫을 치료한다.

赤芍藥 (적작약) 各一錢 (各四g)
桑白皮 (상백피)
陳皮 (진피)
地骨皮 (지골피)
茯苓 (복령)
生薑皮 (생강피)
大腹皮 (대복피)
蒼朮 (창출)
白朮 (백출)
澤瀉 (택사)

쓴다. △연지는 홍화즙을 어려 만든 것이고 어린 아이의 耳道炎에 그 즙을 몇 방울 떨어뜨려 넣으면 좋다. △一日용량 二~六g 豆毒도 푼다. 〔本草〕

87 大薊, 小薊 (대계, 소계)

성질은 서늘하고 맛은 쓴다. 종기를 해소시키고 토혈 코피 자궁출혈을 멈추게 한다. △뿌리는 따스하고 잎은 찬 성질을 가지고 있다. 〔本草〕 △一日용량 三〇~四〇g △건재로서는 九〇~一八〇g

88 續斷 (속단) (검산풀뿌리)

성질은 약간 따스하고 맛은 맵다. 뼈와 근육이 부러진 것을 이어주고, 타박상을 치료하는 작용을 하고 精氣를 굳게 해 준다. △술에 적셔 불에 말려 黃을 부려 쓰며 雷丸을 미워한다. △地黃을 배합하면 좋다. 〔本草〕 △一日용량 九〇~一八〇g

89 漏蘆 (누로) (절국대)

성질은 차고 맛은 시다. 여러 가지 피똥 누는데와 부인의 대하증 피오즘 누는데 출산 전후의 漏血(누혈)에 아주 좋다. 〔本草〕 △桑寄生과 같은 효과가 있다. △마디를 부러뜨려 연기 와 같은 먼지가 나는 것이 품질이 좋다. 〔入門〕 △一日용량 一〇~一八g

---

當歸 (당귀)

으면 黃連黃 栢을 제거한다. △기침에는 橘皮와 貝母를 더한다 △심히 허한

烏梅肉 (오매육)

한다. 加減·〔活套〕 氣虛에는 人蔘을 一二g~二〇g와 白檀香 二六,八 不利에는 猪苓과 澤瀉를 더한다. △小便

猪苓 (저령)

澤瀉 (택사)

香薷 (향유)

때는 체증을 겸한 때는 陳皮 檳榔 神麯을 더한다. △小便 不利에는 猪苓 澤瀉를 더한다.

青皮 (청피)

黃栢 (황백) 鹽酒炒 (各六〇g)

甘草 (감초) (各四g)

車前子 (차전자) 炒 (各一錢)

山茱萸 (산수유)

데는 熟地黃과 鹿茸을 배로하고 人蔘을 더한다.

白扁豆 (백편두)

三稜 (삼릉)

枸杞子 (구기자)

丸法·분말로 하여 다린 꿀로 梧子크기로 丸을 만들어 朱砂를 겉에 입혀 空心에 소금 다린 물이나 或은 따스한 술로 一〇〇丸씩 나누어 짓기도 한다.

乾葛 (건갈) (各三g)

蓬朮 (봉출)

龜板 (구판) 酥炙

白扁豆 (백편두) (各七分)

青皮 (청피)

牛膝 (우슬)

38 神朮散 (신출산 寶)

主治·안개와 山바람에 상하여 머리가 아프고 목이 뻣뻣한 것을 치료한다. 이슬에 젖고

陳皮 (진피)

44 大異香散 (대이향산 寶)

主治·먹은 곡식이 삭지 않아 배부른 것을 치료한다. 또 氣가 팽창한 것을 치료한다.

黃連 (황련)

蒼朮 (창출) (各二g)

藿香 (곽향)

牧丹皮 (목단피)

川芎 (천궁)

半夏麯 (반하곡)

鹿茸 (녹용) 酥炙各一兩 (各四〇g)

活用·폐결핵

白芷 (백지)

桔梗 (길경)

生甘草 (생감초) 五錢 (二g)

細辛 (세신) 薑三片

羌活 (강활) 葱二本

薑五片 棗二枚

94

종기의 독을 제거하고 피를 보하며 고름을 빼내고 새로운 살이 살아나게 한다.

△足陽明으로 들어간다. △회충을 구제한다. (本草)

△一日용량 一〇~二〇g

90 苧根 (저근) (모시뿌리)

성질이 미끄럽고 냉하고 맛은 달다 陰血을 보하며 어린 아이의 丹毒(단독)과 출산 전후에 나는 열과 胎漏(태루)를 치료한다.

△一日용량 一〇~二〇g

91 胡蘆巴 (호로파)

성질은 따스하고 맛은 쓴다. 신장을 보하며 아프고 배불룩한 것과 여러가지 疝症(산증)을 치료하고 방광(氣痛)을 치료한다.

△술에 적시거나 혹은 볶아 쓴다.

△茴香 桃仁과 함께 쓰면 방광의 氣를 통하는데 아주 효과가 있다 (本草)

△一日용량 一〇~一六g

92 鼠黏子 (서점자) (우엉씨)

성질은 따스하고 맛은 맵고 쓴다. 증기의 독을 제거하며 風、열로 인한 아픈 증세와 목구멍의 통증과 두드러기를 치료한다.

37、 究原心腎丸 (구원심신환 寶)

朱砂(주사) (四〇g) 爲衣一兩

兎絲子(토사자) 酒浸 三兩(二二〇g)

主治・허로하여 腎水와 心火가 서로 오르내리지 못하여 조화가 이루어지지 못하고 두렵고 근심하고 잠잘 때에 땀나고 무의식 중에 정액을 흘리는 것을 치료한다.

丸法・분말로 하여 다린 꿀로 丸을 만들어 梧子 크기로 朱砂를 입혀서 빈속에 소금 끓인 물에 或은 따스한 술로 百丸씩 삼킨다

牛膝(우슬)

熟地黃(숙지황)

肉蓯蓉(육종용)

鹿茸(녹용)

附子(부자) 炮

人蔘(인삼)

遠志(원지)

白茯神(백복신)

活用・神經쇠약, 性的쇠약

39、 生血潤膚飮 (생혈윤부음 寶)

天門冬(천문동) (六g) 一錢半

主治・건조한 증세로서 피부가 層으로 되어 떠들고 일어나고 피가 나오는 것을 치료한다.

加減・消渴에는 天花粉을 더한다.

生地黃(생지황)

熟地黃(숙지황)

麥門冬(맥문동)

當歸(당귀)

黃芪(황기) 各四g

片芩(편금) 酒炒 各一錢

瓜蔞仁(과루인) 五味子 九粒

藁本(고본)

甘草(감초) 各一錢

45、 三和湯 (삼화탕 寶)

白朮(백출)

陳皮(진피) 各四g

厚朴(후박)

蘇葉(소엽)

檳榔(빈랑) 各三g

木通(목통) 各七分半

主治・氣가 팽창하여 大小便이 잘 통하지 않는 것을 치료한다.

益智仁(익지인)

香附子(향부자)

枳殼(지각) 各四g

甘草(감초) 二分半

△일명 牛旁子라고도 한다。 또 惡
實이라고도 한다。 ...쓴다。 △술에 쪄서 갈아
... △뿌리와 잎은 쇠 또는
나무 꼬챙이에 찔러 생긴 종기에
금을 가하여 붙인다。(本草)
△一日용량 六~十二g

93
蒼耳子 (창이자)
(돗고마리)
성질은 따스하고 맛은 쓰다。 음부
스럼 風과 습기로 인한 통증 가려움
증에는 이 약을 당할 것이 없다。
△一名 菓耳 卷耳라 한다。 △조금
독이 있다고 하고 또 독이 없다고도
한다。 △충분히 볶아서 쓰거나 혹은
술에 쩌서 쓰기도 한다。 △돼지고기
말고기 종류와 쌀뜨물을 기피하고
砂에 굴복한다。 △잎은 風과 습기로
인한 마비가 곧水에 있을때 치료한다
(本草) △一日용량 一六~三O g

94
稀薟 (희첨)
(진득찰)
성질은 차고 맛은 달고 쓰고 조금
독이 있다。 風과 습기를 제거하고 눈
과 귀를 밝게 한다。
△조금 독성을 지니고 있다。 △꿀
과 술에 담구어 아홉번 찌고 아홉번
말리면 氣를 보하고 風으로 인한 여
러가지 병을 치료한다。(本草)
△一日용량 六~十二g

95
甘蔗 (감초)
(파초뿌리)
성질은 대단히 차고 맛은 쓰다。 북

黃芪 (황기)
加減·〔活套〕
열이 없으면
黃連黃柏을
뺀다。 △기침
에는 橘皮貝
母를 더한다
△심히 허할때
는 熟地黃鹿
茸을 倍로 더
하고 人蔘을 더
한다。 △或二
十貼으로 만
들어 쓰기로
한다。

山藥 (산약)

五味子 (오미자)
各四O g
한다。

龍骨 (용골)
各一兩

當歸 (당귀)

38、
拱辰丹
(공진단 寶)

鹿茸 (녹용)
酥炙

當歸 (당귀)

山茱萸 (산수유)
各四兩

麝香 (사향)
五錢(二O g)

主治·先天的
으로 허약한
체질을 타고
났을때、天元
一氣를 굳게
하고、水氣는
위로 올라가
고 火氣는 아
래로 내려오
도록만 하면
百病이 생기지 않는다。
加減·〔活套〕人蔘、熟地黃을
더하면 더욱 좋다。

桃仁 (도인)
各二g

升麻 (승마)
二分

酒紅花 (주홍화)
(O、八g)
一分
(O、四g)

40、
醒心散
(성심산 寶)

人蔘 (인삼)
主治·심장이
허하여 열이
나는 것을 치
료한다。
加減·겁이
나고 잠이 오
지 않는 데는
龍眼肉酸棗仁
炒當歸를 더
한다。

麥門冬 (맥문동)

五味子 (오미자)

遠志 (원지)

白茯神 (백복신)

生地黃 (생지황)

石菖蒲 (석창포)
各等分

大腹皮 (대복피)

白茯苓 (백복령)

甘草 (감초)
各二g

海金砂 (해금사)

枳殼 (지각)
各五分

厚朴 (후박)
三錢(一二g)

46、
七物厚朴湯
(칠물후박탕 寶)

枳實 (지실)
一錢半
(六g)

大黃 (대황)
各一錢

甘草 (감초)
各一錢
(各四g)

桂心 (계심)
五分
(二g)

主治·熱로
인한 백부른
것을 치료한
다。
用活·食傷、

薑三片

棗二枚

薑五片

이 마르고 열이 발생하여 일어나는 병을 치료하며 잎은 주로 종기의 독소를 살아나게 하는 데 쓰이고 그 기름은 머리카락을 살아나게 하는 데 쓰인다.

△일명 芭蕉(파초)라고도 한다. 그 기름을 얻는 법은 파초의 껍질 가운데 대나무 대롱을 삽입하여 채취한다. △또 끓은 물이나 불에서 입은 상처를 치료한다。(本草) 파초뿌리를 내복할 때는 四~一○g △一日용량 四~一○g

96 鶴膝 (여의오줌)

성질은 서늘하고 맛은 쓰고 독이 있다。心腹이 졸지에 아플 때에 쓰이며 살충하는 힘이 있어서 회충, 요충, 촌충을 축출한다. △一日용량 六~一二g

97 麻黃 (마황)

성질은 따스하고 맛은 쓴다。능히 땀을 나게 하므로써 몸에 열이나거나 머리가 아픈 것을 치료하고 風과 한 기를 흩어 버린다. △手太陰약으로 足太陽에 들어가서 手少陰 陽明까지 도달하여 太陽 少陰의 땀을 나게 한다。△뿌리의 마디를 쓰이며 땀을 멎게 하므로 땀을 내야 할 때에는 마디를 버려야 한다. △厚朴 白薇를 부려먹고 辛荑花를 미워한다.

桂 附子를 더한다. △기침에는 橘皮貝母五味子를 더한다. △麝香代身에 沈香或은 木香을 더한다.

丸法·분말로 한 것을 술과 밀가루 국수와 섞어 梧子크기로 丸을 지어 따스한 술 或 소금 끓인 물로 七○~一○○丸씩을 먹는다. △或 첩약으로 만들어 다려 먹기도 한다.

活用·虛勞의 치료

39、橘皮煎元 (귤피전원 寶)

橘皮(二○○g)五兩 — 主治·비와 위가 함께 허한 것과 오래된 학질 이질을 치료한다.

甘草(三兩三錢) 감초

當歸 당귀 — 加減·〔活套〕陽起石은 피를 건조시킬 염려가 있으므로 人蔘을 배로 더하면 地黃을 배로 하고 묘한데 이것은 심히

萆薢 비해

肉蓯蓉 육종용

吳茱萸 오수유 — 묘한데 이것은 南原삼람은 任應會의 方法이다. △二方

41、人蔘淸肌散 (인삼청기산 寶)

人蔘 인삼 — 主治·허로하여 뼈가 찌듯이 아프고 潮熱이 있고 밤은 나오지 않는 것을 치료한다。△一方에는 黃芩이 있다.

白朮 백출

白茯苓 백복령

赤芍藥 적작약

當歸 당귀 — 加減·〔活套〕밤에 열나는 데는 地骨皮를 더한 데는 繁甲을 더한다.

柴胡 시호

乾葛 건갈

半夏麯(各四g)各一錢 반하곡

甘草(二g)五分 감초

薑三片

棗二枝

42、滋陰降火湯 (자음강화탕 寶)

47、消脹飮子 (소창음자 寶)

猪苓 저령 — 主治·배가 몹시 붓는 것을 치료한다.

澤瀉 택사

人蔘 인삼 — 加減·〔活套〕氣虛에는 人蔘을 배로 하고 小便이 잘 통하지 않는 데는 澤瀉를 배로 한다. △冷에는 桂와 附子를 더한다.

白朮 백출

赤茯苓 적복령

蘿葍子 나복자

半夏 반하

陳皮 진피

青皮 청피

厚朴 후박

薑五片

棗二枚

△오래 묵은 것이 좋다. △麻黃이 나는 땅에는 겨울에도 눈이 쌓이지 않고 녹아서 새 내려간다. 그 까닭은 뿌리 박힌 땅에 양기가 강하기 때문이다. △지나치게 쓰면 眞氣를 배설 시킨다. △감기에 피부를 풀어 주기에는 제일좋은 약이다.(本草) △뿌리는 땀을 멈추게 하므로 여름에 땀이 많이 날때 사용해도 좋다.(景岳) △중국으로부터 이식하였으나 우리 나라는 강원도 경상도에만 생산된다. △一日용량 五~一〇g

98 木賊 (목적)

성질은 약간 따스하고 맛은 달다. 간장을 도와주며 눈이 가리어 어두운 것을 밝게 하고 경수를 그치게 하며, 쌓인 것을 풀어 헤치는 작용을 한다. △쇠뿔과 麝香을 함께 쓰면 오래된 이증을 고치고 禹餘粮과 같이 쓰면 자궁 출혈을 고치며 川芎當歸와 같이 쓰면 대변과 함께 나오는 출혈을 치료하고 槐花桑耳와 함께 쓰면 치질 출혈을 치료한다. △麻黃과 같이 쓰면 땀을 내고 피부를 맘 놓이게 한다. (本草) △一日용량 五~一〇g

99 燈心草 (등심초)(골속)

성질은 차고 맛은 달다. 소변을 잘 통하게 하므로 오줌 구멍이 막히거나 오줌을 잘 누지 못하는 데에 쓰인다. 많이 사용되며 어린 아이 안질약으로 하룻밤을 담구어 볕에 말려 쓴다.(本草) △一日용량 六~一二g

---

厚朴 (후박)
官桂 (관계)
陽起石 (양기석)
巴戟 (파극)
石斛 (석곡)
附子炮 (부자 자)
兎絲子 (토사자)
牛膝 (우슬)
鹿茸 (녹용)
杜冲 (두충)
乾薑 各二兩(四〇g) (건강)

첩으로 나눠 지어 써도 좋다. △丸法·윗약을 분말로 하여 술 一升五합을 넣고 거기에 橘皮末를 넣어 다려 엿물같이 되었을 때에 다른 모든약의 분말을넣고 고루 젓으면서 짛어 梧子 크기로 丸을 만들어 따스한 술 或은 소금 끓인물로 빈속에 五〇~七〇丸씩을 복용한다

白芍藥 一錢三分(六g) (백작약) 主治·음이 허하여서 火가 음직여, 잘 때에 땀이 나고, 낮에 열이 나고, 기침하고 담이 성하며 피를 토하고 여위는 것을 치료한다. 活用·血虛熱 기관지염
當歸 一錢二分(五g) (당귀)
熟地黃 一錢二分 (숙지황)
麥門冬 (맥문동)
白朮 各一錢(四g) (백출)
生地黃 八分 酒炒 (생지황)
陳皮 七分(三g) (진피)
知母 (지모)
黃栢 並鹽水炒 (황백)
甘草 炙 各五分(二g) (감초)
薑三片
棗二枚

43. 香砂養胃湯 (향사양위탕) 實

蘇葉 (소엽)
香附子 (향부자)
砂仁 (사인)
木香 (목향)
檳榔 (빈랑)
大腹皮 (대복피)
木通 (목통)
甘草 各五分(二g) (감초)

48. 茵蔯五苓散 (이진오령산) 散

茵蔯 (인진)
五苓散 下統 倍入 (오령산) 主治·습기와 열로 인한 황달을 치료한

다. 또 방울방울을 떨어지는 증세를 치료한다. 습기로 인한 종기를 치료한다.

△肺의 火氣를 제거하게 한다.

△이것은 분말하여 심장의 火기가 힘드는데 쌀가루의 반죽으로 등심초를 물들여 이것을 말린 후에 빻아 다시 물속에 넣으면 등심 분말만 뜨게되니 이것을 모아 거둔 것이 등심이다. △심을 모아 등불의 심지를 만든다.(本草) △一日용량 一~二g

100 生地黃 (생지황)

성질은 차고 맛은 달고 쓰다. 습기로 인한 열을 제거하고 뼈를 쓰시는 듯하고 열이 나는 증세 피로하고 번그러운 증세를 치료하고 또한 죽은피를 풀어 통하게 한다.

△일명은 芐(변)이라고도 한다. 手足少陰과 厥陰에 들어가고 手太陽의 제약이다. △청주 麥門冬을 얻으면 좋고 貝母를 싫어하며 蕪荑를 두려워하며 파 마늘 무우 여러 가지 피구리 쇠를 기피한다. △성질이 매우 차므로 위가 약한 사람은 짐작하여 쓸 것이며 또 회충에 의한 통증을 치료한다.(本草) △밭에서 처음 케어 물에 뜨는 것을 天黃(천황)이라 하고 반쯤 뜨고 반쯤 가라앉는 것을 人黃(인황)이라 하고 가라앉는 것을 地黃(지황)이라 하는데 제일좋고 그 다음 반쯤 가라앉는 것, 뜨는 것은 사용하지 않는다.(寶鑑) △黃州에서 많이 생산한다.

40、六味地黃元 (육미지황원) 寶

熟地黃 (숙지황) (三二〇g) 八兩

山茱萸 (산수유) 山藥 (산약) 各四兩 一六〇g

澤瀉 (택사) 牧丹皮 (목단피) 白茯苓 (백복령) 各三兩 一二〇g

主治・腎水不足을 치료한다.

活用・陰虛火動 폐결핵 뇌일혈 만성신염 당뇨병

丸)五味子 一六〇g을 더한 것인데, 이것은 허파를 붓고 윤택하게 해 주는 바탕으로서 腎水를 생기게 한다. △(八味元)인데 肉桂附子炮 各四〇g을 더한 것인데 命門에 陽氣가 허한 것을 치료한다. △「金遺腎氣丸」·牛膝車前子를 더한 것인데 음이 허해서 오줌 싸는 데를 치료한다. △(澤瀉를 제거하고 益智仁을 더한다.) 老人과 임부에 있어서 오줌통이나 전환되어 항문으로 소변이 나…

44、回生散 (회생산) 寶

白朮 (백출) 一錢 (四g)

蒼朮 (창출) 砂仁 (사인)

厚朴 (후박) 陳皮 (진피) 白茯苓 (백복령) 各三、二g

白豆蔻 (백두구) 七分

人蔘 (인삼) 木香 (목향) 甘草 (감초) 各一、二g

薑三片 棗二枚

主治・음식 생각이 없고 속이 더부룩하고 답답한 것을 치료한다.

活用・위하수증, 위확장

加減・(活套)・허한데는 人蔘 一二~二〇g을 더한다. △冷에는 건강, 부자를 더한다. △답답한 열에는 山梔子를 더한다.

49、加減胃苓湯 (가감위령탕) 寶

胃苓湯 下八六 去官桂加

藿香 (곽향) 半夏 (반하) 大腹皮 (대복피) 山査子 (산사자) 蘿葍子 (나복자) 三稜 (삼릉) 蓬朮 (봉출)

薑三片 棗二枚

主治・황달과 입맛없는 것과 맥이 깔깔하면서 탄력성없는 것을 치료한다.

△一日用량 三○~六○g

101 生乾地黄 (생건지황)

성질은 서늘하고 맛은 달고 약간 쓰다. 寒熱(한열)을 제거하고 심장과 肺의 출혈을 치료한다. 膽(담)의 피가 虛(허)함을 도와주고

△술에 적시면 약의 힘이 위로 올라가고 생강즙에 적시면 약의 힘이 가슴에 머물어 막히지 않게 한다. 그 만드는 방법은 一百근(斤) 중에 六十斤을 나무 절구에 찧어 즙을 내어 술과 함께 섞고 나머지 생지황을 거기에 넣어 햇볕에 말리거나 혹은 불에 구어 말려 사용한다.(本草)

102 熟地黄 (숙지황)

성질은 약간 따스하고 맛은 달며 약간 쓰다. 골수를 메우고 양기를 도우며 피를 보하여 수염을 검게 하고 腎臟(신장)의 정액을 더해준다.

△생강즙에 적셔서 砂仁 분말과 함께 섞은 것은 향기가 나며 이 숙지황을 五臟을 잘 조화시키는데, 그것은 丹田에 들어가 머물기 때문이다. △牧丹과 當歸를 만나면 피를 조화시키고 피를 생성하며 또 피를 서늘하게 하여 陰氣를 도우며 수를 보한다. △배꼽 아래 복통은 腎臟에 소속되는 것인데 이것은 반드시 숙지황이 아니면 고치지 못하니 그 까닭은 熟地黄은 腎臟을 잘 통하게 하

울 때는 澤瀉를 배로 한다. 한 임질로서 먼저 춥고 떨리고 흩어져 빠지지 않을 때는 冷 이 적당하다. △첩으로 分作하여 색을 낼 때는 八味元이·

음으로 虛한 부종에는 牛膝 車前子 桂附子를 더한다. △황달을 겸했을 때는 熟地黄을 감하고 茵陳을 더한다. △감기로서 시일이 경과하여 허열이 물러가지 않고, 입과 혀가 건조하고 맥이 허한 따위의 증세에는 人蔘을 배로 하고 麥門冬橘皮등을 더한다.

△[加減八味元] 속을 더한다. 이것은 곧 消渴치료로 하는데, 오래 복용하면 영우히 消疾(당뇨병)을 제거한다. 이것이 곧 [腎氣丸]이 俗方에서는 腎氣元이다.

丸法·분말로 하여 꿀로 丸을 만든다. 따스한 술 或은 소금탕수로 五○~七○丸씩을 빈속에 먹는다.

五味子를 四○g 쓴다. 크기로 丸을 만든다.

△[腎氣丸]이

제거한다. 이것은 곧 消渴치료로 하는데

41、增益歸茸丸 (증인귀용환) 寶

鹿茸 (녹용)
熟地黄 (숙지황)

양기를 보하고 정기를 기른다.

主治·신장이 쇠약한 것을 치료하여 양기를 기른다.

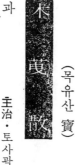

45、木萸散 (목유산) 寶

食鹽 (식염)
吳茱萸 (오수유)
木瓜 (목과) 各二○g

主治·토사곽란, 뒤틀어진 힘줄, 거꾸로 冷한 것을 치료한다.

△이 약을 같이 볶아 百沸 水五ℓ에 넣고 끓여 三ℓ

藿香 (곽향)
陳皮 (진피) 各二○g

主治·토사곽란을 치료한다. 단한 점의 위장기운의

加減·[中四五]를 合한 것이다. △[活套]·식체에 山査神麴檳榔枳實을 더한다. △[木萸回生散]·木萸散 또 한다. △氣체에 蘇合元과 蘇葉을 더하고, 或은 △더위에는 香薷白扁豆를 더한다. △본디부터 허한 데는 人蔘을 더한다. △갈증에는 乾葛을 더한다. 구역질에는 丁香 白豆蔲를 더한다. 회충이 설치는 데는 花椒烏梅木瓜를 더한다.

50、祛功散 (쟁공산) 寶

青皮 (청피) 各二g

主治·열로 인한 학질을 치료하여 효과가 많다. 加減·효과를 보지 못할 때는 길가의 침 등침을 一五cm(五寸)를 더한다.

知母 (지모)
貝母 (패모)
柴胡 (시호)
常山 (상산) 桃枝
梔子 (치자) 柳技
檳榔 (빈랑) 各一五cm(五寸)
地骨皮 (지골피)
甘草 (감초) 各一錢
蟬退二七枚

51、十將軍丸 (십장군환) 寶

는 약이기 때문이다。(本草) △地黃은 中州의 옥토에서 생산되는데 색이 누른 것은 흙색깔 때문이고 맛이 단 것은 흙의 맛이 달기 때문이니 곧 색으로써 土陰과 土陽의 흙의 기운을 얻은 것으로써 太陰과 陽明의 약이라는 것을 나는 믿지 않는다。 地黃 성질이 서늘하므로 흙이 부족한 사람에게는 마땅히 조심해서 사용해야 한다。 그러나 熟地黃은 성질이 평범하고 陰氣를 가지고 있기 때문에 능히 五臟의 眞陰을 보하고, 또 피가 아주 많은 脾臟에는 매우 필요한 약이니 즉 脾臟과 胃腸을 잘 다스리는 약이 아니겠는가? 산 사람은 氣와 血이므로 氣를 보하는 데는 人蔘을 주약으로 하고 黃芪와 白朮을 보좌약으로 쓰며 또 피를 보하는 데는 熟地黃을 주약으로 하고 川芎 當歸를 보좌약으로 한다。 그러므로 人蔘 熟地黃은 氣와 血에 반드시 필요한 약이다。 一陰과 一陽은 서로 生成에 표리가 되고 一形과 一氣는 서로 바탕이 되는데, 이 약은 성질과 맛이 그 가운데에 있어서 조금 지나침이 없으니, 다른 약을 빌려와서 이 숙지황에 대신으로 쓸 수 없다。(景岳)
△一日용량 八~四〇g

103 牛膝 (우슬) (쇠무릎지기)

성질은 평탄하고 맛은 쓰고 시다。 습기로 인한 무릎 다리병을 치료하고 양기를 도우고 다리를 튼튼히 하며, 飴(태)의 엉킨 피를 내리게 한다。

42、雙補丸 (쌍보환) (實)

五味子 (오미자)
大當歸 (대당귀) 各一六〇g
山茱萸 (산수유) 各四兩
山藥 (산약)
大附子 (대부자) 炮
牛膝 (우슬) 酒浸
官桂 (관계) 各八〇g 各二兩
白茯苓 (백복령)
牧丹皮 (목단피)
澤瀉 (택사) 酒浸 各四〇g 二兩

丸法・분말로 하여 器에 넣고 鹿角膠 三〇〇g를 石... 술을 조금넣어 녹여, 丸을 梧子크기로 만든다 술이나 空腹에 따스한 소금 물로 五〇~七〇丸씩을 먹는다。一法에는 鹿角膠를 분말로 만들어 술과 같이 지어도 좋다

46、生薑橘皮湯 (생강귤피탕) (實)

橘皮 (귤피) 一六〇g 四兩
生薑 (생강) 三二〇g 八兩

主治・마른 구역질과 手足이 냉하고 마비된 것을 치료한다。△물 일곱 잔에 다려 석잔이 되도록 하여 조금 따스하게 마신다。 加減・[活套] 氣虛에 人蔘 四〇~八〇g하여 넣는다。

47、神香散 (신향산) (益)

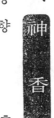

丁香 (정향)
白豆蔻 (백두구) 各四g 各一錢

主治・구역질과 천식과 배가 가득 차는 것을 치료한다。△분말을 白湯으로 먹는다。

48、三拗湯 (삼요탕) (實)

麻黃 (마황) 根節을 不去한다

主治・風寒에 감기 걸려서 기침하고 코...

52、茵朮湯 (인출탕) (俗方)

縮砂 (축사)
檳榔 (빈랑)
常山 (상산)
草果 (초과) 各二兩 各八〇g
三稜 (삼릉)
蓬朮 (봉출)
青皮 (청피)
陳皮 (진피)
烏梅 (오매)
半夏 (반하) 各四〇g 各二兩

主治・오래된 학질과 학질 뿌리를 치료한다。 丸法・먼저 山草果를 술, 초를 각각 공기에 담가 하루밤 뒤에 남은 여덟가지 약을 같이 지져 말려 분말로 되어 술과 초로 풀어 이겨 丸을 지어 梧子크기로 三〇~四〇丸씩을 매일 二四次 인물로 삼킨다。

△차운 데는 생강탕으로 먹는다。

△술과 함께 쓰면 간장과 신장을 보하고 생것으로 쓰면 나쁜 피를 제거한다. △보하고 도우는 데 쓰려고 하면 술로써 찌고 또 약효가 아래로 내려가게 하고자 할 때는 또 생것으로 쓴다. △거북등이 껍질을 생성하고 쇠고기를 기피한다. △十二經脈(경맥)을 도우고 피를 생성하고 활달하게 하는게 약이다. 모든 약을 인도하여 아래로 내려가서 허리와 다리로 끌어 내린다.(本草) △一日용량 六~一二g

104 紫苑(자원)(탱말)

성질은 따스하며 맛은 맵다. 가래와 기침을 제거하고 내게 하며 허파의 寒熱로 인한 습병을 치료한다.

105 麥門冬(맥문동)(겨우살이뿌리)

성질은 약간 차고 맛은 달다. 虛에서 열이 나는 것을 제거하며 肺의 氣를 맑게 해주며 심장을 보하고 번거로운 마음과 갈증을 해소시킨다. △手太陰 氣分으로 들어간다. △위에 놓고 불에 말려 심을 빼고 보약으로 쓸 때는 술에 담구었다가 쓴다.

△꿀물에 담구어서 불에 말려 사용한다. △款冬을 부려 이용하고 天雄 瞿麥 藁本 雷丸 遠志를 싫어하고, 茵陳을 두려워한다.(本草) △一日용량 六~一二g

---

熟地黃(숙지황)
兎絲子(토사자)(各三○○g)

主治・氣血을 평화스럽게 보하여 건조하지도 않고 열도 나지 않도록 한다.
活用・허로
丸法・윗것을 분말로 하여 술과 풀로 梧子 크기로 丸을 만들어 七○丸씩을 먹는다.

43 二神交濟丹 (이신교제단寶)

白茯神(백복신)
薏苡仁(의이인)(各三一○g)
酸棗仁(산조인)
枸杞子(구기자)
神麴(신곡)

主治・心脾腎 三經의 虛損을 치료한다.
丹法・분말로 한것을 끓인 물 四잔에, 다린 꿀四兩과 지진 藥四兩

杏仁(행인) 皮尖을 不炙한다. 소리가 나오지 않는 것을 치료한다.
甘草(감초)(各六g) 梗各四g을 더한 것이다. 加減・[五拗湯]・열이 있는 데 黃芩을 더한다. △表面에 氣가 체한데는 蘇葉을 더한다.

49 六安煎 (육안전寶)

半夏(반하) 主治・風寒과 해수와 가래가 체한 것과 麻黃과 가래가 거꾸로 올라 가는 것 · 겨울에는 桂를 더치다.
白茯苓(백복령)(各八g)
陳皮(진피) 加減・[活套]・겨울에는 川芎 白芷, 葛根, 荊芥를 더한다. △頭痛에는 柴胡蘇葉을 더한다.
杏仁(행인)
甘草(감초)(各一錢)
白芥子(백개자)(三g)
薑五片

茵陳(인진)(八g) 主治・모든 학질을 치료한다. △朱砂 러운 분말로 각 二g와 같이 복용한다. [活套]・위가 약한 사람은 복용해서 안 된다.
蒼朮(창출)(六g)
青皮(청피)
赤茯苓(적복령)
厚朴(후박)(四g)
砂仁(사인)
神麴(신곡)(各一錢)
木香(목향)(各二一八g)

赤茯苓(적복령)(鹽水炒)
半夏(반하)(薑製)

53 加味二陳湯 (가미이진탕寶)

主治・습기있는 가래가스

다.
△地黃 車前子를 부려 이용하고 欸冬을 미워하며 苦蔘 石鍾乳를 두려위하고 위장이 쇠를 기피한다. △氣가 허약하고 위장이 차가운 사람은 먹지 말아야 한다.(本草) △경상도 전라도 충청도 및 바다섬 중 바닥이 단단하고 표면은 기름진 땅에서 생산된다.(寶鑑) △一日용량 六~一二g

106 葵花 (규화)

성질은 약간 차고 맛은 달다. 이약은 이증과 부인의 대하증을 치료하는데, 꽃이 붉은 색이면 적색의 이증과 적대하증을 치료하고, 흰색이면 흰색의 이증과 백대하증을 치료한다. △씨와 뿌리도 역시 같은 약효가 있으며 소변을 잘 누게 하고 五淋을 치료한다.(本草)
△一日용량 四~六g

107 龍葵 (가마종이)

성질은 차고 맛은 탈고 쓰다. 열을 제거하여 잠을 적게하고 타박상으로 인한 신체의 상처을 치료하고 소변이 잘 나오게 한다.
△一日용량 四~六g

108 酸漿 (산장) (꾸아리)

성질은 차고 맛은 시다. 어린 아이인의 難産(난산) 황달을 치료하며 수가 열이 많이 나서 번거로운 증세 부

白朮 (백출) (各八〇g)
栢子仁 (백자인)
芡仁 (감인)
生乾地黃 (생건지황)
麥門冬 (맥문동)
當歸 (당귀)
人蔘 (인삼)
陳皮 (진피)
白芍藥 (백작약)
白茯苓 (백복령)
縮砂 (축사) (各四〇g)

(一五〇)을 넣고 풀을 만들어 梧子크기로 丸을 만들어 五〇~七〇丸씩을 △ 이상 一六味에 每神字가 八味씩을 솔 八節을 통하면 모두 二四兩이 되니 二四氣를 合해서 一歲가 된다는 뜻이다.

50、杏蘇湯 (행소탕寶)

主治・감기와 風寒과 담이 성한 것을 치료한다.

杏仁 (행인)
蘇葉 (소엽)
桑白皮 (상백피)
陳皮 (진피)
半夏 (반하)
貝母 (패모)
白朮 (백출)
五味子 (오미자) (各四g) 各一錢
甘草 (감초) (二g) 五分
薑五片

51、梨硼膏 (이붕고衆)

54、神保元 (신보원寶)

梔子 (치자) 炒黑 (各六g) 各一錢半
陳皮 (진피) (各六g) 各一錢半
白朮 (백출)
升麻 (승마) 酒炒
桔梗 (길경)
柴胡 (시호) 酒炒
甘草 (감초) (各四g) 各一錢
石菖蒲 (석창포) (二、八g) 七分
知母 (지모)
黃栢 (황백) (各一、二g) 各三分
薑三片

분이 잘 통하게 한다. △줄기와 싹도 같은 효과를 가진다. △一日용량 四~八g

109 旱蓮草 (한련초) 一名 鱧腸草

성질은 평범하고 맛은 달다. 능히 피를 멎게 하는 작용을 하고 머리카락과 수염을 나게 하며 또한 검게 한다. 피똥 누는 이증을 치료한다. △一日용량 乾草는 대복으로 一〇~一八g, 生草는 三〇~六〇을 즙을 짜서 마신다.

110 欸冬花 (관동화)

성질은 따스하고 맛은 달고 맵다. 천식과 해수병을 치료하고 피로한데에 몸을 보하여 주며 번거러움을 없애고 肺의 기능을 다스려 돕는다. △杏仁을 부려 이용하고 紫莞과 만나면 좋고 皂角 消石 玄蔘 連翹 青箱子를 미워하고 貝母 麻黃 黃芪 黃芩을 두려워한다. (本草) △本經에는 우리 나라에서 생산된다고 하였으나 지금은 나지 않는다. (寶鑑)

111 決明子 (결명자) (초결명)

성질은 약간 차고 맛은 달고 쓰다. 肝臟의 열을 제거하며 눈이 아프거나 △一日용량 六~一〇g

44、仁熟散 (인숙산 寶)

柏子仁 (백자인)
熟地黃 (숙지황) 各四g
人蔘 (인삼)
枳殼 (지각)
五味子 (오미자)
桂心 (계심)
山茱萸 (산수유)
甘菊 (감국)
白茯神 (백복신)
枸杞子 (구기자) 各三g半

主治・心臟과 ...
허하여 두렵고 겁나 누워 있지 못하는 것을 치료한다. △或는 분말 八g을 따스한 술에 타서 복용한다.

活用・신경쇠

52、五果茶 (오과다 衆)

生梨 (생리) 一個
胡桃 (호도) 一枚
銀杏 (은행) 一五枚
大棗 (대조) 七枚
生栗 (생률) 七枚 外皮를둔다
生薑 (생강) 一塊

主治・유행성 해수, 목소리가 쉬는 것, 목구멍이 아픈 것, 아이들의 해수천식을 치료한다. 膏法・곡지주변에 작은 구멍을 내고, 거기에 硼砂二g와 굴을 가득 넣고, 작은 구멍으로 다시 黃土를 두텁게 바른 후에 잿불 속에 넣어 구워 먹는다.

主治・老人의 氣虛, 감기, 기침을 치료한다. 加減・꿀或은 砂糖을 타서 마시면 더욱 좋다. 감기가 없으면 生栗을 빼고 黃栗을 더한다.

53、三子養親湯 (삼자양친탕 寶)

全蝎 (전갈) 七枚
巴豆 (파두) 霜으로한다 一〇枚
木香 (목향)
胡椒 (호초) 各二錢半
朱砂 (주사) 半入半衣一錢 (四g)

主治・모든 氣가 쏟아져 아픈 것을 치료한다. 또 구리가 아픈 것과 옆구리가 아픈 것과 신장기로 아픈 것을 치료한다.

丸法・분말로 한 것을 떡찌듯이 쪄서 麻子크기로 丸을 만들어 朱砂로 옷을 입히고 五~七丸을 생강탕이나 따스한 술로 삼킨다.

55、追風祛痰丸 (추풍거담환 寶)

半夏 (반하) 末六兩 (二四〇g)
南星 (남성) 三兩 (一二〇g)
防風 (방풍)
天麻 (천마)

主治・風과 담으로 인하여 발생한 간질을 치료한다. 丸法・분말로 하여 생강즙과 풀로 梧子크기로 丸을 만들어 ... 다린 물로 七

눈물이 계속 나는 것을 없애고 또 코피 나는 것을 치료한다.
△조금 볶아서 갈아 쓴다.
△베게 속에 넣고 지나면 눈을 밝게 하고 머리의 風症을 없애준다. (本草)
△一日용량 六~一二g

112 地膚子 (지부자) (대싸리씨)

성질은 차고 맛은 쓰다. 오줌의 치료에 쓰이고 방광의 열을 제거하여 소변을 잘 통하게 하는 데 널리 쓰이며 효과가 크다.
△一日용량 六~一二g

113 瞿麥 (구맥) (석죽화)

성질은 차고 맛은 쓰고 맵다. 오줌이 방울방울 떨어지는 것을 치료하고 월경을 잘 통하게 하며 능히 낙태를 시킨다.
△목단피를 부려 이용하고, 海螵蛸와 丹砂를 미워한다. (本草)
△一日용량 六~一二g

114 王不留行 (왕불류행) (장고새)

성질은 평범하고 맛은 쓴다. 風으로 인해 다리가 붓는 증세를 치료하며 월경을 잘 통하게 하고 임산부인의 出産을 촉진시킨다. 또한 젖이 잘 나오게 하며, 그 종기나 등창을 치료한다.

45、小建中湯 (소건중탕 寶)

白芍藥 (二〇g) 五錢
桂枝 (二二g) 三錢　薑五片
甘草 炙 (四g) 一錢　棗四枚
黑糖 (四〇g) 一兩 (녹혀서마신다.)

主治・허로, 속이 급한 것, 배가 아픈 것, 꿈속에 소변이나 정액을 흘리는 것, 목구멍이 건조한 것을 치료한다.
加減・「黃芪建中湯」黃芪를 더한 것인데 自汗을 치료한다. 「當歸建中湯」・當歸를 더한 것인데, 血虛를 치료한다.
[活套]・建理湯」・理中湯을 합한 것의다 허하고 冷하여 배 아픈 것을 치료한다. △氣가 쌓인 疝氣가 위로 치미는 데는 茴香 吳茱萸 胡椒 玄胡索 全蝎등의 香을 더한다. △蚘虫이 극도로 설치는 데는 龍眼肉 二〇g 花椒 烏梅 使君子등속을 더한다. 더함이 심한 데는 人蔘 一二~二〇g을 더한다.
活用・허약児, 夜尿症, 夜啼症

54、人蔘百合湯 (인삼백합탕 寶)

白芍藥
天門冬 各一錢
阿膠珠
百合
白茯苓
白朮

主治・피로로 인한 기침과 붉은 것을 吐하는 것을 치료한다.

蘇子 (소자)
蘿薑子 (나복자)
白芥子 (백개자) 紙上微炒 各一錢

主治・기침과 氣가 急迫한 것을 치료하며 脾가 길러지고 음식이 먹힌다.
加減・허한데는 生脈散 (上二六)을 合한다. 감기 기운이 있는데는 蔘蘇飲 (中二六)을 合한다.

56、淸心滾痰丸 (청심곤담환 寶)

犀角 (서각)
青礞石 (청몽석) 焰硝와 같이 불에 태워서 金色이 되도록 한다.
黃芩 (황금) 酒炒
大黃 (대황) 酒炒 各四兩 各二一六〇g
木香 (二〇g) 五錢
枯白礬 (고백반)
全蝎 炒
皂角 炒各二兩 (四〇g)
白附子 煨
白疆蠶 炒
南星 一二〇g
半夏 分末二四〇g

主治・전병과 간질과 놀라고 미친병을 ...
○一八〇丸씩을 복용한다.

115 葶藶子 (정력자) 두루미냉이씨

성질은 차고 맛은 맵고 쓰다。수분을 잘 통하게 하여 水腫(종기)를 낫게 하고、가래나 천식을 제거하며 肺의 종기 적병을 치료한다。
△성질로서 아주 차가운 약이며 독성이 조금 있다。술과 함께 쓰면 좋고 볶아서 사용한다。△대추와 만나면 白殭蠶을 미워한다。△허약한 사람은 쓰지 말 것이니 자칫하면 사람을 죽인다。(本草)
△一日용량 四~二g

116 罌粟殼 (앵속각) (양귀비껍질)

성질은 깔깔하고 맛은 떫다。이증과 기침에 신기하며 급박한 병의 치료에는 최고이나 지나치게 쓰면 사람의 목숨을 뺏는다。
△一名 御米殼이라고도 한다。△꼭지와 힘줄과 막을 버리고 바깥의 얇은 껍질 부분을 취해서 이것을 초에 적셔 불에 볶거나 꿀을 묻혀 구어 쓴다。△초와 烏梅橘皮와 만나면 효과가 좋다。△성질은 차다 가 좋다。△초와 米(양귀비씨)·성질은 차다 많이 먹으면 대변 소변을 잘 나오게

△쌀뜨물에 담구었다가 불에 말려 쓴다。△血脈을 잘 통하게 하는데 쓰인다。△陽明과 衝脈任脈의 약이다。△것을 잘 내게 하는데 아주 효과가 크다。(本草) △임질치료에 아주 효과가 크다。(資生)
△一日용량 八~二〇g

46、右歸飮 (우귀음 益)

만성복막염의 輕症 가리에스、관절염、신경쇠약、저혈압、고혈압、

熟地黃 (二~三錢至 (八~八〇g)
山藥
枸杞子 (各八g
杜冲 (各二錢
山茱萸 (各八g
附子 炮
肉桂
甘草 炙 (各一錢

主治・이것은 方文인데 火를 더해주는 陽氣가 쇠약하고 음기가 성한것을 치료한다。
加減・氣虛에는 人蔘白朮을 더한다。[活套] 氣虛에 人蔘當歸를 더한것이다。[補元煎]

47、大營煎 (대영전 益)

55、定喘湯 (정천탕 寶)

人蔘 (인삼)
五味子 (오미자)
黃芪 (황기)
杏仁 (各二、八g)
半夏 (반하)
細辛 (세신)
紅花 (홍화)
桂枝 (계지)
甘草 (各一、二g)
麻黃 (十二g)

主治・그렁그렁 천식하는 것을 치

57、龍腦安神丸 (용뇌안신환 內局)

白茯苓 (二二〇g)
人蔘
地骨皮 (지골피)
麥門冬 (各八〇g)
甘草 (各二兩)

皂角 (조각)
朱砂 (各五錢) (二二〇g)
沈香 (二錢半) (二〇g)
麝香 (五分) (一g)
마스한 물로 七〇丸을 복용한

치료하고 一切의 괴상한 질병을 치료하고 전적으로 火를 치료한다。丸法・분말로 한 것으로 물로 梧子크기로 丸을 만들어 朱砂를 입혀 火를 치료한다。

主治・다섯가지 전병과 간질에서 新久 遠近을 不問하고 잘 치료하고 잘 된다。[活套] 天然痘 뒤에 남은 증 또한 열의 모든 증세에도 좋다。丸法・분말로

하고 방광의 氣를 활발하게 한다.

阿芙容(아부용)의 진인데 일명아편이라고 한다. 예전에는 몰랐으나 근래에 와서 쓰는 자가 있다. 이것은 양귀비꽃이 진액이 열매로 되는 아주 무성한 때의 오후에 침으로서의 단한 껍질까지는 안닿게 외부의 푸른 껍질을 세곳에 가량 잘러, 그 다음날 새벽에 그 나온 진을 내다 무칼로 긁어모아 음달에서 말린 것이다. 세속에서는 房術에 쓰고 있다 (本草) △아편 중독을 七日이 되더라도 살아날 수가 있는데 生硼砂 혹은 사탕을 냉수에 타서 마시고 햇볕을 피하도록 한다.(驗方)

117 車前子(차전자) (질경이씨)

성질은 차고 맛은 달고 짜다. 눈을 밝게 해주고 붉은 피똥을 누는 이증을 치료한다. 또한 소변을 잘 통하게 누는데 피오줌 누는데 방울방울 떨어지는 증세에 그 즙을 내어 마신다.(本草) △一日용량 八~一六g
△一名 茉苡(부이)라고도 한다. △뿌리와 잎은 주로 피로하는데 코피 나는데 피오줌 누는데 몹시 볶아서 쓴다.

118 連翹(연교) (이어리나무열매)

성질은 차고 맛은 쓰다. 종기로 인한 독성을 소멸시키고 氣가 모이고 피가 엉켜 있는 증세를 치료한다. 또

熟地黃(숙지황) 三~七錢 (二二~二八g)

當歸(당귀) 二~五錢 (八~二〇g)

枸杞子(구기자)

杜冲(두충) 各二錢 (各九g)

主治・眞陰이 파손된 것과 부인 월경이 지연되고 筋骨이 부족하고 心腹이 아픈 것을 치료한다. 活用・신경통

牛膝(우슬) 一錢半 (六g)

肉桂(육계) 一~二錢 (四~八g)

炙甘草(자감초) 一~二錢 (四~八g)

48、兩儀膏 (양의고 益)

人蔘(인삼) 半斤 (三〇〇g)

大熟地(대숙지) 一斤 (一六〇〇g)

主治・精氣가 크게 이지러진 것을 치료한다. △가래에 이지러진 것에는 貝母를 더한다.

杏仁(행인) 一錢半 (六g)
료하는 神方이다. 〔活套〕實을 살핀 뒤 表에 써야 한다.

片芩(편금)

半夏(반하)

桑白皮(상백피)

蘇子(소자)

款冬花(관동화)

甘草(감초) 各一錢 (各四g)

銀杏(은행) 炒黃 二十一枚

56、解表二陳湯 (해표이진탕 寶)

二陳湯(이진탕) 中九九 加

蘇葉(소엽)

主治・사자우는 소리와 천식하는 것을 식하는 것을

桑白皮(상백피)
하여 꿀로 총 알 크기로 丸을 지어 金箔을 입혀 一丸을 따스한 물로, 여름에는 서늘한 물로 복용한다.

犀角(서각) 各四兩 (各四〇g)

牛黃(우황) 五錢 (二〇g)

龍腦(용뇌)

麝香(사향) 各三錢 (各一二g)

朱砂(주사)

馬牙硝(마아초) 各二錢 (各八g)

金箔(금박) 三十五片

58、當歸承氣湯 (당귀승기탕 寶)

當歸(당귀)

大黃(대황) 各三錢半 (各一四g)

主治・陽的으로 미쳐서 내닫는 것을 치료한다.

한 습기와 열 따위의 증세를 제거한다
△手足少陽 手陽明으로 들
어간다。△심장의 열을 없애고 上焦
열을 제거하는데 종기와 악창에는
시없는 것은 약이다。(本草)
△一日용량 四~八g

119 靑黛 (청대)

성질은 차고 맛은 시다。肝臟熱을
다스리며 어린 아이의 경풍과 간질、
疳蟲으로 腺病質 체질의 이증을 치료
하고 열로 인한 종기를 제거한다。
△여러가지 약물 독을 풀고 蟲을
죽여 물로 만들고 열로 인한 종기와
독성으로 인한 종기에 외부용으로 붙
인다。
△藍實(쪽씨) 해독 작용을 하고 蟲
을 죽인다。(本草)
△一次내복량 一~一, 五g

120 虎杖根 (호장근=감제뿌리)

성질은 약간 따스하고 맛은 쓴다。
번뇌와 갈증을 치료하고 오줌이 방울
방울 나오는 것을 쉽게 잘 나오게 하
며 부인의 月經을 순조롭게 한다。
△一日용량 六~二g

121 萹蓄 (편축=옥매답)

성질은 평범하고 맛은 쓴다。오래
된 가려운 피부병을 치료하고 치질과

賓法・두 가지 약을 맞좋은 물
이나 或은 길게 뻐쳐 흐르는 물
一五공기에 담가 하루 밤을 지
난 후에 뽕나무 장작을 태운 약
한 불과 강한 불로 다려서 진
한 줍을 취하고 만약 물 맛이 남
있거든 재차 물 五~六 공기를
넣고 다려서 줍을 취한다。그
두 줍을 한데 다려서 질그릇에 넣
고 重湯으로 한데 다려 膏로
되도록 한 다음、꿀 二○g을
넣어 저장하고 白湯에 떨어뜨
려 복용한다。

49、貞元飮 (정원음 益)

熟地黃 七~八錢至一~二兩 (숙지황)
甘草 一~二錢 (감초)
當歸 二~三錢 (당귀)

主治・氣가 짧아 천식과 비슷
하게 呼吸이 促急하여 위독한
것을 치료한다。부인의 血海가
항상 이지러진 사람에게는 가
장 이 증세가 많다。
加減・기가 허한데는 人蔘을 더
한다。△手足몹시 냉한데는 官
桂附子를 더한다。

麻黃 (마황)
杏仁 (행인)
桑白皮 (상백피)
紫菀 (자완)
貝母 各五分 (패모)
桔梗 各二g (길경)
薑三片
치료한다。

57、橘皮竹茹湯 (귤피죽여탕 寶)

竹茹 四錢 (죽여)
橘皮 三錢 二g (귤피)
人蔘 二錢 八g (인삼)
甘草 一錢 四g (감초)
棗二枚
薑五片

主治・위가 허
하여 가슴에
열이 나면서

59、莎芎散 (사궁산 寶)

香附子 四兩 二六○g (향부자)
川芎 二兩 八○g (천궁)
主治・코피를 치료한다。분
말로 한 것을 아무 때에나
八g씩 茶淸으로 복용한다。

芒硝 二錢半 一○g (망초)
甘草 一錢 四g (감초)
棗十枚
薑三片

60、犀角地黃湯 (서각지황탕 寶)

生地黃 三錢 二g (생지황)
赤芍藥 二錢 八g (적작약)
犀角 鎊(깎은것) (서각)
牧丹皮 各一錢 (목단피)

어린 아이의 회충, 여자의 陰門에 식창 열과 불결로 생기는 여자 음문 陰門의 침식 악창(惡瘡)을 치료한다.
△一日용량 六~一二g

122 白蒺藜 (남가새)

성질은 따스하고 맛은쓰고 맵다. 가려운 종기와 白癜(백반)、頭瘡(두창) 등을 치료하고 가려서 잘 보이지 않는 눈을 밝게 한다.
△볶아서 가시를 버리고 분말로 해서 쓴다. △一日용량 六~一二g

123 穀精草 (곡정초)(고위귀품)

성질은 따스하고 맛은 맵다. 이가 아픈 증세 입에 종기가 났을 때 목구멍이 부었는 경우에 치료하고、눈도 맑게 하여 밝게 한다.
△一日용량 六~一二g

124 海金砂 (해금사)

성질은 차고 맛은 약간 달다. 소변을 잘 통하게 하며 小腸의 습기와 열을 제거하고 가득찬 종기를 치료한다
△小腸과 방광의 血氣分 약이다(本草) △一日용량 六~一二g

125 蒲公英 (포공영)

성질은 평범하고 맛은 쓰다. 식중

50、比和飮 (비화음實)

人蔘(인삼) 白朮(백출) 白茯苓(백복령) 神麯(신곡) 各一錢
藿香(곽향) 薑三片
陳皮(진피) 棗二枚
砂仁(사인) 甘草(감초) 各二g 各五分
陳倉米(진창미) 一合 四g을더한다

主治·위장이 허하고 구토하며 음식냄새를 맡으면 즉각 구역질을 하고 약냄새를 맡으면 즉각 역질하는 것을 치료한다.
△먼저 순조롭게 흐르는 맑은 물 六ℓ에 伏龍肝을 타서 위의 맑은 물 二ℓ를 연고 이것으로 약을 다려 七分가 되도록 하여 每日三回 冷服한다.

51、金水六君煎 (금수육군전益)

陳倉米 一合 四g을더한다
甘草(감초) 各二g
加減·심하게 허한데는 人蔘 二〇~二八g로 곱절하고 白豆蔲을 더한다

木香(목향)
白茯苓(백복령) 各一錢 棗二枚
乾薑(건강)

거슬러 기침하는 것을 치료한다.

58、實脾散 (실비산實)

厚朴(후박) 白朮(백출) 木瓜(목과) 草果(초과) 薑三片
大腹子(대복자) 附子(부자)炮
白茯苓(백복령) 各一錢 棗二枚
木香(목향) 乾薑(건강)

主治·陰水로서 浮腫된데는 먼저 비위를 實하게 해야 한다. 이를 치료한다.
活套·人蔘을 더하면 더욱 좋다.

主治·코피가 그치지 않는 것과 上焦에 죽은은 피가 있고 大便이 검은 것을 치료한다.
回春에는 黃芩 黃連 當歸를 加味하였다.

61、七生湯 (칠생탕寶)

生地黃(생지황) 生荷葉(생하엽) 生藕節(생우절) 生韭菜(생구채) 生茅根(생모근) 各四〇g 各二兩
生薑(생강) 五錢

主治·피가 입과 코에서 나오는 것과 모든 피가 샘에서 물나는 것과 같고 모든 약이 효과가 없는 것을 치료한다.
活套·生薊汁을 加味하면 더욱 좋다.
△윗약을 찧어 즙을 내고 京墨을 진하게 갈아 즙과 합하여 복용한다.

62、加味逍遙散 (가미소요산實)

牧丹皮(목단피)

主治·담중에 피가 나타나는 것을 치료

독을 치료하고 종기를 소멸시키고 결
핵 따위를 파괴시킨다.

△陽明과 太陰으로 들어간다(入門)

△一日용량 전위용 一、五~三g、 종
기해소용 六~一○g

126
大黃 (대황)
(장군풀)

성질은 대단히 차고 맛은 쓰다. 죽
은 피를 파헤치고 창자에 묵고 쌓인
것을 제거하여 가슴 명치뼈 부분의
氣를 잘 통하게 한다.

△手足陽明으로 들어간다. 그런데
술에 담그었다가 쓰면 太陽으로 들어
가고、 술에 씻으면 陽明으로 들어가
며 아래로 내려가게 할 때는 생것으로
쓴다。 △黃芩을 부려 이용하며 찬물
을 기피하고 말린 옷을 싫어한다。(本
草) △虛實(허실)을 잘 가려서 써야
하며 거짓 實하거나 거짓 虛한 데서
쓰면 鴆(짐)과 비슷하다。(景岳)

△一日용량 완화용 四~一二g、 전위
용 ○、一○五、g

毒草 (독초) 二○種

127
商陸 (상륙)
(자리공뿌리)

성질은 평범하고 맛은 달고 밉고、
독이 대단하다。 赤 白의 두가지 종류
가 있는데 붉은 것은 종기를 해소케
하는 데 쓰이고 흰 것은 수분을
잘 통하게 하는 데 쓰인다。

熟地黃 (숙지황) (二一~二○g)
主治・肺腎의 虛寒水乏하여 담이 되고 기침하고 천식하여 급박한 것을 치료한다.

當歸 (당귀)

半夏 (반하)

白茯苓 (백복령) (各八g) 薑五片

陳皮 (진피) (六g) 一錢半
加減・便이 끄러져 나오는 데는 當歸를 제거하고 山藥을 더한다.

甘草 (감초) 一錢 (四g)

白芥子 (백개자) (氣弱者는 七分(二、八g)라 다.
痰에는 白芥子를 더한다。 陰寒에는 細辛 一g을 더한다。 寒熱에는 柴胡를 더한다。[活套]・氣虛에는 人蔘 胡桃를 더한다。 △담이 성한데는 貝母 杏仁을 더한다。 △冷에는 생강과 桂皮를 더한다。 △氣가 근본으로 돌아가지 못하면 破古紙 五味子를 더한다。 △건조한 痰에는 瓜蔞仁을 더한다。
活用・기관지 천식 기관지염、

59、 分氣飮 (분기음 寶)

甘草 (감초) (各二g) 各五分
主治・붓고 배부르고、 천식하며 숨이 가쁜 것을 치료한다.

桔梗 (길경)

赤茯苓 (적복령)

陳皮 (진피)

桑白皮 (상백피)

大腹皮 (대복피)

枳殼 (지각) 薑三片

半夏麴 (반하곡) 棗二枚

蘇子 (소자)

蘇葉 (소엽) (各四g)

한다。 △火가 있을 때에 쓰이는 것이다。
活用・어깨가 무거울 때、 기가 위로 치받히는 데、 기타 두통

白朮 (백출) (各六g) 各二錢半

當歸 (당귀)

赤芍藥 (적작약)

桃仁 (도인) (各四g)

貝母 (패모) 各一錢

山梔 (산치)

黃芩 (황금) (各三、二g) 各八分

桔梗 (길경) (二、八g) 七分

青皮 (청피) (二g) 五分

甘草 (감초) (一、二g) 三分

63、 清腸湯 (청장탕 寶)

△녹두 또는 黑豆와 반나절 쩌서 콩은 버리고 말려 쓴다. △개고기 쇠 기피하고 마늘을 만나면 효과가 좋다. △물에 끓여 마시면 목 숨을 잃게 한다. 그러므로 行水(행 수)를 하면서도 물에 끓여 마시는 것 을 꺼린다. 이것은 약물 성질이 서로 싫어하기 때문이다. 그래서 의원에서 는 外部用으로 많이 쓸 뿐 가벼이 부로 내복해서는 안 된다.(金匱) △一日용량 一,五~三,○g

128 狼毒(낭독) (오또독기)

성질은 평범하고 맛은 맵고 대단한 독이 있다. 복부에 덩어리가 뭉친 것 을 파헤쳐 주고 괴상한 독창과 악창따 위의 나쁜 종기 및 風으로 인한 습병 을 치료한다. △새와 짐승과 쥐를 죽인다. 묵은 것이 좋다.(本 草) △一日용량 ○,四~○,六g

129 大戟(대극) (버들옷)

성질은 차고 맛은 쓰고 달다. 대단 한 독성을 가지고 있으며, 대 소변을 잘 통하게 하여 물이 고인 종기와 배 속에 뭉쳐 있는 덩어리를 해소시키고 눈이 어찔어찔하고 어두운 것을 치료 한다. △쌀뜨물에 삶아 말려 쓴다. 山藥을 기피한다. △菖蒲 를 두려워하고 山藥을 기피한다. △

52, 清上補下丸 (청상보하한 益)

六味元 加坐劑 上四○ / 五味子(오미자) / 枳實(지실) / 麥門冬(맥문동) / 天門冬(천문동) / 貝母(패모) / 桔梗(길경) / 黃連(황련) / 杏仁(행인) / 半夏(반하)

主治·모진 짐 승의 성냄소 리처럼 으르 렁거리고 寒 氣에 부딪히 면 곧 기침 이 래와 침이 천 를 막아 천 식이 急해지 고 오래도록 낫지 않는 것 을 치료한다 〔活套〕湯으 로써도 좋다

60, 補中治濕湯 (보중치습탕 實)

人蔘(인삼) / 白朮 各四g(백출) / 蒼朮(창출) / 陳皮(진피) / 赤茯苓(적복령) / 麥門冬(맥문동) / 木通(목통) / 當歸 各七分(各二, 八 g)(당귀)

草果(초과) / 甘草 各二g(감초) 各五分

主治·水病을 通治하여 습 속 을 보하고 습 을 움직이 도록 하고 小 便을 잘 나오 도록 한다. 加減·氣가 허한 데는 人 蔘을 배로 하 고, 열이 없 는 데는 黃芩 을 제거 한 다.

當歸(당귀) / 生地黃(생지황) / 梔子炒(치자) / 黃連(황련) / 赤芍藥(적작약) / 黃栢(황백) / 瞿麥(구맥) / 赤茯苓(적복령) / 木通(목통) / 萹蓄(편축) / 知母(지모) / 燈心一團 / 梅一枚

主治·피오줌 을 치료한다. 빈 속에 복용 한다.

一日用量 二~四g △澤漆 大戟의 싹인데 독성이 조금 있으며 水分이 있는 종기를 치료하고 大腸 小腸의 氣를 잘 통하게 한다.(本草)

130 甘遂 (감수)

성질은 차고 맛은 쓰고 달다. 복부에 응결된 덩어리와 가래를 삭하고 얼굴의 浮腫(부종) 및 虫으로 가득찬 복부의 팽만증을 치료한다. 또 수분을 잘 통하게 한다.
△甘草薺○湯에 三日간 담구어 울어나온 검은 즙을 버리고 약간 찌거 나무의 밀가루의 반죽에 싸서 그 독성을 제거하여 사용한다. △遠志를 미워하고 甘草를 반대 적대시한다(本草 △一日用量 一~三g

131 續隨子 (속수자) 一名 千金子

성질은 따스하고 맛은 매우며 독성이 있다. 뭉친 벌레의 毒, 종기를 치료하며 月經을 순조롭게 한다. 또 묵은 것이 쌓인 것을 파헤치는 작용을 하나 함부로 지나치게 시험하지 못한다.
△껍질을 제거하고 종이에 싸서 눌러 그 기름을 뺀 후에 사용한다. △수분을 아래로 내리는 작용은 아주 크지만 독성이 있으므로 지나치게 사용하면 사람이 상하므로 주의를 요한다.(本草) △一日用量 二~三g

---

53、人蔘復脉湯 (인삼복맥탕 保)

瓜蔞仁 (과루인)
黃芩 (황금) 各六○g 各二兩五錢
甘草 (감초) 五錢 (二○g)
六君子湯 上六九 加
麥門冬 (맥문동)
竹茹 (죽여)
五味子 (오미자) 各四g 活用·百日咳, 기관지 천식
主治·숨을 이쉬면서 꾸로 나고 맥이 없는 것을 치료한다.
薑三片 棗二枚

54、丁香柿蔕散 (정향시체산 寶)

丁香 (정향)
主治·大病後 寒하여 胃中이 虛에 숨을

61、人蔘芎歸湯 (인삼궁귀탕 寶)

黃芩 (황금) 五分 (二g)
厚朴 (후박)
升麻 (승마) 各一、二g 各三分
川芎 (천궁) 二錢
當歸 (당귀)
半夏 (반하) 各六g 各一錢半
蓬朮 (봉출)
木香 (목향)
砂仁 (사인)
烏藥 (오약)
主治·피로하여 배가 창만한 것을 치료한다.
薑五片 棗二枚

64、平胃地楡湯 (평위지유탕 寶)

麥門冬 (맥문동) 各七分 (各三g)
甘草 (감초) 五分 (二g)
蒼朮 (창출)
升麻 (승마)
附子 (부자) (炮四g) 一錢
地楡 (지유) (三g) 七分
乾葛 (건갈)
厚朴 (후박)
白朮 (백출)
陳皮 (진피)
薑三片 棗二枚
主治·음이 집결되어 大便 때에 피가 나오는 것을 치료한다. 이것은 음기가 내장에 맺혀서 大腸으로 들어가서 스며 들어가는 까닭이다.

132 莨菪子 (낭탕자) (초우엉씨)

성질은 차고 맛은 쓴다. 충치로 아플 때 훈증하면 아픔이 멈추고, 蟲을 제거하는 데 신통하며 사악한 것을 제거하고 風을 밖으로 몰아낸다.

△一名 天仙子라고도 한다. △독성이 있어서 초에 적셔 불에 말랴 쓴다. △많이 먹으면 미쳐서 내달린다.

△一回용량 ○、一○、五g

133 萆麻子 (비마자) (피마자)

성질은 평범하고 맛은 달고 매우며 약간 독이 있다. 가슴 높이 달고 쎈 것을 열며 머리 꼭대기에 붙이면 산후 陰脫을 수축하고 위장부분과 다리에 붙이면 胎를 내리게 한다.

△소금물에 달여서 그 알맹이를 쓴다. △丹砂와 粉霜에 굴복한다. △蓖麻子를 머은 사람은 一生동안 볶은 콩을 먹지 말아야 한다. 왜냐하면 배가 불러 죽기 때문이다. △기름·풍증에 인한 失音(말못하는 것)을 주로 치료한다. △잎·각기병과 風으로 인한 종기에 쩌서 사용한다.(本草)

△一日용량 (피마자유) 三○~六○g

134 常山 (상산) (조팝나무뿌리)

성질은 차고 맛은 쓰며 맵고 조금 독이 있다. 가래와 학질을 근절시키고 감기로 인한 발열 및 수분으로 차고…

柿蔕 (시체)

들이 나는 소리의 기침을 치료한다.(活套) 혹 蘇合元을 타서 복용한다.

人蔘 (인삼)
白茯苓 (백복령)
橘皮 (귤피)
良薑 (양강)
半夏 (반하) 各一錢
甘草 (감초) 五分 (二g)
薑七片

55、 壯原湯 (장원탕) 寶

人蔘 (인삼)
白朮 (백출) 各八g (各二錢)
赤茯苓 (적복령)

主治·下焦가 虛寒하고 배가 꽉 차고 小便이 잘 안 나오고 氣하여 급박 천식으로 陰囊과 다리가 붓넓…

62、 中滿分消湯 (중만분소탕) 寶

甘草 (감초) 各一錢 各四g
人蔘 (인삼)
桂皮 (계피)
五靈脂 (오령지) 各二g 各五分
蘇葉 (소엽) 四枚
益智仁 (익지인)
半夏 (반하)
木香 (목향)
赤茯苓 (적복령)
升麻 (승마) 各三g 各七分半

主治·배가 꽉 차고 부르며 大小便이 통하지 않는 것을 치료한다.

65、 厚朴煎 (후박전) 寶

赤茯苓 (적복령) 各五分 各二g
乾薑 (건강)
當歸 (당귀)
神麯 (신곡) 炒
白芍藥 (백작약)
人蔘 (인삼)
益智仁 (익지인)
甘草 (감초) 炙 各三分 (各一、二g)
厚朴 (후박) 炒黃
生薑 (생강) 各五兩 各二○○g

主治·大便 때 피 나오는 것과 모든 下血을 치료한다. 이것은 氣가 虛하고 臟이…

서 배가 불룩한 증세를 치료하는 약이다.

△술에 쪄서 초를 적셔 사용한다.

파마늘을 기피하고 砒石에 굴복한다

蜀漆(촉칠)・常山과 같다. 甘草와 어린싹인데용도는 常山과 만나면 설사를 한하게 되고 大黃과 만나면 토하게 되고 △大黃과 △一日용량 常山蜀漆 三~二g (本草)

135 黎蘆(여로) (박새)

성질은 차고 맛은 맵고 쓰고 독이 대단하다. 腸澼(창자속의 물)을 토해 내게 하고 이증을 치료하고 복부의 벌을 죽이는 효과가 있다.

△찹쌀 뜨물에 담가 삶아 쓴다. △細辛 芍藥 人蔘 沙蔘 丹蔘 苦蔘 및 술을 반대하고 大黃을 미워하며 파뿌리를 두려워한다. △一日용량 내복 ○・一~○・三g (本草)

136 附子(부자)

성질은 대단히 뜨겁고, 맛은 맵고 대단한 독이 있다. 약 기운은 곧게 달려 가기만 하고 머물러 있지를 않으며 신체의 上熱下寒의 厥逆(궐역)증하며 腹部와 下焦 부분을 따스하게 하고 풍과 한기와 습기를 축출하여 준다.

△烏頭 烏喙 天雄 附子 側子 모두

破古紙(파고지) 一錢 (各四g) 는 것을 치료한다. 加減・기침에는・桑白皮를 더한다.

陳皮(진피) (各三g) 七分 굴의 부종에는 黃芪仁을 더한다. △다리와 열이

肉桂(육계) 가 움직이지 않는데는 中氣가 답답하게 차다 香烏藥을 더한다. 木

乾薑(건강) 炮 △虚한 데는 人蔘을 더한다.

附子(부자) 炮 데는 人蔘一 二g 附子四

縮砂(축사) (各二g) g을 더한다. 땀나는데는 桂枝芍藥을 더한다. △여름에 천식이 끝나고 땀이 많이 나는데는 麥門 多五味子를 더하고, 옆으로 회전을 못하는 者는 蒼朮澤瀉를 더한다. △습기가 성하면 赤小豆桑白皮를 더한다.

活用・肝經화증, 신장병, 부종

56、復元丹 (복원단實)

澤瀉(택사) 二兩 (一○○g) 主治・心腎의 眞火는 능히 脾肺의 眞土

川芎(천궁)

人蔘(인삼)

青皮(청피)

當歸(당귀)

柴胡(시호)

生薑(생강)

乾薑(건강)

畢澄茄(필징가)

黄連(황련)

黄芪(황기)

吳茱萸(오수유)

白朮(백출) 不足하여 榮衛로부터 스며들어 내는 것이다. 丸法・분말로 하여 물로 梧子크기로丸을 만들어 미음으로 一○○ 丸씩 먹는다.

神麴(신곡)

麥芽(맥아) 炒黄

五味子(오미자) (各四○g)

66、綠袍散 (녹포산實)

黄栢(황백) 主治・잇몸의 치아 자리에서 出血하여 그치지 않는 것을 치료한다. △분말한 것을 치아 자리에 붙이면 금방 피가 그친다.

薄荷(박하)

芒硝(망초)

青黛(청대) 各等分

龍腦(용뇌) 少許

67、當歸六黄湯 (당귀육황탕實)

갈은 물건이다. △手少陰 命門과 三焦의 약이다. △생것(으)로 사용하면 모든 약을 이끌어 각기 가게 하는데 밀가루로 싸서 불에 묻어 구어서 그 껍질과 배꼽을 버리고 썰어 어린 아이 오줌에 담갔다가 불에 말려 쓴다. △乾干과 함께 사용하지 않을때는 열을 발생하지 못하고 虛를 열로써 열을 공격하는 것이고 또 虛를 따라 열을 아래로 내려가게 한다. △蜈蚣을 미워하고 防風 黑豆 甘草 人蔘 黃芪犀角 어린 아이의 소변 烏蘿를 두려워하며 豉汁 대추 엿 검은콩을 기피하니 이것들은 附子독을 정화수를 피하니 (本草) ㅅ어린아이 소변에 五日간 담구었다가 切片(절편)하고 냉수에 껍질과 배꼽을 제거한 후 다시 냉수에 담근다. 또 黑豆와 甘草를 함께 넣어 끓여서 黑豆가 익을 무렵에 꺼내어 그냥 말리거나 불에 말랴 쓴다.(俗方) △人蔘과 熟地黃은 태평 세월을 다스리는 뛰어난 재상감이고 附子와 大黃은 혼란한 시대를 다스리는 훌륭한 장수에 비유할 수 있다.(景岳)
△一日용량 四~七g

137 川烏 (천오) (烏頭)

성질은 대단히 뜨겁고 맛은 매우며 달다. 風으로 뼈가 쑤시거나 또한 습기로 인해 붓는 증세 한기로 인한 죽은 피를 없애고, 체내에 쌓여 있는 것을 파헤쳐 주는 효과가 있다. △제

附子 (부자) 炮 (八〇g) 二兩 — 를 낳는 것인데 지금 火가 이그러지면 眞土를 滋養할 수 없고 眞水를 제압하지 못하기 때문에 土는 ...

草豆蔻 (초두구)

厚朴 (후박) 各二g

木香 (목향) 를 제양할 수 ...

茴香 (회향)

川椒 (천초) 를 ...

獨活 (독활)

厚朴 (후박) 혀가 건조하고 박하며 다리가 냉해지고 ...

白朮 (백출) 略炒(微炒) 한다. △活 一〇첩

橘皮 (귤피)

吳茱萸 (오수유)

桂心 (계심) 各四〇g / 各二兩

肉豆蔻 (육두구) 煨

加減·氣가 허한데는 人蔘 一二〇g을 더한다.
活用·신장염

63、木香順氣湯 (목향순기탕) 寶

主治·탁한 기운이 上部에 있어서 배가 부른 것을 치료한다. 이때는 먼저 中脘을 뜸질을 한 뒤에 이약을 복용한다.

厚朴 (후박) 各五分 各二g

草豆蔻 (초두구)

澤瀉 (택사)

白茯苓 (백복령)

厚朴 (후박)

半夏 (반하) 各一錢 各四g

蒼朮 (창출) 八分 (三、二g)

靑皮 (청피)

陳皮 (진피) 各六分 (二、四g)

草豆蔻 (초두구)

黃芪 (황기) (八g) 二錢

生地黃 (생지황)

熟地黃 (숙지황)

當歸 (당귀) 各四g / 各一錢

黃栢 (황백)

黃連 (황련)

黃芩 (황금) 各二、八分 七分

68、小調中湯 (소조중탕) 寶

主治·잠들었을 때에 나는 땀의 좋은 약이다. 이것은 血虛하고 火가 있는 까닭이다. △氣虛에는 人蔘 白朮을 더한다.

黃連 (황련) 甘草煎水에 담그어 炒乾함

甘草 (감초) 黃連煎水에 담그어 炒乾함

黃連 (황련) 甘草煎水에 담그어 炒乾함

半夏 (반하) 瓜蔞仁煎水에 담그어 炒乾함

薑三片

밥은 附子와 같으며 소금을 첨가하면 더욱 좋다。(本草)
△一日용량 ○、五~一g

138 草烏 (초오) (바곳)

성질이 아주 뜨거우며 독성도 강하고 습기로 인한 마비와 통증을 전부 다 치료한다。
△어린 아이 소변에 담구었다가 볶아서 대나무 칼로 끊어 쓰고 혹은 黑豆와 함께 달여서 쓴다。(寶鑑)
△汁(즙)·이를 射罔이라 한다。효과는 草烏와 同一하다。
△一日용량 ○、一○、四g、 一回 용량 ○、○六g

139 白附子 (백부자) (흰바꽃)

성질은 따스하며 맛은 맵고 독성이 있다。얼굴에 나타나는 병과 血痺(혈비)증、風으로 인한 종기 중풍증을 치료한다。
△陽明으로 들어간다。△불에 묻어 구어 쓴다。△약 기운을 끌고 위로 올라간다。(本草)
△一日용량 ○、五~二g

140 南星 (남성) (두여머조자기)

성질은 뜨겁고 맛은 쓰고 맵고 독이 있다。치솟는 가래를 삭후며 파상풍이 일어나서 근육이 뻣뻣한 것을 치료하고 몸이 당기고 몸이 뻣뻣한 것을 치료하고 풍을 치료하며

---

57 四獸飮 (사수음) 〈寶〉

檳榔 (빈랑) 各二○g 各五錢
人蔘 (인삼)
白朮 (백출)
白茯苓 (백복령)
陳皮 (진피)
半夏 (반하)
草果 (초과)
甘草 (감초)
烏梅 (오매)
生薑 (생강)

主治·七情으로 인하여 痰이 모이고 五臟의 氣가 허해서 학질이 오래 낫지 않는 것을 치료한다。△학질이 발생하기 전에는 五~六첩을 연속하여 복용한다。
加減·심히 허한데는 人蔘 一二~二○g을 곱절한다。△한기에는 生薑 二○~二八g을 곱절한다。△윗약 一二~二○g을 곱절한다。

---

64 淸心蓮子飮 (청심연자음) 〈寶〉

人蔘 (인삼)
當歸 (당귀) 各二g 各五分
乾薑 (건강)
木香 (목향)
升麻 (승마)
柴胡 (시호)
甘草 (감초) 各一、六g 各四分
益智仁 (익지인)
吳茱萸 (오수유) 各一、二g 各三分
蓮子 (연자) 二錢 (八g)
薑三片

主治·심장火가 위로 불타고 올라 입이 마

瓜蔞仁 (과루인) 半夏 煎水에 담그어 以上各等分 炒乾함
主治·一切의 痰火와 모든 이한 병을 치료한다。
加減·或 분말로 하여 良薑다린 물과 함께 풀로 丸을 지어 白湯으로 五○丸씩 먹는다。
△大調中湯·人蔘 白朮 茯苓 當歸 川芎 生地黃 白芍藥을 더 넣은 것인데 즉 八物湯을 合한 것인데 虛하면서 痰火가 있는 것을 치료한다。△또 熱이 쌓여 吐血하는 것을 치료한다。
△每回에 二○g을 다려 복용한다。
△活套·虛痰火에는 六味元을 合한다。△血虛痰火에는 四物湯을 合하고 或 歸脾湯을 合하기도 한다。
△一切의 痰火에는 導痰湯을 合한다。

69 瓜蔞枳實湯 (과루지실탕) 〈寶〉

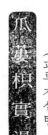

瓜蔞仁 (과루인)
枳實 (지실)

主治·痰이 가슴이 가득 차고 맺혀서 氣가 급한 것을 치료한다。

낙태를 시킨다.

△一名 虎掌(호장)이라고도 한다.

△手足의 太陰으로 들어간다.

묻어 구어 사용한다. △脾臟이 허약하고 황토흙을 버물인 데에는 생강 찌꺼기와 황토흙을 버물인 것에는 생강 찌꺼기를 쓴다.

생강즙과 白礬湯에 南星을 넣어서 황색이 나도록 말린 것을 南星麯이라고 한다. 또한 섣달(十二月)에 南星 분말을 소의 쓸개속에 넣어 바람이 부는 곳에 매어 달아 말린 것을 牛膽南星이라고 한다.(本草)

141 半夏(반하) (개물옷)

성질은 평범하고 맛은 매우며 독성이 있다. 기침과 구토증을 멈추게 하고 脾臟을 튼튼히 하며 위를 열어 주고 습기를 말리며 담으로 인한 두통을 치료한다.

△手太陽과 陽明과 太陰과 少陰으로 들어간다. △생강으로 法製하면 그 독을 없앤다.

△묵은 것이 품질로서 좋다. △皂角을 미워하고 雄黃 생강 乾干 秦皮 거북 등껍질을 두려워하며 烏頭를 반대하고 양의 피, 바닷말, 엿을 기피한다. △생강즙과 白礬을 섞은湯, 혹은 여기에다 皂角汁 혹은 竹瀝 혹은 白芥子를 증세에 따라 더해서 누룩을 만든 것을 半夏麯(반하곡)이라 한다.

△一日용량(四~十二g)

(本草)

58、冷附湯 (냉부탕) 實

主治・학질치

大附子(대부자) (六g) 炮半枚 — 이것은 학질치료한다. 이것은 實하고 脾가 약하고 가슴을

生薑(생강) (一〇g) — 는 것이다. 밤 이슬에 맞힌 후 오전 四시 전후에 冷服한다. 이것은 下達하게 하기 위한 것이다.

大棗(대조) (各一錢g) — 氣가 나거든 꺼내어 다려 먹는다.

人蔘(인삼) — 마땅히 心火를 아래로 내려 보내야 한다. △또 小便이 붉고 희고 탁한 것을 치료한다. △이약은 먹지 못하면서 △도 갈증이 나는 것을 치료한다.

黃芪(황기) — 줌을 따라 精液같은 白物이 나오는 것을 치료한다. 이때는

赤茯苓(적복령) (各四錢) — 붉고 갈갈한 것을 치료한다. △또 오줌을 따라

桔梗(길경)

赤茯苓(적복령)

陳皮(진피) 調服

貝母(패모) 薑汁半匙

梔子(치자) (各一錢g) 竹瀝五匙

59、休瘧飮 (휴학음) 寶

主治・학질을 치료하는데 가장 묘한 약이다. △汗散이

何首烏(하수오) (五錢g)

人蔘(인삼) — 가 회복하지 못하는 것을 元氣가 많아서 △ 혹 陰水陽水 各 一잔으로 다려 복용한다.

白朮(백출)

當歸(당귀) (各三~一六錢g) — 다려 各 一잔으로 복용한다.

車前子(차전자)

黃芩(황금)

麥門冬(맥문동)

地骨皮(지골피)

甘草(감초) (各七分g) — △活套 人蔘 白虎湯을 복용한다. 도 갈증이 나는 데는 먹을 수는 있어

65、生津養血湯 (생진양혈탕) 寶

主治・上消(당뇨병)을 치료한다.

當歸(당귀)

栀子(치자) (各一錢g)

當歸(당귀) (二~四g)

縮砂(축사) 六分

木香(목향) (各五分g)

甘草(감초) (一~二g) 三分

70、加味四七湯 (가미사칠탕) 寶

142 射干 (사간) (범부채)

성질은 차고 맛은 쓰며 조금 독성이 있다. 月經을 순조롭게 하고 죽은 피를 없애주며 목구멍이 부은 증세를 치료한다. 또 口臭(구취, 입안에서 냄새 나는 것)와 종기의 독소를 제거한다.

△一日용량 해열 해독용 三~六g、月經不順에는 一○~一八g 한다.

143 鳳仙子 (봉선자) (봉선화씨)

성질이 따스하고 조금 독성이 있다 굳고 단단한 것을 무르게 하는 효과를 가져서 부인의 난산에 뼈가 여문 것을 무르게하여 출산을 쉽게 해주며 또 목에 고기 가시가 걸린 것을 삭혀 없애고 噎嗝도 치료한다.

△一名 急性子(급성자)라고 한다. △물고기를 삶을 때 몇알만 넣으면 뼈가 곧 물러진다. △복용하는 사람은 치아에 닿지 않도록 해야 한다. △뿌리와 잎은 뼈가 굳은 것과 월경 불통을 치료하고 杖腫(장종)에 부친다. △一日용량 씨는 二、五~五g 뿌리와 잎은 (생것)으로 三○~六○g 다.

144 芫花 (원화)

성질은 차고 맛은 쓰며 독성이 있다. 腸內의 蟲을 죽이고 습기를 제거

60、何人飲 (하인음)

炙甘(三g) 八分 — 다。하루 밤 동안 이슬을 일찌기 溫服하고 식후 오래되어 재차 복용한다。

人蔘(一二~四○) 三錢~一兩 — 主治·학질을 근절시키는데 神效하다。

何首烏(一二~四○g) 三錢~一兩 — 무릇 氣血이 오랫동안 허하여 오랜 학질이 그치지 않는 것을 치료한다。△혹 술과 물로 따른다。

當歸(二~三g) 二~三錢

陳皮(八~一二g) 二~三錢 大虛에는 去한다。

煨薑(三~二○g) 三片 多寒하면 三~五錢 (大虛不必用)

生地黃 麥門冬 各一錢 各四g
白芍藥 生地黃 川芎 黃連 各八分 各三、二g
天花粉 七分 (各二、八g)
知母 蜜炒 黃柏 蜜炒 蓮肉 烏梅 薄荷

61、瓊玉膏 (경옥고) 實

生地黃 取汁 十六斤 (一○kg)

半夏(반하) — 主治·痰氣가 맞혀 목구멍에 답답하고 숨쉬기가 곤란하고, 삼키려 해도 넘어가지 않는 것을 梅核氣라 한다。

陳皮(진피) 赤茯苓 各一錢 各四g
神麯(신곡) 枳實(지실) 南星 炮 各三g 各七分
青皮(청피) 厚朴(후박) 蘇葉(소엽) 檳榔(빈랑) 縮砂 各二g 各五分

薑五片

하며 기침을 멎게 하고 가래를 토해내는 데 사용된다.
△초에 달여 쓴다.(本草) △一日용량 三~四g 한다.(本草) △甘草를 반대

145 烟草(연초) 담배

성질은 뜨겁고 맛은 맵다. 괴상한 악기를 가진 담(가래)을 제거하고 추위로 인한 독기를 몰아내며 風과 습기를 제거한다. 또 벌레를 죽이는 효과가 있다.

△성질이 순수한 陽氣를 띤 것으로서 약의 효과는 잘 달려 가기도 하고 잘 흩어지기도 하여 음기가 머무는데 쓰면 아주 효과가 크다. 그러나 만약 양기가 성하여 넘쳐서 燥(조)와 火가 많은 사람이나, 또 氣가 허약하고 담이 많은 사람에게는 마땅치 않다. 혹시 많이 피워서 취했을 때는 냉수를 한모금 마시면 독이 풀려서 깨어나고 그 후에도 만약 번거럽고 답답하면 흰 설탕을 쓰면 해소된다.(濟衆) △ 담배를 내복하는 예는 좀처럼 드물다

蔓草(만초) 三一種

146 蓽澄茄(필징가)

성질은 따스하고 맛은 맵다. 가래를 삭후고 음식을 소화시킨다. 또한 귀신을 몰아내고 복부가 팽만한 것을 제거하고 왜지거리 하는 것을 치료한

人蔘(인삼) 末(一) 二十四兩 一kg
白茯苓(백봉령) 末(三) 四十八兩 三kg
白蜜(백밀) 煉(六) 十斤 六kg

主治·精髓를 차게 하고 보하여, 머리털을 검어지고 이가 나고, 모든 정신이 함께 만족하여 모든 병을 제거한다.

膏法·윗약을 고루 섞어서 항아리속에 넣고 油紙五겹과 두꺼운 베 一겹으로 구멍을 단단히 봉하고 이것을 다시 銅남비안에 넣고 물을 항아리 入口로 들어가지 않도록 붓고 뽕나무로 五晝夜동안 다리는데 남비안의 물이 줄면 따스한 물을 더 붓는다. 五晝夜에 넣고 내려 水氣가 빠지면 꺼집어 내어 먼저 天地神祇에 제사 지내고 一~二숟가락씩 따스한 술을 타서 복용하는데, 술을 마시지 못하는 사람은 白湯으로 먹는데 每日 一~三回씩 복용하고 닭, 개, 생선을 들지말고 婦人과 초상, 복입은 사람을 보아서는 안 된다.

加減·一方에는 琥珀沈香各二〇g을 더한다.《益壽永眞膏》·天門冬麥門冬枸杞子各 六〇g을 더한다.△一方에는 天

66、活血潤燥生津飮(활혈윤조생진음) 寶

甘草(감초)
天門冬(천문동)
麥門冬(맥문동)
五味子(오미자)
瓜蔞仁(과루인)
麻子仁(마자인)
當歸(당귀)
熟地黃(숙지황)
生地黃(생지황)
天花粉(천화분) 各二g (各五分)

主治·陰症의 黃疸로 肢體가 厥冷하고 저절로 땀나는 것을 치료한다.

71、正傳加味二陳湯(정전가미이진탕) 寶

白豆蔻(백두구)
益智仁(익지인) 各二,三 (各三分)
山楂肉(산사육) 一錢半 六g
香附子(향부자)
半夏(반하) 各四g 各一錢
川芎(천궁)
白朮(백출)
蒼朮(창출)
橘紅(귤홍)
白茯苓(백봉령) 各八分 各三,二g
薑三片
薑二枚

主治·음식이 쌓여 있는 것과 가래를 치료한다. 이것은 비를 보하여 음식을 소화시키고 氣가 돌도록 한다.

다.

△음지쪽으로 향한 것이 고 양지쪽을 향한 것이 胡椒(호초)인 데 호초는 푸를 때 채취한 것이다. (本草) △一日용량 二~四g

147 胡椒(호초)

성질은 따스하고 맛은 맵다. 氣가 머물러 있는 것을 아래로 내리게하고 心腹이 차가와서 아픈 증세를 치료하 며 타박상의 통증을 멈추게 한다.

△많이 먹으면 肺를 상하게 하며 피를 토하고 물고기, 자라, 세균독을 제거하는 효과가 있다. (本草)

△一日용량 一、五~三g

148 山藥(산약) 一名 薯蕷(서여) (마)

성질은 따스하고 맛은 달다. 내부 를 보하며 脾臟을 잘 조화시키고 설 사를 멈추며 신장을 도우는데 효과가 있다.

△手足太陰으로 들어간다. (本草)

△一日용량 一○~二○g

149 兎絲子(토사자) (새삼씨)

성질은 평범하고 맛은 맵고 달다. 꿈을 꾸다가 정액 흘리는 것을 치료 하고 精氣를 도우며 근육을 튼튼히 한다. 또 허리 무릎의 비습병을 다스 린다.

門冬麥門冬地骨皮各 三二○g 을 더한다.

62、斑龍丸 (반룡환) 〔寶〕

鹿角膠(녹각교)
鹿角霜(녹각상)
兎絲子(토사자)
栢子仁(백자인)
熟地黃(숙지황) 各八兩
白茯苓(백복령)
破古紙(타고지) 各一五○g

主治·나이를 뗀히고 수명을 더해준다
丸法·분말로 丸을 만들거나 或은 鹿角膠을 술과 풀로써 좋은 술을 넣어 梧子 크기로 丸을 만들어 생강과 소금물 과
g씩 물로 五○丸 먹는다

63、秘元煎 (비원전) 〔益〕

山藥(산약) 炒

主治·無意識 中 정액을 흘리는 것과 小되는 것과

甘草(감초) 各一錢 各四g

67、茵蔯四逆湯 (인진사역탕) 〔寶〕

茵蔯(인진)
附子(부자) 炒
乾薑(건강) 炮
甘草(감초) 灸 各一錢 各四g

主治·陰症의 黃疸로서 肢體가 厥冷하 고 저절로 땀 나는 것을 치 료한다.

68、果附湯 (과부탕) 〔寶〕

附子(부자) 炮 各二錢半
草果(초과) 各八g
棗二枚
薑三片

主治·脾가 차갑고 학질에서 얼굴이 프르고 떨리고 추워하 는 것을 치료한다.

神麴(신곡) 炒 各二、八g
砂仁(사인)
麥芽(맥아) 炒 各五分
甘草(감초) 灸 一、二g 三分

加減·驚痰에 △一名·炒應丹이라 한다.

72、控延丹 (공연단) 〔寶〕

白芥子(백개자)
大戟(대극)
甘遂(감수) 各等分

主治·가래가 흘러 들어가 서 아픈 것을 입힌다. 옷 朱砂로
加減·驚痰이 덩어리 甲、玄胡索 蓬朮를 더한다. 팔이 아픈 데는 木鼈子 桂心을 더한다. 아픈 것이 심한 데는 穿山 한다.
丹法·윗약을 분말로 하여 梧子 크기로 잘 따스한 물로 七~ 一○丸씩을 복용한다.

〔약초 본초〕

△술에 四~五日간 담구었다가 쪄서 볕에 말린후 갈아서 떡을 만들고 종이 몇장을 함께 넣어 찧으면 곧 분말로 된다。(景岳)

△옛 사람들은 이것을 달여 수시로 먹으면 갈증이 해소되는 것을 알지 못했다。(本草)

△一日용량 八~二○g

150 沙蔘(사삼)(더덕)

성질은 약간 차고 맛은 쓰다。風과 열을 제거하고 고름을 빨아내어 종기를 치료한다。또 폐와 간을 보해 준다。

△疝症과 오래된 기침병을 치료한다。(本草) △易老가 말하기를 沙蔘은 양기를 도우고 陰氣를 도우니 沙蔘과 人蔘과는 서로 상반되어 거리가 멀다고 하였다。(景岳)

△一日용량 六~八g

151 白扁豆(백편두)(변두콩)

성질은 약간 서늘하다。술의 독을 제거하고 氣를 아래로 내리게 하여 신체의 氣를 中部에서 화하게하고 근육이 꼬이는 곽란증을 치료한다。

△花(화)·대하증과 설사, 이증을 치료한다。△藤(등, 덩굴)과 葉(엽, 잎사귀)·곽란을 치료한다。(本草)

△一日용량 二○~五○g

152 五味子(오미자)

〔便이 탁한증 치료방〕

芡仁(감인)炒
酸棗仁(산조인)炒
人蔘(인삼)
金櫻子(금앵자) 各八g
白朮(백출)炒
白茯苓(백복령) 各一錢半
甘草(감초)炙 一錢(四g)
遠志(원지)炒 八分(三g)
五味子(오미자) 二g 十四粒

便이 탁한증을 치료한다

加減·허한데는 黃芪를 더한다。△열이 있는 데는 苦蔘을 더한다

△음식과는 멀리하여 복용한다。

活用·早漏症 下出症

64、四君子湯(사군자탕) 寶

人蔘(인삼)

主治·眞氣가 허약한 것을 보하고 氣가 …

69、柴陳湯(시진탕) 寶

柴胡(시호)
半夏(반하) 各二錢
人蔘(인삼)
黃芩(황금)
陳皮(진피)
赤茯苓(적복령) 各一錢
甘草(감초) 五分(二g)
薑三片 棗二枚

主治·담이 있는 학질을 치료한다。△담으로 인한 열과 가슴이 더부룩한 것을 치료한다。

加減·(活套) 더부룩한 것을 때는 檳榔, 草果, 神麯등을 더한다。△더위에는 香薷白扁豆를 더한다。

70、露薑飲(노강음) 寶

生薑(생강) 四兩(一五○g)

主治·담의 학질을 치료한다。

△(活套)熱이 심하고 복잡 건조

73、竹瀝達痰丸(죽력달담환) 寶

半夏(반하)薑製
陳皮(진피)去白
白朮(백출)微炒
白茯苓(백복령)
大黃(대황)酒浸
黃芩(황금)酒炒
靑礞石(청몽석) 焰硝一兩(四○g)과 함께 태워서 金色이 되게 한다 各二兩(八一g)
人蔘(인삼)
甘草(감초) 各一兩半(六○g)
沈香(침향) 五錢(二○g)

主治·능히 담을 움직여서 大便을 따라 나오도록 하고 元氣는 손상시키지 않는다。

성질은 따스하고 맛은 시다。폐와
신장의 부족을 보하여 갈증을 멎게하
고 오래된 기침병을 치료하며 虛하고
피로한 증세를 치료한다。
△手太陰 血分과 足太陰 氣分으로
들어간다。
△烏頭를 미워한다。
△꿀로 쪄서 쓰나 기침병
에는 생것으로 사용한다。
△맛이 신맛이므로
收斂하니 많이 먹으면 虛하여 열이날
우려가 있고 여름철에 계속 복용하면
肺의 기운을 더하게 하므로써 상부의
원천을 도우고 하부의 신장을 보하게
한다。△껍질은 맛이 쓴맛이 있는데 전체
로서는 맵은 맛이 있어 이로써 다섯
가지 맛을 다 가지고 있다。(本草)
△一日용량 四~一○g

153 使君子 (사군자)

성질은 따스하고 맛은 달다。여러
가지 종류의 벌레를 죽이고 어린아이
의 食病인 疳疾을 치료하며 탁한 것
을 맑게 하는 약효가 있다。또한 설
사와 이증을 치료한다。
△껍질은 버리고 잿불 위에 그슬려
사용한다。△어린 아이의 온갖 병을
치료하는데 매월 상순경에 새벽 空腹
에 사군자 몇개 또는 그 껍질을 달여
마시면 다음날 벌레가 모두 죽어 나온
다。△껍질 역시 살충 작용이 있다。
(本草)△소아 一回용량 四~六g

65、擧元煎 (거원전)

人蔘(인삼)
黃芪(황기) 炙(各一二各 三~五錢)

主治・氣가 허하고 아래로 빠져 子宮出血이 激甚하고 피를……

白朮(백출)
白茯苓(백복령)
甘草(감초) 炙(各五g)

加減・[人蔘湯] 黃芪湯

各一錢二分半된 것을 치료한다。△〔八物湯〕・四物湯을 合한 것이다。△〔十全大補湯〕・四物湯을 合하고 또 黃芪 肉桂各四g 陳皮를 더한 것이다。△〔異功散〕・六君子湯 陳皮를 더한 것이다。△〔六君子湯〕・陳皮半夏를 더한 것이다。△허해서 설사하는 데는 黃芪升麻柴胡 防風을 더한다。△활용・냉에 桂附子를 더한다。△종기에는 猪苓澤瀉를 더한다。△더위에는 香薷白扁豆 白檀香를 더한다。△活用・五苓散(下一○)을 合한다。

은 것을 氣가 적
한다。짧고 氣가 적
몸이 허
加減・[人蔘湯] 黃芪
를 더한 것이다、
하고 손상
된 것을 치
료한다。

71、平陳湯 (평진탕)

白朮(백출)
蒼朮(창출)
半夏(반하) 各八g
厚朴(후박)
陳皮(진피)
赤茯苓(적복령) 各一錢 二分半
甘草(감초) 七分 (二、八g) 棗二枚 薑三片

白朮(백출) 짧고 氣가 적은 것을 치료한다。△生강 一六○g를 껍질채로 짓찧어 自然汁을 取하여 얇은 집으로 덥고 하룻밤 이슬을 맞히고 새벽 三시에 마신다。……하면 淸心元一丸과 같이 복용한다。

蒼朮(창출) 主治・음식으로 인한 학질을 치료한다。加減・[活套]・열이 있는데는 柴胡八~一二g와 黃芩四~八g을 더한 체증에는 山鬱肉神麯檳榔烏梅를 더한다。

72、淸脾飮 (청비음)

74、開氣消痰湯 (개기소담탕)

桔梗(길경)
便香附(변향부)
白殭蠶(백강잠) 炒(各四g)
陳皮(진피)
片芩(편금)
枳殼(지각) 各三g
前胡(전호)
半夏(반하)
枳實(지실)
羌活(강활) 薑三片

主治・胸中애 이르기까지 목 구멍이 좁아지고 실(線)과 같이 가늘게 살이 아픈 것과 手足에 함께 胡桃같은 核이 있는 뜨렷이 있는 것을 치료한다。

154 木鼈子(목별자) 一名 馬錢子

성질은 따스하고 맛은 달다. 여러 가지 종기의 독소를 제거하고 젖몽오리를 낮게 하며 허리가 아픈 증세를 치료한다.

△개가 먹으면 선채로 죽으니 大毒이 아니면 어찌 이같은 일이 있겠는가! (景岳)

△一次용량 ○.○五~○.二五g

155 馬兜鈴(마두령) 쥐방울

성질은 차고 맛은 쓰다. 신체의 치루에 훈을 하는 데 쓰이고 천식을 진정시키고 담을 없애고 폐의 열로 인한 해수병을 치료한다.

△手太陰으로 들어간다. (本草). 껍질과 껍질에 싸인 막을 버리고 씨를 취하여 약간 볶아서 쓴다. (本草)

△一日용량 八~二g

156 牽牛子(견우자) 나팔꽃씨

성질은 차고 맛은 쓰며 독성이 있다. 물이 가득찬 물로 쌓인 종기를 치료하며 虫으로 인해 배가 부른 증세 힘줄이 당기는 뱃병을 다스린다. 또 체하고 막힌 증세를 흩어지게 하는 효과가 있다.

△一名 黑丑 白丑이라고 한다. 白은 金(肺)

△黑白의 두가지가 있는데 黑은

66、歸脾湯 (귀비탕寶)

主治・근심과 생각으로 피로하여 심장과 비장을 상하게 하여서 잘 잊어버리는 것과 두려워하는 증세를 치료한다. 또 걸핏하면 정액을 흘리는 증세를 치료한다.

加減・活套 △虚火로 피를 吐하는데는 便香附子를 더한다.

主治・음식으로 인한 학질을 치료한다. △이것은 小柴胡湯으로 인한 학질을 치료한다.

재료:
- 當歸(당귀)
- 龍眼肉(용안육)
- 酸棗仁(산조인) 炒
- 人蔘(인삼) 薑五片
- 黃芪(황기) 棗二枚
- 白朮(백출)
- 白茯神(백복신) 各一錢
- 升麻(승마) 五~七分(二~三g) 活用・少氣
- 白朮(백출) 炒 各一~二錢
- 甘草(감초) 손실한 증세를 치료하는데
- 黃芪(황기)
- 半夏(반하)
- 柴胡(시호)

손실한 증세를 치료하는데 쓰는 當歸 熟地黃 가지고는 不利할 경우를 치료한다.

73、芎歸鼈甲散 (궁귀별갑산寶)

主治・피로로 인한 학질을 치료한다.

이것은 小柴胡湯, 二陳湯合方이다. 常山八g을 더하여 복용하면 근절시키는데 가장 묘한 것이다.

재료:
- 鼈甲(별갑) 二錢(八g)
- 白朮(백출)
- 草果(초과)
- 赤茯苓(적복령) 薑三片
- 厚朴(후박) 棗二枚
- 青皮(청피) 各四g
- 甘草(감초) 五分(二g)
- 各一錢
- 荊芥(형개)
- 檳榔(빈랑)
- 威靈仙(위령선) 各二g
- 射干(사간) 各五分
- 木香(목향)
- 甘草(감초) 各二~三分 各五分

75、滾痰丸 (곤담환寶)

主治・濕, 熱, 痰이 생기는 것 변하여 百病이 생기고 이 생기는 것을 치료한다.

丸法・분말로 하여 물로 丸을 지어 梧子크기로 茶淸 温水로, 잘때 운이 목구멍에 먹어 약기...

재료:
- 大黃(대황) 酒蒸
- 黃芩(황금) 各八兩 各三○
- 青礞石(청몽석)
- 沈香(침향) 五分(二g○)

에 속하고 黑은 水(腎)에 속하는데 성질이 대단히 맹렬하여 기를 내리고 수분을 통하게 하는 힘이 대단히 크다. (本草) △술에 버물러 그중에 윗부분을 四兩가량 취하여 사용한다. 생것 그대로 쓰면 그 효과가 더욱 맹렬하다(入門) △一日용량 二~五g

157 瓜蔞仁(과루인)(하눌타리씨)
성질은 차고 맛은 달다. 기침과 열 맺힌 것과 번뇌와 갈증을 풀어준다. △종이에 눌러 그 기름을 뺀 후 사용한다.(本草) △一日용량 八~二g

158 天花粉(천화분)(하눌타리뿌리)(하눌 타리분)
성질은 차고 맛은 쓰다. 열로 인해 발생한 가래를 삭후고 종기의 고름을 빨아내며 소독의 효과 있다. 또 번뇌와 갈증을 해소한다. △瓜蔞仁 뿌리이다. △乾干을 미워하고 그 즙을 말려 쓴다. △생것을 찧어 비단 천에 걸러 그 즙을 말여 牛膝 乾膝을 두려워하고 烏頭를 반대한다.(本草) △一日용량 八~二g

159 葛根(갈근)(칡뿌리)
성질은 평범하고 맛은 달다. 술의 독을 풀로 상한 것을 치료하며 맛은 달다. 寒氣

遠志 원지
게 볶은 乾干 四~八g을 더한다. △子宮에 피가 아져 나오는 것이 오래된 것은 人蔘을 쓴다

木香 목향 五分

甘草 감초 三分 (一~二g)
風升麻航桑속을 더하는 데는 熟地黃을 더하고, 잠이 오지 않는 데는 熟地黃 二〇~二지 않는 데는 熟地黃을 더한다. 바로하고 地榆, 荊芥, 防

活用・各種出血, 위궤양, 피오줌, 不眠症, 식욕, 月經不順, 不姙症, 히주테리, 신경쇠약,

67、鎭陰煎 (진음전 益)

熟地黃 숙지황 (四〇~八〇g)
附子 부자 炒(五~七分或一~三錢)
牛膝 우슬 (八g) 二錢
澤瀉 택사 (六g)半 一錢半
肉桂 육계 (四~八g) 一~二錢

川芎 천궁
當歸 당귀
赤茯苓 적복령
赤芍藥 적작약
半夏 반하
陳皮 진피
青皮 청피 各一錢
薑五片
棗二枚
梅一枚

74、露薑養胃湯 (노강양위탕 寶)

生薑 생강 (一五〇g) 四兩
主治・오래된 학질로서 三五日에 一번씩 재발하는 것을 치료한다. △生薑四兩(一五〇g)에서 汁을 내어 하룻밤 동안 두었다가 다음날 오전 三시에 마신다

과 가슴 사이에 머물도록 해야 한다. △一方에는 朱砂를 입히기도 한다. 青礞石二兩(四〇g)과 焰硝一兩(四〇g)을 함께 항아리 안에 넣고 뚜껑을 덮고 진흙처럼 마른 다음에 불로 구어 식으면 꺼내는데 이 青礞石이 金色으로 되어야 한다.

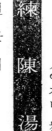

76、練陳湯 (연진탕 衆)

苦練根皮 고련근피 二錢(八g)
陳皮 진피
半夏 반하
赤茯苓 적복령 各四g 各一錢
甘草 감초 (二g) 五分
薑三片
主治・小兒蛔虫을 치료한다.
加減・체증을 껴을 때는 山査肉, 神麴, 檳榔을 더한다. 심할 때는 使君子를 더한다. 아픔이 더한다. 烏梅를 더한다.

77、萬全木通湯 (만전목통탕 寶)

肉桂 육계 (四~八g) 一~二錢
피를 이루게 라서 넘쳐 큰 코피가 따라서 피가 吐血과 큰 코피를 이루게

어준다. 학질과 갈증을 다스린다. △陽明으로 들어간다. △葛粉・갈증을 없애고 술독을 푸며 오줌이 잘 나오게 한다. △葛花・술독을 제거하고 大便뒤에 잇따라 나오는 피를 다스린다. △葛葉・주로 쇠연장으로 다친 상처에 지혈 작용을 한다. △一日용량 갈근 一○~三○g

160 天門冬(천문동) 성질은 차고 맛은 쓰며 달다. 肺癰(폐옹)과 肺痿(폐위)를 치료하고 천식증세를 다스리며 열이 있어 발생한 가래를 삭훈다. △肺와 콩팥의 氣分으로 들어간다. △따뜻한 물에 담가 그 心을 빼고 쓴다. △쇠를 기피한다. △三虫을 죽인다.(本草) △一日용량 六~一○g

161 百部根(백부근) 성질은 약간 차고 맛은 달다. 피로해서 뼈가 쑤시는 듯하게 아픈 노제병(폐병)을 치료하며 疳疾(감질)을 다스리고 회충을 구제한다. 또 오래된 해숫병을 치료한다. △술에 담구었다가 약간 따뜻하게 사용한다.(本草)

162 何首烏(하수오) 성질은 평범하고 약간 따뜻하며 맛은 쓰고 쓰다. 精氣를 더하고 머리카락을

炙甘(자감) 一錢(四g)

되는데 脈이 가늘고 四肢가 冷한 것은

加減・구역질을 치료하는 것과 같으므로 목구멍이 아프고 上部에 熱이 나는 者는 서늘하게 복용한다. △氣가 빠져 없어지는 데는 人蔘을 더한다.

格陽을 치료하는 것과 같으므로

68、四物湯(사물탕)
熟地黃(숙지황)
白芍藥(백작약)
川芎(천궁)
當歸(당귀) 各一錢三分半

主治・血病을 통치한다.
加減・다리가 아프고 피에 열이나는데는 知母 黃栢牛膝을 더한다. △허해서 가려운 데는 黃芩 浮萍草末을 더한다. △봄에는 川芎을 더하고 여름에는 芍藥을 배로하고 가을에는 地黃을 배로하고 겨울에는 當歸를 배로한다. △봄에는 防風을 더하고, 여름에는 黃芩을 더하고, 가을에는 天門冬을 더하고, 겨울에는

75、雙解飮子(쌍해음자)
肉豆蔲(육두구) 半은 生 半은 煨
草豆蔲(초두구) 各一枚 半生半煨
厚朴(후박) 一寸(三三cm) 半生半薑
大甘草(대감초) 二兩(二g) 半生半炙 棗二枚
生薑(생강) 一塊 半生半煨

主治・장기(瘴氣)
學질을 치료하는 데에 神효한 약이다. △一名生熟飮이라 한다. 一名、交解飮 梅二枚

76、加減淸脾飮(가감청비음)
小柴胡湯(소시호탕)(中二五)
人蔘養胃湯(인삼양위탕)(中一六)
桃枝(도지)
以上二方을 合方하고 加 薑五片 棗二枚

滑石(활석) 二錢(八g)
木通(목통)
赤茯苓(적복령)
車前子(차전자) 炒
瞿麥(구맥) 各四g 各一錢

主治・방광의 열과 小便하기가 어렵고 小便色이 누른 것을 치료한다. △분말로하여 물에 타서 복용하거나 或은 썰어서 다려 복용해도 좋다.

78、導赤散(도적산)
生地黃(생지황)
木通(목통)
甘草(감초) 各一錢
燈心 一團

主治・小腸熱로서 小便이 잘 안나오는 것을 치료한다.
加減・(移熱湯)・四苓湯 (下一○)을 合한 것인데 입안이 물크러진 것과 심장과 위장에 열이 막혀서 입에 생긴 것을 치료한다. △一方에는 竹葉을 있고 燈心이 없다.
活用・莖中痒痛 黃連・麥門冬을 더한다.

검게하며 얼굴을 아름답게 한다.
△강원도에서는 「운조롱」 황해도에서는 「새박뿌리」라 한다.〔寶鑑〕
△肝과 腎臟의 약이며 白何首烏는 氣分으로 赤何首烏는 血分으로 들어간다.〔寶鑑〕
△쌀뜨물에 담구었다가 볕에 말리거나 혹은 黑豆와 함께 쪄서 말린다. 또 이와 같이 해서 아홉번 반복한다.
△쇠와 여러가지 종류의 피, 비늘이 없는 고기, 무우, 파, 마늘을 기피하고 朱砂에 굴복한다.〔本草〕
△一日용량 一○~二○g

163 萆薢 (비해)(멸앳뿌리)

성질은 따스하고 맛은 달고 쓰다.
風氣 寒氣 濕氣의 三氣로 인해 붓고 아픈 증세를 치료하며 허리 등 부분이 차가와서 아픈 증세를 다스린다.
또 精氣를 돕는다.
△一名 竹木이라고 한다.
△足陽明과 厥陰으로 들어가며 風과 습기를 제거하는데 효과가 크다.
△술에 담갔다가 쓴다.
△大黃 柴胡 前胡를 두려워한다.〔本草〕
△一日용량 一五~二五g

164 土茯苓 (토복령)(상비해)

성질은 평범하고 맛은 달고 담담하다. 곡식 대용으로 사용해도 된다.
△감기를 겪을 때에는 香附子 木香을 더한다. 음식을 겪었을 때는 香附子 乾葛을 더한다. 체한 데는 香附子 木香을 더한다.
風을 제거하며 輕粉毒을 해소시킨다. 설사를 멈추고...

桂枝를 더한다.
△〔活套〕·合方法은 四君子湯(上六四)를 보라.
△피가 허하여 月經이 고르지 못한 데는 香附子 益母草 吳茱萸 肉桂 人蔘 등속을 더한다.
活用·월경이나 白帶下 子宮出血 모든 빈혈증 벽비 産後에 허가 짓무르는 것 血熱 月經不順 下出血 産後頭痛

69、六君子湯 (육군자탕)〔寶〕

半夏 (薑三片 棗二枚)
白朮 (各六g)
陳皮 (各一錢半)
白茯苓
人蔘 (各四g)
甘草 炙 (二g)

主治·氣가 허하고 담이 성한 것을 치료한다.
加減·〔活套〕虛冷에는 생강, 桂를 더한다. 담이 많은 데는 桂枝 黃芪를 더한다. 피가 건조한 데는 熟地黃 當歸 白芍藥을 더한다. 기침에는 貝母 五味子를 더한다. 氣가...

77、柴平湯 (시평탕)〔寶〕

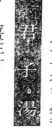

柳枝 (各三寸 cm)
柴胡 (시호)
蒼朮 (창출) (各八g)
厚朴 (후박) 薑三片
陳皮 (진피) 棗二枚
半夏 (반하) 梅一枚
黃芩 (황금) (各四g)
人蔘 (인삼) (各一錢)
甘草 (감초) (各五分)

主治·모든 학질을 치료한다.

78、牛膝煎 (우슬전)〔益〕

79、八正散 (팔정산)〔寶〕

瞿麥 (구맥)
大黃 (대황)
木通 (목통)
萹蓄 (편축)
滑石 (활석)
梔子 (치자)
車前子 (차전자)
甘草 (감초)
燈心 (등심)
(各一錢)

主治·방광에 열이 쌓여 소변이 막힌 것을 치료한다.
活用·下焦熱 陰蝕瘡

80、滋腎丸 (자신환)〔寶〕

△一名 仙遺糧(선유량)이라고 한다.
△차(茶)와 소 양 닭 거위 물고기 술
국수 房事를 기피한다.(本草)
△一日用量 二○g

165 白斂(백렴) (가위톱)
성질은 약간 차고 맛은 달다.
중기 헌데 귀머거리 아이의 학질驚
癎(경간)을 치료한다. 또한 여자의
陰中에 생긴 종기로 인한 통증을 다
스린다.
△내복으로 一日用量 二~六g

166 山豆根(산두근)
성질은 차고 맛은 쓰다. 목구멍에
종기가 나서 아픈 증세를 치료하고
뱀 벌레로 상한 데에 외부응으로 쓴다
△俗名으로 金鎖匙라고 한다.
△一日用量 四~八g

167 威靈仙(위령선)(술위나무뿌리)
성질은 따스하고 맛은 쓰다. 허리
무릎 부위의 冷氣로 인한 통증을 치
료하고 쌓인 가래를 삭으며 風과 습
기로 인해 힘줄이 당기며 붓는 뱃병
을 다스린다.
△太陽經으로 들어가고 十二經脈을
통한다. 아침에 복용하면 저녁에 효
과가 나타나는데 허약한 사람은 복용

을 때는 神麵 砂仁 枳實을 더
한다. △浮腫에는 四苓散(下一
○)을 合한다.
活用·만성위장가달 胃弱症 만
성복막염 惡阻 신경쇠약 위암
위궤양(止血後)

70、 安蛔理中湯 (안회이중탕 衆)
主治·脾가 허하여 蛔으
로 아픈 것을 치료한다.

白朮 一錢(四g)
乾薑 三十粒 花椒
人蔘 梅二枚
加減·[活套] 蔘 생강을 倍
로하고 桂心을 더하고 或
龍眼肉 一二

白茯苓 各三g 各七分 ~二○g을
더한다.
活用·小兒虫腹痛

71、 蔘芪湯 (삼귀탕 寶)
主治·氣가 虛하여 오줌
을 흘리는 것을 치료한다.

人蔘
黃芪 蜜炒
한다.
加減·老人에는 附子를 더

當歸
主治·학질을 근절시키는 데

陳皮 各三錢 (八g)
기가 흐려졌는데도 氣血
이 조금 허한 것을 △술한공
기에 다려 복용한다.

牛膝 二錢
기에 하룻밤 동안 담가 두었다
가 물 한 공기로 다려 복용한
다.

79、 追瘧飲 (추학음 益)
何首烏(四g) 一兩
主治·학질을 근절시키는데
神效하다. 氣血은 아직
쇠약하지는 않고 학질로서
막힌 것을 치료한다.

青皮
陳皮
當歸
柴胡
半夏

복용하고
기 따스하게
다음날 일찌
이슬을 맞혀
것을 하룻밤
다려 반이 된
한 시내물 각각
다. △샘물
그치지 않는
것을 치료한
뒤에도 병이
가끔 흘러진

81、 大分清飲 (대분청음 寶)
主治·열이 쌓여서 막히
고 맺혀서 소변이 잘 안통
하는 것과 황달 피오줌
임질로서 치막힌 것을 치
료한다.
加減·황달에
는 茵陳을 더
한다.
分淸飲]·木通
車前子를 빼
고 薏苡仁 厚
朴을 더한 것
인데, 습기의
체증으로 인
한 △[小

赤茯苓
澤瀉
木通
猪苓
梔子
枳殼
車前子 各一錢
各四g
다.

黃栢 並酒炒 各四g
知母 各二兩
官桂(二g) 五分
으로 一○○丸씩을 복용한다.
主治·갈증은
없으면서 小
便이 막힌 것
丸法·윗 약
을 분말로 하
여 梧子 크기
로 丸을 지어
빈 속에 白湯

약재

해서는 안된다。물소리를 듣지 않는 것이 좋다。△술에 씻어 쓴다。(本草)
△一日용량 六~一〇g

168 茜草(천초)(꼭두선이)
성질은 차고 맛은 쓴다。주로 모든 혈증(血症)을 다스리는데、축나고 상한 것과 벌레 독과 허물어서 열이 발생하는 것을 치료한다。
△手足의 厥陰血分으로 들어간다。
△쇠를 기피한다。
△一日용량 八~一二g

169 防己(방기)
성질은 차고 맛은 쓰다。종기를 소멸시키고 風과 습기로 인한 다리의 통증을 없애주며 방광의 열을 제거하여 소변이 잘 통하도록 한다。
△太陽으로 들어가서 十二經脈을 통한다。△下焦에 열이 있는 것을 확인한 후에 사용한다。(本草)
△一日용량 六~一二g

170 通草(통초)(으름넌출)
성질은 약간 차고 맛은 달다。주로 방광의 치료약이며 종기와 덩어리를 풀어 헤치고 乳房의 氣를 잘 통하게 한다。
△一日용량 八~一〇g

72、四柱散 (사주산 寶)

白茯苓 (백복령)
當歸 (당귀) 薑三片
熟地黄 (숙지황) 棗二枚
陳皮 (진피) 各一錢 (各四g)
白朮 (백출)
益智仁 (인지인) 八分(三g)
升麻 (승마)
肉桂 (육계) 各二g (各五分)
甘草 (감초) 三分(一、二g)
木香 (목향)

主治・元臟이 虛寒하여 大便이 …

80、黃連清心飮 (황련청심음 寶)

甘草 (감초) 各二錢(各三g) 식사한 뒤에 오래 되어서 재차 복용한다。
黄連 (황련)
生地黄 (생지황)
當歸 (당귀)
甘草 (감초)
白茯神 (백복신)
酸棗仁 (산조인) 炒
遠志 (원지)
人蔘 (인삼)
蓮肉 (연육) 各等分

主治・君火(心火)가 움직이고 相火(腎氣)가 이에 따라서 精液을 싸는 것을 치료한다。

82、禹功散 (우공산 衆)

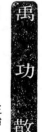

陳皮 (진피)
半夏 (반하) 薑製
赤茯苓 (적복령)
猪苓 (저령)
澤瀉 (택사)
白朮 (백출) 炒
木通 (목통)
條芩 (조금)
山梔 (산치) 炒 各一錢 (各四g)
升麻 (승마) 三分(一、二g)

主治・小便不通을 치료한다。小便不通에 百法이 다 효과를 나타내지 못한데는 이 약을 먹고 낫지 않는 법이 없다。
△시간의 여하를 불구하고 복용하며、그 시간에 닿 더듬어 뒤져서 토하도록 한다。이것은 말하자면 적(硯滴―벼루물을 넣는 기구)의 윗구멍을 막으면 아래 구멍에서 물이 안 나오고、빼면 물이 흘러나오는 것과 같은 이치이다。

171 木通(목통) (으름나무뿌리)

성질은 차고 맛은 달다. 체하여 있는 것을 잘 통하도록 하여 편안하게 하고 小腸이 열로써 氣가 막힌 것을 틔워서 주며 월경이 잘 통하도록 한다.
△手厥陰과 手足 太陽으로 들어간 다.
△수분을 잘 통하게 하는 것이 琥珀과 같다. (本草)
△一日용량 六~一〇g

172 鈞鉤藤(조구등)

성질은 차고 맛은 쓰며 깔깔하다. 어린 아이의 경기와 간질병과 손과 발과 입과 배의 근육이 당기고 꼬이는 증세를 치료한다.
△手足 厥陰으로 들어간다. △갈 구리 부분을 사용한다.
△一日용량 어른 四~八g (本草)

173 忍冬(인동) (겨우살이넌출)

성질은 약간 차고 맛은 달다. 춥고 열이 나는 증세의 초기와 열로 인한 이증 및 갈증을 치료한다. 또 종기의 독도 아울러 다스린다.
△성질이 따스하다는 說도 있다.
△독성은 없고 쇠를 기피한다.
△金銀花의 덩굴이다.
△一日용량 一〇~二〇g (本草)

73、八桂散 (팔주산) 寶

主治・大便이 미끄러지게 설사하여 금할수 없는 것을 치료한다.

白茯苓(백복령) 薑三片 棗二枚 설사하는 것을 치료 한다.
人蔘(인삼) 鹽小許 加減・(六) 桂散・더한 것이
附子(부자) 炮(各五g) 二分半 더한 것이 肉豆蔻를 訶子
人蔘(인삼)
白朮(백출)
肉豆蔻(육두구)
乾薑(건강) 炒 薑三片
訶子(가자) 炮 梅一枚
附子(부자) 炮 燈心團
鶯粟殼(앵속각) 蜜炒 각

81、七氣湯 (칠기탕) 寶

主治・七情이 담답하게 맺 혀서 心腹이 아픈 듯이 졸리는 것을 치 료한다.

甘草(감초) 灸(各三g) 各七分
官桂(관계)
人蔘(인삼)
半夏(반하) 三錢(一二g)
薑三片

82、四七湯 (사칠탕) 寶

主治・氣가 어리고 맺혀 서 痰의 모양이 或 매화나무 열 매의 알맹이와 같고、넘기려 해도 나오지 아니하고

半夏(반하) 二錢(八g)
赤茯苓(적복령) 分一錢六
厚朴(후박) 一錢二分(五g)
蘇葉(소엽) 八分(三g) 棗二枚 薑七片

83、枳縮二陳湯 (지축이진탕) 寶

主治・關格으로서 아래위 가 서로 통하지 않는 것을 치료한다. 이 것은 痰이 中焦에 가로막 힌 까닭이다.
△竹瀝과 木香 沈香을 진 하게 갈은 물 을 넣어서 복 용한다.

甘草(감초) 二分(〇、八g)
枳實(지실) 二錢(八g)
川芎(천궁) 八分(三、二g)
縮砂(축사)
白茯苓(백복령)
貝母(패모)
陳皮(진피)
蘇子(소자)
瓜蔞仁(과루인)
厚朴(후박) 薑三片

174 金銀花 (금은화) (겨우살이꽃)

성질은 약간 따스하고 맛은 달다.

종기를 치료하는 데 좋은 약인데 종기가 미숙한 것은 소멸시키고 이미 성숙한 것은 터지게 한다.

△忍冬의 꽃인데 四月에 채취하여 음지에서 말려 쓰며 쇠를 기피한다. (本草) △一日용량 八~二○g

175 丁公藤 (정공등) (마가목)

성질은 따스하다. 腎臟의 허약함을 보하여 주고 風과 습기로 인한 통증을 해숫병을 치료하며 머리카락을 검게 한다.

△一名 南藤이라고 한다.

△一日용량 八~二二g

176 絲瓜 (사과) (수수외)

성질은 차고 맛은 약간 달다. 나쁜 종기와 콩처럼 돋아난 발진 및 乳房의 종기, 헐어서 생긴 종기 등을 치료한다.

△해독 살충 효과가 있으며 月經을 순조롭게 하고 젖을 잘 나오게 하는데 불에 태워서 남은 부분을 북용한다.(本草) △一日용량 八~二二g

水草 (수초) 一〇種

---

74 五德丸 (오덕환) (益)

甘草 炙(各四g)
補骨脂 酒炒
乾薑 炮(各一六g)
吳茱萸
五味子 (各二○g)
木香 (各八○g)

主治・비장신장이 허약해서 차가와서 먹은 음식물이 조금도 소화가 안되고 나는 설사를 치료한다.

加減・배아픈 데는 胡椒를 더한다.

丸法・분말로 하여 쩌서 떡을 만들어 梧子 크기로 丸을 白湯 或은 人參湯으로 六○丸씩 복용한다.

75 四神丸 (사신환) (寶)

破古紙 酒炒四兩 (一六○g)
肉豆蔻 煨

---

83 分心氣飮 (분심기음) (寶)

蘇葉 一錢二分
甘草 炙(三、八g) 七分
枳殼 (三、四g)
半夏
青皮
陳皮
木通 各六分
大腹皮

主治・七情이 더부룩하고 체한 것을 치료한다. 이약 小便을 잘 하게 하여 맑고 소통시킨다. 活用・부종

내려가지 아니하며, 가슴이 더부룩한 것을 치료한다.

活用・신경쇠약, 기관지염, 百日咳, 어지러움

---

84 五淋散 (오림산) (寶)

赤芍藥 (적작약)
山梔 (산치) (各八g)
當歸 (당귀)
赤茯苓 (적복령) (各一錢)
條芩 (조금)
甘草 (감초) (各二g) 各五分

便香附 (변향부) (各二、八g)
木香 (목향)
沈香 (침향) (各二g)
甘草 (감초) (一、二g)

主治・五淋을 치료한다.

加減・活套 하고 심하지 않으면 梔子를 뺀다. 或牛膝을 더한다.

活用・방광염 방광結石

177
澤瀉 （택사）
（쇠귀나물뿌리）

성질은 차고 맛은 달다. 종기를 치료하며 갈증을 해소한다. 또 습기를 제거하고 오줌이 방울방울 떨어지는 증세와 陰氣로 인하여 땀을 흘리는 것을 치료한다.

△足太陽과 少陰으로 들어간다. △술에 하룻밤 재워 말려 쓴다. △많이 북용하면 눈이 북하다. △文蛤에 병이 생긴다.（本草）
△一日용량 八~二〇g

178
石菖蒲 （석창포）

성질은 따스하며 맛은 맵다. 심장의 각 구멍을 열고 비습증을 치료하며 風을 제거하고 음성이 나오게 하는데에 신기하다.

△手少陰과 厥陰으로 들어간다. △약간 볶아서 쓴다. △麻黃과 엿과 양고기 및 쇠를 기피한다. △巴豆와 大戟독을 푼다.（本草）
△一日용량 四~八g

179
蒲黃 （포황）
（부들꽃）

성질은 평범하고 맛은 달다. 자궁으로부터 피가 쏟아지며 통증이 나는 증세를 치료한다. 생것은 죽은 피를 파괴해 없애고 볶아서 쓰면 피를 보하는 약효가 있다.

五味子 （오미자） 炒（各八〇）g
吳茱萸 （오수유） 炮（四〇g） 各二兩

主治・비장이 허하여 설사를 치료하고
丸法・위 분말을 생강 三二〇g, 대추 一〇〇개와 함께 지져 대추씨는 버리고 이겨서 梧子크기로 丸을 만들어 소금 끓인물로 三〇~五〇丸씩 복용한다.
二神丸・破古紙 一六〇g 肉豆蔲或生것 或불에 그을린 것 八〇g을 가지고 위와 같은 방법으로 만든 것이다.
三神丸・木香四〇g을 더한 것이다.

76
胃關煎 （위관전） 實

熟地黃 （숙지황） 兩~四〇g
山藥 （산약）
白扁豆 （백편두） 炒

主治・비장신 虛寒하여 설사、복통、차운이증하는 것을 치료한다.
加減・설사에는 肉豆蔲破古紙를 더한다.

桑白皮 （상백피） 薑三片
赤茯苓 （적복령） 燈心十莖
木香 （목향） 棗二枚
檳榔 （빈랑）
逢朮 （봉출）
麥門冬 （맥문동）
桔梗 （길경）
桂皮 （계피）
香附子 （향부자）
藿香 （곽향） 各五分
各（二g）

84
正氣天香湯 （정기천향탕） 實

85
增味導赤散 （증미도적산） 實

生乾地黃 （생건지황）
木通 （목통）
黃芩 （황금）
車前子 （차전자） 薑三片
栀子 （치자）
川芎 （천궁） 竹葉十片
赤芍藥 （적작약）
甘草 （감초） 各四g 各一錢

主治・血淋으로서 깔깔하고 아픈 것을 치료한다.
加減・혹 澤瀉를 타서 혹 麝香을 더하고 서 服用한다.

86
胃苓湯 （위령탕） 實

蒼朮 （창출）

主治・비위에 습기가 성하여 설사하고

△手足厥陰으로 들어간다。(本草)
△一日용량 六~八g

180 浮萍 (부평) (개구리밥)

성질은 차고 맛은 맵다。물이 가득
한 종기를 치료하고、아주 뜨거운 열
을 다스린다。몸이 가려운 증세와 다
리가 붓고 무거운 증세를 치료한
다。
△肺로 들어간다。
△楊花가 늪
에 떨어져 浮萍이 된 것으로서 이것
을 태운 연기는 모기를 쫓아낸다。(本
草)
△一日용량 一〇~一五g

181 海藻 (해조) (말)

성질은 차고 맛은 짜다。목의 혹과
결핵의 멍울을 궤멸시키고 수분을 잘
통하게 하며 북부에 맺힌 덩어리와
배부른 것을 헤치는 효과가 크다。
△조금 독성이 있다。△甘草를 반
대한다。△색이 검고 마치 머리털 갈
다。(本草) △一日용량 六~一二g

182 海帶 (해대) (다시마)

성질은 차고 맛은 짜다。疝症을 치
료하고 水分을 내리게 하여 굳고 단
단한 것을 무르게 하는 성질이 있다。
또 혹이 맺힌 것을 다스린다。
△水分을 잘 통하게 하는 것은 海
藻나 昆布보다 강하다。
△一日용량 一〇~一五g

---

77 實腸散 (실장탕보) 活用・대장카달

- 白朮(백출) 다。氣虛에는 人蔘을 더한다。陽虛에는 附子를 더한다。△腹痛에는 木香을 더한다。△滑脫에는 烏梅或은 五味子를 더한다。
- 乾薑(건강) 炒黑 各一錢
- 炙甘(자감) 各四g 八
- 吳茱萸(오수유) (三、八)g 七分 해치는 데는 肉桂를 더한다。

78 濟川煎 (제천전益) 主治・病後 허손하여 便秘하는것을 治료한다。

- 當歸(당귀) (三~一五g) 三~五錢
- 山藥(산약) 炒 (四〇g) 一兩 증에서 赤白이 오랜이 못한 데는 이 약을 쓰면 누른 똥으로 바로 나온다。
- 黃米(황미) 炒 (四〇g) 一合

85 八味順氣散 (팔미순기산보) 主治・中氣가 虛한 者를 치료한다。

- 人蔘(인삼)
- 白朮(백출)
- 白茯苓(백복령)
- 青皮(청피)
- 肉葱蓉(육종용) (八~一四g) 二~三錢 秘하는것 治료한다。
- 甘草(감초) 各二g 各五分

香附子(향부자) 三錢 (一二) 主治・九氣가 아픈 것을 치료한다。또 부인 氣痛을 치료한다。

- 烏藥(오약)
- 陳皮(진피)
- 蘇葉(소엽) 各四g 各一錢
- 乾薑(건강)
- 甘草(감초) 各五分

厚朴(후박) 배아픈 것을 치료한다。加減・더위에는 香薷 自扁豆를 더한다。△大便이 너무 이끄럽게 나가는 데는 肉豆蔲를 더한다。車前子를 더한다。車前子를 뺄 때는 神麯、檳榔 砂仁을 더한다。

- 陳皮(진피) 薑三片
- 猪苓(저령) 棗二枚
- 澤瀉(택사)
- 赤茯苓(적복령)
- 白朮(백출)
- 白芍藥(백작약) 各四g 各一錢
- 官桂(관계)
- 甘草(감초) 各二g 各五分

87 蕭苓湯 (유령탕보) 主治・여름에 설사하여 이 증이 되려고

- 澤瀉(택사) (五g) 一錢二分

183 昆布 (곤포)

성질은 차고 맛은 짜다. 일체의 종기 오래된 종창 혹을 치료하고 막혀 폐쇄된 氣를 잘 통하게 한다.
△一日용량 八~二g

184 海菜 (해채) (미역)

성질은 차고 맛은 짜다. 번거로움으로 인한 열을 내리게 하고 수분을 잘 통하게 하며 목의 혹 또는 氣가 맺힌 것을 다스린다.
△俗名 甘霍

185 甘苔 (감태) (단닉기)

성질은 차고 맛은 짜다. 치질과 충을 구제하고 곽란증 토사병 및 열이 나는 증세를 치료한다.

186 鹿角菜 (녹각채) (청각)

성질은 대단히 차갑다. 국수의 독성을 없애주고 어린아이가 열이 심하게 나서 뼈를 쑤시는 듯한 통증을 치료한다.
△지금의 靑角菜인지 의심스럽다. △一次량 一○~二g (寶鑑)

石草 (석초) 二種

79、 潤血飮 (윤혈음 衆)

牛膝(우슬) 二錢(八g)　加減·氣虛에 人蔘을 더한다.

澤瀉(택사) 一錢半(六g)

升麻(승마) 一錢半

枳殼(지각) 五~七分(二~三g)　는 火가 있는 데는 黃芩을 더하고, 허한 폐는 신장이 허한 熟地黃을 더한다.

牛膝(우슬) 酒洗

肉蓯蓉(육종용)

當歸(당귀) 各二錢

枳殼(지각)

郁李仁(욱리인) 各一錢半(各六g)　薑三片

升麻(승마) 酒洗 一錢(四g)

86、 橘皮一物湯 (귤피일물탕 寶)

白芷(백지)

陳皮(진피)

烏藥(오약) 各二、八g

甘草(감초) 各二、(八g)

橘皮(귤피) 一兩(三八g)　主治·氣가 맺힌 것을 신선한 물로 다려 복용한다.

甘草(감초) 三分 (一、二g)

87、 蘇子降氣湯 (소자강기탕 寶)

半夏麴(반하곡) 一兩

蘇子(소자) 各一錢(各四g)

官桂(관계)

升麻(승마) 一錢

主治·上氣하여 천식하고 숨이 가쁜 것을 치료한다. 加減·[活套] 氣虛에는 人參 一二~二 ○g 麥門多八 五味子g 四

88、 升陽除濕湯 (승양제습탕 寶)

猪苓(저령)　하는 것을 치료한다. 加減·열이 없는 데는 黃連을 제거한다. △체증이 있을 때는 陳皮神麴枳殼檳榔를 더한다. △이증이 되려고 할때는 檳榔木香燈心車前子 소등을 더한다.

赤茯苓(적복령)

香薷(향유)

黃連(황련) 薑炒

白朮(백출)

白扁豆(백편두)

厚朴(후박) 各一錢(各四g)

甘草(감초) 三分 (一、二g)

蒼朮(창출) 一錢半(六g)

升麻(승마)

主治·氣가 虛하여 설사하고 음식생각이 없고 곤하고 힘이 없는 것을 치료

187 石斛(석곡)(석곡풀)

△성질은 평범하고 맛은 달다. 놀라고 마음이 두근거리는 증세와 冷으로 氣가 막힌 증세를 虛하여 상한 증세를 치료한다. 또 음식을 잘 먹도록 하게 하고 또 음식을 잘 먹도록 한다. △脾와 腎臟으로 들어간다. △술에 담그거나 혹은 양의 젖에 발라서 쪄서 사용한다. △寒水石과 巴豆를 미워하고 雷丸과 殭蠶을 두려워한다. (本草) △一日용량 一〇~三〇g

188 骨碎補(골쇄보)

성질은 따뜻하고 맛은 쓰다. 관절에 풍이 생겨 아픈 증세 및 절단되어 아픈 증세에 통증을 멈추게 하고 나쁜 피를 파헤쳐 준다. △腎으로 들어간다. △술에 쪄서 사용하고 쇠를 기피한다. (本草) △一日용량 六~二g

189 卷柏(권백)(부처손)

성질은 따스하고 맛은 쓰다. 뱃속의 덩어리, 나쁜 피, 풍으로 눈이 어지럽고 절시킨다.

苔草(태초) 一種

성질은 따스하고 맛은 쓰다. 풍으로 눈이 어지러워지고 근육이 늘어져서 걷지 못하는 것, 피상히 가려운 증세를 근절시킨다.

80, 膠蜜湯 寶 (교밀탕)

蜜 一匙(한숟가락) 葱 三本

主治·위와 같다. 윗약을 다린물로 阿膠八g을 녹여서 복용한다.

加減·檳榔末을 복용해도 좋다.

81, 滋陰健脾湯 (자음건비탕 寶)

白朮 一錢半(六g)
陳皮 去白鹽水洗
白茯苓 各一錢(各四g)
半夏(반하)
當歸(당귀)
白芍藥(백작약)
生薑 三片
棗 二枚

主治·매사에 마음이 편안치 못하고 어지러운 것을 치료한다. 이것은 심장이 허하고 겁난 탓으로 氣血이 허한 것이다. 이것은 심장이 허하고 겁난 탓이다.

88, 三和散 寶 (삼화산)

川芎 一錢(四g)
沈香(침향)
蘇葉(소엽)
大腹皮(대복피)
羌活(강활)

主治·모든 氣가 답답하게 체한 것과 或아픈 것을 치료한다.

陳皮 去白(各三g) △陰虛에는 熟地黃八g을 더한다.
當歸(당귀) 蘇五片
前胡(전호)
厚朴(후박) 薑三片
甘草 各炙(各二g) 棗二枚

柴胡(시호)
羌活(강활)
防風(방풍)
澤瀉(택사)
猪苓(저령) 各三g
神麴(신곡)
陳皮(진피)
麥芽(맥아)
甘草 各炙(各二g) 各七分

活用·上氣, 吐血, 코피, 각기, 부종에 복용한다. △빈속에 복용한다.

89, 蒼朮防風湯 寶 (창출방풍탕)

蒼朮 六錢(二四g)

主治·久風으로 殞泄이 되어 소화되지

香木(향목) 二十八種

190 側柏葉(측백엽) (측백나무잎)

성질은 깔깔하고 맛은 쓰고 맵다. 수염과 눈썹을 나게 하며 토혈과 코피를 멎게 하고 심한 자궁출혈과 이증을 치료한다. 또 습기도 아울러 제거한다.

△성질은 따스하나 一說에는 차갑다는 말도 있다. △술에 쩌서 사용한다. △국화와 여러가지 종류의 돌, 국수와 누룩을 두려워하고 비상과 망초에 굴복한다.

△모든 나무가 모두 햇볕 쪽을 향하나 오직 側柏나무는 서쪽을 향한다. 〔本草〕 △一日용량 六～一二g

191 栢子仁(백자인)

성질은 평범하고 맛은 달다. 땀을 멎게 하고 또 신체의 虛함을 보하여 주고 놀람을 진정시키며 심장을 보해 주는 약이다.

△肝經氣分으로 들어간다. △국화를 두려워한다.〔本草〕 △一日용량 六～一0g

192 松脂(송지) (송진)

성질은 따스하고 맛은 쓰고 달다. 음양의 氣를 보하며 風을 몰아내고 오장(五臟)을 편안하게 한다. 종기난

生乾地黃(생건지황) 各三分

人蔘(인삼)

白茯神(백복신)

麥門冬(맥문동)

遠志(원지) 各五分

川芎(천궁)

甘草(감초) 各二二g 各三分

82、磁石羊腎丸 (자석양신환 實)

磁石·一二0g(三兩)을 불에 굽고, 재차 흰 파뿌리, 木通各 一二0g과 함께 물리게 한다. △윗문뿌말을 꿀로 丸을 지어 一丸씩 섞어 삼킨다.

磁石(자석) 불에 굽고, 木通各 一二0g

熟地黃(숙지황) 二兩(八0g)로 二시간 동안 지져 磁石을 끄

石菖蒲(석창포) 一兩牛(六0g) 물을 집어내어 증발

木瓜(목과) 各五分

木香(목향)

白朮(백출)

檳榔(빈랑)

陳皮(진피)

甘草(감초) 炙(各一·二g) 各三分

89、交感丹 (교감단 實)

香附子(부자) 一斤 게 체한 것을 치료한다.

茯神(복신) 四兩 氣가 답답하

主治·모든 氣가 체하여, 능히 腎水와 心火가 오르내리게 한다.

香附子(一五0g)

麻黃(마황) 二錢

防風(방풍) 一錢(四g)

赤茯苓(적복령)

白朮(백출)

猪苓(저령)

澤瀉(택사)

山藥(산약)

陳皮(진피)

蒼朮(창출)

縮砂(축사)

90、萬病五苓散 (만병오령산 實)

主治·습기로 인한 설사를 하되, 배는 아프지 않고 맥이 가는 것을 치료한다.

않는 완전한 곡식으로 설사하는 것을 설 치한다.

薑七片

薑二片

梅一枚

燈心一團

〔降氣湯〕·香附子伏神甘草四g

데에 外用으로 붙여 쓰기도 한다. △一名 瀝靑이라고 한다. △松節·다리가 風으로 인해 붓는데 증세 및 이가 아픈 것을 치료한다. 술을 만들어 북용하면 다리가 연한 것을 굳게 해 주고 骨節風을 치료한다. △花(꽃)·심장과 폐를 습윤케 하나 많이 먹으면 上焦에 열을 발생하게 한다. △葉(잎)·風을 제거하며 곡식 대신에 쓰인다.(木草)

193 肉桂 (육계)

성질은 뜨겁고 맛은 달고 맵다. 혈맥을 잘 통하게 하며 몸이 허하고 찬 것을 따스하게 보하여 준다. 또 寒氣로 인한 심한 복통을 치료한다. △足少陰가 太陰血分으로 들어간다. (本草) △上焦가 차가와서 허한 데에는 마땅히 火를 이끌어 들여 元氣를 회복해야 되는 것이니 거기에는 肉桂가 중요한 약이다.(景岳) △桂皮·一名 筒桂(통계)라고 하는데 肉桂보다 어린 줄기이고 쉽게 말려 대나무통 같이 되기 때문에 이와같은 이름이 있다. 모든 약을 끌여 들여 부려 쓴다.(本草) △一日용량 四~八 g

194 桂心 (계심)

성질은 뜨겁고 맛은 달고 쓰며 맵다. 心腹이 차가운 것을 치료한다. 胎血을 내리고 三虫을 죽이며 또 죽은 피를 없애고 말 소리가 안나오는 것을

川芎(천궁) — 시킨것 八○g 主治·모든 귀머거리를 치료하는데 모든 귀먹은 것을 치료하고 구멍을 열고 답답한 것을 통해주고 風을 흩어 버리고 거한다.

白朮(백출)

川椒(천초)

大棗肉(대조육)

防風(방풍)

白茯苓(백복령) — 丸法·윗약을 분말로 하여 梧子크기로 丸을 만들어 따스한 술에 나 或은 소금 끓인물로 五○丸씩 복용한다.

細辛(세신)

山藥(산약)

遠志(원지)

川烏(천오)炮

木香(목향)

90, 蘇合香元 (소합향원 寶)

白朮(백출)

木香(목향) — 主治·一切의 氣疾을 치료한다. 丸法·윗 분말을 安息香膏를 써서 다린 꿀로 丸을 만들되 그 四○g으로써 四○丸을 만들어 二~三丸씩을 샘물 或은 温水, 温酒, 生干湯으로 복용한다. 活用·邪崇, 헛소리, 小兒 中惡이다.

沈香(침향)

麝香(사향)

丁香(정향)

安息香(안식향)

白檀香(백단향)

朱砂(주사)半은 爲衣 — (龍腦蘇合香元)·龍腦가 들어 있는 것이다. (麝香蘇合香元)·龍腦가 들어 있지 않는 것이다. △安息香이 건조되어 있으면 膏로만 있으면 膏로만 할 필요가 없다.

犀角(서각)

訶子皮(가자피)

91, 導赤地楡湯 (도적지유탕 寶)

肉豆蔻(육두구)煨

訶子(가자)煨(各三·二g)

桂皮(계피)

甘草(감초)(各二g)

地楡(지유) — 赤痢와 血症을 치료한다.

當歸身(당귀신)酒洗(各六g)

赤芍藥(적작약)炒

黄連(황련)酒炒

黄芩(황금)酒炒

槐花(괴화)炒(各四g) ... 各一錢

다스린다。

195 桂枝(계지)

△少陰 血分으로 들어간다。(本草)
△一日용량 四~八g

성질은 따스하고 맛은 달고 맵다。가는 줄기인데 손과 팔에 잘 통행하여, 땀을 멎게 하고 힘줄을 펴 주며 手足의 마비를 치료한다。

196 辛夷(신이) (붓꽃)

△足太陽으로 들어간다。(本草)
△一日용량 八~二〇g

성질은 따스하고 맛은 맵다。막힌 것을 통하게 하고 콧물이 계속 흐르는 것을 방지하며 냄새를 맡지 못하는 병을 치료한다。

197 沈香(침향)

△手太陰과 足陽明으로 들어간다。
△털을 제거하여 약간 구어 쓴다。△石脂를 미워하고 菖蒲、黄連、石膏를 두려워한다。(本草)
△一日용량 四~六g

성질은 뜨겁고 맛은 맵다。위를 따뜻하게 해주고 겸하여 나쁜 氣를 몰아낸다。氣를 아래로 내리는 작용을 하고 또 보호하는 효과가 있다。△물에 넣어 밑에 가라앉는 것이 제일 좋은 것이고 반쯤 가라앉는 것

當歸 (당귀)
鹿茸 (녹용)
兎絲子 (토사자)
官桂 (관계) 六錢半
黄芪 (황기) 各四〇g
羊腎 (양신) 兩對 (左右한쌍)

83、健理湯 (건리탕 寶)

人蔘 (인삼) (一二~二〇g)
乾薑 (건강) 炮
桂枝 (계지) 各八~二錢
白朮 (백출) 各二錢

主治・脾胃의 虛冷 或은 積氣가 위로 心腹이 찌른듯이 아픈 것을 치료한다。이것은 脾를 기르고 근본이 되는 약이다。加減・〔治中

香附子 (향부자)
畢撥 (필발) 各二兩
蘇合油 (소합유) 各八〇g 安息香膏 (內에넣음)
龍腦 (용뇌) 各四〇g
乳香 (유향)

91、加味溫膽湯 (가미온담탕 寶)

香附子 (향부자) 二錢四分
橘紅 (귤홍) (五g)
半夏 (반하) 薑三片
枳實 (지실) 一錢二分 棗二枚
竹茹 (죽여) 各八分

主治・심장과 胆이 허하여 겁나고 일에 부딪혔을 때에 놀라기 쉬운 것을 치료한다。加減・氣가 움직이지 않아 답답한 데는 蘇葉을 더한다。△不眠症에는 當歸、酸棗仁을 더한다。

阿膠珠 (아교주)
荊芥穗 (형개수) 各三,二g
甘草 (감초) 炙 五分 (二g)

92、朱連丸 (수련환 寶)

吳茱萸 (오수유) 各八〇g
黄連 (황련) 各二兩

主治・赤白痢를 치료한다。丸法・두가지 약을 좋은 술에 담가 각각 가려서 별도로 불에 구어 말린 것을 분말로 하여 초로 梧子크기로 丸을 만든다。黄連丸 三〇개와 甘草湯으로 복용하고, 白痢에는 茱萸丸 三〇개와 乾干湯으로 복용하고、赤白痢에는 두가지를 各各 三〇개씩 취하여 甘草乾干湯으로 복용한다。

93、黄芩芍藥湯 (황금작약탕 寶)

黄芩 (황금)

主治・이증에 오는 것과 몸

아 그 다음의 품질인데 불을 보이지 않아야 한다。(本草) △一日용량 三~五g

198 丁香(정향)

△성질은 따스하고 맛은 맵다。위장을 따뜻하게 해주고 寒氣로 인하여 心腹이 아픈 증세에 통증을 멈추게 하며 구토를 치료한다。
△암수의 두가지가 있는데 수컷을 丁香이라 하고 암컷을 鷄舌香 즉 母丁香이라고 한다。이것이 더 氣와 맛이 뛰어난다。
△手太陰과 足少陰과 陽明으로 들어간다。
△불을 보여서는 안 된다。(本草) △또 어린 아이의 토사병과 두창을 치료하고 위장이 차가운 증세를 다스린다。광택이 없고 또 회백색으로서 발진 못함을 치료한다。(景岳) △껍질·주로 냉기로 인해 心腹이 아픈 증세를 치료한다。(本草) △一日용량 ○、三~○五g

199 檀香(단향)

△성질은 따스하고 맛은 맵다。곽란증을 잘 치료하고 위장의 氣를 상승시켜 밥맛을 돋구며 귀신을 쫓는다。
△白檀香(백단향)·氣分 약인데 手太陰과 足少陰으로 들어가고 陽明으로 血氣分 약으로 종기를 소멸시키고 쇠
△紫檀香·성질은 차고 맛은 짜다。血氣分 약으로 통행한다。

84、蔘圓飲 (삼원음 寶)

甘草(감초) 炙(二g)
白芍藥(백작약) 酒炒黃(各四g)
人蔘(인삼)
龍眼肉(용안육) 各五~七錢(二〇~二八g)
橘皮(귤피) 一錢(四g)
薑三片 梅二枚

活用·腹寒痛 장가달 皮를 더한 것이다。陳皮 青

主治·회충이 극도로 설쳐서 배가 아픈것을 치료한다。이미 시험해본 결과，따스하게 보하여서 아픈 증세가 그치지 않는 것은 곧 이것으로써 윤택하게 해야 된다는 것이다。

85、扶陽助胃湯 (부양조위탕 寶)

附子(부자) 二錢 炮(八g)

主治·胃脘에서 심장까지의 통증과 한

92、四物安神湯 (사물안신탕 寶)

人蔘(인삼)
白茯苓(백복령)
柴胡(시호)
麥門冬(맥문동) 各六分
桔梗(길경)
甘草(감초) 四分 (二、四g)
當歸(당귀)
白芍藥(백작약)
生地黃(생지황)
熟地黃(숙지황)

主治·心中에 피가 없어서 물고기가 물 없는 것과 같이 두렵고 근심하여 뛰어움직이는 것과 같은 것을 치료한다。

94、導滯湯 (도체탕 寶)

白芍藥(백작약) 各二錢(八g)
甘草(감초) 一錢(四g)
當歸(당귀)
白芍藥(백작약) 二錢(八g)
黃芩(황금)
黃連(황련) 各一錢(各四g)
當歸(당귀)
黃芩(황금)
大黃(대황) 七分(三g)
桂心(계심)

활用·더위에는 香薷 白扁豆 黃連을 더하고 小便이 깔깔할 때는 猪苓 澤瀉 燈心 등속을 더한다。
加減·배가 심히 아픈 데는 桂心 一、二g을 더한다。

主治·이증에 피가 나 고름피가 나오고 속이 급하고 뒤가 무겁고 남낮 차도가 없는 것을 치료한다。

…에 열이 나고 창자가 아프고 맥이 넓고 치

△불로 다친 종창을 치료한다。(本草)
△곽란 및 心腹의 통증을 치료한다。
(神農) △一日용량 白紫 단향같이 三
~九g

200 川椒 (초피나무열매)

성질은 뜨겁고 맛은 맵다。사악한 것을 제거하고 벌레를 죽인다。또 차가운 것과 뜨거운 것을 심하지 않게 다스린다。
△一名 蜀椒(촉초)라고 한다。△독성이 있다。△手足 太陰과 신장과 命門으로 들어간다。△열매의 입이 다물고 있는 것은 사람을 죽인다。△소금과 만나면 좋고 △欵冬花 防風附子 雄黃을 두려워하며 수은을 거두어 들인다。△약간 볶아서 즙이 나오게 한다。소변이 잘 나오게 하는데 사람의 눈동자 같이 생겼으므로 이런 이름이 붙었다。(本草)
椒目(초목)。성질이 차고 맛이 쓰며。△花椒는 곧 秦椒인데 잎과 열매가 좀더 크다。
△川椒와 椒目의 一日용량 三~六g

201 吳茱萸 (오수유)

성질이 뜨겁고 맛은 맵고 쓰다。疝症을 치료하여 편안하게 하고 소화가 안 되어 치받힌 것과 배꼽 부분의 복부가 寒氣로 인해 아픈 것을 통털어 치료한다。
△조금 독이 있다。△足太陰血分과

86、芍藥甘草湯 (작약감초탕 寶)

乾薑 건강 炮(六g)一錢五分
草豆蔲 초두구
益智仁 익지인
白芍藥 백작약 酒炒
人蔘 인삼
甘草 감초 炙
官桂 관계 各四g
吳茱萸 오수유
白朮 백출
陳皮 진피 各五分

薑三片
棗二枚

기가 창자와 위장에 들어가서 갑자기 아픈 증세를 치료한다。

93、茯苓補心湯 (복령보심탕 寶)

人蔘 인삼
白朮 백출
白茯神 백복신 米炒一撮
黃連 황련 炒
酸棗仁 산조인 炒
麥門冬 맥문동
梔子 치자 炒
竹茹 죽여 各七分
白芍藥 백작약 二錢(八g)
熟地黃 숙지황 一錢半(六g)

棗二枚
梅一枚
辰砂五分(二g)調服한다

主治・심장과 피로한 症을 치료하는 것을 치료한다。
活用・산후언 어장애

95、倉廩湯 (창름탕 寶)

人蔘敗毒散 인삼패독산 中一九 加
黃連 황련 一錢(四g)
石蓮肉 석연육 七枚
陳倉米 진창미 三百粒
木香 목향
檳榔 빈랑
甘草 감초 各一二g

薑三片
棗二枚

主治・입을 꽉 다물고 하는 이질과 마음이 복잡한 것과 머리가 아픈 것을 치료한다。이것은 毒氣가 心肺에 치솟은 탓으로 구역질이 나고 음식을 먹지 못하는 것이다
加減・(活套)黃芩、檳榔을 더하면 더욱 좋다。

少陰과 厥陰氣分으로 들어간다。△물에 담그어 쓴 맛이 나는 즙액을 버리고 기를 일곱번이나 한 다음 볶아서 쓴다。△丹蔘과 滑石을 미워하고 紫石英을 두려워한다。△오래 묵은 것이 품질로서 좋다。(本草)△一日용량 二~八g

202 檳榔 (빈랑)

성질이 따스하고 맛이 맵다。가래와 水分으로 막혀 있는 것을 제거하며 氣가 쌓인 것을 파헤쳐 주고 살충의 효과가 있다。또 後重을 다스린다。△불을 통과하지 말라고 했는데 근래에 불에 구어 말리거나 잿불에 말려 쓰는 사람이 있다。△양달로 향한 것이 檳榔이고 음달로 향한 것이 大腹子이다。(本草)△이가 생겼을 때에 이것을 달여서 씻으면 즉시 죽어 없어진다。(備要)△一日용량 一○~一五g

203 大腹皮 (대복피)

성질은 약간 따스하다。가슴의 氣를 아래로 내리게 하고 종기를 해소시키고 脾臟을 튼튼히 하며 위를 편안히 한다。△鴆毒(짐독)에 중독되었을때는 大腹皮를 술에 씻은 후 흰콩 즙액으로 씻는다。△一日용량 一○~一四g

204 枳椇 (지구)

白芍藥 (백작약) 四錢(一六g)
甘草 (감초) 炙 二錢(八g)

原理・맛이 단 것은 己이고 신 것은 甲인데 甲己는 土로 변한다。이것은 仲景의 묘법이다。신 것은 거두어 들이는 작용을 하고 맛이 단 것은 따스하게 한다。
加減・[活套] 어린 아이가 놀란 데에는 靑皮、釣鉤藤、木瓜를 더한다。△젖에 체한 데에는 陳皮麥芽을 더한다。감기가 있을 때는 葛根蘇葉忍冬을 더하여 쓰는데 俗名으로「甲己湯」이라 한다。

87、青娥丸 (청아환) 實

杜冲 (두충) 薑炒
破古紙 (파고지) 炒 各一二○g
胡桃 (호도) 三○枚

活用・팔다리의 통증 경련, 위경련 복통, 어린 아이가 밤에만 우는 증세를 치료한다。主治・腎이 허하여 배가 아픈 증세를 치료한다。

當歸 (당귀) 一錢三分
川芎 (천궁)
白茯苓 (백복령)
人蔘 (인삼)
半夏 (반하)
前胡 (전호) 各七分
陳皮 (진피)
枳殼 (지각)
桔梗 (길경)
乾葛 (건갈)
蘇葉 (소엽)
薑五片
棗二枚

96、調中理氣湯 (조중이기탕) 實

白朮 (백출)
枳殼 (지각)
白芍藥 (백작약)
檳榔 (빈랑) 各一錢
蒼朮 (창출)
陳皮 (진피) 各三~二g
厚朴 (후박) 七分(二~八g)
木香 (목향) 五分(二g)

主治・허해서 나는 이증과 기가 약한 것을 치료한다。加減・더위에는 香薷 白扁豆를 더한다。소변이 잘 안 나오는 데 猪苓 澤瀉 燈心을 더한다。腹痛에는 桂心 吳茱萸를 더한다。

97、感應丸 (감응된) 實

丁香 (정향)

主治・오래 쌀인 이증, 赤白의 고름피

성질은 평범하고 맛은 달다. 술독
을 풀고 갈증을 멈추게 한다. 또
뇌를 제거하고 대·소변이 잘 나오게
한다.
△一日用량 六~一二g

205 枇杷葉 (피파엽)

성질은 평범하고 차가우며 맛은 쓰
다. 폐의 氣를 잘 다스리고 술독을
풀며 신체의 상부 氣를 맑게 해준다
또 구토와 구역질을 치료한다.
△불에 구워 헝겊으로 털을 닦아
제거한 후에 사용한다.

△폐와 위장
병을 치료한다.(本草)
△一日용량 一〇~二〇g

206 烏藥 (오약)

성질은 따스하고 맛은 맵다. 心腹
이 팽팽하게 부른 증세를 치료하고
소변이 잘 나오게 하며 창자의 氣를
순조롭게 한다.
△足陽明과 少陰으로 들어간다.(本
草)
△一日용량 四~八g

207 乳香 (유향)

성질은 뜨겁고 맛은 맵다. 조금 독
성이 있다. 心腹의 통증을 신기하게
멈추게 하고 종기를 치료하여 새살이
살아나게 한다.
△一名 薰陸香(훈육향)이라고
한다

△위의 약을 가루로 하여 生干
一〇〇g을 즙을 내어 꿀과 함
께 섞어 오동나무씨 크기로 丸
을 만든다. 위장이 비어 있을
때 따뜻한 술 또는 소금물로
一〇〇g개씩 먹는다.

88、獨活寄生湯 (독활기생탕) 寶

- 獨活(독활)
- 桑寄生(상기생) 各七分
- 熟地黃(숙지황)
- 白芍藥(백작약)
- 當歸(당귀)
- 川芎(천궁)
- 人蔘(인삼)
- 白茯苓(백복령)

主治·간과 脾가 허약하고 근육과 뼈가 뒤틀리고 아픈 증세 또 다리와 무릎이 건조하여 냉하고 마비된 증세를 치료한다. 空心에 복용한다.
加減·허하면 人蔘과 熟地黃을 배로 넣는다.
活用·중풍、風으로 인한 습기, 신경통 류마티스마비

94、温膽湯 (온담탕) 寶

- 半夏(반하) 薑五片
- 陳皮(진피) 棗二枚
- 白茯苓(백복령)
- 枳實(지실) 各二錢 (各八g)
- 竹茹(죽여) 一錢 (四g)
- 甘草(감초) 五分 (二g)

主治·심장과 쓸개가 허하고 겁나서 꿈이 좋지 못하고 心中이 번거럽고 잠을 잘 수 없는 것을 치료한다.
加減·[活套] 血虛에는 歸脾湯(上六)을 合한다.
活用·신경쇠약 약

95、荊蘇湯 (형소탕) 寶

- 荊芥(형개)
- 蘇葉(소엽)

主治·風寒으로 감기들어 즐지에 벙어리된 것을 치료하고 말이 안 나오고 말이 안 나오는데

木香 (목향) 二兩半 (各九〇g)

- 百草霜(백초상) 二兩 (六〇g)
- 杏仁(행인) 去皮尖 一百四十枚
- 肉豆蔻(육두구) 二十枚
- 乾薑(건강) 炮 一兩 (四〇g)
- 巴豆(파두) 去油酒煮 七枚

와 음식으로 상하 冷해지고 곽란 구토 하는 것을 치료한다.
丸法·먼저 清油 一六〇g을 끓여 밀蠟 一六〇g을 다려 고루 분말을 잘 반죽하여서 或은 녹두크기로 만들어 每回一丸 나 或은 녹두크기로 만들어 白湯으로 복용한다.

98、蘇感一元 (소감원) 寶

- 蘇合元(소합원) 見上 四〇%
- 感應丸(감응환) 見上 六〇%

主治·쌀인 積病으로 배 속이 아픈 것을 치료한다.
丸法·두가지 약 고루 반죽을 하여 녹두크기로 丸을 만들어 미음으로 三〇丸씩 복용한다.

△手少陰으로 잘 들어간다. △燈心 참쌀 몇알과 함께 갈아서 잘게 해서 쓴다.(本草) △약간 볶아서 끈끈하지 않게 하거나 혹은

208 沒藥(몰약)

성질은 따스하고 맛은 쓰다. 엉켜 묵은 피를 파헤치고 타박상 및 종기 상처의 통증을 근절시킨다.
△一日用(내복) 三~六g

209 血竭 騏驎竭(혈갈)

성질은 평범하고 맛은 뜨겁다. 타박 상을 치료하고 오래 묵어 엉킨 피를 파헤쳐 준다. 또 여러가지 악독한 종기를 치료하는 효과가 있다.
△一日용(내복) 三~六g

210 安息香(안식향)(북나무진)

성질은 평범하고 맛은 맵고 쓰다. 사악한 것을 몰아내고 귀신을 쫓는다 벌레를 없애고 낙태를 시키는 약효가 있다.
△手足厥陰의 血分으로 들어간다. △밀타승을 만나면 좋다.(本草) △一日용량(내복) 二~四g

211 蘇合香(소합향)

△黑黃色이며 불에 태운 연기는 귀신을 물리친다.(本草)

89、大防風湯 寶 (대방풍탕)

牛膝(우슬)
杜冲(두충)
秦芁(진교)
防風(방풍)
細辛(세신) 薑三片
肉桂(육계)（各二g）
甘草(감초)（一,二g）
熟地黃(숙지황)（一錢半 一六g）
白朮(백출)
防風(방풍)

主治・鶴膝風 풍을 제거하며 氣를 순조롭게 하고 피를 활발하게 한다. 또 근육을 튼튼히 한다. 을 치료하고

96、玉屛風散 寶 (옥병풍산)

木通(목통)
橘紅(굴홍)
當歸(당귀)
辣桂(날계)(매운桂皮)
石菖蒲(석창포)（各一錢）
防風(방풍)
白朮(백출)（二〇g）
黃芪(황기)（各五g）（各一錢二分 上四〇）

適用한다. 加減・목구멍이 아픈데는 桂皮를 제거하고 桔梗、甘草를 더한다.

主治・피부가 허해서 저절로 땀나는 것을 치료한다. 加減・음(피)이 허해서 땀나는 데는 補益湯(上二三)을 合하고 合한다. △氣가 허해서 땀나는 데는 地黃湯(上四〇)을 더하면 더욱 좋다.

97、牛夏溫肺湯 寶 (반하온폐탕)

99、萬億丸 寶 (만억환)

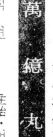

寒食麵(한식면)
朱砂(주사)
巴豆(파두)（霜各五錢）（各二〇g）

主治・어른, 아이의 음식 체증을 치료 한다. 학질, 이질에도 다 좋다. 丸法・누룩을 술로 디딘 다음에 黍米 크기로 丸을 지어 三~五丸씩 사람의 大小를 보고 加減한다.

100、薑茶湯 寶 (강다탕)

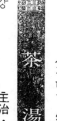

生薑(생강)
春茶(춘다)（各等分）

主治・痢疾과 腹痛을 치료 한다. 加減・[活套] 뒤가 무거운 데는 檳榔분말, 或은 黑丑분말을 타서 服用한다.

101、香連丸 寶 (향연환)

성질은 따스하고 맛은 달다. 악기
와 귀신을 물리치고 벌레의 독을 제
거한다. 또 간질 잠꼬대 병을 치료하
는 약으로 쓰인다.
△一차내복량 ○·四~一·五g

212 龍腦(용뇌)
성질은 약간 차고 맛은 맵고 쓴다.
미치고 조급한 것을 치료하고 목구멍
이 마비되고 눈이 아프고 망녕된 말
을 하는 병을 치료한다.
△一名 片腦 또 俗名으로 氷片이라
고 한다. △성질이 따스하고 맵다는
說도 있다. △찹쌀의 태운 숯과 같이
저장하면 소모되지 않는다.(本草)
△一日용량 ○·一~○·二g

213 阿魏(아위)
성질은 따스하고 맛은 맵다. 복부
에 단단한 덩어리가 맺힌 것을 제거
하고 귀신을 몰아낸다. 또 살충작용
이 있고 사람의 시체에서 나온 전염
병충을 없앤다.

214 蘆薈(노회)
성질은 차고 맛은 쓰다. 살충 효과
가 있으며 어린 아이의 疳疾과 전간
大人의 전질, 小兒의 간질과 놀람
으로 인해 근육이 당기고 꼬이는 병

90、煖肝煎 (난간전寶)

當歸 당귀
白芍藥 백작약
杜沖 두충
黃芪 황기 (各四g)
附子 부자 炮
川芎 천궁
牛膝 우슬
羌活 강활
人蔘 인삼
甘草 감초 (各五分)
薑五片
棗二枚
各一錢

活用·근육마비증, 척수질환, 반신불수, 각기

98、和胃二陳煎 (화위이진전寶)

半夏 반하
陳皮 진피
旋覆花 선복화
人蔘 인삼
細辛 세신
桂心 계심
桔梗 길경
白芍藥 백작약
白茯苓 백복령
甘草 감초 (各一錢)
乾薑 건강 炒(八g) 二錢
薑五片

主治·中脘에 痰水가 있어
서 淸水를 吐
하고, 맥이
沈細弦遲한
것은 胃家虛
한 탓인데, 이
症을 치료
한다.

102、六神丸 (육신환寶)

黃連 황련 二兩(四○g)
木香 목향 二錢五分(一○g)
黃連 황련
木香 목향
枳殼 지각
赤茯苓 적복령

主治·적백색
의 고름같은
것이 나오는
이증, 배부른
통증과 여러
가지 이증을
치료한다.

加減·[活套] 기가 허한 사람
은 人蔘을 더한다. △배가 아
픈 사람은 桂心을 더한다.
△黃連四○g을 물에 담가 하룻밤 지
낸 후 볶고 吳茱萸는 제거한다.
△위의 약을 가루로 만들어 초
를 넣은 풀로 梧子크기로 丸을
만들고 위장 속이 비어 있을 때
죽물로 二○~三○개를 복용한
다.

△黃連四○g과 함께 吳茱萸一○g
을 넣고 볶은 후에 吳茱萸는 제거한
다.

主治·여러가
지 이증을 치
료하는데 중
요한 약이다.
△위의 약을
가루로 하여
神麯을 풀로
丸을 만들어
오동나무
씨 크기로
하여 매회마
다 五○개씩
다

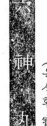

을 치료한다。

△厥陰으로 들어간다。△불에 말려 쓴다。(本草) △위장이 차가와서 설사 가 나는 사람은 사용하면 안 된다。(經疏) △전위용 一회 ○,○一~○,○三 g, 완화용 一회 ○,○○六~○,○二g

215 胡桐淚 (호동루)

성질이 대단히 차고 맛은 떫고 쓰 다。풍치와 충치의 통증을 멈추게 한 다。또 火傷으로 오는 독과 구수에서 오는 독을 없애며 연주창을 치료한다 △초에 조금 던져서 곧 끓는 것이 진품이다。(本草)

216 茶茗 (다명)

성질은 차고 맛은 쓴다。열이 나고 갈증이 나고 숨이 가쁜 증세를 치료 하고 위로는 눈과 머리를 맑게 하고, 아래로는 음식을 소화하여 내리게 한 다。
△일찍 채취한 것을 茶라 하고 늦게 채취한 것을 茗이라 한다。(本草)
△一日용량 五~一〇g

217 黃梅 (황매) (생강나무)

성질은 조금 따스하다。복통을 치 료하고 女子 산후의 한기와 열을 제 거한다。또 가태 죽은 피를 제거한다。

91、茴香安腎湯 (회향안신탕寶)

枸杞子 (기자)(一二g)
當歸 (당귀)(八~十二g)
白茯苓 (백복령)
烏藥 (오약)
小茴香 (소회향)(各二g)
肉桂 (육계)(四~五g)
沈香 (침향) 或은木香(四g)
甘草 (감초) 炙(各三g)
白茯苓 (백복령)(各六g)
半夏 (반하)
陳皮 (진피)
砂仁 (사인)(一二g)五分

人蔘 (인삼)
白朮 (백출)
白茯苓 (백복령)

主治·腎이 陰하여 차운 증세 및 小腹의 통증疝症을 치료
加減·한기가 심하면 吳茱黄, 乾干, 附子를 더한다。
△공복에 복용한다。
△한데에는 人蔘을 더한다。
[活套]·허통증이 심한데에는 人蔘을 더한다。
△통증이 이심한데는 全蝎가 찌르는 듯 一、二g를 같이 먹는다。
主治·원쪽으로 고환이 늘 어져 닭 또는 오리알 크기 만하게 된것을 치료한다。
加減·[活套] 냉한 데에는 吳茱萸 二~

99、二陳湯 (이진탕寶)

半夏 (반하)(八g)
橘皮 (굴피) 薑三片
赤茯苓 (적복령)(各一錢)
甘草 (감초) 炙(五分)

主治·가래를 제거한다。
加減·원쪽이 아플때에는 피가 허해서 생기는 아픈 증세 이며 아침에는 심하고 저녁 에는 가볍고
[四物湯](上 六六)을 같이 合하고 荊芥, 薄荷, 細辛, 蔓 荊子, 柴胡, 黃芩을 더한다。
기가 빽빽하여 막힌 데는 물로

陳皮 (진피)
半夏 (반하)

惡心, 구토, 메시꺼운 증세 에는 甘草湯으로, 흰색 증세 에는 乾干 증세에는 白色이 湯으로 복용

神麯 (신곡)
麥芽 (맥아)(各等分)

을 복용하는 데 적색 이증 에는 甘草湯으로, 흰색이 증 세에는 白色 湯으로 복용 한다。

103、通幽湯 (통유탕寶)

升麻 (승마)
桃仁 (도인)
當歸身 (당귀신)(各一錢半)
生地黃 (생지황)
熟地黃 (숙지황)(各六g)
甘草 (감초)
紅花 (홍화)(各一二g)

主治·幽門에 통하지 않아서 대변이 잘 나오지 않는 증세를

喬木 (교목) 二〇種

218 黃蘗 (황벽)
(황벽나무껍질)

성질은 차고 맛은 쓰다. 주로 火와 습기와 열로 인해 뼈를 쑤시는 듯한 통증을 치료한다. 혈기를 내리게 하고

△一名 黃栢 (황백) 이라고 한다. △足少陰과 足太陽으로 인도하여 가는 약이다. △생것을 그대로 사용하면 實火를 제거하고 熱用하면 위장을 상하지 않는다. 또 술에 법제하면 上焦를 치료하고 소금으로 법제하면 下焦를 다스리며 中焦를 다스린다. △꿀에 굴복한다. △乾漆을 미워하고 硫黃에 굴복한다. 철을 기피한다 (本草) △火氣가 성할 때는 어린아이 오줌으로 쪄서 사용한다. (入門) △근래에 知母와 黃栢을 주약으로 하여 陰氣를 도우는 보약으로 하기 때문에 眞陽을 상하게 해서 다른 병이 생기고 있다. (景岳) △一日용량 五~一〇g

219 厚朴 (후박)

성질이 따스하고 맛은 쓰다. 복부가 가득 차서 팽만한 증세를 소멸하게 하고 담을 삭후고 이증을 치료한다. △土에 속하고 火性이 있다. △乾干을 부려 쓰고 澤瀉와 消石 및 寒水石을 미워하며 콩을 기피한다. (本草) △제주도 강즙에 볶아서 쓴다. △생

茴香 (회향)
破古紙 (파고지)
檳榔 (빈랑)
烏藥 (오약)
便香附 (변향부)
縮砂 (축사)
荔枝核 (여지핵) 各八分 (三、二g)
黃栢 (황백)
澤瀉 (택사) 各六分 (四g)
玄胡索 (현호색)
木香 (목향) 各四分 (一、六g)

二、四g을 더한다.

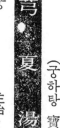

100、 芎夏湯 (궁하탕) 寶

川芎 (천궁)
半夏 (반하)
赤茯苓 (적복령) 各一錢 (各四g)
陳皮 (진피)
青皮 (청피)
枳殼 (지각) 各五分 (各二g)
白朮 (백출)
甘草 各二分半

薑五片

主治・수분을 몰아내고 담이 결리는 데는 白芥子, 香子를 더한다. △냉기로 인한 가래에는 干桂茴香을 더한다. △기침에는 貝母, 杏仁을 더한다.

加減・(活套)

응용・씩씩거리는 증세, 메시꺼운 증세, 가래가 나오는 기침, 음식이 위에 쌓인 것, 편두통, 眉稜骨痛, 어지러움

다려 交感丹 (中八九) 을 같이 복용한다.

104、 四磨湯 (사마탕) 寶

烏藥 (오약)
木香 (목향)
沈香 (침향)
檳榔 (빈랑) 各五分 (各二g)

主治・氣가 머물러 있어 변비증을 치료한다. △위의 약들은 물을 조금 부어 갈아 三分쯤 된 것을 끓여 三~五 부쯤 되었을 때 空心에 따뜻하게 해서 복용한다.

加減・(六磨湯)・大黃, 枳殼을 더한 것을 말한다. 이것은 열로 인한 변비증을 치료한다. △(活套)・피가 마른 변비증에는 「四物湯」(上六八) 을 합하는데 여시 산후의 변비증을 치료한다. △한기로 맺힌 데에는 乾干, 附子를 더한다.

活用・氣가 막힌 증세, 변비, 산후변비, 氣가 위로 치밀은 脚氣증

치료한다. △檳榔을 가루로 하여 二g을 같이 복용한다. 加減・(活套)・郁李仁 혹은 黑丑을 가루로 하여 함께 복용해도 된다.

145

220 杜冲(두충)

성질은 평범하고 맛은 맵고 달다. 精氣를 굳게 하여 능히 소변이 방울 방울 떨어지는 증세를 멈추게 한다. 肝으로 들어가고 신장을 보한다. 허리와 무릎의 통증을 멈추게 한다. △羊乳나 꿀로써 볶에 말리거나 생강즙으로 볶아서 실로써 끊을 정도로 한다. △玄蔘과 蛇皮를 미워한다. △쇠를 기피한다.(本草) △一日용량 六~一二g △에서 생산된다.

221 楡根白皮(저근백)(가죽나무뿌리껍질)

성질은 서늘하고 맛은 쓰다. 보려 할 때에 下血하는 腸風치질을 치료하고, 설사와 이증과 女子의 심한 자궁출혈과 습기를 치료하고 精髓를 깔깔하게 한다. △볶거나 혹은 꿀과 함께 구워 쓴다.(丹心) △一日용량 六~一五g

222 乾漆(건칠)(마른옻)

성질은 따스하고 맛은 매우며 독성이 있다. 주로 虫을 죽이고 月經을 순조롭게 하며 복부에 묵은 것이 쌓

92、蔘茋湯(삼기탕) 實

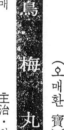

- 升麻(승마)
- 甘草(감초) 各〇、八g
- 人蔘(인삼)
- 黃茋(황기) 蜜炒
- 當歸(당귀)
- 生地黃(생지황)
- 白芍藥(백작약) 酒炒
- 白茯苓(백복령)
- 白朮(백출) 各一錢
- 升麻(승마)

主治・항문이 허하고 차가 와서 탈출된 증세를 치료한다. 폐와 腎이 허한 증세에 이러한 증세가 많은데 마땅히 끌어 올려야 한다.

101、烏梅丸(오매환) 實

- 烏梅(오매) 末 一五枚
- 黃連(황련)(三〇g) 七錢半
- 當歸(당귀)
- 川椒(천초)
- 細辛(세신)
- 附子(부자)
- 桂心(계심)
- 人蔘(인삼)
- 黃栢(황백) 各三錢

主治・회충이 극에 도달하여 心腹이 아픈 증세를 치료하고, 여기에 담근 약을 가루로 하고, 여기에 담근 烏梅를 씨를 빼고 빻아 루로한 것을 오동나무씨 크기의 환약을 만든다. 一〇~二〇개씩 복용한다.

102、温臟丸(온장환) 實

主治・장벽, 만성이 증, 회충으로 인한 통증위 식욕부진, 이증, 구토, 발이 찬증세, 증세, 가슴 앓이, 구토, 活用・위장이 압박받는듯한 증세를 죽물로 만든다.

105、芎辛導痰湯(궁신도담탕) 實

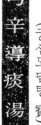

- 半夏(반하)(八g) 二錢
- 川芎(천궁)
- 細辛(세신)
- 南星(남성) 炮
- 陳皮(진피)
- 赤茯苓(적복령)
- 枳殼(지각)
- 甘草(감초) 各二分 各五分
- 薑 七片

加減・脈이 滑實한 자는 黃芩 黃連을 더하고 구토가 나는 자는

主治・열로 인한 가래로 맥이 滑實한 자는 黃芩 黃連을 더하고 아파서 참을 수 없는 자는 全蝎, 乳香가루를 각각 三分을 같이 복용한다.

106、瀉靑丸(사청환) 實

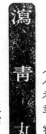

- 當歸(당귀)

主治・肝이 實한 것을 치료한다. 마마

인 것을 파헤친다。

△충분히 볶으면 창자와 위를 손상시키지 않는다。 혹은 불에 태워 남은 脂를 기피한다。(本草) △계란을 두려워하고 油것을 쓴다。 △옻을 두려워하는 사람은 계란의 맑은 것으로 중화해서 사용한다。(正傳) △生漆(생칠)·蟲을 죽인다。 △乾漆 一日용량 二~五g

223 海桐皮(해동피) (엄나무껍질)

성질은 평범하고 맛은 쓴다。 허리와 다리가 마비된 증세와 疳疾 및 옴 따위의 피붓병을 치료한다。 風과 기를 다스리고 설사 이증을 치료한다。
△一日용량 六~八g

224 苦練根(고련근)

성질은 약간 차고 맛은 쓴다。 모든 蟲을 구제하며 통증을 멎게 하고 묵은 것이 싸여 응결된 데에 치료하는 효과가 있다。
△암수 나무가 있는데 수컷은 뿌리가 붉고 독이 있고 암컷은 뿌리가 희고 약으로 쓴다。 매 一兩에 찹쌀 五十알을 넣고 같이 달여 독을 없애고 쓴다。 △다만 제주도에서 난다。(寶鑑) △一日용량 五~一〇g

225 川練子(천련자)

93、托裡消毒飮 (탁리소독음) 實

桔梗(길경)
陳皮(진피)
乾薑(건강)(二g)五分
甘草(감초)炙(一、二g)各三分

金銀花(금은화)
陳皮(진피)(十二g)各三錢
黃芪(황기)鹽水炒
天花粉(천화분)(各八g)各二錢
防風(방풍)
當歸(당귀)

主治·종기가 미숙한 것은 삭게 하고 성숙한 것은 터지게 한다。
△술과 물을 각각 반씩으로 다리는데 병이 신체하부에 있을 때는 물로만 끓는 것이 효과가 있다。

人蔘(인삼)
白朮(백출)
白芍藥(백작약)酒炒焦
白茯苓(백복령)
當歸(당귀)(各二〇g)各四兩
川椒(천초)
細榧肉(세비육)
使君子肉(사군자육)煨
檳榔(빈랑)(各八〇g)各二兩
乾薑(건강)炮
吳茱萸(오수유)(湯浸去泡)各四〇g 各一兩

主治·中積을 치료하고、비위를 마스하게 하고、건강하게 한다。 벌레가 쌓인 것을 몰아낸 후에 사람은 臟의 氣가 허하고 차가운 탓이다。 脾胃를 튼튼히 해주어야 한다。
加減·臟이 튼튼히 해주어야 한다。 附子를 더하는 차가울 때는 黃連을 더한다。
△위의 약에 附子를 더할 때는 黃連을 더한다。
△神麴풀로 오동나무씨 크기의 환약을 만든다。 매회 五〇~七〇개씩 공복에 白湯으로 복용한다。
△(活套)桂心을 더하여 쓰기도 한다。

草龍膽(초용담)
川芎(천궁)
栀子(치자)
大黃(대황)
羌活(강활)
防風(방풍) 各等分

의 毒、놀라서 당기는 것 심장과 간의 열을 없애면 肝의 風은 自然히 없어진다。 그리고 小便을 導赤散(下七七)으로 나오게 하면 열은 타오르지 않는다。
막이 생겨서 눈에 들어가 눈이 크게 보는데 효과한 茨本 약의 분...
말을 꿀로 丸을 만드는데 茨實...
두丸을 대나무잎 다린 물에 타서 마신다。
△(活套)·少陽風 학질에는 一~三丸을 생강차로 먹으면 효과가 있다。 △봄에는 바시다린 설사하는 二、三五丸을 하는 藥實...
活用·風으로 설사、小兒경풍

107、石決明散 (석결명산) 實

石決明(석결명)
主治·간에 열이 나서 눈에 붉은 종기

성질은 차고 맛은 쓰다。 한기로 상
한 감기를 치료하며 방광 疝症과 습
기와 수분이 잘 통하도록 다스린다。
△一名 金鈴子라고도 한다。
△一日용량 六~一〇g

226 槐花 (괴화)
(회화나무꽃)

성질은 차고 맛은 쓰다。 회충을 구
제하며 열이 나는 이증 및 치루를 치
료하고 대변 때의 항문 하혈을 치료
한다。
△陽明과 厥陰 血分으로 들어간다。
△白皮・腸風을 제거하고 낙태를 시
키며 살충 효과가 있다。 △가지・달
여서 음낭의 습진에 그 즙으로 씻는
다。 △白皮・끓여서 五痔를 씻는다
△槐花 및 열매・(내복) 一日
용량 八~一五g (本草)

227 秦皮 (진피)
(무플레껍질)

성질은 차고 맛은 쓰다。 열이 나는
이증을 치료하고 눈에 종기가 난데
및 風으로 인해 눈물이 계속 흘러내
리는데에 秦皮를 달여 그 즙으로 씻
는다。
△一日용량 三~九g

228 牙皂 (아조)
(주염나무열매)

성질은 따스하고 맛은 매우며 조금
독이 있다。 관절과 신체의 아홉 구멍

94、加味十全湯 (가미십전탕 寶)

十全大補湯上三三加

川芎 (천궁)
白芷 (백지)
桔梗 (길경)
厚朴 (후박)
穿山甲 (천산갑) 炒焦
皂角刺 (조각자) 各四g 各一錢
陳皮 (진피)
烏藥 (오약)
五味子 (오미자) 各八分

하고 냉한데 한다。는 肉桂를 더
活用・초기, 일체의 화농 증

主治・종기가 터진 후에 기혈을 보하고 고름을 빼아 내며 새살이 살아나게 한다。

---

103 縮泉丸 (축천환 寶)

烏藥 (오약)
益智仁 (익지인) 各等分

主治・방광의 氣가 부족하여 소변을 자루에 빈번히 보는 증세를 치료한다。
△위의 약을 가루로 하여 술에 담그어 불에 지진 다음 풀로 오동나무씨 크기만한 山藥 기로 丸을 만들어 잠잘 때 소금물로 七〇개를 복용한다。

104 鷄腸散 (계장산 寶)

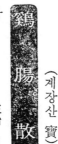

鷄腸 (계장) 燒
牡蠣 (모려) 薑三片
白茯苓 (백복령) 棗二枚
桑螵蛸 (상표소) 蒸 各五錢(各二〇g)
辣桂 (날계) (매운桂皮)

主治・어린아이가 방광과 양기가 허함으로써 밤에 잘 때에 오줌싸는 병을 치료한다。
△매회 八g을 끓여 마시거나 혹은 가루 내어 四g으로 마

草決明 (초결명) (各四g) 各二兩
羌活 (강활) g
梔子 (치자)
木賊 (목적)
靑箱子 (청상자)
赤芍藥 (적작약) 各五錢 各二〇g
大黃 (대황) 各一〇g
荆芥 (형개) 各二錢半

가 생기거나 막이 생겨 잘 안보이게 되는 증세와 脾에 열이 생겨 눈시울에 탑 조개처럼 작은 것이 생긴 것을 어게의 눈처럼 돋아 아프거나 혹은 소라의 끝처럼 된 증세를 치료한다。
△위의 약을 가루로 하여 벽오동씨 끝처럼 돈아 매회 八g을 麥門冬으로 끓인 물로 함께 복용한다。

108、洗肝明目湯 (세간명목탕 寶)

當歸尾 (당귀미)
川芎 (천궁)

主治・일체의 風과 열로 인한 눈이 붉고 붓는 증세와 통증이 있는 증세를 치료

을 잘 통하게 하며 종기를 소멸시킨다。 또 통증을 없애고 담을 토해 내는데 신기한 효과가 있다。

229 皂角刺 (조각자)

성질은 따뜻하다。 胎를 내리게 하고 虫을 제거한다。 乳房에 난 종기 및 종창을 치료하며 大風을 제거한다。
△약 기운을 이끌고 體內의 위로 올라간다。 또 여러 곳의 종기를 궤멸시킨다。 △一日用量 五~一〇g。 (本草)

230 訶子 (가자)

성질은 따스하고 맛은 쓰다。 腸을 깔깔하게 하여 이증을 치료하며 기침과 천식 및 가래를 제거하고 폐의 火를 내리게 한다。
△一名 訶梨勒(가리늑)이라고 한다。자궁에서 피가 쏟아져 나오는 증세 대하증을 치료하고 胎를 편안히 한다。 △氣를 밖으로 새게 하니 氣가 허한 사람은 가벼이 복용하면 안 된다。(本草) △국수에 싸서 불에 말리거나 혹

95、滋腎保元湯 (자신보원탕) 寶

八物湯 上 三 去 川芎 加 芍藥

牧丹皮 (목단피)
主治・종기가 터진 후에 늦게 아무는 증세를 치료한다。

黃芪 (황기)
活用・치루, 만성中耳炎 외과 또는 산부인과의 수술 후에 새살이 늦게 나오는 증세 종기가 터진데

山茱萸 (산수유)

杜冲 (두충) 各四g

肉桂 (육계)

附子 (부자) 炮 各五分
各二g 蓮肉七枚
薑三片 棗二枚

96、國老膏 (국로고) 寶

大甘草 (대감초) 五g 帶節 十二cm 정도로 끊어서 흐르는 물 한 공기에 담그어 불
主治・매달린 종기

白朮 (백출)

人蔘 (인삼)

105、萆薢分淸飮 (비해부청음) 寶

龍骨 (용골) 各二〇g半 신다。

石菖蒲 (석창포)
主治・소변이 희고 탁하며 마치 쌀뜨물 같이 엉키는 증세를 치료한다。 △空心에 복용한다。

烏藥 (오약)
만성中耳炎 외과 또는 산부인과의 수술 후에 새살이 늦게 나오

萆薢 (비해)

益智仁 (익지인)

白茯苓 (백복령) 各一錢

甘草 (감초) 五分

鹽少許

106、胃風湯 (위풍탕) 寶

主治・창자에 風과 습기의 독으로 인해 설사가 黑豆 즙같이 나오는 증세를 치

赤芍藥 (적작약)
活套・[活套] 간에 풍열이 있고 또 맥이 實한 것을 확인하고 써야 한다。

生地黃 (생지황)

黃連 (황련)

黃芩 (황금)
하며 대개 허한 사람은 사용해서 안 된다。

梔子 (치자)

石膏 (석고)

連翹 (연교)

防風 (방풍)

荊芥 (형개)

薄荷 (박하)

羌活 (강활)

149

△은 술로 쪄서 사용한다.（入門）
△一日용량 四~六g

231 水楊 (수양) (개버들)

성질은 서늘하고 맛은 쓴다. 오래된 白, 赤의 이증을 다스리며 天然痘 발반 촉진에는 달인 즙으로 씻는다.

△垂絲柳 (수사류) · 성질은 따스하고 맛을 달다. 술독을 풀고 소변이 잘 나오게 한다.

△柳絮 (유서) (버들강아지) · 습기로 인한 마비 황달 쇠붙이로 상한 종창을 치료하며 지혈 작용을 한다. 또 양털을 대신하여 자리를 만들어 어린아이를 눕히면 옷을 입은 것보다 좋다. 柳絮가 못에 떨어지면 이것이 곧 浮萍이다.

232 楡皮 (유피) (뿌리껍질) (느름나무 껍질)

성질은 평범하고 맛은 달다. 水分과 관절의 氣을 잘 통하게 하고 淋疾과 浮腫을 제거하고 통증을 없앤다.

△잎 · 주로 옷 오른 데 치료한다.

△가지 · 기침과 치통을 없앤다.

△白楊 (백양) (사시나무껍질) · 風으로 인한 다리의 종기를 치료한다. (本草)

△습한 것을 찧어 풀같이 만들어 이것으로 돌이나 기와장을 붙인다. (本草)

△一日내복용량 二十~三○g

기를 강하게 약하게를 반복하여 다린다. 아침부터 오정까지 하면 건조하게 되는데 다시 물을 넣어 불에 같은 방법으로 물을 넣어 달려 좋은 물이 없어지게 되면 잘게 썰어 물이 一되가 되도록 다려 一되가 되면 술을 一되 넝고 二~三회 空心에 마시는데 이를 二十日 후에는 틀림없이 종기가 소멸하게 된다.

97、調經散 (조경산) 寶

麥門冬 문동 二錢(八g)
當歸 당귀 一錢半(六g)
人蔘 인삼
半夏 반하
白芍藥 백작약
川芎 천궁
牧丹皮 단피 各一錢(各四g)
薑三片

一名「溫經湯」또는「千金調經湯」이라 한다.

主治 · 월경을 순을 치료한다.

加減 · [活套] 人蔘을 배로 넝는다. △附子를 넝으면 효과가 더욱 좋다.

活用 · 월경불순, 자궁출혈 불임증

赤茯苓 적복령
當歸 당귀 粟一撮
甘草 감초
桂皮 계피
白芍藥 백작약
川芎 천궁 各一錢(各四g)

加減 · [活套] 陰氣의 독으로 인한 설사, 피가 나오는 때는 地楡, 烏梅, 荊芥를 더한다.

活用 · 風으로 인한 설사, 이증, 태중, 직장암

蔓荊子 만형자
甘菊 감국
白蒺藜 백질려
草決明 초결명
桔梗 길경 各二g 各五分
甘草 감초

料한다. △또 봄에 상하여 여름이 되어 설사가 심하게 나오는 증세를 치료한다.

107、二白湯 (삼기탕) 寶

白朮 백출
白茯苓 백복령
白芍藥 백작약 各一錢半(各六g)
甘草 감초 灸 五分(二g)

主治 · 일체의 설사를 치료한다.

加減 · [燥濕湯] 陳皮를 더한 것. [活套] 열에는 黃連을 더하고 냉한데는 乾干 하고 냉한데는 乾干, 슈한데는 猪苓, 더운데는 茯, 더운데는...

109、四物龍膽湯 (사물용담탕) 寶

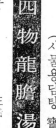

川芎 천궁
當歸 당귀
赤芍藥 적작약
生乾地黃 생건지황 各一錢(各五、二g) 各一錢三分

主治 · 눈이 붉고 부으며 아프고 구름과 같은 막이 생기는 것을 치료한다.

加減 · [活套] 草決明·石決明·木賊·青...

233 蕪荑(무이)
성질은 평범하고 맵다。 사기가 있는 나쁜 벌레 虫을 구제하고 옴 치루 및 목의 혹을 치료하며 風 및 체한 것을 다스린다。
△一日用量 四~八g

234 蘇木(소목)(다목)
성질은 평범하고 맛은 달고 짜다。 피가 막혀 쌓여 있는 것을 잘 통하게 하고 부인의 출산후 月經을 순조롭게 하며 타박상 및 미끄러져 다친 증세를 치료한다。
一名 蘇方木(소방목)이라고 한다。 △三陰 血分으로 들어가는데 소량을 사용하면 피를 조화시키고 다량으로 쓰면 체하거나 싸인 피를 파괴한다。(本草) △一日用量 六~十二g

235 樺皮(화피)(벗나무껍질)
성질은 평범하고 맛은 쓴다。 젓에 돋아난 종기 황달을 치료하고 폐의 風을 제거하며 두드러기 및 胎毒을 없앤다。
△함경도에서 생산된다。 △一日用量 一○~一六g

236 棕櫚皮(종려피)
성질은 평범하고 맛은 떫다。 피를

阿膠珠(아교주)
甘草(감초) 炙(各三g)
吳茱萸(오수유)(各二g)
肉桂(육계) 各五分

98、加味歸脾湯(가마귀비탕 寶)
主治·간과 脾의 氣가 막힌 것과 노한 증세를 치료한다。 또 월경이 잘 통하지 않는 것을 다스린다。 加減·[活套]
山梔(산치)
歸脾湯上六加(귀비탕 六加) 便香附를 더하면 더욱 좋다。
柴胡(시호) 各一錢

99、壽脾煎(수비전 益)
主治·신경쇠약、불면증、밤에 잘 때에 땀흘리는 증세、건망증 한 증세。 월경불순、歸脾湯症에 熱을 겸한

食에 체한데에는 陳皮、神麴、檳榔、木香을 더한다。 △음식에 체한데에는 陳皮、白扁豆를 더한다。 香薷와 白扁豆를 더한다。

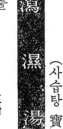

108、瀉濕湯(사습탕 寶)
白朮(백출) 炒(二g) 主治·물을 쏟는 듯한 설사를 치료한다。 加減·[活套] 더위에는 香薷、白扁豆를 더한다。
白芍藥(백작약) 炒(八分) 오줌이 잘 안 나오는 때에는 猪苓、澤瀉、燈心、車前子를 더한다。 △기가 허한데에는 人蔘을 十二~二○g을 더한다。
陳皮(진피) 一錢半
防風(방풍)(四g) 一錢
升麻(승마) 五分

109、眞人養臟湯(진인양자탕 寶)
主治·적백의 이증 및 여러가지의 증을 치료한다。
罌粟殼(앵속각) 一錢(三·七g)
甘草(감초) 九分(三、六g) △空心에 따

羌活(강활) 箱子、黃連등을 더하여 쓰기도 한다。
防風(방풍) 各八分
草龍膽(초룡담)(各二·四g)
防己(방기) 各六分

110、白殭蠶散(백강잠산 寶)
黃桑葉(황상엽)(四○g) 主治·폐가 허하여 찬바람을 맞으면 눈물이 나오는 병을 치료한다。 △위의 약을 가루로 만들어 매회 八g을 荊芥를 다린 물로 복용한다。 △혹은 약을 다려 먹어도 좋다。
木賊(목적)
旋覆花(선복화)
荊芥穗(형개수)
白殭蠶(백강잠)
甘草(감초) 各三錢

전문으로 치료하는 약인데 吐血과 코피, 부인의 대하증, 자궁에서 피가 쏟아져 나오는 것 및 또 조금씩 흘려 져 나오는 증세를 치료한다.
△태워서 검게 하여 쓴다.
도 효과가 낫다.(本草)
△一日용량 八~一〇g
亂髮보다

237 巴豆(파두)
성질은 뜨겁고 맛은 매우며 큰 독이 있다. 가래가 쌓여 허깨비같은 것이 보이는 증세 및 위가 차가운 것을 치료하고, 복부에 응결되어 쌓여있는 덩이를 파헤처 아주 잘 통하게 한다.
△大黃、黃連、藜蘆를 미워하고 豉 냉수 불과 만나면 좋고 牽牛와는 반대한다.
△종이에 눌러서 기름을 제거한 것을 霜이라하고 혹은 태워서 남는 부분을 쓴다.
△머리를 베고 목 숨을 빼앗는 장수와 같으니 남용해서 는 안된다.
△쥐가 먹으면 살이 진다
△巴豆霜 一회용량 〇,〇一~
〇,〇五g
(本草)

238 桑椹子(상심자)(오디)
성질은 차고 맛은 달다. 열이 나고 갈증이 나는 증세를 치료하고 돌과 쇠눌이로 상한 독을 풀며 수염과 머 리를 더한다.
△양기가 허한 데에는 附子를 더한다.

灌木(관목) 二〇種

人蔘(인삼)(八~三七g急者一兩) 一名「攝營煎」이라 한다.
白朮(백출) 主治・脾가 허하여 피를 다스리지 못 하거나 혹은 火기운이 없어 자궁 출혈하는 증세를 치료
當歸(당귀)二錢
山藥(산약)各二錢 손상되거나 공격하는 약을 잘못 하여 脾陰을 하용
乾薑(건강)炮(各八g)
酸棗仁(산조인)炒(六g)一錢半 세를 치료 한다.
甘草(감초)灸一錢(四g)
遠志(원지)(二g)五分 △혹은 地楡를 더한다.
加減・△출혈 때에는 烏梅을

蓮肉 二〇枚

白芍藥(백작약)(三,二g)八分 뜻하게 해서 복용한다.
木香(목향)(二,八g)七分
訶子(가자)(二,四g)六分
官桂(관계)
人蔘(인삼)
當歸(당귀)
白朮(백출)
肉豆蔻(육두구)(各一、二g)各三分 (생숙음자 實)

110、生熟飲子 主治・어른 어린이의 이증 및 허한 것이 쌓여서 된 이증
罌粟殼(앵속각)半生半灸 四枚
陳皮(진피)半生半炒 二片 으로써 밤낮

△滑脫에는 文蛤을 더한다.
은 鹿角霜을 더한다.
△허하면 黃芪를 더한다.
△氣가 아래로 빠져 내려가는 데에는 升麻 혹은 白芷를 더한다.

細辛(세신)(二g)五分
夏枯草(하고초)二兩(八〇g)
香附子(향부자)(四〇g)二兩
甘草(감초)(二〇g)五錢 主治・肝이 허하여서 눈 고 찬 눈물이 아프 흐르는 증세를 치료한다. △一名 神肝散이라 한다. △위의 약을 가루로 하여 每회 四g을 식후에 茶물로 복용한 다.

111、夏枯草散 (하고초산 實)

磁石(자석)(醋煅七次水飛) 二兩(八〇g)
朱砂(주사)水飛二兩(八〇g) 主治・눈이 어두운 것을 치료하는데 오래 복용하 면 눈이 밝아 진다
沈香(침향)(二〇g)五錢

112、加味磁朱丸 (가미자주환 보)

리털을 검게 한다.

△뽕나무의 精이 모두 여기에 있다
(本草) △一日용량 二〇~四〇g

239 桑白皮(상백피)(뽕나무뿌리껍질)

성질은 차고 맛은 달고 맵다. 기침과 천식을 진정시키고 폐의 나쁜 火氣를 제거하는 데에 효과가 이만저만이 아니다.

△쇠를 기피한다.(本草) △생것으로 쓰면 水분을 잘 통하게 하고 꿀로 찌거나 볶아서 쓰면 기침을 치료한다.(入門)

△手太陰으로 들어간다.

△잎·종기를 소멸하고 갈증을 멈추며 수분을 잘 통하게 한다. 눈병에는 씻는 약으로 쓰인다.

△가지·수분이 잘 통하지 않아 생긴 각기병을 치료하고 소변이 잘 나오게 하며 팔이 아픈 통증을 멈추게 한다.

△꽃·자궁에 피가 쏟아져 나오거나 대하증에 볶아서 쓴다.

△桑柴灰·淋汁 즉 잿물이다. 조금 독성이 있고 赤小豆와 함께 죽을 쑤어 먹으면 물이 차 있는 종기를 치료한다.(本草) △껍질 및 잎 一日용량 二〇~四g ○六~一八g, 가지 一日용량 二〇~四〇g

240 桑螵蛸(상표소)

성질은 평범하고 맛은 짜다. 허리가 아픈 증세 疝症 및 오줌 방울이 아

100、復元養榮湯 (복원양영탕)

人蔘(인삼) 一錢半 六g
當歸(당귀)
白芍藥(백작약)
黃芪(황기)
酸棗仁(산조인) 炒
地楡(지유)
白朮(백출) 各一錢 四g
荊芥(형개) 八分 三g
遠志(원지) 五分 二g
甘草(감초) 三分 (一、二)g

主治·자궁출혈이 심하여 어지러운 것을 치료한다

加減·[活套] 음양이 같이 허한 데에는 熟地黃을 一二~二〇g으로 하고 혹은 桂附子 吳茱萸를 더한다. 人蔘을 배로 더한다.

111、水煮木香膏 (수자목향고 內局寶)

甘草(감초) 二寸(七센치)半生半炙
烏梅(오매) 二枚半生半煨
大棗(대조) 二枚半生半煨
生薑(생강) 二塊半生半煨
木香(목향) 一錢(四g)半生半煨
訶子(가자) 二枚半生半煨
黑豆(흑두) 二十粒半生半煨
黃芪(황기) 二寸半生半煨(七센치)
白朮(백출) 二塊半生半煨
當歸(당귀) 二寸半은生、半은煨한다(六、六센치)

으로 절도 없는 것을 치료한다. 매회 一八g을 물 한잔 반에 다려 물이 절반으로 되었을 때 따뜻하게 해서 복용한다.
△어린 아이는 一~二홉 정도를 복용한다.

△磁石으로 법제한 물 기운은 腎으로 들어가고 朱砂로 법제한 불 기운은 심장으로 들어가며 沈香은 물과 불 기운을 오르내리게 한다.
△위의 약을 가루로 하여 神麴 四〇g을 풀로 만들어 오동나무씨 크기의 환약을 만들고 金물 或은 미음물로 空心에 매회 三〇~五〇개씩 복용한다.

113、洗眼湯 (세안탕寶)

當歸(당귀)
黃連(황련) 各一錢
赤芍藥(적작약)
防風(방풍) 各二g
杏仁(행인) 四個

主治·눈이 아주 붉은 증세. △물 반 종기 즉 九〇ml에 사람 젖을 조금 넣고 위의 약을 다려 다음 위에 있는 맑은 물을 가라 앉힌 다음 따뜻하게 해서 하루에 四~五차례 씻는다.

加減·[活套] 生地黃을 더하면 더욱 좋다.

114、黃芩湯 (황금탕寶)

153

241 桑寄生 (상기생) (뽕나무의 겨우살이)

수 혼탁되어 떨어지는 병을 치료한다 또 무의식적으로 정액을 쏟는 병과 허하고 축난 것을 치료한다.

△一日用량 九~一八g

성질은 평범하고 맛은 쓰며 달다. 허리의 통증과 마비 증세를 치료하고 힘줄을 이어주며 뼈를 굳건히 한다. 風과 습기를 제거하는 효과가 좋다. △쇠를 기피한다. △불을 보이지 말아야 한다.(本草)

△一日用량 一○~一六g

242 楮實子 (저실자) (닥나무열매)

성질은 차고 맛은 달다. 생식기가 힘없이 늘어진 병을 치료하고 힘줄을 튼튼히 하며 눈을 밝게 하며 허한 것을 보하여 준다.

△술에 쩌서 사용한다. △껍질·물이 찬 종기를 치료한다. △소변이 잘 나오게 한다. △紙·태운 재는 血暈증을 치료하고 자궁에 피가 쏟아져 나오는 증세를 치료한다.(本草)

243 枳實 (지실) (탱자열매)

성질은 차고 맛은 쓰며 시다. 음식을 먹고 난후 속이 답답한 증세를 해소시키고 쌓인 것을 파헤치는 작용을

101, 調經種玉湯 (조경중옥탕) 寶

熟地黃 (숙지황) 各六g
香附子 (향부자) 炒 一錢半
當歸身 (당귀신) 酒洗
吳茱萸 (오수유)
川芎 (천궁) 各一錢
白芍藥 (백작약) 各一錢
白茯苓 (백복령)
陳皮 (진피)
玄胡索 (현호색)
牧丹皮 (목단피)
薑三片

主治·부인이 자식이 없고 월경불순한 증세를 다스린다. △空心에 복용한다. △월경이 되려는 날을 기다려서 격일로 一貼씩 복용하고 복용이 끝나면 성교한다.

鶯粟殼 (앵속각) 蜜炒 三兩(一二○g)
砂仁 (사인)
肉豆蔻 (육두구) 煨
乳香 (유향) 各三○g 各七錢半
木香 (목향)
丁香 (정향)
訶子 (가자)
藿香 (곽향)
當歸 (당귀)
黃連 (황련)
厚朴 (후박)

主治·일체의 이증을 치료한다. △만약 더위를 먹은 데사 용하면 반드시 독이 머물러 복부가 팽만하게 된다. △위의 약을 가루로 하고 다린 꿀로써 丸을 만드는데 약 六九을 만들되 대추 一개에 물 一잔으로 다려 一八○ml 되면 즉 一개를 물 一잔에 넣고 끓여 一八○ml 에 넣고 心에 공복용한다.

115, 淸血四物湯 (청혈사물탕) 寶

片芩 (편금) 酒炒
梔子 (치자) 酒炒
桔梗 (길경)
赤芍藥 (적작약)
桑白皮 (상백피)
麥門冬 (맥문동)
荊芥 (형개)
薄荷 (박하)
連翹 (연교) 各一錢 各四g
甘草 (감초) 三分(一二g)

主治·폐의 火가 성하여 코가 붉어지며 종창이 생겨서 아픈 것을 치료한다. △식후에 복용한다.

한다。또 가래를 삭히는 데 이런 것이 이 약의 좋은 점이다。

△밀기울에 볶아서 쓴다。꿀로써 구워쓰면 물이 찬 증세를 치료한다。(本草)
△묵은 것이 좋다。
△一日용량 六~一〇g

244 枳殼 (지각)

성질은 약간 차고 맛은 쓰며 시다。氣가 맺힌 것을 풀고 창자를 누구럽게 하며 복부에 팽만한 것을 다스리는 데 없어서 안 될 약이다。
△氣와 피가 부족한 사람에게는 손상하므로 복용하지 말아야 한다。枳殼은 주로 신체 상부와 氣를 다스리고, 枳實은 주로 신체 하부와 피를 다스린다。
△묵은 것이 좋다。(本草)
△다만 제주도에서만 생산된다 (寶鑑)
△一日용량 六~一二g

245 梔子 (치자)

성질은 차고 맛은 쓰다。소변을 아래로 내리게 하고 토혈과 코피 나는 증세를 치료한다。또 답답하며 번거로운 증세 및 위장에 火가 불붙듯 할 때 이를 치료한다。
△肺의 血分으로 들어간다。(本草)
△약용으로는 산치자를 쓴다。(丹心)
△심장과 腎에 열이 있을 때에는 그 속을 쓰고 살갗 표면에 열이 있으면 껍질을 쓰고 허

102、毓麟珠 (육린주 益)

乾薑(건강) 炒 各八分(各三g)
官桂(관계)
熟艾(숙애) 各五分(各二g)
熟地黄(숙지황)
兎絲子(토사자) 各四兩(各一六〇g)
人蔘(인삼)
白朮(백출) 土炒
白茯苓(백복령)
白芍藥(백작약) 酒炒
杜冲(두충) 酒炒

主治・부인의 기혈이 모두 허하거나 혹 탁한 대하 증을 치료한다。아기가 없는 데에 다른 모든 처방으로 효과가 없는 데 쓴다。△위의 약을 가루로 하여 불에 녹인 꿀로 탄환 크기의 환약을 만들고 空心에 一~二개를 섞어 먹는데 술 또는 끓인

112、消風散 (소풍산 寶)

陳皮(진피)
青皮(청피)
白芍藥(백작약)
甘草(감초) 灸 各五錢(各二〇g)
枳實(지실) 炮(各二錢半)
乾薑(건강) 炮(各二錢半)
荆芥(형개)
甘草(감초) 各一錢(各四g)
人蔘(인삼)
白茯苓(백복령)

主治・여러가지 風이 위로 치밀어 올라가서 머리가 어지럽고 눈이 어질어질한 증세, 코가 막히고 귀에 소리나는

薑二片

116、回春凉膈散 (회춘양격산 寶)

川芎(천궁)
當歸(당귀)
赤芍藥(적작약)
生地黄(생지황)
紅花(홍화) 酒焙
片芩(편금) 酒炒
赤茯苓(적복령)
陳皮(진피) 各一錢(各四g)
甘草(감초) 五分(二g)
連翹(연교) 一錢二分(五g)

主治・술로 인해 코끝이 붉은 것을 치료한다。△위의 약을 다려서 五靈脂 가루를 四g과 함께 식후에 복용한다。

主治・三焦의 火가 성하여 입과 혀에 종

薑三片

하여 火가 있을 때에는 어린아이 오줌에다가 볶아서 쓰며, 지혈을 할때는 검게 볶아쓰고 폐와 위장을 서늘하게 할때는 술로써 볶아 쓴다.(入門) △一日용량 六~一〇g

246 酸棗仁(산조인)(묏대초씨)

성질은 평범하고 맛은 시며 달다. 땀이 나는 증세 및 번뇌를 치료한다. 생것을 쓰면 잠을 적게 하고 볶아서 쓰면 잠을 많게 한다.
△肝을 도운다. △防己를 미워한다 (本甘) △一日용량 六~一五g

247 山茱萸(산수유)

성질은 약간 따스하고 맛은 시며 깔깔한다. 虛한 腎臟을 보하여 주고 精氣와 골수를 충만케 한다. 또 허리 무릎의 통증을 치료하고 귀에 울리는 소리가 나는 것을 제거해 준다.
△足厥陰과 少陰氣分으로 들어간다 △술에 담가 씨를 빼고 쓰는데 씨는 도리어 精氣를 흩어지게 한다. 便 防己 防風을 미워한다.(本草) △一日용량 六~一六g

248 金櫻子(금앵자)

성질은 평범하고 따스하며 맛은 시고 깔깔하다. 액체가 지나치게 미끄럽게 나오는 것을 막고 자다가 오줌...

103、附益地黃丸 (부익지황환)(益)

鹿角霜(녹각상) 물로 삼킨다. 만약 丸을 작게 만들었으면 그냥 삼켜도 된다.
川椒(천초)(各八〇g)
當歸(당귀)(一六〇g)
川芎(천궁) 四兩
甘草(감초)(各二兩)
熟地黃(숙지황) 酒蒸八兩(三二〇g)
香附子(향부자) 酒、醋、童便、流水、分四浸製、長(五兩二〇〇g)
山藥(산약) 主治・피가 허하고 불임증을 치료한다.
山茱萸(산수유) 酒蒸
益母草(익모초) 酒焙

뜻한 물 또는 술로 一따에...기를 고 空心에 丸크오여... 굴나무씨에 넣어 불순에 가위로 하약을... 불임증을 치료한다.

113、養血祛風湯 (양혈거풍탕) 寶

白疆蠶(백강잠) 한 風머리가 려움증을 치료한다.
川芎(천궁)
防風(방풍) 細茶一撮
蟬退(선퇴)
藿香(곽향)
羌活(강활)(各一g)
陳皮(진피)
厚朴(후박)(各三分)

黃芩(황금) 창이 생긴 증세를 치료한다. △위의 약을 분말로 八g을 茶물로 복용한다.
梔子(치자)
黃連(황련)
桔梗(길경)
薄荷(박하)
當歸(당귀)
生地黃(생지황)
枳殼(지각)
赤芍藥(적작약)
甘草(감초)(各三分)

加減・눈이 붉고 증기가 나며 통증이 있으면 天麻、藁本을 더한다. 머리에 풍이 있으면 細辛、菊、蔓荊子、木賊、青箱子、蒺藜、沙蔘、杞...을 넣고 八)을 合하고 物湯(上六...

加減・〔活套〕폐와 위장에 열이 생겨 발생하는 데에 升麻葛根湯(中二一)를 合한다. 活用・입안의 염증, 코피, 머리의 종기 피부병, 두드러기...

當歸(당귀) 主治・부인의 頭風을 치료한다. 十中반...

117、黃連湯 (황련탕) 寶

싸는 병 및 정액을 흘려 싸는 병을 치료한다. 또 寸白虫을 죽인다. △陰氣를 고정시키고 도와 주는 훌륭한 약이다. (景岳)

249 郁李仁 (욱이인)

성질은 평범하고 맛은 맵고 쓰다. 말라서 건조한 것을 습윤케 하고 오래 묵고 못쓸 피를 깨뜨려 없애고 또 중기를 소멸시킨다. 또 대변을 잘 나오게 한다.
△脾의 氣分으로 들어가며 꿀에 담갔다가 그늘진 곳에서 말린다.
△一日용량 九~一五g

250 女貞實 (여정실)

성질은 평범하고 맛은 쓴다. 수염과 머리털을 검게 하고 風을 제거하며 虛한 것을 보하고 근육과 뼈를 굳건히 한다.
△一名 冬青 (동청)이라고 한다. △陰의 精이므로 겨울에도 낙엽이 되지 않는데 그래서 腎臟을 도우는 효과를 가히 짐작할 수 있다. (本草)
△一日용량 五~一○g

251 五加皮 (오가피) (따둘흡)

성질은 약간 차고 맛은 맵고 쓴다. 風으로 인한 마비증을 치료하고 다리를 튼튼히 하고 精氣를 도우고 연주를 제거한

---

104 四物黃狗丸 (사물황구환 盒)

當歸 당귀 酒洗 (各一六○g)　○○개석을 복용한다.
白茯苓 백복령
牧丹皮 목단피　△역시 다려 먹어도 된다.
丹蔘 단삼 酒洗 (各一二○g)
澤瀉 택사 酒蒸
吳茱萸 오수유 炮
肉桂 육계 (各八○g)
熟地黃 숙지황 黃狗　主況·월경불순을 치료한다.
當歸 당귀
川芎 천궁

川芎 천궁　은 風이 일어 날때마다 어지럽다. 이것은 肝이 허하여 風이 덮친 까닭이다.
生乾地黃 생건지황
防風 방풍
荆芥 형개
羗活 강활
藁本 고본
細辛 세신
石膏 석고
蔓荆子 만형자
半夏 반하
旋覆花 선복화
薑三片 姜
枣二枚 (대추)

黃連 황련 酒炒　主治·심장의 火로 인하여 혀 위에 종기가 생기고 혀가 생기고 건조하며 열이 있거나 혹은 심하면 [九味淸心元](下二○) 一~二개를 같이 복용한다. 加減·[活套] 열이 어지는 증세를 치료한다.
栀子 치자 炒
生地黃 생지황 酒洗
麥門冬 맥문동
當歸 당귀 酒洗
赤芍藥 적작약 (各四g 一錢)
犀角 서각
甘草 감초 (各二g 五分)
薄荷 박하

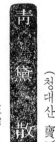

118 青黛散 (청대산 實)

黃連 황련
主治·혀 밑에 혀가 생기는 것을 치료한

창을 치료한다.
△성질이 따스하다는 說도 있다.
玄蔘과 뱀 껍질을 미워한다. △하늘
의 五車星이 정기에 따라 생성하므로
잎이 다섯 갈래이다. △一日용량 五~一〇g (本草)

252 枸杞子 (구기자) (구기자열매)
성질은 따스하고 맛은 달다.
를 첨가하고 눈을 밝게 하고 風을 제
거하며 陽氣가 일어나도록 한다.
精髓
△쇠를 기피한다.
△술을 부어 습
하게 해서 찧는다. (本草)
△一日용량 六~一二g (本草)

253 地骨皮 (지골피) (구기나무뿌리)
성질은 차고 맛은 쓴다. 피부 살에
열이 있는 증세 및 담나는 증세를 치
료하고 陰氣와 피를 보한다.
△足少陰과 手少陽으로 들어간다.
△雄黃과 丹砂를 제압하고 쇠를 기피
한다. △甘草를 담근 물에 담가 법제
한다. (本草) △一日용량 八~一二g

254 蔓荊子 (만형자) (승범실)
성질은 약간 차고 맛은 쓰며 맵다.
두통을 치료하고 눈물이 흘러내리는
병 및 습기로 인한 마비증과 아울러
손발에 쥐나는 증세를 치료한다.
△太陽으로 들어간다. △술에 쩌서

105、保生湯 (보생탕 寶)

便香附 (변향부) 各五兩
活用・불임증
혹은 따뜻한 술로 一〇〇 개씩 삼킨다.

白芍藥 (백작약) 各20g
후 꺼내어 약과 함께 찧어서 서로 九을 오동씨 크기로 만들어 나무씨 크기로 만들어 죽을 만들

烏藥 (오약)
白朮 (백출)
主治・임산부가 왹지거리 하거나 或은 음식 냄새를 싫어 하거나 혹은 맑은 물을 토하는 증세, 를 치료한다
加減・[活套] △허하면 人蔘을 더하고 구토에는 白 豆蔻와 竹茹 를 더한다.

香附子 (향부자)

橘紅 (귤홍) 各二錢

人蔘 (인삼) 各八g

甘草 (감초) 各一錢
薑三片

106、膠艾芎歸湯 寶 (교애궁귀탕 寶)

114、清暈化痰湯 (청운화담탕 寶)

甘草 (감초) 各五分

陳皮 (진피)
主治・風火가 래로 어질어 질한 증세를 치료한다. △위의 약을 가루로 만들 어 생강물로 가루로 만들어 丸을 만들 어도 좋다.

半夏 (반하)

白茯苓 (백복령) 各g 各一錢

枳實 (지실)

白朮 (백출) 各三g

川芎 (천궁)

黃芩 (황금)

白芷 (백지)

羌活 (강활)

薑三片

119、龍石散 (용석산 寶)

黃連 (황련) 各二錢
다. 또 목구 멍에 종기가 아 픈 증세를 치 료한다. △먼저 박하 즙으로 입안 을 닦아내고 위의 약을 가 루로 하여 바 른다.

青黛 (청대)

馬牙硝 (마아초)

朱砂 (주사) 各二、四g

石雄黃 (석웅황)

牛黃 (우황)

硼砂 (붕사) 各一、二g

龍腦 (용뇌) 一分

寒水石 (한수석) 煅 二〇兩
主治・입과 혀에 종기가 생기는 증세

朱砂 (주사) 二錢半
생기는 증세,

사용하고 寸白虫, 長虫을 죽인다, 위장이 허약한 사람은 가래가 생기므로 복용하지 말아야 한다. 《本草》
△一日용량 六～一二g

255 牡丹皮 (모란피) (모란꽃뿌리)

성질은 약간 차고 맛은 맵고 쓴다.
月經을 잘 통하게 하고 담은 나지 않고 피에 열이 나는 듯한 통증 및 피에
△足太陰과 手厥陰으로 들어간다.
白赤 두가지가 있는데 흰것은 氣를 잘 통하게 한다. △담이 나지 않고 뼈를 쑤시는 듯한 통증을 치료한다. △貝母, 大黃, 兎絲子를 두려워하고 砒石에 굴복하며 마늘과 쇠를 기피한다. 《本草》
△一日용량 六～一二g

256 密蒙花 (밀몽화)

성질은 평범하고 맛은 달다. 능히 눈을 밝게 하고 몸이 허해서 생긴 안질 및 겉으로는 성한 듯하나 보지 못하는 눈에 아주 빠른 약효가 있다. △술에 담갔다가 꿀에 버물려 쪄서 사용한다. △一日용량 三～六g

257 寶豆 (보두)

성질은 따스하고 독이 있다. 목구멍이 마비된 증세 및 회충으로 인한 복통을 치료하고 벌레에 상한 증세와

107、膠艾四物湯 寶 (교애사물탕 보)

阿膠 (아교)
艾葉 (애엽)
川芎 (천궁)
當歸 各二錢 (당귀)
甘草 炙 一錢(四g) (감초)
熟地黃 (숙지황)
當歸 (당귀)
川芎 (천궁)
白芍藥 (백작약)
阿膠珠 (아교주)

主治・胎가움 직여 하혈을 하는 것과 낙태하여 하혈하는 증세를 치료한다.
加減・〔活套〕杜冲・續斷・白朮・人蔘을 더하면 효과가 아주 좋다

115、半夏白朮天麻湯 寶 (반하백출천마탕 보)

人蔘 (인삼)
南星 炮 (남성)
防風 各五分 (방풍)
細辛 (세신)
黃連 (황련)
甘草 各一、二g (감초)
半夏 (반하)
陳皮 (진피)
麥芽 各六g半 (맥아)
白朮 (백출)

主治・비위가 허약해서 가래가 극에 이르러 머리가 아프고 몸이 찢어지는 듯 이 아프고 이 산처럼 무거고 팔다리가 극도로 차고 구토를 하고 어질어질한 질한 증세를

龍腦 (○、八g) (용뇌)
목구멍이 붓고 차가운 증. △위의 약을 가루로 하여 환부에 一日三～五차례 뿌린다

120、清胃散 (청위산)

升麻 二錢(八g) (승마)
牧丹皮 一錢半(六g) (목단피)
當歸 (당귀)
黃連 (황련)
生地黃 各一錢 (생지황)

主治・위장의 열로 인하여 위와 아래의 치아가 모두 아파서 참을 수 없으며 얼굴에 발열하는 데에 약간 서늘하게 복용한다. △노인과 허약한 사람은 써서 안된다.

121、瀉胃湯 寶 (사위탕 보)

川芎 (천궁)
當歸 (당귀)

主治・어금니가 아픈 데에 신효하다.

아울러 학질, 이증을 치료한다。

△젊고 튼튼한 사람은 二~三分、늙고 허약한 사람은 一分 혹은 二~三里까지만 복용하고 임산부는 복용하면 안 된다。(俗方)

寓木(우목) 五種

258 茯苓(복령)

성질은 평범하고 맛은 담담하다。모든 구멍의 氣를 잘 통하게 하는데 白茯苓은 痰涎(담연)을 치료하고 赤茯苓은 水分을 잘 통하게 한다。

△白茯苓은 壬癸와 手太陰과 足手足少陰、太陽氣分으로 들어가고 赤茯苓은 丙丁과 足太陰、手少陰、太陽氣分으로 들어간다。

△껍질을 제거하고 분말로 만들고 물기를 증발시켜 붉은 막을 버리고 햇볕에 말린다。△白歛을 미워하고 地楡、雄黃、秦芄、龜甲을 두려워하며 쌀과 초 그리고 신맛을 가지는 물건을 기피한다。

259 茯神(복신)

성질은 평범하고 맛은 달다。심장을 보하고 놀라서 가슴이 두근거리는 증세 및 황홀한 기분, 건망증, 성내는

△껍질을 제거하고 물기를 증발시켜 붉은 종기를 치료하고 水分이 통하는 길을 열어준다。(本草)

△一日용량 八~十六g

108、安胎飲 (안태음 寶)

糯米一撮(撮)(三g)

- 條芩(조금)
- 白朮(백출) 二錢(八g)
- 香附子(향부자) 炒 各一錢(四g)
- 艾葉(애엽)
- 砂仁(사인)
- 白朮(백출)
- 條芩(조금) 一錢半(六g)
- 當歸(당귀)
- 白芍藥(백작약)
- 熟地黃(숙지황)

主治·胎動을 치료한다。임신 五~六개월이 되었을 때 항상 五~六첩을 복용해둔다。

加減·아교를 더하기도 한다。

[活套·냉한 사람은 黃芩을 제거하고 허한 사람은 人蔘을 더한다。]

116、淸上蠲痛湯 (청상견통탕 衆)

- 神麯(신곡) 炒 各一錢(四活g)
- 蒼朮(창출)
- 人蔘(인삼)
- 黃芪(황기)
- 天麻(천마)
- 白茯苓(백복령)
- 澤瀉(택사) 各二分(二g)
- 乾薑(건강) 三分
- 黃柏(황백) 酒洗(各○、八g) 二分
- 黃芩(황금) 一錢半(六g)

薑五片

치료한다。加減·〔活套〕기가 허한 사람과 노인은 人蔘을 주약으로 써도 좋다。

活用·고혈압, 저혈압의 두통이 나고 어지러우며 속이 갑갑한 증세。

主治·일체의 두통을 치료하는데 병이

122、玉池散 (옥지산 實)

- 赤芍藥(적작약)
- 生地黃(생지황)
- 黃連(황련)
- 梔子(치자)
- 牧丹皮(목단피)
- 荊芥(형개)
- 薄荷(박하)
- 防風(방풍)
- 甘草(감초) 各一錢(四g)
- 地骨皮(지골피)

主治·風과 벌레로 인한 치아의 통증

고 노하는 증세를 치료한다.
△神木(신목)·즉 心木이며 黃松節
이라고도 한다. 偏風으로 인한 각기
및 근육이 뒤틀린 것을 치료한다.
△一日용량 六~一二g

260 琥珀(호박)
성질은 평범하고 맛은 달다. 혼백
을 안정시키고 오줌을 잘 누게 하며
오래 묵어 죽은 피와 복부에 응결된
덩이를 파 헤쳐준다.
△먼지가 붙는 것이 진품이다.(本
草) △一日용량 一,五~三g

261 猪苓(저령)
성질은 평범하고 맛은 담담하다.
수분과 습기를 잘 통하게 하는 데 긴
요한 약이며 종기를 소멸하며 오줌이
방울방울 떨어지는 것을 잘 나오게
한다. 많이 복용하면 腎을 상하게 한
다.
△足太陽과 少陰으로 들어간다. △
一日용량 六~一二g (本草)

262 雷丸(뇌환)
성질은 차고 맛은 쓰고 짜다. 살충
효과가 있고 전간을 치료하고 어린아
이의 疳虫을 구제한다.
△조금 독이 있다. △甘草水로 쪄

縮砂(축사)
陳皮(진피)(各一錢)
川芎(천궁)
蘇葉(소엽)(各三、二g)
甘草(감초)(一、六g) 四分

109、金櫃當歸散
(금궤당귀산 實)

主治·임산부가 계속 늘 복용하면 피를 기르고 열을 맑게 하며 또 습관성 유산을 하는 사람에게 좋는다. △위의 약을 가루로 하여 一二g씩 매회 따뜻한 술로써 복용한다.

黃芩(황금)
白朮(배출)
當歸(당귀)
川芎(천궁)
白芍藥(백작약)(各二〇g)
加減·[活

좌우에 있거나 오래되고 나 또 걸린지 열마 안되나 증세가 변하여 骨槽風이 되어 피고름이 나오고 뼈가 들어나는 증세를 치료한다. △물에 다려서 더울 때에 입에 넣어 울렁울렁 질했다가 식으면 내뱉는다.

蒼朮(창출)
羌活(강활)
獨活(독활)
防風(방풍)
川芎(천궁)
當歸(당귀)　薑三片

加減·[活套] 노인과 허약한 사람 또 實熱이 없는 사람은 사용해서 안된다.

白芷(백지)
當歸(당귀)
川芎(천궁)
麥門冬(맥문동)(各一錢)
蔓荊子(만형자)
甘菊(감국)(各五分)
細辛(세신)

으로 동요하고 터진 것이 나고 오래진 것이 터진 것이

白芷(백지)
細辛(세신)
防風(방풍)
升麻(승마)
川芎(천궁)
當歸(당귀)
槐花(괴화)
藁本(고본)
甘草(감초)(各一錢)
黑豆百粒　薑三片

馬牙硝(마아초)

123、牛黃涼膈元
(우황양격원 實)

主治·복구멍 이 붓고 입과 혀에 종창이

거나 혹은 불에 묻어 구어서 쓴다。
△쇠를 기피하고 葛根을 미워한다(本
草〕
△一回 복용량 一五~二〇g
一日 二~三회 복용한다。

苞木 (포목) 五種

263 竹葉 (죽엽)

성질은 차고 맛은 달다。번뇌와 갈
증을 치료하고 기침을 진정시킨다。
잠을 잘 자게 하고 가래를 삭게 한다。
△一日용량 八~二〇g

264 竹瀝 (죽력)

성질은 차고 맛은 달다。번뇌와 갈
한 火를 제거하고 허해서 나는 열을
없애고 번뇌와 갈증 땀을 치료한다。
△푸른 대나무를 불에 가까이 쬐어
그 떨어지는 즙액을 받은 것이다。
생강즙을 부려 쓴다。(本草〕
△一日용량 二〇~三〇g

265 竹茹 (죽여)

성질은 차고 맛은 쓴다。구토증을
멈추고 한기로 인한 가래 및 위장에
열이 나는 증세를 치료한다。또 기침
과 욱지거리와 불면증을 다스린다。
△즉 이것은 푸른 대나무의 껍질을
긁는 것이다。(本草〕
△一日용량 八~二〇g

110、 加味八珍湯 (가미팔진탕) 益

八物湯上加

砂仁 (사인) 各四g
陳皮 (진피)
人蔘 代 海蔘 (인삼 대 해삼) 三〇~二〇g

主治・임산부에 胎元을 고튼하게 길러 튼튼하게 주는데 시종 이 약을 많이 허하게 하·정시키고
加減・〔活套〕・심하게 허하면 人蔘을 더하고 또 杜冲・續斷·桑奇生을 더하면 좋다。
△胎가 七~八개월이 되면 大腹皮를 더하고 九개월이 되면 蘇葉을 더한다。

111、 佛手散 (불수산) 寶

當歸 (당귀) 二四g

主治・어린애를 낳을 달에 복용하면 胎

117、 順氣和中湯 (순기화중탕) 寶

甘草 (감초) 各一、二g
黃芪 (황기) 蜜炒 一錢半 (六g)
人蔘 (인삼) 一錢 (四g)
白朮 (백출)
當歸 (당귀)
白芍藥 (백작약)
陳皮 (진피) 各五分
升麻 (승마)
柴胡 (시호) 各三分 一、二g
蔓荊子 (만형자)

主治・기가 허하여 머리가 아픈 증세를 치료한다。
加減・〔活套〕・통증이 심하면 乳香가루 一、二g을 같이 복용한다。

124、 吹喉散 (취후산) 寶

寒水石 (한수석) 煅
石膏 (석고) 煅 各二兩 (八〇g)
甘草 (감초) 煅 一兩 (四〇g)
牛膽南星 (우담남성) 七錢半 (三〇g)
紫石英 (자석영) 煅 水飛 (二〇g) 五錢
牛黃 (우황)
龍腦 (용뇌)
麝香 (사향) 各一錢半 (六g)
膽礬 (담반)
枯白礬 (고백반)

主治・목구멍에 매어 달린 종기와 밑으로 늘어진 종기의 통증과 목구

266 竹筍 (죽순)

성질은 차고 맛은 달다. 번뇌와 갈증을 치료하고 수분을 잘 통하게 하며 氣를 더하게 한다. 그러나 많이 복용하면 冷하게 한다.

△仙人杖(선인장)·죽순이 대나무로 자랄때 선채로 옷같이 죽은 것을 五~六月에 채취한 것이다 어린아이가 젖을 토하는 증세와 어른이 음식 토하는 데에 쓴다.

△죽순. 一日용량 八~一二g

267 天竺黃 (천축황)

성질은 차고 맛은 달다. 급경풍과 만경풍을 제거하고 심장을 진정하며 해열 작용이 있다. 또 사악한 나쁜 것을 쫓는다.

△一日용량 三~九g

268 韮菜 (구채) (부초)

葷辛菜 (훈신채) 六種

성질은 따스하고 맛은 맵고 시다. 위장의 열을 능히 치료하며 생선 뼈가 목에 걸린 것과 묵고 죽은 피를 다스린다.

△꿀에 반대한다. △오래 복용하면

川芎 (천궁) 四錢(一六g)

가 적어져서 십계 출산한다.

加減·아기 낳기가 임박했을 때는 술을 조금 넣고 益母草 一〇g을 더하면 효과가 더욱 좋다.

[活套]·곧 낳을 때는 大腹皮, 砂仁, 蘇葉을 더한다. △피가 허한 때는 人蔘 一二~二〇g을 더한다. △기가 허할 때는 人蔘 一二~二〇g을 더한다. △紫蘇飮을 참고하라.

活用·출산을 촉진시키는 데쓰인다.

112、芎歸湯 (궁귀탕)寶

當歸 (당귀)
川芎 (천궁) 各五錢(各二〇g)

主治·출산전후의 모든 질병및 피가 부족하여 어지러워 인사불성이 되고 태가 나오거나 또 죽은 태아가 나오지 않는 증세를 치료한다. 자궁출혈이 그치지 않는 것을 다스리고 아기를 낳을 달에 복용하면 胎를 축하여 쉽게 출산케 하고 산후에 먹으면 나쁜 피를 저절로 내리게 한다.

活用·피를 많이 소비하여 어지러운 증, 산후 출혈, 胞衣가 내려 오지 않는 증, 기침, 변비

118、當歸補血湯 (당귀보혈탕)寶

川芎 (천궁) 各〇八g (各二分)
細辛 (세신)

生乾地黃 (생건지황)酒炒
白芍藥 (백작약)
川芎 (천궁)
當歸 (당귀)
片芩 酒炒(各四g) 各一錢
防風 (방풍)
柴胡 (시호)
蔓荊子 (만형자) 各二分(各五分)

主治·피가 허하고 머리가 아픈 증세를 치료한다.

鷄內金 (계내금) 各等分
辰砂 (진사)
山豆根 (산두근)
片腦 (편뇌)
焰硝 (염초)

명 질병을 치료한다. △약을 아주 부드러운 가루로 만들어 소량을 대나무 관으로 목구멍 속에 불어 넣으면 효과가 곧 나타난다.

125、必用方甘桔湯 (필용방감길탕)寶

桔梗 (길경) 二錢(八g)
甘草 (감초)
荊芥 (형개)
防風 (방풍)
黃芩 (황금)

主治·風과 열로 인해 목구멍이 붓고 아픈 증세를 치료한다.

269 韮子 (구자) (부초씨)

성질은 따스하고 맛은 달다. 오줌을 참지 못하는 것과 허리와 무릎의 통증을 치료한다. 또 잠자리에 오줌 싸는 병 및 정액을 쏟는 병, 女子의 흰液체 소변인 白淫을 치료한다. △누르게 볶아 쓴다. △厥陰과 命門으로 들어간다. △石鍾乳와 乳香에 대한 병이 생긴다. △一日용량 八~二二g (本草)

환자에게 이롭지 않다.(本草) △요즈음 사람은 이것으로 쇠고기를 구우니 그 맛이 심히 좋으며 害가 없는 것 같다.(備要)

270 葱白 (총백) (파흰밑)

성질은 따스하고 맛은 맵다. 능히 땀을 잘 내게 하고 감기로 인한 두통 및 종기 통증을 치료한다. △足太陰과 陽明으로 들어간다. △대추와 함께 먹으면 병이 생기고 개고기와 꿩고기와 함께 먹으면 △地黃과 常山을 복용할 때는 파와 꿀을 기피해야 한다. 또 물고기 독을 푸는 효과가 있다. △수염을 검게 하고 氣를 잘 통하게 한다.(本草)

271 大蒜 (대산) (마늘)

성질은 따스하고 맛은 맵다. 육류

113、單鹿茸湯衆 (단녹용탕중)

鹿茸 酒炙 三七g(一兩)

主治·자궁은 腎에 매여 있어 鹿茸은 腎에 어우러 이 약은 腎液을 보하므로 난산에 효과가 좋다. 계속 복용한다.

114、鯉魚湯寶 (이어탕보)

白朮
赤茯苓 各二錢(各八g)
白芍藥
當歸 各一錢半(各六g)
橘紅 五分(二g)
鯉魚 一尾

主治·태중에 임신부가 붓는 증세를 치료한다. 鯉魚를 물에 넣어 끓인 후 二七〇 ml되게 하여 여기에 다른 약을 넣고 약을 달여 一八〇 ml되게 하고 ○ 다려 一八〇 ml되게 하여 이생강 일곱 쪽을 함께 넣고 붓는 정도록 空心에 복용한다.

荊芥
藁本 各二(六g)

119、芎烏散寶 (궁오산보)

川芎
烏藥 各等分

主治·출산후 두통을 치료한다. △위의 약을 가루로 하여 八g을 복용하는데 저울추를 불에 달구어 술에 넣어 복용한다.

120、淸上瀉火湯寶 (청상사화탕보)

柴胡 八分(三、二g)
羌活 一錢(四g)
酒黃芩
酒知母 各七分(二、八g)

主治·열이 극도에 이르러 머리가 아픈 증세를 다스린다.

薄荷 各四(一錢)
玄蔘 各一錢

126、薄荷煎元 (박하전원內局衆)

桔梗 五兩(二〇〇g)
薄荷 一斤(六四〇g)
甘草 灸 四兩(一六〇g)
川芎
防風 各三兩(各一二〇g)
砂仁 五錢(二〇g)

主治·風과 열을 제거하고 타액과 같은 가래를 삭게 하며 목구멍과 가슴의 氣를 잘 통하게 한다. 또 코피가 섞여 나오는 증세를 치료한다. △위의 약을 가루로 하여 꿀로 환약을 만드는데 三七、五g로 三〇개를 만든다. 매회마다 一개씩 썰어 茶물이나 술로 복용한다. △內局方에는 白豆蔲가 들어 있다.

肉類와 곡식을 소화시키고 해독 작용
이 있다. 또 종기의 맺힌 것을 풀어
주나 많이 복용하면 눈을 상하게 한
다.
△외통으로 된 마늘을 약으로 쓴다
(本草) △一日용량 一〇~二〇g

272 蕓薹 (운대) (근대)
성질은 따스하고 맛은 맵다. 붉은
종기와 유방에 난 종기와 배속에 맺
힌 덩이를 치료한다.
△一日용량 一〇~一六g

273 菘菜 (숭채) (배추)
성질은 냉하고 맛은 달다. 수분을
맑게 하고 또 잘 통하게 한다. 氣를
아래 끝까지 내루고 갈증을 멈추며
술과 음식의 독을 제거한다.
△一名 白菜라 한다. △약간 독이
있다. △많이 먹으면 피부에 風을 일
으킨다. 냉한 사람과 다리에 병이 있
는 사람은 기피해야 하고 많이 먹었
을 때는 생강(으)로 독을 풀어야 한다.
△子油(씨의 기름)·머리카락을 기
르고 칼에 바르면 녹을 방지한다.(本
草)

274 芥菜 (개채) (갓)
성질은 따스하고 맛은 맵다. 신체
의 아홉 구멍을 순조롭게 통하게 하고

115、蔘朮飮 (삼출음 寶)

四物湯 (各四g) 錢上六八各一 加

人蔘
白朮
半夏
白朮
陳皮 各一錢 (各四g)
甘草 五分 (二g)
薑三片

主治·임신부가 오줌통의 기능을 전환하여 오줌이 나오지 않는 것을 치료한다.
△약을 다려 마시고 그것을 토하게 한 후 반복한다.

酒黃栢 (주황백)
炙甘草 (자감초)
黃芪 各二g (황기)
生地黃 (생지황)
酒黃連 (주황련)
藁本 各一、六g (고본)
升麻 (승마)
防風 各三分半 (방풍)
蔓荊子 各一、四g (만형자)
當歸身 (당귀신)
蒼朮 (창출)

116、補虛湯 (보허탕 寶)

人蔘
白朮 各一錢半 (各六g)
當歸

加減·열이약 간 있으면 茯
主治·출산후의 기허를 크게 보하는데 비록 잡병이 있어도 마침내는 치료가 된다.

127、龍腦膏 (용뇌고 內局 寶)

薄荷 一斤 (六〇〇g) (박하)
甘草 二兩 (一二〇g) (감초)
防風 (방풍)
川芎 (천궁)
桔梗 各二兩 (各七五g) (길경)
焰硝 (三七、五g) (염초)
白豆蔲 三〇粒 (백두구)
砂仁 五粒 (約四g) (사인)
片腦 一錢 (三七、五g) (편뇌)

主治·목구멍이 마비되고 붓고 아픈 증세를 치료한다.
△위의 약을 가루로 만들어 꿀로써 탄환 크기의 환약을 만든다. 섭어서 삼킨다.

126、回首散 (회수산 寶)

샤약한 것을 제거한다. 코가 막힌 것을 통하게 하는데 아주 좋은 효과가 있다.

△치질로 대변에 피가 보일 때는 기 피해야 한다. 붕어와 함께 먹으면 물이 가득 찬 종기를 일으킨다.

275 白芥子 (백개자)

성질은 따스하고 맛은 맵다. 갈비 부분의 가래를 삭게 하고 학질 및 기가 맺혀 더부룩하고, 답답한 증세를 치료한다.

△肺로 들어간다. △약간 볶아서 쓴다. (本草)

△一日 내복량 一~六g

276 蔓青 (만청) (순무우)

성질은 따스하고 맛은 달다. 五臟을 잘 조화시키고 氣를 내리게 하여 숨이 가쁜 것을 해소한다. 또 황달병을 치료한다.

△성질이 냉한데 따스하다고 한 것은 잘못이 아닌가 한다. (本草)

277 蔓青子 (만청자) (순무우씨)

성질은 평범하고 눈을 밝게 한다. 황달 곽란증 및 물이 배에 가득찬 증세를 치료한다.

△거미에 물린 데에 가루로 만들어 술에 타서 복용한다.

△기름·등불로 사용하면 너무 밝...

川芎 薑三片 (천궁) — 芎을 곱절로 하고 열이 무거우면 술로 법제한 黃芩을 더한다. △열이 심하면 乾干을 검게 볶은 것을 더한다.

黃芪 (황기)

陳皮 各一錢(各四g) (진피)

甘草 七分(二、八g) (감초) — 허하고 위에 혈떡거리는 데에는 人蔘 三七~七四g을 더하고 桂附子 겸게 볶은 乾干을 다시 넣어 사용하여 구하여야 한다. 지러움이 겸한 때에는 荊芥를 더하고 △번뇌와 열이 있으면 柴胡를 더한다. △출산후 여러병에 증세에 따라 가감하여 전적으로 이 약을 쓴다. 【活套】·기가 어...

117、當歸羊肉湯 (당귀양육탕寶)

羊肉 四兩 (一六〇g) (양육) — 主治·출산시의 피로를 치료한다. △물을 九〇〇ml 넣어 달이어 三〇〇ml 되도록 하여 三회에...

當歸 (당귀)

川芎 (천궁)

升麻 (승마)

乾葛 各四g 各一錢 (건갈)

白芷 七分(二、八g) (백지)

白藥藥 (백작약)

甘草 各五分(各二g) (감초) — 을 부어 달여...

121、升麻黃連湯 (승마황련탕寶)

主治·얼굴에 열이 나는 증세를 치료한다. △술과 국수, 五辛을 기피한다. △먼저 물 반 잔 즉 九〇ml에 川芎、薄荷、荊芥를 담그고 나머지 약을 물두 지약을 물두...

川芎 (천궁)

荊芥穗 (형개수)

細辛 各三分 (各一、二g) (세신)

紅花 一分 (홍화)

生甘草 各二分 (各〇、八g) (생감초)

羌活 (강활)

烏藥順氣散 一〇 加 (오약순기산中加) — 主治·머리와 목이 뻣뻣하고 급박하게 당겨 서 급박하게 당겨 나 혹은 베개를 잘못 베어 목이 돌아오지 않는 증세

獨活 (독활)

木瓜 (모과) — 를 치료한다.

129、三合湯 (삼합탕)

烏藥順氣散 一〇 合 (오약순기산中加合)

二陳湯中 九九 香蘇散 一七 加 (이진탕中…향소산中一七加) — 主治·등심부에 한 곳이 아픈 증세를 치료한다.

羌活 (강활)

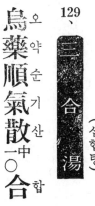

130、犀角消毒飮 (서각소독음寶)

牛旁子 四錢 (一六g) (우방자) — 主治·丹毒과 두드러기를 치...

아 눈을 상하게 한다。(本草)
△一日용량 八~一○g

278 萊葍根 (나복근)

성질은 따스하고 맛은 맵고 달다。氣가 막혀 위독한 것을 ... 음식을 소화시킨다。가래 기침 및 밀가루 국수의 독소를 해소한다。
△一名 蘿葍이라 한다。
○~一五g

△성질은 따스 냉하는 말도 있다。地黃과 같이 먹으면 머리가 희게 된다。△생강은 그 독을 제압하며 硇砂에 굴복한다。(本草)△마른 뿌리 一日용량 一

279 萊葍子 (내복자/단무우씨)

성질은 따스하고 맛은 맵다。과 천식을 멎게 하고 복부가 팽만한 것을 치료하는 데 효과가 있다。
리게 한다。복부가 ...

성질은 따스하고 맛은 맵다。기침

280 生薑 (생강)

성질은 약간 따스하고 맛은 맵다。신체 내부의 더러운 액체를 제거하고 정신을 화창하게 한다。위장의 氣를 열고 가래와 기침을 제거한다。
△따스하게 할 때는 껍질을 벗겨 쓴다。△차갑게 할 때는 껍질을 그대로 남겨 두고 사용한다。
毒의 독을 제거하고 黃芩 黃連을 미...
△秦芃와 川椒를 부려쓰고 半夏 狼...

黃芪 各五○g 各二兩二錢半 당... 걸쳐 나누어 복용한
生薑 一兩 二g (생강)

118、當歸黃芪湯 (당귀황기탕 寶)

黃芪 酒炒三錢 十二g (황기) △하루에 세번 복용한다
人蔘 各二錢 (인삼) 人蔘을 배로 넣는다。
當歸 (당귀) 加減·[活套]·升麻를 감하여 허하면 인삼을 배로 하게 쓴다
升麻 各八g (승마)
甘草 一錢 (四g) (감초)
人蔘 二錢半 (一○g) (인삼)
白朮 二錢 (八g) (백출)

119、蔘朮膏 (삼출고 寶)

主治·출산후 에 방광이 손상하여 오줌이 잘 나오지 않고 방울 방울 떨어지는

黃連 酒炒四分 (二、六g) (황련) ○ ml가 되게 서 한잔 一八 한후 먼저 물에 담근 세가 지약을 함께 넣어 다시나 지약에 담근 즉 一二六 ml 되게 하여 따뜻하게 하여 복용한다。七分
犀角屑 (서각설)
川芎 (천궁)
荊芥穗 (형개수)
薄荷 各三分 (各一、二g) (박하)

122、升麻附子湯 (승마부자탕 寶)

升麻 (승마) 主治·얼굴이 찬증세를 치료하는데 이것은 위장이 차기 때문이다。△「附子理中湯」도 좋다。
附子 炮 (부자)
乾葛 (건갈)
白芷 (백지) 連鬚葱三莖
黃芪 蜜炒 (各二、八g) (황기)

荊芥 (형개) 료한다。△犀角六g을 물에 갈아 같이 복용한다。
防風 各二錢 (各八g) (방풍) △[活套] 혹은「敗毒散」을 합하여 쓰기도 한다。
甘草 一錢 (四g) (감초)

131、開結舒經湯 (개결서경탕 寶)

蘇葉 (소엽) 主治·부인이 七情六鬱로 氣가 經絡에 막혀서 손과 발이 마비된 증세를 치료한다。
陳皮 (진피) 加減·[活套]·竹瀝과 생강즙을 넣어 같이 복용한다。
香附子 (향부자) [活套]·팔과 다리가 마비되고 통증이 있을때는 威靈仙과 附子 소량、木瓜、牛膝을 더하여 쓴다。
烏藥 (오약)
川芎 (천궁)
蒼朮 (창출)
羌活 (강활)

△위한다. (本草)

△一日용량 四~二g

281 乾薑 (건강)

성질은 대단히 맹렬하고 맛은 맵다 風과. 차움으로 상한 것을 치료하고, 炮(포)하여 쓰면 맛이 쓰고 냉한 것을 몰아내고 氣를 소모한다.
△심장과 脾臟의 氣分藥인데 肺로 들어가 위장을 연다.
△많이 사용하면 氣를 소모한다. (本草) △불을 보이게 되면 약효가 움직이지 않게 되므로 신체 내부의 차가운 증세를 치료한다. (丹心) △一日용량 四~一〇g

282 胡荽 (호유) (고수풀)

성질은 따스하고 맛은 매우며 약간 독이 있다. 천연두가 극도에 도달했을 때 발반하게 하고 두통을 멎게 한다. 또 음식을 소화시킨다.
△씨도 역시 발반시키는 효과가 있다. (本草) △一日용량 마른잎 및 씨는 四~一〇g, 생잎은 九~二〇g

283 水芹 (수근) (미나리)

성질은 평범하고 맛은 달다. 精髓를 더하게 하고 번뇌와 갈증을 그치게 하며 대장 소장의 氣를 아주 잘 소통시킨다.
△즙액·체내에 숨어 있는 열을 제

黄芪(六g)一錢半 △병을 치료한다. △돼지 또는 양의 방광을 물로 다린 후 여기에 약을 넣고 다시 달여 空心에 복용한다.

陳皮(진피)

桃仁(도인)

白茯苓(백복령)(各一錢)四g

甘草(감초)五分(二g)

120、白尤散 (백출산 實)

乾葛(건갈)二錢(八g)

人蔘(인삼)

白尤(백출)

白茯苓(백복령)

木香(목향)

一名「錢氏白尤散」이라한다. 또 一名「消寧散」이라고도 한다.
主治·구토와 설사가 오래되어 진액이 마르고 번뇌가 가득하여 물을 자꾸 들이키고 만성의 경기가 되려는 증세를 치료한다.
加減·△설사

人蔘(인삼)

草豆蔻(초두구)

益智仁(一、二g)(익지인)三分

甘草(감초) 炙 各五分(二g)

123、升麻胃風湯 (승마위풍탕 實)

升麻(승마)二錢(八g)

甘草(감초)一錢半(六g)

白芷(백지)(四、八)一錢二分

主治·위장의 風으로 인해 얼굴이 붓는 증세를 다스린다.
△식후에 복용한다.

蒼尤(창출)

乾葛(건갈)

當歸(당귀)

各一錢(四g)

人蔘(인삼)

當歸(당귀)

桂枝(계지) 各(一、二g)三錢

甘草(감초) 各四分(一、六g)

132、半夏芩尤湯 (반하금출탕 實)

半夏(반하)

蒼尤(창출) 各六g各一錢半

片芩(편금) 酒炒

白尤(백출)

南星(남성) 炮

主治·가래로 인하여 팔이 아프고 들지 못하는 증세를 치료한다.
加減·[活套] 냉한 사람은 黄芩을 제거하고 桂枝를 더한다.

南星(남성)

薑三片

柔滑菜 (유활채) 十種

거하고 또 石藥毒을 제압한다。또 오줌에 피가 섞여 나오는 증세 및 임질과 황달을 치료한다。(本草)

284 薺菜 (제채) (냉이)
성질은 따스하고 맛은 달다。눈을 밝게 하고 五藏의 기능을 도우고 체내의 中部를 잘 조화시키며 이증을 치료한다。
△겨울에도 죽지 않으므로 죽을 쑤어 먹으면 피를 肝으로 가게 만든다。(本草)

285 決明子 (결명자) (냉이씨)
성질은 약간 따스하고 맛은 맵다。눈을 밝게 하고 눈물이 흐르는 증세를 치료하며 해열 작용이 있다。
△마른 것으로 一日용량 五~一〇g (本草)

286 蓴菜 (순채)
성질은 차고 맛은 달다。능히 몸을 보하며 갈증 및 황달을 치료한다。약의 독성을 제거한다。

121、保元湯 (보원탕) 寶

甘草 (감초) 各四g
黃芪 (황기) 薑一片
人蔘 (인삼) 二錢 (八g)

主治・천연두
천연두가 二~三일 되어서 발진의 밑부분은 둥그나 꼭지는 함몰된 것을 치료한다。

〔活套〕・어린이가 설사로 인해 氣가 빠진 데에는 人蔘을 一二~一〇g을 더하고 肉豆蔲、破古紙、金櫻子、吳茱萸 등을 더한다。
△오줌이 잘 나오지 않는 데에는 澤瀉、車前子를 더한다。
△감기로 남은 열이 깨끗이 없어지지 않고 설사가 나는 데에도 좋다。

藿香 (곽향)
에는 山藥、白扁豆、肉豆蔲를 더한다。
△만성의 경에는 天麻、細辛、白附子를 더한다。

甘草 (감초) 各一錢
△물로 끓여 임의로 복용한다。
△매회마다 八g을
△혹은 木香、白附子를 각 二g을 감해서 달여 먹어도 좋다。

124、淸上防風湯 (청상방풍탕) 寶

連翹 (연교)
白芷 (백지)
防風 (방풍) 一錢 (四g)

主治・上焦의 火를 맑게 한다。얼굴과 머리에 종창과 부스럼이 생기는 증세와 風熱로 인한 독을 치료한다。

蔓荊子 (만형자) 二分 (〇、八g)
草豆蔲 (초두구) 各一、二g
黃栢 (황백)
藁本 (고본) 薑三片
羌活 (강활)
柴胡 (시호) 棗二枚
麻黃 (마황) 五分 (二g) 마디를 제거하지 않음
各三分

133、舒經湯 (서경탕) 寶

赤芍藥 (적작약) 各一錢 (四g)
白朮 (백출)
海桐皮 (해동피)
當歸 (당귀) 薑三片
薑黃 (강황) 二錢 (八g)

主治・기혈이 經絡에 머물러 응결되어 팔이 아프고 들지 못하는 증세를 치료한다。
一名 「通氣飮子」라 한다。
〔活套〕・沈香을 갈아 즙을 내어 소량을 같이 복용한다。
加減・한기가 經

甘草 (감초) 各一、二分
威靈仙 (위령선)
赤茯苓 (적복령) 各五分
陳皮 (진피)
香附子 (향부자) 各七分 (二、八g)

△一日用량 八~一二g

287 苜蓿 (목숙) (거여목)

성질은 냉하고 맛은 쓴다。위장 내
의 나쁜 것을 흩어지게 하고
용을 순조롭게 하고 黃疸과 열로 인
한 독소를 치료한다。
△많이 먹으면 냉한 氣가 근육으로
들어간다。 △一日用량 생즙은 一〇
g、마른 것은 三〇g

288 馬齒莧 (마치현) (쇠비름)

성질은 차갑고 맛은 맵다。종기를
소멸시키고 갈증 및 이증을 치료한다
임질의 독소를 제거하고 蟲을 죽이는
데 효과가 있다。

289 萵苣 (와거) (상치)

성질은 차갑고 맛은 쓴다。가슴에
맺힌 氣를 통하게 하고 五藏의 기능을
순조롭게 하나 많이 먹으면 冷해진다
△생것은 一日用량 二〇~六〇g을
찧어 즙을 복용한다。마른 것은 一日
용량 二〇~四〇g

290 蕨菜 (궐채) (고사리)

성질은 차고 맛은 달다。열이 나는

△씨・젖을 나오게 하나 많이 먹으면 소변을 잘
나오게 한다。 △씨의 一日用량 一〇
~二〇g

의 밑부분이 돋아나도 광택이
없으며 또 기가 약하고 피가 많
을 때에는 白芍藥 官桂、찹쌀
을 더한다。 △五~六日이 되어
氣는 가득차고 피는 허하며 발
진의 색이 어두운 붉은 자색일
때는 木香、當歸、川芎을 더한
다。
△六~七日이 되어 漿은 이루
지않고 氣血이 모자라서 추위
를 제압하지 못한 때에는 官桂
찹쌀을 더한다。 △七~八일이
되어 독은 비록 漿으로 변해도
되어 독이 비록 漿으로 변해도
지않고 氣가 허하여
충만하지 못한 경우에는 官桂
와 찹쌀을 더한다。
八~九일이 되어 漿이 가득차지
않았을때는 찹쌀을 더한다。
十一~十二일에 습기와 윤택이
있고 거두어지지 않고 속이 허
한데에는 白朮、白茯苓을 더한
다。
十三、十四、十五일에 비록
독이 풀려 없어졌거나 혹은 다
른 증세가 있어도 오직 이약으
로만 심한 한기나 열을 다스리
며 약을 써서는 안 된다。

122、九味神功散 (구미신공산 衆)

黃芪 蜜炒 主治・천연두에서 나오는 독기가 매우

桔梗 (三、二g) 活用・습진、눈의 충혈、
片芩 酒炒 술로 인해 코가 붉은 증
川芎 (各三、八g) 천궁 세、얼굴과 머리에 충혈
荊芥 형개 된 종창
栀子 치자
黃連 酒炒 竹瀝 調服 五匙
枳殻 지각
薄荷 (各五分) 박하
甘草 (一、二g) 감초

125、蔓荊子散 (만형자산 實)

蔓荊子 만형자 主治・腎經에 風熱이 있어

羌活 (各二g) 강활 紹에 머물러 응결되었을
甘草 (各二g) 감초 때에는 桂枝 薏
苡仁을 각각 一二g을 가
하고 附子를 ..

蒼朮 창출 **134、清熱瀉濕湯** (청열사습탕 實)
黃連 황련 소량 더하여 經으로 가게 한다
黃栢 鹽酒炒 (各四g) 황백 △가래가 經絡에 머물러
蘇葉 수엽 된데에는 南星、半夏、烏藥、
赤芍藥 적작약 白芥子를 각각 四g과 술 두순
木瓜 목과 가락을 더하여 복용한다。
澤瀉 택사

主治・습기와 열로 인해서
다리가 붓고 아픈 증세를
치료한다。
加減・통증
이 있으면 木
香을 더한다。
△붓는증세가
있으면 大腹
皮를 더한다。
△열이 있으
면

증세를 치료한다。 오래 계속 먹으면 양기가 손상되고 다리 힘이 약해진다。

△一日용량 一〇~二〇g

291 芋子 (우자) (토란)

성질은 평범하고 맛은 맵고 조금 독이 있다。 위장을 너그럽게 하고 살을 채우게 한다。 또 묵고 오래된 피를 파헤치며 그 잎은 설사를 멈추게 한다。

△모든 약물의 독을 풀어 준다。(本草)

△一日용량 一〇~二〇g

292 甘藷 (감저)

성질은 평범하고 맛은 달다。 식용으로 쓸 수 있으며 腎藏을 튼튼히 하고 脾藏을 전전히 하고 허한 것을 보하는데 좋다。

△효과가 山藥과 같다。 △섬사람들은 五곡을 먹지 않고 이것을 먹음으로써 오래 사는 사람이 많다。

293 冬葵子 (동규자) (아욱씨)

성질은 차고 맛은 달다。 胎를 미끄럽게 잘 내리게 하여 출산을 쉽게 하고 乳房의 氣를 잘 통하게 한다。 또 곱사병을 치료하는 방편으로 쓴다。 △一名 露葵(노규)라고 한다。 잎은 脾의 나물이다。 脾와 胃를 이롭게 하는 나물이나 서리가 온 후에 먹으면...

123、安胎飲 (안태음) 實

主治・임산부의 천연두를 치료한다。

人蔘 (인삼)

白芍藥 (백작약) 酒炒

生地黄 (생지황) 酒洗

紫草茸 (자초용)

紅花 (홍화)

鼠粘子 (서점자) 各一錢 (各四g)

前胡 (전호)

甘草 (감초) 各二g (各五分)

人蔘 (인삼)

陳皮 (진피)

성하여 붉은 피한 방울이 나와 종기의 경계를 분간할 수 없게 된 증세 혹은 소모하거나 혹은 설사와 七日 이전의 여러가지 증세에 복용하면 해독을 할 수 있다。

126、荊芥連翹湯 (형개연교탕) 實

赤茯苓 (적복령)

甘菊 (감국)

麥門冬 (맥문동)

前胡 (전호)

生地黄 (생지황)

桑白皮 (상백피) 薑三片

赤芍藥 (적작약) 棗二枚

木通 (목통)

升麻 (승마)

甘草 (감초) 各二、八g (各七分)

이나고 아프거나 고름이 나오며 혹은 소리가 나거나 귀가 먹는 증세를 치료한다。

135、檳蘇散 (빈소사) 實

木通 (목통)

防己 (방기)

檳榔 (빈랑)

枳殼 (지각)

香附子 (향부자)

羌活 (강활)

甘草 (감초) 各二、八g (各七分)

蒼朮 (창출) 二錢 (八g)

香附子 (향부자)

蘇葉 (소엽)

面 黃連、大黄을 더한다。

主治・風과 습기로 인한 각기로서 다리가 붓고 아프며、당기고 꼬이는 데에 이 약을 쓰면 氣道가 소통하는 효과가...

가래가 생긴다。(本草)
△一日용량 一○~二○g

294 茄子(가자)(가지) 四種

성질은 차고 맛은 달다。사기(邪氣)와 악기(惡氣)로 인한 피로를 전 달하며 많이 먹으면 氣를 발동시키고 女子는 자궁을 상하게 한다。

295 冬瓜(동과)(동화)

성질은 차고 맛은 달다。열이 나고 갈증이 나는 증세를 치료하고 大小腸을 잘 통하도록 하며 丹石毒을 제압 한다。
△冷한 사람이 먹으면 몸이 여윈다 (本草) △一日용량 씨・一六~三○g 껍질・六~一○g

296 南瓜(남과)(호박)

성질은 따스하고 맛은 달다。능히 신체의 內部를 보하나 양고기와 함께 먹으면 氣가 통하지 않게 된다。

297 胡瓜(외)

돼지고기와 먹으면 좋고 굴과 함께 곪여 먹어도 좋다。그러나 많이 먹으면 脚氣와 황달병이 생긴다。(本草) △一차량 二○○~四○○g

---

大腹皮(대복피) 白朮(백출) 當歸(당귀) 川芎(천궁) 白芍藥(백작약) 便香附(변향부) 砂仁(사인) 蘇葉(소엽) 赤茯苓(적복령) 甘草(감초) 各一、二g ◇

燈心七莖 糯米百粒

荊芥(형개) 連翹(연교) 防風(방풍) 當歸(당귀) 川芎(천궁) 白芍藥(백작약) 柴胡(시호) 枳殼(지각) 黃芩(황금) 梔子(치자) 白芷(백지)

主治・腎經風과 熱로 인해 양쪽 귀가 서 붓고 아픈데 그것을 치료 한다。△식후에 복 용한다。

陳皮(진피) 木瓜(목과) 檳榔(빈랑) 羌活(강활) 牛膝(우슬) 各一錢 甘草(감초)(二g)五分

葱白三莖 生薑三片

크다。加減・〔活套〕 △마비증이 있으면 威靈 仙을 더한다。△통증이 심 하면 乳香을 一二g~二 g을 같이 복 용한다。

136、蟠葱散(반총산)(반총산)

蒼朮(창출) 甘草(감초) 各四g 三稜(삼릉) 蓬朮(봉출) 各一錢

主治・비위가 허하고 냉하 여 心腹이 찌르는 듯이 아 프고、가슴과 옆구리、방광 소장으로 잇 달아 腎氣로 인해 아픈 증 세를 치료한 다。活用・氣로 인

性質은 차고 맛은 달다。역시 많이 먹으면 한기로 인한 寒熱을 발생하며 或 학질을 앓게 한다。△많이 먹으면 氣를 발동시키고 학질을 생기게 한다。(本草)

芝栭(지이) 二種

298 松耳(송이)
性質은 평범하고 맛은 향기롭고 단맛이다。능히 위를 충실하게 하고 입맛을 돋구며 설사를 멈추고 氣를 도운다。

299 石耳(석이)
性質은 평범하고 맛은 달다。눈을 밝게 하고 오래 먹으면 기운을 돋구고 얼굴이 젊어지게 한다。

300 李(이)(오얏)

五果(오과) 六種

性質은 평범하고 맛은 달다。피로해서 골절간의 열이 나는 병을 치료하며 역시 氣를 도우나 많이 먹으면 안 된다。△물에 가라앉지 않는 것은 독이 있다。△굴과 함께 먹으면 안 된다(本草)

124、鷄鳴散 (계명산實)

大黃 酒蒸 五錢(二〇g)
當歸尾 三錢(一二g)
桃仁 二七枚

主治・쇠불이 칼로 상한、증

桃仁 : 오래 묶어 죽은 피가 응결되어 쌓여서 번민하는 증세를 치료한다。△역시 끊기고 상한 것도 치료한다。△닭이 울 때에 복용하면 다음 낮에는 죽은 피가 내린다。

125、花藥石散 (화예석산實)

石硫黃 一兩(四〇g)
花藥石 四兩

主治・일체의 쇠붙이 칼로 인해 쪼개진 상처 및 타박상과 소나 말에 물리고 차여서 거의 죽게 된 것을 치료한다。빨리 상처에 이 약을 붙이면 그 피가 누런 黃水로 변하고 다시 이약을 복용하면 살이 편안히 살아난다

127、麗澤通氣湯 (여택통기탕實)

黃芪 一錢(四g)
蒼朮
羌活
獨活 　薑三片
防風 　棗二枚
升麻
乾葛 各七分(各二、八g) 　葱白三寸 十센티
甘草 炙(二)(一g) 五分

主治・코가 냄새를 맡지 못하는 것은 폐에 풍과 열이 있기 때문인데 그것을 치료한다。

桔梗 各七分(二、八g)
甘草(二)(一g) 五分

青皮 各(二、六g) 七分
白茯苓 　한 통증、가슴의 통증、위경련
砂仁
丁香皮
玄胡索(현호색) 　葱白一莖
檳榔 各五分(各二一g)
官桂
乾薑 各三分(各一、二一g)

137、龍膽瀉肝湯 (용담사간탕實)

草龍膽(초룡담)
柴胡(시호)

主治・간의 습기로 인하여 남자는 음경、여자는 음부에 가려운 종창이 생...

301 杏仁(행인) (살구씨)

성질은 따스하고 맛은 달고 쓰다.
風으로 인한 기침과 천식 및 가래를 제거하고 大腸의 氣가 막혀서 대변이 여물어졌을 때에 연하게 한다.
△太陰으로 들어간다. △껍질과 꼭지를 제거하고 밀기울과 함께 볶아 쓴다. △불과 만나면 개에 좋고 黃芩 黃芪 葛根을 미워하며 개에 물린 독을 없앤다. 씨가 둘이면 사람을 죽인다.(本草)
△火氣가 있어 땀이 날때는 어린아이 오줌에 三日간 담구었다가 쓴다. △독성이 있어 많이 먹으면 근육이 상한다. 특히 임산부는 피해야 한다.(本草)
一日용량 六~一〇g

302 烏梅(오매) (매화열매)

성질은 따스하고 맛은 시다. 肺의 氣를 거두어 들이며 갈증을 멈추게 하여 입에 침이 생기게하고 설사, 이증을 치료한다.
△돼지고기를 기피한다. △잎·파란줄과 간격을 두고 발생하는 이증을 치료한다.(本草) △一日 복용량 四~六g, 보통 一貼에 두개를 쓴다.

△위의 약을 가루로 하여 기와로 만든 그릇에 넣고 臨泥로 정하여 사방을 안정하고 쬐여 말린 후 벽돌 위에 올려 숯불로써 낮 一〇~一二時부터 시작하여 밤을 지내도록 구워서 그대로 식혀 그것을 순가락으로 하나를 어린아이 오줌에 넣어 끓인 것으로 함께 복용한다.

303 桃仁(도인) (복숭아씨)

성질은 차고 맛은 달고 쓰다. 大腸

126、當歸鬚散 (당귀수산 寶)

當歸尾(당귀미) 一錢半(六g)
赤芍藥(적작약)
烏藥(오약)
香附子(향부자)
蘇木(소목) 各一錢
紅花(홍화) (三、二g)

主治·타박손상으로 氣가 엉키고 피가 덩어리되어서 가슴과 배가 아픈 증세를 치료한다.
△술과 물을 각각 반씩 넣어 달여 복용한다.
加減·[活套]
△죽은 피가 덩어리되고 변비가 있을 때는 大黃四~一二g을 더한다.

128、甘桔湯 (감길탕 寶)

桔梗(길경) 二錢五分(一〇g)
甘草(감초) 一錢(六g)

主治·少陰에 한기가 붙어서 목구멍이 아픈데 그것을 치료한다.
加減·鼠粘子, 竹茹를 각각 四g씩 더하면 효과가 아주 묘하다.

129、清火補陰湯 (청화보음탕 寶)

玄蔘(현삼) 二錢(八g)
白芍藥(백작약)
熟地黃(숙지황) 各四g 各一錢

主治·허한 火가 위로 올라가서 목구멍이 아프고 막힌 것이나 종창이 생기는 증세를 치료한다.
加減·[活套]

138、神聖代鍼散 (신성대침산 寶)

乳香(유향)

主治·피가 쌓여서 된 㽽症의 통증과

麻黃(마황)
川椒(천초)
白芷(백지) 各三分 (各一、二g)

澤瀉(택사) (各四g)
木通(목통)
車前子(차전자) 各一錢
赤茯苓(적복령)
生地黃(생지황)
當歸(당귀)
山梔(산치)
黃芩(황금)
甘草(감초) 各二g 五分

기는 증세를 치료한다. △空心에 복용한다.
活用·요도염, 방광염, 임질, 대하증, 고환염, 음부습진, 子宮내막염

...을 윤택하게 하고 월경을 통하게 하며 묵은 피를 파헤치고 쌓이고 뭉친 것을 해소하는 데에 좋다.
△手足厥陰으로 들어간다.
△껍질과 꼭지와 씨가 둘인 것을 제거하고 국수에 싸서 볶아 쓴다.
△열매·손해가 있을 뿐 이득은 없다.
△꽃·살충효과가 있고 소변을 잘 나오게 한다.
△잎·묵어 죽은 효과가 있다.
△아교·꽃과 같은 효과가 있고 石淋(석림)을 내리게 한다.
桃奴(서리를 맞아도 떨어지지 않는 복숭아)·주로 오래 묵어 죽은 피를 파헤친다. (本草)
△一日用量·꽃 五~一〇g, 씨 一〇~一五g, 桃奴 一〇~一五g

304 栗子 (율자)(밤)

성질은 따스하고 맛은 짜다. 氣를 더하는 데 신기하고 창자를 두텁게 하고 콩팥을 보하여 준다. 역시 굶주림에 견디게 한다.
△말린 것을 먹으면 몸을 돕고 보하며 생것을 먹으면 氣를 발동하게 하고 또 삶거나 쪄서 먹으면 氣가 막히므로 불에 그슬어 반숙해 먹어야 한다.
△어린아이가 많이 먹으면 잇발이 생기지 않는다. 생것은 소화하기 힘들고 익은 것은 氣를 막후고 머물게 하며 虫이 생기게 한다.
△모래에 묻으면 여름이 되어도 처음과 같으며 △습기있는 모래에 묻으면 虫이 생기게 한다.

一二七、二生膏 (이생고膏)

- 桃仁(도인) 七分 (二·八g)
- 桂心(계심) 六分 (二·四g)
- 甘草(감초) 五分 (二·一g)
- 生地黄(생지황) 一斤 (六〇〇g)
- 生薑(생강) 四兩 (一五〇g)
- 酒糟(주조) 一斤 (六〇〇g)

主治·손상당한 것을 치료한다.
△위의 약을 형겊에 싸서 상처에 문지르면 효과가 신기하다.
△팔꿈치가 折傷으로 탈출하고 붓고 아픈 데에는 生地黄을 찧어 기름을 종이위에 깔고 그 위에 木香가루를 한 층 또 그 위에 生地黄즙을 한층 갈아 사용한다.
△生地黄즙을 내어 술에 타서 二~三차례 마시면 아주 효과가 묘하다.

- 當歸(당귀)
- 川芎(천궁) — 肺에 열이 있는 듯한 症으로 기침하게 되면 生白桔梗 四〇g을 더한다.
- 黄栢(황배) 童便炒
- 知母(지모) 生
- 天花粉(천화분) 竹瀝調服 三匙
- 甘草(감초) 各七分 (各二·八g)

一二八、五黃散 (오황산散)

一三〇、手拈散 (수접산散)

- 草果(초과)
- 玄胡索(현호색)
- 五靈脂(오령지)
- 沒藥(몰약) 各等分

主治·아홉가지 종류의 心腹痛症과 脾痛症을 치료한다.
△가루로하여 四~八g을 술에 타서 마신다.
△가감 加減·(活套)·△혹은 달여 먹어도 된다.

一三九、橘核丸 (귤핵환丸)

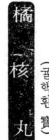

- 橘核(귤핵) 炒
- 海藻(해조) 鹽酒炒
- 昆布(곤포) 鹽酒炒
- 海帶(해대) 鹽水洗

- 白芷(백지)
- 沒藥(몰약)
- 當歸(당귀)
- 川芎(천궁)
- 芫青(원청) 去毒各一錢 (各四g)

여러 가지 瘡症으로 찌르는 듯한 痛症으로 쓰는데, 심한 사람은 二g 쓰는데,
△위의 약을 가루로 하고 ○·○四g을 쓴다. 즉 一八〇ml 저茶(煎茶) 한 잔을 먹은 다음에 약의 분말이 茶에 붙어 날리지 않게 하여 곧 섞어 삼킨다.

갈아 생생하다.〔本草〕

△一日용량 一○~二○g

305 大棗 (대조) (대추)

성질은 평범하고 맛은 달다. 모든 약을 조화시키며 氣를 더하고 脾藏을 길러주니 즐거이 씹을만한 것이다.

△土性에 속하며 火性이 있으며 十二經脈을 돕는다.

△오래 먹으면 脾藏을 손상시키고 습하게 만드므로 더욱 어린아이는 먹으면 안된다.

△풋대추·땡이 먹으면 몸이 여윈다.

△껍질(나무껍질)·북쪽으로 향한 것을 태워서 재를 만든 것을 끓여 눈을 씻으면 눈이 밝아진다.

△一日용량 八~一六g〔本草〕

306 梨 (이) (배)

성질은 차고 맛은 달고 시다. 술독을 푸는데 좋다. 갈증과 기침과 번뇌와 열을 치료하고 가래를 축출한다.

△잎·주로 곽란증을 치료한다.〔本草〕

△一日 一~二個를 생것 또는 달여서 먹는다.

307 木果 (목과) (모과)

성질은 따스하고 맛은 시다. 다리의 습기로 인한 종기를 치료하고 팍

黃丹 (황단)

主治·나무몽둥이에 의한 종창의 통증을 멈춘다.

黃連 (황련)

△위의 약을 가루로 하여 신선한 물로 개어서 비단에 약을 펴서 하루에 세번 붙인다.

黃芩 (황금)

黃栢 (황백)

大黃 (대황)

乳香 (유향) 各等分

129、補氣生血湯 (보기생혈탕寶)

八物湯(上統三二)去芎加

陳皮 (진피)

香附子 (향부자)

主治·몸둥이에 의한 창이 터져서 물이 나고 오랫동안 낫지 않는 것을 치료한다. △위의 약을 술과 물로 반씩 넣

桔梗 (길경)

다. △허하고 냉한 데에는 「建理湯」(上八三)을 합하고 한데에는 山楂, 神麴, 檳榔을 더한다. △회충이 극에 이를 때는 山楂, 桂心, 烏梅, 花椒를 더한다.

黃連 (황련) 六錢(二二g) 薑三片

附子 (부자) 炮(三·七g) 一錢 棗二枚

主治·열이 위와 가슴에 빽빽하게 막혀 있는 것을 치료한다.

131、連附六一湯 (연부육일탕寶)

蘇葉 (소엽)

陳皮 (진피)

蒼朮 (창출)

香附子 (향부자)

主治·음식으로 상하여 冷이 생긴 것과 風寒으로 감기에 걸린 것과 또 七情에 부딪쳐 음식이 심히 체하여 가슴과 배가 불룩한 아픈 증세를 치료한다.

132、行氣香蘇散 (행기향소산寶)

桃仁 (도인) 麩炒

川練子 (천련자) 炒各一兩

玄胡索 (현호색)

厚朴 (후박)

枳實 (지실)

桂心 (계심)

木香 (목향)

木通 (목통) 各五錢

140、三疝湯 (삼산탕寶)

車前子 (차전자) 二錢四分(一○g)

茴香 (회향) 一錢六分(六·四g)

主治·방광이 붓고 아픈 증세를 치료한다

란과 근육이 뒤틀리는 것과 무릎이
당기고 급박한 것을 고친다.
△手足太陰으로 들어간다. 물과 만
나면 바로 肝으로 들어간다. △쇠를
기피한다. △가지와 잎·곽란증과 근
육이 뒤틀리는 데 복용한다.(本草)
△一日용량 六~二二g

308 山査(산사)(아가위)

성질은 평범하고 맛은 달고 시다.
고기 음식물을 갈아 부수어 소화시켜
내리게 하고 疝症을 치료하며 위를 건
전히 하여 복부에 팽만한 것을 제거
한다.
△一名 棠毬子(당구자)라고 한다.
오래 묵은 것이 품질로서 좋다. △
씨·음식물을 소화시키고 묵고 쌓인 것
을 부순다.(本草)
△一日용량 四~一六g

309 林檎(임금)(사과)

성질은 따스하고 맛은 달고 시다.
곽란증을 치료한다. 가래와 갈증과
이증을 치료하고 두통도 흘어서 없앤
다.
△一名 來禽 文林郞이라고 한다.
많이 먹으면 발열하고 冷氣로 인한
가래가 생긴다. △뿌리·회충과 寸白
蟲을 죽인다.(本草)
△一日용량 二~四개

貝母(패모) 各四g
△대개 죽은 피를 통하게 하는 데에는 다 술을 넣어 달여서 복용한다.

豆腐法(두부법)
소금물에 삶아서 환부에 붙이는데 라색이 되면 다시 그두부가 보 바꾼다.

菉豆法(녹두법)
가루를 계란의 흰자와 개어서 붙인다.

鳳仙子法(봉선자법)
뿌리와 잎을 빻아서 붙인다.

打着不痛(타착불통방)
用法·타박이 몸에 아직 착되지 않았고 끓는 술에 익혀 복용한다.

白蠟(백랍)(三七、五g)
올 때는 윗약을 썰어 공기에 넣고 끓는 술에 익혀 복용한다.

130、扶危散 (부위산) 寶

斑猫(반묘)
△斑猫·물린지 七일이 내에는 七마리를 쓰고 七일이 넘으면 하루에 한 마리씩 더하는 날개와 발을 제거하고 찹쌀과 함께 볶아쓴다.

烏藥(오약)
川芎(천궁)
羌活(강활)
甘草(감초) 各一錢
麻黃(마황)
枳殼(지각) 各一錢

薑三片

加減·(活套)
△음식이 체하여 가슴이 아픈데에는 麻黃을 빼고 神麯·檳榔을 더한다.

141、秦艽蒼朮湯 (진범창출탕) 寶

沙蔘(사삼)(二、二g)
葱白二二分 二錢 (四、五g)

秦艽(진범)

皂角仁(조각인) 燒存性 一各

桃仁(도인) 泥(各四g) 一錢
△桃仁은 습기와 열이 들어간 것이고, 변비가 되는 것은 습기가 마르기 때문이다.

蒼朮(창출)

防風(방풍) 各三、六g

黃栢(황백) 酒洗(二g) 五分

當歸梢(당귀초) 酒洗

澤瀉(택사)

檳榔(빈랑) 末(一、二g) 各三分

主治·熱과 습기·風과 가래가 합하여 치질이 되어 창자의 꼭대기가 或 덩어리가 或 든 것이고, 크게 아픈 것은 風기가 마르기 때문이다. △위의 약을 서 檳榔 桃仁 皂角仁을 제외하고 나머지 약을 물에 다려 찌꺼기를 제거한 후 三가지 약을 넣어 다시 다려서 空心에 뜨어 접시에 담게 해서 복용하고 좋

133、倉卒散 (창졸산) 寶

山梔(산치) 連皮燒半過 四十九枚

大附子(대부자) 一枚炮
主治·氣로서 당나는 통증을 견디지 못하며 저절로 나는 땀이 세수한 것과 같고 손발이 얼음같이 차가와 죽게 되는 증세를 치료한다. △매 회에 一二g을 물 一잔에 술잔 반을 넣고 달여서 七分쯤에

310 柿子(시자)(감)

성질은 차고 맛은 달다. 심장과 폐를 윤택하게 한다. 입을 다물고 하는 이증을 치료하고 갈증과 가래를 물리친다.

△金에 속하고 土性이 있다. △烏柿(오시)·불에 그을려 말린 것으로 성질이 따스하고 살충효과가 있으며 구토로 멎는다. △白柿(백시)·햇볕에 말린 것으로 성질이 차다. △霜(곶감 표면에 생긴 粉)·上焦를 맑게 하고 침을 생기게 한다. △갈증을 멎게 하고 목구멍, 입, 혀에 생긴 종창을 치료한다.

蔕(즉 小蔕, 고염꼭지)·기침을 멎춘다.〔本草〕 一日용량 柿霜四~六g, 柿蔕 三~六g

311 石榴(석류)

성질은 따스하고 맛은 달고 시다. 이증과 자궁출혈과 대하증의 증세를 치료한다. 또 三虫을 죽인다. 그러나 지나치게 쓰면 肺를 상하게 한다.

△껍질과 뿌리·같은 효과가 있다. △쇠를 기피한다.〔本草〕 一日용량 열매껍질 및 뿌리껍질 一〇~二〇g

312 陳皮(진피)(동정귤)

성질은 따스하고 맛은 달고 쓰다.

滑石(활석)一兩

主治·미친개에 물린 것을 치료한다. △위의 약을 가루로 하여 뜨거운 술 또는 죽물로 복용하면 독이 소변을 따라 나온다.

石雄黃(석웅황)一錢
麝香(사향)二分半

온다. △또 단지 斑猫 七마리를 같이 한 술로 범제하고 가루를 만들어 따뜻한 술로 복용해도 역시 효과가 묘하다.

131、狾犬傷經久復發
〈제견상경구복발〉

石雄黃(석웅황)五錢
麝香(사향)五分

우 이상의 약을 가루로 하고 七、五g을 복용하고 다음에 잠이 오면 자도록 하고 깨도록 내버려 둔다.

人咬(인교)〈사람에 물린 경〉

쌀뜨물로 오염된 피를 씻고 사람의 대변을 붙인다. 거북이나 자라의 등껍질을 태워서 그 재료를 기름에 개어 붙...

△一名栀附湯이라 한다. 川芎을 더하면 더욱 묘하다. 되게 하여 소금을 조금 넣는다.

桔梗(길경)薑五片
枳殼(지각)各二錢
甘草(감초)一錢

主治·더부룩한 기로 가슴이 가득 차서 기가 잘 통하지 않으며 민으로 죽고 싶은 증세를 치료한다. 寒熱을 막론하고 통하되며 또 傷寒結胸으로 인하여 가슴이 몹시 아픈 것도 치료한다.

134、桔梗枳殼湯
〈길경지각탕보〉

柴胡(시호)二錢

主治·가래와 열이 성하여 가슴이 답답하고 옆구리가 아픈 것을 치료한다.

瓜蔞仁(과루인)
半夏(반하)

135、柴梗半夏湯
〈시경반하탕보〉

大黃(대황)(一〇、八g) 은 반찬으로 누른다.

當歸(당귀)
升麻(승마)各六g
青皮(청피)
槐花(괴화)炒 八g 各一錢半

主治·腸風으로서 피를 내뿜고 습기의 독으로 하혈하는 증세를 치료한다. △위의 약을 가루로 하여 매회 八g을 죽물로 복용한다. 〔活套〕·물로 다려 먹어도 좋다.

142、當歸和血湯
〈당귀화혈탕보〉

白朮(백출)
荆芥(형개)
熟地黃(숙지황)各二、八g
川芎(천궁)五分

143、升陽除濕和血湯
〈승양제습화혈탕보〉

氣를 순하게 하는 효과가 있고, 脾藏을 조화시키려고 하면 속의 흰 것을 남겨 쓰고, 가래를 삭게 하려면 흰 것을 버리고 붉은 것을 쓴다.

△一名 橘皮라고 한다. △흰 부분을 제거한 것을 橘紅이라고 한다. △오래 묵은 것이 좋다. △白朮이 함께 쓰면 脾胃과 위를 보하고 白朮이 없으면 脾胃의 氣를 내려주고 甘草와 쓰면 肺를 보하고 없으면 肺의 氣를 내론다.(本草) △核(씨)을 볶아 쓰고 白朮 담갔다가 焦할 때에는 소금물로써 볶아 쓰고 肺가 건조할 때에는 소금물에 쓰고 肺에 병이 있으면 肺의 氣를 내론다. 下焦에 病이 있으면 소금물로 쓴다.(本草) △疝氣와 腎이 냉한 증세를 치료한다.(本草) △제주도에서 橘紅 柑子 柚子가 난다.(寶鑑)
△一日용량 질껍 씨 잎 八~一六g

313 青皮(청피)(청귤피)

성질은 따스하고 맛은 쓰다. 머물러 있는 氣를 움직이게 하며 肝과 脾를 편안하게 하여 음식을 소화시켜 아래로 내리게 하는 약이다.
△肝經氣分과 手少陽으로 들어간다
△초에 볶아 쓴다.(本草)
△一日용량 六~一六g

314 柑子(감자)

성질은 대단히 차고 맛은 달다. 창자와 위장의 열을 치료한다. 갈증을 멋지게 하고 오줌이 잘 나오게 하며, 또

虎傷(호상)〈범에 물린 경우〉 인다.
먼저 맑은 기름을 한 컵 마시거나 또 백반 가루를 상처에 붙인다. 또 사탕 물을 한두 컵 마시고 아울러 상처에 바른다. △다 마시고 술을 먹고 크게 취하게 하면 토할 때 털이 나온다.

驢馬咬(여마교)〈노새와 말〉
잉모초를 초에 개어 붙인다.

猫傷(묘상)〈고양이에게 물린데〉
박하를 섞어서 붙인다.

鼠咬(서교)〈쥐에게 물린 경우〉
麝香을 바른다.

蛇咬(사교)〈뱀에게 물린 경우〉
상치의 즙을 내어 웅황을 버물어 붙인다. 人尿를 두껍게 붙인다.

蝎螫傷(갈석상)〈전갈에 쏘인 경우〉
半夏와 백반을 초에 개어 붙인다.

黃芩(황금)
枳殼(지각) 薑三片
桔梗(길경)(各四g)
青皮(청피)(各一錢)
杏仁(행인)(各三、二g)
甘草(감초)(一、六g) 四分

136、赤茯苓湯(적복령탕 寶)

一名、半夏茯苓湯라 한다.
主治・물이가 슴에 엉켜서 답답하고 머리가 팽만하여 머리에 담이 나는 증세를 치료한다.

人蔘(인삼) 薑五片
陳皮(진피)
赤茯苓(적복령) 各二錢
半夏(반하) (各八g)

白芍藥(백작약) 一錢半(六g)
黃芪(황기)
甘草(감초) 灸(各四g)
陳皮(진피)
升麻(승마) 各七分
生地黃(생지황)
牧丹皮(목단피)
生甘草(생감초) (各五分)(各二g)
當歸(당귀)
熟地黃(숙지황)
蒼朮(창출)

主治・腸澼(장벽)으로서 下血하는데, 피가 갈라지면서 힘차게 멀리 뻗혀나가고 배가 아한다. △空心에 복용한다.

315 柚子 (유자)

성질은 따스하고 맛은 달다. 즉 큰 橘인데 위장內의 나쁜 氣를 제거하고 습기운을 제압한다.
△一日용량 八~一六g。
술에 꼭 취한 것을 해소한다。

316 櫻桃 (앵도)

성질은 뜨겁고 맛은 달다。水穀痢를 치료하고 체내를 조화시키며 脾臟을 도운다。또 얼굴을 곱게 한다。
△비를 맞으며 벌레가 저절로 생기는데 찬물에 담가 두면 벌레가 모두 기어나온다。많이 먹으면 열이 생기고 폐에 종기가 난다。
△東行根(동행근)·寸白虫을 죽인다。(本草) 향한 것인데 뿌리가 동쪽으로

317 白果 (백과)、(은행)

성질은 차고 맛은 달고 쓰다。페의 濁氣를 맑게 하여 천식과 기침을 몰아내고 또 술을 싫어하게 한다。
△一名 銀杏이라고 한다。△많이 먹으면 氣가 막힌다。(本草)

318 胡桃 (호도)

성질은 약간 따스하고 맛은 달다。능히 腎을 보하고 머리털을 검게 하나 히
△一日용량 一〇~二〇g。

蜘蛛咬 (지주교)〈거미에게 물린 경우〉
△羊乳·藍汁·雄黃·薤白을 같이 붙인다。
술을 마셔 크게 취하게 한다。

蚯蚓傷 (구인상)〈상한 데〉
소금물을 마시거나 黃栢을 기름에 개어 담그든가 혹은 석회수에 담근다。

火傷 (화상)〈불에 덴 데〉
배추 혹은 生梨를 찧어 붙인다。

簽刺傷、竹木入肉 (검자상、죽목입육)
〈칼과 대나무로 살을 베인 경우〉
△瞿麥을 달여서 하루에 세번 복용한다。△牛膝을 빻아 붙인다。△돼지 기름을 바른다。△쥐의 뇌를 두껍게 바른다。

魚骨在肉 (어골재육)〈어골이 살에 박인데〉
吳茱萸를 씹어서 바른다。

◇

132、紫金錠 (자금정) (內局、寶)

137、通乳湯 (통유탕) (土乳탕 寶)

川芎 (천궁)
白朮 (백출) △各一錢
猪蹄 四隻 (저제)
通草 (통초)
川芎 (천궁) △各四〇g
穿山甲 十四片 (천산갑) 炒黃하여 三回로 나누어 복용한다。
甘草 一錢(四g) (감초) 방을 자주 씻는다。

主治·기혈이 부족하여 젖이 깔깔하고 적게 나오는 증세를 치료한다。
加減·(活套)·王不留行 一二~一六g을 더하면 더욱 좋다。

138、神效瓜蔞散 (신효과루산 實)

黃瓜蔞 (황과루) 大者一箇
主治·젖의 조기 및 妳巖(대암)을 치료한

144、三仁膏 (삼인고 衆)

秦艽 (진범)
肉桂 (육계) △各一、二g
萆麻子仁 (비마자인)
麻子仁 (마자인)
杏仁 (행인) 留皮尖各 等分

主治·癰疽가 초기에 생긴 데에 신기하게 효과가 있다。
加減·(活套)·眞末·神麯가루를 더하면 더욱 좋다。

지나치게 쓰면 도리어 회복이 늦어진 다.

△土에 속하고 火性이 있다. 이 먹으면 風이 움직이게 되고 가 생긴다. △기름·유독하며 虫을 죽인다.(本草)
△一日용량 一○~二○g

319 榛子 (진자)(개암)
성질은 평범하고 맛은 달다. 창자 을 너그럽게 하고 氣를 더한다. 먹으 면 배가 고프지 않고 걸음을 잘 걷게 하고 胃를 열어준다.
△一日용량 三○~一○○g

320 落花生 (낙화생)
성질은 따스하고 맛은 달다. 과일 중에서 기이한 것으로서 성질은 능히 폐를 윤택하게 하고 그 향기는 비위 를 활발하게 한다.
△중국의 복건성과 광동성에서 나 며 덩굴에 핀 꽃이 땅에 떨어진 곳에 서 열매가 맺는다.(備要)
△一日용량 三○~一○○g

321 覆盆子 (복분자)(나무딸기)
성질은 평범하고 맛은 달고 시다. 腎臟의 정기를 돕는다. 또 불임증을 치료하고 머리털을 검게 하고 눈을 밝 게 한다.

文蛤(倍子) 三兩(一二○g) 문합 벌레와 흙을 빼다(即五
山茨菰 去皮二兩 (八○g) 산자고
大戟 二兩半 (六○g) 대극
續隨子 去皮油(四○g) 一兩 (속수자)
麝香 三錢 (一二g) (사향)

一名 太乙紫金丹 또는 萬病解 毒丹이라 한다.
主治·△벌레독, 여우, 삵쾡이 鼠莽, 나쁜 균, 河豚, 죽은 소 말의 고기독, 여러가지 약물, 돌, 풀, 나무, 쇠붙이, 새, 짐승, 벌레 일체의 독을 다스린다.
加減·[玉樞丹] 石雄黃 四○g 과 朱砂 一○g을 더한 것이다
△스스로 목맨 사람, 물에 빠진 사람, 귀신에 홀리어 놀라 죽은 사람이 심장과 머리가 따뜻하 면 냉수에 갈아서 먹인다. △단오, 칠석, 중앙절의 天德 德日에 깨끗한 방에서 향을 피 우고 목욕 제계하고 부인과 상 복을 입은 사람, 닭, 개를 보 지 못하게 하고 약을 깨끗하게 합하여 이 약을 가루로 만들어 찹쌀풀로 丸을 만드는데 四○g

甘草 去皮倍하여 더욱 좋다. 감초
當歸 酒炒(三○g) 各五錢 당귀
乳香 유향
沒藥 各二錢半 (各一○g) 몰약

139、加味正貝散 (가미지패산보)
白芷 (백지)
貝母 (패모)
天花粉 (천화분)
金銀花 (금은화)
皂角刺 (조각자)
穿山甲 土炒 (천산갑)

主治·젖에 종기가 나서 붓고 단단하 고 통증이 있 는 것을 치료 한다. △술과 물을 각각 반 으로 넣어 복용한 다.
活用·유선염

△위의 약을 가루로 하여 술五, 四 ℓ로 다려 半

145、神聖餅 (신성병속)
當歸 (당귀)
白芷 (백지)
爐甘石 (노감석)
乳香 (유향)
沒藥 (몰약)
石雄黃 (석웅황)
熊膽 (웅담)
硼砂 (붕사)
海螵蛸 (해표소)
輕粉 (경분)

主治·종창의 입구에 삽입 하면 나쁜 것 을 제거하고 새살이 살아 나게 한다. △위의 약을 가루로 만들 고 白芨으로 만든 떡과 합 께 섞어 큰 침 크기로 만 든 것을 종창 의 입구에 삽 입한다.

△술에 쩌서 쓴다. △蓬蘽(봉류)
〈명석딸기〉·같은 효과가 있다 (本草)
△一日용량 八~一八g

322 橡實(상실) (상수리)

성질은 조금 따스하고 맛은 쓰며 떫다. 창자를 깔깔하게 하고 이증을 치료한다. 氣와 맛이 훌륭하므로 흉년에는 식용 代用으로도 준비해 둘만 하다.
△물에 十五日간 담구었다가 떫은 맛을 울어낸 후 쩌서 먹는다.
△槲實(곡실)·도토리인데 같은 효과가 있다.(本草)
△一日용량 二〇~二〇개

323 荔枝(예지)

성질은 평범하고 맛은 달다. 지혜와 정신을 더하며, 갈증을 멎게 하고 안색을 좋게 하며, 씨는 疝症 치료에 쓰인다.
△씨는 肝으로 들어가서 疝症을 치료한다.(本草)

夷果(이과) 五種

324 龍眼肉(용안육)

성질은 평범하고 맛은 달다. 주로

으로 환약 三〇개를 만든다. 매회 一개를 박하를 달인 물로 먹는다.

133、甘豆湯 (감두탕 實)

甘草(감초)
黑豆(흑두) 各二〇g
主治·百藥과 百物의 독을 푼다. △차고 따뜻함에 관계없이 임의로 복용하며 혹 竹葉을 더한다.

砒毒(비독) 비상중독 — 용연 四兩(一五〇g)을 물에 갈아 마신다. △참기름과 사람똥을 마시기도 한다.

河豚毒(하돈독) 복어알중독 — 香油와 人尿를 마신다. 橄欖을 다려 복용한다.

巴豆毒(파두독) — 냉수에 손과 발을 담근다 △黃連、黃栢을 물에 달여 마신다. △사탕을 물에 타서 마시고 뜨거운 음식을 기피한다.

斑猫毒(반묘독) — △녹두、黑豆를 갈아서 그 즙

當歸尾(당귀미)
瓜蔞仁(과루인)
甘草節(감초절) 各四g (십육미유기음 實)

140、十六味流氣飮 (십육미유기음)

蘇葉(소엽) 一錢半 主治·젖의 결핵성 종기를 치료한다. 加減·青皮四g을 더하여 끓여 먹는다.
人蔘(인삼)
黃芪(황기)
當歸(당귀) 各一錢
川芎(천궁)
官桂(관계)
厚朴(후박)

巴豆霜(파두상)
麝香(사향)
朱砂(주사) 各五分
胡桐淚(호동루) (一·二g) 三分 (선유량탕 實)

146、仙遺粮湯 (선유량탕)

土茯苓(토복령) 七分 主治·매독, 風瘡을 치료하며, 輕粉을 잘못 복용하여 뼈가 상하게 된 것을 치료한다. △하루에 三번 복용한다.
防風(방풍)
木瓜(목과)
木通(목통)
薏苡仁(의이인)
白蘚皮(백선피)

脾臟으로 들어가고 지혜를 더하여 들고 보고한 것을 잘 잊어버리는 건망증과 근심하고 두려워하는 정충증(怔忡症)을 치료한다.
△一名 圓眼이라고 한다。
△一日용량 一〇~一八g。

325 橄欖 (감람)

성질은 따스하고 맛은 시다。여러 가지 독을 푸는데 쓰인다。특히 복쟁이의 독과 주독과 목구멍의 마비에 사용된다。
△씨는 뼈가 목에 걸린 데 쓴다。

326 榧子 (비자)

성질은 평범하고 맛은 달다。五痔와 三虫을 다스리며、벌레 독을 제거한다。
△제주도에서 생산된다。
△내복 一차량 一〇~一五g, 一日 수회 복용한다。

327 海松子 (해송자, 잣)

성질은 약간 따스하고 맛은 달다。능히 허한 것을 브하며 뼈마디에 風으로 인한 통증을 치료한다。또 머리가 어지러움을 제거한다。
△一日용량 一〇~二〇g。

瓜果(과과) 七種

川烏草烏附子毒 (천오초오부자독)
甘豆湯을 복용한다。△대추、엿을 먹는다。△어린 아이 오줌을 마신다。△冷한 우물물을 많이 마시고 土하게 한다。

大戟毒 (대극독)
감초 六〇〇~一二〇〇g을 다려 마신다。菖蒲를 빨아서 마신다。

諸肉毒 (제육독)
을 내어 마신다。

水銀毒 (수은독)
서 먹는다。△더운 물에 몸을 담근다。돼지고기를 삶아서 식혀

燒酒毒 (소주독)
들어가면 즉사한다。만약 찬물에 生芏의 즙을 내어 마시거나 아니면 葛根즙을 마신다。△얼음을 깨어 입속과 항문에 넣는다。

豆腐毒 (두부독)
蘿葍를 달여 먹는다。△쌀뜨물을 마신다。

自死肉毒 (자사육독, 저절로 죽은 고기의 독)

白芷 (백지)
防風 (방풍)
烏藥 (오약)
檳榔 (빈랑)
白芍藥 (백작약)
枳殼 (지각) 各二g
甘草 (감초) 各五分
木香 (목향)
桔梗 (길경) (一、二g) 三分

141、清肝解鬱湯 (청간해울탕寶)

主治・간장의 답답한 火기 운으로 피를

當歸 (당귀)

金銀花 (금은화) 各二g
皂角刺 (조각자) (一、二g) 四分 (단분환任)
輕粉 (경분) 二錢 (八g)
黃丹 (황단)
石雄黃 (석웅황)
鍾乳粉 (종유분) 各一錢 各四g
琥珀 (호박)
乳香 (유향)
枯白礬 (고백반) 各五分 各二g

147、丹粉丸

主治・매독 종창
加減・먼저 뇌뒤를 상훈 데는 荊芥를 끓인 물에 膏本四g을 더한다。△足心에는 桂皮를 더한다。△음부의 앞에는 獨活을 더한다。△이마에는 青皮를 더한다。△사지의 관절에는 穿山甲을 더한다。△유방 밑에는 柴胡를 더한다。△입과 코에는 枳殼을 더한다。
[丸法]・위의 약을 가루로 하여 찹쌀풀로 오

구멍 병증에는 仙遺粮湯을 三〇한다。△약을 쓴 후의 목 구멍 병증에는 仙遺粮湯을 三〇 약을 복용한다。

328 甜瓜 (첨과) (참외)

성질은 차고 맛은 달다. 갈증과 번뇌를 해소하고, 능히 소변이 잘 나오게 하며 三焦의 氣를 잘 통하게 한다.

△麝香을 기피하고 술의 독을 풀며 소금물을 이긴다.(本草)

329 瓜蔕 (과체) (참외꼭지)

성질은 차고 맛은 쓰며 독이 있다. 가래를 잘 토하게 하고 浮腫과 황달 증을 치료한다.

△성질이 급하여 위를 손상한다(本草)

△1차량 가루로 하여 吐劑로는 一~二g, 거담용 一차 〇、五~1g

330 西瓜 (서과) (수박)

성질은 차고 맛은 달고 담담하다.

더위 먹은데 치료하며 번뇌와 갈증을 멈추고 피가 나는 이증을 치료하고 오줌을 잘 누게 한다.

△위가 약한 사람은 먹지 말아야 한다.(本草)

△수박껍질 一日용량 一〇~四〇g

331 葡萄 (포도)

성질은 평범하고 맛은 달고 시다.

습기로 인한 마비증과 임질을 치료한다. 기를 더하고 뜻을 굳게하며 돌아다니지 않는 천연두를 발반케 한다.

黃栢 분말 一二g을 하루에 三회 물로 복용한다.

漆毒 (칠독)

생강즙, 게의 장, 계란노란 자, 蘇葉을 함께 바르고 또 香油를

狗肉毒 (구육독)

물 五四ℓ로 달여 찌꺼기를 제거하고 또 杏仁 一八ℓ을 껍질을 제거하고 갈아서 血片을 설사로써 내려준다.

魚毒 (어독)

冬瓜汁과 橘皮를 다려 마신다.

蟹毒 (해독) 방계중

蟹汁, 冬瓜, 마늘즙을 用하거나 蘇 △생강즙을 마신다.

膽毒 (회독)

大의 丸藥을 만들어 白湯으로 마신다.

△桂心二〇g 麝香四g 밥풀로 녹두 十五丸식

苽果毒 (과과독)

△葛根을 다려 마신다. 生汁이면 더

荣蔬毒 (채소독)

욱 좋고 또한 甘草도 다려 마신다.

白朮 (백출) 各一錢 (四g)

貝母 (패모)

赤茯苓 (적복령)

白芍藥 (백작약)

熟地黃 (숙지황)

山梔 (산치) 各二、八g 各七分

人蔘 (인삼)

柴胡 (시호)

牧丹皮 (목단피)

陳皮 (진피)

川芎 (천궁)

상하여 유방에 結核이 생긴 것을 치료한다.

148、 栀子淸肝湯 (치자청간탕보)

主治·간과 귀의 火가 성하여 머리, 목, 가슴 유방 등에 結核이 생긴 것을 치료한다.

柴胡 (시호) 二錢 (八g)

栀子 (치자) 酒炒

牧丹皮 (목단피) 各(五、二g) 一錢三分

川芎 (천궁)

赤茯苓 (적복령)

赤芍藥 (적작약)

當歸 (당귀)

牛蒡子 (우방자) 各四g 各一錢

青皮 (청피)

동나무씨 크기의 환약을 만들어 空心에 荊芥雀舌煎湯으로 一九~一五丸을 삼킨다. △鱔魚湯으로 삼키면 더욱 좋고 △麝香一、五g을 더하면 不痛·不痒·不出喉症이 있다.

△많이 먹으면 눈이 어두어진다.

△뿌리·구토와 욱지거리를 치료하고 胎가 위로 달아 붙는 증세를 치료한다. (本草)

332 蘡薁 (앵욱) (묏머루)

성질은 평범하고 맛은 시다. 갈증을 멈추는 데 훌륭하고 술을 만들어 먹으면 氣를 더하고 덩굴은 오줌을 잘 나오게 한다.
△산포도이다.
△뿌리·열이 나는 증세를 치료한다. (本草)
△一日용량 五~一〇g

333 獼猴桃 (미후도) (다래)

성질은 차고 맛은 달고 시다. 갈증과 번뇌를 치료한다. 열로서 氣가 막힌 것을 풀고 오줌내 오는 증세와 먹은 것을 즉각 토하는 증세를 치료한다.
△열매와 잎의 一日용량 一〇~二〇g

334 砂糖 (사탕)

성질은 차고 맛은 달다. 폐와 내부를 윤택하게 하나 많이 먹으면 치아가 상하고 습기있는 열이 생겨 벌이 많이 생긴다.
△즉 甘蔗(사탕무우) 즙을 고아서 만든 것인데 많이 먹으면 벌이 생기

雜方門 (잡방문)

134、露峰房

神異膏 (신이고 內局寶)

主治·먼저 종기와 등의 모든 악독한 작은 종창을 치료한다.

露峰房 (노봉방)
杏仁 (행인) 各二兩
黃芪 (황기) (三〇g)
蛇退 (사퇴) 鹽水洗 七錢半
玄蔘 (현삼) 各五錢 (二〇g)
亂髮 (난발) 鷄子大
香油 (향유) 十兩 (四〇〇g)
黃丹 (황단) 五兩 (二〇〇g)

膏法·香油와 亂髮을 끓여 다 녹은 後에 조금 있다가 二시간 끓인 黃芪와 玄蔘을 넣고 또 끓여서 검은色으로 변하거든 걸러서 버리고 露蜂房과 蛇退를 넣고 또 끓여 黑色으로 되었을 때에 걸러서 찌끼는 버리고 은은한 불로 다리다가 黃丹을 넣고 千번 이상 급히 젓다가 이것을 물에 떨어드려 보아도 녹지 아니하고 珠를 이루면 膏가 된 것이니 磁

142、正貝散

正貝散 (지패산寶)

主治·유방結核을 치료한다.

貝母 (패모) 各等分
白芷 (백지) 各等分

△위의 약을 가루로 하여 매회 四g을 술에 타서 먹거나 혹은 다려서 먹는다.
加減·結核에 當歸升麻를 더한다.

143、厚朴溫中湯

厚朴溫中湯 (후박온중탕寶)

主治·몸에 한기가 위장에 침범하여 心腹이 냉하고 여 팽만하고

乾薑 (건강) 炮 二錢 (八g) 薑三片
厚朴 (후박)
陳皮 (진피) 各一錢半 (各六g) 棗二枚
赤茯苓 (적복령)

149、酒歸飲

酒歸飲 (주귀음寶)

主治·머리의 종창을 치료한다.
△하루에 세 번 복용하는데 복용후에는 잠시 삼을 자도록 한다.

甘草 (감초) 炙 各五分 (二g)
酒當歸 (주당귀)
白朮 (백출) 各一錢半 (各六g)
酒片芩 (주편금)
酒芍藥 (주작약)
川芎 (천궁)
陳皮 (진피) 各一錢 (各四g)
酒天麻 (주천마)
蒼朮 (창출)
蒼耳子 (창이자) 各三分半 (各三g)

고 痎疾이 발생한다。(本草)

器에 저장하여 쓴다。

335 水果(수과) 三種

藕(우)(연뿌리)

성질은 차고 맛은 달다。열을 맑게 하고 술독을 풀며 번뇌를 소멸한다。또 여러가지 피에 관한 병을 다스린다。
△마디・主로 여러가지 피에 관한 병을 치료한다。
△藥(예、꽃수염)・성질이 따스하고 조금 쓰다。精氣를 맑게하고 心臟을 고정시킨다。또 자궁에 피가 쏟아지는 병과 피를 토하는 증세를 치료한다。
△房(방)・파혈작용이 있고 胎를 싼 막이 내리지 않는 것을 치료한다。
△잎・主로 피로 인해 배가 부른 통증을 제거한다。(本草)
○一日용량 잎과 줄기는 一○~三○g, 蕊은 四~九g, 藕節은 三~四개

336 蓮肉(연육)(연밥)

성질은 약간 차고 맛은 달다。脾와 위장을 튼튼히 한다。설사를 멈추고 정액을 깔깔하게 하고 心臟의 氣를 기른다。
△十二經血脈을 보한다。△물에 가라앉는 것을 石蓮이라 한다。
△薏(의)・즉 열매의 속싹인데 피라는데 그 한 방울을 물에

135、 萬病無憂膏 (만병무우고 內局寶)

川烏(천오)
草烏(초오)
大黃(대황) 各二〔四〕g
當歸(당귀) 各六錢
赤芍藥(적작약)
連翹(연교)
白芷(백지)
白斂(백렴)
白芨(백급)

主治・風寒濕氣로 傷한 것과 미끄러지거나 부딪쳐서 상한데 불이고 一切의 無名腫이 되었을 때 즉각 사라지고 이미 成腫이 되었을 때는 아픔이 그치고 살이 살아난다。
膏法・윗약을 썰어서 香油一二○○g에 하루밤 동안 담가 두었다가 다려서 찌끼는 버리고 다시 끓이다가 黃丹四五○g을 넣고 槐枝 또는 柳枝로 계속 저으면서 다리다가 그 한 방울을 물에 떨어뜨려서 흩어지지 않는 것을 기른다。

144、 黃連湯 (황련탕寶)

黃連(황련) 二錢
人蔘(인삼) 一錢半
半夏(반하) 一錢二分
乾薑(건강)
桂枝(계지) 各一錢
甘草(감초) 五分
薑三片
棗二枚

草豆蔲(초두구) 各三、〔八〕g各七分
木香(목향)
甘草(감초) 炙(各二〕g

主治・복통과 구토하고 실은 증세를 치료한다。이것은 신체의 상부에는 熱이 있고 하부는 寒氣 때문인데 陽이 내려가지 못하고 陰이 올려가지 못하여 가슴에 열이 나고 토하고 싶고, 陰이

있을 때에는 山査、神麯、檳榔、枳實을 더한다。움직일 때는 山査、神麯、檳榔、使君子、烏梅、花椒를 더한다。△회충이 있는데에는 人蔘을 빼고 桂枝를 더한다。△체한데에는 人蔘을 빼고 增세를 끼고

150、 活血驅風湯 (활혈구풍산寶)

蒼朮(창출) 炒
杜冲(두충) 薑炒
肉桂(육계)
天麻(천마)
薏苡仁(의이인)
橘紅(귤홍)
檳榔(빈랑)

防風(방풍) (一、二〕g 三分
酒甘草(주감초) 各一、六〕g各四分
酒黃芩(주황금)

草豆蔲(초두구) 各三、〔八〕g各七分

主治・腎臟風瘡痒痛을 치료하는데 이것은 肝과 腎이 허하여 風과 습기가 침범한 까닭이다。△乳香 가루를 조금 넣어 空心에 복용한다。

337 芡實 (가시련밤) (검실)

△一日用量 一〇~三〇g

성질은 평범하고 맛은 달다. 능히 정기를 더하게 한다. 습기로 인한 허리, 무릎의 마비증과 저리는 통증을 치료한다.

△一名 鷄頭實이라고 한다. △어린 아이가 많이 먹으면 성장하지 않는다 (本草) △一日用量 一〇~三〇g

麻麥稻 (마맥도) 九種

338 胡麻仁 (검은 참깨) (호마인)

성질은 평범하고 맛은 달다. 독창 및 종기를 치료하고 허해서 상한 것을 보하여 주고 근육의 힘을 강하게 한다.

△一名 巨勝이라 한다. △잎·靑襄이라 하는데 風과 한기 및 습기로 인한 마비증을 치료한다. (本草)

339 麻油 (마유) (참기름)

一日用量 十二~二四g

성질은 약간 차다. 해독 효과가 좋고, 능히 모든 병을 제거하는 데 부족함이 없었다.

△깨는 성질이 따스하나 그 기름은

떨어뜨려 보아 녹지 않고 배가 아픈 데 이것은 乳香沒藥이든 분말 各一六g을 넣되 잘 저어서 저장한다. △一方에는 蘇合香 八g을 더한다.

木鼈子 (목별자)
烏藥 (오약)
官桂 (관계) 各三二g
桃枝 (도지)
柳枝 (유지)
桑枝 (상지)
槐枝 (괴지)
棗枝 (조지) 各一六g
皂角 (조각) 各四錢
苦蔘 (고삼) 各五錢 各二〇g

136、雲母膏 (운모고 內局, 寶)

이 올라가지 못하여 아래가 차고 배가 아픈 데 이것은 陰陽이 정상을 잃은 까닭이다. 加減·[活套]·기가 허한 사람은 人蔘을 一二g~二〇g으로 한다.

145、如神湯 (여신탕 寶)

玄胡索 (현호색)
當歸 (당귀)
桂心 (계심) 薑炒
杜沖 (두충) 薑炒 各等分

主治·꺾이어 허리가 아픈 것을 치료한다. △위의 약을 가루로 하여 매회 八g을 따뜻한 술로 복용한다. [活套]·역시 달여 먹어도 된다.

146、立安散 (입안산 寶)

白丑 (백축) 頭末半生半炒 二錢(八g)

主治·꺾이고 다쳐, 氣가 꼼짝 못하고, 허리가 아픈 것을 치료한다.

當歸 (당귀)
肉桂 (육계)

厚朴 (후박)
枳殼 (지각) 各二(四)g
當歸 (당귀)
川芎 (천궁) 薑五片
白芷 (백지)
細辛 (세신) 棗二枚
白蒺藜 (백질려) 炒
桃仁 (도인)
白芍藥 (백작약)
半夏 (반하)
五靈脂 (오령지)

차다. 볶아서 기름을 채취한 것은 식용으로 쓰나 약용으로는 쓰지 못한다 (本草)

340 火麻 (화마) (삼씨)

성질은 평범하고 맛은 달다. 오줌을 잘 누게 하고, 젖이 잘 나오게 한다. 腸내에 엉킨 것을 풀어 헤치고 습윤하게 하며 生氣를 재촉한다. △一名 大麻라고 한다. △뿌리는 주로 오래 묵어 죽은 피를 파헤치거나 오줌에 모래가 같이 섞여 나오는 임질을 치료한다. △一日용량 一二~一八g。(本草)

341 小麥 (소맥) (밀)

성질은 약간 차고 맛은 달다. 번뇌와 열을 제거하고 갈증을 멈추며 오줌을 잘 누게 한다. 또 간의 피를 기른다. △少陰과 太陽으로 들어간다. △밀은 차가우나 밀가루 국수는 성질이 뜨겁다. △浮小麥(부소맥)(밀깜북이)·熱을 제거하고 땀나는 증세를 치료한다. △국수·氣를 보하고 종기를 소멸하며 또 피를 흩어버리는 효과가 있다. △蘿藘를 기피한다. 一日용량 一〇~三〇g。(本草)

342 大麥 (대맥) (보리)

성질은 따스하고 맛은 짜다. 능히

雲母 (운모) / **焰硝 (염초)** / **甘草 (감초) 各一〇g** / **槐枝 (괴지)** / **柳枝 (유지)** / **陳皮 (진피)** / **桑白皮 (상백피)** / **側栢葉 (측백엽)** / **水銀 (수은) 各八〇g** / **川椒 (천초)** / **白芷 (백지)**

主治·모든종기와 종창을 치료한다.

불이기도 하고 먹기도 하며 神效한 약이다. 高法·윗약에서 雲母 焰硝 血蝎 沒藥 乳香 麝香 黄丹 鹽花를 除外한 나머지 약재를 썰어서 기름에 七日 동안 담가 두었다가 약한 불로 다려 芷附子가 焦黃色이 되는 것을 기다려서 베헝겊으로 걸러 찌꺼기는 버리고 재차 다리다가 黃丹等 八...

각 四兩

味·분말을 약물에 넣고 버드나무 꼬챙이로 쉬지 않고 저어 약한 방울을 물에 떨어뜨려 보아 구슬려 보루는 정도가 이루아

---

147 枳芎散 (지궁산 實)

枳實 (지실) / **川芎 (천궁) 各五錢** / **甘草 (감초) 二〇g**

물로 복용한다.

主治·왼쪽 옆구리가 찌르는듯이 아픈 증세를 치료한다. △위의 약을 가루로 하여 매회 八g을 생강과 대추를 삶은

木香 (목향) 五分 (二g) / **茴香 (회향) 炒 各一錢 (四g)** / **玄胡索 (현호색) 炒** / **杜冲 (두충) 薑炒** / **甘草 (감초) 各五分**

△위의 약을 가루로 하여 空心에 따뜻한 술 한 술가락으로 복용한다.

148 推氣散 (추기산 實)

枳殼 (지각)

主治·오른쪽 옆구리가 아픈 증세를 치

---

151 備急丸 (비급환 實)

大黄 (대황) / **乾薑 (건강)** / **巴豆霜 (파두상) 各一兩 (四〇g)**

主治·갑작스런 병과 죽음 百病, 中惡, 客忤, 귀신에 두려워져서 문득 입을 다 기절한 증세를 치료 丸法·위의 약을 가루로 하여 꿀로 丸을 팥크기로 만들어 술로 먹거나 혹은 따뜻한 물로 먹어도 좋다.

甘草 (감초) 各五分 (二g)

152 四製香附丸 (사제향부환 實)

香附子 (향부자) (去毛)

主治·월경불 丸法·香附子 一斤 (六〇〇g)을 四등분하여 四包(봉지)로 만든다. △一包는 소금물에 섞어 생강즙에 담근 후 쪄서 약간 볶는다. 주로 가래를 내리게 한다. △一包는 초에 담가 쪄낸 후 약간 볶는다. 주로 피를 보한다. △一包는 山梔子 一六〇g

허한 것을 보하고 氣를 도우며 中焦를 조화하여 설사를 멈춘다.
△一名 牟麥(모맥)이라 한다.

343 蕎麥(교맥) (메밀)
성질은 차고 맛은 달다. 五臟을 튼튼히 하고 氣를 더하게 하나 상당히 병을 발동시키기도 한다.
△메밀국수・종기독이 일어난 데에는 오래 먹으면 風이 생긴다. △밀과 함께 볶아서 물에 타서 마신다. 설사와 이증에는 무우즙을 물로 마신다.
△이 독을 푸는데는 무우시를 갈아서 물로 마신다. 絞腸沙를 치료한다.(本草)

344 糯米(나미) (찹쌀)
성질은 차고 맛은 달다. 능히 몸을 보하고 곽란을 멈추게 하나 오래 먹으면 열이 난다.
△一名 稻라고 한다. △脾穀이라고 한다. △여러 經絡이 막혀서 사지가 잘 움직이지 않는 메와 풍과 기가 발동하는 데에는 많이 먹으면 안 된다.
△쌀뜨물・갈증을 멈추고 해독작용이 있다.(本草)

345 粳米(경미) (멥쌀)
성질은 평범하고 맛은 달다. 주로 위를 화하롭게 하고 뼈를 튼튼히 하며

沒藥(몰약) 赤芍藥(적작약) 官桂(관계) 當歸(당귀) 鹽花(염화) 黃芪(황기) 血蝎(혈갈) 菖蒲(창포) 白芨(백급) 川芎(천궁) 木香(목향)

沒藥(몰약) : 되거든 항아리에 넣고 약 위에 뜬 水銀을 거더내고 쓴다.

桂心(계심)
료한다. △위의 약을 가루로 하여 8g을 매회 대추 생강 삼은 술 또는 물로 복용한다. 加減・[活套]

薑黃(강황) 各五錢

甘草(감초) (一〇g)二錢半
全蝎 8g을 더한다. 氣가 머물러 통하지 않을 때는

荊防敗毒散(형방패독산) 中統 加十九
主治・두드러기 혹은 赤白의 瘰癧症을 치료한다.

天麻(천마)
薄荷(박하)
蟬退(선퇴) 薑三片

木瓜(목과)
主治・각기병 이배로 들어가서 천식하

과 함께 볶아서 치자는 제거한다. 주로 흩어버리는 작용을 한다. 一包는 어린아이 오줌에 씻고 볶지 않는다. 주로 火를 내리게 한다. △이상의 네가지를 모두 가루로 만들고 當歸, 川芎분말을 각 8g을 합하여 술과 밀가루 풀로 오동나무씨 크기의 환약을 만든다. 매회 五〇~七〇개식을 증세에 따라 복용한다. 다려 먹어도 된다.

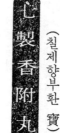

香附子(향부자) (五六〇g)(二四兩)
主治・월경불순으로 인하여 배 속에 덩이가 생긴 것을 치료한다.

丸法・香附子 五六〇g을 나누어 七包를 만든다. △一包는 當歸 八〇g과 함께 술에 담그고 △二包는 蓬朮 八〇g과 함께 어린애 소변에 담그고 △三包는 牧丹皮、艾葉 각 二〇g과 함께 쌀뜨물에 담그고 △四包는 烏葯 八〇g과 쌀뜨물에 담그고 △五包는 川芎、玄胡索 각 四〇g을 같이 물에 담근다 △六包는 三稜、柴胡 각 四〇g을 초에 담그고 △七包는 紅花、烏梅 각 四〇g을 합께 소

189

陽氣를 기르고 갈증 설사를 낫게한다.
△手太陰과 少陰으로 들어간다.
△밥・열이 나는 종기의 독에 붙인다.

346 荏子 (임자) (들깨)
성질은 따스하고 맛은 맵다. 폐를 윤택하게 하며 기를 아래로 내리고 갈증과 기침을 멈춘다
精髓
△一日용량 一〇~一六g

347 稷米 (직미) (피쌀)
성질은 차고 맛은 달다. 능히 몸을 보하고 도우나 많이 먹으면 땀이 발생한다. 丹石을 제압한다.
△一名 粢脾穀 (자비곡)이라 한다.
(本草)

稷粟 (직속) 八種

348 黍米 (서미) (기장쌀)
성질은 따스하고 맛은 달다. 몸을 보하고 도우나 오래동안 먹으면 번뇌가 생기게 한다.
△肺의 곡식이다. (本草)

349 玉蜀黍 (옥촉서) (옥수수)
성질은 평범하고 맛은 달다. 능히

白斂 백렴
防風 방풍
厚朴 후박
麝香 사향
桔梗 길경
柴胡 시호
松脂 송지
人蔘 인삼
黃芩 황금
蒼朮 창출
草龍膽 초룡담

금물에 담근다. 이와같이 각각 담근 것을 봄에는 五日, 여름에는 三日, 가을에는 七日, 겨울에는 十日간 햇볕에 말린 후 香附子맡을 취하여 가루로 만들고 담은 약수에 담가 오동나무씨 크기만하게 환약을 만들어 잠자리에 들때 술로 八〇개씩 복용한다.

檳榔 빈랑 (各一〇g) 고 번만하는 것을 치료한다.

吳茱萸一錢半(六g)
(사증목과환 實)

151、四蒸木瓜湯

黃芪 황기 같이넣음
續斷 속단 같이넣음
蒼朮 창출 같이넣음
橘皮 귤피 같이넣음
威靈仙 위령선 넣음
葶藶子 정력자 같이넣음
黃松節 황송절 같이넣음
烏藥 오약 各五錢(二〇g)

主治・肝、腎、脾、三經의 기가 허한증 濕이 서로 부딪치고, 혹은 熱이 나고 혹은 寒이 나는 증을 치료한다.
丸法・生木瓜四개를 쪼개어 속파내고 위의 약을 여 각각 하나의 木瓜마다 두가지 약말을 넣고, 실로써 틈없이 꿰메어, 다음 로써 술로써 三차 레찌고 찔되

154、通經湯 (통경탕 實)

主治・월경불통을 치료한다.

當歸 당귀
川芎 천궁 薑三片
白芍藥 백작약 棗二枚
生乾地黃 생건지황 梅一枚
大黃 대황
官桂 관계
厚朴 후박

胃를 열고 뿌리와 잎은 임질을 치료한다.

350 黃粱 (황량)(누른좁쌀)
성질은 평범하고 맛은 달다. 번뇌와 갈증을 멈추고 氣를 더하며 곽란 토사를 치료한다. △靑粱 혹은 白粱보다 낫다。(本草)

351 靑粱 (청량)(청정미)
성질은 약간 차고 맛은 달다. 설사와 이증을 멈추고 오줌을 잘 누게 하며 소갈과 열과 위장 마비증을 치료한다.

352 粟米 (속미)(좁쌀)
성질은 약간 차고 맛은 짜다. 능히 氣를 더하고 오줌을 잘 누게 하며 腎水를 기르고 위장에 열을 치료한다.

353 秫薥 (출촉)(수수)
성질은 따스하고 맛은 달다. 능히 中焦를 따뜻하게 하고 腸을 깔깔하게 하며 곽란을 치료하는데 효과가 기장과 같다.

354 薏苡仁 (의이인)(율무쌀)
성질은 약간 차고 맛은 달다. 습기로 인한 마비를 다스리고 폐의 종기로

137、萬應膏 (만응고 寶)

合歡皮 (합환피)
乳香 (유향)
附子 炮 (부자)
良薑 (양강)
白茯苓 (백복령) 各五錢 (各二○g)
黃丹 (단) 一四兩 (五六○g)
淸油 (청유) 二斤八兩 (二,六kg)
大黃 (대황)
黃芩 (황금) 各二兩 (各八○g)
白斂 (백렴)

主治·一切의 종기와 오래된 종창을 치료한다.
膏法·윗약 十四味를 三日밤동안 담갔다가 약한 불로 다려 버들

풀로 오동나무씨 크기의 환약을 만들고 空心에 소금물로 百개 먹는다.

152、當歸四逆湯 (당귀사역탕 寶)

當歸 (당귀) 一錢二分 (四,八g)
附子 炮 (부자)
官桂 (관계)
茴香 (회향) 各一錢 (各四g)
白芍藥 (백작약)
柴胡 (시호) 各九分 (各三,六g)
川練子 (천련자)
玄胡索 (현호색)
白茯苓 (백복령) 各七分 (各二,八g)
紅花 (홍화)
蘇木 (소목)
黃芩 (황금)
枳實 (지실)
枳殼 (지각) 各七分 (各二,八g)

主治·한기로 인한 疝症과 배꼽밑의 冷痛을 치료한다. 加減·[活套]·빈속에 복용한다.
加·氣가 冷하고 배가 찌르듯이 아픈데는 人蔘 二○g와 全蝎분말을 一, 二~二錢을 타서 복용하면 神效하다.

155、歸尤破癥湯 (귀출파징탕 寶)

香附子 (부자) 醋炒 一錢五分 (六g)
三稜 (삼릉)
蓬尤 (봉출) 並醋炒
赤芍藥 (적작약)
白芍藥 (백작약)

主治·월경불통과 배속에 덩이가 있고 쌀쌀한 아픈 것을 치료한다. △술을 조금 넣고 다려 복용한다.

맞 손발이 당기고 꼬이는 증세를 치료한다.

△土에 속하고 陽明약이다. △수분을 잘 통하게 하고 癀氣를 이겨내며 몸을 가볍게 하고 癀氣를 이겨낸다. △뿌리·三虫을 치료하며 胎를 떨어뜨린다. 황달을 치료하며 胎를 떨어뜨린다. (本草) △1일용량 10~30g

355 大豆(대두) (흰콩) 四種

성질은 평범하고 맛은 달다. 中焦를 굳게 하고 臟을 보하고 위를 따뜻하게 하는데 오래 먹으면 몸이 무거워진다.

△생것은 평범하고 볶은 것은 뜨겁다. 검은 콩은 모든 약의 독을 풀어준다. △腎의 곡식이다. △어린아이가 볶은 콩과 돼지고기를 함께 먹으면 氣가 막혀 十中八九는 죽으나 十세이상은 겁날 것이 없었다. 櫓豆(노두)(작은 검은콩)·이것은 雄黑豆인데 속칭(쥐눈이콩)이다. 風으로 인한 통증과 출산후의 冷血이 나오는 것을 치료하는데 검게 볶으면 성질이 뜨거워지므로 술에 타서 먹는다.(本草)

356 大豆黃卷(대두황권) (콩나물)

성질은 평범하고 맛은 달다. 근육

黃蠟(황랍) 各四〇g
白芷(백지)
赤芍藥(적작약)
黃栢(황백)
黃芪(황기)
木鼈子(목별자)
杏仁(행인)
當歸(당귀)
白芨(백급)
生地黃(생지황)
官桂(관계)

白芷가 焦黃色될 정도로 하여 짜내고 재료를 넣고 丹을 넣고 재 다음 약차를 다리다가 약 한 방울을 물에 떨어뜨려 구슬이 되거든 거기에 乳香과 沒藥을 넣어 서 녹여 과 밀을 넣어 잘 저은 다음 자기에 담아 七日간 흙 속에 묻었다 꺼 내어 쓴다.

153、桔梗湯 (길경탕寶)

澤瀉(택사)(二g)五分
桔梗(길경)
貝母(패모) 各一錢二分
瓜蔞仁(과루인)
薏苡仁(의이인)
當歸(당귀) 各四g 各一錢
桑白皮(상백피)
枳殼(지각)
黃芪(황기)
防風(방풍)
薑五片

主治·폐의 종기 或은 氣痛을 치료한다.

156、牛膝湯 (우슬탕寶)

當歸尾(당귀미)
靑皮(청피) 各四g
烏藥(오약)七分(二、八g)
紅花(홍화)
蘇木(소목)
官桂(관계) 各五分(二g)
冬葵子(동규자)
滑石(활석) 各二錢(各八g)
木通(목통)
當歸(당귀)

主治·해산後에 태가 나오지 않아 배가 부르고 꽉 차서 죽으려 하는 것을 치료한다.

이 당기는 증세를 치료하고 물이 가득 찬 증세 및 무릎이 아픈 증세를 치료한다.

357 赤小豆(적소두)(붉은팥)
성질은 평범하고 맛은 달고 시다. 물로 가득 찬 종기를 치료하고 고름을 헤쳐내게 한다. 또 소갈(消渴)을 고치며 오줌이 잘 나오게 한다.

358 菉豆(녹두)
성질은 차고 맛은 달다. 여러가지 독을 풀고 아울러 번뇌와 갈증과 여러가지 열병을 치료한다.
△가루·여러가지 약의 독을 푼다. 마마의 종창이 물러 질퍽한 데에 뿌린다.
△껍질·열을 풀고 눈가린 안질을 치료한다.〈本草〉
△一日용량 二〇~五〇g

釀造(양조) 九種

359 淡豆豉(담두시)
성질은 차고 맛은 쓰다. 한스러운 번뇌병을 치료하고 감기로 인한 두통을 없애고 겸하여 장기를 다스린다.

360 豆腐(두부)
△一日용량 一〇~二〇g

玄蔘 현삼
沒藥 몰약
乳香 유향 各二〇g
黃丹 황단 一斤
香油 유향 (一、六kg) 二斤八兩

138、消痰膏 (소담고 益)

生薑 생강
葱白 총백
大蒜 대산 各八〇g
南星 남성
半夏 반하

主治·일체의 담으로 인한 종기와 결핵, 종기로 인한 아픔을 치료한다.
膏法·위의 약을 기름에 하룻밤 동안 담갔다가 다려 焦色으로 되었을 때 걸러서 지꺼기를 버리고 黃丹을 넣어 재차

杏仁 행인
百合 백합
甘草 감초 各五分 各二g

154、通順散 (통순산 寶)

赤芍藥 적작약
木通 목통
白芷 백지
何首烏 하수오
枳殼 지각
茴香 회향
烏藥 오약

一名 榮衛返魂湯, 一名 追風通氣散, 一名 何首烏散이라 한다. 전적으로 담으로 인한 가래병을 치료한다.
主治·一切의
加法·忍冬을 더하면 심히 묘하다. △허한데는 부자를 더한다. △實한데는 大黃을 더한다. △痰에는 南星半夏를

牛膝 우슬
瞿麥 구맥 各六g 各一錢半

157、羚羊角湯 (영양각탕 寶)

羚羊角 영양각
獨活 독활
酸棗仁 산조인 炒
五加皮 오가피 各四、八g 各一錢二分
防風 방풍
薏苡仁 의이인
當歸 당귀
川芎 천궁

主治·子癎 태중에 風으로 목과 등이 뻣뻣하고 脈이 당기고 입을 다물고 말이 어둔하고 痰이 성하여 어지럽고
때로 발생하고 때로 그치며 或은 人事不省하는 것을 치료한다.

성질은 평범하고 맛은 달다。脾臟을 화창하게 하고 열을 없애고 피를 흩어 버리고 지나치게 먹으면 배가 부품해진다。

△무우와 같이 먹으면 독을 치료하고 술을 꺼린다。△여름철에 담을 많이 흘릴 때는 삼가야 한다。(本草)

361 陳倉穀米(민) (진창곡)

성질은 평탄하고 맛은 시고 짜다。脾臟을 조화시키고 갈증과 번뇌와 설사와 이증을 다 걷어 없앤다。

362 神麴(신곡) (약누룩)

성질은 따스하고 맛은 달다。위를 열어 음식물을 소화시키고 맺혀 있는 덩어리를 깨뜨려 없애고 담을 아래로 내려준다。△足陽明으로 들어간다。△약에 넣을때에는 누렇게 볶아 쓰는데 이것은 土氣를 돕는 것이다。

△寒食麵(한식면) 주로 국수인데 적은 寒食날 만든 밀가루 국수인데 주로 飮食物을 소화시키고 붉은 이증과 흰 이증을 치료하게 한다。△紅麴는 이증과 흰 이증을 치료하는데 기가 잘 통하게 한다。△묵은 것이 좋다。건조시키고 붉은 것이 좋다。(本草) △一日用量 一〇~一八g

---

百合(백합) 商陸(상륙) 何首烏(하수오) 石菖蒲(석창포) 獨活(독활) 白芷(백지) 赤芍藥(적작약) 人蔘(인삼) 黃芪(황기) 肉桂(육계) 附子炮(부자)

다려 그 약한 방울을 물에 떨어뜨려 구슬을 이룬다 음애 응담 사에 향 유향을 넣어 잘 저어서 자기에 저장한다。

當歸(당귀)

甘草(감초) 各四g 谷一錢

黃葱白、全蝎、穿山甲、川芎麻

이는 흘러서 살속으로 들어 갔을 때는 獨活을 더한다。活用・뼈에 밀접한 종기에는 生薑 부자를 더한다。기虛에는 人蔘을 더한다。△冷 △[活套]

甘草(감초) 各四g 谷一錢

155、夏枯草散 (하고초산寶)

主治・筋節病、영주창을 치료하는데, 厥陰을 補養하는 效果가 있다。

夏枯草(하고초) 三兩(三四g) 甘草(감초) 一錢(四g)

加減・또 四〇g을 다려 복용하는데, 虛한 사람이 많이 복용하면 더욱 좋고, 十全大補湯(上三三)을 겸하고 香附子遠志貝母를 더하면 연주창이 注하여 생긴 전신의 核으로 인한 寒熱에 좋은 약이다。

156、全生活血湯 寶 (전생활혈탕寶)

主治・子宮、出血이 지나치게 많아서

白芍藥(백작약)

158、澤瀉湯 (택사탕寶)

主治・子淋、태중에 방광에 熱이 或은 쌓이거나 氣가 요동거나 小便이 똑똑 이꼭 차서 아 뜰으면서 아픈 것을 치료한다。

澤瀉(택사) 桑白皮(상백피) 赤茯苓(적복령) 枳殼(지각) 檳榔(빈랑) 木通(목통) 各一錢半(各六g)

薑五片

白茯神(백복신) 杏仁(행인) 各二(一、八g) 甘草(감초) 各二(一g) 木香(목향) 甘草(감초) 各五分

薑三片

363 麥芽(맥아) (보리기름)

성질은 따스하고 맛은 달다. 묵은 음식물을 소화시키고 피를 잘 돌리고 체증을 흩어버리고 배부른 증세를 없앤다.

△누렇게 볶아 쓴다.

△一日용량 一二~三〇g.

364 飴糖(이당) (엿)

성질은 따스하고 맛은 달다. 폐와 脾臟을 윤택하게 하고 갈증을 멎게 하고 담을 소멸시킨다.

△足太陰으로 들어간다. 많이 단것을 먹으면 腎臟을 상후니 뼈가 아프고 이가 빠진다. (本草)

365 醬(장)

성질은 서늘하고 맛은 짜고 시다. 번뇌와 열을 제거하고 물고기와 나물의 독소와 불에 상했을 때의 독을 소멸시킨다.

△飮食物의 온갖 독소를 없애는 까닭에 성인(聖人)은 장을 얻지 못하면 음식을 먹지 아니한다고 하였다.

366 醋(조) (초)

성질은 따스하고 맛은 시다. 종기의 독과 뱃속 적병을 사라지게 하고 산

139、(산호자금고 衆) 珊瑚紫金膏

當歸(당귀)
露峰房(노봉방)
杏仁(행인)
玄蔘(현삼) 各二兩(各四〇g)
白花蛇(백화사) 一條 酒浸取肉
熊膽(웅담)
麝香(사향) 各七分(各二、八g)
乳香(유향) 五分(二g)
眞油(진유) 五升(四ℓ)
黃丹(황단) 二十兩(八〇〇g)

升麻(승마) 各二錢(各四g)
防風(방풍)
羌活(강활)
獨活(독활)
柴胡(시호)
當歸身(당귀신)
乾葛(건갈)
當歸(당귀)
甘草(감초) 各七分(各二、八g)
藁本(고본)
川芎(천궁) 各五分(各二g)
生地黃(생지황)

정신없는데에 쓰면 피를 補養하고, 피가 생기고 陽을 더함으로써 手足厥陰을 보한다.

159、(당귀작약탕 寶) 當歸芍藥湯

白芍藥(백작약)
白朮(백출) 各一錢半(各六g)
當歸(당귀)
白茯苓(백복령)
澤瀉(택사)
條芩(조금) 各一錢(各四g)
檳榔(빈랑)
黃連(황련)
木香(목향)

主治・胎中이증을 치료한다.

加減・白朮・白芍藥은 黃芩 黃連을 제거하고 乾干을 더한다. △活奎・더 香薷를 더한다. △胎不安에는 砂仁을 더 大腹皮를 더한다. △大槪 産前의 모든 科門에 의하여 여증에 따라 大科門에 加減한다.

後에 血症으로 어지러운 것과 쇠로 만든 연장으로 상한 상처를 치료한다
△많이 먹으면 힘줄과 뼈를 상운다
△王截은 초를 먹지 않아 八十이 넘도록 살았다 한다.△고기 채소의 독을 죽인다.(本草)
△一日용량 一○~三○g

367 酒 (주) (술)

성질은 뜨겁고 맛은 달고 쓰다.혈백을 잘 통하고 인체의 상부로 올라가는 성질이 있고 적게 마시면 정신을 썩썩하게 하고 과음을 하면 생명을 단축한다.
△燒酒(소주)·원시 시대부터 시작된 것인데 크게 뜨겁고 크게 독이 있어 虫을 죽이고 장기(악기)를 물리치고 눈이 붉고 부은데 씻는다.
△糟(찌꺼기)·풀나물의 독과 타박상으로 인한 죽은 피를 제거한다.(本草)
△약에 넣을 때에는 無灰酒(아무것도 섞이지 않는 맑은 술)를 쓴다.

368 卵蟲 (난충) 十種 石蜜 (석밀) (꿀)

성질은 평범하고 맛은 달다.불에 다려 익히면 건조한 것을 윤택하게 하고 독을 풀어 주고 인체의 내부를 보해주는데 속효가 있다.

爐甘石 (노감석) — 아이 소변에 七日間 담가 숯불로 ... 小便에 細末로 한다.
녹은 銀 모래와 같이 하고 絹內에 태운 것을 아이 便에 넣어 함께 十日間 말려 細末로 한다.

黃丹 (황단) ○g — 기름 세번 한것 細末各 四

海螵蛸 (해표소) 細末 — 主治·눈병의 盲(소경)도 보 하고 內障靑 雲(막이생) 못함)

乳香 (유향) — 약한불로 볶아 아연기가 나도록한細末 腎 肝腎의

沒藥 (몰약) — 약한불로 볶아 아연기가나 어드려 細末 허한 사기 等

硼砂 (붕사) 各八g — 도록한細末 서다 잘 낫고 또 능히 七二 종의 안질을 치료한다.

麝香 (사향) — 부드럽게 빻은것 膏法·麝香과 龍腦를 제외한 七味의 細末을 넉넉히

青鹽 (청염) 各二g — 부드럽게 빻은것 末을 저울길 하여 한곳에 合해 乳鉢에 재

龍腦 (용뇌) 一二g — 용뇌 부드럽게 빻은 것에 넣어서 재

熟地黃 各一、六分 (一、六g)
蔓荆子
細辛 各三分 (一、二g)
紅花 一分 (○、四g)

157、達·生散 (달생산 寶)

大腹皮 一錢(六g) 酒洗二
甘草 一錢半 炙(六g)
當歸
白朮
白芍藥 各一錢
人蔘

主治·임부가 아이 낳을 달에 二○여첩 복용하면 순산하기 쉽고 무병하다.△一名, 縮胎飮이라고도 한다.

160、失·笑散 (실소산 寶)

甘草 各二、八g (各七分) (실소산 寶)
五靈脂 (오령지) 炒
蒲黃 (포황) 炒 各等分

主治·産後에 兒枕(태 옆에 덩어리된 자리)로 臍腹痛으로 못견디는 것을 치료한다.
△분말 g 식초를 조금 넣고 진하게 다리다가, 물 한 잔을 붓고 더 다이다가 七分쯤 되었을 때에 따스하게 복용한다 加減·(活套)·或山査肉·或川芎을 湯으로 다린 뒤에 좋은 초 한숟가락을 타서 복용한다.△或 川芎을 갑절 더하고 玄胡索 桂心 澤蘭葉 등속을 더한다.

161、起·枕散 (기침산 寶)

當歸
白芍藥 各二錢
川芎 一錢半(六g)

主治·胎 옆에 덩어리를 형성한 것으로 인하여 아픈 것을 치료한다.△식초를 조금 넣고 빈속에 복용한다.

△벌은 차가우면서도 꿀은 따스하다.

△蠟(납, 밀)·주로 곱은 피로된 이증을 치료하는 데 달걀 크기만한 것을 세번내지 다섯번 정도 끓어 오르도록 다려 가지고 술을 반되 넣어 마시면 곧 차도가 있다.(本草)

△一일용량 三〇~六〇g

369 露蜂房(노봉방)(말벌의집)

성질은 평탄하고 맛은 쓰고 짜다.

아이들의 간질과 근육의 쥐나는 것과 맹장염과 연주창과 이 아픈 데 쓰인다.

△乾干 丹蔘 黃芩 芍藥을 미워한다

(本草) △一日용량 三~六g

370 五倍子(오배자)(붉나무열매)

성질은 평범하고 맛은 쓰고 시다.

충치 치질 옴 곪은 창을 치료하고 풍과 열이 심한 것을 걸어 없앤다.

△文蛤이라고 한다.

△一日용량 一~二g

371 百藥煎(백약전)

맛은 시다. 해수와 담과 흘러 내리는 피와 오래된 이증을 치료하고 갈증을 멎게 한다.

372 白僵蠶(백강잠)(누에죽어마리니)

성질은 평범하고 맛은 맵고 짜다.

140、七鍼膏(칠침고) (俗)

白菊 백국
花椒 화초 各二g
青鹽 청염
銅綠 동록 各二g
膽礬 담반 各一〇g
烏梅 오매 一枚

主治·一切의 瞖膜(눈을 가린 막)을 치료한다. 눈두덩 안쪽을 문지르고 眼角을 조금 ... 효과를 본다.

膏法·윗약을 분말로 하여 먼저 물 한식기를 써서 두루 섞어서 그 약을 큰 사발에 넣고 針을 잘 넣고 재차 물 두 식기를 ...

陳皮 진피
蘇葉 소엽
枳殼 지각 各五分
砂仁 사인 各二g

차 極細末보다 하되 소리가 안 날 정도로 한 다음에 龍腦와 麝香을 넣고 재차 極細末로 하고 별도로 꿀을 물에 떨어뜨려서 구슬 이될 정도로 하되 여름이면 되게 하고 겨울이면 연약하게 하고 봄과 가을에는 그 중간치로 한 後에 앞의 약을 분말을 섞어 여 자기 안에 넣고 밀봉하여 약 기운이 새지 않도록 하고 눈에 떨어뜨려 넣는다.

青葱 五葉

158、竹瀝湯(죽력탕)(寶)

赤茯苓 적복령 一兩(四〇g)을 다려 竹瀝一合(八〇g)을 타서 마신다.

主治·임부의 마음이 번거럽고 걱정스러운 것을 치료한다.

白芷 백지
桂心 계심
蒲黃 포황
牧丹皮 목단피
玄胡索 현호색
五靈脂 오령지
沒藥 몰약 各七分

159、紫菀湯(자원탕) 百五十九寶

紫菀 자원 各八
天門冬 천문동 g

主治·태중의 기침과 태不安을 치료한다. 약 다린 물에 꿀을 반...

162、牛黃膏(우황고)(寶)

朱砂 주사
鬱金 울금 各三錢
牛黃 우황 二錢半

主治·産後에 열이 血室로 들어가 發熱하는 것을 치료한다.

膏法·약을 분말로 하여 꿀로 皂子크기로 만들어...

197

중풍과 간질과 습기와 편도선염
과 목구멍 종창의 독을 치료하고、전
부병에도 쓰인다。

△一日用量 五~一〇g

△原蠶蛾(원잠아)·도나기 누에에 나
비 제三번인 것인데 정액을 장하게 하고
양기를 장하게 한다。

△蠶沙(잠사、누에똥)·麻油로 二
~三日 담갔다가 가늘게 갈아 헐었는
데 바르고 바람에 닿지 않도록 해 두
면 곧 낫는다。

△繅絲湯(조사탕、고치견물)·소갈
병을 그치게 하는데 효과가 크다。(本
草)

△一日用量 一〇~三〇g

373 蛉蜻 (청령) (잠자리)

성질은 약간 차다。陽氣를 장하게
하여 정액이 흘러 새지 못하도록
下焦를 따스하게 한다。

374 斑猫 (반묘) (갈의)

성질은 차고 맛은 맵고 독이 많다。
주로 혈액 파괴와 모든 종창과 연주
창을 치료하는 데 쓰이고 물이 통하는
길을 틔운다。

△날개와 발을 떼어 버리고 볶아
쓴다。

△樗鷄(저계、팟비히)·오늘날 말
하는 莎鷄인데 一名 紅娘子라 하기도
하고 약간 볶아 쓴다。

것이 상품이다。一日用量 四~八g

하여 정액을 더해주고
빛깔이 푸른

△날개와 발을 떼어 버리고 볶아

△俗方에는 약의 분말을 물 한
식기에 넣은 다음、針 七개를 실
리에 매어 달되、실이 針머리에 실
오도록 하고 실을 항아리 밖에
드리우도록 하고 주동이를
이를 봉한 다음 二十一日 동안
陰地에 두어、針이 변화한 뒤
에 쓴다。

陰地에 하룻밤 잘 두었다가 꺼집어
내어 쓴다。이 약은 영원히 변
하지 않는다。

146、西施玉容散 (서시옥용산 寶)

菉豆 (녹두)

白芷 (백지)

主治·面上에
一切의 술기
운으로 따갑
고 風기운으
로 따가운 증
세를 치료한

新花針 (신화침) 七枚

매고 그 사발을 남비 안에
하여 큰 뚜껑으로 잘 덮고 安
重湯을 하되 十二時間 정도
불을 달게 피어서 꺼지지 않도
록 하고 남비 뚜껑을 열지 말
고 시시로 물을 더해 주되 두
껑 밖에서 넣도록 할 것이며
이 붉은 색으로 변하면、깨끗
한 비단으로 걸러서 찌꺼기를
버리고 자기병에 담아서 陰地
에 하룻밤 잘 두었다가 꺼집어

더하여 그 사
발 주둥이를
봉하여 실로
安置

160、紫蘇飮 (자소음 寶)

紫蘇葉 (자소엽) 二錢半

主治·잉부가
胎氣가 不和
하여 心胸이
아픈 것과 氣
가 맥혀서
産症이 있는
것을 치료한
다。

人蔘 (인삼)

大腹皮 (대복피)

川芎 (천궁) 薑四片

陳皮 (진피) 葱三莖

白芍藥 (백작약)

加減·[活套]
川芎、當歸、
八~一二g을 해도
좋다。△혹
砂仁 四g을
더하면 더욱
좋다。活用·잉부의

桔梗 (길경) 一錢半

杏仁 (행인)

桑白皮 (상백피)

甘草 (감초) 各四g 蜜반숟가락

竹茹 달걀크기

하게 따스
하게 마신다。

牧丹皮 (목단피) 二錢

甘草 (감초) 四g

龍腦 (용뇌) 五分

一丸식 샘물
로 복용한다。
△[活套]·天
花粉을 앓고
눈병 및 남은
열에도 좋다。

163、理脾湯 (이비탕 衆)

厚朴 (후박) 一錢半

蒼朮 (창출)

陳皮 (진피)

神麯 (신곡)

麥芽 (맥아)

山査肉 (산사육) 各一錢

乾薑 (건강) 八分

主治·産後에
음식으로 상
하여 가슴이
답답하며 寒熱
이 왕래하고
음식 생각이
없는 것을 치
료한다。
加減·설사에
는 白朮 赤茯
苓을 더한다。
△大便이 안
나오는 데는
桃仁 紅花를
더한다。△小
便이 깔깔한
데는 大腹皮
車前子를 더
한다。
[活套]·麥芽
는 젖을 삭혀

△음력 二, 三月에 나는 것을 芫青
四, 五月의 것을 葛上亭長, 六, 七
月의 것을 王不留行虫, 八, 九月의 것
을 斑猫, 九, 十月의 것을 地膽이라
하는데 주로 치료하는 효력은 다 서
로 비슷하다. △날개와 발을 버리고
찹쌀과 함께 볶아 익혀 쓴다. 생것으
로 쓰면 토사한다.(本草)
△一日용량 ○.○三~○.○六g

375 全蝎 (전갈)

성질은 따쓰하고 맵고 독이 있다.
풍과 담을 물리치고 口眼와사증(안
면신경병)을 고치며 아이들의 간질병
과 근육에 쥐가 나는 것을 치료한다.
△肝의 혈분으로 들어간다. △물로
씻어 뱃속의 흙을 버린다. 끝은 그
효력이 더욱 강하다.(本草)
△一日용량 二~五g

376 水蛭 (수질) (거머리)

성질은 차고 맛은 짜고 독이 있다.
체내에 쌓여 있는 죽은 피를 파헤치고
경을 통하게 하고 낙태를 시키고, 뼈
가 부러지고 상한 상처의 나쁜 피를
몰아내어 치료한다.
△石灰와 소금을 접낸다.(本草)
△一日용량 一~二g

377 蜘蛛 (지주) (말거미)

성질은 차고 독이 있다. 狐症(호산

白芨 (백급)
白蘞 (백렴)
白僵蠶 (백강잠)
天花粉 (천화분) 各二兩
白附子 (백부자)
甘松香 (감송향)
三乃子 (삼내자) 各四〇g
藿香 (곽향) 各五錢
零陵香 (영릉향) 各一〇g
防風 (방풍)
藁本 (고본) 各八g 各二錢

散法・보드라운 가루로 만
들어서 얼굴
을 씻을 때마
다 쓰면 얼굴
이 구슬같이
아름답다.

없애는 성질
이 있으니 쓸
필요가 없다.

砂仁 (사인)

當歸 (당귀) 各一錢 四g
감기, 잉부의 催産.

161、荊芥散 (형개산 寶)
荊芥 (형개)
甘草 (감초) 五分 三g
主治・피가 극도로 허하여서
어지러운 것을 치료하는 데신
기하다

162、小蔘蘇飮 (소삼소음 寶)
蘇木 (소목) 二兩(七五g)에 물二椀
(五〇ml)을 부어 一椀(七〇ml)되
도록 다려 人蔘末 二〇ml을 타서 마신다.
主治・산후 파피된 피가 허파에
들어가서 얼굴이 검고 천식을
하는 것을 치료한다.

163、柴胡四物湯 (시호 사물탕 寶)
柴胡 (시호)
主治・산후에
열이 나는 것
과 열이 血室

甘草 (감초) 各五分

164、服藥食忌 (복약 식기)
(약 먹을때 못먹는 음식물)
甘草 (감초)에는 돼지고기, 배추, 미역을 忌한다.
黃連・胡黃連 (황련・호황련)에는 돼지고기, 冷水를 忌한다.
蒼耳子 (창이자)에는 돼지고기, 말고기, 쌀뜨물을 忌한다.
桔梗・烏梅 (길경・오매)에는 돼지고기를 忌한다.
仙茅 (선모)에는 牛肉, 牛乳를 忌한다.
半夏・菖蒲 (반하・창포)에는 염소고기, 엿을 忌한다.
牛膝 (우슬)에는 牛肉을 忌한다.
陽起石・雲母・鍾乳・砒砂・礬石 (양기석・운모・종유・노사・반석)에는 모두가 염소피를 忌한다.
商陸 (상륙)에는

배속으로 들었다 나왔다하는 증상)치
료에 좋고 뱀에 물린 것과 헌데와 종
창을 치료한다.
△壁錢(벽전, 납거미)·독이 없고
쇠연장으로 베어 피가 그치지 아니하
고 나오는 데에 그 즙을 짜내어 떨어
뜨리면 낫는다.
△錢幕(전막, 납거미집)·주로 아
이의 구토증에 쓰인다.(本草)

化蟲(화충) 四種

378 蟬退(선퇴)(매미허물)

성질은 평범하고 맛은 달다. 풍과
놀란 경기를 제거하고 아울러 疳虫으
로 인한 열과 눈에 가리어 잘 보이지
않는 안질을 치료한다.
△一日用량 1~2g

379 蟾蜍(섬여)(두꺼비)

성질은 서늘하고 맛은 맵고 독이
있다. 疳蟲을 죽이고 배속 적병과 종
창의 독을 걷어 없애고 장질부사를
풀어준다.
△술로 구어 뼈를 추려내거나 或은
불에 태워서 남는 것을 쓴다.
△一日用량 2~3g
△蝦蟆(하마)(개구리)·악창과 연

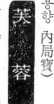

142、芙蓉香

(부용향 內局寶)

皂角(조각) 一錢(四g)

에 들어간 것

白檀香(백단향)
沈香(침향) 各二兩六錢
丁香(정향) 五錢(二○g)
三乃子(삼내자) 各四錢二分半(各一七g)
八角香(팔각향)
小腦(소뇌)
萆薢(비해) 各九、四g
零陵香(영릉향) 各二錢三分半
甘松香(감송향) 各二兩二分(各四○g)

香法·윗 약을
분말로 만들
어 물로 반죽
을 한 다음 심
지를 비비되
힘줄(筋)크기
로 하여 음달
에서 말려 태
운다.

生地黃(생지황) 各四(g)
川芎(천궁)
赤芍藥(적작약)
當歸(당귀)
黃芩(황금) 各四g
人蔘(인삼)
半夏(반하) 各一錢
甘草(감초) 各五分 薑三斤
荊芥(형개)

164、愈風散(유풍산)(寶)

△一名 擧卿古拜散이라 한다.
主治·산후 中風을 치료한다.
用法·대략 볶은 분말 一~二g을 豆淋酒로 넘긴다.

각 二錢
△一名 三元
湯이라 한다.
加減·〔活套〕

이에 들어간것
을 치료한다.
△一名 三元
湯이라 한다.
·피에 열이
나는 것이
한 데는 牛黃
膏를 타서 복
용한다.

丹砂·空靑·輕粉(단사·공청·경분)에는
一切의 피를 忌한다.

吳茱萸(오수유)에는
猪心과 猪肉을 忌한다.

地黃·何首烏(지황·하수오)에는
一切의 피와 파·마늘·무우를 忌
한다.

補骨脂(보골지)에는
돼지피와 장다리를 忌한다.

細辛·藜蘆(세신·여로)에는
들고양이고기와 생나물을 忌한다.

荊芥(형개)에는
나귀고기를 忌한다. 복과 一切의
비늘없는 고기를 反한다.

紫蘇·天門冬·丹砂·龍骨
(자소·천문동·단사·용골)에는
鯉魚(잉어)고기를 忌한다.

巴豆(파두)에는
돼지고기, 나물순, 갈대 순, 장며 쥬

蒼朮·白朮(창출·백출)에는
참새고기, 靑魚, 배추, 복숭아 요얏
을 忌한다.

薄荷(박하)에는
자라고기를 忌한다.

麥門冬(맥문동)에는

주창에 바른다.

△一日用量 二~三마리

青蛙 (청와) (찰머구리)·복합이 아
닌 배부른 증세를 치료한다.
것은 남방 사람들이 식용하는데 허하
고 몸이 축난 것을 치료한다. △검은

380 蜈蚣 (오공) (지네)
성질은 따스하고 맵고 독이
있다. 뱀에게 물려 생긴 독을 풀어주
고 악마의 사기를 없애고 낙태를 시
키고 체내의 죽은 피를 축출한다.
△붉은 것이 좋고 생강즙으로 구어
쓰며 머리와 발을 버린다. △거미와
닭과 오줌과 桑白皮와 흰 소금을 두
려워한다. (本草)
△一日用量 ○. 六~一g

381 蚯蚓 (구인) (지렁이)
성질은 차고 맛은 시다. 크게 열이
나는 것과 감기와 장질부사를 치료하
고 열이 나서 미천 듯이 헛소리 하는
것을 고친다.
△파와 소금을 겁낸다.
인다. △一名 地龍, 一日用量
五~一五g △一虫을 죽

382 龍 (용) 四種

龍骨 (용골) (용의 뼈)
성질은 평범하고 맛은 달다. 정액
을 길러 견고히 하고 여자의 子宮으로
부터 쏟아져 나오는 혈증과 대하증과

---

143 衣香 (의향 內局, 寶)

白芨 (백급) 八錢 (三一g)

茅香 (모향) (四〇g) 蜜炒二兩

白芷 (백지) (三〇g) 五錢

沈束香 (침속향)

白檀香 (백단향)

零陵香 (영릉향)

甘松香 (감송향)

八角香 (팔각향)

丁香 (정향) 내자

三乃子 (삼내자) (各二錢)

香法·윗 약을
거칠은 분말을
로 하여 小腦
四g을 넣고
一첩을 지어
옷상자속에
넣어 둔다.

---

165 豆淋酒 (두림주 寶)

黑豆 (흑두)
一, 八ℓ (一升)을 볶아익혀드
거운 것을 淸酒 五, 四ℓ (三
升)에 넣어 밀봉하여 두었다가
그 술을 量껏 마신다.

主治·産後風
을 치료한다. 黑豆
用法·黑豆

---

166 逍遙散 (소요산 寶)

白朮 (백출)

白芍藥 (백작약)

柴胡 (시호) 薑三斤

白茯苓 (백복령)

當歸 (당귀)

麥門冬 (맥문동) 各一錢 (各四g)

主治·월경불
순과 피가 虛
한 것과 五心
(심장, 두 손
바닥의 중심,
두 발바닥의
중심)이 번거
럽고 열이 나
는 것과 寒熱
이 학질 때와
같은 것을 치
료한다.
加減·〔活套〕
活用·부인의
허로증, 血行
·피에 열이
나는 데는 鼈
甲을 더하면
더욱 좋다.

---

165 妊娠禁忌 (임신 금기)

常山 (상산)에는
생파, 생나물을 忌한다.
붕어를 忌한다.

附子·烏頭·天雄 (부자·오두·
천웅)에는
콩자반즙, 피쌀을 忌한다.

牧丹 (목단)에는
마늘, 고수풀을 忌한다.

厚朴·蓽麻 (후박·비마)에는
볶은콩을 忌한다.

鼈甲 (별갑)에는
비름을 忌한다.

威靈仙·土茯苓 (위령선·토복
령)에는
국수, 湯茶를 忌한다.

當歸 (당귀)에는
물국수를 忌한다.

丹蔘·茯苓·茯神 (단삼·북령·
단삼·북령)에는
초와 一切의 酸을 忌한다.

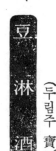

△무릇
服藥에는 雜食과 돼지고기와 기름
진 것과 회와 비린내 나는 것과 마늘, 胡
椒, 생파와 諸果를 많이 먹어서는 안되
며 깔깔한 물질과 諸果의 미끄럽고
깔깔한 물질을 많이 먹어서는 안되
는 死尸와 産婦의 추잡은 일 등을
봐서는 안된다.

꿈꾸다가 정액을 흘리는 것을 고치고 맹장염과 풍과 열로 인한 간질을 치료하다.

△手足厥陰으로 들어간다. 불에 슬러 쓴다. △人蔘과 牛黃을 얻으면 좋고 石膏를 두려워하며 보약에 넣으면 신효하다. △龍齒(용치)·크게 차다. 쇠를 꺼리며 심장을 진압하고 혼(魂)을 안정시키고 간질을 안정시킨다.(本草)

383 紫稍花(자초화)

성질은 따쓰고 맛은 달다. 陽이 쇠약하여 精이 생기없는 것을 치료하고 小便을 참지 못한 것과 불에 습기 차서 가려운 것을 치료한다.
△一名 吊精(조정) 類龍涎(유용연)이라 한다.

384 穿山甲(천산갑)

성질은 약간 차고 독이 있다. 痔瘻(치루)와 옴과 중기로 아픈 모든 숨어 있는 귀신 도깨비 증세를 치료한다.
△흙에 볶거나 또는 蛤粉으로 볶는다.
△꽁지등 껍질에 특히 약효가 있다.(本草)
△一日용량 五~一〇g

385 蛤蚧(합개)

성질은 평범하고 맛은 짜다. 기침을 멈추고 폐기가 늘어진 것과 임질을

144, 六香膏 (육향고 內局寶)

白清(백청)(一斗八ℓ) 主治·겨울 추위에 凍傷으로 인하여 얼어터지는 것을 치료하는 것이다.
冬瓜仁(동과인)(三四g)(八兩六錢)
三乃子(삼내자)(八〇g)(二兩) 膏法·윗약을 분말로 체로 처서 꿀에 混合하여 쓴다.
小腦(소뇌)(四〇g)(一兩)
龍腦(용뇌)(四g)(一錢)

145, 煎藥 (전약 內局衆)

官桂(관계)(二四g)(六錢)
阿膠(아교)(三,四ℓ)(一斗三升)
白清(백청)(一斗八ℓ)

윗약의 부드러운 분말에 꿀을 넣고 阿膠대추 살을 넣고 잘 저어 가면서 다리는데 수 자기에 저장하면 차 불등하면 어리는 하여

甘草(감초)
薄荷(박하)(各二g)(各五分)

不良、신경쇠약、히스테리、不眠症、폐결행증

167, 肥兒丸 (비아환 寶)

人蔘(인삼)
使君子(사군자)(四錢半) 主治·모든 疳疾을 通知한다. 丸法·윗약을 분말로 하여 누른 쌀풀로 녹두크기로 丸을 지어 미음으로 二〇~三〇丸 씩 복용한다.
胡黃連(호황련)(二〇g)(五錢)
黃連(황련)
神麵(신곡炒)
麥芽(맥아炒)
山査肉(산사육)(各三錢半)(各一四g)
白朮(백출)

加減·(活套) 疳疾을 或 一〇첩으로 만들수 쓴다. △水土丹·六味元(上四〇)六半제를 合한 것이다.

附子(부자), 烏頭(오두), 烏喙(오훼), 野葛(야갈), 天雄(천웅), 側子(측자), 羊躑躅(양척촉), 桂(계), 南星(남성), 半夏(반하), 大戟(대극), 藜蘆(여로), 薏苡仁(의이인), 皂莢(조협), 厚朴(후박), 桃仁(도인), 茜根(천근), 茅根(모근), 瞿麥(구맥), 赤箭(적전), 乾漆(건칠), 欀根(당근), 牧丹皮(목단피), 槐子(괴자), 牛膝(우슬), 牽牛(견우), 薇銜(미여), 芫花(원화), 巴豆(파두), 鬼箭(귀전), 草三稜(초삼릉), 簡茹(간여), 繭草(견초), 通草(통초), 蘇木(소목), 葵子(규자), 常山(상산), 紅花(홍화), 麥蘗(맥얼), 代赭石(대자석), 水銀(수은), 錫粉(석분), 砒石(비석), 石蠶(석잠), 芒硝(망초), 硇砂(노사), 水蛭(수질), 芫青(원청), 地膽(지담), 硫黃(유황), 雄黃(웅황), 斑蝥(반묘), 蜘蛛(지주), 蜈蚣(오공), 螻蛄(누고)

을 치료하며 경수를 통하게 하고 수분을 잘 통하게 하고 陽氣를 통하게 하는 데 기이한 효력이 있다.

△그 독은 눈에 있으니, 눈과 털을 버리고 술에 담가 불에 말리는데, 꼬리를 상하지 않아야 한다.(本草)

△一日용량 一~二g

蛇 (사) 二種

386 蛇退 (사퇴) (배미허물)

성질은 평범하고 맛은 짜다. 악한 사기를 물리치고 능히 눈에 가린 것과 창자에서 피가 흐르는 치질과 벌레의 독기와 어린이의 간질로 인한 근육의 당기고 꼬이는 증세를 제거해 버린다.

△磁石과 술을 무서워한다.(本草)

△一日용량 三~六g

387 白花蛇 (백화사) (산무애뱀)

성질은 따스하고 맛은 달고 짜고 독이 있다. 大風 문둥병과 中風의 와사증과 반신불수의 관절 통증과 피붓병의 음 기타 가려운 증세를 치료한다. 머리와 꼬리를 버리고 다만 중간 몸둥이만 쓰는데 술에 담가 뼈를 버리고 굽는다.

△一名 褰鼻蛇(건비사)라 한다.

△烏蛇(오사)·약효는 黑質(흑질),

146、醍醐湯

乾薑 (건강) 一兩四錢 (五六g) 쓴다. 것을 기다려

胡椒 (호초) 五錢 (二○g)

丁香 (정향) 三錢 (一二g)

大棗肉 (대조육) 八合 (二、四ℓ) (제호탕 內局寶)

白清 (백청) 一斗 (一八ℓ)

烏梅 (오매) 末十兩 (四○○g) △꿀을 넣고 조금 끓여고 루 저어서 자기에 담아 두고 冷水로 복용한다.

白檀香 (백단향) 末八錢 (三二g)

縮砂 (축사) 末四錢 (一六g)

草果 (초과) 末三錢 (一二g)

主治·더위를 풀고 멋게 갈증을 한다.

147、神聖辟瘟丹 (신성벽온단 內局寶)

168、小兒淸心元

蘆薈 (노회) 煆 二錢半 (一○g) (소아청심원 內局寶)

甘草 (감초) 炙 各三錢 (一二g)

白茯苓 (백복령)

人蔘 (인삼)

白茯神 (백복신)

防風 (방풍)

朱砂 (주사)

柴胡 (시호) 各八錢 (各二錢)

金箔 (금박) 三十斤

本治·모든 열과 驚氣의 熱로 인한 담답하고 건조한 것을 치료한다.

加減·【內局】에는 犀角牛黃을 더한다.

169、人蔘羌活散 (인삼강활산寶)

166、痘瘡宜食物 (두창에 좋은 음식물)

葛上亭長(갈상정장)　衣魚(의어)
蛇蛻(사태)　蜥蜴(석역)
飛生(비생)　蘆蟲(자충)
糯雞(비계)　蚱蟬(칙선)
蟒蠣(제조)　蝸皮(위피)
牛黃(우황)　麝香(사향)
雌黃(자황)　兎肉(묘육)
蟹爪甲(해조갑)　犬肉(견육)
馬肉(마육)　驪肉(여육)
羊肝(양간)　鯉魚(이어)
蝦蟆(하마)　鰍魚(추선)
龜竈(구별)　小蒜(소산)
生薑(생강)　馬刀(마도)
雀肉(작육)
蟹(해)
(두창의 식물)

菉豆(녹두)　赤小豆(적소두)
黑豆(흑두)　雄猪肉(웅저육)
石首魚(석수어)　廣魚(광어)
鰒魚(복어)　山藥(산약)
海松子(해송자)　葡萄(포도)
蔓菁(만청)　煨栗子(외율자)
軟白飯(연백반)　蘿葍(나복)
瓜葅(과저)
泄瀉에는　糯米粥(나미죽)

白章(백장)과 비슷하나 큰 독이 있고 풍을 치료하는 데는 모든 뱀보다 빠르고 오직 코만이 위로 향해 있다。

△增補(증보)・뱀에는 독이 있어 긴요하지 않으나 다만 大風 문둥병만은 치료하게 된다。柳文이라는 뱀 잡는 사람의 說에도 말하기를 이와같은 데에 쓴다고 하였고 古方에는 드물게 썼으나 근래에 와서는 음을 더하고 피를 보해 준다고 하여 음이 허하고 노고를 하여 축났는 증에 다시 없는 좋은 食品으로 받들고 삼고 날마다 일반 食品으로 삼으니 이런 것은 아직 그 效果를 보지 못하고 다만 그 해로움만 더해지니 그런 것인가? 과연 무슨 原因으로써 약을 쓰는 사람은 마땅히 삼가야 한다。

魚(어) 十三種

388 鯉魚(이어)(잉어)

성질은 차고 맛은 달다。氣를 아래로 내려주어 물이 고인 종기를 소멸시켜 없애고 태를 편안하게 하는 데 효과가 가장 크다。

△등마루 위의 양쪽 힘줄과 검은피를 버리는데、그것은 독이 있는 까닭이다。

389 鰱魚(연어)

△膽(담、쓸개)・눈이 붉고 붓고、아픈 데에 주로 쓰인다。(本草)

蒼朮(창출) 二兩(八〇g)

음력 正月 초 이른 아침에 심지 한 개를 사른다

丹法・윗약을 분말로 하여 밀가루 풀로 총알 크기로 丸을 지어 黃丹으로 옷을 입힌다。

加減・(內局方)에는 虎頭骨을 더한다

羌活(강활)
獨活(독활)
白芷(백지)
香附子(향부자)
大黃(대황)
甘松香(감송향)
三乃子(삼내자)
赤箭(적전)
石雄黃(석웅황) 各二兩(各四〇g)

◇

製造門(제조문)

人蔘敗毒散(인삼패독산) 中一九 各二分(〇、八g) 加

主治・風寒에 傷하여 열이 나는 것을 치료한다。

天麻(천마)
地骨皮(지골피) 各一分(各〇、四g)
薄荷(박하) 三葉

170、生料四物湯(생료사물탕) 實

生地黃(생지황)

主治・모든 종창을 치료한다。

赤芍藥(적작약)

加減・熱毒에는「活套」惡實 金銀花를 더한다。

川芎(천궁)
當歸(당귀)
防風(방풍)
黃芩(황금) 各三分(各一、二g)

起脹에는 蕎麥麵(교맥면)、母酒(모주)、老鷄(노계)、雄鴨(웅압)

貫濃에는 砂糖(사당)、雪糕(설고)

167、飮食禁忌(음식 금기)

(함께 먹어서는 안되는 음식)

猪肉(저육)에는 生薑、蕎麥、葵菜、胡菜、海子、炒豆、牛肉、馬肉、羊肝、麋鹿、龜鱉、鵪鶉(메추리)、驢肉을 금기한다。

猪肝(저간)에는 魚膾、鵪鶉(암순)〈메추리〉、鯉魚、腸子를 금기한다。

猪心肺(저심페)에는 飴、白花菜、吳茱萸를 금기한다。

羊肉(양육)에는 梅子、小豆、豆醬、魚膾、猪肉、蕎麥、醋酪、鮓(자・젓갈)를 금기한다。

羊心肝(양심간)에는 小豆、生椒、苦筍、梅를 금기한다。

白狗血(백구혈)에는 羊鷄를 금기한다。

犬肉(견육)에는 菱角、蒜、牛腸、鯉魚、鱺魚(선어)를 금기한다。

붉은 알은 더욱 먹을 만한 것이다.

성질은 평범하고 달다. 주옥 같은

390 石魚 (석어) (조기)
성질은 평범하고 달다. 위장을 도와 소화능력을 길러 주고, 배가 북처럼 부른 창증과 심한 이증을 치료한다.
△頭中骨(머리속의 뼈)·불에 태운 재로 임질을 치료한다.(本草)

391 鯽魚 (즉어) (붕어)
성질은 평범하고 맛은 달다. 능히 허약한 것을 보하고 위장을 조화시키고 식사를 잘 하도록 해주며 설사와 이증을 제거해 준다.
△一名 鮒魚라 한다. △모든 물고기가 火에 속하나 鯽魚만은 土에 붙인다. 많이 먹으면 火를 발동시킨다.
(本草)

392 鯔魚 (치어) (숭어)
성질은 평범하고 맛은 달다. 비위를 건전하게 하고 모든 약을 기피하지 않으니 아주 귀하고 드문 일이다.

393 魴魚 (방어)
성질은 평범하고 맛은 달다. 비위를 조화시키고 芥子와 함께 먹으면

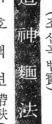

(造 神 麴 法) (조신곡법) (신곡만 드는 법)

朱雀赤小豆 찧은것 一升(一,八ℓ)
玄武杏仁 去皮尖과 雙仁을 두 삶아서 짓… 一升(一,八ℓ)
青龍青蒿 汁(제비쑥) 一升(一,八ℓ)
騰蛇野蓼 汁 三合(二,三ℓ)
句陳蒼耳 汁(도꼬마리) 一升(一,八ℓ)
白虎白麵 帶麩(밀기울섞인밀가루) 五斤(二,五kg) 二十

148、百葉煎法 (백약전법보) 백약전만드는법

五倍子 (一,三kg) 粗末二斤(一二兩)(四八〇g)
烏梅肉 末
白礬 末

넣고 다린 물에 다린 것이 五倍子礬麵을 넣고 烏梅를 磁器에 담지 않고 바람이 닿지 않도록 그늘에 말린 것이 좋지 별생.

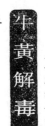

171、牛黃解毒丹 (우황해독단 衆)

薄荷 各〇,八g 各二分
甘草
金銀花 各四〇g 各二兩
紫草茸 二錢(八g) 酒洗五錢
牛黃 三錢(一二g)

主治·어린 아이의 태독으로 인한 종창과 모든 열을 치료한다. 蟬退를 더 加減·一方에 加… 梧子크기의 丸을 만들어 아이의 大小에 적당한 量으로 薄荷湯 或은 蟬退湯으로 복용한다. 丹法: 윗약을 분말로 하여…

172、柴歸飮 (시귀음 益)

當歸 二錢(八g)
白芍藥 一錢半(六g半)
柴胡
薑三斤

主治·天然痘의 初起症을 치료한다. 이것은 平和養榮하는 약이…

驢肉(여육)〈노새고기〉에는 鼃菹(부자)、荆芥、茶、猪肉을 금기한다.
牛肉(우육)에는 黍米(서미)、薤(구해)、韭薤、栗子、生薑、猪肉、犬肉을 금기한다.
牛肝(우간)에는 鮎魚(점어·메기)를 금기한다.
牛乳(우유)에는 生魚와 酸物을 금기한다.
馬肉(마육)에는 倉米、生薑、猪肉、蒼耳、粳米、鹿肉을 금기한다.
兔肉(묘육)에는 生薑、橘皮、芥末、鷄肉、鹿肉、獺肉을 금기한다.
獐肉(장육)〈노루고기〉에는 梅、李、生菜、鴿(합·집비둘기)、鰕(새우)를 금기한다.
麋鹿(미록)〈고라니와 사슴〉에는 生菜、菰蒲、鮑魚(포어)〈저린생선〉、鰕를 금기한다.
雉肉(치육)〈꿩고기〉에는 蕎麥、木耳、茨菰(자고)、胡桃、鯉魚、猪肝、鮎魚、鹿肉을 금기한다.
鷄肉(계육)에는 胡蒜、芥末、生葱、糯米、李子、魚汁、犬肉、鯉魚、兔肉、獺肉、鼈肉 및 鷄子(계자)에는 生葱、芥末、鮑魚、兔肉、糯米、鯉魚、野鷄를 금기한다.

폐의 기운을 돕는다.
△이증이 들린 사람은 먹어서 안 된다.

394 鱸魚 (노어) 성질은 평범하고 맛은 독이 있다. 五臟을 보하고 힘줄을 유익하게 해주고 뼈를 보하며 위를 평화스럽게 한다.
△錦鱗魚와 같다.

395 鱖魚 (궐어) (소가리) 성질은 평탄하고 맛은 달다. 대변을 보려고 할 때에 피가 나오는 병(腸風)을 치료하고 창자속의 벌레를 제거한다.

396 大口 (대구) 성질은 평탄하고 맛은 달고 짜다. 능히 氣를 보하고 창자 기름은 더욱 口味를 돕는다.

397 鮰魚 (회어) 맛이 좋고 이것으로 아교를 만들면 적당하고 파상풍을 치료하고 充胞를 겸하여 할 수 있다.
△一名 江鰾魚인데 지금의 民魚가 아닌가 의심스럽다. (寶鑑)

149、酒白麯 (주백국) (조두시법 內局寶) 各一六○g 各四兩

大豆 (대두) 內山方은 黑豆를 씀 콩을 누렇게 쩐 것 一八ℓ마다 소금 七二ℓ 川椒 一六○g을 섞어서 담가 봄, 가을에는 三日, 여름에는 二日, 겨울에는 五日만에 半熟이 되도록 하여 생강썬 것 一二○g을 넣어서 반죽하여 항아리에 담고 주둥이를 막고 쑥이나 풀에 쌓아 놓은 이를 덮어 두어 或 쑥이나 말통 속에 묻고 七日 或은 十四日이 지난 후에 꺼내어 쓴다.

150、半夏 (반하) 半夏麯法 (조반하곡법 寶) 半夏 多少를 막론하고 말로 하여 생분 말로 하여 생강즙, 白礬湯을 等分한 것이나 或 皀角즙을 더한 것으로 반죽을 하여 누룩을 만들어 딱나무 잎으로 싸서 바람에 말린 뒤에 약으로 쓴다.

173、生兎 (생토) 稀痘兎紅丸 (희두토홍환寶) 主治·痘疹을 예방한다. 살은 토끼 한마리를 음력 섣달 초 八日에 피를 뽑아 모밀 가루를 섞고 雄黃 一, 六~二g을 더하여 먹같이 굳어지기를 기다려 녹두 크기로 丸을 만들어, 初生兒三日後이면 二~三丸을 젖에 개어서 먹이고, 한살난 시이이면 五~七丸을, 세살後이면 十五丸을 먹인다. 오래먹이면 온 全身에 붉게 발반한다. 이것은 그 경험이 있다. 丸法은

174、繮豆藤 (전두등) 消毒保嬰丹 (소독보영단 內局保) 즉 毛豆梗 위를 감고 가고 올라간 늘고 붉은 것인데 八月에 채취하여 그늘에 말려 쓴다. 一兩五錢 (五二g)

荊芥 (형개) 各一錢 各四g

甘草 (감초) 七分 (二, 八g)

赤豆 (적두) 七十粒 主治·春分秋分때마다 一丸석 복용하고

野鴨 (야압) <들오리>에는 胡桃, 木耳를 금기한다.

鴨子 (압자) <오리알>에는 李子, 鼈肉을 금기한다.

鮑鶉 (암순) <메추리>에는 菌子, 木耳를 금기한다.

雀肉 (작육) <참새고기>에는 李子, 醬, 生肝을 금기한다.

鯉魚 (이어)에는 猪肝, 葵菜, 犬肉, 鷄肉을 금기한다.

鯽魚 (즉어)에는 麥門冬, 芥末, 蒜, 糖, 猪肉, 鷄, 雉, 鹿, 猴肉 (후육) <원숭이고기>을 금기한다.

靑魚 (청어)에는 豆, 藿 (곽) <미역>을 금기한다.

黃魚 (황어)에는 蕎麥을 금기한다.

鱔魚 (선어)에는 乾筍을 금기한다.

鱘魚 (심어)에는 乳酪을 금기한다.

鮰魚 (회어) <민어>에는 野猪, 野鷄를 금기한다.

鮎魚 (점어)에는 牛肝, 鹿肉, 野猪를 금기한다.

398 鰾膠 (표교)

성질은 평탄하고 맛은 짜다. 산후 풍을 치료하고 죽은 피를 흩어 없애고 부종을 소멸시킨다.
△豬砂에 굴복한다.

399 青魚 (청어)

성질은 약간 냉하고 맛은 달다. 위를 열어 능히 음식물을 소화시키고, 지나치게 먹으면 창자를 헐게 한다.
△황해도 경상도 함경도에서 생산한다.

400 北魚 (북어) (명태)

성질은 따스하고 맛은 짜다. 心身의 피로에서 일어나는 풍을 치료해 주나 많이 먹으면 회충이 발동한다.
그의 알은 내부를 화하롭게 한다.
△明川에서 생산한다. 즉 이것이 北泰魚이다.

401 鱓魚 (여어) (가물치)

성질은 차고 맛은 달다. 종이와 치질등에 쓰인다. 창병에 걸려 있는 사

無鱗魚 (무린어) 十九種

151、造牛膽南星法 (우담남성을 만드는법)

南星 (남성)
분말로 하여 猪膽과 버무려 牛膽속에 넣고 주둥이를 봉하여 바람통하는 음달진 곳에 걸어 말린다.

152、作熟地黃法 (숙지황만드는법)

生地黃 (생지황)
生地黃을 물에 담가 갈아 앉는 것은 地黃이요 반쯤 뜨는 것은 人黃이요 아주 뜨는 것은 天黃인데 그 天黃을 찧어 즙을 내어 그 地黃을 쪄서 내어 시루로 그 地黃을 하룻밤 담갔다가 말리고 아홉번 찌고 아홉번 말린다. 이와같이 그때마다 참쌀로 빚은 清酒를 뿌려 충분히 쪄서 烏金色이 되도록 한다.

153、作鹿角膠法 (녹각교 반드는법)

鹿角 (녹각)

黑豆 (흑두) 三十粒
丹法・위의 약 분말을 春分 떼나, 만약 이 시기를 놓치면 或 음력 보름이나 或 七月 보름에 면 痘毒이 점점 사라져 없어진다.

山査肉 (산사육)
牛房子 (우방자)
生地黃 (생지황)

辰砂 (진사) (各一兩)
부인, 고양이, 개를 피하고 설탕을 섞어서 반죽을 하여 오양의 알맹이 크기로 丸을 지어, 一丸씩 甘草湯으로 복용한다.

升麻 (승마)
連翹 (연교) 各七錢半 (各三〇g)
荆芥 (형개)
防風 (방풍)
獨活 (독활)
甘草 (감초)

黃顙魚 (황상어)에는 荆芥 금기한다.

鰍鱓 (추선) (미꾸라지)에는 犬肉, 桑柴煮를 금기한다.

魚鮓 (어자) (물고기젓갈)에는 豆, 藿, 麥, 醬, 蒜, 菉豆를 금기

生魚 (생어)에는 莧菜, 薄荷, 芥菜, 桃子, 鷄子, 鴨肉, 兎肉를 금기한다.

鼈肉 (별육) (자라고기)에는 牛乳와 酸物을 금기한다.

螃蟹 (방해) (게)에는 荆芥, 柿, 橘, 軟棗를 금기한다.

鰕子 (하자)에는 猪肉과 鷄肉을 금기한다.

橙橘 (등귤)에는 檳榔과 獺肉을 금기한다.

李 (이) (오얏)에는 蜜漿水, 鴨, 雀, 鷄, 獐肉을 금기한다.

桃 (도) (복숭아)에는 鼈肉을 금한다.

棗 (조)에는 葱과 魚를 금기한다.

枇杷 (비파)에는 熱麵을 금기한다.

랍은 禁忌해야 한다。그 쓸개는 목구 명의 마비병을 치료한다。

△一名 鱧魚(예어)인데、이것은 뱀 이 변한 것이므로서 잘 죽지 않으며 오 히려 뱀의 성질이 있다。(本草)

△增補(증보)・가물치는 성질이 차 고 체내의 수분을 잘 통하게 하는 물 고기로서 반드시 보람이 없는데도 일 반 사람들은 산후에 쓰고 있다。만약 열이 있고 氣가 실한 사람이면 비록 害(해)는 없지만 기가 약하고 허하고 냉한 사람이면 단지 무익할 뿐 아니라 반드시 손실이 있는 것이니 이것은 다「本草」를 읽지 않고 사람 들로부터 전해 들은 잘못에 실수한 것이다。마땅히 삼가야 한다。

402 鰻鱺魚(만려어)(뱀장어)

성질은 차고 맛은 달다。피로하여 생긴 노제(폐병)병충을 죽이고 치루 와 악창과 피부병을 치료하고 女子의 자궁 출혈 치료에도 효과가 크다。

403 鱔魚(선어)(두렁우리)

성질은 따스하고 맛은 달다。내부 를 보하고 능히 요사스럽고 피상한 냄새를 걷어 없애고 습기와 풍을 흩 어버린다。

△피를 와사증에 바르는데 왼편에 병이 걸렸을 때에 오른쪽에 바르고 오른쪽에 걸렸을 때에에는 왼쪽에 바른 다。(本草)

鹿角을 三cm 정도 잘라서 흐르 는 물에 씻어 버리고 자기 남비에 넣고 맑은 물을 부어 鹿角이 물 위에 드러나지 않도록 하고 뽕 나무 잎으로 주둥이를 막고 뽕 나무 장작불로 가끔 더 운 물을 첨가하면서 불을 쉬지 않고 이같이 三日間 고아서 뽈 이 녹거든 꺼내어 말린 것을 鹿 角霜이라 한다。또 그 즙이 식 어서 어린 것을 조각으로 만들 어서 바람에 말린 것을 鹿角膠 라 한다。

154、 取竹瀝法

(취죽력법實) (죽력 만드는 법)

青大竹(청대죽)

푸른 큰대나 무를 六○cm 정도로 끊어

서 두쪽으로 쪼개어 하 루밤 동안 담갔다가 꺼내어 두 개의 벽돌위에 걸쳐 놓고 불에 그을려서 한쪽은 높이하고 한 쪽은 낮게 하여 그릇으로 그 汁 을 받아서 綿으로 걸러서 微冷 해지는 것을 기다려서 병에 담 되 더운 때는 冷水에 담그고 추 울때는 따뜻한 곳에 저장한다。

△醫宗損益에 가로되 먼저 항 아리의 出口를 땅에 묻고 青大 竹을 숫가지 같이 끊어 다른 瓶 속에 가득 꽂아 넣고 口를 單布

175、 抱龍丸

(포룡환 內局寶)

絲瓜(사과) 長五寸(十五cm)燒存性 一筋

桔梗(길경) 各一九g
黃連(황련) 各五錢
赤芍藥(적작약)
當歸(당귀)

牛膽南星(우담남성) 二兩
天竺黃(천축황) 五錢 四○g
石雄黃(석웅황)
朱砂(주사) 各二○g 各二錢半
麝香(사향) 一錢 四g

主治・경풍으로 인하여 당 기고 꼬이는 증세가 왔다 하며 몸 에 열이 나고 정신이 없는 것을 치료한 다。이 약은

楊梅(양매)에는
生葱을 금기한다。

銀杏(은행)에는
鰻鱺魚(만리어)〈뱀장어〉를 금기한 다。

慈姑(자고)에는
茱萸을 금기한다。

諸瓜(제과)에는
油餅을 금기한다。

沙糖(사당)에는
鮒魚、筍、葵菜를 금기한다。

蕎麥(교맥)에는
羊肉、雉肉、黃魚를 금기한다。

黍米(서미)에는
葵菜、蜜、牛肉을 금기한다。

綠豆(녹두)에는
鯉魚、鮓、榧子를 금기한다。

炒豆(초두)에는
猪肉을 금기한다。

生葱(생총)에는
蜜鷄、棗、犬肉、楊梅를 금기한 다。

韭薤(구해)에는
牛肉과 蜜을 금기한다。

胡荽(호유)에는
猪肉을 금기한다。

胡蒜(호산)에는
魚鱗、魚鮓、鯽魚、鷄、犬肉을 금

404 鰍魚(추어) (미꾸라지)

성질은 따스하고 맛은 달다. 능히 氣를 더해 주고 주독을 풀고 갈증을 살아 없애고 위를 따스하게 한다.
△一名 鰍魚(추어)라 한다. (本草)

405 黃顙魚(황상어) (자기사리)

성질은 따스하고 맛은 달다. 술에 취한 것을 깨우는데 효력이 있고 소변을 잘 통하게 한다.

406 鱸魚(전어)

성질은 차고 맛이 좋다. 또 열로 인한 담을 생기게 한다.

407 鮎魚(점어) (메기)

성질은 따스하고 맛은 달다. 물로 발통하고 바람기를 한다.

쌓인 종기의 물을 잘 통하도록 하고 붙따구니가 없는 것은 사람을 죽이니 신중히 해야 한다. △곧 姨魚(이어)인데 눈이 붉고 수염이 붉은 것은 사람을 죽이니 소의 간들닭 들돼지와 함께 먹어서는 안 된다. (本草)

408 鮏魚(공어) (가오리)

사람을 보해 준다. 그 꼬리에는 독

로 封하고는 먼저 묻은 항아리 나 엎게 된다.

口와 口를 맞게 붙이고 濕紙로 틈을 모두 막고 그 위에 진 흙을 칠하고는 둥겨불 덮고 그 도록 六~七 時間만 하면 其汁을 불로 그슬리는 方法보다 倍나 얽게 된다.

食鹽綠礬

155、造輕粉法 (조경분법실) (경분만드는 법)

食鹽과 綠礬을 각각 等分하여 남비에 넣고 볶아서 누른 빛으로 되면 꺼내어 분말로 한 것을 黃麯이라 한다. 이 黃麯 四〇g에 水銀 八〇g을 더하여 같이 자기 항아리에 넣고 위에는 鐵燈盞으로 뚜껑하여 덮고 鐵燈盞 아래에는 단단히 봉하여 氣가 새나가지 않도록 하고 황토 진흙이 마르거든 숯불로 고으되, 자주 燈盞에다가 물을 조금씩 붓고 자기 항아리가 벌겋게 달면 안의 약이 항아리 주둥이로 올라와 있는 것이니 식은 뒤에 항아리를 열면 輕粉이 되어 있는 것이다.

造黃丹法 (조황단법실) (황단만드는 법)

176、牛黃抱龍丸 (우황포룡환 內局寶)

眞珠

抱龍丸上見加

琥珀 各一錢

主治・급경풍, 만경풍으로 인한 담과 당 기고 기침, 및 당 기이는 증세가 왔다 갔다 하는 것을 치료한다.

牛黃 二g

金箔 十片 衣用

丸法・金箔을 제외한 나머지 윗약을 분 말로 하여 甘草膏(甘草다린 물)로 皂子 크기로 丸을 지어 金箔으로 옷을 입 혀, 百日以內의 아이이면 一丸

능히 담으로 인한 열을 내려 주는 것이니 心肺의 약이다. 加減・(內局)에는 天竺黃을 제 거하고 鈎鈎藤을 代用한다. 丸法・윗약을 분말로 하여 甘草膏(甘草다린 진한 물) 로 반죽을 하여 皂子크기로 丸 을 따스한 물로 먹되 百日以內 의 아이는 一丸을 三次로 나누 어 먹이고 五歲 아이이면 一~ 二丸을 먹인다. △臘雪水로 甘 草를 다린 물로 먹으면 더욱 좋다.

莧菜(현채)에는 鱉, 鼈을 금기한다.

白花菜(백화채)에는 猪心肺를 금기한다.

梅子(매자)에는 猪肉, 羊肉, 獐肉을 금기한다.

鳧茈(부자)에는 驢肉을 금기한다.

生薑(생강)에는 猪肉, 牛肉, 馬肉, 兎肉을 금기한다.

芥末(개말)에는 鯽魚, 兎肉, 鷄肉, 鼈을 금기한다.

乾筍(건순)에는 砂糖, 鱘魚, 羊의 心肝을 금기한다

木耳(목이)에는 鷄肉, 野鴨, 鵪鶉을 금기한다.

胡桃(호도)에는 野鴨, 野鴨, 酒를 금기한다.

栗子(율자)〈밤〉에는 牛肉을 금기한다.

紅柿(홍시)에는 酒를 금기한다.

柿梨(시이)에는 蟹를 금기한다.

이 있고 가시가 있는데 이것에 찔렸을 때에는 그 독을 풀기 위해서 海獺皮(해달피)를 다려 먹는다.

409 河豚(하돈)(복)

성질은 따스하고 맛은 달다. 살은 허한 것을 보하고 습기를 除去하여 다리 아픔과 치질 따위를 고친다. △橄欖香油는 河豚의 독을 푼다. 肝과 알이 입에 들어가면 혀를 헐게 하고, 창자에 들어가면 창자를 헐게 하니 이 독을 풀 수 있는 약이 없다. (本草)

410 比目魚(비목어)(가재미)

성질은 평탄하고 맛은 달다. 위를 보하고 氣를 발동시킨다.

411 鮫魚(교어)(상어)

성질은 평탄하고 맛은 달다. 열어 허한 것을 보해주나 많이 먹으면 되려 氣를 발동시킨다.

412 烏賊魚(오적어)(오증어)

성질은 평탄하고 맛은 시다. 五臟을 돕고 그 껍질은 주로 피를 토하는 데 쓰이고 또 물고기의 독을 방지하는 데 쓰인다. 경수(經水)을 통하여 주고 氣를 더해 능히

黑鉛(흑연)一斤(600g) 土硫黃(토유황)

焰硝(염초)各一兩(37.5g)

먼저 黑鉛을 녹여 汁으로 만들고 硫黃의 작은 덩이 하나를 넣고 연이어 焰硝를 조금 넣어 다 끓은 뒤에 또 硫黃을 넣고, 前과 같이 焰硝를 조금 떨어뜨리고, 이 焰硝 硫黃도 다 끓여지면 黃丹이다. 이것을 볶아서 色이 변하면 보드랍게 갈아서 수분을 증발시키고 二回 사용한다.

257、造玄明粉法 (조현명분을 만드는 법)

朴硝(박초)

朴硝 六kg을 희고 깨끗한 것으로 멀리 흘러 가는 물 一○○ℓ로 다려서 걸러 찌꺼기는 버리고 하루, 밤 동안 두었다가 朴硝를 꺼내어 二○ℓ마다 蘿蔔 六○○g의 切片과 같이 삶아서 꺼내어 곳이 걸러 재차 하루 밤을 재운 뒤에 꺼내어, 朴硝 六○○g마다 甘草 三八g와 같이 다려서 하루 밤 찌꺼기를 버리고 다시 하루 밤을 재운 뒤에 꺼내어 砂罐한

을 三回로 나누어 먹이고、五歲 아이이면 一~二丸을 各各 薄荷 다린 물로 먹인다. 加減・天竺黃을 버리고 釣鉤藤을 代用하기도 한다.

177、紫霜丸(자상환보)

巴豆(파두)三十粒去皮油為霜

赤石脂(적석지) 代赭石(대자석)次醋煆七 各一兩 各三(각각)八g

杏仁(행인)五十枚去皮尖

主治・飲食積으로 인한 간질과 痰積으로 인한 뱃병이 있어서 구역질 없이 토하는 것을 치료한다.

丸法・윗약을 千번이나 만약 많이 이겨서 군거든 꿀을 조금 넣어 麻子크기로 丸을 만들어 月內 아이이면 一丸씩 百日以內 아이이면 二丸씩, 大人이면 一g씩 들어 먹인다.

活用・경풍, 간질을 예방한다.

玄蔘(현삼)一兩(40g)

178、五福化毒丹(옥복화독단보)

主治・열을 띤 疳疾로 인하여 많이 종

不可食者(불가식자)(먹지 못하는 것)

蜜(밀)〈꿀〉에는 葱, 萵苣를 금기한다.

① 복숭아나 살구의 雙仁인 것
② 과일이 땅에 떨어져 오래되어 벌레나 개미가 먹은 것
③ 九月에 서리맞은 오이
④ 물고기에 腸과 膽이 없고 머리에 魟(심)이 없는 것
⑤ 生물고기가 눈이 붉은 것
⑥ 물고기가 눈을 감은 것
⑦ 籠의 눈이 凹한 것
⑧ 鳥, 獸, 牛, 羊, 猪肉을 딱나무로 삶은 것
⑨ 六畜이 절로 죽은 것과 疫病으로 죽은것
⑩ 烏獸가 절로 죽고 입을 다문 것
⑪ 살과 肝을 땅에 떨어뜨려도 먼지가 묻지 않는 것
⑫ 猪肉을 물에 넣어보아 뜨는 것
⑬ 肉中에 붉은 點이 있는 것
⑭ 烏鷄의 발이 흰 것

殺人不可食者(살인불가식자)(먹으면 사람이 죽는것)

① 蟹黃과 葱韭와 꿀을 같이 먹는 경

413 海螵蛸(해표소)(오증어뼈)

성질은 조금 평탄하고 맛은 달고 짜다. 눈에 가린 것을 소멸시키는 약효가 크고 심장의 통증과 물이 고인 종기를 치료하고 경수와 배속 덩이를 통하게 한다.

414 鰕(하)(새우)

성질은 평탄하고 맛은 달다. 눈에 가린 것을 소멸시키는 약이고 눈이 어두어지고 풍이 발동한다. 어린아이에게는 먹이지 않는 것이 좋다.

五痔를 치료하나 많이 으면은 五痔

415 海馬(해마)

성질은 따스하고 맛은 달다. 태중 출산을 촉진하는 데 기특한 효과가 있다. 혹 불에 살아서 먹기도 한다. 그렇게 하면 빨리 순산한다. 혹 손에 쥐기도 한다.

△수염이 없는 것 및 지져서 빛갈이 흰 것은 먹어서 안 된다.

△一日용량 三~九g 한다.

△陽道를 씩씩하게 한다.

△一日용량 三~九g 한다.

주고 정액을 더해 준다. 또 그 뼈는 로 一、五日 두께로 단단하게 바르고 주둥이를 막자 말고 화로 안에 두고 숯불로 막고, 나중에는 피의 혈증 치료한다. 主로 女子의 자궁에서 쏟아져 나오는

개에 꽉 차게 넣고 소금 진흙으로 처음에는 약한 불로, 나중에는 강한, 불로 加熱하여 탈 정도로 전과 같이 加熱하여 탈 정도로 볶다시 九kg (一五斤)의 숯으로 기와 한 조각으로 단단히 발라 가지고 꺼내어 종이를 地上에 깔고 盆마다 生甘草末 三八g 灸甘草 末 三八g을 고루섞어서 병에 저장하여 쓴다.

158、造海粉法 (조해분법)(해분 만드는 법)

紫海蛤(자해합)

록구워 식후지 말고 童便에 담그기를 七번 반복하여 黃瓜蔞와 함께 가루로 만들고 즉각 童 一千百번이나 많이 찟어서 경 단같은 떡을 만들어 삼 노끈으 로 꿰어 바람받이에 달아 말려 서 분말로 하여 쓴다.

紫海蛤 六〇g(一斤)을 紅色이 되도

159、取麻仁法 (취마인법)(마인얻는 법)

桔梗(길경) 八錢(三一g)

人蔘(인삼)

赤茯苓(적복령)

馬牙硝(마아초) 各五錢(三〇g)

青黛(청대) 二錢半(一〇g)

甘草(감초) 一錢(四g)

麝香(사향) 五分(二g)

金箔(금박)

銀箔(은박) 各八片

燈心(등심) 二兩六錢(一六四g)

179、天乙丸 (천을환보)

主治·病을 치료하는 데 水道를 通利한다.

丹法·위의 약을 분말로 하여 꿀로 分말로 하여 金箔 銀箔으로 옷을 입혀 丸을 만들어 四回로 나누어 薄荷 물로 복용한다.

우(菌)(버섯)

② 창이 나고 아픈 것과, 天紋이 없는것과 밤을 내는 것.

③ 삶아도 익지 않는 것, 짓물러도 蟲이 없는 것. 말려서 사람에게 비쳐 보아도 그림자가 없는 것과 赤色으로 仰面에 난 것은 모두 먹으면 죽는다.

③ 鯽魚와 麥門冬을 같이 먹는 경우

④ 蒸豆와 榧子를 같이 먹는 경우

⑤ 절로 죽은 짐승으로 머리를 北으로 向한 것과 엎디어 죽은 것

⑥ 乾燥한 닭이 마르지 않는 것

⑦ 새 고기의 肝이 푸른 것

⑧ 닭, 들새의 肉이 퍼지지 않은것

⑨ 銅器에 熱을 加한 飮食物을 담았을 때 식은 다음에 그릇에 맺힌 물을

⑩ 魚鮓內에 頭髮이 있는것

妨病忌食者 (병에 방해되는 음식)

병 기식자

① 熱病後에 蓴菜(순채)를랑이 지말것

② 痼疾病者는 熊肉을 終身토록 먹지 말것

③ 목욕하려 할 때에 복숭아를 먹지 말것

④ 粥먹은 後에 白湯을 먹지말라

⑤ 더운고기국을 먹은후 冷水를 먹지

416 八稍魚(문어)
성질은 평탄하고 맛은 달다. 고기 먹고 체한 것을 치료하고 약기를 보하고 태를 가지도록 하는 약제이다. △능히 눈이 어질어질한 것을 치료한다.(本草)

417 小八稍魚(소팔초어)(낙지)
성질은 평범하고 맛은 달라. 食品으로 되며 혈기를 조절한다.

418 白魚(백어)(뱅어)
성질은 평범하다. 肝과 脾를 돕고 음식물 소화시켜 내려주며 물을 내려주고 눈을 밝게 한다. △한강에서 생산되는 것이 더욱 좋다. 겨울 어름 속에서 잡는다.(濟衆)

419 銀條魚(은조어)
성질은 평탄하다. 능히 위장을 건강케하며 생강을 넣고 국을 끓여 먹으면 맛이 좋다. △오늘날의 銀口魚가 아닌가 의심스럽다.(濟衆)

420 龜鼈(구별)五種
龜甲(구갑)(남생이등껍질)
성질은 평탄하고 맛은 달다. 陰을

麻子(마자)
껍질을 벗기기가 아주 어렵다. 麻子를 비단에 싸서 끓는 물에 담갔다가 식거든 우물안에 잠시 담아 드리우는데 매달아 새기와장으로 눌러서 껍질을 벗겨쓰되 仁(알맹이)을 쓴다.

160、研燈法(등심가는법 本)
燈心(등심)
燈心은 갈기가 어렵다. 쌀가루를 물에 타고 거기에 燈心을 적시어 말린 다음에 쌀가루로 하여 다시 물속에 담가서 깨끗이 하면 뜨는 것이 燈心인데 말라쓴다.

161、搗艾法(쑥찧는법)(도애법 本)
艾(애)
쑥은 찧기가 어렵다. 만약 白茯苓三~五 조각과 같이 갈면 즉시 보드라운 분말로 만들 수 있다.

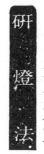

澤瀉(택사)三錢(一二g)
滑石(활석)
赤茯苓(적복령)
猪苓(저령)各一〇g 各二錢半
白茯苓(백복령)
茯神(복신)各一錢七分
丸法・위의 약을 분말로 하여 人蔘 四 물로 丸을 앵두 크기로 만들어 朱砂를 입히고 金箔으로 燈心麥門冬湯或은 薄荷湯으로 服用한다. △燈心은 쌀가루로 만들어 뜨물로 씻어 말려서 분말로 만들어 물에 담가 말리어 분말로 한것으로 一〇g을 취한다.

180、燒鍼丸(소침환 實)
黃丹(황단)
朱砂(주사)
主治・어린 아이가 젖과 음식으로 內傷하여 토사가 그치지 아니하는 것을 니하는 것을

◇

下統 끝

보하고 죽은 피를 빨리 쫓아내고 힘줄을 이어주며 머리 해골을 다스린다.

△젖을 발라 굽거나 或은 술로 구워 쓴다.

△龜板(구판)·즉 下甲이니, 주된 약효는 甲과 같다.

△거북은 陰中에서도 지극한 陰物로서 北方의 水氣를 天性的으로 품고 있으므로 크게 陰을 補하는 효과가 있다.

△龜膠(구교)·龜板열개에 물 五十斤을 구리남비에 넣고 二十四時間 고아서 殼(껍질)을 버리고 또다시 아교가 될 때까지 고는데 뽕나무 불이 第一좋고 버드나무 불이 다음 간다. 약에 쓸 때에는 고아 珠(구슬)로 만든다.(燕市俗方)

△玳瑁(대매)·거북 껍질이나. 모든 약독을 푼다.(本草)

421　龜肉(별육)

성질은 서늘하고 맛은 달다. 능히 陰을 보하고 배속의 덩어리를 치료한다. 태중 여자는 마땅히 먹어서는 안 된다.

△달걀과 함께 먹어서는 안 된다. 또 芥子와 함께 먹는 것도 금기한다.

422　鼈甲(별갑·자라등껍질)

성질은 평범하고 맛은 시다. 열을 치료하고, 죽은 과 뼈를 쑤시는 기침

(연서각법 本)(서각가는법)　研犀角法

犀角 서각

이로 싸서 열을 加하여 분말과 같이 된다.

톱으로 만드는것이 마땅하나 얇은종 하나

(조오매법 本)(오매만드는법)

162、造烏梅法

게훈(熏)을 하여 볏짚 재물로 축축하고 윤택하게 하여 시루로 한번 쩌내면 살찌고 윤택해지며 좀이 먹지 않는다.

青梅 청매

들바구니에 담아서 굴뚝 위에 놓고 검

(포부자법俗)(부자포하는법)

163、炮附子法

附子 부자

가 조각으로 썰어 껍질과 배꼽을 버리고 또 冷水에 三日간 담근 다음 黑豆와 甘草와 같이 삶아 익거든 볕에 말린다.

[炮法]·童便또는 冷水에 담그는 法은 위와 같고, 흰밀가루에에 떡을 만들어 그 속에 附子조

아이 소변에 五日동안 담갔다

枯白礬 고백번

대추의 살로 茺實 크기로 丸을 만들어 服用時는 一丸씩을 바늘에 꿰어 등불에 태워 그 타던 남은 물질을 乳汁이나 或은 미음으로 먹인다.

치료한다. 丸法·윗약을 분말로 하여 丸을

181、麥湯散

(맥탄산 益散)

地骨皮 炒 지골피

甘草 灸 감초

滑石 各一錢 활석

麻黃 마황

人蔘 인삼

熟地黃 숙지황

知母 지모

主治·水痘를 치료한다.

葶藶 정력

羌活 강활 各一、二g

小麥 七粒 소맥

中統 끝

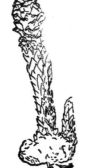

피를 흩어 버리고 종기를 소멸시키고 더부럭한 氣와 女子의 자궁 출혈을 치료한다.
△一名 團魚이다. △얇은 겉껍질을 벗겨버리고 초로 누렇게 구워 쓴다.
△厥陰血分으로 들어간다.
△一日용량 一○〜三○g

423 蟹(해)(게)

그 성질은 차고 맛은 짜다. 위장을 치료하는데 만족스럽고 열을 제거하고 음식물을 소화시킨다. 그리고 리가 오기 전에는 독이 있다.
△힘줄이 상한데 찧어 붙인다. 집게가 하나인 것, 눈이 하나인 것, 이네개인 것, 발이 여섯개 있는 것은 독이 있다. △荊芥와 감(柿)을 적대시한다. △蟹黃은 옻(漆)을 물로 변화시킨다. △게를 태우면 쥐를 집합시킬 수 있다.

424 螃蟹(방해)(방게)

성질은 차고 맛은 짜다. 피가 맺히고 뭉쳐 있는 것을 흩어버리고, 氣를 더해 주고, 힘줄을 길러주고, 가슴에 쌓인 열을 제거한다.

425 蚌蛤(방합) 十二種

성질은 평범하고 맛은 달다. 약독

白蛤肉(백합육)(껍질회조개)

성질은 평범하고 맛은 달다. 약독

각을 한층 놓고 층마다 생강 나 아직 꽃, 가지, 잎까지 시작하 위 놓은 후 봉석을 교대교대로 끼 올라오지 않으니 뿌리의 세력 이 淳厚한 때문이요. 가을에 이르러서는 가지와 잎이 마르 고 津液이 아래로 흘러 돌아가 기 때문이다.

(造乾薑法 本) 건강만드는법

생강을 물에 三日間 담가 껍질을 긁어 없앤 다가 흐르는 물속에 六日間 두었 다가 다시 햇볕에 말려 항아리에 넣고 三日間 빚으면 된다.

164 生薑 생강

△봄에는 일찌기 캐는 것이 좋고 가을에는 늦게 캐는 것이 좋으며, 꽃, 열매, 줄기, 잎사 귀는 각各 그의 成熟한 때를 따라서 採取하는 것이 좋다. 그러나 節候도 빠를 때와 늦을 때가 있으니 꼭 전부 여기에만 의지할 필요는 없다.

[炮法]·물에 담그었다가 대강 불에 묻어서 구어 말리는거 나 或은 불에 말리는데 이때는 熱이 과하면 藥力이 없어질 염 려가 있다.

〔○法〕·皮紙로 생강을 싸서 물에 담가 촉촉한 것을 불에 구워, 향기가 나면서 익거든 꺼내어 썰어 말리거나 或은 불에 말라 쓰는데, 이 법은 水泡한 것보다 좋다.

165 採藥法 (채약법 本)(약 캐는법)

採藥의 시기는 대개 二月과 八月을 말하는데, 봄 초기에는

166 乾藥法 (건약법 本)(약 말리는 법)

暴乾이라는 것은 햇볕에 밀리 는 것이요. 陰乾이라는 것은 음달에서 말리는 것이다. 現今 생각해 보건대 採藥하여 陰乾 한 것은 다 나쁜 것이 많으니 鹿茸같은 경우는 비록 陰乾했 다고 해도 실은 다 부패 파괴 되기 쉬우므로 火乾한 것이며, 이렇게 한 것이 쉽기도 하고 品質이 좋다.
△음력 八月이전에 캔 것은 모 두 日乾 火乾하고, 十月이후부 터 正月이전에 캔 것은 陰乾한 것이 좋다.

167 炮製法 (초제법 備)

△火製에 四法이 있다.
煆(하)·불살라서 말리는것,
煨(외)·불에 묻어 굽는 것,
灸(자)·불에 묻어 굽는 것,
炒(초)·볶는 것.
△水製에 三法이 있다.
浸(침)·담가 두는 것,
泡(포)·물에 담가 거품을 내 는 것,
洗(세)·土氣를 씻는 것.
△水火共製에 二法이 있다.
蒸(증)·시루에 찌는 것,
煮(자)·삶고 지지는 것.
△酒製는 약의 기운을 끌어 올 린다.
△薑製는 溫散한다.
△入鹽은 소금이, 들어감으로 서 약 기운이 신장으로 들어 가서 여문 것을 쓴으로서 肝에 들어가서 퍼진것을 거둔다.
△童便製는, 劣性을 제거하고 아래로 내려가게 함이다.
△米泔製는, 건조성을 제거하 고 和中하게 함이다.
△乳製는, 젖을 써서 마른것을 운하게 하고 피를 생기게 한 다.
△蜜製는, 꿀을 써서 단것으로 늦으러지게 하고 元氣를 더

을 없애고 능히 음과 종창을 치료하고 맛은 돼지고기보다 더 좋다.

426 蛤蜊肉(합리육)(참조개)

성질은 서늘하고 맛은 달다. 능히 갈증을 없애고 주독을 풀고 위를 열어 사물을 잘 깨단도록 한다.(本草)

427 牡蠣(모려)(굴조개껍질)

성질은 조금 차고 맛은 짜다. 정액이 나는 것과 女子 자궁에서 출혈하는 것과 대하증을 치료하고 겨두랑밑 갈비뼈가 아픈 것을 낫게 한다.

△足少陰으로 들어가고 야문 것을 연하게 하는 약이다. △불에 태워 쓴다. △왼쪽으로 돌아보는 것이 좋다.

△肉(육)·살은 石化인데 식용으로 하는데 사람의 살을 부드럽게 하고, 얼굴빛을 아름답게 한다.(本草)

428 海粉(해분)

맛은 짜고 여문 것을 연하게 하며 완강한 담을 치료한다. 또 부인의 흰 대하증을 치료한다.

△紫海蛤(자해합)·붉은 것도 제조한 것이다.

429 珍珠(진주)

성질은 차고 놀란 것과 간질을 진

한다.

△東壁土製는 土氣를 도와서 비위를 보한다.

△麵煨麴製는 혹독한 성질을 억제한다.

△烏豆(黑豆)湯, 甘草湯에 담그는 것은 함께 해독하기 위한 것이다.

△羊酥, 猪脂를 발라굽는 것은 뼈로 들어가게 하여, 연하여 끊기 쉽게 함이다.

△穰(양, 벼줄기)을 제거하는 것은 脹滿을 번하게 하기 위함이다.

△心을 제거하는, 답답증을 제거함이다.

168、漬藥法(지약법 本)(약담그는 법)

漬藥法은, 다 약을 잘게 썰어서 생모시전대에 담고 밀봉하여 담그는 것인데, 봄에는 五日, 여름에는 三日, 가을에는 七日여름에는 十日하여 그우러난 물이 걸고 열렬해졌거든 꺼내어 거른다.

169、服藥法(복약법)(약먹는 법)

△病이 胸膈以上에 있을 때는 식후에 약을 복용한다.

△病이 心腹以下에 있을 때는 먼저 약을 복용한 뒤에 음식을 먹는다.

△病이 四肢 血脈에 있을 때는 공복에 마땅하고 이른 아침이 좋다.

△病이 骨髓에 있을 때는 배부를 때가 마땅하고 밤이 좋다.(本草)

음식을 먹는다.

△散은 부드러운 가루로 한 것이다.

△病이 下部를 치료할 때는 丸을 아주 크게 만든다.

△中部를 치료할 때는 丸을 보통 크기로 한다.

△上部를 치료할 때는 丸을 지극히 잘게 한다.

△病이 上部에 있을 때는 강한 불로 다리어, 맑게 천천히 마시는 것이 마땅하다.

△病이 下部에 있을 때는 약한 불로 다리어 걸게하여, 빨리 마시는 것이 마땅하다.(易老)

△病이 上部에 있으면 자주 먹고 조금씩 먹으면 上部에 영양치를 불어 준다.

△病이 下部에 있으면 頓服하고 量을 많이 먹으면 下部를 크게 보한다.(東垣)

△寒藥은 뜨겁게 마시고 和平한 약은 차게 마시고, 熱藥은 마스하게 해서 마신다.(種杏)

△구역질하고 어려운 때는 마땅히 넘기기 어려운 것은 반드시 한 숟가락씩 넘긴다.(入門)

△補腎藥은 오전 三時初, 말하기 전에 복용한다.(直持)

湯·散·丸·丹法(탕산환단법)

△病이 높은데 있으면 술을 넣어 다린다.

△病이 가슴 바로 위에 있으

△무릇 半夏와 南星으로써 습기를 제거할 때에 생강즙을로 丸을 만드는 것은 그독을 제압하기 위한 것이다.

△묽은 그약으로 丸을 만드는 것은 그것이 풀로 丸을 만드는 것은 그것이 쉽게 소화하기 위한 것이다.

△물에 丸을 만든 것은 그것이 소화를 쉽게 하기 위한 것이다.

△꿀로 丸을 만든 것은 그것이 더디게 소화하여서 氣가 經絡에 돌도록 하기 위함이다.

△풀로 丸을 만드는 것은 그것이 더디게 소화되기 어려운 것을 經絡에 돌도록 하기 위함이다.

△밀로 丸을 만드는 것은 그것이 이용하여 점차적으로 효과를

정시키고 귀먹은 것을 뚫어 주고 눈에 가려서 잘 보이지 않는 것을 흩어 주고 갈충과 담을 없앤다.

430 瓦壟肉 (와롱육)

성질은 따스하고 배가 냉한 것을 제거한다. 위장을 건전하게 하여 음식물을 소화시키고 내부가 허한 것을 보해 준다.

△一名 강요주(江瑤柱)라 한다.

431 石決明肉 (석결명) (생복)

성질은 서늘하고 맛은 짜다. 눈을 밝게 하는 데 가장 효과가 있다. 그리고 그 껍질은 눈에 가린 핏줄을 소멸시킨다.

△一名 전복(全鰒)이라 한다.

△殼(각)·껍질은 밀가루 반죽물로 싸서 구어 익히거나 或은 소금물로 지져 부드럽게 빻아서 쓴다.(本草)

432 蟶(성) (기리맛)

성질은 평범하고 맛은 달다. 가슴이 번거럽고 답답한 것을 치료하고 산후에 몸이 허하고 축난 것을 보하며 원기를 보충한다.

433 貝子 (패자) (굵은조개)

성질은 평범하고 맛은 짜다. 살이

연으려는 것이다.

△湯이란, 蕩字이니 久病에 써서 씻어 버리려는 것이다.

△散이란, 흩어 버리려는 것이니 急病을 흩어 없애려는 것이다.

△丸이란, 늦으러지는 것이니, 서서히 치료한다는 것이다.(東垣)

△丹이란, 丸보다 큰 것이다.(入門)

170、再煎法 (재탕하는 법)

(재전법 이라) (재탕하는 법)

무릇 모든 보약의 湯을 한 찌끼는 다 먼저 잘 전조시켜, 두 첩분을 合하여 물을 붓고 다려 졸이거든 짜서 마신다. 이것은 역시 새약 한첩에 필적한다.

上統 끝

慢 性 病
漢方・鍼灸療法

〔原著〕芹澤勝助・藤平健　朴鐘甲 譯

慢性病이라 하면 患者 自身들이 여러 病院이나 藥局에 다녀봤기 때문에 病의 一般的 常識이 있다고 보는 것이 治療에 도움이 될 것이며 本書는 難治病으로 苦痛을 느끼고 있는 數많은 患者들에 새로운 治療療法을 紹介하고 이들을 다루어야 할 醫療人들에게 도움을 드리고져 鍼과 藥灸을 通하여 役立治療方法을 紹介한 珠玉編!

맺혀 기가 통하지 않는 것을 풀어 주고 소변을 잘 통하여 종기를 소멸시키고 눈에 가려 있는 것을 흩어 밝게 해준다.
△불에 태워 쓴다.

434 淡菜(담채)(홍합)

성질은 평범하고 맛은 달다. 오래된 이증을 치료하고 음식물을 소화시키고 허한 것을 보하는데 특히 부인에게 대단히 유익하다.
△一名 東海夫人이라 한다.
△자궁출혈 대하증 배속의 덩이 산후에 냉하여 피가 어리고 맺혀 아픈 것을 치료한다.(本草)

435 海蔘(해삼)(미)

성질은 평범하고 맛은 짜다. 체내의 진액을 윤택하게 하고 맑게 하며 비장 신장을 보할 수 있고 부인에게 좋다.

436 田螺(전루)(우렁이)

성질은 냉하고 맛은 짜다. 대변 소변을 잘 통하게 하고 종기를 소멸시키고 열을 제거하여 갈증을 소멸시키고 눈을 밝게 하고, 간장열을 제거하며 눈을 밝게 하고 또
△성질이 미끄러우니 설사나 이질에 걸린 사람은 먹어서 안된다.
△머리가 푸른 것이 좋다. 늙은 것은 좋으나 어린 것은 독이 있다.
△血(혈)·피는 독을 풀어 준다.(本草)

술취한 것을 깨게하는 안주로써 좋다 △종기와 악창의 뿌리를 뽑는데 신기한 효과가 있으니 분말로 만들어서 나오는 것을 치료하나 풍과 화를 발허거나 혹은 생것을 찧어서 붙인다 (俗方)

水禽(수금) 二種

437 白鵝肉(백아육)

성질은 냉하고 맛은 달다. 오장육부를 보하기는 하나 악창의 독을 발생시키므로 고질병 환자는 먹지 말아야 한다.
△소갈(消渴)을 없앤다.(本草)

△烏雌鷄(오자계)·검은 암탉은 배꼽 아래의 산후에 허한 것을 보해준다. △黃雌鷄(황자계)·누른 암탉은 消渴과 설사와 이증을 주로 치료하고 허한 것을 보한다.
△닭은 巽에 속하고 간장의 화를 돕는다.(丹心) △붉은 빛갈 것은 심장으로 들어가고 검은 것은 신장으로 들어가고 흰빛갈 것은 허파로 들어가고 누른 것은 비장으로 들어가니 모두 肝으로 돌아온다.(入門)

438 鴨肉(압육)(오리고기)

성질은 차고 맛은 시다. 허하고 피로한 데 보를 해주고 물이 고인 종기와 열로 인한 배부른 증세를 없애고 경기와 간질을 치료한다.
△머리가 푸른 것이 좋다.
△소갈(消渴)을 없앤다.(本草)

原禽(원금) 七種

439 雄鷄(웅계)(수탉)

△肝(간)·주로 음기를 일으킨다. △膓(장)·창자는 주로 오줌을 싼다.
△翮翎(격령)·날개 쭉지는 음을 일으키고 어린아이가 밤에만 우는 경우 그 아이의 좌석 밑에 묻어 놓되 그 어머니에게 알리지 않고 두면 울음을 그친다.
△寬中草(과중초)·둥우리 안의 풀로 경우와 같다.
△尿白(시백)·흰똥은 조금 차나 독은 없다. 消渴과 창만을 치료한다.
△鷄卵(계란)·달걀은 흰자는 하늘을 상징하고 노란자는 땅을 상징하며 그 기운은 정기 부족자를 보한다. △殼中白皮(각중백피)·껍질 속의

---

440 鷄內金(계내금)(닭의 멀떠구니 속의 누른 껍질)

성질은 차고 오줌과 정액을 다물고 하는 것을 치료하고 입을 다물고 하는 것을 치료하고 부인의 심한 下出血과 피소변을 치료하고 게다가 熱까지 제거한다.
△오랜 체증이 사라지지 않는 때에 말을 물로 복용한다.(俗)
△흰 얇은 막은 일명 鳳凰衣(봉황의)라 고도 하는데 오래된 해수치료에 麻黃과 紫荊과 같이 다려서 복용하면 효과를 못보는 수가 없다.(本草)

441 雉肉(치육)(생치고기)

성질은 조금 차고 시며 내부를 보하고 氣를 더해 주는데에 신기하다. 또 설사를 멎게 하고 오랜 종기를 제거하는데 그 시기는 겨울 삼개월이 제일 좋다.
△음력 正月부터 八月까지는 먹지 않아야 한다. 五痔와 종창과 피부병을 발생한다.(本草)

442 鶉肉(순육)(메추리고기)

성질은 평범하고 맛은 달다. 열로 인한 담을 없애고 五臟을 보하고 氣를 돕고 아이의 이증과 疳疾을 치료

한다.°

443 雀肉 (작육) (참새고기)

성질은 따뜻하고 양기를 씩씩하게 하고 精氣를 더해 준다.

△正月 이전, 十月 이후에 먹는 것이 좋다. 그 음양이 고정되어서 새어 나가지 않기 때문이다.

△尿(시)·똥은 一名 白丁香인데, 종기를 파헤치니 乳汁에 조화하여 붉은 핏줄이 곧 소멸된다. (本草)

444 雀卵 (작란) (참새알)

성질은 따스하고 시다. 양기가 늘어져 힘없는 것을 도와 강하게 한다.

445 夜明砂 (야명사) (박쥐똥)

성질은 차고 맛은 조금 쓰다. 능히 死胎(죽은태)를 내루고 눈을 밝히고 鼠瘻를 고친다.

△一名 伏翼, 一名 蝙蝠, 一名 天鼠膏라 한다. △주로 눈을 밝히고 五淋를 고친다. (本草)

△一日용량 三~六g

446 五靈脂 (오령지)

성질은 따스하고 맛은 달게 쓰다. 피가 나오는 이증과 피로 인한 心痛과 腹痛을 치료한다. 볶으면 피를 멎게 하고 생것으로 쓰면 피가 돌아가도록 한다.

△寒號虫의 똥이다. (本草)

△一日용량 五~十g

林禽 (임금) 三種

447 雅肉 (아육) (까마귀고기)

성질은 평범하고 맛은 시다. 小兒의 간질과 風寒으로 인한 기침과 혀의 피의 철증을 치료한다.

448 鵲肉 (작육) (까치고기)

성질은 차고 맛은 달다. 풍과 열과 소갈을 치료하고 태워서 남은 것으로서는 임질을 치료하는 데에 쓴다.

449 鳩肉 (구육) (비둘기고기)

성질은 평범하고 맛은 달다. 능히 위장을 보하고 병을 조절시키고 눈을 밝게 하며 더욱 氣를 보한다.

△음기와 양기를 돕는다.

畜 (축) 九種

450 猪肉 (저육) (돼지고기)

성질은 차고 맛은 달고 사람에 살이 찌도록 하고 보탬이 없다. 급속히 허한 것을 보할 수는 있으나 풍과 痰을 발동시킨다.

△烏梅 桔梗 黃連 胡黃連을 반대한다.

△脾胃가 허하고 차가운 질병을 치료한다.

△피를 버리면 힘이 적어지고 사람에게 운 질병을 발동시킨다.

△蹄(제)·발톱은 젖을 나오게 하는 데 주로 쓰인다.

△(脂)·돼지 기름은 주로 종기와 악창에 쓰이고 虫을 죽이고 산후 태가 나오지 않는 데 쓰인다.

△朗(이)·두 신장 사이에 있는 기름은 같기도하고 살같기도 한 것인데, 주로 혀파가 습기로 인하여 힘없이 늘어진 것과 기침에 쓰이고 젖(乳汁)을 늘어지게 나오게 한다.

△腸胖(장포)·오줌통은 오줌 싸는 것을 그치게 한다.

△膽(담)·쓸개는 감기로 인한 열과 갈증에 주로 쓰이고 大小便을 통하게 하고 눈에 가린 막과 疳虫을 제거한다.

△蹄(제)·발톱은 젖이 나오도록 하고 종기를 치료하고 온갖 약독을 풀어 준다. (本草)

451 犬肉 (견육) (개고기)

성질은 따뜻하고 맛은 짜고 시다. 비록 양기를 씩씩하게 하나 양기가 허한 사람은 먹어서 안 된다. 구어 먹으면 갈증이 더해진다.

△마늘과 같이 먹으면 손해를 본다.

△음력 九月에는 먹지 말아라. 정신을 본다.

△피를 버리지 말아라.

△白犬乳(백견유)·흰 개의 젖은 눈을 밝게 하는 데 주로 쓰인다. 또 술을 나오게 하는 데 주로 쓰인다.

△膽(담)·쓸개는 주로 눈을 밝게 하고 벌레를 죽이고 악창을 치료한다.

△陰莖(음경)·낭심은 양기가 없어 힘없이 늘어진 것과 女子의 대하증을 치료한다.

△狗寶(구보)·一名 狗砂인데 병난 개의 쓸개에 든 황, 이것은 肺經風毒으로 인한 火와 종기와 악창을 치료한다. 두부에 넣어 반나절 쩌서 쓴다. (本草)

△달을 보고 미친듯이 짖어 그치지 않는 개는 狗寶가 있다.

452 羊肉 (양육) (양고기)

성질은 따스하고 맛은 달다. 허하고 파리한 것을 치료하고 위장 기운을 열고 신장을 유익하게 하여 시들어진 양기를 일으킨다.

△크게 열이 있고 火에 속한다.

△血(혈)·피는 주로 산후에 혈증으로 인한 붉은 것을 치료하고,

△腎(신)·주로 귀먹은 것을 없앤다. 주로 가래를 치료

하고 양기를 썩썩하게 하고 허하고 축 난 것을 보한다.

△肝(간)·사람의 肝을 보하고 눈을 밝게 한다.

오래도록 돼지고기와 양고기를 먹으면 콧속에 털이 난다.(本草)

453 牛肉 (우육) (쇠고기)

성질은 평범하고 맛은 달다. 土에 속하고 脾胃를 보하고 젖으로 근육을 강하게 하며 젖은 허하고 파리한 것을 기르고 피를 붙게 한다.

△코·코는 주로 젖을 붙게 한다.

△콩팥·주로 콩팥(신장)을 보하고 갈증을 멎게 한다.

△양(肚)·위장을 돕고 갈증을 멎게 한다.

△쓸개·갈증을 없애 눈을 밝게 하고 蟲을 죽인다.

△젖·허한 것을 보하고 갈증을 없앤다.

△피·독을 풀고 피의 이증을 치료한다.

△껍질·오줌이 잘 빠지게 하고 종기를 없앤다.

△角腮(각새)·뿔은 부인의 下血과 대하증 및 피의 이증을 그치게 한다.

△口涎(구연)·침은 주로 수분을 잘 통하게 하고 배의 창증을 소멸시키고 눈을 다쳐 환자가 상했을 때 눈에 넣어준다.

△尿(뇨)·오줌은 물이 고인 종기를 치료하고 소변을 잘 통하게 한다.

△尿(시)·똥은 주로 토사 곽란에 渴을 그치게 하고 수분을 잘 통하게 하고 消渴을 치료하고 종기를 연하게 한다.(本草)

454 阿膠 (아교) (갓풀)

성질은 따스하고 달다. 해수농혈(欬嗽膿血)과 토혈과 코피와 태중에 피를 흘리는 것과 심한 자궁 출혈을 치료하고 아울러 허하고 파리한 것을 보한다.

△조개 분말을 볶아 섞어서 구슬(珠)로 만든다.

△一日용량 四~二二g

455 牛黃 (우황)

성질은 평범하고 맛은 쓰다. 경기와 간질을 치료하고 혼백을 안정시키고 풍과 가래를 걷어 없애어 귀신과 사기를 내쫓는다.

456 馬肉 (마육) (말고기)

성질은 서늘하고 맛은 맵고 쓰다. 허리와 등마루를 강하게 하고 힘줄과 뼈를 튼튼하게 한다. 까닭없이 죽은 것과 병들어 죽은 것은 아낌없이 먹지 말고 버려야 한다.

△피와 간은 크게 독하다.

△白馬通(백마통)·흰말의 똥은 消渴을 그치게 하고 주로 여자의 자궁 출혈과 토혈과 코피를 치료하고 또 더위에 상한 데에 가장 좋다.

△脛骨(경골)·종아리 뼈는 성질은 차고 음을 보하고 火를 쓰는 데 黃芩 黃連을 대신하여 쓸 수 있다.

457 驢肉 (노육) (나귀고기)

성질은 약간 차다. 마음의 번뇌를 안정시키고 고질이 발생하고 風이 발동하여 얻어 장애가 생긴 것을 치료한다.

△尿(시)·똥은 주로 먹은 것을 되올려 토하는 병을 치료한다.(本草)

458 酥油 (수유)

성질은 차고 맛은 달다. 몸에 필요없이 붙어 있는 열을 제거하고 허한 것과 기침과 갈증을 치료하고 피를 윤택하게 한다.

△소와 양의 젖으로 만든 것이다. 즉 뻐더머이다.

459 獸(수) 十一種

虎骨 (호골) (범의뼈)

성질은 평범하고 맛은 맵다. 다리와 무릎의 무력을 치료하고 힘줄과 뼈를 튼튼하게 하고 골절의 風을 축출하여 통증을 없앴다.

△수유나 초나 혹은 술로 구어 쓴다.

△호랑이의 氣力은 전부 앞다리에서 나온다.(本草)

△一日용량 九~三〇g

다.(本草)

△脂(지)·기름은 털을 길도록 한다.(本草)

460 犀角 (서각) (물소뿔)

성질은 차고 맛은 시고 짜다. 독과 사기를 변화시켜 없애고 종기와 피에 열이 있는 것을 소멸시키고 아울러 배의 독을 제압한다.

△陽明으로 들어간다.

△升麻를 부려 쓰고 烏頭를 미워하고 소금을 꺼린다.(本草)

461 熊膽 (웅담) (곰의쓸개)

성질은 조금 차고 맛은 쓰다. 열이 찌는 듯한 종기와 악창과 虫이 있는 치질과 小兒의 疳疾과 간질을 치료하여 없애 버린다.

△手少陰 厥陰 및 足陽明으로 들어간다.

△一日용량 〇·五~一g

△肉(육)·고기는 풍으로 마비된 것을 치료하고 허한 것을 보한다.

462 羚羊角 (영양각)

성질은 차다. 간장 열을 맑게 하여 눈을 밝게 하고 독을 푼다. 또 경기를 물리친다.

△밤에 뿔을 나무에 걸고 잔다.(本草)

463 鹿茸 (녹용) (사슴의 고운뿔)

성질은 따스하고 맛은 달다. 음을 붙게 하여 血症을 치료하는데 주로 정액을 싸는 것과 피오줌과 여자의 자궁 출혈과 대하증 기타 피에 관한 병을 치료한다.

△一名 班龍이라 한다.

△一日용량 四~一〇g

464 鹿角膠 (녹각교) (사슴의 뿔 고운것)

△살·성질은 따스하고 맛은 달며

△피·음기를 보하고 五臟을 튼튼하게 한다.

채내를 보하고 五臟을 튼튼하게 하고 여자의 자궁 출혈, 대하증을 치료하고 몸이 허하고 精血을 더해 준다.

△뜻·산부가 날자를 넘겨도 출산을 시키고 사기의 독을 걷어 없앤다.

△콩팥·사람의 콩팥을 보하여 양기를 힘차게 한다.

축축한 것을 크게 보하고 精血을 더해 준다.

혈, 대하증을 치료하고 몸이 허하고

△콩팥·산부가 날자를 넘겨도 출산을 하지 않을 때에 말린 것과 축축한 것을 각각 十二g을 분말로 하여 생강 다린 물로 복용하면 즉시에 출산 한다.(本草)

465 鹿角霜 (녹각상) (사슴의 뿔 고운뿔)

성질은 平凡하고 모든 허약한 것을 보한다. 태를 편안하게 하고 여자의 자궁 출혈과 대하증을 없애고 허리 아픈 것을.

△一日용량 六~一〇g

466 麝香 (사향) (국노루배꼽)

성질은 따쓰하고 맛은 맵다. 關格을 통하고 악기를 쳐물리치며 마음을 가라앉혀 경기와 간질을 진정시키고 사기의 독을 걷어 없앤다.

△一次용량 〇.〇四~〇.一g

467 兎肉 (토육) (토끼고기)

△마늘을 꺼린다.(本草)

성질 따스하고 맛은 맵다. 몸을 보하여 도와 주고 비위를 진전하게 하고

468 膃肭臍 (온내제)

성질은 대단히 뜨겁고 맛은 짜다. 원양(元陽)을 보하고 정신을 흐리게 하는 사기와 귀신과 근육이 당기는 뱃속 적병을 내좇는다. 아울러 피로 상한 것을 치료한다.

△해구신(海狗腎)이라 한다. 진품이 드물고 약한 불에 구어 쓴다. 만약 腎이 없으면 黃狗腎 세개로써 海狗腎 한개를 대신하여 쓴다. △그것이 진품인가를 실험하고자 할 때에는 잠자는 개의 옆에 놓아 그 것이 갑자기 놀라 뛰는 것이면 좋다.(本草) △平 海郡에서 생산된다.(寶鑑)

469 猯肉 (단육) (오소리고기)

성질은 평범하고 맛은 달다. 물이 채여 곤궁한 것을 치료하고, 아울러 오랜 이증을 치료하고 또 살찌고 튼튼하게 한다.

470 鼠肉 (서육) (수쥐고기)

성질은 따스하고 맛은 달다. 어린 이의 배가 부풀어 가득 찬 것을 치료하고 또 굽기도 하고 혹 삶아 虫을 죽이는데 굽기도 한다.

△등마루 뼈는 이가 부러졌을 때에 분말로 하여 문댄다.(本草)

471 刺猬皮 (자위피) (고슴도치껍질)

성질은 평범하고 맛은 쓰다. 주로 五痔에 쓰이고 위장 기운을 열어 주고 음부의 종기와 발의 종기를 치료하여 통증을 그치게 한다.

472 紫河車 (자하거) (자식낳은태)

성질은 따스하고 맛은 달다. 신체의 허로와 손상을 보하여 노제의 허로와 병(폐병)에서 뼈가 찌는 듯이 아플 때에 그 신체의 근본을 배양해 준다.

△구리와 쇠를 꺼린다.(本草)

△一日용량 건조한 것 六~一二g

△나는 일찌기 사람으로써 사람을 보하는 說에 매혹되어 再三써 보았으나 이미 효과가 없었으니 또 어찌 더 참고 먹어서 자식의 先天을 해롭게 하

人 (인, 사람) 六種

鼠 (서, 쥐) 二種

리오 그러나 사람들에게 조금 복용할 것을 권함은 可(옳음)할 것이다.(景岳)

△때(垢)・주로 임질을 통하게 한다.(本草)

△태삭은 물・주로 熱毒을 치료하는데

△어린이의 단독 치료에 좋다.(本草)

△탯물은 선천적으로 지극한 음기를 타고 생긴 것이니 참으로 어린이의 태열에는 좋은 약이다. 단 많이 먹어서는 안 된다. 위장을 차게 하기 때문이다.(及幼)

△월경피・月經水를 바른 화살의 독을 풀고 또 부녀자의 노복(勞復)을 풀어준다.(本草)

△月經水가 열을 치료한다는 說은 古方에도 없었고 近世에도 없는 데도 어른이 아이 할것 없이 새로 생긴 열이나 오래된 모든 열에 복용하여 효과가 있다하니 어찌된 일인가? 혼자 가만히 생각해 보건대 무릇 아랫구멍으로 나오는 것은 지극한 음기를 타고 생긴 것이고 여자도 음에 속하고 피도 또한 음에 속하므로 음기를 빌려서 그런 것인가?(及幼)

473 頭髮 (두발) (절로 떨어진 머리털)

성질은 조금 따스하고 맛은 쓰다. 음을 보하며 吐血로 어지러운 혈증(血症)을 치료하고 풍과 간질을 바로잡는다.

△一名 血餘(피의 여분)라 한다. 남자 二十세 미만의 질병에 걸린적이 없는 머리털, 혹은 自己의 머리털을 태워 남은 성분을 쓴다.

474 人屎 (인뇨) (사람의 똥)

성질은 차고 맛은 쓰다. 모든 독을 풀고 장질부사의 열과 종기와 마마의 종창 등을 치료한다.

△一名 인분이라 한다.

△헌데나 종기에 똥으로 싸 봉하여 두면 병의 뿌리가 뽑힌다.(本草)

△一次복용량 三〇~六〇g

475 童便 (동변) (아이오줌)

성질은 서늘하고 타박상의 죽은 피를 쫓아낸다. 또 허약하고 피로한 것과 열이 나고 기침하는 것을 제거하여 없앤다.

△自己의 오줌을 쓸 때에는 그것을 윤회주(輪廻酒)라 한다. △음을 붙게 하고 火를 내려 주는데 그 속도가 심히 빠르다. 그리고 蟲을 죽이고 독을 풀어 주고 학질과 더위 먹은 것을 치료한다. △秋石(추석)・오줌만을 앉혀서 인 것인데 성질은 따스하고 오줌 잦은 것과 정액을 허약하고 피로한 것과 오줌 잦은 것과 샅드물처럼 희고 뻑뻑한 오줌을 치료하고 양기를 장하게 하고 음을 보한다. △一日용량 九~十五g

476 人乳 (인유) (사람의 젖)

성질은 평범하고 맛은 달다. 음양을 다 보하며 얼굴을 좋게 하고 눈을 밝게 하고 늙는 것을 막는다.

△눈이 붉은 것과 눈물이 많은 것을 치료한다.(本草)

△젖 중에서 우유가 상이요, 양유가 또 그 다음이요, 말의 젖이 또 그 다음인데 여러 젖의 효력은 전부 사람의 젖에 따라오지 못한다.(食物)

△立春雨水(입춘우수)・입춘 때에야 온 빗물은 부부가 각각 한잔씩 마시고 방으로 돌아가면 태를 가지게 된다.

△우박・장 맛이 바르지 못할 때 우박・장을 넣는다.

△여름철의 얼음・번뇌를 풀고 더운 위를 소멸시키고 소주의 독을 풀어준다.

△牛天河水(반천하수)・즉 높은 나무의 구멍 속에 고인 빗물인데 종창을 씻으면 효과가 있다.

△甘爛水(감란수)(동댕이쳐 거품진 물) 이것은 동댕이쳐서 거품진 것을 여러번 떠올려 모은 것인데 성질은 따스하고 주로 양이 성하고 음이 허한 데 쓰인다.

△井華水(정화수) 이것은 새벽에 처음 길은 우물물인데 이증을

477 口津 (구진) (입의 침)

성질은 평범하고 맛은 짜다. 종창 치료에 바를만한 것이며 눈에 핏줄이 가 나쁜 사기를 없애고 눈에 핏줄이 간 린 것을 걷어 없앤다.

水 (수, 물) 一種

△溫泉水(온천수)(더운 샘물) 이것은 성질이 뜨겁고 맛은 매우 조금 독이 있다. 모든 風과 근육이 당기고 자유롭지 못한 따위의 증세를 치료한다. 목욕탕에 들어가는 것은 크게 허한 사람은 좋지 못하며, 들어갈 때에도 잠시 동안이라야 한다.

△地漿(지장)(누른 흙물) 모든 독을 풀고 곽란과 갈증을 치료한다.

△百沸湯(백비탕)・물을 끓인 것인데 양기를 돕고 경락을 통하게

478 臘雪水 (납설수) (섣달 납평 때 온 눈 녹은 물)

성질은 서늘하고 맛은 달다. 장질부사를 치료하고 독을 풀고 蟲을 죽이고 눈이 붉은 것을 퇴치한다.

한다.
△生熟湯(생숙탕)(끓인 물과 찬 물 탄 것)
△漿水(장수)(좁쌀 뜨물)·주로 갈증을 풀고 체증을 소멸시킨다.
△長流水(장류수)·즉 千里水인데 四肢 말단의 병을 치료하고 대소변을 통하게 한다. (本草)

土(토、흙) 二種

479 伏龍肝(복용간)(오랜 솥밑의 누른흙)

성질은 따스하고 독이 없으며 마음의 번뇌를 치료하여 너그럽게 하고, 태중의 모든 질병, 모든 血症을 치료하여 다 편안하게 한다. 열로 인한 독을 치료하고 積을 없애고 신체의 上下出血과 자의 심한 자궁 출혈을 게하며 황달과 학질과 입 혀의 종창을 치료한다. (本草)

△黃土(황토)·누른 흙인데 성질은 평범하고 맛은 달다. 주로 설사와 이증과 열로 인한 독을 치료하는 데 쓰이고, 모든 약물의 독과 고기 먹고 중독한 것과 입을 오무린 椒(초)의 독과 버섯의 독을 풀어준다.

△東壁土(동벽토)·해먼저 쏘인 동쪽 벽흙인데, 성질은 따스하고 맛은 달다. 주로 설사와 곽란에 쓰인다.

△千步峰(천보봉)·便毒에 생강즙과 초로 개어서 붙인다.

△百草霜(백초상)·오랜 솥밑에 붙은 검정인데 성질은 따스하고 독이 ……다.

480 京墨(경묵)(송연)

성질은 따스하고 맛은 맵다. 토혈 코피 자궁 출혈 대변 출혈 등의 모든 血症을 주로 치료한다.

金石(금석) 三十五種

481 金箔(금박)(금)

맛은 달다. 혼백을 안정시키고 혈액을 고르게 하며 驚癎과 미친병을 치료하게 한다.

482 銀屑(은설)(은)

성질은 평범하고 맛은 매우며 독이 있다. 헛소리와 잠꼬대를 치료하고, 마음 먹은 바를 안정하게 하며 진정시키고 눈을 밝게 하는 약이다.

483 黑鉛(흑연)(납)

맛은 달다. 먹은 음식을 생채로 토하는 증세와 괴상한 가려움증, 목의 병과 아이의 간질을 치료하고 마음을 진정시키며 눈을 밝게 하고 여러가지 독을 제거한다.

484 自然銅(자연동)(산골)

성질은 冷하다. 뼈와 근육이 끊어진 것을 이어주고 통증을 없앤다. 또 오래 묵어 죽은 피를 파헤친다.
△초에 담가 불에 말리기를 일곱번 하고 수분을 증발시킨 후 사용한다.
△金에 속하고 주로 肺의 약이다.
△소금물에 끓인 후 가루로 만들어 쓴다. (本草)

485 黃丹(황단) 一名 鉛丹(연단)

성질은 약간 차다. 묵어 쌓인 학질을 치료한다. 통증을 멈추며 살을 생겨나게 하고 가래와 벌레를 제거한다.
△독이 없다. (本草)
△독이 있다. (雷公)

486 密陀僧(밀타승)

맛은 짜다. 치질과 이증을 멈추게 한다. 白癜피부병과 여러가지 종창에 써 볼 만한 약이다.
△독이 있다. 조금 독이 있다. (本草)
△피부에 붙여 쓰는 데는 생것을 쓰고 내복용으로 쓸 때는 불에 태워 쓴다. (入門)

487 鐵漿(철장)(무쇠담가 울린물)

성질은 차고 맛은 짜다. 어른의 전병과 아이의 간질을 치료하고 마음을 진정케 하고 정신을 길르며 귀신… 독을 제거한다.

488 雲母(운모)(돌비늘)

맛은 달고 독이 없다. 피로하여 몸이 상한 증세를 치료하며 정기를 도와 더하게 하고 눈을 밝게 하는 데 좋다.
△수은을 제압하고 丹砂에 굴복한…
△고문전(古文錢)·독성이 있고 눈알이 붉게 충혈된 증세와 임질을 치료하는 데 의사가 필요없다. (本草)

489 紫石英(자석영)(자수정)

성질은 따스하고 맛은 달다. 심장과 脾를 안정시키고 한기로 인한 열과 사악한 것을 몰아내고 여자의 불임증을 치료한다.
△手少陰과 足厥陰으로 들어간다.
△초에 담가 불에 일곱번 태워 쓴다. (本草)

490 朱砂(주사) 一名 丹砂(단사) 또는 辰砂

맛은 달다. 혼백을 안정시키며, 심장을 진정케 하고 정신을 기르며 귀신…

과 사악한 것을 몰아낸다。
△磁石(자석)을 두려워하고 소금물과 일체의 피를 기피한다。(本草)

491 水銀(수은) 一名 汞(홍)
성질은 차고 대단히 독성이 강하다 가려움증을 치료하고 빨리 살아나게 한다。 살충작용이 있고 낙태를 시킨다。
△磁石 砒霜을 두려워하고 일체의 피를 기피한다。(本草)

492 輕粉(경분)
성질은 건조하고 독이 있다。 외과용으로 쓰는데 楊梅瘡(양매창)과 여러가지 종창을 치료하고 벌레를 죽인다。
△一名 汞粉(홍분) 또는 膩粉이라고 한다。 磁石을 두려워하고 일체의 피를 기피한다。(本草)

493 靈砂(영사)
성질은 따스하고 맛은 달다。 혈액을 잘 통하게 하고 귀신과 사악한 것을 몰아내고 혼백을 안정시킨다。
△一名 二氣砂이라고 한다。

494 雄黃(웅황)
맛은 맵고 독이 있다。 나쁜 독을 과 제거하고 뱀의 독을 푼다。 또 목구멍의 風과 콧속의 군살을 치료한다。
△雌黃(자황)·주로 나쁜 종창을 치료한다。
△불에 태워 쓴다。 하고 荒花、大黃、黃芩、松脂를 두려워한다。(本草)

495 石膏(석고)
성질은 대단히 차갑다。 위장 내의 열을 없애고 갈증과 두통을 치료한다 또 살의 열을 풀어 준다。
△手太陽、少陽、足陽明으로 들어간다。△불에 태워 쓴다。(本草)

496 滑石(활석)(곱돌)
성질은 가라앉게 차다。 미끄러워서 막힌 구멍을 열어 잘 통하게 한다。 번뇌를 제거하며 습기로 인한 열을 치료한다。
△足太陽足陽明으로 들어간다。(本草)

497 赤石脂(적석지)
성질은 따스하다。 창자와 위를 굳게 하고 또 헤어진 데에 살을 살아나게 하며 설사를 멈춘다。
△官桂를 반대하고 번하여 쓴다。

498 爐甘石(노감석)
성질은 따스하다。 지혈 효과가 크고 종기를 치료하고 눈을 밝게 하여 정액을 더해주며 피로하여 상한 것을 다스린다。
△腎臟으로 들어간다。△불에 태워 초에 담그기를 아홉차례 한다。△牧丹皮을 미워하고 丹砂에 굴복한다。(本草)

499 石鍾乳(석종유)
성질은 따스하고 맛은 달다。 급하고 사나운 氣를 다스리며, 精氣를 굳게 하고 눈을 밝게 한다。
△一說에는 독성이 크다고 한다。△牧丹皮를 미워하고 紫石英을 두려워하며 人蔘 白朮를 기피한다。 이것을 범한 사람은 죽는다。(本草)

500 陽起石(양기석)
성질은 따스하고 맛은 달다。 腎의 氣가 모자라는 증세를 치료하는데 음경이 늘어져 일어나지 않는 경우에 효과가 있다。
△불에 태워서 초에 담그기를 일곱 하여 쓴다。△澤瀉와 桂를 미워하고 兎絲子를 두려워한다。

501 磁石(자석)(지남석)
성질은 차고 맛은 맵고 짜다。 쇠불이로 상한 종기를 치료한다。 腎을 보하고 정액을 더해주며 피로하여 상한 것을 다스린다。

502 代赭石(대자석)
성질은 차고 맛은 달고 쓴다。 여자의 자궁 출혈을 치료하고 태중에는 疳疾(감질) 능히 경간과 이증과 痔疾을 치료하며 귀신을 몰아낸다。
△手小陰과 足厥陰 血分으로 들어간다。△불에 태워 초에 담그기를 일곱차례 하여 쓰고 附子를 두려워한다。(本草)

503 禹餘粮(우여량)
성질은 차다。 번뇌를 제거하고 피가 막힌 증세와 복통을 치료하며 창자를 굳게 하여 이증을 다스린다。
△手足陽明의 血分으로 들어간다。△五金에 굴복하고 三黃을 제압한다。(本草)

504 砒霜〔비상〕

성질은 완만하고 독이 있다. 風으로 인한 가래를 토하게 하며 허름거리는 증세를 제거하며 학질을 근절시킨다. 또 가라앉은 고질병을 해소시킨다.

△一名 人言、一名 信石이라고 한다.

505 青礞石〔청몽석〕

성질은 차다. 가래를 제거하고 위장내의 오래 묵은 음식을 소화시킨다.

△염초와 같은 양을 화로에 넣어 태워서 金色을 내는 것이 좋다(本草)

506 花蘂石〔화예석〕

성질이 차다. 지혈 효과가 있고 쇠붙이로 상한 종창과 출산후 자궁에서 피가 새나오는 증세를 제거한다.

△불에 태워 갈아 가루로 쓴다.

507 食鹽〔식염〕〔소금〕

성질은 따스하고 맛은 짜다. 완고한 가래를 토하게 하고 心腹이 갑자기 아픈 증세를 치료하나 너무 많이 먹으면 안색이 상한다.

△기침병과 물로 차 있는 것을 금한다.

△눈을 밝게 하고 대변이 막힌 것을 파헤친다. 또 건조한 가래와 기가 있는 것을 치료한다. 치아를 튼튼히 하는데는 매일 아침 소금으로 양치질 하고 또한 눈을 씻으면 밤에도 작은 글자를 볼 수 있게 된다.

△염로(간수)・부인이 먹고 죽게되었을 때 산오리나 닭의 머리를 짤라 입속에 넣어 뜨거운 피가 목에 넘어가게 한다. 만약 독이 심하면 여러마리를 사용한다.(景岳)

△청염(靑鹽)・즉 戎鹽인데 心腹의 통증을 멈추게하고 눈을 밝게하며 여러가지 피에 관한 병을 제거한다.(本草)

508 凝水石〔응수석〕

성질은 차고 맛은 맵고 달다. 丹石을 제압한다. 치아를 튼튼히 하고 눈을 밝게 하며 열이 나고 갈증의 증세를 제거한다.

△一名 寒水石이라고 한다.

△巴豆의 독을 풀고 地楡를 두려워한다.(本草)

509 芒硝〔망초〕

성질이 대단히 차고 맛은 쓰다. 實熱을 제거하고 복부에 묵은 것이 쌓인 것을 파헤친다. 또 건조한 가래와 기가 막힌 것을 파헤친다.

△朴硝・처음에 생긴 것이 芒硝이다. 즉 朴硝를 다시 달여 동이에 기울여 부어 생긴 것이 朴硝이다.

△朴硝・처음에 한번 달여 만든 것 이다.

△風化硝・朴硝를 끓는 물에 녹인 후 牙子처럼 되어 빛나는 흰색을 내는 것이다.

△熔硝・朴硝를 불에 다루어 돌과 같이 만든 것인데 三稜과 硫黃을 반대한다.(本草)

510 玄明粉〔현명분〕

성질은 冷하고 맛은 맵다. 오래 묵은 창을 치료한다. 복부에 쌓인 것을 치료한다. 또 여러가지 조류의 열을 몰아낸다.

△겨울철에 朴硝와 蘿蔔를 각각 一斤을 취하여 같이 넣고 끓이는데 蘿蔔이 익을 때에 같이 노천에 하룻밤 지낸 것이어 종이로 걸러서 수분을 증발시켜 만든다.

511 硇砂〔망사〕

성질은 뜨겁고 독이 있다. 종기와 악창을 파헤쳐 독을 없애고 살이 생기게 하며 눈에 가린 막을 제거한다.

△一名 礄砂 또는 北亭砂라고 한다.

△금과 은을 礄砂를 녹여 땜질을 하게 한다.(本草)

512 硼砂〔붕사〕

성질은 따스하고 맛은 맵다. 목구멍의 종기를 해소시킨다. 가슴 위의 열로 인한 가래에 먹으면 곧 차도가 있다.

△一名 蓬砂라고도 한다.

△또 盆砂라고도 한다.(本草)

513 硫黃〔유황〕〔석류황〕

성질은 뜨겁고 독이 있다. 냉하고 차가운 사악한 氣를 치료한다. 또 양기를 씩씩하게 한다.

△녹여서 삼기름이나 어린아이 오줌에 칠일간 담구었다가 가루로 갈아서 수분을 증발시켜 쓴다.

△朴硝를 반대한다.(本草)

514 白礬〔백반〕〔백번〕

성질은 차고 맛은 시고 떫다. 여러 독을 푼다. 치료하는 증은 빠짐없이다 기록하기가 어렵다.

루로 한 것이다.

△고반(枯礬) · 백반을 불에 태워 가

△녹반(綠礬) · 불에 태워서 쓴다.
인후부와 입과 치아의 종기를 치료하
며 또 황달을 치료한다.

△皀礬(조반) · 머리털을 염색 하는
데 쓴다.(本草)

515 石油(석유)

맛이 맵고 독이 있다. 어린 아이의
경풍을 치료하며 옴, 버짐, 문둥병에
바르며 살충을 한다.

△성질이 잘 달아나므로 그릇에 담
으면 스며 들어간다. 유리그릇이나
질그릇에 담으면 새지 않는다. △그
연기는 매우 진해서 중독된다.(宋人)

△宦西때에 그 그을음으로 먹을 만
들었는데 옻과 같이 검고 빛나서 소
나무로 만든 것보다 좋았다.

△구리를 化하고 砒霜을 제압한다.
물에 넣으면 고기와 자라가 모두 죽
는다.(本草) △등불로 쓰면 대단히
밝으나 雄硫氣가 생겨서 꺼리게 된다
그러나 심지를 만들어 쓰면 이 냄새
를 없앨 수 있다.(俗方)

◇

龜

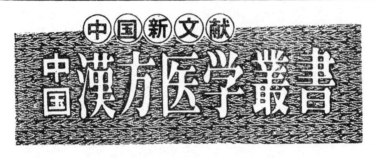

石隱補遺方(석은보유방)

◉ 風門 一方

古防風湯 入風一
防風 (방풍)
羌活 (강활) 各三錢
甘草 (감초) 一錢 (四g)
主治·卒中風, 口眼와사증, 말이어둔하고 으로서 四肢에 한 것 없는 者를 치료한다. 麝香(〇·〇四g) 一里調服한다.

◉ 寒門 二方

知母麻黃湯 寒一
知母 (지모) 三錢
麻黃 (마황) (二·一g)
赤芍藥 (적작약)
主治·傷寒壞症으로서 차도가 있는뒤 에도 오래두록 정신이 옳지못하고 말이어긋나고 或潮熱이있고 불이붉고

秦芃 (진교)
黃芩 (황금) 各一錢半
防風 (방풍) 八分 (三·二g)
甘草 (감초) 三分 (一·二g)

◉ 燥門 一方

潤燥養榮湯 燥一百
當歸 (당귀) (八g) 二錢
主治·皮膚가 갈라지고 筋肉이 燥하며 손톱이 마르는 症을 치료한다.

生地黃 (생지황)
熟地黃 (숙지황)
白芍藥 (백작약)
黃芩 (황금)

◉ 虛勞門 一方

延齡固本丹 虛一回
兎絲子 (토사자) 酒浸 焙乾
肉蓯蓉 (육종용) 酒洗 各四兩
本治·五勞七傷, 損症, 모든 虛損하고, 顔色이 쇠퇴하고, 몸이年者로서 陽氣가 없고 精神이 건전하지못하고 五十歲도 못되었는데 十歲 十歲의머리털이 희고 手足이 不遂하고 小腸疝氣가 생기고, 婦人으로서는 임신을못하고 虛冷한것을 치료하는데

天門冬 (천문동) 去心
麥門冬 (맥문동) 去心
生地黃 (생지황) 酒洗
熟地黃 (숙지황) 酒蒸
山藥 (산약)
牛膝 (우슬) 酒洗
加減·婦人에는 當歸를 술 는

◉ 霍亂門 二方

加味薑附湯 得霍一
主治·土곽란을 過度하게하여 手足이 逆冷하고 氣가 적어 말을 못하고 脈이다 沉伏 즉 가라앉고 잠복해 있는 것을 치료한 一名四順附子 湯이라 한다.

附子 (부자) 炮
乾薑 (건강) 炮
人蔘 (인삼) 各一錢半
甘草 (감초) 炙 七分 (二·八g)

旣濟湯 吐霍二
麥門冬 (맥문동) 去心 (八g) 二錢
人蔘 (인삼)
主治·곽란뒤에 몸이허하고 번거러워

황금(黃芩)
寒熱이 학질 때와 같은 것은 다 이것으로 땀을 내고 사기가 다 없어지지 않아 열독(熱毒)이 심포(心包) 사이에 있는

계심(桂心)
것이다. 위의 약을 물로 달여서 복용하여 약간 땀을 내면 心을 빼고 桂

감초(甘草) 炙(四g) 各一錢
加減·一方에는 桂心을 빼고 桂枝를 代身쓴다.

당귀활혈탕(當歸活血湯) 元二
主治·두통도 없고 오한도 없고 다만 크게 갈증이 생기고 오지마는 잘 나오지마는 大便은 검고, 입으로는 맞지 않는 것을 치료하는 말을 하는데 이것은 안에서 상하여 피가 답답하게 머물고 있는 肝脾의 瘀으로서 하

당귀(當歸)

적작약(赤芍藥)

감초(甘草) 薑三片

홍화(紅花)

계지(桂枝)

건강(乾薑) 炒

⊙ 화문(火門) 一方

황련탕(黃連湯) 回火一
主治·心火로 혀 위에 창종이 생기고 或 혀의 종기가 건조하여 혀 가 어지고 或 단단해지는 것을 치료 한다. △물로 다려 食事와는 멀리 띄어 복용한다.

생지황(生地黃)

황련(黃連)

산치(山梔)

맥문동(麥門冬)

당귀(當歸)

백작약(白芍藥) 各一錢

박하(薄荷)

서각(犀角)

감초(甘草) 各二分

두충(杜冲) 薑酒炒
에 씻은 것과 赤石脂를 불에 태운 것 各三八g(一兩)씩을 더한다.

파극(巴戟) 酒浸
各三八g(一兩)씩을 더한다.

구기자(枸杞子)

산수유(山茱萸) 酒蒸
과 밀가루 반 죽을 하여 좋은 술과 풀로 梧子크기로 丸을 지어 八〇~九〇丸씩을 공복에 술로 삼킨다. 그 효과는 가히 말할 수 없을 정도이다.

오미자(五味子)

백복령(白茯苓)

인삼(人蔘)
丸法·분말로 하여

목향(木香)

백자인(栢子仁) (各八〇g) 各二兩

복분자(覆盆子)

차전자(車前子)

죽엽(竹葉)
잠을 잘 수 없는 것을 치료한다. 즉 本方은 竹葉石膏湯에서 石膏를 빼고 附

반하(半夏)

부자(附子) 炮
子를 더한 것이다.

감초(甘草) 炙 (各四g) 各一錢
薑五片
粳米百粒

⊙ 구토문(嘔吐門) 一方

복령반하탕(茯苓半夏湯) 回吐一
主治·痰飮이 위장에 머무르고 있어서 구토증이 그치지 않는 것을 치료한다 그

반하(半夏) (八g) 各一錢

적복령(赤茯苓)

진피(陳皮)

창출(蒼朮)

후박(厚朴) 各一錢
薑三片
梅一枚

枳殼 지각

柴胡 시호

人蔘 인삼

生地黃 생지황

桃仁泥 도인니

여금 정신없고 가라앉고 무겁게하야 착각하도록 한것이므로 이것은 어혈을 겸해서 귀신을 본것이라고 한다.

세순가락을 술로 다려서 더운것을 복용한다. 또한 枝仁는 皮尖을 去하고 紅花, 乾薑, 白茯苓을 빼고 白桂桃에 더한다.

⊙積聚門 적취문 一方

溫白元 온백원 局積一

川烏 천오 二兩半 炮

吳茱萸 오수유

桔梗 길경

柴胡 시호

一名、萬病紫菀丸이라 한다. (海藏)

主治・체해서 쌓이고 덩어리된 것과 황달 북처럼된 창증, 十種水氣, 八種痞塞 五種임질, 九種의 心痛, 오래된 학질

△內傷門 내상문 二方

蔘朮湯 삼출탕 東內傷一

黃芪 황기 (八g)

蒼朮 창출 一錢(四g)

神麯 신곡 二分(○、八g)

人蔘 인삼

陳皮 진피

青皮 청피

甘草 감초 各五分(各二g)

升麻 승마

柴胡 시호

一名、蔘芪湯(回春)이라 한다.

主治・脾胃가 虛弱하여 元氣가 능히 心肺를 榮養하지 못하여 四肢가 無力하고 食後에 정신이 희미하고 곤한 것을 치료한다.

地骨皮 지골피 各二兩半(各六○g)

川椒 천초 合口한 것은 除去한다

石菖蒲 석창포

遠志 원지

澤瀉 택사 各二兩(各四○g)

⊙脹滿門 창만문 一方

流氣飲子 유기음자 林脹一

大腹皮 대복피 一錢(四g)

陳皮 진피

赤茯苓 적복령

當歸 당귀

主治・男女가 五臟不和로 心腹이 답답하고 가슴이 붓고 가득차며 大小便이 잘 나오지 않고 담과 침이 흘러 나오는 것을 치료한다.

霍香 곽향 (三、二g)

縮砂 축사

乾薑 건강

甘草 감초 炙各二分(各二g)

⊙神門 신문 一方

加味逍遙散 가미소요산 回神一

當歸 당귀

白芍藥 백작약 炒

白茯 백복령

柴胡 시호

生地黃 생지황

主治・婦人이 癲狂病으로 지붕위에 올라 가 노래 부르고 하는 것을 치료한다. 이 것은 營血이 心包에서 갈바를 모르고 헤매는 탓이다.

加減・열이 있으면 朱砂를 더한다.

(前方 계속)

菖蒲(창포)
紫菀(자원)
黃連(황련)
乾薑 炮(건강)
肉桂(육계)
川椒 炒(천초)
巴豆霜(파두상)
赤茯苓(적복령)
皂莢 炙(조협)
厚朴(후박)
人蔘(인삼) 各五錢

을 치료한다 또 七十五種의 風、三十六種의 尸疰、六種의 蠱病、邪氣와 狂病 鬼神에 빠진 것과 一切의 鬼神을 치료한다. 婦人 腹中積聚가 아한다. 中積聚를 치료하고 이쁜 것같은 것이 있어서 파리하고 곤하고 或은 노래하고 웃고 하고 或은 울고 여마치 鬼神 병 같은 데에 이 약을 복용하여 절로 완하면, 오랜 병에 복용 전하며, 병에 복용한다. 고기, 뱀, 벌레, 뱀 고기, 자라 등 흉악하고, 뻑한 물건을 안하게 되어 쏟아내어 편한 물건을 쏟아낸다(得效) 하였다. 丸法·약말을 煉蜜로 梧子로 크기로 지어, 五〇、三丸或은 五~七丸或 인물로 넘긴다.

黃栢(황백)

當歸身(당귀신) 各一、二g

石葛湯(석갈탕) 元傷二
主治·술을 지나치게 많이 마셔 크게 취하여 깨지 못하는 者를 풀어 준다.

石膏 煅(八g)(석고)
葛根 三錢(二二g)(갈근)
薑五片

⊙ 浮腫門 一方

分氣補心湯(분기보심탕) 腫一
主治·心氣가 답답하게 맺혀 四肢가 붓고 氣가 위로 밀어 올라 천식하고 이 가쁜 것을 치료한다.

木通(목통)
川芎(천궁)
前胡(전호)

白芍藥(백작약)
川芎(천궁)
黃芪(황기)
枳實(지실)
半夏(반하)
防風(방풍)
甘草(감초) 各七分半
蘇葉(소엽)
烏藥(오약)
青皮(청피)
桔梗(길경) 各五分

薑三片
棗二枚

遠志(원지)
桃仁(도인)
蘇木(소목)
紅花(홍화)
甘草(감초) 各等分

⊙ 痰門 一方

陶氏導痰湯(도씨도담탕) 痰一
主治·痰이 심장 구멍을 헤매어 或 귀신 병 같은 것을 치료한다. △血氣가 허하여 中焦에 붙으면 痰이 運用을 방해하여 氣의 升降을 면하여 器官이 각각 十二

半夏 (一錢)(四g)(반하)
赤茯苓(적복령)
南星(남성)
枳實(지실) 各三、二g

⊙ 血門(혈문) 一方

補中益氣湯(보중익기탕)(見上三十三)加

男女가 피로하면 피를 토하는 것은 勞傷하여 肺氣가 치료로 본디 위로 돌아가지 못한 탓인데 그때는 이것으로 치료한다.

遠志(원지)
茯神(복신)
熟地黃(숙지황)
山藥(산약)
五味子(오미자)
麥門冬(맥문동)
各等分

─────◇─────

青皮(청피)
白朮(백출)
枳殼(지각)
甘草(감초) 炙
大腹皮(대복피) 各一錢 (各四g)
香附子(향부자)
白茯苓(백복령)
桔梗(길경)
細辛(세신) 各一錢半 (各六g)
木香(목향) 各五分 (各一g)

薑三片
棗二枚

木香(목향) 各一g 二分半

⊙ 瘧疾門(학질문) 二方

不二飲(불이음) 虛一

鷄心檳榔(계심빈랑)(雌雄各一箇 重하면二錢)

主治・모든 學質을 치료한다. 약一劑로써 學質을 이 영원히 끊어지는 신효한 약이다.

常山(상산)
知母(지모)
貝母(패모) 各一錢

되로 다려 二〇〇ml (八分다림) 을 술一五〇 ml로 하는데 지나치게 끓여 익히면 효과가 없다. 지나치게 익히지 않도록 가만두었다가 마시게 한다. 오전 四時頃에 다려서 복용하는데 發作日 五更에 따스하게 약을 복용시킨다. 婦人을 시켜서 약을 다려서는 안된다.

─────◇─────

補中益氣湯(보중익기탕)(見上三加)

寒熱似瘧(한열사학)

山査, 麥芽, 白豆蔲를 더하면 效果가 신통하다.

陳皮(진피)
黃芩(황금)
黃連(황련)
白朮(백출)
瓜蔞仁(과루인) 各五分 (各一g)
桔梗(길경)(一, 六g) 四分
人蔘(인삼)(一, 二g) 三分
甘草(감초)(〇, 八g) 二分

그 기능을 잃게 되니, 보고 듣고 말하고 움직이는 것이 모두 헛되이 되고 망영스럽게 되어 잘 치료하지 못하니 그 사람은 반드시 죽으니 먼저 생강소금 끓인 물을 많이 마셔서 많이 토해 내도록 하고 或 竹瀝 香油를 많이 마시게 한다 △ 잠자리에 들었을 때에 竹瀝과 생강 즙을 타서 복용한다.

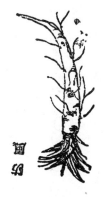

윤증곽란자신사이후집험방
輪症霍亂自辛巳以後集驗方

※이方은 辛巳年 即 一八八一年 以後에 經驗方으로 收集한 것이며 只今으로부터 約 一世紀 동안 愛用되어 와서 珍貴의 로方으 여겨지나 극히 조심하여 應用하는 것이 좋을 것이며 虛寒等 特히 해당항에 깊은 주의를 요하도록 바란다。

〔病源〕 (병원)·三觸(大風·大寒·大雨)로 인하여 백성들의 병을 발생시켜、구토 곽란하며 아래로 내쏟는다。

○당년 기운에 미치지 못하여 곽란하고 몸이 무겁고 배가 아프고 筋骨이 요란스럽게 병든다(內經)。

○곽란은 風寒暍(갈·더윗병)의 三氣가 合해서 이루어진 것이다(子和)。

△안에는 쌓인 바가 있고 밖으로 外氣에 느낀 바가 있어 陽氣가 오르지 못하고 陰氣가 내리지 못하여 막혀서 이루어지는 것이니 이것은 귀신사기에 인한 것이 아니고 飮食으로 이루어진 것이다。

○或 冷한 것을 마셨거나 或 胃가 차거나 或 잘못하여 굶었거나 或 크게 성을 냈거나 或 배를 타고 차를 타서 胃腸의 氣를 상하게 하고 움직이게 하는데 원인이 되어 사람으로 하여금 토사하게 하니 거기게 아울러 약 작용이 더디고 느리어 잠간사이에 구하지 못하게 된다(華佗)。

〔乾霍亂〕 (건곽란)·心腹이 아프고 토하고 싸지는 않으나 답답증이 끊어지니 죽음은 순식간에 있다。 마땅히 먼저 토하여 氣를 끌고 오도록 한다(丹心)。

〔脈法〕·脈이 위로 뜨고 크고 넓으면 구할 수 있으나 미약하고 느리면 구하기 어렵다(正傳)。

○脈이 위로 뜨고 넓으면 구할수 있으나 작고 느리면서 말을 안 하고 氣가 적으면 낫기 어렵다(得効)。

○몹시 토하고 몹시 싸서 津液이 빨리 없어져 근본되는 힘줄이 그 길러낼 바를 잃어 버리는 까닭에、 병이 가벼운 사람은 양 다리가 뒤틀어질 뿐이고、중한 사람은 온 전신이 뒤틀어진다(入門)。

〔初症〕·토하기만 하고、 설사만 하거나 或 토하는 것과 설사를 同時에 하니 힘줄이 뒤틀어진다。 이 때에는 함께 黃連湯(아래에 나옴)에다가 症에 따라 加減한다(河間)。

○轉筋(힘줄이 뒤틀어지는 것)이 배로 들어가 手足이 冷해지면 소금을 배 구멍에 채어 놓고 쑥으로 한없이 여러번 뜨면 비록 죽기되어 있더라도 가슴에 따스한 기만 있는 者이면 곧 살아난다。

○마늘을 양쪽 발바닥의 中心에 바르면 비록 정신이 없고 危症일지라도 역시 효과를 본다(入門)。

○옷 솜을 초에 담가 지져서 힘없는 患處에 바르고 冷해지거든 바꾸곤 하면 곧 낫는다(千金)。

○어지러워서 人事不省한데는 열손가락끝(十先穴)을 찔러 피를 낸다(正傳)。

○먹으면 그대로 토해 올려 약이든 飮食이든 받아들이지 않는데는 새로 기른 물 百沸湯을 같은 양으로 合하여 잘 섞어서 一잔 마신다(本草)。

見効諸方 (견효제방)

惠庵先生의 집에서 傳해진 經驗方에 나옴

〔預防〕(예방)·뽕잎과 쑥을 같은 비율로 다려서 서늘한 것이나 따스한 것이나 마음대로 마신다。

〔黃連湯〕(황련탕)

黃連二錢(八g) 人蔘一錢半(六g) 半夏一錢二分(五g) 乾薑 桂枝各一錢(各四g) 甘草五分(一g) 薑三片 棗二枚

治主·陰陽이 正常을 벗어난 것을 治療한다。
加減·吐瀉에는 藿香 陳皮各一錢(四g)을 더하고、 힘줄이 뒤틀어지는데는 또 木果吳茱萸各一錢(四g)을 더한다。△氣虛에는 人蔘三~五錢(一二~二○g)을 곱절한다。△蛔虫에는 使君子 烏梅花椒를 더한다。△더위에는 藿香 白扁豆各一錢(四g)을 더한다。

人蔘 白朮 乾薑炮各二錢(八g) 甘草炙一錢(四g)

主治·배아픈 것과 저절로 설사하는 것을 治療한다。
加減·吐瀉로 危症이며 심히 虛冷한데는 附子炮一錢(四g)을 더한다。△乾霍亂에 토할 수가 있은 뒤에는 橘紅一錢(四g)을 더하고 熱이 심한데는 石膏二兩(三七g)을 더한다。

〔胃風湯〕(위풍탕)

人蔘 白朮 赤茯苓 當歸 川芎 白芍藥 桂皮 甘草 各一錢(四g) 粟米一撮(一○g)

主治·腸風으로 濕泄瀉에는 豆汁을 더한다。△소변이 잘 안 나오는데는 猪苓 澤瀉、車前子 防風을 더한다。△洞泄에는 升麻 燈心을 더한다。

〔白朮散〕(백출산)

乾葛二錢(八g) 人蔘 白朮 白茯苓 木香 藿香 甘草各一錢(四g)

主治·토사가 오래되어 津液이 말라 가슴이 답답하고 꽉 차 있고 물을 마시려는 것을 治療한다。
加減·氣가 없어진데는 人蔘 三~五 錢(一二~二○g)을 곱절한다。△설사가 심한데는 山藥 白扁豆 肉豆蔲를 더한다。

〔理中湯〕(이중탕)

△구역질에는 丁香 花椒를 더한다。

〔麥門冬湯〕(맥문동탕)

麥門冬二錢(八g) 陳皮 半夏 白朮 白茯苓各一
錢(四g) 小麥半合(二○g) 人蔘 甘草各五分
(二g) 薑二片梅一枚

主治・霍亂後의 답답하고 갈증나는 것

〔蔘胡三白湯〕(삼호삼백탕)

柴胡 白朮 白茯苓 白芍藥 當歸 陳皮 麥門冬
梔子 甘草各八分(三g) 人蔘五分(二g) 五味
子十粒 棗二枚 燈心一團

主治・霍亂後 답답하고 열이 나고, 입이 마르고, 脈이 빠르
고, 或 머리와 몸이 아픈 것

〔旣濟湯〕(기제탕)

麥門冬二錢(八g) 人蔘 竹葉 半夏 附子炮 甘
草炙各一錢(四g) 薑五片 粳米百粒

主治・霍亂後의 허약하고 잠을 잘 수 없는 것

〔平胃散〕(평위산)

蒼朮二錢(八g) 陳皮一錢四分(五g) 厚朴一錢
(四g) 甘草六分(二g) 薑三片 棗二枚

主治・脾를 和하게 胃를 健康하게 한다. △胁痛으로 脈弦한
者는 本瓜五錢(二○g)을 加한다. △恢復期에 滯症을 끼어 煩喘
한 者와 反胃로 藥과 飮食을 먹지 못하는 데는 山査 檳榔 半夏
竹葉 같은 것을 더한다.

〔禁忌〕(금기)

吐瀉할 때는 절대로 穀食을 먹여서는 안 된다. 비록 米飮이라
하여도 한목음만 마시면 즉시 죽는다. 그러니 반드시 吐瀉가
멎은지 半日쯤 지나는 것을 기다려서 심히 배고파 하거든 묽은
죽을 조금 먹여 주면서 漸次로 조리할 것이다(正傳).
飮食을 크게 꺼리니(忌) 뱃속으로 들어가면 죽는다. 어름물
을 마시는 것은 무방하나 그러나 熱湯이나 熱酒나 燒酒를 마시
는 것은 禁物이다.

膽龍

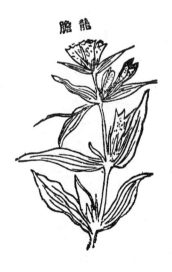

끝

新增證脈法(신증증맥법)

方藥書는 特히 先生께서 別途로 개척한 솜씨와 식견의 一編으로 重要한 事項은 모두 記載가 되어 있어 可謂 醫學의 표준서라고 할만 한다. 證을 분별하고 脈을 심사하는 것은 따로 冊이 있으나 이것이 실려지지 않아서 讀者들이 恨스럽게 여기던 바이제 重刊補訂함에 있어서 그 전체 서적 중에서 證脈要訣을 뽑아 실리는 바이니 옆에서 돕는 弟子로서 남긴 글을 주어 모으는 이 일에 不足함을 느낄 따름이다. 그러니 本書의 重要함을 認識하고 욕됨은 잊어 버리고 다만 알 것을 알아주면 感謝할 뿐이다.

丁亥(一八八七)年 玄月에 門下 渼隱生이 謹署하노라.

雜病提綱(잡병제강) 종절약본(醫學入門에서) 從節略本(要略한 것)

雜病은 風寒暑濕燥火 六氣의 外感을 겸하거나 或은 內傷, 宿食, 氣血, 痰鬱, 虛實의 실정을 낀 것으로 突然 이에 느껴지면 四中(中風, 中寒, 中暑, 中濕)이 된다. 內場이 오래되면 고질병의 餘症을 만드니 이것은 모두 이에서 변해 나온 것이다. 그러니 醫師는 能히 이 대문을 알아야 하고, 또한 能히 처음부터 끝까지 잘 알아야 한다.

問症하는 法의 第一의 분간은 그것이 內傷이냐? 外感이냐? 하는데 있다.

[外感](외감) · 손등은 뜨겁고 입맛이 있다.

[內傷](내상) · 手心이 뜨겁고 입맛이 없다.

[外感傷風](외감상풍) · 바람을 싫어하고 얼굴이 번적이고 땀이 난다.

[傷寒](상한) · 찬 것을 싫어하고 얼굴을 찡그리며 땀이 안 난다.

[傷暑](상서) · 열을 싫어하고 답답하고 목마르며 얼굴에 때가 끼인다.

[傷濕](상습) · 濕을 싫어하고 부으며 얼굴이 누르다.

[內傷勞役傷氣](내상노역상기) · 惡勞하고 心口(心下)는 아프지 않다.

[飮食에 傷脾한 경우] · 惡食하고 心胃部가 따갑게 아프다.

[色慾이 過多하여 腎을 傷한 경우] · 더욱 好色하여 骨蒸이 되어 口味가 오히려 增進하니 陰虛火動이 된 때문이다.

[七情思慮가 心과 脾를 傷한 경우] · 더욱 생각에 깊어지고 정신이 흐리멍덩하여 옳은 잠이 오지 않는다.

[憂怒하여 肺와 肝을 傷한 경우] · 動氣하여 가슴이 더부룩하고, 눈이 돌고 구역질 하고 口味를 잃으니 이것은 諸氣가 답답하게 채인 때문이다.

[모든 血症] · 낮에는 輕하나 밤에는 重하다.

[모든 火症] · 性急하고 潮熱이 성하다.

[모든 水症] · 脇下가 굳고 心下가 不安하다.

[모든 痰症] · 飮食은 적게 먹으나 肌膚의 色에는 이상이 없

[辨症虛實](변증허실) · (症의 허실을 분간하는 것) 雜病으로서 傷寒의 陽症같은 者는 모두 熱이 쌓인 것이며 傷寒의 陰症같은 者는 虛하고 차운 것이다. 또한 內傷과 外感의 有無와 서로 兼한 것의 多少와 或은 內因인가 外因인가, 或은

風 (풍)

本經自體의 病은 아닌가 하는 것을 분간하고、 男子는 반드시 房勞與否를 묻고、 女人은 먼저 經度의 順逆과 姙娠與否와 과거 어떤 藥物을 먹고 있지는 않는가의 與否를 물은 後에 脈을 검증하면 조금도 失手가 없을 것이다。

中風으로 卒倒한 경우는 먼저 진짜 中風인가 類似中風인가를 區分해야 한다。

〔口眼喎斜〕(구안괘(와)사)에는 牽正散을 쓴다。

〔語話難〕(言語장애)인 경우

〔風이 心과 脾로 들어간 경우〕에는 資壽解語湯을 쓰고

〔風이 心經으로 들어간 경우〕에는 小續命湯에서 官桂附子를 빼고 菖蒲를 加해 쓴다。

〔痰이 心竅을 막은 경우〕에는 導痰湯에 菖蒲、 人蔘、 竹茹를 加하거나 或은 黃芩과 黃連을 加해 쓴다。

〔痰이 목구멍을 막아서 (이것을 風癋(풍억)이라고 한다) 소리가 그렁 거리는 경우〕에는 導痰湯을 쓴다。

〔半身不遂〕(반신불수・偏枯라고도 한다) 或은 四肢癱(사지탄・四肢 麻痺의 경우〕 이런 경우를 風痺(풍비)라고 하니 實證에는 搜風順氣丸을 쓰고、 虛證에는 十全大補湯이나 八寶回春湯을 쓴다。

또한 五痺風(骨、 筋、 脈、 肌、 皮의 痺風)과 類中風이 있으나 四症(癧、 痿、 痺、 偏枯、 痺風)이 全혀 없을때는 中風으로 誤診해서는 안된다。

西北(西方肺氣와 北方의 腎氣) 邪氣에서 온 진짜 中風은 마땅히 證에 따라 분류하여 치료하고 東南(東方의 肝氣와 南方의 心氣)의 邪氣에서 온 兼中風은 虛實을 잘 살펴서 治療해야 한다 河澗의 主火說과 東垣의 主氣說과 丹溪의 主濕說(中氣가 不運하면 痰이 生하고 痰은 火를 動하게 하여 風을 生한다)을 各各 主張했으나 內傷과 有關한 兼中風은 火、 氣、 濕이 모두 섞여서 病因이 되는 것이다。

氣養(몸의 正氣가 虛한 것)하면 邪氣가 虛한 틈을 타고 쉽게 습격하여 오게 된다。

火가 氣中으로 움직여서 생긴 類中風인 中氣症은 脈沈하고 身凉하며 더러운 침이 흐르지 않는 것이니 星香正氣散을 쓰는 것이 마땅하고 虛者는 八味順氣散을 쓴다。

眞中風인 中風은 四肢에 麻痺가 오니 小續命湯을 쓰고 脈浮하고 不語하면 防風과 黃芪를 달인 물을 病床에 얹어두고 藥의 蒸氣를 鼻中에 薰入시키어 얼마 후에 能히 말을 하게 되거든 다른 藥을 쓴다。

中風 中臟證은 九竅(구규・아홉구멍)의 作用이 막히어 거의 다 昏睡狀態가 되고 危篤한 證이 된다。 三化湯、 搜風順氣丸을 쓴다。

風이 血脈에 적중하면 口眼이 비뚤어 진다。 六經外證이 있으면 小續命湯에 加減하고、 五臟內證으로 二便이 막히면 三和湯에 加減한다。

또한 中經證이 있으니 이亦是 둘 필요가 있다。 中經證은 안에 大小便의 막히는 바가 없고 밖으로는 六經形證이 나타나는 바가 없으니 中治法에 따라야 한다。 熱이 세면 風이 움직이기 때문에 마땅히 養血하여 건조한 것을 이기게 해야하니 大秦艽湯을 經絡을 분간하여 加減해서 쓴다。

입에서 말을 못하고 四肢를 마음대로 갖지 못하게 되면서 左側이면 그쪽에 死血(瘀血)이 있거나 小血(血虛)한 때문이다.

四物湯에 羌活 防風을 加해 쓰고 瘀血에는 桃仁을 加해 쓴다. 痰이 盛하면 二陳湯에 竹瀝과 薑汁을 더해 쓰고 氣虛에는 四君子湯을 쓴다.

通治(심장火氣와 신장水氣의 邪氣에서 온 것)에 있어서는 開關(개관·牙關緊急한 것을 여는 것)하여 거품침을 삭게할 것이다. 開關散을 코에 불어 넣어 재채기가 나오는 者는 治療가 可能하다.

順氣시키고 活血시키면 風證은 스스로 물러간다. 實者는 川芎茶調散을 쓰고 虛者는 萬寶回春湯을 쓴다.

萬若에 皮膚의 知覺이 鈍해지거나 살갗이 꿈적거리면 烏藥順氣散을 쓰고 預防하는 法을 근본적으로 연구해야 한다.

風을 받아 惡風하는 경우는 大部分이 肺에 屬한다. 이런 때에는 葵蘇飮을 쓰고 痰이 많으면 金沸草散을 쓰며, 열을 낀 경우는 敗毒散이나 升麻葛根湯을 쓰고, 挾寒한 경우면 十神湯을 쓰며, 寒濕을 낀 경우면 消風百解散을 쓰고, 습기를 낀 경우면 神朮散을 쓰며·더위를 낀 경우에는 香薷湯을 쓴다.

內傷을 낀 경우에는 함부로 外感만을 다스리지 말 것이다. 이런 경우에는 補中益氣湯에 羌活 防風을 加해 쓰면 좋다.

風이 重하면 他經으로 傳하여 변하지만 輕한 경우에는 전하지 않는다.

오래되어도 낫지 않으면 能히 氣血에 害를 끼친다. 八物湯을 쓰면 좋다.

寒(한)

中寒하면 땀이 없고 四肢가 뻣뻣하면서 쓰러진다. 급히 파뿌리로 배꼽을 찜질하고 아울러 氣海穴에 뜸을 뜨도록 한다. 급히 下元(命門)으로 太陰, 少陰, 厥陰中 어느 證인가를 分別하여 急히 溫補할 것이다. 卒然히 中寒하여 經絡을 分別하기가 어려울 경우에는 급히 薑附湯, 理中湯을 다려서 救한 뒤에 잘 살펴서 治療하되 〔太陰〕은 中脘痛하니 理中湯을 쓰고, 少陰은 足冷하니 四逆湯 加 吳茱萸를 쓰며, 臍腹痛하니 五積散에 吳茱萸를 더해서 쓰며, 〔厥陰〕은 少腹痛하니 當歸四逆湯에 吳茱萸五味子를 더하여 쓴다.

普通感冒(感氣)는 表裏를 평화하게 하는 치료법을 取해야 하니, 表證에는 芎芷香蘇散을 쓰고, 裏證에는 藿香正氣散을 쓰도록 한다.

음식상에 감기를 겸한 경우는 補益劑에 辛溫한 약을 더하여 써야 하니 補中益氣湯에 생강 부자를 더해 쓴다.

暑(서)

더윗병으로 열나고, 땀나고, 갈증날 때는 虛證인가 實證인가를 살펴야 한다. 暑病은 陰經病인가 陽經病인가를 가려내기가 매우 힘든다. 또한 中暑, 傷暑, 冒暑, 伏暑에 대한 輕重을 가려내야 한다. 暑症은 몸이 아프지 않는다.

暑風으로 四肢가 당긴데는 香茹散에 羌活을 더하거나 或은 六和湯과 消風散을 合해 쓴다.

痰熱로 風證이 생긴데는 六和湯에 消風散을 合해 쓴다.

暑厥證(肢冷)은 또한 어떤 것인가? 만일 路上에서 卒倒한 경우이면 길바닥의 熱土를 臍上에 덮고 거기에 小便을 보게 하고 生薑이나 마늘을 씹어서 童便으로 먹게 하며, 外用으로 천(布)을 熱湯에 담가 이것으로 氣海穴을 다림질 한다.

만일 心神이 멍하면 五苓散에 燈心을 같이 다려 朱砂를 타서 마신다.

麝香二厘(○、○七g)를 타서 마신다.

痰火(담화)·痰喘으로 약을 못 넘기는 者는 六和湯을 다려 마신다.

絞腸(교장)證은 急히 鹽湯을 써서 토하게 해야 한다. 이것은 火鬱을 發散케 하는 뜻이다.

만일 술로 인하여 피오줌을 보게 되면 五苓散에서 桂枝를 빼고 黃連을 더해서 쓴다.

더위가 걷이고 和中하면 其他 病症은 절로 사라진다.

[體外로는 暑氣에 접촉하고 體內에서는 冷氣에 상한 경우]는 清暑益氣湯을 쓴다.

[伏陰이 體內에 있을 때에 더위를 피하고 서늘한 것을 즐겨할 경우]는 茹藿湯에 縮砂 乾薑 神麯을 더해 쓴다.

[腹痛 嘔吐 泄瀉하는 경우]는 理中湯에 麥芽 砂仁을 더한다

暑病內傷에는 滋養하는 補劑로써 補하여야 몸이 여위는 것을 면할 수가 있다. 清暑益氣湯을 쓴다.

三伏의 찌는 듯한 염천에는 더욱 두렵다. 暑病을 預防하는 데에 단독으로 香茹散만이 쓰이는 것은 아니다.

[注夏](주하)에는 補中益氣湯에서 柴胡 升麻를 빼고 芍藥麥門多 五味子 黃栢을 더한다.

濕(습)

濕氣를 받아서 病이 된 것을 깨달았을 경우 이것이 體外에서 侵入한 것인가 體內에서 생긴 것인가를 分別하고 다시 上部、中部、下部 그 어느 部位에 속하고 있는가를 分別해야 한다.

濕氣가 처음 그 어디에 들어왔을 때는 몸이 가라 앉고 고단하다

濕이 上體를 훈(薰)하여 喘咳하면 茯苓湯을 쓴다. 머리 위가 마치 어떤 물건을 푹 쓰고 있는 것같은 기분이면 蒼朮膏를 쓴다

濕이 脾經에 붙어 浮腫 腹脹하면 退黃散을 쓴다. 大便 설사에는 朮附湯 滲濕湯을 쓴다. 濕이 腎經에 부착하면 허리와 다리가 아프고 小便이 뻑뻑하다. 腎著湯、青娥丸을 쓴다.

外濕을 治療하려면 조금 땀이 나게 하여 經絡을 通利하게 해주어야 한다. 五苓散에 蒼朮을 더해 쓴다.

內濕을 다스리려면 小便을 通하여 잘 배설시킬 줄 아는 名醫라야 한다. 五苓散을 쓴다. [黃疸]에는 茵蔯을 더 한다

[身痛]에는 羌活을 더한다.

四氣(風寒暑濕)가 서로 겸하였을 때에는 濕熱이 甚하게 된다

[寒濕]에는 五積散을 쓰고 [濕熱]에는 防風通聖散을 쓴다.

濕熱을 고치려면 熱을 맑게하고 濕을 건조 시키고 겸하여 補脾해야 한다. 清燥湯이 마땅하다.

通用에는 脾濕을 燥하게 하고 아울러 升散하는 藥劑를 써야 한다. 燥脾에는 平胃散에 桑白皮를 더한다. [上焦濕]에는 羌活과 蒼朮을 더하고 [熱]에는 黃芩을 더한다. [中焦濕]에는 升麻 防風 澤瀉를 더하고 熱에는 黃連을 더한다. [下焦濕]에는 升麻 防己를 더하고 熱에는 防己 黃栢 龍膽을 더한다.

實證者는 大便을 시키는 것이 좋다.

燥 (조)

燥에 內部原因과 外部原因이 있으나 모두 陽明(燥金)에 속한다.

모든 燥病은 肺金이 火로부터 받는 刑克에서 온다.

皮膚에 주름이 생기고 筋肉이 경련을 일으켜 굳어지면 四物湯에서 川芎을 빼고 生脈散을 合하고 다시 知母 天花粉을 더하여 쓰고 갈증에는 生津飮을 쓰며, 변비에는 四順淸凉飮을 쓴다. 이와같은 것은 비록 風濕 때문이기는 하나 氣虛하여 燥한 者는 補中益氣湯을 쓰고, 表裏 다 같이 火病은 榮衛를 潤澤케 하는 것이 마땅하다.

[通用]에는 四物湯에서 川芎을 빼고 天門冬 瓜蔞 升麻 紅花 甘草를 더하고 [風]에는 秦芃을 더하며 [熱]에는 黃芩을 더하고 [血證]에는 生地黃을 倍로 하며 消渴에는 天門冬 五味子를 더하고 [大便閉結]에는 大黃 郁李仁 麻仁을 더하며 [陰虛]에는 黃栢 知母를 더한다.

火 (화)

火病은 內因과 外因에 의하여 생기는 것이며 虛와 實을 分別해야 한다.

火의 性質은 急하고 一定하지 않으므로 主病이 많다.

實火는 입이 마르고 大小便이 막히며 熱이 계속된다. [外感으로 火가 表面에 있을때]는 九味羌活湯을 쓰고, [半表半裡에 있을 때]는 小柴胡湯을 쓰며 [火가 속으로 들어간 경우]에는 大柴胡湯을 쓴다.

虛熱은 熱이 드나들고 입에는 아무런 症狀이 없다. 補中益氣湯에 芍藥과 黃栢을 더해 쓴다. [大病後에 몸에 열이나고 命門脈이 양기가 없는 表症]은 마땅히 辛熱한 약으로 火를 溫養해 주면 熱이 스스로 물러나니 附子理中湯이기 霹靂散을 쓴다.

[血虛火動하여 午後發熱하는 경우]는 四物湯, 滋陰降火湯, 加味逍遙散을 쓴다.

[相火가 너무 旺盛하여 氣가 臍下로부터 일어나 위로 치솟는 경우]는 坎离丸, 正氣湯을 쓰고 [氣가 湧泉穴에서 일어나는 경우]는 虛가 極한 까닭으로 難治인 것이나, 四物湯에 白馬脛骨을 더하여 쓰고 外用藥으로는 附子를 粉末로 하여 침으로 개어서 足心에 붙인다. 또한 이러한 것은 濕熱의 鬱滯에서 일어나는 것이 있다.

實火는 쏟아주고 虛火는 보하며 무거운 것은 올려 주고 또한 가벼운 것은 내려준다. 飮食傷에서 온 답답한 火는 內傷에서 온 生冷으로 원인이 되어 陽氣를 脾土중에 억눌러 四肢의 熱이 타는 불같이 나는 것이니 升陽散火湯이나 火鬱湯을 쓴다.

心의 君火와 腎의 相火와 膀胱의 民火가 모두 고요하며 조화가 이루어져야 한다.

調理脾胃 (조리비위)

脾胃를 조리하자면 濕과 熱을 조화해야 한다.

心口(心下部)를 눌러 보아서 아픈가 아프지 않는가를 살펴야 음식에 상하면 처음에는 寒證이나 오래되면 熱證이 되고, 과로에 상하면 처음에는 熱證이나 오래되면 寒證이 된다.

熱病은 火痰이 있어서 어지럽고 토하고 축 늘어지게 되며, 濕病은 붓고 배부르며 泄瀉病이 그치기 어렵다.

소화시키는 데는 枳梗二陳湯에 山査 麥芽를 더해 쓰고, 보하는 데는 補中益氣湯을 쓰며, 淸熱하는 데는 小調中湯이나 凝神散을 쓰고, 濕을 건조하는데는 二陳湯이나 六君子湯을 쓴다.

脾胃와의 相克關係와 虛實을 분별하는 것은 脈診에 의지한다

氣(기)

모든 氣病은 모두 火가 나쁜 作用을 하는데 起因하는 것이다 氣가 濁하고 火가 盛하여 津液을 훈하여 찌면 그것이 굳어져서 痰이 되는 것이니 初起에는 四七湯을 쓰고 조금 오래된 것에는 二陳湯에 黃芩黃連을 더하여 쓴다.

間間이 生冷에 傷하여 구역질 하고 배가 아프면 治中湯 唐木香을 더해 쓴다. 찬 경우에는 五積散을 쓰며, 裏證의 경우는 四逆湯을 쓰고, 風을 껼을때는 分心氣飮을 쓰며, [風寒을 껼은 경우]는 五苓散을 쓴다. 五苓散은 能히 諸氣를 升降시켜 三焦를 잘 통하게 하는 것이니 특히 水分만을 分利시키는 것만이 아니다.

熱의 경우 · [더윗열]에는 黃連香茹散에 蔘根을 더해 쓴다. 喜(心) 즉 過喜傷心(과희상심, 지나치게 기뻐하면 심장을 상하는 것)에는 歸脾湯을 쓰고, 過恐傷腎(지나치게 성내면 신장을 상하는 것)에는 補益湯을 쓰고, 過驚傷膽(지나치게 놀라면 쓸게가 상하는 것)에는 溫膽湯을 쓰는 것이니 이와 같은 지나친 피로도 진기(眞氣)인 元陽을 흩어지게 한다.

過怒傷肝(지나치게 성내면 肝이 상함)하여 구토하는 데는 枳梗二陳湯, 正氣天香湯을 쓰고, 過憂傷肺(지나치게 근심하면 肺가 상함)하여 천식하고 숨이 가쁜데는 蘇子降氣湯, 分氣飮, 紫蘇飮을 쓰고, 過悲傷心包(지나치게 슬퍼하면 心包가 상함)하여 狂症이 생기면 枳角煮散을 쓰고, 過思傷脾(지나치게 생각하면 비장이 상함)하여 답답한 痞滿증이 생기면 退熱淸肌湯 溫膽膽을 쓰는데 이와 같은 지나친 사실들은 체내에 숨어 있다가 체하고 맥힘이 되니 橘皮一物湯을 쓴다. 여기 氣가 맺히면 積聚가 되니 鹽煎散을 쓰고, 氣가 흩어지면 속이 비게 되니 調中益氣湯을 쓴다.

이러한 症들은 흘러 다니면서 쑤시기도 하고 눈이 어찔하면서 어지럽기도 하고 위산과다증, 목 잠기는 병을 만들기도 하니 流氣飮子를 쓰고, 가슴이 더부럭한 데는 枳梗湯을 쓰고, 가슴 마비증에는 枳橘湯을 쓰고 浮腫에는 木香流氣飮을 쓰고, 大小便하기가 어려운 데는 三和散이나 四磨湯을 쓴다. 血症을 兼한 데는 [피가 어리면 氣도 또한 체하는데]에는 四物湯에 香附子側栢을 더해 쓰고, [瘀血을 껼을 때]에는 紅花에 桃仁을 더해 쓴다. 痰을 兼한 데는 順氣導痰湯을 쓰는데 잘 심사 분별해야 한다. 치료하는 데는, 痰과 積의 多少를 분간하고 火를 내려주고 心臟을 맑게 해 주는 것이 더욱 묘한 비결인 것이다.

血(혈)

모든 血證은 모름지기 먼저 어느 經絡에 소속하는 것인가를

239

分別해야 하며 火가 치솟으면 上部에서 出血하고, 순조로우면 下血한다.

外證으로 潮熱이 있고 밤이 되면 되려 重해지는 것은 病人의 虛實을 잘 헤아려서 氣를 오로지 맑게 하려야 한다.

外感(風寒暑濕)으로 인한 積熱과 瘀血에서 오는 出血에는 늘한 藥劑를 쓰는 것이 마땅하다.

〔風症에서 오는 코피의 경우〕는 金沸草散에서 麻黃을 빼고 桔梗 枇杷 桑白皮를 더하고 或은 葵蘇飮에 黃芩을 더해 쓴다.

〔寒症으로 인하여 코피가 한 점씩 흐르는 경우〕는 九味羌活湯을 쓴다.

〔暑症으로 出血하는 경우〕는 茅花煎湯에 五苓散을 타서 마신다.

〔暑毒이 심장을 공격하여 嘔血하는 경우〕는 枇杷葉散에서 丁香을 빼고 黃連을 더해 쓴다.

〔濕症으로 下血하는 경우〕는 胃風湯이나 當歸和血散을 쓴다.

〔時毒으로 身熱吐血하는 경우〕는 陽毒升麻湯을 쓴다.

〔熱이 三焦에 쌓인 경우〕는 黃連解毒湯을 쓴다.

〔瘀血로 出血하는 경우〕는 犀角地黃湯을 쓴다.

〔內傷으로 出血하는 것은 陰을 붇게 하고 따스하게 보하는 藥을 쓰면 火가 절로 화평해진다.

〔심장과로로 인하여 땀이 없는 경우〕는 歸脾湯을 쓴다.

〔땀이 많은 경우〕는 茯苓補心湯을 쓴다.

〔平素부터 답답증이 있는 경우〕는 淸肝解鬱湯을 쓴다.

〔피를 흘리고 체한 경우〕는 蘇子降氣湯을 쓴다.

〔피를 흘린 뒤에 七情의 侵害를 입어서 動血이 된 경우는 四物湯에 木香과 檳榔을 더해 쓴다.

〔陰虛한 경우〕는 위에서 木香과 檳榔을 빼고 玄蔘 黃栢 枳殼을 더해 쓴다.

〔음식으로 冷이 생기고 위장에 체하여, 淸道에 氣가 탁해지고 피가 혼란해진 경우〕는 理中湯에 乾葛 川芎을 더하여 쓸 것이요 코피의 치료에는 能히 陰陽을 분간하여 血脈을 바르게 잡아야 한다.

〔寒冷으로 어지러워서 넘어진 경우〕는 肉桂와 附子를 더해 쓴다.

〔술에 상하여 吐血하는 경우〕는 四君子湯에 乾葛 川芎 山梔子를 더해서 쓴다.

〔氣虛火盛인 경우〕는 單人蔘湯 或은 四君子湯에 蒲黃 人乳 藕節을 더해서 쓴다.

〔勞傷으로 吐血하는 경우〕는 猪肝을 白芨末에 담가 무쳐서 먹는다.

〔血汗인 경우〕는 黃芪建中湯을 쓴다.

〔腘血(다리 오금)에서 나오는 出血의 경우〕는 十全大補湯을 쓴다.

〔생각과 女色에 상하여 혈액이 쇠약해지고 火에 건조한 경우에는 滋降火湯을 쓴다.

아! 모든 男女는 血때문에 火病이 생긴다고 할 수 있으니 通用에는 四物湯을 쓴다.

〔凉血하려면〕心經의 경우에는 黃連을 더해 쓰고, 小腸經의 경우에는 梔子와 木通을 더해 쓰고, 肺經의 경우에는 枯芩을 더

해 쓰고, 大腸經의 경우에는 實芩을 더해 쓰고, 膽經의 경우에
는 黃連을 더해 쓰고, 腎膀胱經의 경우에는 黃栢을 더해 쓰고
脾經의 경우에는 生地黃을 더해 쓰고, 胃經의 경우에는 大黃을
더해 쓰고, 三焦經의 경우에는 地骨皮를 더해 쓰고, 心包經의
경우에는 牧丹皮를 더해 쓴다.

【清氣(氣를 맑게)할 경우】·心經과 包絡의 경우에는 麥門多을
더해 쓰고, 肺經의 경우에는 枳殼을 더해 쓰고, 肝經의 경우에
는 柴胡와 青皮를 더해 쓰고, 脾經의 경우에는 白芍藥을 더해
쓰고, 胃經의 경우에는 石膏와 乾葛을 더해 쓰고, 大腸經과 三
焦經의 경우에는 連翹를 더해 쓰고, 小腸經의 경우에 赤茯苓을
더해 쓰고, 膀胱經의 경우에는 滑石과 琥珀을 더해 쓴다.

【瘀血】에는 紅花 桃仁 韭汁 童便을 더해 쓴다.

【出血이 急한 경우】에는 薄荷와 玄蔘을 더해 쓴다.

【피가 멎지않는 경우】는 蒲黃、茅根、京墨을 더해 쓴다.

【피가 오래되어도 멎지않는 경우】는 升麻를 더하여 피를 끌
어서 經絡으로 돌려야 한다.

【出血이 그친된 後】에는 乾薑炒黑한 것을 더하여 피를 끌어
본자리로 돌려야 한다.

【피가 虛한 경우】는 龜板을 더하고、【피가 건조한 경우】는
人乳를 더해 쓴다.

모든 血病에 脾胃의 氣를 잘 保全하면 可히 長生할 수 있다

痰(담)

痰病은 새로운 것인가 오래된 것인가와 또 內傷의 사기에서

온 것인가, 外傷의 사기에서 온 것인가를 分別해야 한다.
모든 經絡에서 돌아다니다가 넘치며, 그 主病이 모두 오래된
것인다.

風痰은 푸르니, 【虛】한 경우는 三生飮을 쓰고, 【熱】한 경우
는 搜風化痰丸을 쓴다.

寒痰은 빛이 검으니 【輕】한 경우에는 溫中化痰丸을 쓴다.
경우에는 溫中化痰丸을 쓴다.

濕痰은 빛이 희니 【喘急】한 경우에는 千緡湯을 쓰고, 濕熱로
【黃色】인 경우는 中和丸을 쓰며、【裏證】에는 青礞石丸을 쓴다
熱痰은 빛이 느리고 심하면 紅紫色을 띠기도 한다. 清氣化痰
丸을 煎服한다.

火痰은 二陳湯에 黃芩、黃連、山梔를 더해 쓰거나 或은 潤下
丸을 쓰고、鬱痰은 건조한 藥을 금기하니 節齊化痰丸을 쓴다.
이것들은 다 걸고 끈끈하다.

氣痰은 헌 솜 조각 같은 것이니 四七湯을 쓰며、【오래된 경우】
는 方中의 蘇葉을 蘇子로 바꾸고 다시 梔子와 黃芩과 海石을
더해 쓴다.

食痰은 배속에 痞塊(아프지 않는덩이)가 있으니 橘半枳朮丸을
쓰고 【喘急하면 瓜蔞實丸을 山查麥芽煎湯으로 服用하며、물에
상하여 心下가 굳어지고 커져서 마치 사발만하게 된 경우를 【氣
分】이라고 이름하며 枳朮丸料를 煎服한다.

【痰癖이 있어서 물소리가 나는 경우】는 神保丸을 쓴다.
酒痰으로 팔과 갈비가 아픈 경우에는 小調中湯을 쓴다.

痰飮病에 다섯가지(痰飮、懸飮、溢飮、支飮、留飮)가 있으나
그 原因은 단지 하나 뿐이다.
모든 飮이 【皮裡膜外】에 있을 때는 小青龍湯으로 땀내 주고、

【胸膈】에 있을 때는 瓜蔕散으로 토해 주며 【四肢】에 있을 때는 五苓散으로 잘라 소변으로 빼주고 【腸胃】에 있을 때는 十棗湯으로 속에서 분리하여 내려 준다.

痰飮을 땀으로 【發汗】하는데는 葵蘇飮을 쓰고、【下】하는데는 枳朮丸을 쓰고 二陳湯에 桔梗 防風을 더해 쓰고、【吐】하는데는 【溫】하는데는 溫中化痰丸을 選用해야 한다.

痰飮을 다스리는 常用法은 順氣法을 먼저 하고 分導法을 다음에 하니 順氣導痰湯을 쓰며, 通用에는 二陳湯을 쓴다.

【風】에 起因한 痰飮에는 南星、皂角、白附子、竹瀝을 더하고 寒에 起因한 痰飮에는 半夏를 갑절로 하고, 乾薑 附子 薑汁을 더하며, 【火】에서 起因된 것에는 石膏、青黛를 더하며、【濕】에 起因된 것에는 蒼朮 白朮을 더하고, 【燥】에 起因된 것에는 瓜蔞仁과 杏仁을 더하며、【鬱】에 起因된 것에는 海石、芒硝、瓜蔞仁 白朮을 더하고、【積】에 起因된 것에는 山査、神麯、麥芽를 더하며、【飮水】에 起因된 것에는 檳榔을 더하고, 痰飮이 【脇下】에 있을 때는 白芥子를 더하며, 痰飮이 【四肢】에 있을 때는 竹瀝을 더하고, 痰飮이 【皮裏膜外】에 있을 때는 白芥子와 竹瀝 薑汁을 더하며、【氣實】할 때는 밤에 천식하고 上氣하면 八味元이나 黑錫丹이 마땅하고, 痰厥證을 일으킨 때는 蘇子降氣湯을 쓴다.

痰飮을 아래로 내리게 하는데는 白芥子와 竹瀝을 더한다.

溫中하는데는 六君子湯에 竹瀝과 薑汁을 더해 쓰고、【勞役으로 脾가 상하여 升降이 안되는 경우】에는 補中益氣湯에 半夏와 竹瀝과 薑汁을 더해 쓰고、【痰이 中焦에 凝結된 경우】에는 二陳湯을 쓰고、【氣虛】한데는 四君子湯을 쓰고、【血虛】한데는 四物湯을 合한다.

肺가 건조한 것을 윤택하게 하는데는 【陰虛하여 腎火가 위로 타 올라 肺를 건조하게 할 경우】에는 二陳湯에 四物湯을 合하고 거기서 川芎과 半夏를 빼며 다시 麥門冬 貝母 瓜蔞仁 桔梗을 더하여 滋潤降火케 하거나 或은 腎氣丸을 쓴다.

鬱 (울)

六鬱(氣、血、痰、食、濕、熱)病은 痰、火의 積에 인한 것이다. 氣와 濕과 熱과 痰과 血이 不行하면 飮食도 消化가 안되니 順氣를 먼저하고 그다음에 降火消痰을 나누어 치료해야 한다.

鬱이 오래된 것은 올려서 발산시키고 三焦를 통하게 해야 하니 升陽散火湯이 적당하다.

氣鬱과 痰鬱은 胸滿하니 【脈이 가라앉고 깔깔한 경우】에는 二陳湯에 木香 檳榔 烏藥 蒼朮 川芎을 더하고 香附子와 砂仁을 갑절로 더한다.

【喘急하고 脈이 가라앉고 미끄러운 경우】에는 天南星 瓜蔞仁 海石을 더한다.

血鬱은 飮食만은 능히 먹으며, 小便이 방울로 떨어지고 大便에 피가 섞여서 붉게 나오니 위의 藥方에 다시 桃仁 韭汁 牧丹皮를 더 해 쓴다.

食鬱病은 鼓脹인 것이니 위의 藥方에 다시 山査 神麯 麥芽를 더해 쓰고, 【冷에 傷한 경우】에는 草豆蔲우 乾薑을 더해 쓴다

【濕鬱病은 全身이 疼痛하니 위의 藥方에 蒼朮과 白朮을 더해 쓴다. 熱鬱病은 눈에 무엇을 씌운 것같이 흐리게 보이는 것이니 위의 藥方에 黃連을 더하고 다시 山梔子와 連翹를 갑절로

더한다.

脫營病으로 바보같이 된者는 잠을 못자고 飮食을 못먹게 된다. 이때는 交感丹을 內服으로 쓰고 香鹽散을 外用으로 쓰되, 잠자리 들적에 이것으로 이를 닦는다. 或은 午後에 열이 났다가 酉戌時(午後 5時~9時까지) 사이에 없어지거나, 或은 婦人은 月經量이 極히 적어지고 男子는 小便이 방울로 떨어지게 되는 것이니 溫膽湯이나 二陳湯에 人蔘 白芍 紅花를 더하여 쓴다.

積熱(적열)

큰뜻을 품고 있다가 마음대로 되지 않아 鬱病이 생긴 경우는 陰을 길러 주면 精神이 절로 보충되어 병이 흩어지는 것이니 三白湯에 陳皮 白芍 麥芽 梔子 香附子 枳殼 甘草를 더하여 린후에 生薑汁을 조금 넣어 뜨겁게 마시고, 鬱病을 풀도록 할 것이다. 또한 當歸, 黃栢, 沙蔘을 더함으로써 陰을 기르되 痰에는 貝母를 더해 쓰고, (여름)에는 麥門冬을 더해 쓰고, (겨울)에는 補骨脂를 더해 쓴다.

三焦에 熱이 쌓였을 때는 虛症인가 實症인가를 살펴야 한다. (上焦熱)은 입이 마르니 凉膈散을 쓰고, (中焦熱)은 답답하고, 목마르니 調胃承氣湯을 쓰고, (下焦熱)은 大小便이 막히니 八正散을 쓰고, (三焦의 俱熱)에는 三黃湯을 쓴다. 實熱인 경우는 氣에 속하는가 血에 속하는 것인가를 쓰는 것이다. (氣)의 경우는 白虎湯 或은 敗毒散에 荊芥靑皮木香을 더해 쓰고, (血)의 경우는 四順淸凉飮을 쓰며, (氣血의 俱熱)에는 洗心散을 쓰고 (淸經)의 경우는 각각 그 經을 따라

心經이면 瀉心湯을 쓰는 것이니, 나머지는 무두 이에 본받아 쓴다.

虛熱도 氣症, 血症을 구별하여 升陽降火와 滋養補益法을 써서 치료하는데 (氣分의 虛熱)에는 淸心蓮子飮을 쓰고 (甚한者)는 升陽시킴으로써 허열을 흩어 버리는 것이니 龍腦鷄蘇丸을 쓰고, (오래된 者)는 小柴胡湯에 四君子湯을 合方하여 쓰거나 或은 升陽益胃湯 및 補中益氣湯을 쓸 것이나 或 疑心하기를 補中益氣湯으로 어떻게 治熱하느냐고 하는데 살펴보면 이것은 熱을 虛熱證에 쓰고, 溫熱한 藥이 虛熱을 잘 치료하는 理致를 모르는 탓이인 것이다. 대개 大熱이 人體의 上部에 있으면 寒이 반드시 人體의 下部(內部)에 잠복하고 있는 것이니 溫性藥은 능히 寒을 물리쳐서 地氣를 보조하게 되는 것이다. 地氣라 함은 人體에 있어서는 胃의 生氣이니 이와같은 眞氣를 왕성하게 하면 邪熱은 절로 물러나게 되는 것이다.

(血分의 虛熱)에는 四物湯에 黃芩, 黃蓮, 山梔를 더하고 (오래된 것)에는 滋陰降火湯을 쓰고, (氣血의 俱虛)에는 十全大補湯, 人蔘養榮湯이나 坎离丸을 쓰고, (蒸熱한 者)에는 加味逍遙散에 함께 知母와 黃栢을 더해서 쓴다.

風痰濕熱은 항상 서로 잘 兼해지고 症勢의 變化도 많으므로 한가지로만 잡아 취급하기가 어렵다.

諸虛(제허)

모든 虛症은 陰에 속하는가 陽에 속하는가를 분별할 필요가 있다. 飮食 양이 적고 精神이 흐리고 精液을 간직하지 못하면 허리

등, 가슴, 갈비, 힘줄, 뼈가 아프고, 一定한 시간에 열이 나고 땀이 나고 痰嗽症이 나타나는 것이 흔히 있는데, 外因으로 생긴 얼마 되지 않은 虛損症이라면 회복하기가 쉽다.

【肺損】에는 四君子湯을 쓰고, 【心損】에는 四湯物을 쓰며, 心肺의 俱損】에는 八物湯을 쓰고, 【心及脾胃의 俱損】에는 十全大補湯을 쓰며, 【肝腎의 俱損】에는 牛膝丸을 쓰고, 【夢遺】에는 小建中湯을 쓰고, 【心悸腹痛】에는 桂枝湯에 龍骨牡蠣散를 더하여 쓰고, 【氣虛, 潮熱】에는 補中益氣湯을 쓰고, 【氣虛, 自汗, 潮熱】에는 人蔘淸肌散을 쓰고, 【血虛有汗潮熱】에는 人蔘養榮湯을 쓰고, 【血虛無汗潮熱】에는 茯苓補心湯을 쓰고, 급격한 出血에는 益胃升陽湯을 쓰며, 【潮熱汗出, 痰嗽】에는 蔘芩白朮散에 當歸와 黃茋를 더해 쓴다.

【大病後의 盜汗】에는 黃茋益損湯을 쓴다.

모든 피로와 욕망에서 오는 虛勞는 內傷病을 만든다 治法은 心과 腎의 機能을 調和시키고 또 脾胃를 길러 주어야 하니, 【有熱】에는 古庵心腎丸을 쓰고, 【有寒】에는 究原心腎丸을 쓰고 兼하여 脾胃를 補하려면 二神交濟丹을 써야 한다. 邪熱과 諸邪氣를 꼈을 때는 交感丹을 쓰는데 자세히 그 정상을 참작해 내려야 한다.

옛부터 내려오는 養性延年藥(長壽藥)은 모두 中正하고 溫平한 것일수록 효과가 뛰어난다.

男子는 精液病이 생기고 女子는 帶下症이 생기며 또 吐瀉를 하게 되는 기이한 病이 생겨서 腦가 차와지고 四肢가 冷해지며 心腹이 아픈 경우에서 【腦寒】에는 三五七散을 쓰고, 【四肢의 冷】에는 薑附湯을 쓰고, 【心腹痛】에는 復陽丹을 쓴다.

【心腹冷】에는 剛劑(金石性의 약)를 오랫동안 계속 쓰게 되면 腎氣가 쇠약해질까 하여 陰性藥을 취하든 陽性藥을 취하든 治療에 지나침이 없어야 하니 王冰이 말한 【取陰 取陽 無過治】라는 이말은 亦是 나의 스승이 된다고 할 수 있다.

沈寒痼冷 (침한고냉)

가라앉고 고질적인 病은 氣血을 大補해 주고 脾胃를 따스하게 해 주어야 하니 十全大補湯이나 附子理中湯을 쓴다.

臟腑本脈 (장부본맥)

【心脈】은 浮大散 즉 위로 뜨고 흩어지는 것이 정상적인 脈이다.

【肝脈】은 弦軟 즉 활줄처럼 달리고 연한 것이 無病한 脈이다

【腎脈】은 沉石帶滑 즉 가라앉은 돌과 같으나 미끄러운 형태를 띤다.

【肺脈】은 浮濇短 즉 위로뜨고 깔깔하고 짧은 것이 平脈이다

【脾脈】은 緩 즉 느슨하여 잘 나타나지 않는다.

【命門脈】은 沉實 즉 가라앉고 충실한 것이 가장 좋다.

雜病吉凶脈 (잡병길흉맥)

【中風】의 경우。 浮緩 즉 뜨고 느슨한 것은 好轉되는 脈이요 急疾 즉 급하고 빠른 脈은 惡化되는 不良한 脈이다.

【傷寒】의 경우。・熱病未汗을 강하게 땀낸 뒤에 병이 急進하고

脈이 大 즉 커지면 죽음이 임박한 것이다.

【暑病의 경우】·暑가 氣를 傷하면 脈이 虛하고、몸에 열이 나는데 그 脈이 활줄 같고 넓고 파대통 같고 느린 體狀의 경우는 餘力이 없다.

【濕病의 경우】·濕이 血을 傷하면 脈이 緩細濇 즉 느슨하고、가늘고 깔깔하다.

【虛火】·맥이 浮數 즉 위로 뜨고 빠르다.

【實火】·맥이 沉大 즉 가라앉고 크다.

【飮食】·內傷으로 인한 것인데 氣口脈이 急滑 즉 급하고 미끄럽다.

【勞役】·脾脈이 大弱 즉 크고 약하거나 沉 즉 가라앉는다.

【氣病】·濇弱 즉 깔깔하고 약한 脈인 경우는 치료가 어렵다

【失血】·이 경우의 모든 血症脈은 沉細 즉 가라앉고 가늘면 좋은 징조인 것이고 浮大 즉 위로 뜨고 크면 장차 豫後 치료가 어렵다.

【鬱症】·답답한 증세인데 맥은 모두 沉滑 즉 가라앉고 미끄럽다.【疾鬱】에는 맥이 긴장하고、【濕鬱】에는 맥이 파같고 빠르고,【血鬱】에는 맥이 濡 즉 젖은 것처럼 탄력성이 없다.【火鬱】에는 맥이 細 즉 가늘고,【食鬱氣鬱】에는 맥이 깔깔하다.

【耳病】·신장이 虛한데서 오는 것인데 그 맥은 遲濡 즉 느리고 젖은 것처럼 탄력이 없다.

【齒痛】·耳病과 같이 신장 虛損에서 오며 맥은 尺脈이 濡而大 즉 젖어있는 것처럼 탄력이 없고 크다.

【痛風】·심히 아픈 관절염으로서 肝腎經이 습기를 받은 것이고 少陰痛風은 脈이 浮弱 즉 위로 뜨고 약하고 風血로 당기고 급박한 것은 三陰에서 온 것이다.

【痺症】·마비증인데 맥은 浮濇而緊 즉 위로 뜨고 깔깔하면서 긴장한다.

【咳嗽】·맥은 흔히 위로 뜬다. 이것은 氣가 肺에 모이고 胃가 열린 까닭이다. 또 맥이 沉細 즉 가라앉고 가는 것은 조금 위태로운 것이고 浮濡 즉 위로 뜨고 젖은 것은 탄력성없는 맥의 경우는 치료하기 쉽다. 또 그 원인이 五臟에 있는 수도 있으니 각각 그 本經을 살펴 보도록 해야 한다.

【癨亂】·곽란의 증세에서 脈이 움직이다가 한번씩 中止하는 代脈에는 의혹하지 말 것이며、극도로 치받혀서 遲微 즉 느리고 작은 脈이면 뒷일이 두렵다.

【虛勞】·맥이 弦大 즉 활줄같으며 크다.

【勞瘵】·肺病인데 맥은 數 즉 빠르다.

【諸風】·모든 風으로 어지러운 것인데、下虛하면 尺脈이 虛하고 上實하면 寸脈이 實하다.

【頭痛】·陽證頭痛은 맥이 弦 즉 활줄같다. 症에 따라 모든 맥을 보는 것인데 腎氣로 인한 頭痛은 脈이 弦堅 즉 활줄같고 군고、眞頭痛은 맥이 短濇 즉 짧고 깔깔하다.

【心腹痛】·그 종류가 아홉 가지가 있는데 맥이 細遲 즉 가늘고 느린 것은 앞으로 좋은 징조이고 浮大 즉 위로 뜨고 큰 것은 오래 끄는 징조이다.

【痎疾】·맥이 절로 활줄같아지고 움직이다가 한번씩 中止하고 흩어지는 弦代散은 위증이다.

【泄瀉下痢】·맥이 沉小滑弱 實大浮洪 즉 가라앉고 조금 미끄럽고 약하고 충실하고 크고 위로 뜨고、넓고 열을 발생하면 나쁘다.

【痞滿】·맥이 滑大微濇 즉 미끄럽고 크고 조금 깔깔하면 쉬

약해지고 나빠진다.

낮을 것이로서 놀랄 만한 것이라.

〔淋病〕·임질의 맥에서 細數 즉 가늘고 빠르면 무슨 병이 있겠는가! 實大 즉 충실하고 크면 낫기 쉽고, 虛澁 즉 허하고 깔깔하면 치료하기 어렵다.

〔積聚〕·이맥은 대개 沉 즉 가라앉는다. 五臟의 것은 積이고 六腑의 것은 聚이다. 맥이 實强 즉 실하고 강하면 치료할 수 있고 沈細 즉 가라앉고 가늘면 치료할 수 없다.

〔中毒〕·맥이 洪大 즉 넓고 크면 좋으나 細微 즉 가늘고 작으면 좋지 못하다.

〔喘急〕·맥이 浮滑 즉 위로 뜨고 미끄러운 者는 순조롭고 沉澁 즉 가라앉고 깔깔한 者는 逆症으로서 치료하기 어렵다.

〔嘈雜噯氣〕·右側의 寸脈關脈을 살펴서 緊滑(긴장하고 미끄러움)하면 치료할 수 있으나 弦急(활줄같고 급함)하면 치료되기 어렵다.

〔嘔吐反胃〕·맥이 浮緩(뜨고, 느슨함)한 것이 좋으며 緊澁(활줄같고, 빠르고, 긴장하고, 깔깔함)한 것은 結腹者이니

〔飽逆〕·맥이 浮滑(뜨고, 미끄러움)한 것이 좋으며 結大促微(맺히고, 크고, 축박하고, 작은 것)한 것은 반드시 죽는다.

〔痙〕·痙脈은 弦直(활줄같고 곧음)하거나 或 沉細(가라앉고 가늘다)한데 伏弦(잠복하고, 활줄같고, 곧음)하고, 伏堅(잠복하고, 활줄처럼 된 것)은 오히려 좋으나 弦急(활줄같고 급함)한 것이 좋으며 結大促微(맺히고, 크고, 축박하고, 작은 것)한 것은 반드시 죽는다.

〔五疸〕·實熱脈은 반드시 洪數 즉 넓고 빠르고, 微澁 즉 있는 듯 없는 듯 가늘고 연하고 깔깔한 맥의 경우는 虛에 속하며 갈증이 생기는 것을 아주 꺼린다.

〔脹滿〕·맥이 弦 즉 활줄같은 것은 脾胃(土)가 肝膽(木)에 제압당하는 것인데 浮 즉 위로 뜨고 위로 뜨는 虛脹이 되는 것이고, 긴장하는 緊脈이면 속이 實한 것이고 뜨고 큰 浮大脈이면 살아날 수 있어도 虛脈이면 조금 위급하다.

〔燥結〕·大便이 건조하고 맺힌 것인데, 脈은 沉伏 즉 가라앉고 잠복하는 것이니 의심해서는 안 된다.

〔遺精〕·遺精은 白濁과 함께 尺脈에 병이 나오는 것을 경험하지만 心虛症이 있을 때는 左側寸脈이 短小 즉 짧고 작은 것을 볼 수 있다. 脈이 遲 즉 느리면 살 수 있으나 急疾 즉 급하고 빠르면 문득 죽는 수가 있다.

〔腰痛〕·허리가 아픈데는 脈이 沉弦沉滑 즉 가라앉고 활줄같고 미끄러우면 낫기 쉽다.

〔疝〕·맥이 弦急 즉 활줄같고 급하면 積聚가 속에 있는 것이며 맥이 牢急(노급) 즉 굳고 급하면 살지만, 急弱 즉 급하고 약하면 죽는다.

〔脚氣〕·각기의 맥은 四種이 있으니, 浮弦(뜨고 활줄같음)은 風이요 濡弱(젖은 것같이 탄력이 없고 약함)은 寒, 洪數(넓고 빠름)은 熱인데, 結(往來가 느리고 느슨하고 때로는 한번 그쳤다가 다시옴)하면 氣攻症이니 尺脈이 응하지 않으면 치료해도 그 공도 없이 반드시 죽는다.

〔三消〕·이것은 上消, 中消, 下消인데 消渴의 맥이 浮大 즉 뜨고 큰 者는 살고, 그맥이 小微澁 즉 작고 가늘고 깔깔하면 끝이 축

〔癲〕·浮洪(뜨고 넓음)한 것은 나쁘다.

〔癎〕·맥이 허한 것이 좋다. 陽증은 脈이 뜨(浮)고, 陰증은

맥이 沉 즉 가라 앉으니 沉實 즉 가라앉고 실한 것은 급박하고 나쁘다.

〔邪祟〕(사수)·맥이 無常하니 이것은 다 痰이 만든 病이다

〔喉痺〕·이의 맥은 微伏 즉 작고 잠복해 있는 것을 가장 꺼린다.

〔瘃病〕·肺虛(肺痿)의 맥은 흔히 微緩(작고 느슨한 것)、或은 澁(껄깔함)、或은 緊(긴장함)、或은 細(가늘다)、或은 濡(젖은 것처럼 탄력이 없는 것)하다.

〔尸厥〕·맥이 沉滑 즉 가라앉고 미끄럽고 몸이 冷하면서 반드시 치료하기가 어렵고, 尺脈이 沉而滑 즉 가라앉으면서 미끄러우면 두렵다.

〔蟲〕·벌레에 상한 것인데, 맥이 緊急 즉 긴장하고 급박하면 좋지 못하고 虛少 즉 虛함이 적으면 豫後가 좋다.

癰疽脈 (옹저맥)

〔癰疽〕·맥이 浮數 즉 위로 뜨고 빠르면 陽증이고 沉 즉 가라앉으면 陰증이다. 추위를 싫어하고 열이나고, 모름지기 눌러서 아픈 곳이 있고 맥이 빠르면 장차 곪으려는 것이고, 아프지 않으면 陰증인 것이다. 맥이 滑實促 즉 미끄럽고 실하고 촉급하면 종기가 소멸될 것이고, 虛濡遲 즉 허하고 탄력성이 없고 느리면 托裏消毒을 해야 한다. 或 卽濡微 즉 파같고 껄깔하고、작으면 터진 뒤가 또한 좋다. 무릇 癰疽는 터지지 않은 것은 洪大 즉 넓고、큰 脈이 좋고, 허하고, 이미 터진 것은 그런 脈이 두렵다. 肺痿脈은 數虛 즉 빠르고、허하고, 癰脈은 寸脈이 빠르고, 충실하다. 또 맥으로서는 短澁 즉 짧고、껄깔한 것이 좋고

求嗣脈 (구사맥)

求嗣(자식을 보려는 것)의 脈은 전적으로 尺脈에 달렸다. 右側尺脈만이 왕성하면 火가 움직여 女色을 좋아하고, 左側尺脈만이 왕성하면 陰이 虛하여 福되지 못하는 것이니 오직 그 맥은 沉滑 즉 가라앉고 미끄러우며 고른 것이 좋고, 微澁 즉 미하고 껄깔한 것이 가장 나쁘다.

男女老脈 (남녀노맥)

男子의 나이는 八八法으로 가니 六十四歲에 尺脈이 왕성한 것을 正常으로 삼는다. 老人의 脈은 濡弱 즉 젖은 것처럼 탄력이 없고 약한 것을 正常으로 삼고, 滑大 즉 미끄럽고 큰 것을 病으로 삼는다.

婦人經脈 (부인경맥)

寸脈關脈은 비록 고르나 尺脈이 끊어지면 월경이 곤란하며 少陰肝脈이 沉 즉 가라앉은 者도 역시 주로 月經이 不利하다. 少陰

浮大 즉 뜨고 큰 것이 나쁘다. 腸癰은 그 脈이 滑數 즉 미끄럽고 빠른데다가 緊 즉 긴장을 겸하면 곪게되고 열이 안 나며 關脈이 卽같고、껄깔하고、긴장함)하면 설사를 시켜 주는 것이 좋다. 무릇 癰疽 맥은 長緩 즉 길고 느슨하면 치료하기가 쉽고、만약 或 短散結促代 즉 짧고 흩어지고 맺히고 핍박하고 움직이는 도중 오래도록 한번씩 中止하는 경우는 죽는다.

(腎)脈이 滑數 즉 미끄럽고 빠르면 陰中에 임질종창이 있는 것이고 胃脈이 澁 즉 깔깔하고 微而遲 즉 가물 가물하면서 느리면 피가 소모되고 寒氣가 막아서 月經 못한지가 三個月이 된 것이다.

姙娠脈 (임신맥)

임신 초기에 寸脈이 微 즉 작고 一呼吸 동안에 五번 두들기며 三部脈이 모두 고르고, 오래 눌러도 변함이 없으면 임신한 것이다.

【姙娠三個月】· 陰이 陽에 두들겨서 氣가 쇠약하고 피가 왕성하여 마땅히 相當하며 肝脈이 가로로 되고 肺脈이 약해지고 心脈이 滑而洪 즉 미끄러우면서 넓고, 尺脈이 滑帶數 즉 미끄러운 동시에 빠르고 오래 누르면 더욱 강하고, 或關脈이 滑大代하여 미끄럽고, 크고, 動中에 한번씩 오래동안 中止하며, 더욱 갈증이 생기고 거기다가 脈이 느리면 그 胎는 반드시 상한 것이다.

【姙娠四個月】· 右脈에서 女兒, 左脈에서 男兒를 판별할 수 있는 것인데 단 疾不散 즉 빠르기만 하고 흩어지지는 않는다.

【姙娠五個月】· 그 맥의 양상은 아주 급하고 聚數 즉 모이고 빠르면 반드시 漏胎(태중에 피가 흘러 나오는 것)이며, 太緩遲浮 즉 아주 느슨하고 느리고 뜨면 腫脹이 있으면서 천식을 한다.

【姙娠六七個月】· 그 맥이 實長沉遲(실하고, 길고, 가라앉고, 느린것)하면서 滑(깔깔한 것)하면 낙태될 것이니 마땅히 예방을 해야할 것이요 맥이 弦 즉 활줄 처럼 달리면 차웠다가 열났다가 하는 것이니 마땅히 子宮을 따스하게 해야 한다.

【姙娠八月】· 弦實 즉 활줄 처럼 되고 충실한 것이 정상이니 沉細 즉 가라앉고 가는 것은 不良하며, 少陰(腎)脈이 微緊 즉 희미하고 긴장하면 양 태중에서 그 하나는 상한 것이다.

【姙娠足月】· 맥이 혼란한 것이 도리어 좋은 징조이다. 대개 經病의 尺脈이 비록 滑 즉 미끄럽다고 하나 허약을 띠면서 遲澁 즉 느리고 깔깔한 맥을 겸하는 것이니 胎를 가졌을 때는 尺脈이 滑帶 數而 實 즉 미끄러운데다가 빠름을 띠면서 충실하다.

【辨男女】(변남녀)· 태중에 남자인가 여자인가를 분별하는 것인데, 모든 陰과 陽이 남자와 여자를 나누는 것이니, 左脈이 滑疾實大 즉 미끄럽고 실하고 크면 남자이고, 右脈이 그러하면 여자이며 左脈右脈이 함께 왕성하면 반드시 쌍태를 이룬 것이다.

【臨産脈】(임산맥)· 臨産에는 맥이 한 호흡에 여섯 번 오는데 이 脈을 遷經(천경)이라 이름하며, 浮大 즉 위로 뜨고 크면 난산하고 或 沉細滑 즉 가라앉고 가늘고 미끄러우면 즉시 생산하고, 얼굴이 푸르고 검은 것을 꺼리며, 얼굴이 붉으면 산모가 살고 혀가 푸르면 태아가 죽는다.

【産後脈】(산후맥)· 산후의 맥이 緩滑沉細 즉 느슨하고 미끄럽고 가라앉고 가늘면 좋으나, 實大弦牢 즉 충실하고 크고 활줄같고 굳으면 木克土 즉 肝氣가 비위를 상훈 것으로서 나쁘고, 澁疾 즉 깔깔하고 빠르고 고르지 못하면 피가 망하고 心氣가 끊어진 것이다.

死脈 (사맥)

〔雀啄〕(작탁) · 참새가 모이를 쪼는 형상의 맥이 三~五번 있다가 갑자기 없어지는 것은 脾氣가 끊어진 것이니 十二日이면 죽는다.

〔屋漏〕(옥루) · 草家집 지붕에서 빗물이 새어 한나절에 한 방울씩 힘없이 떨어지는 형상이니 이것은 胃氣가 끊어진 것으로서 七~八日만에 죽는다.

〔彈石〕(탄석) · 脈이 탄환과 돌과 같이 여물게 오다가 즉시 흩어지는 것인데, 이것은 肺氣가 끊어진 것으로서 三日이 되면 죽는다.

〔解索〕(해삭) · 脈이 새끼를 풀어 놓은 듯하여 꼬불꼬불 하여서 손가락을 대면 손가락을 치자 말자 즉각 흩어지고 혼란해지는 것이니 이것은 腎氣가 끊어진 것으로서 四日만이면 죽는다

〔魚翔〕(어상) · 脈이 고기의 날개처럼 그 움직임이 있는 것같기도 하고 없는 것같기도 한 것인데 이것은 腎氣가 끊어진 것으로서 四日만이면 죽는다.

〔釜沸〕(부비, 부불) · 이 脈은 가마솥에 아무 것도 넣지 않고 끓여 용솟음치는 국과 같은 것이니 이것은 陽氣만 있고 陰氣는 조금도 없는 것으로서 一日 만에 죽는다.

〔鰕遊〕(하유) · 이 脈은 새우가 물에 떠 노는 것처럼 가만 있다가 가끔 한번씩 뛰는 형상인데 이것은 脾氣가 끊어진 것으로서 三~七日만에 죽는다.

人中(穴名, 코와 입 사이에 오목하게 파인 곳)이 평탄해지면서 五臟이 相勝(腎勝脾土)하는 것을 鬼賊이라 이름하며 이것은 죽는다。

脈部 (맥부) (脈의 部位)

〔左手〕· 心 小腸은 寸에서 보고 肝 膽은 關에서 보고, 腎은 尺에서 본다.

〔右手〕· 肺 大腸은 寸에서 보고, 脾 胃는 關에서 보고, 命即命門은 尺에서 본다.

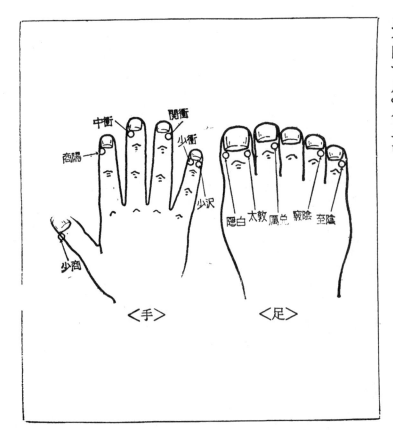

〈手〉　〈足〉

李常和先生增補方

※ 讀者 여러분들의 要請이 있으면 李常和先生님의 增補万編도 國譯을 計劃하고 있으니 參考助言을 주시면 많은 도움이 되겠읍니다.

連絡하실곳은 本社編輯部

增補方

1 大秦艽湯

治風中經絡、口眼喎斜、半身不遂、或語言蹇澀、乃血澀不能養筋、宜養血踈風○秦艽五分甘草川芎當歸白芍藥生地黃熟地黃白茯苓羌活獨活白朮防風白芷黃芩各八分細辛五分右水煎服

2 桂枝湯

治太陽傷風自汗惡風○白芍藥桂枝各三甘草一錢薑三棗二水煎服須臾飲米粥以助藥力○加附子一錢名桂枝附子湯

3 搐鼻散

治一切中風不省人事、用此吹鼻中、有嚏者生無嚏者難治○細辛去葉皂角去皮弦各一錢半夏五分爲

4 三化湯

治中臟熱極閉塞○厚朴薑製太黃酒蒸枳實羌活各一錢五分水煎服

5 葶藶散

治熱極便閉○葶藶白芥子各三甘遂一錢爲細末每五分薑湯下、痰從大便而出

6 三生飲

治中臟寒極、不省人事、痰壅氣厥○生南星生烏頭生附子各一錢五分生木香五分生薑五片水煎服○虛脫者加人蔘一兩

7 橘半湯

治痰壅氣厥、不省人事○橘紅半夏各一兩水煎去滓

細末、以竹管、吹入鼻中少許

和生薑自然汁對冲、頻頻灌之〇虛極加人蔘一兩

8 蔘歸茸湯

治氣血虛脫〇人蔘一兩 當歸鹿茸各五錢 水煎服〇冷極、加附子官桂

9 金液丹

治諸般虛冷欲死、裡寒下利、陰症、最爲溫補脾腎、消痰治濕〇石硫黃十片用銅鍋熔化麻布濾淨傾入水中、再熬再傾、如此七次、研入罐內、覆蓋以鐵絲紮定、外以鹽泥固封一寸厚、陰乾埋地中三日、去火毒、再研如粉、以蒸餅爲丸梧子大空心日再溫水下五十丸、小兒隨量服或先慢火煨紅、次加烈火煨一炷香時、寒爐取出、散用無妨

10 烏苓湯

治左半偏枯〇桂枝白芍藥白何首白茯苓各三錢 甘草

11 蔘芪薑苓湯

二錢 砂仁二錢 水煎食遠溫服〇左半不遂、外用白何首桂枝附子茯苓各等分爲末、布包熱熨患處

治右半偏枯〇黃芪人蔘半夏生薑各三 甘草二錢 白茯苓一錢 水煎食遠溫服〇右半不遂外用黃芪茯生薑附子爲末、布包熱熨患處〇下焦虛寒二方俱加乾薑附子〇大便秘結俱加肉蓯蓉阿膠珠各一錢五分

12 神仙解語丹

治中風不語〇白附子炮石菖蒲遠志去心天麻全蝎去土羌活膽南星各一兩 木香五錢 右爲末糊丸龍眼大每服一丸薄荷湯下食遠時日再用

健陽丸

治陽氣不足〇附子熟地黃人蔘牛肉鱔魚各十兩 右脯爲末煉蜜丸梧子大隨力空心日再服溫下

14 斑龍固本丹

治虛損、陽痿、癱瘓、脚膝痛、疝氣、婦人虛
冷無子○兔絲子四兩 人蔘山藥生芐熟芐天門冬麥
門冬山茱萸枸杞子五味子巴戟去骨肉蓯蓉牛膝
并酒洗杜冲薑炒白茯苓栢子仁木香虎脛骨去油
各二兩 覆盆子地骨皮車前子各一兩五錢 澤瀉遠志去心菖
蒲川椒附子各兩一 右爲末以下五仁斑龍膏爲丸梧子
大每百丸空心日再溫酒含下○五仁斑龍膏治陽
虛四肢無力生鹿角去盖五十兩 切片洗淨枸杞子八兩人
蔘天門冬麥門冬牛膝各五兩 同入罐內注水以油紙
封固罐口安大鍋內注水文武火熬三日夜水盡常
加溫水日足去滓再熬成膠以上末藥和丸

15 秘傳順氣散

治喎斜癱瘓○青皮陳皮枳角桔梗烏藥人蔘白朮
白茯苓半夏川芎白芷細辛麻黃防風乾薑白殭蠶
甘草各等分水煎日再服

16 斷痺湯

治風寒濕濕三氣合而爲痺○當歸桑枝各三
二錢 羌活獨活秦艽各一 乳香木香各八分 川芎七分 桂心甘
草各五分 水煎食遠日再服○風氣勝者加秦艽防風
○寒氣勝者加附子○濕氣勝者加防己萆解薏苡
仁○痛在上者加羌活荊芥○痛在下者加牛膝○
間有濕熱舌乾喜冷口渴溺赤腫處熱辣去桂心加
黃栢三分

17 解濕湯

治濕氣入於骨髓、痛不可忍、手足牽掣、腰脊
傴僂、久不起○薏苡仁茯苓各兩一 白朮五錢 車前子一錢
甘草五分 薑三棗二水煎服空心日再

18 附子八物湯

治癧癰風、肢節痛、不可忍○附子乾薑白芍藥
茯苓半夏官桂人蔘白朮枳實各錢一 水煎空心日再服

19 桂芍知母湯

治癧瘤風○桂枝白朮防風知母生薑各二錢 白芍藥五分

附子麻黃枳實甘草各一錢 水煎空心冷服日再

20 保安萬靈丹

治癰疽風寒濕痺、走注痰痛、附骨陰疽、鶴膝

風、癧瘓喎斜、不遂、血氣凝滯、偏身走痛、

偏墜遺氣、偏正頭痛、破傷風、牙關緊閉、截

解風寒、無不應效如神○蒼朮八兩 麻黃羌活荊芥

防風細辛川烏草烏俱湯泡川芎石斛全蝎當歸甘

草天麻白何首烏各一兩 石雄黃六錢 右為細末煉蜜為丸重

一錢 朱砂為衣收藏隨人強弱病緩急隨量用食遠日

再服蔥白湯或溫酒含下

21 防風當歸散

治破傷風汗多秘溺赤○防風當歸川芎生芐各二錢五

水煎服

22 羌麻湯

治破傷風半表半裏症○羌活麻黃川芎防風枳角

白茯苓石膏黃芩細辛甘菊蔓荊子前胡甘草各七分 白

芷薄荷各五分 薑三片 水煎服

23 括石散

治破傷風下利後熱不解○苽蔞仁九錢 滑石一錢蒼朮

南星赤芍藥陳皮各一 白芷黃栢黃芩黃連各五分 甘草二分

薑三 水煎服

24 蔘歸養榮湯

治失血過多虛潰瘡犯風○人蔘當歸川芎白芍藥

熟芐白朮白茯苓陳皮各一 甘草五分 薑三棗二 水煎服

25 當歸地黃湯

治失血過多虛極生風○當歸熟芐川芎藁本白芷

酒炒 防風 白芷各一錢 細辛五分 水煎服

26 獨蔘湯

治氣虛、血脫及傷寒壞病垂危者冷服後鼻樑上汗出是驗○人蔘一兩極量、乃至五六兩 水煎去滓安新汲水中、取冷服、功難盡述

27 加味逍遙散

治肝經鬱達火胸脇脹痛或作寒熱甚至 生風眩暈振搖咬牙發痙目斜手搐又或怒動肝氣不和木鬱達之是也○柴胡甘草白茯苓白朮當歸白芍藥牧丹皮山梔子炒黑各一 薄荷五分 水煎服

28 木香調氣散

平肝氣、和胃氣○白蔻仁去殼研白檀香木香各一丁香三錢香附子五兩藿香四兩甘草砂仁陳皮各三兩 右為末每二錢入鹽小許溫水調下

29 清骨散

治骨蒸勞熱○牧丹地骨皮青蒿鱉甲二錢紫胡芍藥秦艽七分甘草五分知母黃芩黃連四分 水煎去滓和童便小許服 一錢

30 蘇丹地黃湯

治大風瘡生新、自能平愈○蘇葉生薑牧丹白芍藥乾芐甘草二錢乾薑官桂各一錢 水煎服

31 麻黃湯

治太陽傷寒無汗脉緊○麻黃去節五錢桂枝二錢杏仁甘草各一錢 水煎服

32 加味香蘇散

治風寒傷及時行感冒○蘇葉一錢五分陳皮香附子各一錢荆芥防風秦艽蔓荆子各一錢甘草七分川芎五分薑三片 水煎

溫服○若頭腦痛甚加羌活八分葱白二本○自汗惡風

加桂枝白芍各一○若夏暑加白朮一錢○食滯加麥芽山

查蘿薑子○口渴溺澁加木通茯苓各一錢五○喘咳加

桔梗前胡各錢半杏仁七分○衄血吐血加生芐赤芍丹蔘

○咽喉腫痛加桔梗牛方子各一錢半薄荷五分○便秘加

蘿薑子枳角○四肢口鼻冷乾薑肉桂○乾嘔發熱

而咳加半夏茯苓各錢半○時疫加蒼朮二錢婦人經水適

來適斷加當歸丹蔘○産後受風寒加黑乾薑當歸

散材減半○臍之上下左右有動氣者加人蔘乾薑

散材減半

33 麻黃發表湯

治太陰人太陽經病○麻黃五錢桔梗三錢麥門冬杏仁
黃芩各一錢 水煎服

34 熱多寒小湯

治太陰人熱多寒小○葛根四錢黃芩藁本各二錢 蘿薑子
桔梗白芷升麻各一錢

35 寒多熱小湯

治太陰人寒多熱小○薏苡仁三錢麥門冬桔梗黃芩
杏仁麻黃各一錢乾栗七分

36 新定敗毒散

治少陽人太陽經病○柴胡前胡羌活獨活荊芥防
風赤茯苓生芐地骨皮車前子各一 熱多者加石膏二三錢

37 大青龍湯

治風寒兩傷石膏四錢麻黃三錢桂枝二錢杏仁一錢五分 甘草一錢
薑三棗二

38 川芎桂枝湯

治少陰人太陽症○桂枝三錢白芍二錢川芎蒼朮陳皮
炙甘草各一錢 薑三棗二

39 加味補益湯

治少陰人太陽症氣弱者○人蔘黃芪各三 炙甘草白
尤當歸陳皮各一 藿香蘇葉五分 薑三棗二

40 升陽益氣湯

治少陰人太陽症氣虛者○人蔘桂枝黃芪白芍各二
白何首官桂當歸炙甘草各一 薑三棗二

41 桂枝附子湯

治少陰人太陽症寒多熱小自汗不止○黃芪桂枝
白芍二錢 當歸炙甘草附子各一錢 薑三棗二

42 人蔘桂附湯

治同上○人蔘四錢 桂枝三錢 白芍黃芪各二錢 當歸炙甘草
附子各一錢 薑三棗二

43 葛根湯

治傷寒陽明經症○葛根二錢 升麻秦艽荆芥赤芍各一
蘇葉白芷各入 甘草五分 薑三 無汗口渴加知母○自汗
口渴石膏人蔘○自汗口不渴去蘇葉加桂枝○春
夏加白尤

44 加減川柴胡湯

治傷寒少陽經症○柴胡二錢 赤芍黃芩各一錢五分 甘草七
夏各一 人蔘五分 薑三棗二 胸煩不嘔去半夏人蔘加
蔞仁○渴者去半夏加天花粉倍人蔘○腹痛去黃
芩加白芍○脇痞去大棗加牡蠣○心悸尿澁去黃
芩加茯苓○不渴身熱去人蔘加桂枝○咳嗽去人
蔘大棗黃芩加前胡橘皮乾薑○腦滿者加枳實桔
梗

45 柴葛解肌湯

治傷寒陽明經症惡熱口渴○葛根黃芩各一錢半 柴胡二錢分

赤芍知母貝母各一錢　生芐二錢　牧丹皮一錢　甘草七分　○心煩
加竹葉　○譫語加石膏

46 麻附細莘湯

治傷寒直中少陰症反發熱　○麻黃附子各一錢　細辛五分
薑三　水煎服

47 白通加猪膽汁湯

治傷寒少陰症下利無脉嘔吐煩燥　○乾薑附子各五錢
葱白二本童便半盞　猪膽汁五匙　虛者加人蔘

48 陶氏冲和湯

治傷寒太陽症表裡俱熱　○羌活防風各一錢　川芎白芷
黃芩生芐各二分　柴胡葛根石膏黑豆各一錢　細辛甘草各五分

49 黃芩湯

治傷寒太陽合病下利　○黃芩三錢　白芍二錢　甘草五分　棗

二　○嘔者去棗加生薑半夏

50 柴胡升麻湯

治傷寒少陽陽明併病　○葛根白芍柴胡前胡荆芥
石膏一錢　桑白皮黃芩各六分　升麻五分　豆鼓十粒　薑三

51 陰旦湯

治傷寒表熱裡寒　○黃芩乾薑各三錢　白芍桂枝甘草各二錢
棗二

52 陽旦湯

治傷寒表寒裡熱　○白芍桂枝各三錢　黃芩二錢　甘草一錢
薑三　棗二　○如夏至後加知母石羔或升麻不然恐
有斑出之變

53 桂麻各半湯

治太陽症無汗面熱身痒　○麻黃一錢半　桂枝白芍杏仁

各一錢 甘草七分 薑三 棗二

54 桂枝甘草湯

治過汗又手冒心心下動悸欲得按 ○桂枝三錢 甘草二分

55 桂枝薑附湯

治腰痛虛冷如氷 ○白茯苓桂枝乾薑附子阿膠甘草各三錢

56 柴胡桂枝湯

治太陽症未罷少陽症多 ○柴胡桂枝黃芩人蔘白芍半夏各一錢 甘草五分 薑三 棗二

57 知母麻黃湯

治傷寒壞病表症多 ○知母三錢 麻黃甘草白芍黃芩桂枝五分 各一錢

58 除濕湯

治濕症 ○蒼朮陳皮白茯苓半夏藿香厚朴甘草各一錢

59 甘草乾薑湯

治傷寒咽乾煩燥吐逆 ○甘草四錢乾薑二錢 水煎服

60 麻黃杏仁飲

治傷寒太陽症嘔吐咳嗽 ○麻黃桔梗前胡黃芩陳皮半夏杏仁細辛各八分 防風七分 甘草四分 薑三 ○夏月去麻黃加蘇葉 ○自汗麻黃加桂枝白芍 ○表熱換柴胡 ○口渴加天花粉 ○胸滿加枳殼 ○喘咳加葶藶仁

61 奔豚丸

治傷寒奔豚症 ○橘核鹽炒白茯苓一兩五錢 川練子煨去荔枝子八錢 小茴香木香各七錢 附子吳茱萸湯泡各五錢 肉一兩

肉桂三錢 熬砂糖爲丸每服二錢淡鹽湯下空心日再

62 普濟消毒飲

治大頭溫疫○桔梗甘草黃芩酒炒黃連各一 玄參馬勃橘紅柴胡各五分 連翹牛方子各八分 薄荷六分 升麻三分 ○體虛加人蔘五分 ○便閉加大黃一錢 ○發頤倍加柴胡牧丹皮○咽喉腫痛倍甘吉

63 犀角大青湯

治陽毒發斑 ○犀角大青玄參甘草升麻黃連黃芩黃栢山梔子各一錢 ○口大渴加石膏○虛者加人蔘

64 三一承氣湯

治傷寒發痙口噤腦齒薑滿便閉○大承氣湯下八 加甘草五錢 生薑三片

65 小陷胷湯

治傷寒三陽下早結腦之輕症○黃連三錢 苽蔞仁二錢

牛夏一錢 薑三 ○一方加枳殼桔梗黃芩

66 大陷胷湯

治上同結胸之重症○大黃三錢半 芒硝二錢 再煎一二沸入甘遂末一分

67 半夏瀉心湯

治傷寒三陰下早痞悶嘔逆○甘草人蔘黃芩乾薑各三 半夏五分 薑三 棗二

68 人蔘三白散

治病後陰陽易症○柴胡三錢 人蔘白尤白茯苓白芍各一錢五分 川芎一錢 天麻五分

69 梔子栢皮湯

治傷寒濕熱發黃○黃栢四錢 甘草二錢半 栀子一錢

70 茵蔯蒿湯

治發黃腹滿便閉○茵蔯蒿一兩　大黃梔子各三錢　五分

71 茵蔯朮附湯

肉桂三分

治陰寒發黃○白朮二錢　茵蔯甘草各一錢　乾薑附子各五分

72 瀉心湯

半溫水調下

治心火鬱結○黃連爲末每服一錢或五分或二分

73 保和湯

加豆鼓五錢

治食滯○橘皮各一錢　麥芽山查肉蘿蔔子厚朴香附子各一錢　甘草連翹五分　○怒動肝火加柴胡牧丹山梔子　○食滯類傷寒加山梔子枳實各五分　○熱甚又

74 百合知母湯

治傷寒百合病○百合七枚　知母一兩　二物各煎去渣　二煎水和合再煎服

75 大橘皮湯

治嘔噦膈滿虛煩不安○人蔘五錢　陳皮甘草各二錢　薑七

76 桂枝紅花湯

治傷寒婦人熱入血室脇滿或譫語○桂枝白芍甘草各一錢五分　紅花一錢　薑四棗二

77 荊防地黃湯

加石膏

治陰虛○熟芐山茱白茯芩澤瀉各三　車前子羌活獨活荊芥防風各一錢　○咳加前胡　○吐衄血加玄蔘牧丹　○偏頭痛加黃連牛方子　○食滯加牧丹　○有火

78 神朮散

治吐瀉○蒼朮二錢 厚朴陳皮各一錢五分 藿香砂仁甘草各一錢

水煎服○食滯加麥芽山查蘿蔔子一錢

79 麥冬生地湯

治消渴○麥門冬生地黃各一兩 人蔘三錢

80 活疫清涼散

治瘟疫○秦艽赤芍知母貝母連翹各一錢 玄蔘五錢 柴胡一錢 甘草二錢 荷葉七分 ○傷食加麥芽山查蘿蔔子陳皮○脇滿加鱉甲枳角○譫語加黃連○大渴加石膏天花粉人蔘○便閉加大黃自汗加人蔘○

津液涸小加麥門冬生朮

81 堅軟湯

治注夏○熟地黃五錢 山茱萸二錢 麥門冬白朮白藥白

朮茯仁各五分一錢 生棗仁當歸各一錢 五味子白茯苓陳皮各五分

82 生水健脾湯

治小兒注夏○熟朮白芍各三錢 白朮二錢 五味子人蔘陳皮山查枳角各五分 麥門冬當歸白茯苓各一錢

83 生附除濕湯

治寒濕○蒼朮二錢 生附子白朮厚朴木果甘草各一錢 薑十片

84 潤燥湯

治血燥便秘○熟朮一兩 玄蔘當歸各五錢 生朮牛膝麥門冬山茱萸肉蓯蓉各五分 山藥一錢 升麻麻子五分

85 上下相資湯

治老人及產後血枯便秘○熟朮麥門冬各五錢 山茱萸壅仁當歸沙蔘牛膝各二錢 人蔘玄蔘各一錢 五味子車前子五分 一錢

86 貝母苽蔞散

治肺火壅遏○貝母二錢 苽蔞仁一錢五分 黃芩橘皮黃連 人蔘甘草各一錢 膽南星甘草黑山梔各五分

87 黃芽湯

治中氣虛損○人蔘三錢 白茯苓乾薑甘草各二錢 ○火災加黃連白芍 ○下寒加附子川椒 ○肝鬱加桂枝牧丹 ○肺氣臍滿加橘皮杏仁

88 天魂湯

治陽虛且寒 ○桂枝白茯苓人蔘乾薑附子各三錢 甘草二錢

89 地魄湯

治陰虛生內熱 ○半夏麥門冬白芍玄蔘牡蠣各三錢 甘草二錢 五味子一錢

90 烏肝湯

治陰脫○白茯苓桂枝乾薑附子白何首烏白芍各三錢 人蔘甘草各二錢

91 兎髓湯

治陽脫○人蔘半夏牡蠣玄蔘附子各三錢 甘草龍骨各二錢 五味子一錢

92 壯元丸

治虛損○生附子製熟地黃人蔘鹿茸虎脛骨去油七孔鱔魚眞龍腦保命砂各四兩 右共爲細末以烏雄鷄肉亂搗爲丸梧子大空心日再四五十丸溫水下

93 戊己丸

治虛損○白何首烏赤何首烏乾薑良薑橘皮青皮人蔘鹿茸益智仁香附子龍骨牡蠣金液丹各四兩 右各爲

細末酒糊丸梧子大空心日再溫酒下 七八十丸或
各紫稍花破故紙各四兩

94 海藏紫菀湯

治勞嗽○紫菀知母貝母桔梗白茯苓阿膠各一錢 人
蔘五分 五味子甘草各三分

95 加減地黃湯

治陰虛火動○熟苄四錢 山藥茱萸各二錢 牧丹澤瀉
白茯苓各一錢 ○虛火上炎加玄蔘五錢 地骨皮車前子
○咳嗽加桔梗前胡 ○晡熱加荊芥防風○痰壅加
牛膝車前子去山藥

96 保和湯

治肺痿○薏苡仁五錢 天門冬麥門冬各一錢 貝母二錢 甘
草桔梗馬兜鈴百合阿膠各八分 知母五分 五味子十分 薄
荷二分 ○虛者加人蔘

97 加味桔梗湯

治肺癰○薏苡仁金銀花各五錢 貝母甘草節各一錢
梗白芨橘皮葶藶子各八分 ○初起加荊芥防風各一
潰後加人蔘黃芪各一錢 ○ 桔

98 柳華散

治虛勞咽痛○眞青黛蒲黃炒黃栢砂人中白各一兩
朋砂五錢 氷片三分 共爲細末吹喉

99 玉池湯

治遺精○甘草白茯苓桂枝白芍牡蠣附子各三錢
骨二錢 砂仁一錢 龍

100 澤蘭湯

治瘀血腰痛及跌打瘀血○澤蘭二錢 栢子仁當歸白
芍乾苄牛膝荒蔚子各一錢 ○一方治瘀血澤蘭當歸五二

265

乾芐赤芍牧丹五分一錢紅花桃仁二錢水煎和酒服

麻人蔘麻黃白茯苓威靈仙草龍膽朱砂白芍川椒
防風石斛柴胡白頭翁甘草各三 右為末甲日調製糊
丸梧子大隨力服溫水下

104 保命丹

治一切癲冷虛脫○右硫黃石雄黃辰砂赤石脂紫
石英陽起石火煅醋淬三次 各等分為末入罐內覆
蓋鐵絲紮定鹽泥封固陰乾掘地作坑埋一半露一
半烈火煅一日夜寒爐取出研細醋糊丸梧子大每
十粒空心溫水下○一名保命延壽丹○一名保命
砂

101 益母勝金丹

治經病及艱嗣○熟地當歸荒蔚子白朮各四 白芍丹
蔘各三兩 川芎五分 香附子酒醋薑湯水浸各四兩 右為末
另以益母草一斤成膏和煉蜜為丸空心日再下三
錢式溫水或溫酒○經水後期小腸冷痛加肉桂五錢
○先期妄行加牧丹二兩 黃芩酒炒五錢 ○血凝氣滯
加玄胡索一兩

102 驅蟲丸

治勞瘵○丹蔘五錢一兩 石雄黃一兩 蕪荑雷丸鬼剪羽各五錢
獺肝一具 射香二分五里 右為煉蜜丸梧子大每食後開水
下日三服十丸式

103 甲日丸

治一切食滯積聚吐瀉霍亂○蒼朮白芷川烏草烏
幷便泡各四兩 靈砂五錢一兩 白何首當歸丁香藿香川芎天

105 止嗽散

治諸般咳嗽○桔梗荊芥紫菀百部根白前各二錢 甘草
一錢 橘紅二分 ○風寒嗽加荊芥防風紫蘇子各一錢

106 加味甘吉湯

治咽痛咳嗽○桔梗貝母白部白前橘紅白茯苓旋

覆花各一錢半　甘草五分　水煎服

107 火欝湯

治火鬱○羌活升麻葛根白芍人蔘各七分　柴胡甘草各三分　防風二分半

108 黑錫丹

治下寒上熱沉寒痼冷○黑錫二兩　石硫黃二兩　各熔化合一處俟鉛燒結成一片傾地上出火毒研至無聲用附子破古紙肉豆蔲小茴香川練子陽起石木香沈香胡蘆巴兩各一　肉桂五錢　為末酒糊丸梧子大每三五十丸空心日再薑湯或棗湯下婦人艾醋湯下○治一切冷痰鹽酒下○年高有客熱者服之○脾胃虛冷氣痛自汗墜痰破癖○或加肉蓯蓉牛膝白尤丁香名接氣丹治真元氣憊

109 消氣散

治氣虛浮腫似水膨者也○白尤白茯苓薏苡各五錢　人

蔘山藥二錢五分　車前子神麯蘿葍子各一錢　枳角五分　肉桂各一分　甘草

110 化虫丸

鶴虱去土檳榔苦練根胡粉各一兩　枯白礬二兩五分　右為末糊丸梧子大隨力服溫漿水入真油三四滴含下空心日再

111 和中丸

治積聚腸脹滿○白尤土炒四兩　五穀虫酒炒白扁豆陳皮各三兩　枳實神麯麥芽山查香附子薑炒丹蔘各二兩　白茯苓砂仁五一兩　半夏薑製一兩　荷葉煎水打糊為丸梧子大食遠日再溫水下二錢式虛寒加吳茱萸乾薑肉桂○濕熱加黃連翹○瘀血加厚朴赤芍○氣虛有痰六君子湯下○氣虛補中益氣湯含下○肝積在左脇下加柴胡鼈甲青皮裁尤○肺積在右脇下加白豆久桑白皮鬱金○心積在臍上加菖蒲厚朴紅花裁尤○脾積在胃脘加厚朴○腎積在臍

下另用奔豚丸○熱甚加黃連黃芩 ○虛寒加乾薑
附子○酒積加葛根○痰積加半夏 ○水積加桑白
皮赤小豆○血積加桃仁紅花乾漆 ○肉積加阿魏
山查

112 追蟲丸

治諸蟲○黑丑頭末大黃檳榔各八兩 木香雷丸醋煮各一
（兩）
沈香五錢 右將黑丑大黃檳榔爲末另以苦楝皮皂
角各四兩 熬膏爲丸菉豆大後以雷丸木香末爲衣每
三四十丸五更時砂糖水呑下

113 雷公救疫丹

治瘟疫○皂甬細辛各三分 朱砂石雄黃唐木香橘皮
藿香桔梗薄荷貫衆防風半夏甘草各二錢 枯白礬五分
白芷一錢 右各爲細末調均牧藏薑湯下一錢○口噤
者三分吹入鼻中

114 生地八物湯

治中消○生芐麥門冬各三錢 山藥知母牧丹皮各一錢五分

115 黃芪湯

治肺腎兩虛飲一溲二○黃芪三錢 人蔘麥門冬枸杞
子熟芐各五錢 五味子一錢 水煎空心日再三服
黃芩黃栢黃連各一錢 荷葉二錢 水煎服

116 消瘀蕩穢湯

治血皷○水蛭炒黑丑用火約炒一兩 取頭末 當
歸二兩 雷丸紅花枳實白芍牛膝各三錢 桃仁四十分 去皮
尖水煎一服血下不必再用繼用 八珍湯等大補氣
血

117 消黃祛疸湯

治外感黃疸○薏苡仁車前子各一兩 白茯苓五錢 茵蔯

118 治內消疸湯

治內傷黃疸○白朮白茯苓薏苡仁五錢 茵蔯栀子一（錢）

陳皮五分　水煎日再服

119　助氣分水湯

治產後浮腫○人參一兩　白朮薏苡仁五錢　白茯苓二錢　陳皮五分　蘿葍子三分　水煎服

120　救絕止喘湯

治氣虛喘急○人參熟芐各五錢　麥門冬二分　山茱萸白芥子各一錢　牛膝五味子各一錢　水煎服

121　達欝湯

治肝欝○桂枝鱉甲白茯苓各三錢　甘草二錢　砂仁一錢　水煎服

122　破瘀湯

治瘀血○甘草茯苓牧丹乾薑桂枝丹參桃仁白何首各三錢　水煎服

123　消蟲神奇丹

治虫積○當歸鱉甲醋炒地栗粉各一兩　車前子五錢　雷丸神麯白茯苓白礬各三錢　水煎服

124　救肝開欝湯

治肝欝○白芍五錢　當歸白朮白茯苓各三錢　白芥子五分　柴胡甘草陳皮二錢　水煎服

125　合治湯

治下消○熟芐一兩　山茱萸一分　麥門冬玄參各五錢　車前子二錢　水煎服

126　金鼎湯

治怔忡驚悸○白茯苓半夏桂枝白芍牡蠣各三錢　甘草龍骨各二錢　水煎服○上熱倍白芍○下寒加附子

127 祛癲湯

治重陰癲症〇白朮一兩 人蔘白芥子各五錢 半夏三錢 肉
桂乾薑陳皮各一錢 甘草石菖蒲各五分 水煎服

128 薑附龍骨湯

治重陰癲症〇半夏乾薑附子白茯苓麥門冬龍骨
牡蠣各三錢 甘草二錢 水煎服〇有痰加蜀添

129 柴胡犀角湯

治熱極發狂〇柴胡牧丹生地黃白茯苓各三 甘草二錢
犀角一錢 水煎服

130 化狂湯

治重陽狂症經年不愈〇人蔘白朮白茯苓各一兩 半
夏兔絲子三錢 石菖蒲甘草各一錢 附子三分 水煎服

131 定癇丸

治五癇〇丹蔘麥門冬各二兩 天麻貝母半夏白茯苓白
伏神各一兩 橘皮遠志各七錢 膽南星石菖蒲全蝎去土
白薑蠶去絲炒眞琥珀各五錢 辰砂三錢 右為末用竹瀝
薑汁一盃再用甘草四兩 熬膏和藥為丸彈子大每服
一丸五癇分引下〇犬癇杏仁五枚煎湯化下〇羊
癇薄荷三分煎湯化下〇馬癇麥門冬二錢煎湯化
〇牛癇大棗二個煎湯化下〇豬癇黑瘡三錢煎
下〇或加人蔘三錢尤好

132 却病延壽丹

治痰厥頭痛眩暈甚至發癇〇半夏七兩 南星四兩 狗
寶白附子眞沉香各一兩 右為為粗末水浸朝夕換水春
五夏三秋五冬七日取出晒乾為末另以人蔘白荳
蔻各三兩 熬膏為丸梧子大薑湯下四五十丸食遠日
再

270

133 下氣湯

治肺氣積聚心腦痞滿○半夏白茯苓杏仁各三錢 草貝母白芍橘皮各二錢 五味子一錢 水煎服 甘

134 阿膠散

治尿血心熱口燥舌乾○牧丹生苄各二錢 阿膠一錢 黑 山梔丹蔘血餘麥門冬當歸各八分 水煎服

135 二冬湯

治上消○麥門冬三錢 天門冬二錢 天花粉黃芩知母 荷葉各一錢 人蔘甘草各五分

136 薑苓半夏湯

治痰飲○白茯苓澤瀉橘皮生薑各三錢 半夏甘草各二錢 水煎服 ○上熱加白芍知母石膏下寒佐乾薑附子

○膠固加服實

137 薑苓味莘湯

治痰喘咳嗽○白茯苓甘草乾薑半夏細辛各三錢 五 味子一錢 水煎服○白芍齁喘加橘皮杏仁肺熱加麥門冬 石膏○譫火克肺加芍藥貝母○咳血加栢葉○風 寒加生薑蘇葉

138 援絕湯

治血虛○當歸五錢一兩 白芍一兩 枳角檳榔甘草蘿葍子 木香各一錢 滑石五分

139 苓桂阿膠湯

治腫脹中氣不運尿濁 ○白茯苓澤瀉桂枝阿膠各三錢 甘草二錢 熱加梔子○寒加乾薑○虛加人蔘

140 苓桂浮萍湯

治腫脹中氣不運帶表 ○白茯苓澤瀉半夏杏仁浮

萍桂枝各三錢 甘草二錢 ○虛加人蔘○熱加麥門冬貝
母○寒加乾薑

141 假蘇散

治氣淋○荊芥陳皮香附子麥芽瞿麥木通赤茯苓
各一錢 水煎服

142 萆薢飲

治膏淋並治諸淋○萆解三錢 五倍子石韋車前子白
茯苓各一錢五分 蓮肉石菖蒲黃柏各八分 燈心五分 水煎服

143 苓澤湯

治淋疾○白茯苓澤瀉甘草桂枝芍藥各三錢 ○口渴

144 痢痢散

加阿膠○熱甚加梔子黃栢
治流行痢疾表熱○葛根二錢 苦蔘陳松蘿茶橘皮各一

錢六分 赤芍陳皮麥芽山查各一錢二分 水煎服

145 歸芍湯

治赤白痢疾○當歸白芍各一兩 蘿葍子三錢 枳角檳榔
車前子甘草各一錢 ○虛加牛膝肉蓯蓉枸子各一錢五分 ○
裡急後重加陳皮一錢 ○膿血加赤芍一錢 ○

146 開噤散

痢疾嘔逆○丹蔘三錢 冬苽仁五分 蓮肉白茯苓陳
皮各一錢 石菖蒲七分 川黃連五分 陳米一撮荷葉蒂二
個 水煎服

147 生陰開結湯

治血液枯燥尿如羊○熟苄一兩 當歸玄蔘各五錢 生苄
牛膝麥門冬山茱萸肉蓯蓉各三錢 山藥一錢五分 水煎服

148 防眩湯

149 清空膏

治眩暈○白朮熟苄當歸白芍各五錢 夏各二錢 人蔘五分 天麻一錢 陳皮五分 水煎服 川芎山萸茱半

治偏頭痛○羌活防風各六錢 胡五分 川芎四分 薄荷三分 甘草一分 黃芩半炒二錢黃連六分 柴 水煎服

150 清震湯

治痰火頭痛○蔓荊子荊芥各五分 皮甘草各八分 薄荷五分 青荷葉一個 蒼朮升麻各一錢 陳 水煎服

151 羌活附子湯

治頭痛客寒犯腦○羌活一錢 附子乾薑各五分 甘草八分 水煎服

152 加味升麻湯

治頭痛胃火上衝○石膏二錢 升麻葛根赤芍甘草各一錢

薄荷三分 燈心二十節 水煎服

153 還睛丸

治一切眼疾無不神效○天門冬麥門冬生地黃各三兩 知母酒炒二兩 人蔘蓯蓉杜冲酒炒牛膝酒洗 石斛枸杞子甘菊兔絲子酒蒸當歸熟苄黃栢酒洗 炒青箱子枳角白茯苓白蒺藜羚羊角鎊草決明山 藥各一兩 犀角鎊防風川芎黃連五味子甘草各七錢 右為細末煉蜜為丸梧子大每四五十丸空心日再 鹽湯下

154 川芎茶調散

治鼻淵○黑山梔川芎荊芥白芷桔梗甘草黃芩 酒炒貝母各二兩 右為細末每二錢食後陳松蘿茶調 下

155 解毒雄黃丸

治痰食類中○石雄黃鬱金各一兩 巴豆三十粒 去油右為

156 氷片散

末醋糊丸梧子大 六七粒茶清調灌之吐出痰涎其
人即醒如未吐再灌之

治咽痛○硼砂人中白各五錢 甘草薄荷各三錢 石雄黃 銅青
黃栢靛花黃連玄明粉各二錢 鷄肫胵燒存性一錢
珍珠各二錢 陳茶八分 射香三分
氷片一分 右極細末吹患處○一方加牛黃熊膽
五分 下

157 沈香降氣散

治氣滯心痛○香附子五兩 玄胡索川練子去肉各一兩
砂仁七錢 甘草五錢 沈香三錢 右爲末每二錢淡薑湯
下

158 清中湯

治胃脘熱痛○香附陳皮一錢半 黑山栀川練子玄胡
索八分 黃連一錢 甘草五分 水煎服

159 化虫丸

治虫嚙心痛○蕪荑雷丸各五錢 神麯四錢 木香白尤各三錢
檳榔石雄黃各一錢 右爲細末另以百部根二兩熬膏打
糊爲丸梧子大每一錢半空心米飲下○一方加大
黃五錢

160 柴胡疏肝散

治左脇痛○柴胡陳皮各一錢 川芎赤芍枳角香附子
醋炒各一 甘草五分 水煎服○唇焦口渴乍痛乍止加
山栀黃芩 ○肝經一條扛起者加麥芽青皮山查○
痛有定處而不移日輕夜重血也 加當歸南星紅花
桃仁牧丹 ○乾嘔咳引脇下痛停飲加半夏白茯
苓 ○喜熱畏寒欲得熱手重按加肉桂吳茱萸

161 胡麻散

治風熱癮疹遍身瘙痒或成瘡疥及紫白癜風○胡
麻二兩半 苦蔘荊芥白何首各一兩 威靈仙炒防風石菖

蒲牛方子炒甘菊蔓荆子白蒺藜炒甘草各七錢半 右為
末每二錢薄荷湯下或分作十貼水嫩服

162 虎骨膠丸

治鶴膝風○虎骨去油二斤 嫩桑枝金毛狗脊白菊花
去蒂各十兩 秦艽二兩 水煎去滓再熬成膏和下藥末為
丸如不足加煉蜜○熟苄四兩 當歸三兩 牛膝山藥白
茯苓杜冲枸杞子續斷桑寄生人參各二兩 澤瀉牧丹
各八錢 附子七錢 肉桂五錢 右為末以虎骨膏為丸每空
心日再溫水下三錢式

163 加味橘核丸

治諸疝○橘核鹽酒炒二兩 小茴香川練子去肉桃仁
香附子醋炒山查肉各一兩 唐木香紅花各五錢 右為末
以神麯末打糊為丸每服三錢 ○衝疝白茯苓一錢 松
子三錢 煎湯下○狐疝當歸二錢 牛膝五分 煎酒下○
㿗疝白茯苓陳皮赤茯苓各一錢 煎湯下○厥疝同衝
疝○瘕疝丹蔘白茯苓五分一錢 煎湯下○疝疝本方內加

五靈脂醋炒一兩 赤芍酒炒五錢 服時當歸尾三錢 牛膝
一錢各五分 煎酒下○㿗癃疝同上○寒疝方內加吳茱萸肉桂
各五錢 寒甚加附子五錢 ○白濁加山栀五錢 萆解一兩
心 吳茱萸三錢

164 去鈴丸

治疝消鈴○用大茴香一斤 以老薑二斤 自然汁浸一
宿以薑汁滲盡為度入青鹽二兩 同炒赤取出焙乾為
末用無灰酒浸寒食麯打糊為丸梧子大空心酒下
二三十丸或米飲下

165 順氣湯

治淋後症症○香附子一兩 甘草四錢五分 大棗四十九個 水煎服

166 斑龍延壽丹

治虛勞○生鹿角五十兩 或用鹿茸下臺尤好黃精八兩
枸杞子熟苄兔絲子金櫻子各四兩 天門麥門冬牛膝
龍眼肉楮實各二兩 右重湯膏三日夜去滓再熬成膏

275

和左記末藥爲丸○鹿茸上臺十兩 人蔘五兩 黃芪茯
仁白茯苓山藥山茱萸生苄知母保命砂各四兩 五味
子一兩 右爲末以上膏爲丸梧子大空心日再服溫水
下五六十丸○諸方補藥皆不能及此

167 枯痔散

治痔疾○紅砒瓦上煅白烟將盡取用一錢枯礬烏
梅肉燒存性各二錢 朱砂三分 右細末津調塗患處一日
三次

168 仙方活命飲

治一般癰疽聖藥○金銀花三錢 當歸尾陳皮各一錢 甘
草節天花粉貝母白芷各一錢 防風七分 皂角刺赤芍乳
香沒藥各五分 川山甲炒三片 好酒煎服

169 涼血飲

治心癰○木通瞿麥荊芥薄荷白芷天花粉甘草赤
芍麥冬生苄山梔子車前子連翹各一錢 燈心小許水
煎服○潮熱加竹葉

170 赤豆薏湯

治胃癰○赤小豆薏苡仁防己甘草各等分水煎食
遠服

171 千金牧丹散

治大小腸癰盲腸炎○薏苡仁牧丹皮各五錢 苽蔞仁
一錢五分 桃仁十二個 水煎服 便閉加當歸三錢 大黃一錢五分

172 清胃射干湯

治胃脘癰○芒硝梔子竹葉各五錢 射干升麻犀角麥
冬玄蔘大黃黃芩各一錢 水煎服

173 五行丹

治諸般腫瘡神效○常輕粉三兩 石雄黃石鍾乳玄精

石朱砂各三錢 三菉五分 右爲末另將乾金四兩 白鹽和
均別掛板鐵鐵上先布白鹽小許以 金作陶安上布
藥末以好沙鉢覆藥上外以鹽固封鐵下加炭火半
日文火半日武火至十五時乃至二十時翌朝取沙
鉢內上附藥用之作丸時丹藥一錢 加乳香沒藥末各一
牛黃射香各三分 眞珠五分 爲細末以棗肉爲丸菉豆大
食遠日再服溫水下一二三丸數隨力加減服至
幾日如有口瘡氣服藥停止口瘡快差後更服如初
○忌食雞豬酒麵豆腐等物切忌房事

174 神授換骨丹

治大風瘡眞屢驗神方○大風子肉三斤 防風白蒺藜
荆芥胡麻當歸蕪荑各八兩 薄荷三兩 木鱉子三兩 柴胡
胡黃連各一兩 右爲末糊丸食遠日三隨力溫水下

175 萬病水

治濕熱腫瘡○沃度加里一號 蕃木鱉丁幾一號 苦味
丁幾蕃椒丁幾五瓦 蒸餾水一磅右藥溶解每食後日
三回藥水一食化加溫水三四匙頓服如有頭痛鼻

176 清經湯

治血熱經水先期○地骨皮五錢
熟地黃青蒿各二錢 白茯苓一錢 黃栢鹽水炒五分
牧丹皮白芍藥各三錢 水煎

177 兩地湯

治經水先期只一二點○生地黃玄參各五錢 白芍麥
門冬各二錢 地骨皮阿膠珠各一錢 五分 水煎服

178 溫經攝血湯

治經後期而過多○熟地黃白芍各五錢 川芎白朮各二錢
續斷一錢 柴胡肉桂各五分 五味子三分 水煎服

179 定經湯

180 助仙湯

治經水先後無定期○兔絲子白芍當歸各五錢 熟芐三錢

山藥各二錢 白茯苓五分 柴胡荊芥各一錢 水煎服

181 安老湯

治經水數月不行○白茯苓陳皮各五錢 白芐白芍山

藥各三錢 兔絲子二錢 杜冲甘草各一錢 水煎服

182 加味四物湯

治經水色黑○熟地黃一兩 當歸白芍各五錢 川芎牧丹

各三錢 白芐二錢 玄胡索酒炒柴胡甘草各一錢 水煎服

183 宣鬱通經湯

治經水將來腰腹痛○白芍當歸牧丹各五錢 黑山梔

184 調肝散

（治老人行經○人蔘黃芪熟芐各五錢 白芐當歸山茱

黃五錢 阿膠木耳灰甘草各一錢 香附子五分 酒炒水煎

服）

白芥子炒二錢 柴胡黃芩鬱金甘草各一錢 水煎

185 順氣湯

治經後腹痛○山藥五錢 阿膠珠當歸白芍荊芥山茱

黃各三錢 巴戟甘草各一錢 水煎服

186 溫臍化濕湯

治經前腹痛吐血○當歸熟芐牧丹各五錢 白茯苓荊

芥沙蔘各三錢 白芍二錢 水煎服

187 加減四物湯

治經前臍腹痛○白芐一兩 山藥巴戟各五錢 白茯苓

白扁豆各三錢 銀杏十介 蓮肉三十介 水煎服

治經水過多○熟芐一兩 當歸白芐各五錢 白芍荊芥山

萸各三錢　川芎二錢　續斷甘草各一錢　水煎服

188　健固湯

治經前洩水○人蔘巴戟各五錢　白朮一兩　白茯苓薏苡
仁各三錢　水煎服

189　順經兩安湯

治經前便血○當歸白芍熟芐白朮麥門冬各五錢　人
蔘三錢　山茱萸三錢　荊芥炒黑巴戟天各一錢　水煎服

190　五子衍宗丸

治男子精冷不孕○枸杞子兎絲子八兩伏分子四兩車
前子二兩　五味子一兩　爲末蜜丸空心服八九十丸日再

191　補心湯

治血枯經閉○當歸熟地黃川芎白茯苓陳皮半夏
桔梗枳角前胡甘草　葛根蘇葉木香人蔘各等分薑
三　棗二　水煎服

192　蒼附導痰湯

治氣虛痰盛經水數月一行○蒼朮香附子枳殼各二
錢　陳皮白茯苓各五分　膽南星甘草各一錢　神麴五分　薑三　水
煎服　○或十倍作末薑汁糊爲丸薑湯下六七十丸

193　開鬱二陳湯

治痰盛形肥經閉○蒼朮香附子川芎各二錢　枳角檳
榔各一錢　木香一錢　生薑三片　水煎服或加青皮莪朮四分

194　逍遙散

治過食生冷經閉○地骨皮蓮肉各二錢　白朮當歸白
芍柴胡天花粉各八分　草龍膽五分　薄荷黃芩各四分　水煎
服

195　芩連四物湯

治血鬱經閉○熟芐當歸赤芍川芎各一錢　黃芩黃連
薑製五分　薑三　水煎服

196 調經湯

治經閉浮腫○當歸生芐益母草各一錢 川芎白芍香附白茯牧丹各八分 甘草三分薑三 棗二 水煎空心日再服

197 通經丸

治室女經閉浮腫 ○三稜蓬朮醋炒川芎當歸赤芍莞花川山甲炒劉寄奴 各等分右為末粳米糊為丸 每五六十丸空心温水下

198 紅化湯

治室女經閉脹痛 ○當歸尾赤芍桃仁牛膝玄胡索紅花蘇木紫葳花劉寄奴各一錢 青皮香附各八分 桂枝

199 四物涼膈散

治實熱經閉 ○當歸赤芍川芎生芐黃芩黃連連翹桔梗薄荷甘草嫩竹葉各一錢 水煎温服

200 栢子仁丸

治虛熱經閉○乾地黃三兩 澤蘭葉續斷各二兩 栢子仁牛膝薄荷各五錢 右為末煉蜜丸空心米飲下

201 牧丹皮湯

治經閉勞嗽○當歸牧丹各一錢 白芍乾芐陳皮白朮香附子各一錢 川芎柴胡黃芩各七分 甘草四分

202 人蔘柴胡湯

治經閉骨蒸○人蔘三分 白茯苓白芍乾芐知母麥門柴胡各一錢 甘草五分 水煎食遠服如有汗加牧丹竹葉 ○熱甚加黑乾薑

203 柴胡抑肝湯

治經閉○青皮柴胡一錢 赤芍牧丹各八分 地骨皮香附子四製黑山梔蒼朮各六分 川芎神麴各五分 生芐連翹甘草二分 水煎服

204 養陰湯

治寡婦師抑鬱經閉 ○熟苄當歸川芎白芍人蔘白茯苓陳皮柴胡羌活香附鬱金甘草各一錢 水煎服

205 桂枝桃仁湯

治經閉 ○桂枝白芍牧丹白茯苓丹蔘各三錢 桃仁三錢 水煎服 ○上熱加黃芩 ○下寒加乾薑 ○中氣不足加人蔘 ○血塊加鼈甲䗪虫 ○脾鬱加砂仁

206 加味溫經湯

治崩漏帶下 ○人蔘桂枝白茯苓牧丹阿膠麥門冬白芍吳茱萸各三錢 甘草乾薑當歸川芎各二錢 水煎服 ○漏下不止加牡蠣 ○血塊加桃仁鼈甲

207 止崩湯

治崩漏 ○熟苄白朮各二兩 當歸五錢 黃芪人蔘三錢 乾薑二錢 水煎服

208 桂薑牡蠣湯

治血崩 ○茯苓桂枝芍藥乾薑牧丹牡蠣各三錢 甘草二錢 水煎服 ○氣虛加人蔘

209 固氣湯

治血崩 ○人蔘一兩 白朮熟苄各五錢 當歸杜冲各三錢 白茯苓山茱萸各二 甘草遠志各一錢 五味子十粒 水煎服

210 引精止血湯

治交感血出 ○熟地黃白朮各一兩 人蔘山茱萸車前子各五錢 白茯苓荊芥各三錢 黑薑一錢 黃栢五分 水煎服

211 開鬱止血湯

治鬱結血崩 ○白芍白朮當歸各五錢 牧丹生苄三七根各五分 甘草荊芥各一錢 柴胡五分 水煎服

212 逐瘀止血湯

治閃跌血崩○生芐一兩　枳殼當歸歸尾各五錢　大黃赤芍
龜板各三錢　牧丹桃仁各一錢　水煎服
四錢　水煎服下惡物後用白朮蒼朮薏苡仁各五錢　白茯
苓三錢　陳皮貝母各一錢　水煎服

213 清海丸

治大熱血崩○熟芐玄蔘白芍乾桑葉白朮各一斤　山
茱萸山藥麥門牧丹地骨皮沙蔘石斛各十兩　五味子
龍骨各二兩　右為末煉蜜丸梧子大空心日再溫水下
四五錢

214 蕩鬼湯

治鬼胎○人蔘當歸大黃各五錢　牛膝雷丸紅花牧丹
琴各一錢　枳角厚朴桃仁各一錢　水煎服

215 蕩邪湯

治室女鬼胎○當歸牧丹一兩　雷丸六錢　桃仁三錢　甘草

216 姙子丸

治婦人經血下調帶濁子宮虛冷無孕　○厚朴人蔘
當歸吳茱萸四兩　沒藥二兩　乳香二兩　白歛白伏一兩
牛膝細辛白附子桂心各五錢　右為末壬子日煉蜜丸
梧子大每服四五十丸空心日再

217 養精種玉湯

治婦人身瘦不孕○熟地黃當歸白芍藥山茱萸各五
山藥三錢　白茯令杜冲各三錢　牛膝甘菊各一錢

218 滌痰丸

治婦人肥胖不孕○當歸白朮白芍藥半夏香付子
陳皮甘草各一錢　白伏令四錢　川芎七分五里　干三片　煎湯下
滌痰丸

219 滌痰丸

治同上○白朮二兩 半夏麴川芎香附子各一兩 神麴茯苓各五錢 橘紅四錢 甘草二錢
丸○濕熱加黃連枳實各一兩 右為末米粥丸每服八十

220 溫胞湯

治子宮虛冷無孕○白朮巴戟各五錢 人蔘二錢 杜冲兎絲子山藥芡實各一錢 肉桂一錢 附子三分 補骨紙一錢
水煎服

221 寬帶湯

治婦人小腹急迫不孕○白朮五錢 巴戟五錢 補骨紙一錢 人蔘麥門冬杜冲各一錢 熟地黃二錢 肉蓯蓉白芍藥各一錢 當歸一錢 五味子三分 蓮肉二十粒 水煎服

222 升帶湯

治腰痠腹脹不孕○白朮五錢 人蔘二錢 沙蔘五錢 肉桂一錢 山藥鱉甲茯苓各五分 半夏神麴各一錢 水煎服

223 升提湯

治腦滿不思食不孕○熟地黃巴戟白朮各五錢 人蔘 黃芪五分 山茱萸五分 枸杞子一錢 柴胡五分 水煎服

224 溫土毓麟湯

治腦滿食小不孕○巴戟覆盆子各五錢 人蔘白朮山藥各二錢 神麴一錢 水煎服

225 開鬱種玉湯

治嫉妬不孕○白芍藥一兩 當歸白朮各五錢 香附牧丹茯苓各三錢 天花粉二錢 陳皮五分 水煎服

226 清骨滋腎湯

治骨蒸夜熱不孕○地骨皮五錢 牧丹沙蔘麥門冬各二錢五

分 玄蔘二錢 五味子五分 白朮一錢五分 石斛一錢 水煎服

227 化水種子湯

治溺澀腹脹足浮不孕〇巴戟白朮各五錢 茯苓兎絲子五分 人蔘一錢五分 芡實三錢 車前子一錢 肉桂五分 水煎服

228 順肝益氣湯

治孕婦惡阻〇熟地黃五錢 白芍藥白朮麥門冬各二錢 人蔘當歸蘇子神曲各一錢 陳皮砂仁五分 白伏令二錢

229 加減補益湯

治子腫〇人蔘五錢 黃芪三錢 柴胡一錢 甘草一分 陳皮 當歸三錢 白朮五錢 茯苓一兩 升麻三分 水煎服

230 安莫二天湯

治胎動〇人蔘熟地黃白朮各五錢 山藥山茱萸各二錢五分

231 援土固胎湯

杜冲五分 白扁豆枸杞子一錢 甘草五分

治吐瀉胎動〇白朮一兩 人蔘山藥山茱萸各五錢 枸杞 子續斷杜兎冲絲子各一錢五分 肉桂一錢 砂仁五分 甘草三分

232 潤燥安胎湯

治胎動口乾咽痛〇熟地黃五錢 生地黃一錢五分 山茱萸 麥門冬各二錢五分 五味子黃芩阿膠益母草各一錢 水煎服

233 救損安胎湯

治跌打胎動〇當歸生地黃五錢 白芍藥蘇木一錢五分 白 朮五分 灸甘人蔘乳香沒藥各五分 水煎服

234 解懸湯

治子懸〇人蔘枳殼仁五分 白朮二錢五分 白茯苓山梔子

一錢
五分 當歸 白芍藥 五錢 薄荷 一錢 水煎服

235 助氣補漏湯

治氣陷胎漏〇人參 五錢 白芍藥 二錢五分 黃芩 生地黃 各一錢 益母草 甘草 五分 續斷 一錢 水煎服

236 淡竹葉湯

治子煩〇白茯苓 二錢 麥門冬 黃芩 各一錢 竹葉 七片 灯心 三分 日服二次 一方有當歸防風栀子 若氣虛煩熱加熟地黃當歸白芍藥川芎 各一錢 若氣虛煩熱加熟地黃當歸白芍藥川芎 各一錢 若氣虛煩燥加人參白 尤炙甘草 各一錢

237 羚羊角散

治子癇〇羚羊角 一錢 獨活 酸棗仁五加皮防風當歸 川芎伏神杏仁薏苡仁 各七分 木香甘草 各五分 薑 三片 水 煎不拘時服

238 扶氣止啼湯

治子鳴〇人參黃芪麥門冬 各五錢 當歸 二錢五分 橘紅甘草 天花粉 各五分 水煎服

239 宣胎飲

治子嗽〇乾地黃 三錢 當歸身麥門冬 各一錢半 砂仁 三分 白芍藥 二錢 阿膠珠杜冲續斷黃芩枳殼 各一錢 水煎服

240 桔梗散

治上同〇天門冬赤茯苓 各一錢 桑白皮桔梗蘇葉 各五分 麻黃 三分 川貝母人參炙甘草 各二分 薑 三片 水煎服一 方有杏仁無貝母

241 兜鈴散

治上同〇馬兜鈴桔梗人參川芎貝母炙甘草 各五分 桑 白皮陳皮大腹皮蘇葉 各一錢 五味子 四分 水煎服一方

有枳無人蔘貝母

242 百合散

治上同 ○百合紫菀茸川貝母白芍藥前胡赤茯苓 桔梗各一錢 炙甘五分 薑五片 水煎服

243 醒脾飲

治子瘧 ○青皮厚朴白朮草果柴胡黃芩茯苓炙甘 各五分

244 驅邪湯

治上同 ○良薑白朮草果橘紅藿香砂仁白茯苓各一 甘草五分 薑五片 棗二枚 水煎服

245 芎歸補血湯

治胎漏腹痛下血 ○黃芪當歸白朮杜冲白芍錢各一 乾薑阿膠珠川芎五味子木香人蔘炙甘各五分 知母二錢

水煎服

246 當歸澤蘭湯

治產後腰痛 ○當歸澤蘭白芍川芎熟芐各一錢 五分 玄胡索紅花香附子牧丹各五分 桃仁七粒 水煎服入童便熱 酒各半盞 熱服

247 固氣填精湯

治勞傷半產 ○人蔘黃芪熟芐五錢 白朮當歸五錢二分 荊芥一錢 三七根一錢半 水煎服

248 理氣散瘀湯

治跌打損傷半產 ○人蔘黃芪各五錢 當歸黑薑三錢五分 茯 紅花牧丹五分一錢 水煎服

249 利氣泄火湯

治怒動肝火雨脇股痛半產 ○人蔘五分一錢 知母天花粉

各一錢　水煎服

250　大補地黃湯

治半產後防後患○人蔘白朮當歸各二錢　茯苓五分　熟
地黃五錢　杜冲一錢　黑薑五分　水煎服

251　胎元飲

治孕婦虛弱○人蔘當歸杜冲白芍熟地黃各二錢　白
朮一錢　炙甘一錢　陳皮七分　水煎服

252　泰山磐石散

治孕婦胎元不固○人蔘黃芪當歸續斷黃芩各一　川
芎白芍熟地黃各八分　白朮二錢　炙甘砂仁各五分　糯米一撮
水一鐘半　煎七分食遠服如有熱者倍黃芩少用砂仁
胃弱者倍砂仁少加黃芩

253　安胎和氣飲

254　養胎飲

治四個月素慣半產○白朮一錢五分　陳皮白芍黃芩各一錢
當歸身六分　茯苓八分　香附二錢　川芎炙甘各五分　水煎服
如熱多加山梔

255　安胎如勝飲

治五個月保胎○白朮一錢　當歸身白芍澤瀉各一錢　川
芎黃芩枳殼各八分　炙甘四分　水煎服

256　清胎萬全飲

治六個月保胎○當歸二錢　白朮一錢五分　黃芩白芍砂仁
茯苓續斷各一錢　炙甘五分　水煎服

治七個月保胎○阿膠熟地黃白芍黃芩各一錢　續斷
當歸川芎各一錢五分　茯苓荊芥桑寄生各八分　炙甘五分　水
煎服

257 和胎調氣飲

治八個月保胎○陳皮三錢　黃芩五分　茯苓白朮各一　枳殼蘇梗各八分　炙甘五分　水煎服

258 順胎飲

治九個月保胎○當歸二錢　白朮一錢　黃芩蘇梗白芍　大腹皮各一錢　水煎服每八日進一服

259 保生無憂散

治十月順產預備○當歸一錢五分　貝母一錢　黃芪八分　白芍　兔絲子四分二分　厚朴艾葉七分　荆芥八分　枳殼六分　川芎　羌活甘草五分三分　薑二片食遠服

260 送子湯

治氣虛難產○黃芪當歸麥門冬各五錢　熟地黃二錢五分　川芎三錢　水煎服

261 降子湯

治氣血兩虛交骨不開難產○當歸柞木枝一兩　人蔘　川芎各五錢　牛膝三錢　紅花一錢　水煎服

262 舒氣湯

治氣結心煩氣逆難產○人蔘當歸各五錢　川芎三錢　蘇葉牛膝五分　白芍二錢　陳皮一錢　柴胡八分　葱白七本　水煎服

263 轉天湯

治難產手足先出○人蔘當歸各一兩　川芎五錢　牛膝五分　升麻四分　附子一分　水煎服

264 療兒湯

治胎死腹中不出○人蔘川芎五錢　當歸一兩　牛膝二錢五分　大南星五分　乳香一錢　水煎服

265 救母湯

治死胎羅產門不出○人蔘川芎益母草各五錢　當歸兩一
赤石脂五分　荊芥五分　水煎服

266 送胞湯

治胞衣不下○當歸一兩　川芎五錢　益母草五錢　荊芥五分
乳香沒藥各五分　射香三里　水煎服

267 二香散

治產後食滯腹痛○砂仁木香黑薑陳皮炙甘各五香
附子一兩五錢　合作五貼水煎服本方共為末每服二錢
生薑湯調下

268 補氣解暈湯

治產後血暈○人蔘黃芪當歸各五錢　荊芥五分　黑薑五分
水煎服

269 七珍散

治產後血暈不語○人蔘石菖蒲生地黃川芎各五錢　防
風辰砂各二錢五分　細辛一錢　右為末每服二錢薄荷湯調下

270 補氣升腸湯

治脫陰○人蔘黃芪當歸各五錢　白朮二錢五分　川芎一錢
麻一錢　水煎服

271 完脛湯

治產後小便不禁○人蔘白朮當歸五錢　茯苓益母草
黃芪川芎五分　紅花五分　桃仁五粒　白芨末五分　用豬
脬一個先煎湯煎藥服連十劑

272 止嘔湯

治產後嘔吐不食○熟地三錢　巴戟白朮各五錢　山茱萸

二錢五分

人蔘一錢五分　白茯苓一錢　黑薑白豆蔻橘紅各五分　水煎服

273 救脫活母湯

治產後喘急〇人蔘一兩　麥門熟苄各五錢　枸杞子山萸黃各二錢　阿膠珠荊芥炒各一錢　肉桂五分　水煎服

274 括迷七氣湯

治腹痛多啼不乳〇橘皮青皮藿香桔梗蓬朮香附子半夏肉桂丁香益智仁各五分　甘草三分　薑三　棗二　水煎母子俱服

275 助胃膏

治胎寒胃虛脇脹吼乳便青〇白豆蔻肉豆蔻唐木香人蔘山藥各一兩　藿香白茯白朮官桂砂仁炙甘各一兩　橘皮一兩二錢　沈香丁香各三錢　水煎去滓再熬成膏隨量服

276 沆瀣丹

治胎病胎毒胎熱諸症功難盡記〇川芎大黃黃芩薄荷枳角黃栢各九錢　黑丑頭末石連翹赤芍各六錢　檳榔櫛七錢五分　右各為細末調均煉蜜丸茨實大月內兒一丸乳汁或茶清化下

277 秘旨安神丸

治小兒驚跳多啼〇人蔘棗仁白茯苓半夏各一錢　當歸白芍橘紅五味甘草各五分　為末煉蜜丸茨實大生薑湯下

278 團蔘散

治小兒驚跳多啼〇人蔘當歸各一兩　為末膁猪心一個切作三片每藥末一錢用猪心一片煎水調服

279 天麻丸

治胎搐〇天半夏膽星防風羌活白殭蠶全蝎五錢各為細末調均煉蜜丸茨實大每一丸鉤藤煎水化下

280 調中散

治盤腸氣腹內作痛 ○木香川練子沒藥白茯苓青皮官桂蘿薈子枳爾檳榔炙甘各五分 葱白二寸 鹽小許 水煎服 薑三 棗三 水煎服

281 桂枝防風湯

治小兒發痙自汗○白芍二錢 桂枝五分 防風生薑炙甘川芎各一錢 棗三 水煎服 ○痰加白芥子○嘔吐加陳皮半夏○熱加柴胡○胸緊氣急加枳爾桔梗

282 桂枝葛根湯

治小兒發痙頭低視下○白芍葛根各五分一錢 桂枝生薑炙甘各一錢 水煎服

283 柴胡防風湯

治上同○柴胡黃芩半夏防風各一錢 人蔘七分 炙甘五分

284 苽蔞桂枝湯

治發痙無汗○苽蔞白芍各五分一錢 桂枝生薑甘草各一錢 棗三 水煎服

285 羚羊角散

治發痙煩燥不寧 ○羚羊角犀角防風白茯神枳角麥門冬人蔘乾葛石膏甘草各七錢 眞龍齒二錢五分 右粗末 每三錢水煎服

286 附子散

治發痙手足厥冷○白朮五分各一錢 川芎一錢 獨活八分 官桂附子各五分 棗五 水煎服

287 當歸四逆湯

治發痙筋露骨浮○當歸桂枝白芍各三錢 木通甘草

各二錢　細莘一錢　棗五　水煎服

288 防風當歸散

治發痓亡陽○當歸二錢　防風生芐五各一錢　川芎一錢　水
煎服

289 却暑丹

治中暑○白尤白茯苓猪苓澤瀉赤茯苓甘草各五　川
黃連三錢　官桂面朱各二　右為末煉蜜丸茨實大每服
二三丸量兒大小加減麥冬湯化下

290 加減敗毒散

治咳嗽第一神方世小知之者○桔梗二錢　川芎白茯
苓枳角前胡芥胡薄荷荊芥防風連翹各一錢　人蔘羗
活七分　獨活甘草各五分　薑一片　水煎服

291 攝生湯

治一切卒中大小科同○南星半夏木香各五一錢　細辛
蒼尤石菖蒲炙甘各一錢　薑三片　水煎服

292 返魂湯

治中惡卒死○麻黃甘草各一錢　杏仁七個　葱白三本　水
煎服

293 太極丸

治時行疫癘○天竺黃膽南星各五錢　酒大黃二錢　白殭
蠶三錢　龍腦射香各二分　右為末端午日午時修合煉蜜
丸茨仁大每一二九薑湯化下

294 消風散

治諸癇○薄荷羗活防風獨活天麻荊芥川芎細辛
膽南星二錢分一錢　右為末煉蜜丸兩作十九丸每日一丸
薄荷蘇慕煎湯化服

295 人蔘五味子湯

治久嗽脾虛氣怯面白○白朮一錢 人蔘白茯苓麥門冬各一錢 甘草八分 五味子五分 薑三 棗三 水煎服

296 蔘香湯

治胃虛嘔吐諸藥不止○人蔘一錢 沈香藿香松子木香各五分 右爲細末每五七分木果煎湯調服

297 藿連湯

治熱吐○黃連薑炒 厚朴藿香各一錢 薑二 棗三 水煎服

298 蓮花飲

治上消渴飲不止○白蓮鬚葛根白茯苓生苄各一錢 黃連天花粉人蔘五味子知母甘草各五分 竹葉五片 燈心十莖 水煎服

299 消脹飲

治浮腫脹滿小兒尤宜○蘿菖子蘇梗乾葛各七分 陳皮白朮枳角甘草各五分 ○氣虛加人蔘五分 喘急加蘇子葶藶各五分 沈香三分 去白朮○熱加梔連前胡○泄加白芍砂仁○尿澁加木通滑石○滯加山查神麯

300 加減當歸散

治受寒濕腹痛囊腫○當歸各一錢 五分 黑乾薑小茴香各一錢 官桂川芎木香甘草各五分 吳茱萸三分 水煎和鹽七分 空心服

301 安神丸

治心神虛驚悸夜啼○人蔘白茯苓麥門冬山藥龍齒各二錢 鏡面朱寒水石甘草各五分 龍腦一分 金箔十片 右爲細末煉蜜丸茨實大每一丸燈心湯和下

302 封頤法

治解薑○大南星薑炒細末醋調塗於絹帛上烘煖貼頤上以合為度

303 燈心茶

治麻疹例用○燈心一握菉豆一合粳米一合水四五碗煎半頻頻任意服○凡渴者皆用此方為好

304 內托散

治麻疹未出發熱面青○黃芪金銀花牡蠣甘草各三錢酒水煎服

305 消毒飲

治癰疽○蒲公英金銀花當歸大黃赤芍黃芪各一升麻甘草五分酒水相半煎服

306 黃連麥門湯

治熱渴大飲○黃連麥門冬各二錢右水煎服

307 葛根麥門湯

治麻疹色黑○石膏五錢葛根麥門冬各三錢白茯苓升麻赤芍甘草各二錢右為末每二三錢量力乃至一兩水煎服

308 三仙湯

治麻疹出沒無常下利腹痛○黃芩白芍各五分甘草一錢水煎服

309 加味消毒飲

治熱毒○葛根二錢連翹升麻赤芍牛方子山查肉黃連當歸各一錢甘草五分薑三梅一水煎服

310 滋陰補血湯

治疹後血虛發熱 ○生芐當歸白芍玄蔘地骨皮紫草各一錢 紅花三分 水煎服

311 大連翹飲

治胎肥解熱毒 ○連翹瞿麥滑石牛旁子車前子木通防風炒梔子黃芩荊芥當歸柴胡赤芍蟬退甘草各五分 竹葉十片 燈心十莖 水煎服

312 清肺飲

治氣逆而咳面白有痰 ○前胡枳角知母貝母白茯苓桔梗阿膠麥冬荊芥各一錢 柴胡薄荷各七分 桑白皮甘草各五分 水煎服

313 開鬱導氣湯

治消斑後燥渴譫語 ○蒼朮香附子白芷川芎白茯苓滑石梔子炒研神麴各一錢 乾薑陳皮各五分 甘草三分 薑三棗二 水煎服

314 兒恭散

治聲啞不出 ○海兒茶五錢 硼砂一錢 右為細末每二三錢冷水調下

315 王氏解毒湯

治熱成咳口乾痰喘 ○當歸川芎陳皮防風荊芥白朮黃連連翹枳角黃芩牛旁子各一錢 水煎服

316 麥門冬清肺飲

治疹後咳嗽及嗆水 ○知母貝母天門麥門桔梗杏仁馬兜鈴陳皮石膏甘草各一錢 糯米一撮 水煎服

317 上蚘黃芩湯

治蚘亘上胸膈或吐出 ○白芍六錢 半夏甘草黃芩各一錢

川椒五分　水煎服

318　下蛔黃芩湯

治蛔動下腹輪菌蛔出大便○白芍六錢　黃芩桃仁艾
葉各一錢　水煎服

319　加味吉更湯

治水瘡唇吻腐爛　○桔梗甘草天花粉玄蔘牛方子
麥門冬黃連各二錢　連翹荊芥防風升麻犀角各一錢　隨
年齡減用右水煎服

320　解毒內托散

治疹後癰腫　○黃芪當歸荊芥防風連翹木通金銀
花赤芍甘草各一錢　水煎服取

321　加味五苓散

治疹後浮腫　○白朮白茯苓猪澤瀉木通滑石瞿麥

322　固胎飲

治孕婦麻疹胎動○白朮黃芩各五分一錢　當歸人蔘白芍
陳皮各一錢　生芐川芎五分　甘草三分　黃連黃栢各一分　水
煎服○胎痛加砂仁五分　血虛加阿膠一錢　糯米二十粒
大腹皮甘草各一錢　官桂五分　薑三　棗二　水煎服○咳嗽
加桑白皮一錢

323　薑附湯

治溫中回陽○乾薑附子各三錢　水煎服

324　加減葳蕤湯

治類傷寒風溫○葳蕤仁石膏葛根各一錢　白薇羌活
杏仁甘草川芎各六分　防風七分　木香五分　水煎服

325　正變湯

治虐疾變爲痢疾○白茯苓白朮白芍各三錢　人蔘鱉

甲當歸各一錢 柴胡枳殼檳榔各五分 水煎服

326 健骨至神煎
治腿脚酸痛○薏苡仁三兩 芡仁一兩 白茯苓三錢 牛膝 肉桂蘖解各一錢 水煎服○一方黃芪三錢 薏苡仁二錢 一兩 白尤白茯苓五錢 防風二錢五分 肉桂一錢半 治鶴膝風
服 或加肉桂三錢

327 起陽至神煎
治陽痿○熟尤一兩 白尤五錢 山茱萸四錢 人蔘枸杞子 茯神二錢 杜冲肉桂肉蓯蓉巴戟遠志各一錢 水煎 各三錢

328 扶正祛疝湯
治狐疝○人蔘一兩 杜冲五錢 肉桂桂枝小茴香核桃 各一兩 水煎服

329 強陽至神丹

治陽倒不舉○黃尤二斤 熟尤一斤 白尤八兩 巴戟當歸 覆盆子栢子仁麥冬各三兩 右為末煉蜜丸空心 各六兩 日再溫水下任意服

330 逐狐湯
治狐疝○人蔘一兩 白尤白伏五錢 荊芥三錢 半夏二錢 橘核白薇甘草一錢 肉桂三分 水煎服

331 立効散
治疝症○沙蔘一兩 白芍五錢 橘核肉桂柴胡各一錢 陳 皮吳茱萸五分 水煎服

332 倒戈湯
治陽强不倒○玄蔘一兩五錢 沙蔘一兩 山茱萸地骨牧 丹各五錢 水煎服

333 息燄安胎湯
治孕婦腰腹痛汗渴燥狂○生尤一兩 青蒿白尤各五錢

白茯苓人蔘各三錢 知母天花粉各二錢 水煎服

334 消惡安胎湯

治孕婦中惡○當歸白芍各一兩 白朮白茯苓各五錢 人蔘天花粉三錢 甘草蘇葉沈香乳香各一錢 水煎服

335 袪風眩眩湯

治頭痛眩暈○熟地黃萎蕤仁各一兩 山茱萸四錢 當歸川芎各三 五味子玄蔘門各二錢 水煎服○或分作二貼

336 桂枝蓯蓉湯

治痢疾 ○桂枝白芍牧丹白茯苓澤瀉橘皮肉蓯蓉各三錢 甘草一錢 水煎服○濕熱加黃芩○濕寒加附子○後重加升麻

337 通乳湯

治氣血兩虛乳汁不通○當歸一兩 人蔘黃芪各五錢 麥

門二錢五分 木通吉更三分 七孔猪蹄二個去瓜殼水煎服

338 通肝生乳湯

治氣鬱乳汁不通○白芍當歸白朮麥門各五錢 通草柴胡遠志各一錢 熟芐一兩 甘草三分 水煎服

339 宣風散

治風搐弱○檳榔陳皮甘草各五錢 黑丑半生半炒取頭末二兩 右為末二三歲兒每五分以上一錢空心蜜水調下

340 茵陳地黃湯

治胎黃○生芐赤芍川芎當歸天花粉赤茯苓猪苓茵蔯澤瀉分量隨宜水煎母子俱服

341 調元散

治胎怯○人蔘白朮白茯苓橘紅當歸枸杞子炙甘

草各二錢 粳米三合爲末每二三錢龍眼肉煎湯調下

薄荷湯送下

342 金粟丹

治風痰搐搦咳嗽上氣○譖南星乳香各二兩 天麻白
附子全蝎代蝎石白殭蠶各一兩、金箔五十枚龍腦三分
射香三分 右爲末煉蜜丸皂角子大金箔爲衣每一丸
薑湯化下

343 益黃散

治胃中風熟黃芪二錢 人蔘陳皮各一錢 白芍七分 生甘
灸甘各五分 黃連一分 水煎服○一方治脾疳○陳皮
一錢 青皮訶子皮各五分 丁香二分 人蔘白朮各一錢 水煎服

344 木香丸

治瘦冷疳○木香青皮檳榔肉荳蔻各二錢五分 射香一錢
續隨子一兩 去油蝦蟇大壯者一個 蟾蜍三個 燒存性右
爲細末煉蜜丸菉豆大每服三五丸乃至一二十丸

345 蘭香散

治外疳鼻下赤爛○澤蘭葉二錢 燒存性銅青輕粉
各五分 右爲末乾敷之

346 集聖丹

治冷熱新舊一切疳症○蘆薈五靈旨夜明砂陳皮
青皮蓬朮使君子木香當歸川芎砂仁各二錢 人蔘川
黃連乾蟾蜍各三錢 右爲末用猪膽一枚取汁將前末
和均粟米糊爲丸龍眼核大每二丸米飲調下○咳
牙舒舌生瘡飲冷伏地面白唇紅心疳也 本方去茈
朮砂仁青皮川芎木香加生苄茯苓膽南星各二錢 朱
砂甘草各一錢 ○面青目生白膜泄瀉夾水或青色肝
疳去蓬朮砂仁陳皮 木香加草龍膽梔子防風天麻
蟬退各二錢 青黛五分 ○愛食泥土冷物飲食無度身
面俱黃髮稀作穗頭 大項小腹脹脚弱泄瀉肌瘦畫
冷夜熱脾疳也專用本方○鼻下赤爛手足枯細口
中腥臭或作喘嗽 右腮㿭白肺肝疳也去蓬朮砂仁

青皮川芎木香加桑白皮吉更蘇葉阿膠甘草各二錢

外用蘭香散 ○兩耳內外生瘡腳如鶴膝頭縫不合

齒根腐爛口臭腎疳也 去莪朮砂仁青皮陳皮木香

五靈旨加熟苄白茯苓山藥茱萸各三錢 牧丹澤瀉
各二錢 ○食積成疳形瘦腹緊時發潮熱羞見人呼之

則哭去蘆薈五靈旨加人蔘 白朮白茯苓黃芪半夏

枳實厚朴炙甘神曲麥芽鱉甲各三錢

虛成內疳也 去蘆薈莪朮五靈旨加白朮白茯苓肉 ○久泄不止胃

荳蔻訶子各二錢 人蔘三錢 ○久痢不止胃虛成疳此

疳瀉也去蘆薈莪朮青皮五靈旨加訶子三錢 ○瘧久

不止胃虛成疳此有癖疳瘧去蘆薈加黃芪鱉甲柴

胡半夏神曲三稜各二錢 人蔘六錢 ○腦疳皮毛焦急頭

○脊疳虫食脊膂發熱黃瘦積中生熱煩渴下痢拍

砂仁青皮陳皮加草龍膽川芎升麻羌活防風各二錢

瘡腦熱髮穗自汗腮腫顋高眼痛 其病在肝去莪朮

背如鼓鳴脊骨如鉅齒 十指生瘡頻嚙指甲安虫丸

即本方去莪朮砂青皮陳皮當歸川芎加枯練根貫

仲蕪荑檳榔各二錢 餘詳察幼幼集成本方加減條下

---

347 杏仁煎

治肺熱龜腦○大黃天門冬杏仁木通各二分 桑白皮
葶藶石膏各八分 水煎服加增分量作末丸服更妙

348 松藥丹

治龜背○松花枳角防風獨活各一兩 麻黃前胡大黃
官桂各五錢 為末蜜丸菉豆大每十丸米飲下

349 小麥湯

治水痘○滑石地骨皮各五分 甘草人蔘大黃知母羌
活葶藶子各四分 小麥四十四粒 水煎服

350 三解散

治露丹 ○人蔘防風天麻鬱金白附子大黃黃芩白
殭蠶全蝎枳角薄荷赤芍甘草 各等分隨宜加減燈
心十莖 水煎服

351 陶氏益元湯

治汗下過多頭眩筋惕肉惕逐至亡陽 ○熟苄人蔘
白朮黃芪甘草白芍當歸生苄白茯陳皮肉桂附子 各一錢
薑三 棗一 糯米一撮 水煎服

352 引火湯

治虛火○熟苄一兩 山茱黃白茯苓各五錢 牛膝肉桂五分
五味子一錢 水煎服

353 靈兩湯

治吐血○白茯苓半夏乾薑側柏葉牧丹各三錢 人蔘
甘草各二錢 水煎服

354 白茅湯

治吐血○白茯苓半夏麥門茅根白芍各三錢 人蔘甘
草各二錢 五味子一錢 水煎服

355 逐呆湯

治呆症○白茯神一兩 白朮一兩 人蔘白芥子兎絲子各五錢
半夏三分 白薇丹砂各五分 附子五分 水煎和丹砂服

356 清魂散

治大便後直下鮮血○當歸五錢 荊芥三錢
加白芍樗根白皮三錢 甘草二錢 尤好 水煎服

357 結陰丹

治便血久不愈 ○枳角威靈仙黃芪陳皮椿根白皮
白何首荊芥各五錢 右為末酒糊丸梧子大每服五七
十丸陳米飲入醋吞下

358 黃連豬肚丸

治遺尿○黃連小麥炒各五兩 天花粉白茯神各四兩 麥
門冬二兩 右為末入雄豬肚中安甑中蒸爛亂搗作丸

梧子大空心日再溫水下五六十丸

359 九味蘆薈丸

治下疳瘡○胡黃連當歸白芍川芎蕪荑各一兩 蘆薈
五錢 木香甘草三錢 草龍膽七錢酒浸炒焦右為末米糊
丸梧子大每服一錢或一錢半開水下

360 治痢煎

治諸痢最速無阻隔之患眞良方也○罌粟殼蜜炙
或醋炒八錢 厚朴六錢 石膏四錢 甘草二錢 水煎去滓和
白糖一匙 服虛弱者分二回服

361 秘傳水銀膏

擦治楊梅瘋毒潰爛危惡多年不愈者經驗神方○
黃栢黃連各一錢 大黃五錢 三味另研石雄黃膽礬青黛
海兒茶三汞各三分 輕粉枯白礬各四分 大楓子去油取
淨霜五分 珍珠冰片各一分半 二味另研信石人壯者七厘弱

者五厘 右十四味為極細末分作三分 每分約一錢番打
麻另為末若瘡重而人壯能食者每分用五分 人弱不
起者三分 中者四分 水銀人壯者每分八錢 弱者五錢 不
能起於床者三分 右幷藥入盞內再入眞油少許亂研
增油如泥久研以不見星為度大約如稀糊可矣○
一擦法用此藥擦手足四腕動脉處每藥一分務分
擦三日每日早晚各擦一次每次以六七百數為度
擦完用布包之擦藥時凡周身略有破傷處以無射
膏藥貼之二日一換換時不可經風謹須厚被溫煖
使之常有汗可也擦至五六七日毒從齒縫中出發
為口疳即為除去擦藥處修淨以治口疳甘草湯或
密水或花椒湯漱之○忌鹽十日忌生冷物及房事
一月久忌牛肉燒酒圓魚羊肉蕎麥○治楊梅瘡初
發者五六日可愈但每分用汞四五錢足矣○若治
蛀疳瘡或咽喉潰爛或遍身牛皮瘡癬用汞五六錢
○自擦藥日用二十四味敗毒散口疳發後擦藥服
藥俱止

362 二十四味敗毒散

當歸川芎生苄熟苄白芍牛膝防風荊芥 白芷防己

忍冬吉更羌活獨活白鮮皮薏苡仁連翹木通陳皮

粉草黃栢知母梔子黃連各一錢　右每貼加土茯苓四兩

用水四五碗煎至二分三回食遠服　○右方後四味

黃連等須察其人寒熱而用之　○按右水銀膏方凡

用此其於筋骨經絡無處不到既能追毒亦善殺虫

治大麻風亦可奇効然但未經試故表諸此以俟實

驗）

363 平安萬應丸

○治中風類中風不省人事牙關緊急藥不能下咽

此丸作末以竹管吹鼻取嚏功倍搐鼻散　○蒼朮三兩

天麻麻黃石雄黃鏡面朱砂六錢　蟾酥一兩　丁香六錢　甘

草炒二兩　射香三錢　大黃六兩　右各爲細末以糯米糊

爲丸梧子大朱砂　爲衣磁罐收貯勿令泄氣每以三

丸入口中置舌上始覺舌頑麻後溫水吞下　○製造

年久泄氣氣薄者倍用無妨　○泄痢滾湯下三丸○

寒暑疼脹肚疼頭眩眼暈三丸放舌上微麻嚥下○

痧脹甚重絞腸大痛心口閉悶不省人事三丸作末

吹鼻取嚏　○吐瀉後手足厥冷又吐瀉不得絞腸大

痛吹服如前　○山嵐海瘴不淨之氣三丸吞口中穢

氣不得侵入　○感冒風寒惡心頭腹滿脹痛風痰壅

盛服用如前　○胃口氣痛服之如前　○反胃噎膈服

如前法　○癰疽腫毒蛇蝎虫咬研末酒調敷　○跌打

損傷氣寒昏悶吹服如前　○諸般救急功倍紫金錠

牛黃清心丸　○小兒急驚牙關緊急手搐目竄隨宜

細研開水調下　○小兒咳喘咽腫音啞又口舌生瘡

胎熱胎毒丹毒諸般熱症無不神効　○但病久氣血

虛脫者及小兒慢驚風婦人產後發痙不可用愼之

○近來西醫診斷肺炎症有起死回生之功

364 蔘芪歸附湯

治虛寒極甚　○黃芪二兩　當歸一兩　人蔘五錢　附子三錢　橘

紅二錢　水煎服　　分作二貼無妨

365 濟急湯

先用三生飲繼用此方調理　○白朮一兩　當歸麥門冬

熟地五錢　人蔘白茯山茱萸三錢　半夏一錢半　水煎服

366 加味四物湯

治血虛氣澀手足不遂○熟地當歸一兩 白茯半夏薏
莐三錢 肉桂二錢 人蔘甘草一錢 水煎服

367 加減地黃湯

治陰虛○熟地白芍五錢 當歸山茱二錢半 山藥二錢 白
茯牧丹澤瀉一錢半 柴胡一錢 水煎服

368 生血起廢湯

治精血虧損身無卒倒語言謇澀左半身不遂○麨
仁一兩 熟地當歸五錢 白茯白芥子二錢半 山藥二錢 人蔘
一錢 或加黃芪五錢 水煎服

369 至仁煎

治口流涎沫語言謇澀右手足不仁○黃芪白朮一兩
白茯半夏薏苡仁三錢 肉桂二錢 人蔘一錢 水煎冷服

370 加味君子湯

治氣虛痰盛卒倒右半不遂○黃芪白朮一兩 白茯人
蔘二錢半 半夏一錢半 陳皮甘草一錢 水煎服○若虛而具
者加附子川椒一錢 空心冷服

371 加味二陳湯

治卒倒不省人事外無他症○白朮一兩 白茯半夏三錢
人蔘甘草陳皮一錢 水煎○手指麻木四肢倦怠嗜臥
加蒼朮桃仁紅花一錢 附子五分

372 全身湯

治氣虛手足不仁○白朮一兩 白茯五錢 半夏三錢 人蔘
神曲一錢 附子五分 水煎服

373 和血息火湯

治汗出當風口眼歪斜○當歸玄蔘五錢 黃芪麥門三錢

天花粉二錢 升麻 秦艽 甘草一錢 白芷五分 桂枝三分 水
煎食遠服

374 滅火湯

治火中〇玄蔘一兩 沙蔘七錢 白茯 熟地三錢半 山茱萸
門二錢 五味子五分 水煎服

375 清陽湯

治中風口眼喎斜頤頷緊急 此胃中火盛必汗出不
止小便頻數〇升麻 黃芪 當歸二錢 葛根一錢半 炙甘草一錢
蘇木 生甘草五分 黃栢 紅花 桂枝二分 酒三盞煎至一
盞三分溫服

376 天仙膏

治口眼喎斜〇南星大者一介 草烏大者一介 白芨三錢 白殭
蠶七介 右爲末生鱔魚血調成膏付喎斜處左喎付右
右喎付左正即洗去

377 增方大補湯

治氣虛痰盛〇黃芪 熟地五錢
人蔘 川芎 肉桂 甘草一錢 白茯 白朮二錢半 白芍一錢
水煎服

378 分水止鳴湯

治口眼喎斜〇白朮 白茯一兩 人蔘五錢
肉桂一錢 三錢 水煎或分作二服 車前子 半夏

379 舒木生土湯

治脾虛肝鬱口眼喎斜〇熟地 白芍五錢 白茯 白朮玄
蔘三錢 棗仁 麥門 當歸二錢 山藥 遠志 鬱金 人蔘一錢
草五錢 水煎服

380 解焚湯

治火鬱口眼喎斜〇白芍 當歸五錢 大黃 白芥子 栀子
一錢 柴胡五分 水煎服

381 救絶至神煎

治中風變成癲疾神昏亂語○人蔘一兩 菖蒲半夏南星一錢半 附子五分 水煎去滓和丹砂末五分 服

382 逐痹湯

治大腸痹○薏苡五錢 白茯白朮二錢半 人蔘甘草一錢 麻神曲五分 肉桂三分 水煎服

383 增方君子湯

治脾胃寒濕○白朮五錢 人蔘白茯荊芥三錢 半夏一錢 陳皮甘草肉桂五分 千五 水煎服

384 散痹湯

治心胞絡濕痹○巴戟白木山藥蓮肉五錢 兎絲子山棗仁炒 白茯三錢 柴胡半夏一錢 遠志八分 甘草五分 水煎服

385 攻痹湯

治小腸痹○薏苡仁一兩 白朮五錢 白茯車前子三錢 木通二錢 王不留行一錢 肉桂五分 水煎服

386 理本湯

治三焦痹○白朮茯仁山藥五錢 麥門巴戟白茯三錢 白芥子二錢 人蔘肉桂稀薟草一錢 吉更貝母五分 防己三分 水煎服

387 補正逐邪湯

治氣血虛痹○白茯一兩 白朮薏苡五錢 白芥子三錢 人蔘一錢 桂枝三分 水煎服

388 肝痹湯

治肝臟氣血不足三氣乘虛侵入○當歸一兩 川芎白茯五錢 人蔘三錢 代赭石二錢 肉桂山棗仁一錢 羌活五分

水煎去滓和丹砂五分服

389 腎痹湯

治腎臟虛寒成痹○白朮五錢 山茱白茯薏苡地骨皮二錢半 杜冲一錢半 石斛肉桂一錢 附子防己五分 水煎服

390 肺痹湯

治肺虛受剋○白朮白芍五錢 人蔘白茯三錢 蘇葉二錢 半夏陳皮一錢 神曲五分 枳角黃連肉桂三分 水煎服

391 人蔘益氣湯

治手足麻木四肢倦怠嗜臥○黃芪三錢 人蔘白朮二錢 白芍一錢 柴胡五味子八分 升麻甘草五分 水煎服

392 導氣湯

治兩脚麻木沈重○黃芪二錢 甘草一錢半 青皮一錢 升麻柴胡當歸尾澤瀉五分 陳皮紅花三分 五味子三十介

水煎服

393 釋麻湯

治全身麻痹○黃芪白朮三錢 人蔘半夏白芥子陳皮一錢 柴胡八分 甘草五分 附子二分 水煎服

394 解縛湯

治麻痹如繩縛初解之狀○黃芪薏仁五錢 當歸熟地 白朮白芍二錢半 天花粉秦艽一錢半 人蔘羗活附子一錢 水煎冷服

395 舒怒益陰湯

治怒後腦滿吐痰○熟地白芍五錢 當歸二錢半 牧丹白朮一錢半 麥門柴胡人蔘一錢 陳皮甘草五分 水煎服

396 塡陰湯

治眞陰枯渴○熟地一兩 山茱萸 麥門山藥二錢半 白

芥子一錢半　牛膝五味子一錢　破故紙五分　附子二分　水
煎服

397　眞火湯

治寒痺〇巴戟五錢　白朮二錢半　牛膝石斛萆解白茯半一錢
附子防風五分　水煎服

398　兩利湯

治中風後麻痺〇薏苡白芍五錢　白朮白茯二錢半　當歸
人蔘半夏一錢　防風甘草五分　肉桂三分　水煎服

399　化炎湯

治極生風似痺〇玄蔘一兩　麥門生地甘菊五錢　荊
芥升麻三錢　羚羊角五分　水煎服

400　神通飲

治白虎癧癪風〇木通二兩　長流水煎空心頓服

401　烏靈丸

治久患風虛麻痺不能行步〇川烏泡一兩　五靈脂二兩
右爲末酒糊丸梧子大空心溫酒下十丸隨力至五
十丸

402　痛風丸

治上中下癧癪風〇蒼朮黃栢南星二兩　木果神曲一兩
白芷桃仁五錢　防已草龍膽四錢　羌活桂枝三錢　紅花半一錢
爲末神曲糊爲丸梧子大每百丸空心日再白湯下

403　並祛煎

治遍身骨痛〇黃芪一兩　白朮白茯五錢　甘菊三錢　炙甘
一錢　羌活防風五分　水煎服

404　增方逍遙散

治上中焦火鬱〇當歸五錢　白芍二錢半　炒梔子白茯半一錢

芪胡白朮一錢　羌活甘草五分　水煎服

405 忘痛湯

治遍身自痛〇黃芪一兩　當歸五錢　天花粉一錢半　肉桂
一錢　秦艽玄胡索五分　水煎服

406 止痛湯

治遍身塊痛〇黃芪薏苡白茯五錢　人蔘半夏白朮三錢
防風羌活一錢　桂枝五分　水煎服

407 茯苓白朮湯

治濕溫寒熱頭目痛腦滿妄語多汗兩脛逆冷〇白
茯乾薑二錢　白朮一錢半　桂枝七分　甘草五分　水煎服

408 苽蔞根湯

治風溫汗渴熱甚〇石膏三錢　苽蔞根葛根二錢　人蔘
防風一錢　甘草五分　水煎服

409 羌活勝濕湯

治風濕腫痛〇羌活獨活一錢　古本防風甘草五分　蔓
荊子川芎二分　水煎服

410 增方養胃湯

治胃虛食滯〇白朮人蔘白芍甘草半夏香附陳皮
乾薑山查砂仁白荳芡一錢　水煎服

411 麻杏薏甘湯

治肢節酸痛小便利而大便難〇麻黃薏苡二錢　甘草
杏仁一錢　水煎服

412 柴胡半夏湯

治痰症及傷風輕者〇柴胡半夏一錢半　黃芩白朮陳
皮麥門一錢　甘草五分　薑三棗二　水煎服〇小便不利
加茯苓

413 千金續命湯

治脚氣嘔吐喘急○蒼朮一錢半 防風 白芍 白朮一錢 川芎 防己 桂枝 麻黃 羌活八分 甘草五分 薑三 棗二 水煎服

414 桂二麻一湯

治發汗不徹○桂枝三分 白芍 生薑一錢 麻黃 杏仁 甘草七分 棗二 水煎服

415 解合湯

治太陽陽明合病頭痛兀兀下痢○白茯五錢 葛根二錢 桂枝三分 水煎服

416 桂枝越脾湯

治熱多寒小脉微弱○石膏一緡 桂枝 白芍 麻黃 生薑 甘草七分 棗二 水煎服

417 葛根芩連湯

治誤下內陷○葛根四錢 黃連一錢半 黃芩 甘草一錢 水

418 茯苓甘草湯

治心悸汗出○生薑三錢 茯苓 桂枝 甘草二錢 水煎服

419 栀子乾干湯

治誤下陰陽兩受傷○乾薑二錢 栀子一錢 水煎服

420 八味李根湯

治動氣衝心○當歸 白芍 白茯 黃連三錢 桂枝三錢 甘李根白皮一兩 水煎服 草半夏一錢 甘

421 厚朴甘蔘湯

治汗後腹脹○厚朴三錢 半夏三錢 人蔘一錢 甘草五分

薑三 水煎服

422 山棗仁湯

治汗下後晝夜不眠〇炒棗仁人蔘一錢半 石膏二錢 茯苓 知母甘草一錢 桂心五分 薑三 水煎服

423 竹葉石膏湯

治解後虛羸尚欲吐〇石膏麥門冬三錢 半夏甘草一錢 知母八分 竹葉十片 水煎服

424 鱉甲散

治壞病諸藥無效〇鱉甲犀角前胡生地黃芩一錢 枳角八分 烏梅二介 水煎服

425 脾約丸

一名麻仁丸治小便數而大便難〇麻子仁半升 白芍 枳實二兩 大黃四兩 厚朴杏仁二兩 右為末煉蜜丸梧子大隨力日三服以便滑為度

426 兩消湯

治熱入血室〇白芍牡丹五錢 山查甘草桃仁一錢 鱉甲當歸三錢 柴胡梔子炒二錢 水煎服

427 芍藥柴胡湯

治太陽少陽合病〇白芍五錢 白朮白茯三錢 柴胡二錢 陳皮黃芩神曲甘草一錢 水煎服

428 救府湯

治寒邪中腑〇巴戟二兩 人蔘五錢 肉桂二錢 附子一錢 水煎冷服

429 蔘苓湯

治吐瀉交作〇人蔘一兩 白茯五錢 附子一錢 水煎冷服

430 拒寒湯

治身手振戰○白朮肉桂二錢丁香附子一錢 水煎冷服

431 溫腎湯

治身不能動○熟地二錢 附子乾薑肉桂一錢 水煎冷服

432 寬肝湯

治脇痛欲死○熟地一兩 人蔘五錢 肉桂一錢半 附子一錢 柴胡甘草五分 水煎服

433 救命湯

治厥逆拘急○白朮一兩 人蔘五錢 熟地白茯山茱三錢 附子一錢半 肉桂一錢 水煎服

434 止逆湯

治小腹痛兩足厥冷○白朮三錢 附子一錢 吳茱萸車前子五分 水煎服

435 豬苓湯

治表症未解裡有水氣而咳喘 ○豬苓澤瀉白茯滑石阿膠三錢 水煎服

436 大半夏湯

治痰飲惡心頭眩呃逆○半夏白茯生薑三錢 甘草陳皮一錢 水煎臨臥服

437 枳實理中丸

治寒實結腦○人蔘白朮白茯一兩 甘草乾薑七錢半 枳實六錢 黃芩二錢半 右為末煉蜜丸隨力服

438 桂枝人蔘湯

治汗後及霍亂後身痛脉沈○桂枝芍藥三錢 人蔘二錢 甘草一錢 薑三 棗二 水煎服

439 柴胡龍牡湯

治誤下裡熱不解腦煩驚譫○柴胡三錢 黃芩人蔘龍骨牡蠣茯苓桂枝鉛丹半夏一錢半 薑三 棗二 水煎服

440 半夏茯苓湯

治水亭脇下痛不可忍寒熱咳喘或嘔或渴○半夏茯苓三錢 甘草一錢 水煎服

441 三味蔘萸湯

治厥陰症乾嘔吐涎頭痛極甚及少陰吐利手足厥冷煩燥欲死陽明食則欲吐得湯水則反劇○吳茱萸三錢 人蔘二錢 生薑四錢 棗二 水煎服

442 桃花湯

治下利膿血不止腹痛 小便不利血寒凝滯脉沈血黑○乾薑赤石脂五錢 糯米一撮 水煎服

443 青萍湯

治太陽經溫毒發斑○浮萍三錢 白芍生薑牧丹二錢 甘草一錢 棗三 水煎服

444 萍葛半夏湯

治陽明發斑嘔吐○浮萍葛根三錢 石膏甘草生薑半夏二錢 玄參一錢 水煎服

445 萍葛芍藥湯

治陽發斑下利○浮萍葛根三錢 石膏生薑二錢 玄參白芍甘草一錢 水煎服

313

446 萍葛湯

治陽明症發斑口燥鼻乾煩燥不得臥眠 ○浮萍葛根 石膏三錢 生薑二錢 白芍 玄參甘草一錢 水煎服

447 止呃湯

治久患呃逆諸藥無効 ○白茯薏苡五錢 芡仁二錢半 蒼尤白尤人參一錢半 半夏陳皮一錢 丁香五分 吳茱萸三分 水煎服

448 萬全湯

治小兒感冒 ○白芍麥門一錢 柴胡當歸五分 白尤山查黃芩四分 神曲白茯蘇葉甘草三分 水煎服 ○瀉加猪苓一錢 ○吐加肉荳久二錢 滯加枳角五分 痰加白芥子五分 驚加人參五分 ○疳加蒲黃三分 ○咳加吉更杏仁五分

449 陽毒升麻湯

治陽毒發斑頭項背痛 燥悶狂妄下利咽腫口吐膿血 ○升麻射干人參一錢 黃芩二錢 犀角一錢半 甘草七分 水煎服

450 陰毒甘草湯

治陰毒畏寒身重腹痛背強咽痛嘔逆身寒甲青手足厥冷頭面烘熱 ○甘草升麻當歸桂枝一錢 雄黃川椒一錢半 鱉甲一錢

451 百合鷄子湯

治妄吐後變百合症 ○百合七介 浸水去白沫用水煎去滓鷄子黃一介 加入調均温服

452 百合滑赭湯

治下後變成百合症 ○百合七介 如前煎水和滑石五錢 代赭石二錢 水煎温服

453 百合地黃湯

治不經汗吐下而成百合症○百合七介 如前煎水和

生地黃二兩 取汗同更煎溫服大便當下如黍中病即

止

454 開知湯

治熱狂不知人者心肝胃鬱熱也 ○白芍當歸麥門

石膏四錢 梔子二錢半 甘草白芥子石菖蒲半一錢 柴胡五錢 一錢

水煎服

455 火齊湯

治熱極發狂如見鬼狀與鬼為隣者○玄蔘一兩半 人

蔘石膏白茯五錢 黃連白芥子一錢半 知母一錢 水煎服

456 蒸膝湯

治鶴膝風水濕入骨骨重難行足脛漸細膝腫太 ○

黃芪三兩 石斛薏苡五錢 肉桂一錢 水煎服

457 散膝湯

治鶴膝風風濕入骨骨輕可走至於酸痛則一也 ○

黃芪二兩半 白茯五錢 肉桂二錢半 防風一錢半 水煎溫服

取汗

458 掃癘湯

治身體斑點流水成瘡眉脫落窩爛臭穢 ○金銀花

玄蔘熟地一兩 薏苡五錢 蒼朮蒼耳子三錢 車前子

二兩 二錢

水煎服試用二十貼

459 黃金湯

治初起大麻風 ○金銀花八兩 大黃五錢 水煎汁三碗

分三回一日服完必然大瀉惡糞後單用金銀三兩 水

煎連服十日

解癗湯

460

治酒濕感毒而生大麻風○金銀三兩 玄蔘一兩 白朮
薏苡五錢 白茯苓木枝三錢 水煎連服二十貼已爛未
爛俱愈

治陰盛隔陽身熱煩燥水入即吐合面赤色○甘草
附子乾薑人蔘一錢 五味子麥門冬黃連知母七分
艾絨三分 葱三 薑三 棗三 水煎服臨服和童便三七
頓服

461 柴胡桂干湯

治傷寒五六日已經汗下而腦滿微結心煩寒熱往
來○柴胡三錢 天花粉黃芩二錢 桂枝牡蠣一錢半 乾薑
一錢 甘草八分 水煎服

462 甘草瀉心湯

治下利腹鳴乾嘔痞悶○黃芩乾薑一錢半 半夏一錢 甘
草二錢 黃連七分 棗二 水煎服

463 陶氏益元湯

464 雄黃丸

治狐惑○石雄黃當歸半 檳榔五錢 蘆薈射香二錢半
為末麵糊丸梧子大每服二十丸米飲下日三服
右

465 招魂湯

治壞病○白芍五錢 人蔘白茯山藥苡仁麥門三錢 柴
胡一錢 陳皮神曲三分 水煎服

466 漸生湯

治身重目不見人自利不止○白茯山藥苡仁一兩 白
尤黃芪白芍五錢 人蔘三錢 甘草砂仁一錢 水煎服

467 陶氏導赤各半湯

治傷寒後 腦腹二便如常漸變神昏不語或睡中獨語目赤唇焦舌乾不思飲水與之以水則嘻不與則不思形貌如醉 ○黃芩黃連甘草犀角麥門滑石山栀茯神知母人蔘一錢 燈心薑棗水煎

468 牡癧澤瀉湯

治差後腰以下腫 ○牡厲澤瀉苽蔞根蜀黍葶藶商陸海藻一錢 右爲末每服方寸七白湯下小便得利而止

469 麻杏甘石湯

治汗下後身凉微喘而自汗○麻黃二錢 杏仁一錢 石膏四錢 甘草一錢 水煎服

470 玄霜湯

治太陽經瘟○浮萍麥門玄蔘牧丹白芍生薑三錢 甘草二錢 棗一 水煎服○嘔者加牛夏三錢

471 素雪湯

治陽明經瘟 ○浮萍石膏麥門玄蔘葛根甘草牧丹白芍生薑三錢 棗一 水煎服○嘔者加牛夏生干

472 紅雨湯

治少陽瘟○柴胡四錢 黃芩白芍石膏甘草牧丹生薑玄蔘三錢 水煎服

473 浮萍湯

治太陽瘟身熱煩燥無汗 ○浮萍牧丹白芍甘草生薑三錢 棗三 水煎服

474 浮萍石膏湯

治瘟疫身痛脉浮緊煩燥喘促無汗○浮萍石膏杏

仁生薑三錢 甘草二錢 棗三 水煎服

蔘牧丹白芍生地三錢 枳實二錢 甘草一錢 水煎服○餘

雜看陽明府病條

475 紫玉湯
治少陰瘟口燥舌乾發熱作渴○生地四錢 浮萍知母
天門玄蔘生薑三錢 甘草二錢 水煎服

476 黃酥湯
治太陰瘟腹滿嗌乾發熱作渴○生地四錢 浮萍牧丹
白芍生薑三錢 甘草二錢 水煎服

477 蒼霖湯
治厥陰瘟○生地四錢 浮萍白芍當歸牧丹生薑甘草
三錢 水煎服

478 白英湯
治胃府熱極便閉腹脹○麥門八錢 大黃芒硝厚朴玄
服

479 加減補益湯
治春瘟咳嗽鼻涕○黃芪當歸白朮麥門三錢 人蔘二錢
柴胡天花粉一錢 黃芩八分 陳皮七分 甘草升麻五分 水
煎服

480 宜春湯
治春瘟發熱譫語○麥門五錢 吉更玄蔘三錢 天花粉
黃芩二錢 甘草竹茹紫菀一錢 枳角陳皮五一 水煎服

481 遠邪湯
治發熱口渴發斑發狂○玄蔘一兩 蒼朮白茯荊芥三錢
天粉二錢 人蔘柴胡甘草黃芩一錢 蘇葉白菊五分 水煎

482 補夜湯

治晝輕夜重○熟地五錢 白芍麥門二錢半 鱉甲當歸白
何首牧丹地骨皮貝母一錢半 柴胡五分 水煎服

483 助走湯

治夜輕晝重○黃芪白朮麥門五錢 當歸天花粉三錢柴
胡二錢 人蔘厚朴黃芩一錢 枳角山查五分 水煎服

484 清養湯

治潮熱如狂○玄蔘五錢 麥門二錢半 天花粉白茯神一錢半
荊芥黃芩一錢 甘草蘇葉五分 水煎服

485 破假湯

治寒熱如虐○白朮白芍五錢 人蔘鱉甲三錢 柴胡二錢
陳皮石膏半夏一錢 神曲山查甘草五分 水煎服

486 千金却暑丹

治中暑昏悶不醒○白朮白茯猪苓澤瀉黃芩甘草
川黃連三錢 官桂鏡面二錢 右爲末煉蜜丸芡實大
五錢 麥門湯下二三十丸

487 救暍湯

治中膈○青蒿五錢 白茯白朮三錢 香薷知母葛根一錢
甘草五分 水煎服

488 三聖湯

治暑毒發狂○石膏人蔘玄蔘一兩 水煎服

489 勝夏湯

治注夏○熟地五錢 山藥芡仁三錢 白朮白茯山茱二錢
白芥子炒 棗仁一錢 陳皮人蔘五味子神曲五分 水煎
服

490 心腎兩資湯

治心燥不寧○熟地一兩　麥門五錢　炒棗仁山茱萸山
藥白茯三錢　五味子丹蔘沙蔘兔絲二錢　人蔘栢子仁
一錢　水煎服

491 散消湯

治皮燥起屑○玄蔘二兩　麥門冬一兩　柴胡一錢　水煎服

492 緩流湯

治胃熱洞泄○芡仁山藥一兩　白茯薏苡五錢　人蔘三錢半
車前子二錢　五味子甘草一錢　水煎服

493 肝腎兩舒湯

治肝腎火○熟地玄蔘白芍五錢　當歸二錢半　牧丹白茯
一錢半　栀子甘草五分　水煎服

494 清火安胃湯

治心胃火○麥門　炒棗仁二錢半　石斛丹蔘生地半一錢
竹葉五十片　水煎服

495 解圍湯

治心腎火○熟地當歸白芍五錢　人蔘山茱萸白茯神
牛二錢　遠志牛夏玄蔘一錢　煎胡菖蒲五分　水煎服

496 救焚解毒湯

治火極似水○熟地五錢　麥門金銀花三錢　玄蔘牛二錢半
牛　膝牛一錢　甘菊一錢　黃栢五分　水煎服

497 養胃進食湯

治思食不能食○炒棗仁五錢　人蔘白朮山藥白茯三錢
遠志蘿蔔子乾薑一錢　枳角神曲良薑五分　水煎服

498 溫土湯

治倒飽○山藥茯仁五錢 白朮白茯薏苡穀芽三錢 人蔘蘿蔔子一錢 肉桂五分 水煎服

499 快膈散

治食則填脹○茯神五錢 薏苡白芍三錢 白芥子二錢 人蔘一錢 蘿蔔子神曲柴胡五分 檳榔枳角厚朴三分 水煎服

500 天王補心丹

治心虛怔忡驚悸○乾地四兩 黃連二兩 菖蒲一兩 人蔘當歸五味子天門麥門栢子炒棗仁玄蔘茯神丹蔘吉更遠志五錢 為末蜜丸梧子大朱砂衣臨臥以燈心竹葉煎湯下三五十丸

501 加味救肺湯

治咳嗽內熱○人蔘黃芪麥門當歸白芍二錢 五味子 款冬花一錢 百合馬兜鈴甘草五分 水煎服

502 化絲湯

治痰中血絲○熟地麥門五錢 玄蔘白茯二錢半 沙蔘半一錢 地骨皮二錢 蘇子荊芥一錢 水煎服

503 瀉黃散

治脾實熱口瘡口臭○梔子一錢半 甘草藿香一錢 石膏 防風五分 水煎服

504 衛主生氣湯

治心腎○玄蔘白芍五錢 白朮麥門二錢半 人蔘炒棗仁 白芥子一錢 五味子五分 水煎服

505 益心湯

治心勞驚悸健忘○麥門炒棗仁五錢 丹蔘人蔘當歸

服

二錢半 天花粉五味子神曲兔絲子一錢 石菖蒲五分 水煎

506 加味補肝散

治忿怒脇滿○白芍五錢 白朮當歸白茯二錢半 炒梔子
荊芥一錢半 柴胡半夏一錢 陳皮甘草五分 水煎服

507 生熟二地湯

治上同○生地熟地五錢 白麥門二錢半 山茱萸一錢半 炒
梔子一錢 五味子甘草五分 水煎服

508 益脾湯

治脾虛○山藥五錢 茨仁巴戟白朮三錢 白茯二錢 白扁
豆神曲一錢 砂仁五分 半夏三分 胡桃一介 水煎服

509 果腹湯

治脾虛○白朮五錢 茨仁二錢半 白茯一錢半 甘草破故紙

砂仁一錢 水煎服

510 益肺湯

治肺虛○麥門五錢 人蔘白朮當歸山藥茨仁三錢 柴
胡荊芥五味子五分 水煎服

511 壯氣湯

治肺虛○麥門百合五錢 人蔘三錢 貝母甘草五分 水煎

服

512 延息湯

治咳嗽痰喘○熟地五錢 人蔘百合二錢半 山茱二錢 白

513 兔絲地黃湯

治腎虛骨軟筋麻○熟地兔絲一兩 山茱巴戟五錢 水

514　增方君子湯

治傷食脾虛○白朮白茯炒棗仁三錢　人蔘乾薑二錢半　夏附子一錢　陳皮甘草五分　水煎服

515　生氣湯

治氣虛○人蔘巴戟白茯二錢　白朮麥芽一錢　乾薑陳皮砂仁五分　水煎服

516　增方補益湯

治氣虛氣促○人蔘白朮五錢　黃芪當歸三錢　貝母一錢　陳皮甘草五分　柴胡升麻三分　水煎服

517　充髓湯

治腎虛腿軟○熟地一兩　山茱五錢　石斛沙蔘二錢半　地骨皮牛膝白茯一錢半　五味子一錢　水煎服

518　雙補湯

治氣血兩虛功倍八珍○麥門五錢　白芍熟地三錢　白茯當歸二錢　人蔘白朮川芎麥芽一錢　甘草八分　陳皮神曲五分　水煎服

519　補血湯

治血虛功倍四物○熟地一兩　當歸三錢　麥門枸杞二　茜草一錢　桑葉一片　水煎服

520　月華丸

治陰虛火動消痰袪瘀止咳定喘補肺平肝清熱殺蟲此陰虛咳嗽之聖藥○天門麥門熟地生地山藥百部沙蔘貝母阿膠白茯一兩　獺肝廣三七五錢　以上爲末白菊去蒂　經霜桑葉二兩　同熬膏去滓入阿膠溶解稍加煉蜜爲丸彈子大每一丸空心日三服嚼化

521 團魚丸

治久嗽不止恐成勞瘵○貝母知母前胡柴胡杏仁
團魚大一首 同藥煮取汁食之將藥渣乾爲末用（四錢）
魚骨煮汁爲丸麥門湯吞下

522 平補除蟲丸

治勞症成瘵○熟地地栗粉白何首（八兩）鹿角霜（六兩）地
骨皮沙蔘（五兩）白薇（三兩）神曲（二兩）鱉甲（一兩）人蔘柴胡
（五錢）鬼箭羽（三錢）右爲末煉蜜丸梧子大空心日再隨
力服 繼用六味湯（上四○）加麥門（二錢）五味子（一錢）相
間服或煎湯吞下丸藥尤好

523 子母兩富湯

治潤肺滋腎止嗽○熟地麥門（二兩）水煎服

524 補虛驅虫丸

治虛勞喉痒而咳○山藥鱉甲（醋炒一斤）熟地白何首地
栗粉桑葉（八兩）麥門神曲（五兩）白薇（三兩）爲末糊丸空心
日再服

525 補母止嗽散

補脾胃進食止咳化痰○白朮白茯麥門（五錢）陳皮（二錢）
吉更（三錢）人蔘甘草蘇子半夏紫菀（一錢）肉桂（五分）水煎

526 加減君子湯

止嗽化痰平肝淸肺補脾○白芍（五錢）人蔘白朮（二錢半）
白茯白芥子（一錢半）甘草梔子（一錢）柴胡陳皮（五分）水煎服

527 健土殺虫湯

治脾驅虫痛○人蔘白茯苓白芍藥（五錢）炒梔子白薇
一錢 水煎服

528 護肺湯

治咳喘○麥門三錢 人蔘百合二錢 白薇天門一錢 天花粉吉更六分 款冬花五分 水煎服

529 四生丸

治陰虛吐血咯血○生地黃生荷葉生側栢生艾葉冬等分 細切同搗極爛爲丸鷄子大每一丸水煎去滓服重者煎水下花藥石散

530 桂枝石膏湯

治太陽陽明變瘧○石膏知母三錢 黃芩二錢 桂枝一錢 水煎服

531 生地黃湯

治吐血○生地三錢 牛膝牧丹黑山梔一錢 丹蔘玄蔘

麥門白芍一錢半 水煎去滓和眞墨清蜜童便小許服

532 兩安湯

治熱迫吐血○熟地麥門五錢 牧丹地骨二錢半 水煎食遠服

533 兩瀉湯

治陰虛陽乘迫血妄行○白芍牧丹地骨玄蔘五錢 黑山梔一錢半 水煎服

534 救命湯

治吐血○熟地二兩 麥門二兩 牧丹五錢 水煎服

535 平肝止血湯

治怒動肝火吐血○白芍一兩 當歸五錢 牧丹荆芥一錢半 栀子甘草一錢 水煎服

536 滋腎養肺湯

治肺腎兩虛吐血○麥門熟地一兩 牧丹地骨五錢 白芥子一錢半 水煎服

537 救府回陽湯

治中寒吐血○巴戟一兩 肉桂三錢 附子人蔘一錢 水煎空心冷服

538 平氣湯

治大怒吐血○白芍當歸一兩 荊芥炒 梔子炒三錢 紅花一錢 柴胡八分 甘草五分 水煎服

539 固氣生血湯

治大吐血○黃芪一兩 當歸五錢 荊芥炒三錢 水煎服

540 三台救命湯

治往徔大吐血○熟地二兩 麥門一兩 牧丹五錢 水煎服

541 回陽理氣湯

治脾腎虛寒飲食不進○巴戟茯苓分子五錢 山藥白朮二錢半 人蔘一錢半 肉桂神曲山查一錢 水煎服

542 綏中湯

治吐血後眼花耳鳴○當歸白芍熟地人蔘五錢 山茱麥門二錢半 三七根一錢半 荊芥炒 薑薑甘草一錢 水煎服

543 定神湯

治心勞○黃芪人蔘五錢 茯神白朮丹蔘棗仁當歸二錢 巴戟山藥一錢半 白芥子一錢 遠志栢子仁甘草五分 水煎去滓和丹砂五分 服

544 生津起痿湯

治燥熱肺痿○熟地麥門玄蔘五錢 天門三錢 甘草一錢 天花粉貝母五分 甘菊金銀花二錢半 水煎服

545 全肺湯

治肺癰初起○金銀花一兩 玄蔘七錢 麥門五錢 甘草半一錢 天花粉白茯白芍一錢 水煎服

546 完肺湯

治上同已潰者○玄蔘金銀花一兩 蒲公英二錢半 天花粉甘草吉更一錢半 人蔘黃芩一錢 水煎服

547 養肺去痿湯

治肺內生瘡○金銀花麥門貝母三錢 生地百合二錢 天門一錢 甘草紫菀百部五分 款冬花白薇三分 水煎服

548 扶桑潤肺湯

治過於厚味胃熱煎肺○熟地金銀花五錢 桑葉二錢半 百合阿膠貝母人蔘一錢半 紫菀甘草一錢 款冬杏仁犀角五分 水煎服

549 百藥煎散

治咽痛○百藥煎五錢 硼砂一錢半 甘草末二錢 細末和 均每一錢米飲調服

550 通音煎

治音啞○款冬花二兩 貝母一兩 胡桃肉十二兩 和白蜜一斤 飯上蒸熟不拘時開水點眼 右為末

551 舒肺湯

治感冒咳嗽面白鼻流清涕○吉更茯苓三錢 花粉甘草一錢 蘇葉五分 桂枝三分 水煎服

552 十補丸

治氣虛不能攝精○黃芪白朮山茱萸杜冲續斷山棗仁二兩 熟地三兩 白茯山藥一兩半 人參白芍遠志一兩 五味子牡厲龍骨七錢半 右為末金櫻子膏為丸每四錢空心日再服

553 秘精丸

治濕熱遺精○白朮山藥白茯蓮肉茯神三兩 芡仁四兩 蓮花鬚牡厲人參一兩半 黃栢車前子五錢 右為末金櫻子膏為丸隨力服

554 清火消丹湯

治赤白流風往來不定及火丹○生地一兩 牧丹玄蔘赤芍三錢 牛膝荊芥二錢 花粉甘草一錢 水煎隨量服

555 通經散

治室女經閉腹痛○劉寄奴二錢 當歸尾川山甲赤芍 紅花玄胡蓬朮烏藥牧丹牛膝三稜一兩 官桂辰砂三錢 為末每二錢空心酒調下

556 平補湯

治腎虛感風寒咳嗽○熟地麥門白芍五錢 百合二錢半 白茯一錢半 花粉一錢 柴胡荊芥人參五分 水煎服

557 潤燥湯

治腎虛肺燥咯痰動嗽○熟地麥門五錢 山茱二錢半 吉更天門一錢半 白芥子一錢 蘇子甘草人參五味子五分 水煎服

558 黃狗四物膏

治子宮癌○熟地八兩 當歸白芍香附川芎五兩 白葵花三兩 同入布囊內將黃狗一首去腸水煎成膏去藥滓任意服 金匱實驗方

559 續陰救絕湯
治縱慾浪戰精盡血出氣喘身冷〇白朮一兩半　人蔘
一兩　巴戟五錢　附子一兩　水煎服

560 溫泉湯
治脾腎兩虛夜臥遺溺〇白朮巴戟一兩　益知仁三錢　肉
桂一錢　水煎服

561 加減蓮子飲
治心熱遺溺〇白芍五錢　白茯麥門蓮子心天門玄蔘
三錢　黃連牧丹二錢　紫菀一錢　陳皮五分　竹葉三十片　水煎服

562 健骨除濕湯
治脚氣〇黃芪二兩　茯仁薏苡白芍五錢　人蔘白朮三錢
半夏三錢　防風肉桂柴胡一錢　陳皮五分　水煎服

563 桂枝干苓湯
治經水先期〇桂枝白芍乾薑白何首白茯牧丹三錢
甘草二錢　水煎服

564 補天大造丸
治諸虛勞損〇枸杞熟地四兩　黃芪白朮三兩　當歸生
棗仁遠志白芍山藥白茯一兩半　紫河車一具　右為末另
以生鹿角一斤　大龜板八兩　熬膏去滓成膠和末為丸
如不足則加煉蜜空心日再服四錢式〇陰虛內熱
加牧丹二兩　〇陽虛內寒加肉桂五錢

565 填坎湯
治腎命門虛寒泄瀉〇白朮一兩　山茱白茯茯仁五錢　巴
戟二錢半　肉桂車前子五味子人蔘一錢半　水煎服

566 蕩陰救命湯
治中寒咳嗽〇白朮五錢　熟地附子茯神一錢半　山茱萸

人蔘肉桂一錢 水煎服

567 善泄湯

治肺氣膹鬱咳嗽○熟地玄蔘一兩 山茱五錢 荊芥牛膝炒 棗仁沙蔘三錢 牧丹二錢 貝母一錢 水煎服

568 生精化痰湯

治腎虛水泛爲痰咳嗽○熟地一兩 麥門五錢 白芍二錢半 柴胡甘草一錢 水煎服

569 解鬱止嗽散

治秋冬必咳嗽○當歸五錢 白朮天花粉三錢 貝母薄荷荊芥黃芩吉更二錢 大黃甘草一錢 陳皮神曲五分

570 干苓阿膠湯

治經水後期○阿膠白何首丹蔘乾薑白茯桂枝牧丹三錢 甘草二錢 水煎服

571 平喘湯

治喘急痰湧喉中有水鷄聲○麥門五錢 吉更白茯三錢 半夏甘草二錢 黃芩山豆根射干白薇烏梅一錢 蘇葉入分 水煎服

572 舒鬱平肝湯

治七情氣鬱痰喘○白芍五錢 白朮當歸白茯三錢 柴胡甘草蘇葉半夏厚朴一錢 陳皮五分 水煎服

573 麻黃止喘湯

治喘促間發甚虛者勿用○麻黃九錢 蒼朮四錢半 黃芪一錢 柴胡黃連防風桑白皮當歸草豆久五味子甘草五分 用一二貼足矣不必多服

574 寧心湯

治心動遺精○棗仁山藥芡仁五錢 白朮白茯麥門二錢半

人蔘當歸一錢半　五味甘草五分　水煎服

575　旺水湯

治過色夢遺○熟地茯仁山藥五錢　沙蔘白茯二錢半　地骨皮五分　五味子一錢　水煎服

576　安魂湯

治怒氣傷肝忽然夢遺○當歸白芍五錢　白尤白茯二錢半　甘菊金櫻子一錢半　梔子一錢　五味子甘草五分　水煎服

577　強心湯

治心虛夢遺○人蔘五錢　茯神當歸麥門巴戟山藥茯仁玄蔘二錢半　五味子蓮子心五分　水煎服

578　兩益湯

治過色夢遺○熟地七錢　人蔘山藥茯仁白尤生棗仁三錢　黃連肉桂五分　水煎服

579　絕夢湯

治勞思夢遺○熟地玄蔘五錢　麥門茯仁山藥二錢半　人蔘茯神白尤兔絲丹蔘當歸蓮子心炒棗仁沙蔘一錢半　五味陳皮五分　水煎服

580　苓桂丹蔘湯

治經水結瘀紫黑○牧丹乾干白茯桂枝丹蔘三錢　甘草二錢　水煎服

581　制怵湯

治心血虛而怵忡○當歸白芍生棗仁五錢　人蔘白尤麥門二錢半　五味子一錢　貝母五分　水煎去滓和竹瀝十匕服

582　挽流湯

治水涸夢遺○熟地一兩　山藥白尤玄蔘五錢　山茱萸

二錢半 澤瀉一錢 五味子一錢 水煎服

583 心腎兩交湯

治怔忡日輕夜重○熟地五錢 山萸炒棗仁四錢 人蔘
當歸白芥子麥門二錢半 肉桂黃連三分 水煎服

584 堅膽湯

治膽怯怔忡○白芍一兩 人蔘白朮二錢半 伏神天花粉
生棗仁一錢半 竹茹五分 水煎去滓和丹砂五分 服

585 兩靜湯

治驚悸○生棗仁六錢 人蔘巴戟三錢 石菖蒲五分 水煎
去滓和丹砂五分 服

586 潤燥交心湯

治憂思困而不寐○白芍當歸熟地玄蔘五錢 柴胡菖
蒲五分 水煎服

587 桂苓丹蔘湯

治經行腹痛○桂枝白茯丹蔘乾干牧丹甘草三錢 水
煎服

588 兩濟湯

治不寐○熟地五錢 人蔘白朮二錢半 山茱一錢半 肉桂黃
連五分 水煎服

589 祛煎至神煎

治癲疾○人蔘白朮五錢 半夏南星一錢半 付子一錢 水
煎服 一名三生飲亦治中風卒倒等症

590 救絕至神煎

治風癲○人蔘一兩 菖蒲半夏南星一錢半 付子五分 水
煎去滓和丹砂五分 服

591 歸神丹

治思慮過度○白尤巴戟一兩 伏神麥門人蔘五錢半 夏栢子仁白芥子三錢 陳皮甘草丹砂菖蒲一錢 紫河車一部 洗淨水煮同前藥亂搗為丸白滾湯下五錢空心日再服

592 三味蔘歸湯

治心血空虛失志癲疾○人蔘當歸白茯一兩 水煎服

593 散花祛癲湯

治男女相思成病○白芍一兩 當歸麥門白芥子五錢柴胡黑山栀茯神玄蔘三錢 菖蒲甘草一錢 水煎服

594 助心平胃散

治癲疾久不愈○茯神一兩人蔘生棗仁五錢 貝母甘菊三錢 菖蒲甘草一錢 肉桂五分 煎服

595 清心湯

治心虛熱○玄蔘麥門五錢 茯神生棗仁三錢半 黃連人蔘丹蔘一錢半 水煎服

596 衛主湯

治淫亂○人蔘玄蔘五錢 白茯麥門生地二錢半 天花粉牧丹一錢半 水煎服

597 救焚療胃湯

治胃虛火盛○人蔘玄蔘五錢 山藥百合二錢半 神曲陳皮五分 水煎去滓和竹瀝一合服

598 銀朱丸

治久癲○白茯神二兩 銀屑鏡面朱砂栢子仁龍腦一兩青皮五錢 右為末和神曲糊為丸空心日再服十丸至十五丸

599 靈心丹

治心血虛○牛心一介 九煎靈砂水飛一兩 先以牛心以刀連絡切片片開擦靈砂末以絲絲定外以紙封固埋火中煨熟任意服多多益善

一錢半 人蔘一錢 知母甘草五分 竹葉五片 先用糯米煎水

煎服

600 無憂膏

治癲疾○狐肉水煎任意服骨亦成膏服 以上皆實驗奇効

601 却驚丹

治驚怯成癲○當歸五錢 白朮茯神人蔘三錢 天花粉

陳皮丹砂鐵花粉遠志半夏薄荷南星一錢 附子二錢

蜜丸彈子大每服一丸三分

602 救胃自焚湯

治內傷胃熱○玄蔘五錢 麥門石膏二錢半 白芥子半夏

603 歸地芍藥湯

治經後腹痛○當歸熟地白芍甘草桂枝白茯白何首三錢 水煎服

604 平熱湯

治怒動肝火○黃芪麥門五錢 人蔘白芍二錢半 白茯棗 仁花粉一錢半 黃芩甘草一錢 青皮黑山梔柴胡五分 水煎去滓和竹瀝一匕服

605 回痼湯

治寒痰發痼○白朮一兩 伏神薏苡五錢 人蔘山藥半 夏三錢 付子肉桂一錢 水煎服

606 濟艱湯

治痰入心胞○白朮人蔘五錢 伏神栢子仁半夏三錢 遠

志天花粉南星付子神曲一錢 菖蒲五分 水煎服

607 新增君子湯

治小兒驚癇〇白伏三錢 白尤二錢 人蔘一錢 半夏八分付子五分 白薇三錢 甘草一分 水煎服

608 洗心湯

治恨痴〇人蔘伏神生棗仁五錢 半夏二錢半 陳皮神曲一錢半 甘草付子菖蒲五分 水煎服

609 轉呆湯

治呆症〇白芍一兩 人蔘當歸半夏生棗仁伏神三錢 柴胡二錢 神曲栢子仁一錢半 天花粉一錢 付子菖蒲五分 水

610 啓心救胃湯

治痰迷〇人蔘五錢 白芥子神曲一錢半 南星半夏一錢 菖

蒲黄連枳角甘草五分 水煎服

611 散花湯

治花癲〇白芍熟地玄蔘一兩 當歸生地五錢 黑山梔 伏神二錢半 柴胡天花粉甘草一錢半 陳皮一錢 水煎服

612 補正祛邪湯

治口眼喎斜〇當歸白芍菖蒲白尤五錢 白伏三錢 人蔘甘草陳皮半夏肉桂一錢 水煎服

613 壹蠱酒

治癇疾〇陰二月二十日為好不必拘月日取大鳶一首另將糯米一斗蒸飯釀酒入缸中間埋全鳶固封埋酒缸於門前經一周年釀造日採出清濁酒隨力任意服屢用必効眞神方幸勿輕視

614 舍時香薷飲

治冬月暑毒〇人蔘白尤三錢 白伏香薷白片豆三錢 陳

皮黃連厚朴五分 甘草三分 水煎服 ○此甚奇恠難明
不必記載然以此而明臨時制宜之活法焉

615 活廢湯

治脚足麻木○薏苡白朮五錢 黃芪白芍白伏三錢 人
蔘當歸半夏一錢 陳皮五分 肉桂三分 水煎服
水煎服

616 轉動湯

治手麻○黃芪五錢 白伏三錢 人蔘防風半夏羌活一錢

617 雞昌膏

治癇疾實驗○白雄雞一首去腸 另將石菖蒲三兩 入布
囊同雞水煎去菖蒲任意服以差為度

618 仙露湯

治嗽血○麥門半夏側栢葉白芍杏仁三錢 貝母二錢 甘
草一錢 水煎服

619 啟迷湯

治痰厥眼閉手撒○人蔘半夏五錢 兔絲子一兩 伏神
三錢 菖蒲二錢 皂角莢生干一錢 甘草五分 水煎服

620 散寒湯

治風痰○麥門五錢 吉更白伏三錢 蘇葉半夏二錢 黃芩
甘草陳皮一錢 水煎服

621 蔘朮苓付湯

治胃寒痰結○白朮白伏白芥子三錢 人蔘神曲麥芽
一錢 付子五分 水煎服

622 散痰湯

治留飲瀝瀝有聲○白伏薏苡山藥五錢 白朮三錢 人
蔘半夏一錢 陳皮肉桂五分 水煎服

623 助氣消痰湯

治氣虛痰盛○薏苡五錢　人蔘白伏半夏三錢　神曲陳皮甘草一錢　水煎服

624 加減運痰湯

治脾寒痰○白朮五錢　人蔘伏神三錢　肉桂神曲半夏陳皮白豆久五分一錢　水煎服

625 健運湯

治小兒痰氣壅塞○白伏三錢　人蔘一錢　甘草枳角蘇葉半夏五分　水煎服

626 釋驚湯

治因驚氣亂食滯生痰○白芍五錢　當歸二錢半　木香大黃白芥子白茯一錢半　只實只角麥芽山查一錢　甘草五分　水煎服

627 開竅消痰湯

治痰厥○人蔘白朮白茯半夏三錢　南星橘皮付子一錢

628 運痰湯

治氣虛痰盛○白茯五錢　人蔘半夏三錢　肉桂橘皮益知仁五分　水煎服

629 弱痰湯

治支飲脇痛○薏苡五錢　白茯橘皮天花粉二錢半　人蔘荊芥一錢　枳角五分　白芥子一錢半　水煎服

630 啓閉湯

治痰溢四肢○白茯五錢　白芍白朮三錢　猪苓澤瀉厚朴半夏一錢　柴胡五分　水煎服

631 轉胃湯

治咳逆吐痰○山藥薏苡五錢　人參麥門白朮二錢半　白芥子牛膝一錢半　蘇子一錢　橘皮付子五分　水煎服

632 燥土湯

治脾胃寒濕生痰○白朮白茯五錢　山藥茨仁三錢半　人參一錢半　肉桂半夏一錢　破故紙益知仁砂仁五分　水煎服

633 加味五苓散

治外受濕氣生痰○白朮白茯五錢　猪苓半夏一錢半　澤瀉肉桂一錢　水煎服

634 火土兩培丹

治脾腎虛寒生痰○白朮薏苡仁五兩　熟地八兩　山茱四兩　人參杜冲白芥子三兩　白茯肉桂三兩　五味益知仁　橘紅一兩　砂仁五錢　右爲末煉蜜丸空心日再服五錢

式

635 疏土湯

治鬱熱生痰○白茯五錢　白朮花粉三錢　甘菊二錢　人參一錢　葛根陳皮柴胡五分　甘草三分　竹葉三十片　水煎服

636 降痰舒膈湯

治痰塞腦膈○白茯五錢　石膏花粉三錢　厚朴枳實半夏一錢　益知仁五分　水煎服

637 潤燥破痰湯

治老痰○白芍一兩　玄蔘五錢　白茯山藥三錢　花粉白芥子二錢　香付子一錢　青黛五分　水煎服

638 新增二陳湯

治痰核○白朮五錢　人參半夏白茯白芥子三錢　陳皮二錢　黃連五分　水煎服

639 消壘散

治痰核○薏苡五錢 白朮二錢半 澤瀉半夏一錢半 人蔘一錢 茯神二錢半 白礬甘草五分 黃連付子三分 水煎服

640 歸源湯

治腎虛水泛爲痰○熟地薏苡茯仁五錢 白茯山藥山茱麥門三錢 五味子車前子一錢 益知仁五分 水煎服○ 虛火沸騰加肉桂一錢

641 開欝至神湯

治木鬱○白芍五錢 香付三錢 白茯當歸二錢 人蔘白朮 梔子炒一錢 陳皮甘草柴胡五分 水煎服

642 發火湯

治火鬱○伏神棗仁炒 當歸三錢 白芥子白朮二錢 柴胡甘草梔子遠志一錢 陳皮木香五分 水煎服

643 解鬱開結湯

治婦人火鬱○白芍五錢 當歸白朮二錢半 白芥子生棗仁牧丹玄蔘一錢半 神曲茯神一錢 甘草薄荷陳皮五分 水煎食遠日再服

644 加味瓜蔕散

治膈上痰血凝結○瓜蔕七介 蘿蔔子半夏天花粉甘草三錢 人蔘枳角一錢 韭菜汁一合 水煎服一服盡吐不必再服

645 補火解欝湯

治水鬱○熟地五錢 山藥巴戟杜冲薏苡二錢半 肉桂五分 水煎服○重者倍用

646 善奪湯

治土鬱○白茯二兩 白芍五錢 車前白朮三錢 半夏一錢 陳

皮五分　水煎服

647　開門湯

治關格○白芍白朮當歸五錢　白茯柴胡牛膝車前子

栀子炒　天花粉三錢　陳皮蘇葉一錢　水煎服

648　和解湯

治上全○白芍茯神當歸三錢　牧丹二錢　甘草柴胡薄

荷一錢　枳角五分　水煎徐徐服

649　開關散

治上同○麥門白芍五錢　栢子仁三錢　天花粉一錢半　滑

石黃連一錢　人蔘甘草五分　桂枝三分　水煎服

650　水火兩補湯

治上仝○熟地麥門五錢　茯神白朮二錢半　山茱二錢　車

前牛膝一錢半　人蔘一錢　五味子肉桂五分　水煎服

651　加味朮桂湯

治上仝○白朮五錢　人蔘二錢　肉桂丁香一錢　甘草五分

水煎去滓和童便半夏杯服

652　濟艱潤燥湯

治脾虛肝旺○熟地當歸一兩　山茱玄蔘五錢　牛膝二錢

車前子一錢　水煎服

653　兩生湯

治朝食暮吐暮食朝吐○熟地一兩　山茱五錢　肉桂一錢

付子五分　水煎服

654　健脾分水湯

治脾虛水腫○薏苡茯仁五錢　山藥二錢半　白茯二錢　人

蔘白芥子一錢 陳皮五分 水煎服

655 二天同補煎

治脾腎虛而成氣鼓○白朮一兩 茯仁 山藥五錢 白茯
百合二錢半 訶子一錢 肉桂五分 水煎服

656 逐穢消脹湯

治虫脹○白朮當歸五錢 大黃蘿蔔子三錢 牧丹二錢半 雷
丸白薇人蔘紅花一錢半 甘草五分 水煎服

657 通脉湯

治血虛乳小○黃芪一兩 當歸五錢 木通二錢 白芷一錢 水
煎連服數貼

658 太無神功散

治痞積氣血食痰虫水○扁畜瞿麥麥芽五錢 神曲二錢半

沈香木香一錢半 甘草五錢 大黃二兩 為末每二三錢燈
心竹葉煎湯或無灰酒調服女子燈心紅花當歸煎
湯調服忌油膩動氣之物及房色一月藥須黃昏服
勿食晚飯大小便下惡物為度

659 旺膽消酒湯

治酒疸○白芍五錢 柞木枝山梔子桑白皮白茯一錢半
澤瀉一錢 竹葉五十片 水煎服

660 分濁湯

治穀疸白茯苓五錢 車前子豬令梔子一錢半 茵陳一錢 水
煎服

661 減黃湯

治女勞疸○白茯山藥茯仁薏苡五錢 兎絲子三錢 人
蔘白朮車前子生棗仁二錢 水煎服

341

662 揚肺利濕湯

治肺疸○白朮白茯五錢 吉更桑白皮茵陳三錢 天花粉猪令二錢 黃芩五分 水煎服

663 瀉肝利濕湯

治心疸○白芍五錢 白茯白朮二錢半 茵陳梔子一錢半 木通遠志一錢 水煎服

664 利肝分水湯

治肝疸○白茯五錢 甘菊二錢半 茵陳猪令車前子白蒺藜一錢半 草龍膽一錢 柴胡五分 水煎服

665 補火散邪湯

治脾疸○白朮五錢 人蔘三錢 白茯二錢 付子牛夏陳皮一錢 水煎服

666 濟水湯

治腎疸○白朮五錢 白茯山藥薏苡二錢半 茨仁一錢半 肉桂茵陳一錢 水煎服

667 兩宣湯

治膽疸○白朮一兩 薏苡白茯五錢 草龍膽茵陳一錢 柴胡郁李仁五分 水煎服

668 清肺通水湯

治膀胱濕熱發疸○白朮一兩 白茯麥門桑白皮車前子三錢 黃芩蘇子澤瀉二錢 蘿蔔子牛夏茵陳一錢 水煎服

669 清上止消湯

治肺消○麥門一兩 天門金銀花五錢 生地白茯二錢半 人蔘一錢半 水煎服

670 閉關止渴湯

治胃消○玄蔘麥門熟地一兩　石膏青蒿二錢半　水煎服

671 消飲散

治脾虛熱消渴○麥門一兩　人蔘花粉白茯三錢　枳角
厚朴一錢　山查二十粒　水煎服

672 引龍湯

治腎虛消渴○玄蔘一兩　麥門五錢　山茱二錢　肉桂一錢半
五味子一錢　水煎服

673 寧沸湯

治虛火消渴○麥門山茱一兩　白茯五錢　水煎服

674 回陽救陰湯

675 交濟湯

治脫陽○人蔘黃芪五錢　當歸三錢　白茯二錢　生棗仁一錢
五味子五分　水煎服

676 攝魂湯

治虛脫○熟地麥門五錢　人蔘山茱當歸黃芪二錢半　栢
子仁一錢半　龍骨一錢　黃連肉桂五分　水煎服

677 舒魂湯

治心腎兩傷○人蔘熟地麥門白芍五錢　生棗仁山茱
茰神巴戟二錢半　栢子仁一錢半　遠志白芥子一錢　水煎服

678 凉心利水湯

治相思離魂○人蔘白芍當歸白朮茯神麥門二錢半
菖蒲柴胡鬱金天花粉甘草一錢　水煎去滓和丹砂五分
服

治心火亢極小便不通○麥門一兩　茯神五錢　車前子

三錢 蓮子心一錢 水煎服

679 助金祛邪湯
治中邪○麥門五錢 白茯二錢半 白朮天花粉一錢半 吉更 神曲一錢 甘草人蔘陳皮蘇子黃連五分 水煎服

680 導水湯
治膀胱熱閉○王留行五錢 澤瀉白朮三錢 水煎服

681 純陰化陽湯
治陰閉小便不通○玄蔘一兩 熟地五錢 車前子三錢 肉桂五分 水煎服

682 加味生脉散
治肺燥小便不通○麥門一兩 人蔘五錢 五味子一錢 水煎服

683 禹治湯
治濕熱成淋○白朮白茯薏五錢 車前子三錢 水煎服

684 化精湯
治陰萎思色成淋○熟地一兩 山茱麥門白朮沙蔘五錢 牛膝生棗仁二錢半 車前子一錢半 水煎服

685 散精湯
治白濁○柳寄奴白朮一兩 車前子五錢 黃栢五分 水

686 斷血湯
治赤濁如血○黃芪一兩 當歸五錢 三七根白茯牧丹三錢 水煎服

687 化石湯

治石淋○熟地一兩 白茯山茱玄蔘五錢 薏苡麥門澤瀉二錢半 水煎服

688 引陰奪命湯

治交接出血○熟地二兩 沙蔘一兩 人蔘三錢 五味一錢 肉桂五分 水煎服

689 填土湯

治脾困泄瀉○白朮白茯山藥五錢 人蔘二錢半 蘿蔔子 半夏破故紙一錢 砂仁付子五分 水煎服

690 生陰止瀉湯

治腎泄○山茱白芍五錢 車前白茯山藥薏苡白朮三錢 甘草一錢 水煎服

691 逆換湯

治肝泄○白茯五錢 人蔘大黃二錢半 黃連梔子甘草一錢 水煎服

692 掃虫湯

治虫毒泄瀉○白朮五錢 人蔘二錢半 大黃白薇百部一錢半 甘草五分 烏梅一介 水煎服

693 溫腸開閉湯

治腎寒便閉○巴戟白朮熟地五錢 付子一錢 水煎空心冷服

694 散火湯

治肝鬱便閉○白芍當歸五錢 梔子一錢半 地榆一錢 大 黃柴胡五分 水煎服

695 通腸湯

治脾火壅遏○玄蔘一兩 當歸生地五錢 知母厚朴麻子一錢 升麻五分 水煎服

696 掃氣湯

治心小腸熱便閉○玄蔘一兩 當歸沙蔘麥門三錢半 牧丹三錢 黃連菰蔞仁一錢 水煎服

697 抑火湯

治肺氣膹鬱便閉○麥門當歸五錢 天門二錢半 黃芩一錢 山荳根一錢 升麻五分 水煎服

698 升清降濁湯

治大腸燥閉○黃芪人蔘白朮當歸麥門五錢 肉桂一錢 荊芥五分 柴胡付子三分 水煎服

699 化毒湯

治濕熱泄瀉○當歸大黃三錢 甘草牧丹蒲公英一錢半 雷丸一錢 水煎服

700 解醒止瀉湯

治酒濕泄瀉○白朮山茱白茯五錢 柞木枝白芍二錢半 黃連三分 付子二分 水煎服

701 散偏湯

治半邊頭痛○川芎五錢 白芍二錢半 白芥子一錢半 香付一錢 郁李仁柴胡甘草白芷五分 水煎服

702 升清固外湯

治氣虛頭痛○白芍五錢 黃芪白朮三錢 人蔘當歸二錢 柴胡蔓荊子川芎天花粉一錢 甘草陳皮五分 水煎服

703 清心丸

清心火瀉相火安神定志夢遺○生地四兩 牡蠣山藥
棗仁炒 白茯神麥門一兩半 五味車前遠志一兩 黃栢五錢
金櫻子四兩 膏爲丸每服三錢開水下

704 息氣湯

粉二錢 蔓荊子草決明五錢 水煎服
治外障○當歸白芍蒺藜甘菊梔子白茯三錢 柴胡花

705 固根湯

治風淚○䗫仁熟地五錢 當歸白芍麥門二錢半 甘菊半一錢
柴胡五分 菖蒲三分 水煎服

706 當歸湯

治迎風冷淚○當歸人蔘二錢 官桂陳皮一錢 白尤白

茯乾干細辛川芎白芍甘草五分 干三 棗二 水煎服

707 羚羊角散

治迎風熱淚○羚羊角釒 羌活玄蔘車前子山梔炒黃
芩茺蔚仁胡黃連甘菊三錢 細辛一錢 右爲末每二錢
食後竹葉煎湯下

708 菊花丸

治無時冷淚○甘菊四兩 巴戟三兩 法肉二兩 枸杞子三兩
右爲末煉蜜丸梧子大每三錢空心溫酒或鹽湯吞
下

709 當歸飲子

治無時熱淚○當歸人蔘柴胡黃芩白芍甘草大黃
一錢 滑石五分 干三 棗二 水煎服

710 養火助命湯

治近視○巴戟五錢 熟地䗫仁三錢半 山茱麥門枸杞子

一錢半　肉桂五分　五味子三分　水煎服

711 養目湯

治畏日羞明○熟地　當歸五錢　白芍　麥門　蕤仁三錢半　山茱二錢　甘菊一錢　五味甘草五錢　柴胡三分　水煎服

712 安臟湯

治倒視○人蔘腦一兩　甘草五錢　苽蔕四介　荊芥一錢半　水煎服服後以指探吐

713 助肝益腦湯

治視一為二○白芍一兩　當歸五錢　甘菊生地三錢半　人蔘天門川芎一錢半　郁李仁花粉一錢　薄荷甘草五分　細辛白芷柴胡三分　水煎服

714 加味四物湯

治亂視○當歸五錢　白芍　山棗仁三錢半　青箱子茯神半

夏熟地一錢半　川芎　白朮一錢　陳皮甘草五分　水煎服

715 解結舒氣湯

治驚悸目不能閉○白芍　當歸炒棗仁五錢　郁李仁半一　水煎服

716 斂瞳湯

治瞳神散大○熟地　白芍五錢　山茱　地骨二錢半　黃連人蔘柞木枝一錢半　五味子甘草五分　柴胡四分　陳皮黃栢三分　水煎服

717 烏梅山萸湯

治上同○山茱　烏梅肉　白何首　白芍　牡厲三錢　甘草龍骨二錢　五味子一錢　水煎服

718 桂枝菖蒲湯

治瞳神縮小○柴胡　桂枝　牡丹　生干三錢　甘草　菖蒲二錢

水煎服

719 救瞳湯

治上同〇熟地玄蔘白芍五錢 山茱當歸牡丹二錢半 甘
菊山藥一錢半 柴胡五分 水煎服

720 薑苓首湯

治目珠陷〇人蔘白何首桂枝白茯乾干三錢 甘草二錢 水煎服

721 芍棗柴胡湯

治目珠突出〇白芍甘草白何首生棗仁柴胡牡丹三錢 水煎服

722 開壅湯

治經閉目痛〇紅花當歸牡丹鬱金三錢 牛膝柴胡天

桃仁大黃香付玄胡 〔煎〕服

723 潤膽湯

治耳痛〇當歸白芍玄蔘五錢 天花粉一錢半 炒梔子
柴胡菖蒲五分 水煎服

724 柴芍茯苓湯

治耳膿〇白芍白茯半夏吉更三錢 柴胡甘草二錢 水

725 兩歸湯

治耳鳴〇麥門熟地五錢 生棗仁二錢半 丹蔘茯神一錢半
黃連二錢 水煎服

726 蔘味芍藥湯

治耳漸重聽〇人蔘白茯半夏橘皮白芍三錢 五味子
甘草二錢 水煎服

727 啓竅湯

治耳聾○熟地一兩 山茱麥門五錢 遠志炒 棗仁茯神 栢子仁一錢半 五味子一錢 石菖蒲五分 水煎服

728 靜定膏

治產後浮腫用之如神 ○南苽老熟大者一介穿一大孔去核留膜入太菜去頭尾一掘清蜜一合盖定鹽泥封固埋糠火中火盡取出取汁濾淨任意服

729 薏苡仁湯

治風濕在脾唇口瞤動○薏苡防己赤小豆甘草半一錢 水煎服

730 芍藥湯

治唇口㿋○赤芍栀子黃連石膏連翹薄荷一錢 甘草五分 水煎服

731 加減甘露飲

治胃熱口臭口瘡牙宣○熟地生地天門黃芩枇杷葉茵陳枳角石斛甘草一錢 犀角三錢 右爲末每二錢

732 新增八珍湯

治舌下牽強○當歸白芍熟地五錢 人蔘柴胡甘草槐角白尤白茯一錢 陳皮半夏五分 水煎服

733 助氣鎭心湯

治婦人難產吐舌○人蔘三錢 茯神二 朱砂五味子一錢 石菖蒲五分 水煎舍漱久之含下

734 發陽通氣湯

治耳鳴○熟地五錢 白茯黃芪白芍三錢 人蔘白尤當歸白芥子二錢 柴胡荆芥肉桂甘草五分 水煎服

735 磨翳湯

治努肉攀睛○蒺仁甘菊當歸白芍白蒺藜二十兩　白
茯神十兩　白芥子四兩　柴胡三兩　陳皮二兩　右為末煉蜜
丸空心日再服五錢式

736 取淵湯

取鼻淵○當歸一兩　玄蔘五錢　炒梔子辛夷一錢半　柴胡
貝母五分　水煎服

737 溫肺止流湯

治鼻鼽○石首魚腦骨五錢　吉更三錢　訶子甘草一錢　水
煎服

738 荸薺清肺飲

治鼻痔○黃芩山梔麥門百合石膏知母一錢　荸薺六分
甘草五分　枇杷葉三片　升麻三分　水煎服

739 安寧飲

治虫齒○玄蔘麥門生地骨碎補五錢　天門三錢　白薇
一錢　水煎服

740 破隘湯

治咽痛雙單蛾○白芍五錢　吉更玄蔘花粉三錢　甘草
二錢　柴胡麻黃山豆根一錢　水煎服

741 化癬湯

治喉癬○玄蔘麥門五錢　百部一錢半　紫菀白芥子一錢
五味子白薇牛旁子五分　水煎服

742 潤喉湯

治喉痺乾燥○熟地麥門五錢　薏苡二錢半　山茱二錢　生
地桑白皮一錢半　甘草貝母一錢　水煎服

743 引火湯

治陰虛火旺虛火上沖○熟地一兩 巴戟麥門五錢 白茯三錢 五味子一錢 水煎服

朴硝一兩三錢 海桐皮干黃木果一兩 薄桂甘草五錢 爲末干苔竹瀝糊丸食遠白湯下百丸

744 羌活勝濕湯

治寒濕項强似拔○羌活獨活二錢 古本防風甘草一錢 川芎蔓荊子五分 水煎服

745 消痰茯苓丸

治痰飲流注臂痛○半夏二兩 赤茯苓一兩 枳角五錢 朴硝二錢半 右爲末干苔糊爲丸梧子大干湯下三五十丸

746 加減茯苓丸

治濕痰臂痛○半夏三兩 白礬皂角生干一兩 煎湯浸七日取乾用陳皮鹽水炒 白芍酒炒 黃芪二兩 白茯一兩半

747 苽蔞薤白湯

治腦痛○苽蔞實一介 韭白五兩 白酒二升 煎半隨力分服

748 薏苡付子湯

治上同○薏苡五兩 付子一兩 爲末空心日三服二錢

749 茯苓杏甘湯

治上同○白茯一兩 杏仁二十介 甘草三錢半 水煎服

750 枳薤桂枝湯

治上同○枳實一錢 厚朴四錢 苽蔞實五錢 韭白一兩 桂枝一錢半 水煎服

751 導火湯

治熱腹痛○玄參一兩　生地五錢　車前子二錢　澤瀉二錢　甘草一錢　水煎服

752 制木益土湯

治脾虛肝旺腹痛○白朮五錢　白芍白茯人蔘三錢　甘草肉桂肉豆久半夏一錢　水煎服

753 治虫衛主湯

治虫腹痛○白朮五錢　人蔘三錢　白薇甘草榧子檳榔史君子肉乾葛一錢　水煎服

754 新增甲己湯

治土受木剋腹痛○白芍五錢　白茯三錢　當歸二錢　甘草陳皮神曲一錢　水煎服

755 加減寬中湯

治肋膜炎○生干二錢　川烏付子陳皮青皮乾干良干蒼朮草果甘草一錢　○盲腸炎加桃仁牧丹小茴香一錢　空心冷腹日再三

756 填精補血湯

治過勞脇痛○熟地五錢　山茱白芍二錢半　當歸沙蔘地骨白朮一錢半　牧丹白茯一錢　柴胡五分　水煎服

757 輕腰湯

治傷濕腰重痛○白朮薏苡一兩　白茯五錢　防己五分　水煎服繼用三聖湯　杜冲二兩　白朮五錢　山茱四錢　水煎服

758 轉腰湯

臂寒傷濕○白朮五錢　杜冲巴戟一錢半　蒼朮二錢半　肉防己羌活桃仁五分　水煎服

759 獨活湯

治風寒腰痛○當歸連翹一錢半 肉桂一錢 黃栢大黃桃仁甘草五分 羌活獨活防風澤瀉 水煎服

760 續腰湯

治跌打損傷及閃挫腰痛○熟地一兩 白朮杜冲五錢 水煎服

761 起傴湯

治腰痛將成傴僂○薏苡一兩 白朮五錢 黃芪三錢 防風五分 付子三分 六 煎服

762 補虛利腰湯

治腎虛腰痛○熟地一兩 白朮四戟杜冲五錢 破故紙一錢 水煎服

763 寬腰湯

治水閉膀胱腰痛○薏苡白朮白茯五錢 車前子三錢 肉桂一錢 水煎服

764 活血踈風散

治紫白癜風○乾地當歸白芍四錢半 黃芩荊芥防風 紫背浮萍甘草二錢 水煎服

765 蔘苓元

治食休○人蔘石菖蒲遠志赤茯苓地骨皮牛膝各等分 為末煉蜜丸梧子大米飲下五十丸不拘時服

766 前胡膏

治肉苛○前胡白芷細辛官桂白朮川芎三兩 付子當歸三兩 川椒三錢 吳茱萸 右浸酒一宿人猪脂五斤微煎 至白芷色黑去滓再熬成膏擦患處以熱爲度

767 五痿湯

治五痿○薏苡三錢 麥門二錢 當歸一錢半 人參白朮白
茯一錢 黃柏知母五分 甘草四分 水煎服心熱加丹參生
地一錢 黃連三分 ○肝熱加黃芩牧丹牛膝麥門一錢 ○
脾熱加生地一錢半 連翹一錢 ○腎熱加生地牛膝石斛牛錢 ○
○肺熱加天門百合二錢 痰加貝母竹瀝濕加半夏瘀
血加桃仁紅花○氣血兩虛大補湯上三三 ○肝腎虛
熱髓減骨枯虎潛丸增入○八

768 清胃生髓湯

治胃火上冲○熟地一錢 玄參五錢 麥門甘菊沙參二錢半

769 調脾湯

治脾火鬱結○玄參茯仁五錢 人參麥門甘菊薏苡山
藥二錢半 石斛一錢半 水煎服

770 伐木湯

治肝鬱痿痺○白芍五錢 當歸甘菊女貞子二錢半 梔子炒
地骨皮牧丹青黛石斛一錢半 水煎服

771 起痿降火湯

治腎痿○熟地一兩 山茱五錢 薏苡石斛牛膝二錢半 水
煎服

772 散餘湯

治胃虛○生地玄參麥門五錢 白茯人參一錢半 天花粉
一錢 麥芽神曲五分 竹葉五十片 水煎服

773 滋涸湯

治形盛氣衰○玄參麥門五錢 茯仁三錢半 人參甘菊女
貞子天門冬一錢半 生地一錢 黃芩天花粉五分 水煎服

774 消蹺湯

治脚氣腫痛○白茯薏苡一兩 澤瀉三錢 茵蔯防己梔子木果一錢 水煎服

775 救丸湯

治寒濕疝氣○白朮一兩 白茯薏苡五錢 肉桂橘皮一錢 水煎服

776 辟丸湯

治膀胱寒疝○白朮白茯五錢 橘核荔枝三錢 甘草一錢 水煎服

777 利丸湯

治濕熱入腎○沙蔘二兩 白茯薏苡一兩 水煎服

778 散丸湯

治小腸膀胱疝氣○白茯杜若根沙蔘一兩 水煎服

779 保丸湯

治衝疝○白芍一兩 沙蔘五錢 小茴香三錢 水煎服

780 火土既濟湯

治精薄精冷○人蔘白朮山茱兎絲巴戟五錢 山藥二錢 肉桂一錢 水煎服

781 扶命生火丹

治陽痿○白朮熟地十六兩 肉蓯蓉巴戟山茱枸杞八兩 人蔘山藥灰仁五兩 破故紙白茯四兩 付子肉桂炒棗仁三兩 栢子仁二兩 龍骨一兩 右爲末煉蜜丸梧子大空心日再服

782 宣志湯

治色憺○白茯生棗仁山藥五錢 白朮當歸巴戟三錢 菖蒲甘草遠志人蔘柴胡一錢 水煎服

783 沖鋒破敵湯

治中年陽痿不起○人蔘巴戟五錢 棗仁炒 黃茋三錢半 肉桂當歸一錢半 遠志栢子兎絲一錢 良干付子五分 水煎服

784 化木湯

治木腎○白朮一兩 杜若根五錢 付子肉桂柴胡一錢 水煎服

785 清源湯

治血痔○白茯白芍白朮五錢 槐花地榆人蔘荊芥黃連三錢 葛根車前子二錢 川山甲炒 白芷一錢 水煎服

786 治虫湯

治大便蟯虫○白朮白茯白芍枳角三錢 白薇二錢 百部根史君肉一錢 兵郎半夏五分 黃連甘草三錢 水煎服

787 代針散

治透膿○蝱蛾退了蚤一介 加付子一片 燒存性為末 熱酒調服即潰只此一服不要再服

788 賽針散

治上同○輕粉硇砂白丁香一錢半 巴豆五分 共為細末 醋調塗之或少許敷白綿上貼患處自然潰破

789 宣鬱化毒湯

治肝癰○白芍當歸金銀花五錢 天花粉甘草一錢半 香付薄荷一錢 陳皮枳角五分 水煎服

357

790 淸腸湯

治腸癰○金銀花一錢　當歸七錢　玄參地榆麥門三錢半
薏苡二錢　黃芍甘草一錢　水煎服

791 開胃救亡湯

治上同○金銀花一兩　山藥薏苡玄參白朮五錢　甘草
三錢　桃仁牧丹一錢　水煎服

792 泄毒至神湯

治小腸癰○金銀花一兩　白茯薏苡五錢　甘草車前柳
寄奴澤瀉一錢　肉桂二分　水煎服

793 內化湯

治上同○金銀花一兩　當歸五錢　車前子二錢　甘草一錢半
水煎服○若腸外生癰必不屈足

794 消癧丸

治瘰癧○夜明砂二兩　露蜂房一兩半　全虫五介　片腦五分
黑斑猫二十介　另將水銀五錢　枯白礬三錢　硫黃一錢　同水
銀亂研以不見星爲度同諸藥　爲末甘草荊芥煎　水吞下
膏和丸梧子大食遠日再服夏枯草煎
丸數隨力加減○又方玄參牡厲貝母各四兩　爲末蜜
丸梧子大食遠日再服四五十丸

795 消串散

治上同○白朮白芍五錢　白茯葵花二錢半　天花粉蒲公
英一錢五分　柴胡一錢　陳皮甘草付子五分　水煎服

796 轉敗湯

治上同○金銀花一兩　人蔘當歸五錢　白朮三錢半　半夏
二錢　白芍甘草柴胡一錢　水煎服

797 生髓毓麟丹

治精小〇熟地桑椹子一斤　山茱山藥十兩　龜膠枸杞子八兩　人蔘麥門冬法肉六兩　當歸五兩　鹿茸魚膠兔絲子　五味子三兩　栢子仁三兩　為末煉蜜丸梧子大空心
日再服五六十丸

798 助氣湯

治陽痿〇黃芪白朮五錢　人蔘杜冲二錢半　當歸破故紙　山藥一錢半　白茯一錢　水煎服

799 養陰種玉湯

治陰痿〇熟地白芍當歸山茱五錢　山藥三錢　白茯牡丹杜冲二錢　甘菊牛膝一錢　水煎服

800 加味芎歸湯

治經血〇滑石二錢　當歸川芎香付枳角一錢　干三水

801 蒼付六君湯

煎服

治脾虛經病〇人蔘白朮白茯陳皮半夏蒼朮香付　黃芩川芎當歸枳角甘草一錢　水煎服

802 增味四物湯

治血熱〇熟地當歸白芍二錢半　川芎牧丹一錢半　黃芩黃連黃栢甘草一錢　水煎服

803 起陰湯

治陰痿〇白朮巴戟熟地五錢　人蔘黃芪三錢　山茱半一錢　五味子肉桂遠志栢子仁一錢　水煎服

804 桃仁湯

治血滯〇當歸赤芍生地香付牧丹紅花玄胡索桃

仁一錢　水煎服

805 川練湯

治經血不調　○川練子大茴香小茴香猪苓澤瀉白
尤一錢　烏藥兵郎香付子玄胡索八分　麻黃六分　木香五分
干三　葱二　水煎服

806 九味四物湯

治經血不調　○熟地當歸白芍川芎人蔘柴胡黃芩
黃連甘草一錢　水煎服

807 內補當歸丸

治血虛　○續斷阿膠浦黃法肉厚朴山茱白茯香付
當歸白芷一兩　川芎白芍八錢　熟地一兩二錢　乾干甘草五錢
或丸或湯服

808 虎潛丸

治婁弱　○龜板四兩　熟地三兩　牛膝白芍當歸虎脛骨
二兩　黃栢知母五錢　陳皮乾干二錢　爲末酒糊丸每二錢
淡鹽湯下

809 溢經湯

治經閉　○熟地白尤五錢　當歸山藥二錢半　山棗仁沙蔘
白芍藥一錢半　牧丹人蔘一錢　柴胡杜冲五分　水煎服

810 和血通經散

治石治　○當歸三稜五錢　蓬尤四錢　熟地法肉木香三錢
蘇尤貫冲二錢　血蝎一錢　爲末和勻每三錢　空心溫酒
調下

811 見晛丸

治虛胎　○三稜付子四錢　鬼箭羽肉桂紫石英二錢半
兵郎二錢　澤瀉玄胡木香一錢　血蝎一錢半　水蛭炒黑　大黃
一錢　同三稜一錢　酒浸一宿桃仁三十二介　爲末酒糊丸梧
子大每三十丸空心溫酒或鹽湯下

812 完帶湯

治白帶下○白尤山藥五錢 白芍二錢半 蒼尤車前子一錢

人蔘甘草半夏一錢 陳皮柴胡荊芥五分 水煎服

813 清肝止淋湯

治赤帶下○白芍當歸黑豆五錢 生地二錢半

一錢半 牛膝一錢 黃栢香付五分 棗五 水煎服

阿膠牧丹

814 利火湯

治黑帶下○白木石膏五錢 大黃白茯車前子王不留

行柳寄奴黃連梔子知母二錢 煎水服

815 退黃湯

治黃帶下○山藥芡仁五錢 黃栢車前一錢 白果一介 水

煎服

816 生化湯

治產前產後諸症○當歸八錢 川芎 乾干甘草五分

桃仁十介 水煎去滓和酒小許服○ 痛拒按加

肉桂五分 喜按去桃仁加人蔘二錢 ○血暈暈厥氣脫

厥冷又肥人痰盛或暴怒卒中加竹瀝干汁○血崩

暈脫加人蔘二錢 龍骨牡屬一錢 去弓桃○虛汗短氣

神昏又身熱自汗氣促咽塞加人蔘三錢 去弓桃○消

渴去弓桃加人蔘麥門二錢 ○癲狂去弓桃加龍骨牡

屬三錢 黃芪一兩

817 腹寧湯

治腹痛血虛○當歸熟地五錢 阿膠人蔘麥門山藥一錢半

續斷甘草一錢 肉桂五分 水桂服

818 和乳湯

治乳癰○當歸蒲公英五錢 貝母天花粉甘草穿山甲

一錢半 水煎服

819 化岩湯

治乳岩○白朮一兩 人蔘黃芪當歸忍冬藤五錢 白茯
茜草白芥子一錢 一錢半 水煎服

820 活兒湯

治吐瀉○人蔘三錢 白茯二錢 白朮巴戟白芍一錢 當歸
山查五錢 陳皮神曲柴胡甘草三分 水煎服

821 續氣湯

治慢驚○人蔘白朮五錢 巴戟白茯二錢半 生棗仁一錢半
遠志一錢 肉桂五分 乾干付子三分 水煎服

822 安兒至寶湯

治吐瀉氣脫欲死○人蔘白朮五錢 白茯巴戟白豆久
兵郎車前子白片豆二錢 麥麥芽蘿藋子付子一錢
枳角三分 水煎服

823 溫中止瀉湯

治冷泄○白茯二錢 人蔘白朮一錢 神曲五分 肉桂乾干
柴胡甘草三分 水煎服

824 清熱止瀉湯

治熱泄○車前子二錢 白茯白芍麥芽一錢 澤瀉五分 黃
連猪令三分 枳角二分 水煎服

825 善散湯

治風寒咳嗽○麥門天門玄蔘白茯令三錢 蘇葉二錢 甘
草貝母一錢 黃芩八分 款冬花五分 水煎服

826 枯木回春丹

治菜毒肉毒水土神効○乾金七兩炒枯 麥芽炒三兩 當歸
白芍熟地人蔘川弓五錢 葛根黃芩乾干二錢 右為末
造清丸梧子大食後日再三隨力服二三十丸溫水

下

827 當歸川芎湯

治半産後血瘀腹痛○熟地當歸白芍川芎玄胡索桃仁紅花香付子青皮澤蘭葉牧丹皮各一錢 水煎入童便小許冲和服

828 祛崇煎

治邪崇○鰻魚大者一尾山藥三兩 芡仁三兩 水煎極爛小加青鹽服不須食飯一日服完隔七日一服連三回間用起療湯

829 救療湯

治勞療○熟地黃地骨皮五錢 沙蔘三錢 白芍山藥麥門二錢 白芥子鱉甲白茯令一錢 人蔘白薇五味五分 水煎服

830 起療湯

831 起療至神湯

治腎勞○熟地五錢 人蔘白芍沙蔘一錢 白茯麥門三錢 白芥子五味子五分 生棗仁山藥巴戟二錢 水煎服

832 安養湯

治腎勞傳心○熟地麥門五錢 山藥白茯鱉甲山茱五分 芡仁白尤一錢 百部一錢 杜冲官桂五分 水煎服

833 健土除虫湯

治上同○山藥一兩 麥門五錢 白茯三錢 白尤二錢 人蔘百部一錢 甘草五味子五分 水煎服

834 援療湯

治心勞傳肺○熟地麥門五錢 生棗仁山茱萸五錢 人蔘白薇車前子二錢五分 貝母五分 萬年青一片 白尤二錢五分 白

治肺傳肝○白芍當歸熟地一兩 山茱萸白茯鱉甲五錢

白薇二錢　水煎服

835　療瘵湯

治上同○白芎熟地五錢　當歸四錢　鼈甲三錢　鰻魚骨燒灰
三分　五味子十粒　水煎服

836　二白湯

治肝勞傳脾○山藥茨仁四兩　萬年青四大片炒　右爲細
末入白糖一斤滾水調服

837　授怯湯

治上同○白朮山藥一兩　茨仁五錢　人蔘三錢　白薇一錢
鰻魚骨五分　肉桂三分　水煎服

838　涼髓煎

治陰虛○地骨牧丹一兩　麥門五錢　石斛牛膝白茯二錢

水煎服

839　純陰湯

治上同○玄蔘麥門冬 地骨皮熟地黃三錢　水煎服

840　提陷湯

治氣虛下陷○黃芪麥門冬五錢　白朮人蔘二錢　吉更
一錢　神曲甘草五分　水煎服

841　消脹湯

治脾胃腎虛而成鼓脹○白茯令山藥一兩　麥門冬熟
地黃茨仁五錢　白朮三錢　蘇子一錢　水

842　加味天麻湯

治痰厥頭痛○半夏一錢五分　陳皮白茯令白朮人蔘天
麻蔓荆子川芎甘草各一錢　干三　棗二　水煎食遠服

843 泄毒至神湯

治大小腸癰○金銀花一兩 白茯令薏苡仁三錢半 甘草
車前子劉寄奴澤瀉一錢 肉桂一分 水煎服
鼈甲三錢 甘草二錢 食遠日再服○上熱甚者加黃芩
地黃一錢 血虛肝燥加何首三錢 腫痛加貝母一錢 膿成
加吉更一錢五分

844 治虫湯

治大便下虫如絲○白朮白茯令白芍藥三錢 白薇二錢
百部根一錢 枳角兵郎半夏五分 史君肉十介 甘草三分
黃連三分 水煎服

845 紫蘇干令湯

治喘急脹○紫蘇杏仁橘皮半夏白茯令乾干三錢 砂
仁甘草二錢 ○表邪不解加麻黃○譫妄內熱加石膏
○咳嗽喘急合止嗽散 增一〇五

846 柴芍半夏湯

治療瘰癧瘤馬刀○柴胡芍藥玄蔘半夏牧丹牡蠣
阿膠

847 肉從容湯

治陽虛脾胃寒濕大便結如羊屎○肉從容白
茯令半夏桂枝三錢 甘草二錢 寒胃潰腸之材切不可
用

848 苓蔻人蔘湯

治水寒土濕木鬱○白朮乾干白茯令桂枝三錢 人蔘
甘草二錢 肉豆久一錢 水煎溫服○大便寒滑小便赤
澁加赤石旨粳米

849 茯苓石旨湯

治痔漏腫痛下血○白芍藥四錢 白茯令牧丹桂枝赤
石旨三錢 乾干甘草二錢 升麻一錢 肚熱加黃連肝燥加

850 蒼烏湯

治肩臂痛及麻痺○丁公藤五錢 蒼朮當歸川芎三錢 川烏一錢五分 防風木果獨活桂枝一錢 細辛甘草五分 紅花三錢
水煎冷服四五貼

四物湯加減法

熟地當歸白芍川芎重量臨宜 ○血熱加丹蔘牧丹益母草○血寒加桂心牛膝○經行腹痛拒按加玄胡香附木香○經後腹痛喜按加人蔘白朮乾干甘草○血小色淡者同上○腹中痞滿陰熟地加丹蔘陳皮香付○胎漏下血膠艾四物湯安胎飲○血虛發熱將成虛勞加牧丹玉竹麥門山藥白茯○嘔吐加車前子五錢 ○難產加車前子二錢○便滑加乾干桂枝一錢○煩熱頭痛惡寒發熱加牧丹白朮柴胡黃芩○氣上沖心脇肋刺痛加苦練根玄胡索一錢 ○自汗吐逆加藿香五錢 人蔘白朮二錢半 檳榔木香五分○月經不調及蚘腹痛加苦練麻黃根一錢 根一錢半 干三 棗二 梅二○水泄或水氣上逆嘔吐不

止加人蔘半夏益智仁二錢 丁香五分 ○眼疾赤眼風瘡加黃芩防風一錢 人蔘吉更五分 ○下元不足氣逆咳喘加乾干○怔仲加香付茯神一錢 ○腹痛或咳喘吐血加黃芪人蔘三錢 防風一錢 ○漏血加人蔘干棗○脇下牽引痛加兵郎青皮五分 砂仁橘皮五分 ○便前下血加阿膠一錢 黃芩黃連五分 ○火鬱倍當歸加肉桂沙蔘五味子石菖蒲○臍腹痛加吉更枳實○血疾加乾干桂枝五味子○眼疾加羌活防風○夜間咳嗽加乾干桂枝五味子○孕婦疾加秦芃○身熱煩疼引飲加升麻葛根○胎氣上逆加白朮黃芩○傷寒壞症加白朮黃芩人蔘五分 ○小兒往來寒熱自汗瘻軟加升麻三分○左半身不遂加桂枝一錢 ○淋疾龜頭紅腫加黃連連翹五分 ○項强加人蔘黃芩○岷血加黃芪五分 ○感冒差後自風五分 ○麻疹痘疹初痛加肉桂五分 ○便後下血加黃芪槐花槐角汗咳嗽加人蔘白茯○便血虛發熱小腹痛芐四倍倍芍藥芎歸依本方○血虛發熱加乾干二錢半 牧丹一錢半 柴胡五分 ○腦膈痞滿加香付半夏草果枳實吉更○便血無論前後加黃芪砂仁杏仁二錢 黃芩黃連五分 ○瘧疾加乾干葛牧丹二錢 砂仁柴胡五分 ○房勞傷寒寒熱如瘧加乾干牧丹○孕婦咳嗽

麻

加沙參二錢半　桑白皮五分　○孕婦觸犯房事加柴胡五分
○孕婦腹脇痛加山查苦練根二錢　乾干一錢半　○孕婦
飲食不進加益母草草果砂仁五分　甘草三分　○孕婦
咳嗽加五味子桑白皮沙參麥門一錢　橘皮杏仁五分　甘
草三分　○經閉腹痛加芐四倍加苦練皮三錢　○婦人頭
痛肢節痛倍芎加白芷　○小兒感冒加烏藥防風升

六味湯加減法

熟地黃四錢　山藥山茱萸二錢　白茯牧丹澤瀉一錢半　○
腎水不足虛火上炎加肉桂五分　○命門火衰加官桂
○脾腎大虛脚重腹脹肢腫痰喘小便不利加牛
膝車前子一錢半　○腎虛加肉桂五味子五分　○陰虛火
動骨痿髓枯尺脉偏盛加知母黃栢五分　○勞嗽加五
味子一錢半　○虛損勞熱加麥門一錢半　五味子一錢　○腰
膝酸痛加杜冲牛膝一錢　○小便頻數加益智仁二錢半
去澤瀉　○濕熱內鬱溺濁加黃栢七分　蒼朮一錢　付子
五分
○腎虛晨泄加兎絲子三錢　破故紙二錢　五味子一錢
○腎虛精滑加蓮肉三錢　兎絲子二錢　○心腎不交加

麥門一錢半　遠志一錢　五味子五分　○肺腎受傷咳嗽吐
○血加麥門二錢　阿膠一錢半　○肺腎兩虛加麥門二錢　牛
膝二錢　○肺腎兩虛火不歸源加麥門二錢　五味子肉
桂五分　○肝腎兩虛加芍歸二錢　肉桂五分　○婦人尤好
○陰虛陽衰加麥門一錢半　五味子五分　○陰虛吐衄加
玄蔘白芍麥門二錢　地骨皮五味子一錢

補中益氣湯加減法

黃芪一錢半　人蔘白朮當歸陳皮甘草一錢　柴胡升麻五分
干棗二　○腹痛加白芍如惡寒冷痛加肉桂○腹
痛喜冷加白芍黃芩　○頭痛加蔓荊子川芎古本細
辛　○小腹痛加熟地　○腦中氣促加青皮　○身重疼
痛加蒼朮升麻羌活防風　○便秘倍當歸加法肉阿
膠○夏月咳嗽加麥門五味子○脇痛倍柴胡

한의계의 대광명

변증방약정전

定價 48,000원

2014年 3月 20日 인쇄
2014年 3月 25日 발행
저 자 : 이 상 화
발행인 : 김 현 호
발행처 : 법문 북스
　　　　〈한림원 판〉
공급처 : 법률미디어

152-050
서울 구로구 경인로 54길 4
TEL : 2636 - 2911, FAX : 2636 - 3012
등록 : 1979년 8월 27일 제5-22호
Home : www.lawb.co.kr